国家卫生健康委员会"十三五"规划教材

专科医师核心能力提升导引丛书

供专业学位研究生及专科医师用

呼 吸 病 学

Respiratory Diseases

第 **3** 版

主　审　钟南山

主　编　王　辰　陈荣昌

副主编　代华平　陈宝元　宋元林

人民卫生出版社

·北 京·

图书在版编目（CIP）数据

呼吸病学 / 王辰，陈荣昌主编. —3 版. —北京：
人民卫生出版社，2022.6（2024.1 重印）
　ISBN 978-7-117-32439-7

　Ⅰ．①呼⋯　Ⅱ．①王⋯②陈⋯　Ⅲ．①呼吸系统疾病
—诊疗—教材　Ⅳ．①R56

中国版本图书馆 CIP 数据核字（2021）第 236056 号

人卫智网　www.ipmph.com	医学教育、学术、考试、健康，	
	购书智慧智能综合服务平台	
人卫官网　www.pmph.com	人卫官方资讯发布平台	

呼 吸 病 学
Huxibingxue
第 3 版

主　　编：王　辰　陈荣昌
出版发行：人民卫生出版社（中继线 010-59780011）
地　　址：北京市朝阳区潘家园南里 19 号
邮　　编：100021
E - mail：pmph @ pmph.com
购书热线：010-59787592　010-59787584　010-65264830
印　　刷：北京盛通印刷股份有限公司
经　　销：新华书店
开　　本：850×1168　1/16　　印张：37　　插页：8
字　　数：1044 千字
版　　次：2008 年 6 月第 1 版　　2022 年 6 月第 3 版
印　　次：2024 年 1 月第 2 次印刷
标准书号：ISBN 978-7-117-32439-7
定　　价：159.00 元
打击盗版举报电话：010-59787491　E-mail：WQ @ pmph.com
质量问题联系电话：010-59787234　E-mail：zhiliang @ pmph.com

编　　者 (按姓氏笔画排序)

王　辰　中国医学科学院北京协和医学院/首都医科大学/中日友好医院

代华平　中日友好医院

刘　敏　中日友好医院

孙　兵　首都医科大学附属北京朝阳医院

李　强　同济大学附属东方医院

李燕明　北京医院

肖　丹　中日友好医院

肖和平　同济大学附属上海市肺科医院

何建行　广州医科大学附属第一医院/广州呼吸健康研究院

沈华浩　浙江大学医学院附属第二医院

宋元林　复旦大学附属中山医院

张纾难　中日友好医院

陈良安　中国人民解放军总医院

陈宝元　天津医科大学总医院

陈荣昌　深圳市人民医院

陈静瑜　中日友好医院/无锡市人民医院

周　新　上海市第一人民医院

郑劲平　广州医科大学附属第一医院/广州呼吸健康研究院

单广良　中国医学科学院基础医学研究所

赵建平　华中科技大学同济医学院附属同济医院

胡成平　中南大学湘雅医院

钟南山　广州医科大学附属第一医院/广州呼吸健康研究院

秦　川　中国医学科学院医学实验动物研究所

徐　军　广州医科大学附属第一医院/广州呼吸健康研究院

徐作军　中国医学科学院北京协和医院

徐金富　同济大学附属上海市肺科医院

高占成　北京大学人民医院

郭佑民　西安交通大学第一附属医院/延安大学附属医院

郭禹标　中山大学附属第一医院

黄建安　苏州大学附属第一医院

曹　彬　中日友好医院

康　健　中国医科大学附属第一医院

梁　峻　中国中医科学院中国医史文献研究所

谢灿茂　中山大学附属第一医院

赖克方　广州医科大学附属第一医院/广州呼吸健康研究院

詹庆元　中日友好医院

解立新　中国人民解放军总医院

翟振国　中日友好医院

瞿介明　上海交通大学医学院附属瑞金医院

主 审 简 介

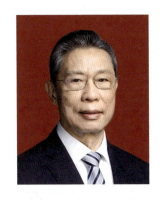 **钟南山**　教授，博士生导师，国家重点基础研究发展计划（973 计划）首席科学家，中国工程院院士。爱丁堡大学荣誉教授，伯明翰大学科学博士，英国皇家内科学会高级会员（爱丁堡、伦敦），首届"港大百周年杰出中国学者"，首届"英国爱丁堡大学年度国际荣誉杰出校友"。曾任中华医学会会长、顾问，现任国家呼吸系统疾病临床医学研究中心主任、国家呼吸医学中心荣誉主任。新冠肺炎疫情期间，担任国家卫生健康委员会高级别专家组组长、国务院应对新冠肺炎疫情联防联控工作机制科研攻关组组长。

钟南山院士是我国支气管哮喘、慢性咳嗽、慢性阻塞性肺疾病、重大呼吸道传染性疾病防治的领军人物，一直致力于推动国家重大呼吸道传染病防控体系的建设，带领团队建立了国际先进的新发呼吸道重大传染病"防 - 监 - 治 - 控"周期管理体系及覆盖全国的、完善的流感监测哨点；创立了呼吸病毒滴度预警技术，实现全病程纵向动态监测；建设粤港澳呼吸系统传染病联合实验室，充分发挥了大湾区卫生联合体的核心作用。从"非典"到"新冠"，他一直站在抗疫一线，成为了公共卫生事件应急体系建设的推动者，促成了国家多项政策法规的制定，成为稳定民心的科学家代表。先后获得国家科学技术进步奖二等奖、教育部科学技术进步奖一等奖、广东省科学技术进步奖一等奖等 20 余项奖励；获得全国白求恩奖章（2004 年）、南粤功勋奖（2011 年）、吴阶平医学奖（2011 年）、光华工程科技成就奖（2016 年）、全国高校黄大年式教师团队（2017 年）、改革先锋（我国公共卫生事件应急体系建设的重要推动者，2018 年）、最美奋斗者（2019 年）、全国创新争先团队奖（2020 年）、共和国勋章（2020 年）等荣誉。

主 编 简 介

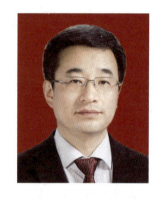

　　王　辰　呼吸病学与危重症医学专家，主任医师，教授，中国工程院院士，美国国家医学科学院外籍院士。中国人民政治协商会议第十三届全国委员会常务委员。中国工程院副院长，中国医学科学院院长，北京协和医学院校长。国家呼吸医学中心、国家呼吸系统疾病临床医学研究中心、中日医院呼吸中心主任。中国医院协会副会长，中国医师协会副会长，全球防治慢性呼吸疾病联盟副主席，世界卫生组织结核病战略与技术咨询专家委员会委员。

　　长期从事肺栓塞与肺动脉高压、呼吸衰竭与呼吸支持技术、新发呼吸道传染病、慢性阻塞性肺疾病、烟草病学等领域的医疗、教学与研究工作。擅长呼吸疑难病与危重症诊治。做出序贯机械通气、肺栓塞减量溶栓疗法、确证中药对流感疗效、创建方舱庇护医院等多项创新工作并进入国际指南，指导改善防治实践。承担国家及国际重要研究项目20余项。在 *New Engl J Med*、*Lancet* 等国际权威期刊发表论文200余篇。主编专著《肺栓塞》《呼吸支持技术》与国家规划教材《内科学》《呼吸病学》《危重症医学》等10余部。获国家科学技术进步奖二等奖3项、一等奖1项、特等奖1项，获何梁何利基金科学与技术进步奖，吴阶平医学奖及世界卫生组织控烟杰出贡献奖。

　　具有中国医学科学院、北京协和医学院、中日友好医院、北京医院、首都医科大学附属北京朝阳医院、北京呼吸疾病研究所、原卫生部科技教育司的领导和管理工作经验，在学科建设、行政管理、医学教育，特别是在医院发展、推动国家呼吸与危重症医学专科建设、建立我国住院医师与专科医师规范化培训制度、开启多学科背景的"4+4"医学教育制度、构建国家医学科技创新体系及其核心基地方面取得显著业绩。

主 编 简 介

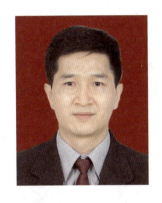

　　陈荣昌　呼吸与危重症医学科二级教授,博士生导师,主任医师,深圳市人民医院深圳市呼吸疾病研究所所长,广州呼吸健康研究院前任院长。中华医学会呼吸病学分会前任主任委员、慢性阻塞性肺疾病学组组长,中国慢阻肺联盟主席,慢阻肺诊断、治疗与预防全球倡议(GOLD)理事会成员(2014年至今),中国医师协会呼吸医师分会副会长,广东省医学会呼吸病学分会第七届主任委员。《中华结核和呼吸杂志》、*Clinical Respiratory Journal* 和 *Chest* 中文版的副总编辑。

　　主要研究领域为呼吸力学与机械通气,慢性气道疾病,呼吸道病毒感染等。共发表论文 200 余篇,其中 SCI 论文 100 余篇,曾获国家科学技术进步奖创新团队、国家科学技术进步奖二等奖(3 项)、三等奖(1 项),广东省科学技术进步奖特等奖、一等奖、二等奖和三等奖,广州市科学技术进步奖一等奖。获得广东省抗击非典一等功、全国卫生系统抗击非典先进个人、广东省劳动模范、广州杰出青年、卫生部有突出贡献中青年专家、中国呼吸医师奖、吴阶平医学研究奖 - 保罗•杨森药学研究奖、全国优秀科技工作者、全国医德标兵、全国卫生计生系统先进工作者、中国医师奖,享受国务院政府特殊津贴。

副主编简介

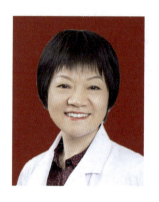

代华平 主任医师,教授,博士生导师。现任中日友好医院呼吸与危重症医学科主任。中华医学会呼吸病学分会常务委员兼副秘书长、间质性肺疾病学组组长,中国医师协会呼吸医师分会常务委员兼总干事,《国际呼吸杂志》副主编,*Chinese Medical Journal*、*Current Medical Science*、《英国医学杂志中文版》等编委。

长期工作在呼吸疾病医疗、教学和研究一线,主要研究方向是间质性肺疾病、尘肺病,目前承担国家自然科学基金、国家重点研发计划等项目。以第一或责任作者在 *Chest*、*European Respiratory Journal*、*Thorax*、*Cell Research*、《中华医学杂志》等国内外著名学术刊物发表论文 100 余篇,主编、副主编专著/教材 10 余部,参编普通高等教育本科国家级规划教材《内科学》第 8 版和第 9 版。作为主要完成者之一获原卫生部科学技术进步奖一等奖、北京市科学技术进步奖二等奖各 1 项。

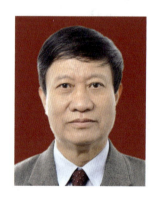

陈宝元 主任医师,教授,博士生导师。任 5 届中华医学会呼吸病学会常务委员和睡眠呼吸病学组副组长或组长,3 届中国医师协会呼吸医师分会常务委员、中国睡眠研究会理事,3 届天津医学会呼吸病学分会主任委员,中国医疗保健国际交流促进会睡眠医学分会副主任委员等学术职务。美国胸科医师协会资深会员、中华医学会呼吸病学分会专家会员。

长期从事睡眠呼吸疾病领域的临床和基础研究工作,组织制定国内相关领域多项临床工作指南和共识,积极推动国内睡眠呼吸疾病领域的科学发展。主持并承担 12 项国家科技攻关计划项目、国家自然科学基金项目。发表科研论文 140 余篇,主编图书 3 部,参编图书 10 部。获得天津市科学技术进步奖三等奖 3 次,二等奖 2 次。

副主编简介

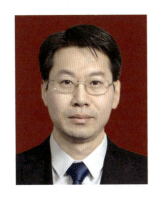

宋元林 上海市教育委员会特聘教授,博士生导师,复旦大学附属中山医院呼吸科与危重症医学科主任。上海市领军人才、优秀学术带头人,上海市呼吸病研究所副所长,中华医学会呼吸病学分会常务委员,中国医师协会呼吸医师分会常务委员,上海市医学会呼吸病学专科分会候任主任委员,上海市肺部炎症与损伤重点实验室主任,亚太呼吸病学会感染学组组长。*Respirology*、*Clinical Respiratory Journal* 副主编,*American Journal of Physiology-lung* 编委。申请到专利 8 项,转化 3 项。

擅长治疗慢性阻塞性肺疾病,支气管扩张,肺部感染和急慢性呼吸衰竭。先后主持国家重点研发计划,国家自然科学基金重点项目,国家重点基础研究发展计划(973 计划)子课题,上海市科学技术委员会重大科技攻关项目等 17 项课题。在 *Journal of the American Medical Association-Internal Medicine*、*American Journal of Respiratory and Critical Care Medicine* 等发表 SCI 论文 180 余篇,被引 12 000 余次。主编、副主编及参编 8 本著作。先后获得上海市医学科技奖二等奖、科学技术进步奖二等奖,中华医学科技奖三等奖等。

全国高等学校医学研究生"国家级"规划教材 第三轮修订说明

进入新世纪,为了推动研究生教育的改革与发展,加强研究型创新人才培养,人民卫生出版社启动了医学研究生规划教材的组织编写工作,在多次大规模调研、论证的基础上,先后于2002年和2008年分两批完成了第一轮50余种医学研究生规划教材的编写与出版工作。

2014年,全国高等学校第二轮医学研究生规划教材评审委员会及编写委员会在全面、系统分析第一轮研究生教材的基础上,对这套教材进行了系统规划,进一步确立了以"解决研究生科研和临床中实际遇到的问题"为立足点,以"回顾、现状、展望"为线索,以"培养和启发读者创新思维"为中心的教材编写原则,并成功推出了第二轮(共70种)研究生规划教材。

本套教材第三轮修订是在党的十九大精神引领下,对《国家中长期教育改革和发展规划纲要(2010—2020年)》《国务院办公厅关于深化医教协同进一步推进医学教育改革与发展的意见》,以及《教育部办公厅关于进一步规范和加强研究生培养管理的通知》等文件精神的进一步贯彻与落实,也是在总结前两轮教材经验与教训的基础上,再次大规模调研、论证后的继承与发展。修订过程仍坚持以"培养和启发读者创新思维"为中心的编写原则,通过"整合"和"新增"对教材体系做了进一步完善,对编写思路的贯彻与落实采取了进一步的强化措施。

全国高等学校第三轮医学研究生"国家级"规划教材包括五个系列。①科研公共学科:主要围绕研究生科研中所需要的基本理论知识,以及从最初的科研设计到最终的论文发表的各个环节可能遇到的问题展开;②常用统计软件与技术:介绍了SAS统计软件、SPSS统计软件、分子生物学实验技术、免疫学实验技术等常用的统计软件以及实验技术;③基础前沿与进展:主要包括了基础学科中进展相对活跃的学科;④临床基础与辅助学科:包括了专业学位研究生所需要进一步加强的相关学科内容;⑤临床学科:通过对疾病诊疗历史变迁的点评、当前诊疗中困惑、局限与不足的剖析,以及研究热点与发展趋势探讨,启发和培养临床诊疗中的创新思维。

该套教材中的科研公共学科、常用统计软件与技术学科适用于医学院校各专业的研究生及相应的科研工作者;基础前沿与进展学科主要适用于基础医学和临床医学的研究生及相应的科研工作者;临床基础与辅助学科和临床学科主要适用于专业学位研究生及相应学科的专科医师。

全国高等学校第三轮医学研究生"国家级"规划教材目录

1	医学哲学（第 2 版）	主　编	柯　杨	张大庆		
		副主编	赵明杰	段志光	边　林	唐文佩
2	医学科研方法学（第 3 版）	主　审	梁万年			
		主　编	刘　民	胡志斌		
		副主编	刘晓清	杨土保		
3	医学统计学（第 5 版）	主　审	孙振球	徐勇勇		
		主　编	颜　艳	王　彤		
		副主编	刘红波	马　骏		
4	医学实验动物学（第 3 版）	主　编	秦　川	谭　毅		
		副主编	孔　琪	郑志红	蔡卫斌	李洪涛
			王靖宇			
5	实验室生物安全（第 3 版）	主　编	叶冬青			
		副主编	孔　英	温旺荣		
6	医学科研课题设计、申报与实施（第 3 版）	主　审	龚非力	李卓娅		
		主　编	李宗芳	郑　芳		
		副主编	吕志跃	李煌元	张爱华	
7	医学实验技术原理与选择（第 3 版）	主　审	魏于全			
		主　编	向　荣			
		副主编	袁正宏	罗云萍		
8	统计方法在医学科研中的应用（第 2 版）	主　编	李晓松			
		副主编	李　康	潘发明		
9	医学科研论文撰写与发表（第 3 版）	主　审	张学军			
		主　编	吴忠均			
		副主编	马　伟	张晓明	杨家印	
10	IBM SPSS 统计软件应用	主　编	陈平雁	安胜利		
		副主编	欧春泉	陈莉雅	王建明	

11	SAS 统计软件应用（第 4 版）	主 编	贺 佳			
		副主编	尹 平 石武祥			
12	医学分子生物学实验技术（第 4 版）	主 审	药立波			
		主 编	韩 骅 高国全			
		副主编	李冬民 喻 红			
13	医学免疫学实验技术（第 3 版）	主 编	柳忠辉 吴雄文			
		副主编	王全兴 吴玉章 储以微 崔雪玲			
14	组织病理技术（第 2 版）	主 编	步 宏			
		副主编	吴焕文			
15	组织和细胞培养技术（第 4 版）	主 审	章静波			
		主 编	刘玉琴			
16	组织化学与细胞化学技术（第 3 版）	主 编	李 和 周德山			
		副主编	周国民 肖 岚 刘佳梅 孔 力			
17	医学分子生物学（第 3 版）	主 审	周春燕 冯作化			
		主 编	张晓伟 史岸冰			
		副主编	何凤田 刘 戟			
18	医学免疫学（第 2 版）	主 编	曹雪涛			
		副主编	于益芝 熊思东			
19	遗传和基因组医学	主 编	张 学			
		副主编	管敏鑫			
20	基础与临床药理学（第 3 版）	主 编	杨宝峰			
		副主编	李 俊 董 志 杨宝学 郭秀丽			
21	医学微生物学（第 2 版）	主 编	徐志凯 郭晓奎			
		副主编	江丽芳 范雄林			
22	病理学（第 2 版）	主 编	来茂德 梁智勇			
		副主编	李一雷 田新霞 周 桥			
23	医学细胞生物学（第 4 版）	主 审	杨 恬			
		主 编	安 威 周天华			
		副主编	李 丰 杨 霞 王杨淦			
24	分子毒理学（第 2 版）	主 编	蒋义国 尹立红			
		副主编	骆文静 张正东 夏大静 姚 平			
25	医学微生态学（第 2 版）	主 编	李兰娟			
26	临床流行病学（第 5 版）	主 编	黄悦勤			
		副主编	刘爱忠 孙业桓			
27	循证医学（第 2 版）	主 审	李幼平			
		主 编	孙 鑫 杨克虎			

| 28 | 断层影像解剖学 | 主　编 | 刘树伟　张绍祥 |
| | | 副主编 | 赵　斌　徐　飞 |

| 29 | 临床应用解剖学（第2版） | 主　编 | 王海杰 |
| | | 副主编 | 臧卫东　陈　尧 |

30	临床心理学（第2版）	主　审	张亚林
		主　编	李占江
		副主编	王建平　仇剑崟　王　伟　章军建

31	心身医学	主　审	Kurt Fritzsche　吴文源
		主　编	赵旭东
		副主编	孙新宇　林贤浩　魏　镜

| 32 | 医患沟通（第2版） | 主　编 | 尹　梅　王锦帆 |

33	实验诊断学（第2版）	主　审	王兰兰
		主　编	尚　红
		副主编	王传新　徐英春　王　琳　郭晓临

34	核医学（第3版）	主　审	张永学
		主　编	李　方　兰晓莉
		副主编	李亚明　石洪成　张　宏

35	放射诊断学（第2版）	主　审	郭启勇
		主　编	金征宇　王振常
		副主编	王晓明　刘士远　卢光明　宋　彬
			李宏军　梁长虹

36	疾病学基础	主　编	陈国强　宋尔卫
		副主编	董　晨　王　韵　易　静　赵世民
			周天华

| 37 | 临床营养学 | 主　编 | 于健春 |
| | | 副主编 | 李增宁　吴国豪　王新颖　陈　伟 |

38	临床药物治疗学	主　编	孙国平
		副主编	吴德沛　蔡广研　赵荣生　高　建
			孙秀兰

39	医学3D打印原理与技术	主　编	戴尅戎　卢秉恒
		副主编	王成焘　徐　弢　郝永强　范先群
			沈国芳　王金武

40	互联网＋医疗健康	主　审	张来武
		主　编	范先群
		副主编	李校堃　郑加麟　胡建中　颜　华

41	呼吸病学（第3版）	主　审	钟南山
		主　编	王　辰　陈荣昌
		副主编	代华平　陈宝元　宋元林

42	消化内科学（第3版）	主　审　樊代明　李兆申
		主　编　钱家鸣　张澍田
		副主编　田德安　房静远　李延青　杨　丽

43	心血管内科学（第3版）	主　审　胡大一
		主　编　韩雅玲　马长生
		副主编　王建安　方　全　华　伟　张抒扬

| 44 | 血液内科学（第3版） | 主　编　黄晓军　黄　河　胡　豫 |
| | | 副主编　邵宗鸿　吴德沛　周道斌 |

45	肾内科学（第3版）	主　审　谌贻璞
		主　编　余学清　赵明辉
		副主编　陈江华　李雪梅　蔡广研　刘章锁

| 46 | 内分泌内科学（第3版） | 主　编　宁　光　邢小平 |
| | | 副主编　王卫庆　童南伟　陈　刚 |

47	风湿免疫内科学（第3版）	主　审　陈顺乐
		主　编　曾小峰　邹和建
		副主编　古洁若　黄慈波

48	急诊医学（第3版）	主　审　黄子通
		主　编　于学忠　吕传柱
		副主编　陈玉国　刘　志　曹　钰

49	神经内科学（第3版）	主　编　刘　鸣　崔丽英　谢　鹏
		副主编　王拥军　张杰文　王玉平　陈晓春
		吴　波

| 50 | 精神病学（第3版） | 主　编　陆　林　马　辛 |
| | | 副主编　施慎逊　许　毅　李　涛 |

| 51 | 感染病学（第3版） | 主　编　李兰娟　李　刚 |
| | | 副主编　王贵强　宁　琴　李用国 |

| 52 | 肿瘤学（第5版） | 主　编　徐瑞华　陈国强 |
| | | 副主编　林东昕　吕有勇　龚建平 |

53	老年医学（第3版）	主　审　张　建　范　利　华　琦
		主　编　刘晓红　陈　彪
		副主编　齐海梅　胡亦新　岳冀蓉

| 54 | 临床变态反应学 | 主　编　尹　佳 |
| | | 副主编　洪建国　何韶衡　李　楠 |

55	危重症医学（第3版）	主　审　王　辰　席修明
		主　编　杜　斌　隆　云
		副主编　陈德昌　于凯江　詹庆元　许　媛

| 56 | 普通外科学（第3版） | 主　编 | 赵玉沛 |
| | | 副主编 | 吴文铭　陈规划　刘颖斌　胡三元 |

57	骨科学（第3版）	主　审	陈安民
		主　编	田　伟
		副主编	翁习生　邵增务　郭　卫　贺西京

58	泌尿外科学（第3版）	主　审	郭应禄
		主　编	金　杰　魏　强
		副主编	王行环　刘继红　王　忠

| 59 | 胸心外科学（第2版） | 主　编 | 胡盛寿 |
| | | 副主编 | 王　俊　庄　建　刘伦旭　董念国 |

| 60 | 神经外科学（第4版） | 主　编 | 赵继宗 |
| | | 副主编 | 王　硕　张建宁　毛　颖 |

| 61 | 血管淋巴管外科学（第3版） | 主　编 | 汪忠镐 |
| | | 副主编 | 王深明　陈　忠　谷涌泉　辛世杰 |

| 62 | 整形外科学 | 主　编 | 李青峰 |

63	小儿外科学（第3版）	主　审	王　果
		主　编	冯杰雄　郑　珊
		副主编	张潍平　夏慧敏

64	器官移植学（第2版）	主　审	陈　实
		主　编	刘永锋　郑树森
		副主编	陈忠华　朱继业　郭文治

65	临床肿瘤学（第2版）	主　编	赫　捷
		副主编	毛友生　于金明　吴一龙　沈　铿
			马　骏

| 66 | 麻醉学（第2版） | 主　编 | 刘　进　熊利泽 |
| | | 副主编 | 黄宇光　邓小明　李文志 |

67	妇产科学（第3版）	主　审	曹泽毅
		主　编	乔　杰　马　丁
		副主编	朱　兰　王建六　杨慧霞　漆洪波
			曹云霞

| 68 | 生殖医学 | 主　编 | 黄荷凤　陈子江 |
| | | 副主编 | 刘嘉茵　王雁玲　孙　斐　李　蓉 |

| 69 | 儿科学（第2版） | 主　编 | 桂永浩　申昆玲 |
| | | 副主编 | 杜立中　罗小平 |

70	耳鼻咽喉头颈外科学（第3版）	主　审	韩德民
		主　编	孔维佳　吴　皓
		副主编	韩东一　倪　鑫　龚树生　李华伟

71	眼科学（第3版）	主　审	崔　浩　黎晓新
		主　编	王宁利　杨培增
		副主编	徐国兴　孙兴怀　王雨生　蒋　沁
			刘　平　马建民
72	灾难医学（第2版）	主　审	王一镗
		主　编	刘中民
		副主编	田军章　周荣斌　王立祥
73	康复医学（第2版）	主　编	岳寿伟　黄晓琳
		副主编	毕　胜　杜　青
74	皮肤性病学（第2版）	主　编	张建中　晋红中
		副主编	高兴华　陆前进　陶　娟
75	创伤、烧伤与再生医学（第2版）	主　审	王正国　盛志勇
		主　编	付小兵
		副主编	黄跃生　蒋建新　程　飚　陈振兵
76	运动创伤学	主　编	敖英芳
		副主编	姜春岩　蒋　青　雷光华　唐康来
77	全科医学	主　审	祝墡珠
		主　编	王永晨　方力争
		副主编	方宁远　王留义
78	罕见病学	主　编	张抒扬　赵玉沛
		副主编	黄尚志　崔丽英　陈丽萌
79	临床医学示范案例分析	主　编	胡翊群　李海潮
		副主编	沈国芳　罗小平　余保平　吴国豪

全国高等学校第三轮医学研究生"国家级"规划教材评审委员会名单

顾　　问

　　韩启德　桑国卫　陈　竺　曾益新　赵玉沛

主任委员（以姓氏笔画为序）

　　王　辰　刘德培　曹雪涛

副主任委员（以姓氏笔画为序）

于金明	马　丁	王正国	卢秉恒	付小兵	宁　光	乔　杰
李兰娟	李兆申	杨宝峰	汪忠镐	张　运	张伯礼	张英泽
陆　林	陈国强	郑树森	郎景和	赵继宗	胡盛寿	段树民
郭应禄	黄荷凤	盛志勇	韩雅玲	韩德民	赫　捷	樊代明
戴尅戎	魏于全					

常务委员（以姓氏笔画为序）

文历阳	田勇泉	冯友梅	冯晓源	吕兆丰	闫剑群	李　和
李　虹	李玉林	李立明	来茂德	步　宏	余学清	汪建平
张　学	张学军	陈子江	陈安民	尚　红	周学东	赵　群
胡志斌	柯　杨	桂永浩	梁万年	瞿　佳		

委　　员（以姓氏笔画为序）

于学忠	于健春	马　辛	马长生	王　彤	王　果	王一镗
王兰兰	王宁利	王永晨	王振常	王海杰	王锦帆	方力争
尹　佳	尹　梅	尹立红	孔维佳	叶冬青	申昆玲	田　伟
史岸冰	冯作化	冯杰雄	兰晓莉	邢小平	吕传柱	华　琦
向　荣	刘　民	刘　进	刘　鸣	刘中民	刘玉琴	刘永锋
刘树伟	刘晓红	安　威	安胜利	孙　鑫	孙国平	孙振球
杜　斌	李　方	李　刚	李占江	李幼平	李青峰	李卓娅
李宗芳	李晓松	李海潮	杨　恬	杨克虎	杨培增	吴　皓

吴文源　吴忠均　吴雄文　邹和建　宋尔卫　张大庆　张永学
张亚林　张抒扬　张建中　张绍祥　张晓伟　张澍田　陈　实
陈　彪　陈平雁　陈荣昌　陈顺乐　范　利　范先群　岳寿伟
金　杰　金征宇　周天华　周春燕　周德山　郑　芳　郑　珊
赵旭东　赵明辉　胡　豫　胡大一　胡翊群　药立波　柳忠辉
祝墡珠　贺　佳　秦　川　敖英芳　晋红中　钱家鸣　徐志凯
徐勇勇　徐瑞华　高国全　郭启勇　郭晓奎　席修明　黄　河
黄子通　黄晓军　黄晓琳　黄悦勤　曹泽毅　龚非力　崔　浩
崔丽英　章静波　梁智勇　谌贻璞　隆　云　蒋义国　韩　骅
曾小峰　谢　鹏　谭　毅　熊利泽　黎晓新　颜　艳　魏　强

前　言

自 2008 年第 1 版研究生教材《呼吸病学》出版以来，关于研究生教材是否必要已经有了很好的回答，继 2014 年再版后，又迎来了第 3 版的编写。

其间的 10 多年，也是我国呼吸学科实现由单一呼吸内科向呼吸与危重症医学（PCCM）捆绑式发展的格局转变、呼吸学科发展的关键时期。呼吸学界探索出了"以人才培养、科室建设、行业发展"引领我国呼吸学科发展的方略，即"三驾马车"方略，明确了专培、专修、单修相结合的 PCCM 专科医师规范化培训体系建设、PCCM 科室规范化建设以及全国呼吸专科联合体建设的三方面具体工作。在"大势已至，方略已定，重在执行，成在落实"的学科发展态势下，经过呼吸学界的共同努力、务实操作，我国的呼吸学科发展及呼吸疾病防治呈现良好局面，昂首行进在从大学科到强学科的大道上。在 2020 年突发的新冠肺炎疫情的大考中，呼吸人成为了中流砥柱。各地呼吸专家临危受命，勇挑重任，担任新冠肺炎医疗专家组负责人，指导新冠肺炎患者诊断与救治。更有约 6 000 名呼吸医师、呼吸治疗师和护士逆行奋战在湖北武汉最前线。我们看到，至少 160 多位呼吸专家或科主任作为各省市或医疗队负责人带队驰援武汉；我们更欣慰地看到，经过规范化培训的 PCCM 专科医师和呼吸治疗师在收治重症患者的病房或收治危重症患者的重症监护室，已经能够独当一面，成为新冠肺炎及其危重症救治中最可依靠的力量；呼吸人始终没有忘记科学研究，他们以超人的意志和毅力，完成了一项项研究，为国家、世界的科学防控政策和诊治方案制定提供了重要依据；在国际新冠肺炎的学术和一线防治舞台上，活跃着中国呼吸专家的身影……

这一系列的临床诊治及研究实践教育了广大医学研究生，需具备勇于实践的开拓精神、实事求是的工作之风以及勇于献身的气魄，才能在科学的道路上卓有成效地攀升。

正如我们在第 1 版前言所述，《呼吸病学》研究生教材，与其说是"教材"，不如说是"指引"。我们编写本书的目的，除了介绍呼吸各领域的新进展、新动向以外，更主要的，是试图引导研究生提高科研能力（科研的思维、方法）和临床能力（临床的思维、技能），学会提出问题、分析问题和解决问题。

目前，我国很多研究生（特别是博士研究生）课题，属于基础研究方面，其中不乏在文献堆里找出来的课题，经过一番研究，整理出文章，再回到文献堆中去。要解决什么问题，其目的性不强。随着循证医学、转化医学、精准医学等医学研究模式的兴起，大家应该将研究课题聚焦于呼吸疾病临床防治实践中待解决的问题，以促进对疾病的认识、改善疾病的防诊治实践为目的。

参与编写本书的作者均是在该领域有较深造诣的专家，对本领域研究进展、亟待解决的要点以及学习方法等的叙述均有各自的风格。我们感谢他们为本书作出的贡献，希望通过大家不懈努力，本书能够受到医学研究生的欢迎及喜爱。

钟南山　王　辰

2022 年 2 月 16 日

目　　录

第一篇　总　　论

第一章　呼吸病学概论·················2
第一节　呼吸系统疾病防治历史·········2
第二节　呼吸系统疾病防治现状及
　　　　存在的问题···················7
第三节　研究生应具备的素质··········11

第二章　现代呼吸学科的发展方向与策略···15
第一节　呼吸学科正面临着严峻的形势···15
第二节　现代呼吸病学应当与危重症
　　　　医学实行捆绑式发展··········16
第三节　"三驾马车"方略引领呼吸
　　　　学科发展壮大················17

第三章　中医呼吸病学概要···········20
第一节　中医呼吸病学源流回顾········20
第二节　呼吸系统的中医生理病理特点···22
第三节　呼吸系统疾病辨证思路与要点···23
第四节　呼吸系统疾病的中医治疗
　　　　原则与方法··················25
第五节　呼吸系统常见疾病的中医药
　　　　研究进展····················26

第二篇　各　　论

第四章　慢性阻塞性肺疾病···········30
第一节　慢性支气管炎、阻塞性肺气肿、
　　　　支气管哮喘和慢性阻塞性肺
　　　　疾病概念的演变··············30
第二节　对慢性阻塞性肺疾病流行病学
　　　　和易患因素的新认识··········33
第三节　慢性阻塞性肺疾病临床分级、
　　　　药物应用进展及疗效评估······35

第四节　慢性阻塞性肺疾病急性加重
　　　　期的治疗····················44
第五节　慢性阻塞性肺疾病稳定期的管理···46
第六节　慢性阻塞性肺疾病负担及分级
　　　　管理························50
第七节　慢阻肺的防治前景···········53

第五章　支气管哮喘·················56
第一节　气道炎症和气道重构的机制···56
第二节　全球哮喘防治创议和中国哮喘
　　　　防治指南的演变··············61
第三节　哮喘的规范化诊治和管理······64
第四节　临床表型和个体化治疗········70
第五节　哮喘的研究方向··············71

第六章　支气管扩张症···············74
第一节　支气管扩张症的认识及其
　　　　发展历程····················74
第二节　支气管扩张症的诊断与治疗
　　　　进展及其争议················76
第三节　支气管扩张症的严重度评价······81
第四节　变应性支气管肺曲霉病········83

第七章　下呼吸道感染···············86
第一节　气道细菌定植与感染··········86
第二节　我国社区获得性肺炎诊治指南
　　　　的特色及与他国的比较········90
第三节　医院获得性肺炎抗菌药物选择
　　　　的困惑与优化抗菌治疗········96
第四节　抗感染药物药代动力学/药效学
　　　　在肺部感染治疗的实践与思考···103
第五节　肺部感染病原学诊断技术进展
　　　　及临床应用评价·············108

第八章　肺结核····················118
第一节　肺结核病的流行趋势·········118

第二节　结核病实验室诊断技术进展………118
第三节　肺结核病的分类与诊断进展………122
第四节　耐药肺结核病的治疗与预防………127
第五节　结核病防控面临的挑战与对策………129
第九章　非结核分枝杆菌病………133
第一节　非结核分枝杆菌的病原学和
　　　　流行病学………133
第二节　非结核分枝杆菌病的发病机制
　　　　和临床特点………134
第三节　非结核分枝杆菌病的病原学
　　　　检查………136
第四节　非结核分枝杆菌病的诊断………137
第五节　非结核分枝杆菌肺病的治疗
　　　　和预防………138
第十章　肺部真菌感染………144
第一节　肺部真菌感染的流行病学………144
第二节　如何早期诊断肺部真菌感染………146
第三节　肺部真菌感染的治疗进展——
　　　　基于循证医学证据………149
第四节　肺部真菌病临床研究方向………153
第十一章　病毒性肺炎………155
第十二章　新发呼吸道传染病………161
第一节　严重急性呼吸综合征………161
第二节　新型冠状病毒肺炎………168
第三节　人感染禽流感………180
第四节　新型甲型 H1N1 流感………188
第十三章　肺动脉高压………194
第一节　基本概念与分类演变………194
第二节　肺动脉高压发病机制………195
第三节　肺动脉高压的筛查与诊断………196
第四节　肺动脉高压的治疗………199
第五节　肺动脉高压指南的更新及对
　　　　我国肺动脉高压防治的启示………204
第十四章　肺血栓栓塞症………207
第一节　肺血栓栓塞症与深静脉血栓
　　　　形成………207
第二节　诊断与危险分层——临床
　　　　可能性评估可以提高疑诊
　　　　肺血栓栓塞症的准确性………209
第三节　肺血栓栓塞症的治疗………214
第四节　特殊情况下 PTE 的诊断与处理………222

第五节　肺血栓栓塞症的长期随访与
　　　　患者管理………224
第六节　静脉血栓栓塞症的预防——
　　　　医患面临的严峻挑战………225
第七节　新进展和新问题………226
第十五章　特发性间质性肺炎………229
第一节　特发性间质性肺炎分类的变迁………229
第二节　特发性肺纤维化的危险因素………231
第三节　特发性肺纤维化发病机制的
　　　　认识与药物治疗进展………234
第四节　特发性肺纤维化规范诊治………236
第十六章　隐源性机化性肺炎………240
第十七章　肺结节病………244
第一节　结节病的认识历程与概念演变………244
第二节　结节病的病因与发病机制………246
第三节　肺结节病的诊断进展………250
第四节　肺结节病治疗的相关问题………256
第十八章　急性呼吸窘迫综合征………262
第一节　急性呼吸窘迫综合征的
　　　　定义与争议………262
第二节　流行病学与危险因素………263
第三节　病因与发病机制………264
第四节　临床诊断………267
第五节　临床治疗进展………268
第六节　目前治疗的困境与原因………271
第十九章　肺癌………274
第一节　肺癌筛查与早期诊断新技术………274
第二节　肺结节的临床处理策略………279
第三节　肺癌液体活检及临床应用………282
第四节　肺癌分子靶向治疗………285
第五节　肺癌免疫治疗………290
第六节　肺癌全病程管理………295
第二十章　睡眠呼吸疾病………298
第一节　睡眠呼吸疾病概述………298
第二节　睡眠呼吸疾病的诊断与治疗
　　　　进展………300
第三节　无创正压通气治疗睡眠呼吸
　　　　疾病的规范应用………303
第四节　睡眠呼吸疾病的研究方向
　　　　和选题………306
第二十一章　慢性咳嗽的诊治及发病机制………309
第一节　咳嗽流行病学………309

第二节　慢性咳嗽的外周与中枢调控⋯⋯⋯310
第三节　咳嗽程度与咳嗽敏感性的评估⋯⋯313
第四节　咳嗽检查室的建立⋯⋯⋯⋯⋯314
第五节　咳嗽动物模型⋯⋯⋯⋯⋯⋯⋯317
第六节　慢性咳嗽常见病因的诊治⋯⋯⋯320
第七节　慢性咳嗽的研究热点及展望⋯⋯327

第二十二章　胸腔积液⋯⋯⋯⋯⋯⋯⋯333
第一节　胸膜腔液体交换的生理和
　　　　病理生理⋯⋯⋯⋯⋯⋯⋯⋯333
第二节　胸腔积液性质的判别标准
　　　　及其准确性评价⋯⋯⋯⋯⋯337
第三节　胸腔积液的诊断及特异性
　　　　敏感指标的寻找⋯⋯⋯⋯⋯341

第三篇　呼吸疾病诊治与研究的技术方法

**第二十三章　机械通气技术及其临床
　　　　　　应用进展**⋯⋯⋯⋯⋯⋯⋯350
第一节　机械通气技术的发展历史⋯⋯⋯350
第二节　机械通气的目的、生理和临床
　　　　目标以及临床应用原则⋯⋯⋯356
第三节　机械通气的新技术、新模式
　　　　和新策略⋯⋯⋯⋯⋯⋯⋯⋯360
第四节　机械通气的几大争论和
　　　　研究进展⋯⋯⋯⋯⋯⋯⋯⋯366
第五节　机械通气的研究方向和
　　　　发展趋势⋯⋯⋯⋯⋯⋯⋯⋯371

第二十四章　无创机械通气⋯⋯⋯⋯⋯373
第一节　无创呼吸机工作原理及硬件
　　　　技术进展⋯⋯⋯⋯⋯⋯⋯⋯373
第二节　无创正压通气的适应证及
　　　　应用范围界定⋯⋯⋯⋯⋯⋯374
第三节　无创通气面临的挑战和
　　　　研究方向⋯⋯⋯⋯⋯⋯⋯⋯376

第二十五章　体外膜氧合器⋯⋯⋯⋯⋯378
第一节　历史⋯⋯⋯⋯⋯⋯⋯⋯⋯⋯378
第二节　工作原理⋯⋯⋯⋯⋯⋯⋯⋯378
第三节　适应证及禁忌证⋯⋯⋯⋯⋯⋯379
第四节　技术应用挑战与研究热点⋯⋯⋯380

第二十六章　肺移植⋯⋯⋯⋯⋯⋯⋯⋯384
第一节　肺移植的过去、现在和未来⋯⋯384
第二节　肺移植指征与受体评估⋯⋯⋯⋯387

第三节　肺移植供体评估与维护⋯⋯⋯⋯391
第四节　肺移植技术及进展⋯⋯⋯⋯⋯⋯392
第五节　肺移植的术后监测与治疗⋯⋯⋯396
第六节　肺移植面临的挑战与对策⋯⋯⋯399

第二十七章　临床呼吸生理与肺功能检查⋯⋯403
第一节　肺功能检查的研究进展⋯⋯⋯⋯403
第二节　常用检测项目及指标⋯⋯⋯⋯⋯409
第三节　肺功能检查结果解读及报告⋯⋯411
第四节　肺功能检查方法选用及
　　　　诊断思路⋯⋯⋯⋯⋯⋯⋯⋯414
第五节　肺功能检查的临床和科研意义⋯416
第六节　肺功能检查的注意事项⋯⋯⋯⋯419

第二十八章　呼吸力学检测与临床应用⋯⋯424
第一节　呼吸力学检测方法及其进展⋯⋯424
第二节　呼吸力学在疾病评估和研究
　　　　中的应用⋯⋯⋯⋯⋯⋯⋯⋯433
第三节　呼吸力学研究的热点问题和
　　　　发展方向⋯⋯⋯⋯⋯⋯⋯⋯438

第二十九章　胸部 CT 检查与应用进展⋯⋯442
第一节　胸部影像学检查与应用⋯⋯⋯⋯442
第二节　呼吸系统疾病定量测量技术
　　　　与应用⋯⋯⋯⋯⋯⋯⋯⋯⋯444
第三节　胸部 HRCT 对肺间质性病变
　　　　的诊断价值⋯⋯⋯⋯⋯⋯⋯450
第四节　CTPA 对肺动脉栓塞的诊断
　　　　价值⋯⋯⋯⋯⋯⋯⋯⋯⋯⋯462

第三十章　肺活检技术进展及其临床应用⋯⋯468

第三十一章　介入呼吸病学⋯⋯⋯⋯⋯474
第一节　介入呼吸病学的发展历史⋯⋯⋯474
第二节　介入呼吸病学技术在呼吸
　　　　疾病诊治中的应用⋯⋯⋯⋯476
第三节　介入呼吸病学的新进展⋯⋯⋯⋯491
第四节　介入呼吸病学的今后发展
　　　　方向及展望⋯⋯⋯⋯⋯⋯⋯495

**第三十二章　烟草病学——一门形成
　　　　　　中的学科**⋯⋯⋯⋯⋯⋯497

**第三十三章　吸烟对呼吸系统的影响及
　　　　　　控制吸烟**⋯⋯⋯⋯⋯⋯501
第一节　吸烟的流行情况⋯⋯⋯⋯⋯⋯501
第二节　吸烟与呼吸疾病发病关系密切⋯502
第三节　控制吸烟的策略⋯⋯⋯⋯⋯⋯509
第四节　戒烟的方法⋯⋯⋯⋯⋯⋯⋯⋯511

第三十四章 呼吸系统疾病动物模型的
制备与研究应用·············516
第一节 呼吸系统比较医学基础·········516
第二节 呼吸系统疾病动物模型的
制备要点·················524
第三节 几种常见疾病动物模型的
制备与研究应用···········528
第四节 基因工程动物在呼吸疾病
中的应用·················537
第三十五章 呼吸系统疾病临床流行病学
研究方法·················544
第一节 横断面研究·················544

第二节 病例对照研究···············545
第三节 队列研究···················547
第四节 随机对照临床试验···········548
第五节 临床注册研究···············550
第六节 常见偏倚及其控制方法·······551
第七节 数据分析中缺失值的处理·····553
第八节 呼吸系统疾病多中心随机双盲
安慰剂对照临床研究实例·····554

中英文名词对照索引···················557
登录中华临床影像库步骤···············565

第一篇 总 论

第一章　呼吸病学概论

第二章　现代呼吸学科的发展方向与策略

第三章　中医呼吸病学概要

第一章 呼吸病学概论

据我国 2018 年部分城市和农村前十位主要疾病死亡原因的统计数字显示，呼吸系统疾病（不包括肺结核、肺癌和肺源性心脏病）在城市的死亡病因中排名第四（占疾病组成 10.83%，病死率 68.402/10 万），在农村也排名第四（12.06%，病死率 79.96/10 万）。由于严重的大气污染、吸烟、工业经济发展导致理化因子、生物因子吸入以及人口年龄老化等因素，近年来呼吸系统疾病如肺癌疾病负担显著上升，至 2018 年，我国城市居民肺癌死亡率 49.15/10 万，农村居民肺癌死亡率 45.14/10 万，均居各类肿瘤病死率之首。如不及时采取有效控制措施，预计到 2025 年，我国肺癌患者将达到 100 万。最新流行病学数据显示我国 20 岁及以上人群慢阻肺患病率 8.2%，成人哮喘（不包括咳嗽变异性哮喘）患病率 4.2%，造成严重的社会经济负担。我国肺结核发病率虽有所下降，但 2018 年发病率依然达 59.27/10 万，患病率在国际上仅次于印度，居第二位。肺血栓栓塞症已经构成危重症患者的重要病因。间质性肺疾病和免疫低下性肺部感染疾病发病率也日益增高，艾滋病的重要死亡原因为肺部感染，特别是肺孢子菌肺炎。2003 年，我国及世界范围内暴发的传染性非典型肺炎[严重急性呼吸综合征（SARS）]疫情，由于多发生于中青年、传染性强、病死率高、缺乏针对性的药物，而引起群众恐慌，造成社会动荡，也给国民经济造成巨大损失。

2003 年 SARS 疫情之后，在我国又陆续出现 H5N1、H1N1 及 H7N9 禽流感疫情，对这些突发性公共卫生事件，尽管我国在溯源、预防、诊断、治疗及抢救等方面取得了很大进步，但在传播途径、发病机制、早期诊断、早期治疗以及及时抢救、降低病死率等方面，还有很大差距；令人担忧的是，21 世纪以来，我国环境空气污染问题严峻，大多数的城市空气污染的浓度仍然远远超过联合国世界卫生组织的标准，将对国民呼吸系统以至全身造成危害；再者，我国成人吸烟率仍居高不下，有关对烟草"降焦减害"的欺骗宣传仍有极大市场，吸烟造成的危害，特别是对呼吸系统的危害在随后的 5～10 年将更加凸显。

在吸烟、空气环境、急性呼吸道传染病及更多的过敏原、理化因素的作用下，未来我国呼吸系统疾病流行状况与防治形势恐愈发严峻，呼吸系统疾病的防治研究亟待加强。

第一节 呼吸系统疾病防治历史

呼吸、心跳是生命活动的两个自主功能，伴随生命的全过程。翻开古今中外医学史籍，便可看出，呼吸现象很早就受到人类的关注。中国先哲通过长期观察发现了人与自然的关系，这个关系的第一要义即人吸纳天地间自然之气，又将自身陈旧之气吐出，正如庄子所谓"吹呴呼吸，吐故纳新"之意。人与自然借呼吸关联，而此关联之物质是气，故《黄帝内经·素问》专列有"生气通天论篇"，并由呼吸之气演绎派生出多种气的概念和相应的逻辑结构。古希腊医学家希波克拉底（Hippocrates，公元前 460—377 年）在生理学思想中亦提出一个重要概念即"灵气"说，认为人体各种活动都靠灵气帮助，对后世产生很大影响。尽管古人对气的称谓和理解见仁见智，但共识是气对生命活动有作用，气与呼吸关联。呼吸是人与自然联系的纽带之一，因而也是产生和防治疾病的途径之一。

一、关于肺的概念

中国古代的解剖较粗疏，有记载："肺重三斤三两，六叶两耳，凡八叶"。"六叶"与今日解剖所见左肺两叶、右肺三叶共五叶，不完全符合；旁出为耳，当指左、右肺尖。因受长期封建思想束缚，中国的解剖学没有得到应有发展，因而，理论亦没有建立在结构和功能的诠释上。医家在临床实践观察基础上，依据整体普遍联系和"有诸内者，必形诸外"，即有其本质、必有其表象等观点，将人体内外联系成一个表达肺内涵外延所有功能的集合，如肺司呼吸、肺主皮毛、肺与大肠相表里等，以这样固定的联系表述其系统功能。现代医学所指之肺，即解剖学所指之肺脏器官，而与皮毛、大肠等毫无关涉。现代呼吸系统解剖，亦不单指肺脏器官解剖，还包括鼻至环状软骨的上呼吸道、环状软骨以下气管和支气管的下呼吸道、细支气管直到肺泡的气体交换场所等。呼吸系统不仅完成呼吸功能，而且还具有免疫、代谢、生化、内分泌等调节全身之功能。

二、呼吸病之产生

（一）病原微生物侵害

因为呼吸器官从外界吸入空气，使氧和二氧化碳进行交换，同时，空气中的有害物质，尤其是病原微生物也会随之侵入或呼出。历史上多数传染性疾病的传播均与呼吸有关。千百年来，东西方不约而同创造的隔离制度，首先是防止近距离呼吸传染，便充分证明了这一点。

以鼠疫（plague）为例，因其由鼠疫耶尔森菌引起、烈性传染、死亡惨重而被列为头号传染病。虽然临床上分为腺鼠疫、肺鼠疫、肠鼠疫等类型，但实际死于鼠疫者多为肺鼠疫型。究其原因，一是腺鼠疫多蔓延至肺部产生肺鼠疫；二是人与人之间经呼吸传播产生肺鼠疫；三是该病所以俗称黑死病，其原因即患者呼吸困难、缺氧而致皮肤青紫。有关类似鼠疫的记载东西方均不晚于中世纪，但世界性大流行共有3次。第一次流行发生在6世纪横跨欧亚非大陆的拜占庭帝国查士丁尼时代，以后两个世纪又在地中海周围流行并传至西欧。这次流行总死亡人数近1亿，多半是由呼吸传播而致亡。第二次流行开始于14世纪20年代的中亚细亚戈壁，不断蔓延至欧亚广大地区，至17世纪末才告结束。这次流行死亡人数约2 500万。第三次流行自19世纪90年代至20世纪30年代，疫源地多认为是中国云南地区，传播至77个港口的60多个国家，死亡近千万人。后

两次流行死亡人数比第一次少，主要原因是14世纪中后期，意大利米兰大主教已提出隔离方法，防止近距离呼吸传染，各地仿效所致。在中国，隔离防疫记载可上溯至秦汉。1894年，日本学者北里柴三郎和法国学者耶尔森在香港鼠疫流行期间，发现鼠疫是由鼠疫耶尔森菌引发。鼠疫是自然疫源性疾病，先流行于中印边界喜马拉雅山边沿地区的黑鼠类及其他啮齿类动物间，然后借助鼠蚤旱獭叮咬而传给人，人与人之间多通过呼吸、饮食传播而得病。鼠疫耶尔森菌的发现，使近现代防治工作收到实效，如清末东三省鼠疫和民国初绥远、陕西鼠疫。

再如流行性感冒（influenza），简称流感，是历史上死亡最多的呼吸道流行性传染病。公元前412年的古希腊时期，希波克拉底就已记述了类似流感的疾病。美国流行病学家亚历山大·米兰尔认为：公元前431年开始的伯罗奔尼撒战争中，流感大流行摧毁了雅典人企图称霸的美梦。19世纪，德国人希尔施较详细地记录反映了12世纪以来西方流感流行的情况。20世纪世界性的流感大流行至少发生4次，其中1918年暴发的流感，全球有5亿人感染，2 000万～5 000万人丧生。这次流感最早出现在美国堪萨斯州的芬斯顿军营，死亡者不多。其后，流感传到西班牙，因人口密度大，近距离呼吸传染，造成800万人死亡，故而被学界称为"西班牙流感"。1997年，美国病理学家陶本伯杰（Jeffery Taubenberger）首次找到"西班牙流感"病毒的DNA片段。2001年，澳大利亚科学家吉布斯（Mark Gibbs）在陶本伯杰工作的基础上，发现1918年"西班牙流感"病毒的RNA中负责制造血凝素（H）基因编码中部被插入一段猪流感病毒的编码。目前已知人类的流感病毒属于RNA病毒，分为甲、乙、丙3型，导致流感大流行的主要是甲型和其亚型。流感患者主要死因是肺炎。2005年以来，H5N1禽流感在人群中局部流行。在有明显症状的患者人群中，其病死率超过60%。2009年春季，新甲型H1N1流感在墨西哥流行并传播至全球，超过至少500万人感染。2013年，H7N9禽流感在我国传播，至今已超过200人感染，在有症状的患者人群中病死率超过10%。

又如肺结核是传染性疾病的常见病种，其发

病，有人追溯至 6000 年前的意大利和埃及。中国晋代医家葛洪的《肘后备急方》中所记"尸注""鬼注"亦属肺结核病。历史上肺结核长期危害着人类生命。最典型的流行是第一次世界大战和第二次世界大战期间。有人统计，从滑铁卢战役到第一次世界大战爆发前，20～60 岁的人死于肺结核者占 97%，由此可见其危害。1881 年 8 月，德国细菌学家罗伯特·科赫（Robert Koch）发现肺结核由结核分枝杆菌致病，并证明可通过飞沫传播。1890 年，科赫又发现了用于诊断结核病的结核菌素。据这些发现，他获得了 1905 年诺贝尔生理学或医学奖。与科赫同一时期，法国微生物学家卡尔梅特和介连研制发明预防结核病的疫苗被称为"卡介苗"。肺结核主要通过空气传播，患者近距离咳嗽、喷嚏、吐痰，都可传染他人。自 1943 年美国人瓦克斯曼发现链霉素后，治疗肺结核的药物逐步增多，肺结核也不再是不治之症。

呼吸病之所以多与传染病、疫病密切关联，是由于进入新石器时代（约 1 万年前）以来，人类开始定居，刀耕火种，野生动物成批驯化为家畜。该时期特点是由新的生产方式导致人口聚集、人畜频繁接触、原始植被开垦，人类和自然界发生了新关系，疫病随之多发，且多与呼吸相关。如历史上曾发生的疫病中，麻风、肺结核、肺鼠疫、流感、鹦鹉热、汉坦病毒肺综合征、白喉、猩红热、SARS、人禽流感等均以呼吸传播和飞沫、吐痰为主要感染途径。农业生产使人口聚集，为人类近距离飞沫传播提供了条件；农业破坏自然生态的同时，也破坏了寄生物处所，使其反馈性地侵害人类；驯化动物不仅使人类增加了接触动物带来病原微生物的机会，而且动物排泄物污染饮水、播撒田野又可扩散疫源；定居还招来鼠、蚊、蚤、虫等，也为疫病传播推波助澜。尽管人类设法抑制疫源，但病原微生物却进行了数万次生命循环，人类呼吸病防治未有穷期。

（二）空气和环境污染

呼吸病产生的另一原因是环境污染。文艺复兴及工业革命的发生，催生了新的生产方式并推动了社会变革。然而，工业的发展直接带来空气和环境污染。在英美，采煤活动导致产生大量煤尘肺患者，大气污染产生"雾都"伦敦，职业污染产生多种职业病。20 世纪以来，吸烟人数增加，导致慢性支气管炎、阻塞性肺疾病、肺癌等明显增加。无机粉尘、有机粉尘等物质增多，使人类吸入有害粉尘的机会亦增多，长期吸入某种粉尘，则可引起弥漫性肺纤维性病变。如 18 世纪以来，长期吸入含游离二氧化硅的粉尘引起硅肺患者渐增；同时，长期吸入石棉粉尘引起的石棉肺及肺癌患者亦大量出现。这些吸入性尘肺病以及高科技核工业、化学工业产生的现代粉尘引起的各种过敏性疾病，严重威胁着人类健康和生命，也对呼吸医学的未来走向提出挑战。需要强调的是，近十年来，由于经济的迅速发展，我国环境空气 PM2.5（直径≤2.5μm 的颗粒）浓度超过联合国世界卫生组织制定的可容许浓度（≤75μm/m³）5～15 倍。这种空气质量对人体特别是呼吸系统危害的具体研究，至今还是空白。但已有不少流行病学的研究表明高浓度的空气污染明显增加肺癌及膀胱癌发病率，增加哮喘和慢性阻塞性肺疾病的急性发作率。

我们的先人，无论东方还是西方，依赖自然也敬畏自然。他们认为人与自然应是和谐相处的关系，不能强使自然服从人的意志，提出了"天与人不相胜"等命题。我国自古代即设置了环境保护相关部门及制度。在《国语》中就曾记载，鲁宣公带人去泗水泛舟撒网捕鱼。当时身为虞（古代设立的环保官职）的大夫里革将宣公的网割断，还从容地对宣公讲了当时保护生物资源的制度。宣公不但没有生气，以后还用此常常告诫自己的部下环保的重要性。

（三）人与自然生态变迁

地球是人类和各种动植物、微生物共生的世界。远古时期，人类驯养动物曾产生许多疾病。近三十年来，人类许多疾病仍来自动物。其中与呼吸关系密切者如获得性免疫缺陷综合征，即艾滋病，最早感染在 20 世纪 60 年代的非洲，源自非洲猩猩等灵长类动物，动物宿主绿猴已面临灭绝。1983 年，人类免疫缺陷病毒（HIV）被确定为艾滋病的病原，目前人类是 HIV 的唯一储存宿主。SARS，源自食肉类猫科动物，尤以果子狸等主要中间宿主在野生动物市场传染为主，初步研究主要病原是 SARS-CoV 冠状病毒，经呼吸飞沫等途径传播。禽流感病毒广泛存在于世界上许多家禽和野禽中，一般情况下不直接传播给人，但

1997 年首次发现感染人类的报道。禽流感病毒属 A 型流感病毒,部分患者发展为呼吸衰竭死亡。汉坦病毒肺综合征自 1993 年美国确诊首例后,美洲陆续有所发现。该病多见气促、呼吸困难,多死于肺水肿。1970 年,刚果首次报告猴痘病毒感染人类的病例。2007 年 5～6 月,美国先后有 7 个州感染近百例。本次传染源来自非洲受到感染的土拨鼠,患者也可通过呼吸道飞沫传播。

近现代以来,随着城市化进程的加快,人口越来越集中,城市人口膨胀,人口异地流动加速,豢养犬猫增多,生活垃圾猛增,人均绿地减少,拥挤嘈杂,你呼我吸,城市空气质量普遍下降。自然界和人类社会之间通过长期自主演化、相互作用、磨合适应,已形成相对平衡和谐的生态秩序。这种秩序包括动植物和人类的空气食物营养链与新陈代谢循环等。人与自然的生态平衡秩序是客观形成的,不依人类的主观意志为转移。人口过度集聚和流动加速之浪潮给医学提出的挑战首先是呼吸疾病易发、易传播、难控制,未来呼吸疾病的走向是大量呼吸交叉感染和呼吸传播性疾病常见多发且难于控制。

以史为鉴,关注现实和未来。以我国部分一线城市近年出现的"雾霾"为例,工作生活在这些城市的居民,由于其外部空气质量变化,呼吸性疾病也有加重趋势。"雾霾"是现阶段与呼吸性疾病紧密相关的客观存在,形成雾霾的原因很多,认识并消除其危害,除环保部门履职外,可以说"匹夫有责",从事呼吸系统疾病防治的医药卫生人员更加重任在肩。

三、呼吸病防治历程

(一)古人之经验

人体各系统中,呼吸系统是唯一与外界双向交换物质(气体)的系统,所以,人与自然之关系,在该系统表现得最为紧密。难怪上古之人已认识到其重要,故创造了为后人赞叹不已的辉煌业绩。兹试举几例,以见一斑。先秦文献《山海经》记载了"薰草,麻叶而方茎,赤华而黑实,臭如蘼芜,佩之可以已疠",可知古人已观察到,通过呼吸其气味可以使疠痊愈。至于疠属何病,笔者初考疑似麻风,还可以专门研究。这条史料至少回答了两个问题,即首先回答了在《山海经》时代,先人

已掌握了呼吸道给药的方法;其次回答了吸入薰草之气味可以治疗。和此类似的记载还有如:"育沛,佩之无瘕疾"。限于篇幅,这里不一一罗列考证。先秦时期,雄居草原的匈奴民族抢救休克患者时,挖出等身坑道,其下面以绵羊粪充填点燃,将患者置于其上,一是保温,二是使患者被动吸入烟气刺激呼吸道从而苏醒。这一方法在《本草纲目》中也有记载。古人多认为气绝则身亡,故凡能在气将欲绝时转危为安的药物都视之为宝。在许多民族墓葬中常发现与呼吸有关的麻黄药材。近人陈克恢从麻黄中提取出麻黄碱,证明其有兴奋呼吸中枢之作用。古人已认识到空气质量对人体健康的作用,所以,千方百计探索保持空气清香的途径。从目前发掘出土的文物看,至晚在西汉时期,王宫中已有薰炉设置。如 1968 年在河北满城发掘出土的武帝时中山靖王刘胜墓中的"错金博山炉",即保持空气清香的设施,后世因袭并有类似产品如佩戴之香囊、小荷包等出现。宫廷中每年除夕前,均用大量苍术点燃熏蒸宫殿,以改善空气质量,预防疫病发生。民间多数地区还在除夕将屠苏酒洒于屋内各角落或常在居室烧香。乾隆六十年(公元 1795 年),在前门大街鲜鱼口胡同内的长巷头条开设的"长春堂药铺",以专门出售清香嗅药而闻名。因此,芳香药物的研究开发对呼吸系统疾病防治前景看好。

(二)吸毒、吸烟导致的疾病

吸食鸦片是通过呼吸道引起全身性疾病的另一个重要实例。鸦片原为医药所用,正常人吸食会成瘾而危害健康。世界各地毒品种类繁多,如鸦片、海洛因等,成为影响人们健康和社会稳定的重要危害。

根据《中国吸烟危害健康报告 2020》数据,我国吸烟人数超过 3 亿,15 岁及以上人群吸烟率为 26.6%,其中男性吸烟率高达 50.5%。与未吸烟者相比,吸烟者肺癌发病率高 4～10 倍,慢性阻塞性肺疾病发病率高 2～3 倍,并大大增加了冠心病、高血压、消化性溃疡及其他肿瘤的发病率。烟草每年使我国 100 多万人失去生命。劝阻吸烟的宣传和措施在我国收效甚微。要达到戒烟又减少乃至停止烟草生产的目标,任重道远。

(三)微生物学成就

19～20 世纪,微生物学取得巨大成就,东西方

对呼吸疾病防治亦取得一定进展。19世纪，巴斯德发明巴氏消毒法，1880年又和斯坦伯格（Sternberg）同时发现肺炎球菌，以后又创立病蚕和健康蚕隔离法等。1882年，科赫发现了结核分枝杆菌，并于1890年在柏林举行的国际医学科学大会上宣布了诊断结核病的结核菌素（tuberculin）。1883年，克雷白（Klebs E）在显微镜下发现白喉病原体，第二年，里夫勒又在体外进行了培养。1890年，贝林（Behring EA）和北里柴三郎完成白喉抗毒素的研究。1894年，耶尔森（Yersin）和北里柴三郎发现鼠疫耶尔森菌。与呼吸系统疾病有关细菌及其抗毒素的发现，为战胜这些疾病找到了解决问题的钥匙，并且推动了自动免疫、被动免疫技术的发展。

还在巴斯德时代，就曾萌发过空气中某些细菌能够抑制炭疽杆菌生长的概念，但未引起普遍关注。1922年，英国细菌学家弗莱明（Fleming A）发现一种存在于蛋白、盐类或某些细菌体内并可溶解某些球菌的酶，称之为溶菌酶。1928年，他又发现青霉素。1944年，美籍俄国人瓦克斯曼（Waksmann S.A）从灰链丝霉菌培养基中培养出可以杀死结核分枝杆菌的链霉素。抗生素的发现是药物学和治疗学的重大进步。青霉素对猩红热、白喉等有明显效果，链霉素使长期困扰人类的结核病得以控制。然而，细菌对抗生素具有耐药性，一种新药作用于细菌，部分细菌可产生突变体，这样人类必须研究新药对付这种变体，于是，人类和细菌相互对抗，此消彼长，斗争未有穷期。19~20世纪，人类逐步发现细菌、螺旋体、病毒，1895年，物理学家伦琴（Rontgcn W.C）发现了X射线。1898年，居里夫妇提取出镭元素。X射线和镭在医学领域的应用，使肺部疾病（包括肿瘤）的诊断和治疗取得长足进展。

（四）近代呼吸系统传染病的防治

随着科学技术的飞速发展，呼吸系统疾病防治在近两百年取得很大进展。以鼠疫为例，清代始见鼠疫专书，如吴学存的《鼠疫治法》、罗汝兰的《鼠疫汇编》、吴崇宣的《鼠疫约编》等。1910年东三省鼠疫，山海关设立检疫所。1911年4月，沈阳召开万国鼠疫研究会，11个国家代表出席，伍连德任主席。1911年，哈尔滨设立鼠疫研究所。伍连德博士任研究会会长和研究所所长，医务界称他为"鼠疫斗士"。清政府授予他蓝翎军衔和医科进士。民国五年（公元1916年），鼠疫被列为9种传染病之首。民国六年（公元1917年），绥远、陕西鼠疫流行，民国政府于1919年成立中央防疫处。1956年召开全国鼠疫防治专业会议。1989年2月21日，政府公布《中华人民共和国传染病防治法》，仍将鼠疫列为甲类传染病，虽然人间鼠疫基本得到控制，但不能掉以轻心。

流行性感冒因其急性传染、危害大而备受关注。据估计，世界范围内流感发病率每年为10%~30%。近20年来，全球每年约有50万人死于流感。美国每年因流感而导致的经济损失达100亿~150亿美元。多年来，世界各地从流行病学角度控制流感患者、切断传播途径、增强人群对流感的免疫力，收到较好的防治效果。我国经过SARS感染防治实践，在2009年新甲型H1N1流感在全世界流行期间，采取"外堵输入，内防扩散"战略减少传播，中成药治疗轻症患者，特别是在短短5个月内制备新甲型H1N1流感疫苗并在全国近一亿人群中接种，取得了巨大成绩。

在世界范围内，结核病仍是可怕的传染病，每年仍有约200万人死于该病。全球有近1/3人群程度不同感染结核分枝杆菌，结核分枝杆菌菌株逐步对抗结核药物产生耐药性。新中国成立后，经广大医务人员努力，肺结核死亡人数虽逐年减少，但结核分枝杆菌感染仍长期存在。2010年的全国流行病学调查显示，每年约有新发患者100万，多耐药结核分枝杆菌株达8.3%，与其他国家相比仍处于高水平。耐药性的发生更趋向于对异烟肼、链霉素、利福平等主要一线抗结核药的耐药。

艾滋病是新出现的传染病。近20年来，全球迅速蔓延，主要死因为肺孢子菌感染。全球投入防治艾滋病的人力、物力、财力巨大，但其流行仍属上升趋势。

2003年，WHO的传染病专家Carlo Urbani博士首先命名送往河内的一名美国商人患严重急性呼吸综合征（severe acute respiratory syndromes，SARS）。该疾病在2003年初迅速发展为全球性疫情，我国及其他国家采取了早发现、早报告、早隔离、早治疗的综合措施，很快控制了该疫病的蔓延。从1997年在香港发现人禽流感以来，人们正通过基础研究、流行病学监测、临床救治、新药及疫苗开放等方面积极应对人禽流感疫情的发生与蔓延。

第二节 呼吸系统疾病防治现状及存在的问题

一、慢性阻塞性肺疾病

近年来，在发达国家，心脑血管疾病病死率大幅度下降，而慢性阻塞性肺疾病（chronic obstructive pulmonary disease，COPD），简称"慢阻肺"，患病率和病死率迅速增长。据最新流行病学数据显示我国 20 岁及以上人群慢阻肺患病率 8.2%，给社会带来沉重的经济负担。慢阻肺不仅使肺脏本身的功能发生变化，还可以导致全身性的不良效应（systemic effects of COPD）。医学界曾经对 COPD 的治疗持悲观态度，但是经过近几年各国对 COPD 的大力研究，目前认为：COPD 是一种可预防和可治疗的疾病。目前的治疗已经不再局限和满足于急性加重时的抢救成功，而追求通过稳定期的积极治疗来减少症状，减轻病情，防治并发症，提高生活质量。特别是预防反复急性发作尤为重要。

对于 COPD，其关键在于早防、早诊、早治，预防是首要的工作。引起 COPD 的危险因素较多，主要分为个体因素和环境因素。慢阻肺早期的预防主要是针对环境因素，采用包括控烟、改善室内外空气环境（这两项在我国尤为重要）、预防呼吸道感染、康复措施、营养支持、药物干预、心理和社会支持等综合措施进行干预。一般认为，各种药物的干预并不能阻止慢阻肺肺功能（FEV_1）的年递减率。我国大规模的流行病学调查表明，接近 1/3 的患者没有临床症状，仅有肺功能降低。在我国基层普及肺功能检测，早期发现患者十分重要。对早期无症状的慢阻肺患者的治疗研究在国际上仍是空白。对这部分患者进行干预能否逆转其肺功能，值得深入探讨。

二、支气管哮喘

支气管哮喘主要是由多种细胞（包括嗜酸性粒细胞、肥大细胞、T 淋巴细胞、中性粒细胞、平滑肌细胞、气道上皮细胞等）及细胞组分参与的

气道慢性炎症性疾病，以反复发作的喘息、气急、胸闷或咳嗽及可逆的气流受限和气道高反应性为特征。基于慢性气道炎症的认识，发展了以糖皮质激素吸入治疗为主的哮喘炎症控制治疗，根本上改变了哮喘的治疗效果。随着哮喘发病机制及哮喘表型的深入认识，哮喘治疗也向个体化与精准化治疗发展，近来开发出的抗 IL-5 单克隆抗体和抗 IL-5 受体 α（IL-5Rα）单克隆抗体使哮喘靶向治疗成为可能。哮喘是常见的慢性气道炎症性疾病，最新流行病学资料显示我国成人哮喘（不包括咳嗽变异性哮喘）患病率 4.2%，造成严重的社会经济负担。然而，我国哮喘的早期诊断、规范吸入治疗的管理上远不够，哮喘控制率不足 30%。因此，提高哮喘的规范化诊治水平，进一步认识哮喘的分子机制与表型，实现基于精准医学的哮喘个体化治疗等都是需要研究的问题。

三、慢性咳嗽

慢性咳嗽是内科门诊最常见疾病之一。慢性咳嗽的诊断过程主要是寻找病因的过程，根据病史和病因分布的特点，进行选择性检查，遵循由简单到复杂、先常见病因后少见病因的检查原则。病因确定后，治疗效果常常立竿见影。目前慢性咳嗽的诊治存在问题是：有些病因（如上气道炎症综合征、变应性咳嗽、感冒后咳嗽等）缺乏客观诊断指标，对气道神经性炎症造成的咳嗽缺乏有效的治疗方法。我国《咳嗽的诊断与治疗指南（草案）》推荐的诊断程序还需要进一步完善，并应在临床有较好的操作性。

四、肺炎

（一）社区获得性肺炎

社区获得性肺炎（community-acquired pneumonia，CAP）是常见的社区感染，其中重症肺炎预后差、病死率高，是世界各地共同关注的严峻的公共卫生问题。在 CAP 中，病毒性肺炎引起的公共卫生问题越来越受到关注。需要开展大规模的多中心流行病学调查，以掌握我国 CAP、尤其重症 CAP 的患者致病菌构成情况、主要致病菌的抗菌药物耐药情况，制定出适合我国病原体分布特征的 CAP 诊治指南。

在我国，肺炎支原体感染的比例已经超过肺

炎链球菌，成为最常见的致病菌（在青壮年、无基础疾病的患者中占 30%），其对大环内酯耐药在有些地区超过 80%；肺炎链球菌仍是常见的致病菌，在我国其对大环内酯的耐药性超过 70%，而且是以高水平耐药的 *ermB* 基因介导的内在型耐药（cMLS）为主，所以，在我国，以大环内酯类作为治疗 CAP 的首选药未必合适。因此，我国 CAP 治疗指南推荐是首选 β 内酰胺类抗生素或联合应用大环内酯类抗生素（因我国支原体引起 CAP 亦占较多比例）。制定全国性的防治指南是医学科技工作者的重要任务。

（二）医院获得性肺炎

医院获得性肺炎（hospital-acquired pneumonia，HAP）在医院各个病房都可能发生，但是最多见于重症监护病房内（ICU），特别是气管插管和接受机械通气的患者。HAP 的诊断必须准确，否则会导致抗生素的误用或过度使用，导致高度耐药菌的增加，病死率增加；在我国大型教学医院中，HAP 最常见的致病菌为鲍曼不动杆菌、铜绿假单胞菌、金黄色葡萄球菌和肺炎克雷伯菌，21 世纪以来，上述四种病原菌耐药性不断增加，尤其是鲍曼不动杆菌。对于严重感染的患者，由于病情重且进展快，除了经验性使用广谱抗生素以外，还要与实验室密切配合，明确主要致病菌及其耐药性，以采取针对性的抗生素治疗。

五、肺部真菌感染

随广谱抗生素的使用，留置静脉导管等介入性操作增多，肿瘤、器官移植和应用免疫抑制药的患者显著增多，以及获得性免疫缺陷综合征（acquired immune deficiency syndrome，AIDS）在全球的流行，深部真菌感染发病率明显增加。肺部真菌感染主要由条件致病性真菌引起，依次为肺曲霉菌、念珠菌和隐球菌。

肺部真菌感染的延迟治疗会增加患者病死率，临床要求早期诊断；而肺部真菌感染的确诊必须依靠肺组织病理学，由于早期确诊肺部真菌感染存在困难，导致在临床常出现滥用抗真菌药的现象，随之出现真菌的耐药。新药的开发速度远比不上真菌耐药的速度，且目前新开发的抗真菌药物价格昂贵，这就要求我们必须在真菌感染的预防和早期诊断方面做更多的工作。

六、肺结核

结核病发病率虽然以每年 2% 的速度递减，但是全球结核病的疫情仍然不容忽视。中国是全球 30 个结核病高负担国家之一，2017 年结核感染人群 3.3 亿，新发病例 88.9 万，死亡人数 3.7 万，结核病负担位列全球第二位，仅次于印度。而在结核病病例中，肺结核占据了大多数。因此，结核病的认识、早期诊断、规范化治疗管理及新型诊疗方法的研究仍是需要不断解决的问题。

七、严重急性呼吸综合征

严重急性呼吸综合征（severe acute respiratory syndrome，SARS）是由一种新型 SARS 冠状病毒（SARS-CoV）引起的，这种 SARS-CoV 或与 SARS-CoV 相近的病毒株在正常人体没有存在或感染过，因此正常人体没有 SARS-CoV 的抗体，所有人群普遍易感。目前已明确部分 SARS 患者发病的传染源是食肉类猫科动物（果子狸），后者是 SARS-CoV 的中间宿主。SARS 在自然界的传播环节尚未完全明了（可能源于蝙蝠），但加强对野生动物市场的严格管理，是预防 SARS 传染到人类的重要环节；SARS 的发病及发展是由 SARS-CoV 引起的一个免疫炎症过程，阐明其发病机制对于开辟新的治疗途径十分重要。SARS 的治疗包括基因治疗、免疫治疗、化学治疗和疫苗等。基因治疗药物是使用药物抑制 SARS-CoV 某些基因的复制和表达，最终达到抗 SARS-CoV 的目的；免疫治疗是通过免疫调节功能间接抑制 SARS-CoV 的作用；化学治疗是针对 SARS-CoV 的毒性症状、急性肺损伤和 ARDS 等合并症的治疗；基因治疗和疫苗尚处于探索试验阶段。

八、人感染高致病性禽流感

人类历史上有 4 次流感大流行，其致病毒株分别为：A（H1N1）、H2N2、H3N2 和 H1N1。H1N1 病毒基因，与来源于禽类的流感病毒相比仅有几个氨基酸的差异，与目前发生的人感染高致病性禽流感 H5N1 及 H7N9 病毒相比，基因片段仅存在很小的差异，与人呼吸道受体已具有较高的亲和力。目前，人禽流感的发病机制仍远未了解，可能也是一个病毒介导的全身免疫炎症反应；同时，由于禽流感病毒在不断变异，其致病性、感染能力、与受体的结合能力、体内复制能力、对靶细胞的破坏能力及与免疫系统的互动可能处于动态演变过程中。因此，必须重视对 H5N1、H7N9 等禽流感的监测，建立应对流行的安全体系，加强关于禽流感病毒变异条件及其规律的研究，缩短流行株预防疫苗的研制周期，防止禽流感暴发大流行及最大限度减少流行范围。

九、肺动脉高压

肺动脉高压（pulmonary hypertension，PH）的病因多种多样，可以是肺血管本身，也可以由呼吸系统疾病、左心病变、慢性肺血栓栓塞或其他病因所引起。PH 患者早期可无症状，多数患者因不适首次就诊时，已属于 WHO 肺动脉高压功能分级的 III、IV 级。PH 的临床症状常是非特异性的，对不能用其他原因解释的呼吸困难患者，应该常规排除本病的存在。目前已开发出几种治疗 PH 的药物，但在我国还缺乏临床应用的系统经验。我国学者已尝试以中药治疗。

十、肺血栓栓塞症

深静脉血栓形成（deep venous thrombosis，DVT）与肺血栓栓塞症（pulmonary thromboembolism，PTE）实质上为同一疾病在不同部位和不同阶段的不同表现，两者合称为静脉血栓栓塞症（venous thromboembolism，VTE）。在世界范围内，VTE 的发病率和死亡率均很高，临床上漏诊与误诊情况严重。VTE 可致命，但及时的诊断及治疗亦可以治愈。在我国 60 岁以上的住院患者，DVT 发病率可达到 9% 以上。2000 年后，我国加强了对 VTE 的诊治研究并制订了防治指南（草案），显著提高了其诊断率和治疗成功率，对其发病因素的深入研究，有助于早期预防；还需继续探讨和完善适合国情的防治措施。

十一、特发性间质性肺炎

特发性间质性肺炎（idiopathic interstitial pneumonia，IIP）的分类变迁经历了 100 多年，仍然不能让学术界满意，其主要原因是：对本病组织病理学的认识尚不全面。经支气管镜肺活检术（TBLB）、CT 引导下经皮肺活检的取材组织小，不足以提供更完整、更丰富的组织病理学所见，通过外科肺活检取材、获取的活组织标本，有助于全面认识本病的病理学。在特发性间质肺炎中，特发性肺纤维化（IPF）是最常见的，也是治疗手段最少的。探讨纤维化的病理过程及发病机制，特别是从信号转导的角度阐明其纤维化形成的机制，有可能找到新的治疗途径和药物。

十二、肺结节病

结节病（sarcoidosis）是不明原因的全身多系统疾病，由于遗传易感者受特定环境的暴露刺激，受累脏器局部产生 Th1 型免疫反应所致。90% 以上有肺脏受累，一旦怀疑或确诊结节病，应该由呼吸科医生进一步诊治。经支气管镜肺活检术（transbronchial lung biopsy，TBLB）和经支气管淋巴结针吸活检（transbronchial needle aspiration biopsies，TBNA）是重要的确诊手段。对无症状的结节病是否需要治疗存在争议，有 60%～70% 的患者可以自然缓解。在我国，采用皮质激素治疗结节病的指征和剂量均有待进一步阐明。

十三、肺癌

病理诊断为肺癌诊断的"金标准"；肿瘤标志物在诊断方面的敏感性有限，特异性也不佳，临床上多作为辅助诊断指标、观察病情变化和治疗效果的参考指标。以分子生物学为基础的肺癌分子诊断指标和技术，已成趋势。到目前为止，如何界定肺癌高危人群以及对他们进行早期筛选的研究尚不成熟，但通过肺癌基因突变的研究，在选择针对性的靶向治疗药物以及判断患者的预后等方面，取得了长足的进步。多数学者认为，采用低剂量螺旋 CT 每年普查 40 岁以上的人群，对于发现早期外周型肺癌及提高治疗存活率的作用是肯定的。早期肺癌的治疗包括手术、放疗和化疗，小部分患者能达到完全治愈的目的。全身化疗是已远处转移的晚期肺癌患者的一线治疗方法，化疗能有效地缓解症状、延长生存期、改善生活质量。精准放疗也取得了长足的进展。随着人们对肿瘤发生过程中分子机制研究的深入，发现肿瘤发生过程中的一些关键分子可作为治疗的靶点，这种靶向治疗的最大特点是安全性和耐受性好，临床应用具有非常大的优势，特别是有利于个体化治疗。

对于肺癌的防治，必须改变过去"三轻一重"（轻预防、轻早诊、重治疗、轻管理）的局面，加强预防（特别是控烟、降低空气污染），早期诊断（低剂量螺旋 CT 检查），加强管理（重视筛查、综合治疗、个体化治疗）。

十四、阻塞型睡眠呼吸暂停综合征

阻塞型睡眠呼吸暂停综合征（obstructive sleep apnea syndrome，OSAS）是多系统性和多脏器损害的全身性疾病，其发病机制尚没有清楚。多导睡眠图（polysomnography，PSG）是诊断 OSAS 的"金标准"。OSAS 治疗的目的：不仅要消除鼾声和缓解睡眠低氧，而且要预防和消除心脑血管和多器官的合并症，最终降低 OSAS 相关疾病的总患病率和病死率，改善和提高患者的生活和生命质量。持续气道正压通气（CPAP）疗效明显优于其他治疗，应该作为治疗措施的首选。近期研究显示咽部颏舌肌与 OSAS 发生的密切关系，临床已尝试在吸气相对颏舌肌起搏使咽部肌肉扩张，可能成为 OSAS 治疗的新策略。

十五、急性肺损伤 / 急性呼吸窘迫综合征

急性肺损伤（acute lung injury，ALI）和急性呼吸窘迫综合征（acute respiratory distress syndrome，ARDS）是氧合受损和临床表现轻重程度不同的病理生理状态，不同危险因素的发病机制可能不同。尽管小潮气量通气和呼气终末正压（PEEP）有利于减少 ALI/ARDS 病死率，但国人的小潮气量通气及最佳 PEEP 应如何制定需要进一步探讨。改善 ALI/ARDS 肺泡内高凝血 / 低纤溶的状态、改善肺泡液体转运和联合应用体外膜氧合器（ECMO）和血液净化等治疗方法的研究均是提高存活率的重要内容。

十六、呼吸力学检测与临床应用

由于机械通气技术，特别是无创机械通气技术的发展，其应用范围逐渐扩大。而且，由于救治技术的提高，以往难以遇到的多脏器功能衰竭患者也逐渐增多，这就要求更深入了解呼吸力学，并借此来提高机械通气技术及其应用技巧。如：通过检测肺 P-V 曲线和 PEEPi 来帮助呼吸机

参数的设置；通过膈肌功能的检测，了解膈肌功能的动态变化，协助机械通气撤机时机的确定；通过反映呼吸肌力量的气道压力、流量和容量和反映呼吸中枢驱动水平的膈肌肌电图、胸锁乳突肌肌电图瞬间变化值来提高机械通气人机同步性等。

目前，影响呼吸力学临床应用广泛开展的主要原因是尚没有适合临床广泛使用的可靠检测手段。

十七、机械通气技术及其临床应用进展

由于电脑（微处理机）、高精度微传感器（压力和流量传感器）和快速反应的活瓣（阀门）系统这三项技术迅猛发展，使呼吸机的性能有了长足的进步。由于呼吸生理和危重症病理生理研究的深入，通气技术也有很大的发展，机械通气观念也已更新。现代的机械通气是要根据呼吸衰竭的不同病因和疾病的病理生理变化以及患者的病情和对机械通气的反应，来设置和调整呼吸机参数、应用不同的通气模式和通气策略；既要通气方案的规范化，又要根据患者具体情况的个体化，为患者提供恰当的呼吸功，协助而不是抑制或干扰自主呼吸；通气治疗的目标，是维持患者基本通气，同时兼顾各重要脏器功能的保护和尽量避免机械通气各种并发症的发生。随着呼吸机功能的扩大、救治技术的提高，所面对的患者将会更危重，其通气要求更高，通气模式和通气策略的实施将需要通过专业化的呼吸治疗师来进行。

十八、肺移植技术

据统计，我国 2015—2018 年肺移植例数非别为 147 例、204 例、299 例、403 例，增长迅速，且肺移植患者术后生存率也逐渐接近国际先进水平。尽管肺移植作为治疗终末期肺病的技术已经得到接受，但仍存在制约肺移植开展的三大因素：供者严重短缺、肺移植术后再灌注损伤引起的原发性移植肺功能障碍（primary graft dysfunction，PGD）和肺移植术后免疫抑制治疗的效果不理想。

十九、肺功能检查

肺功能检查已经从最初单一的肺容量检查，

逐渐发展至包括多种项目：呼吸流量检查、肺内气体交换检查、呼吸动力学检查、运动心肺功能检查等。肺功能检查是临床上胸、肺疾病及呼吸生理的重要检查内容。在早期检出肺、气道病变，评估疾病的病情严重程度及预后，评定药物或其他治疗方法的疗效，鉴别呼吸困难的原因，诊断病变部位，评估肺功能对手术的耐受力或劳动强度耐受力及对危重患者的监护等方面，肺功能检查都起着十分重要的作用。肺功能检查作为客观的检查指标，通过不同的检查方法，从不同的侧面、全方位地分析相应的呼吸生理和病理改变，更是呼吸疾病诊治的科学研究中必不可少的内容。

在我国，目前首先要普及肺功能的培训及检查，特别是对慢性阻塞性肺疾病的早期发现、早期诊断。

二十、吸烟对呼吸系统的影响及控制吸烟

中国是目前世界上最大的烟草生产国、消费国和受害国。吸烟对健康的不利影响给中国社会造成了巨大的经济负担。科学研究从不同的角度证明了吸烟是肺癌、慢性呼吸系统疾病、冠心病、脑卒中等多种疾病发生和死亡的重要危险因素。提高医务人员的戒烟意识和戒烟技巧，降低医务人员的吸烟率，对提高全民的戒烟意识、降低吸烟率具有重要意义。

吸烟者对烟草的依赖包括生理依赖和心理依赖，所以戒烟是对烟草依赖的一种综合治疗。目前，治疗烟草依赖的最佳方案是联合药物和心理治疗。目前已有一些可使烟草依赖者摆脱成瘾甚至永久戒除的有效治疗方法。至今为止还没有任何其他临床干预措施像干预吸烟那样，能够有效地减少疾病的发生、防止死亡和提高生活质量。可喜的是，我国政府已经公布，在公共场合禁止吸烟，这是一个大的进步。

二十一、呼吸系统疾病动物模型

制备疾病动物模型，在医学科学研究中占有十分重要的地位。人类疾病动物模型（animal models of human diseases）的建立，有助于研究人类疾病的发生、发展规律，为研究人类疾病的预防、治疗以及药物疫苗评价等提供理论依据。正确制备或选择一个合理的动物模型是科研成功与否以及评价研究结果的关键所在。理想的动物模型应是规范化的，能够准确地重复再现。我国在制备小鼠咳嗽模型、树鼩流感模型等方面取得了可喜的进展。

二十二、中医呼吸病学

近年来，中医药在呼吸系统疾病方面的应用取得了很大进展，在慢性咳嗽、迁延性肺炎、激素依赖型哮喘、肺间质纤维化、慢性阻塞性肺疾病和支气管哮喘缓解期等疾病的治疗中，中医药有独特的优势。随着呼吸系统疾病谱的演变，肺间质纤维化、肺栓塞以及肺癌的发病率呈现上升趋势，中医药在治疗这些疾病上正在进行积极有效地探索，中医药在防治呼吸系统疾病方面将会有更大的发展。

第三节　研究生应具备的素质

在科学发展突飞猛进的今天，一个人能否成功关键在于有无创新的理念。要创新，知识的积累固然是必要的，但素质和能力的培养才是决定性的。导师对研究生的训练，或者研究生的自我训练，应该注重研究生素质和能力的提高。"给人以鱼，养之一日，教人以渔，食足终生"。我认为，研究生的最重要素质包括如下几个方面：

一、执着的追求

科研工作失败多于成功。进行 100 次实验都是失败了，但可能第 101 次就成功了。科学研究的失败是常规。假如研究总是成功的，那就必然没有任何的创新。王国维在《人间词话》谈到治学的三个境界，依次是"昨夜西风凋碧树，独上高楼，望断天涯路""衣带渐宽终不悔，为伊消得人憔悴""众里寻他千百度，蓦然回首，那人却在灯火阑珊处"，这三种境界对我们当前科研过程是一个很好的写照。首先，当你接受一个任务或者上到了一个新的高度后，一时还没有头绪，也不知道该如何去努力，这时候确实是"望断天涯路"，脑子里毫无条理；经过一段时间的努力以后，你可能找到了方向和方法，也认定往这个方向走是

有可能做出成绩，此时的你就会不断追求，尽管劳累消瘦，但仍然坚持不懈，就像所说的"衣带渐宽终不悔，为伊消得人憔悴"；到了第三个境界，当你做了无数次实验以后，突然有了一些重要的发现，那个时候你会觉得极为高兴，就像"众里寻他千百度，蓦然回首，那人却在灯火阑珊处"。

1980年，我在英国学习的时候，导师Flenley教授所开展的家庭氧疗否能改善慢阻肺患者生存率研究给我留下了非常深刻的印象。Flenley教授和英国氧气公司以及很多中心合作，研究每晚8～10小时的家庭氧疗是否能提高重症慢阻肺患者的生存期。该研究包括了两个病例组，一组为安慰剂组，一组为夜间8～10小时低浓度吸氧组，为期5年。研究到了第3年末，即已开展了1 000多天氧疗的时候，从生存曲线看不出两组有多大的差别。当时有不少同事想放弃研究。但Flenley教授坚持做下去。到了第4年、第5年，两组患者的生存率终于出现了明显差别：吸氧的重症慢阻肺患者生存率明显高于对照组。假如Flenley教授在第3年就停下来，则会得出一个错误的结论，即低浓度夜间吸氧对慢阻肺存活率是无效的。但经过坚持，他终于发现是有效的。

2005年 *British Journal of Cancer* 刊登的一篇文章，作者Doll和Peto是著名的肿瘤流行病学专家，他们的论文为"吸烟与肿瘤病死率的关系——对英国医生的50年观察总结"。50年的观察绝不是单凭他们几个人能完成的，需要经过几代人的观察才能得到这么一篇非常宝贵的文献。他们首先要观察，吸烟对肺癌是不是有影响，这个研究得出两个非常令人信服的结论：第一，吸烟的人比从不吸烟的人肺癌发病率、病死率明显增高了14倍，假如一天吸25支以上的话，肺癌的病死率可以比不吸烟的人高24倍多。从20世纪70年代至20世纪末，医生吸烟率降低了50%以上，而肺癌病死率亦逐渐下降，在2000年的病死率较1980年下降了43%，从而有力地说明了戒烟对降低肺癌病死率的重要性。

二、敢于实践

在2002年12月22日，我第一次将一例SARS患者收住ICU。患者情况很像ARDS，常规药物都起不了效，病程在几天之内急转直下。ARDS病情在充分发展以后是没有特效药的，只能采取支持疗法。尽管患者当时的肺都变"白"了，我们对患者仍试用激素治疗。很出乎意料的是，第二天胸片有了一些好转。对第二个患者，一入院我们就进行了纤维支气管镜肺活检，发现肺组织不像一般肺炎，存在大量炎症细胞，特别是中性粒细胞浸润，其病理表现为弥漫性肺泡损伤、玻璃膜形成、大量成纤维细胞增生和纤维化，这在疾病非常早期就已经出现。我们推测患者遭受某种病原侵袭以后，机体免疫功能损伤而出现了免疫性病理反应。采用皮质激素治疗就可能会有效。我们对后来收治的一些重症患者采用了皮质激素治疗，并摸索出了几点经验：第一要选择适当的患者；第二要选择适当的时机；第三要选择适当的剂量。再配合早期无创通气的应用，使得我国SARS患者病死率达到全球最低，只有3.8%。学术界对皮质激素的使用存在不少争论。对此我们进行了一项大规模回顾研究，涉及重症SARS患者300多例，分为皮质激素治疗组和无激素组。经过对其他干扰因素进行校正以后，发现使用皮质激素患者的存活率明显高于不使用者，而且住院时间也明显较短，该结果发表在2006年 *CHEST* 上。同时，我们也进行了SARS发病机制的基础研究，发现在SARS病程早期，被观察的23种细胞因子中有部分因子水平升高，而且这种增高与疾病严重程度、恢复和恶化关系很密切。干扰素诱导蛋白10（IP10）就是其中一个例子。进一步实验发现，IP10可引起肺泡弥漫性损伤，类似SARS的病理生理表现，而IP10在病原侵入后活性明显增高。采用IP10抑制剂以后，弥漫性肺泡损伤得到明显抑制，从而证实我们的实践是正确的。在近十年来出现的重症H5N1、H1N1、H7N9患者身上，同样观察到类似的"细胞因子风暴"现象。如果阐明其发病机制，并采取措施制止或减少"细胞因子风暴"的发生及其对机体的危害，将对减轻病情、降低病死率起到重要作用。

在2013年3月上海发现的人H7N9禽流感，上海的医学科技工作者在会诊一个带有聚集性家庭流感症状过程的患者时，发现患者并非由已知的流感包括H5N1、H1N1病毒感染。但由于家庭聚集性的特点，他们坚持筛查，最后发现了新的一种能传染人的H7N9禽流感病毒。

三、诚实

诚实是科技工作者做学问的底线,是科技工作的一个基本要求。特别是在当前,在科技界常常有一种浮躁甚至浮夸的作风,常常想争取短平快,很快就做出成绩,把两分成绩说成八分、十分,这是影响我国创新的障碍之一。

2003年SARS流行期间,新华社北京2月18日的一个报道,认为引起广东省非典型性肺炎病原"基本可确定为衣原体"。这个观点是基于两例非典死者尸检发现衣原体的典型包涵体而提出的。从这个观点推论"采用对衣原体针对性强的抗生素治疗非常有效,但必须是全程、足量的规范化治疗"。但是根据临床实践经验,采用非常正规的抗衣原体治疗药物,不仅没有改善患者病情的效果,反而日趋恶化,而且实验室的检查结果也不支持。我们提出这样的看法:在尸体解剖发现衣原体,应考虑衣原体是患者继发感染的一个致死原因而不是致病原因,致病原因可能是其他的病原体,很可能是病毒。假如还采用所公布的方法,而且"足量长程"的话,将会导致更多患者死亡。因此,我们坚持免疫调节治疗及充分的支持治疗。4月初,各国先后报道引起SARS的病原主要是冠状病毒。这件事情也给了我们一个教训。

大家都知道韩国遗传生物学家黄禹锡的造假事件。黄禹锡本来是一个优秀的科学家,在胚胎培育方面做出很大成绩,曾经完成了全世界第一只克隆狗。他在 Science 杂志上发表了两篇轰动性的文章,介绍将卵细胞提取、分离导入并培育出全球首例克隆人类胚胎干细胞。这种研究为很多器官组织的再造提供了光明前景。研究惊动了世界,他本人也因此得到了政府和有关部门将近5 000万美元的科研资助。但他犯了一个最基本的错误,就是不诚实。在他所做的11个体细胞资料中,有9个都是同一个样品,同时他在卵细胞分离培育以及植入体细胞过程中的一些关键技术上造了假,当时有人质疑,后来这种质疑的声音越来越大,和他共事的两位科技工作者也揭发了他的造假行为。最后他被迫从 Science 杂志上撤回这两篇文章,同时被开除,身败名裂。所以说诚实是科技工作者的一个底线。

四、协作精神

作为科技工作者,我们从研究生开始就要倡导协作的精神。目前,我们研究生的很多论文往往都是在师兄师姐研究的基础上进一步深入发展的。当做出一定的成绩,而且获得一些方法之后,要传给师弟师妹,这个过程是需要有协作精神的。当今的科学研究极少有"单打独斗"的,常常是通过一个团队,通过多方面、多学科的努力才能完成一个项目。我们对此也有深刻的教训。目前世界公认,SARS期间关于病原体的研究是中国香港、美国和加拿大同时发现的。病原体的确定需要流行病学、预防医学、分子生物学和临床医学等方面共同协作才有可能完成。随后,上海、广东、北京等地区一共有15个单位的科技工作者共同对我国63株冠状病毒进行分子流行病学分析,发现冠状病毒在早期的传染性不大,但当分子发生突变,出现了某些核苷酸增减以后,到了中期就有很强的传染性,后期传染性虽然弱一些,但毒性更强。这为我们认识SARS病毒的变异与传染性的关系起了非常重要的作用。这一协作成果也在2005年 Science Express 发表了全文。对世界SARS防治研究作出了重大贡献。

在2013年我国首次发现的人 H7N9 禽流感疫情,我国科技工作者发挥大协作精神,在发现病原、基因测序、临床特点叙述、疫苗研发等方面,均取得国际公认的、领先的学术成就。

从事医疗和科研工作50余年,我对我国的研究生有什么期望呢?希望你们能培养"五干"精神。首先是肯干。肯干是代表有动力,有了动力,就永远不会满足于自己的现状,总希望在原有基础上提高一步。第二是能干。能干代表了能力。能力并不完全在于专业知识的积累,对研究生来说,主要是打好基本功。基本功包括很多方面,比如你的逻辑思维、专业基本知识、语文水平、外语水平、电脑水平等方面。我认为一个研究生最重要的基本功就是语文水平。在整个的研究、阅读和思考的过程中,要善于学会抓住主要矛盾,善于在研究中理出一个思路。学好了语文,就学会了思维的方法,能抓住主要矛盾,层次分明。当然,语文并不是在中学里学的,在任何时候,在研究工作中,都要不断学习语文。第三个是善干。善干就是要有凝聚力。凝聚力的作用在于能调动别人的积极性。此中的关键是要看到别人的长处，并从心里尊重他们的长处。有凝聚力的科技工作者，往往是成功的。第四个是恒干。长干是需要体力的。一个年轻的研究生、科研工作者不能单纯着眼于年轻时代，还要考虑到中年，还要考虑到老年，因此需要有强壮身体作为载体，怎样才能有很强的体魄呢，那就必须坚持身体的锻炼。不要把身体锻炼看成是额外的任务，我是把身体锻炼看成和吃饭睡觉一样重要的。正因为有身体锻炼的基础，我50年来从事临床研究一直保持较好的精力。最后一个叫敢干。敢干的意思就是能够抗挫折，不怕失败。不少人常常有很好的动力和能力，但是往往缺乏抗挫折能力，受到挫折时比较容易灰心丧气。在研究生生涯中，实验失败固然是要我们克服的一个方面，还有一个是思想上的抗挫折。当你的实验不好，或者当你的导师有些偏见，或者周围同事对你有不理解的时候，你能不能继续坚持。我在此特别提出要有抗挫力，也就是说永不言败。我将这五干精神最后总结为：学本事、学做人、健体魄、抗挫折，相信我们的研究生们要是在这几方面都得到锻炼的话，将来就会取得很大的成绩。

（钟南山　梁　峻）

第二章　现代呼吸学科的发展方向与策略

呼吸疾病严重影响人民群众的健康与生命，其发病率高、致残与致死率高，疾病负担巨大。因此，增进对呼吸疾病的认识，发展新的、有效的预防与治疗方法是现代呼吸病学发展的不竭动力。

第一节　呼吸学科正面临着严峻的形势

一、呼吸疾病构成对人类和我国人民健康的重大危害

根据近二十年的国家卫生统计数据，呼吸疾病所致死亡高居城乡人口死亡率的 1～4 位[1]。最新流行病学数据显示我国 20 岁及以上人群慢阻肺患病率 8.6%，总患病人数达 9 990 万人[2]。20 岁及以上人群哮喘（不包括咳嗽变异性哮喘）患病率 4.2%，患病人数达 4 570 万[3]。慢性呼吸疾病造成的巨大疾病负担已与高血压、糖尿病"等量齐观"。随着我国工业化、现代化进程的加速和生活方式的转型，空气污染、人群吸烟、人口老龄化等问题日趋严重，使呼吸系统疾病愈发成为影响我国人民健康和生命的重大、常见、多发疾病。另一方面，21 世纪以来发生的多次新发呼吸道传染病疫情，如 2003 年的严重急性呼吸综合征（SARS）、2009 年的新型甲型 H1N1 流感、2013 年的禽流感 H7N9、2015 年的中东呼吸综合征（MERS）以及新型冠状病毒肺炎（2019 新型冠状病毒病，COVID-19），无不警醒我们，新发呼吸道传染病对人类健康和社会安定的威胁一直存在，我们需要时刻警惕，做好应对。

二、呼吸学科发展面临的挑战

1. 呼吸学科的发展历程　我国呼吸学科发展可以大致分为以下三个阶段，第一阶段即为 20 世纪初到 60 年代，是结核病防治为主的阶段。第二阶段指从 20 世纪 70 年代初到 90 年代中期，该阶段以上呼吸道感染、慢性支气管炎、肺气肿、肺心病，即所谓"呼吸四病"防治为主。第三个阶段即现代呼吸病学阶段，20 世纪 90 年代中期以来，呼吸病学各个领域先后开展工作，并逐渐形成了呼吸与危重症医学（PCCM）专科格局。尤其是在 2016 年 12 月，PCCM 专科与神经外科、心血管内科一起成为国家专科医师规范化培训首批三个试点专科，标志着建立呼吸与危重症医学专科成为国家意志。

2. 呼吸学科发展的相对滞后　新中国成立后，在几代呼吸人的努力下，呼吸学科取得了长足的进步。然而，对比所需承担的任务、使命，呼吸学科在我国的发展长期以来相对滞后，学科队伍薄弱，特别是与心血管病学、肿瘤病学等先进学科相比差距显著。人的健康与生命如木桶中水，循环、呼吸、消化、泌尿等系统是围成木桶之板，由于长期以来呼吸学科发展不足，已经使呼吸系统疾病防治成为影响桶中生命之水积聚的"短板"。如此状况，实为呼吸学界不堪承受之重。

3. 呼吸学科与其他学科存在广泛的交叉　当代各学科发展已呈现广泛交叉、交融的态势，越是交叉的学科领域往往越充满活力、富于创新，同时也属"兵家必争之地"，充满挑战与竞争。新形势下，传统的学科范畴正在被重新划分。以器官或系统为中心，融合传统多学科，构建适于疾病防治的"立体"新体系已成为临床医学发展的重要趋势。在这样一个大的变局中，各个学科都面临着更新学科定位，重新划分"疆域"的过程。一个崭新的医学学科格局正在形成中。如何在这个新格局的形成过程中本着以患者利益为上，尊重学术、技术与学科发展规律，尊重学理，找准自身定位与角色，是各个学科都面临的重大问题。纵观

呼吸学科的"疆域",呼吸危重症、呼吸系统感染、肺癌、间质性肺疾病、肺栓塞与肺血管疾病、睡眠呼吸障碍、烟草病学、呼吸介入、呼吸治疗、呼吸康复等领域与其他相关学科已形成广泛交叉共融关系,哪个学科能够以更积极的姿态与作为投身其中,更多地承担起发展该领域的责任与使命,哪个学科就能更多地主导该领域的业务与发展。各个传统学科,包括呼吸学科在内,当前和今后都面临着重大的机遇和挑战——或"拓土封疆",或"丢田失所",各学科都面临着重新划分学科格局的严酷现实。呼吸学科在这一变局中或发展壮大,或低迷萎缩,其命运在于从业人员的把握。

4. 现代医学发展变革　当代医学迅猛发展,正在发生深刻变革。医学发展经历了经验医学、实验医学和现代系统医学发展阶段。在现代系统医学发展时期,循证医学、转化医学、精准医学成为最富时代特征的医学科技模式。随着科技的日新月异,新型医学生物工程技术、基因组学、蛋白组学、代谢组学、生物 - 医学信息学、人工智能、互联网等新的学术与技术方法及新的医学观念与研究模式的不断涌现,深刻改变着临床实践,呼吸学界必须敏锐、积极地学习新知识,运用新技术,接受新观念,实践新模式,构建多学科立体交融的现代呼吸学科体系,促进呼吸学科的发展,反之,则会在新形势下再落伍。

呼吸学科正面临着严峻的形势与挑战,同时也面临着空前的机遇。为此,呼吸学人需要审时度势,制定呼吸学科的发展战略并推行之。

第二节　现代呼吸病学应当与危重症医学实行捆绑式发展

呼吸病学采取与危重症医学捆绑的模式发展已成为现代呼吸病学的重要发展模式。

一、呼吸病学与危重症医学关系密切

危重症医学(critical care medicine)是以研究危重症患者脏器功能障碍或衰竭的发病机制、诊断、监测和治疗为主要内容的一门临床学科。重症监护治疗病房(ICU)是为适应危重症患者的强化医疗需要而集中必需的人员和设备所形成的医疗组织形式。危重症医学以 ICU 为其医疗、科研

和教学基地,以脏器功能监测和脏器功能支持治疗为其主要技术手段。

呼吸衰竭的诊治和呼吸支持技术是危重症医学中最常涉及的问题和技术,在多脏器功能障碍综合征(MODS)或多脏器功能衰竭(MOF)的处理中至关紧要、经常处于发病和治疗的关键地位。呼吸病学先于危重症医学而存在,其有关呼吸衰竭的基本理论、研究方法和诊治手段对于现代危重症医学的形成是不可或缺的,而危重症医学利用现代的呼吸支持手段和实时监护技术使我们比以往任何时候都可能更直观、更真切、更长时间地在临床上对每一名呼吸衰竭患者的病理生理变化和对治疗的反应进行严密的观察,由此才能使我们对呼吸生理和呼吸衰竭时的病理生理的认识达到前所未有的深度。现代呼吸病学,如果仅仅依靠传统的做法而忽视危重症医学领域,是很难迅速而健康地发展的。应当说,现代呼吸病学与危重症医学的紧密结合既是学科快速发展所必须,又是学科快速发展中的必然,只有如此才能组建合理的学科框架[4, 5]。

二、呼吸病学与危重症医学的捆绑式发展已成国际通用模式

由于两个学科相辅相依的密切联系,国外呼吸病学在其发展过程中非常重视本学科与危重症医学的结合,其发展过程充分体现了现代呼吸病学与危重症医学实行捆绑式发展的必然趋势[6]。在北美,大内科(department of internal medicine)下设呼吸病学与危重症医学科(division of pulmonary & critical care medicine),内科重症监护治疗病房(MICU)常规设于呼吸与危重症医学(PCCM)科内,由呼吸与危重症医学专科医师负责,在从事呼吸病学专业的同时,负责内科危重症的监护治疗。MICU 是呼吸与危重症医学科的重要"领地"。一个没有 ICU 的 PCCM 科不是一个完整的 PCCM 科。为体现呼吸病学与危重症医学"浑然一体"的学科架构,从 1994 年起美国肺病协会(ALA)/ 美国胸科学会(ATS)的学术刊物,呼吸病学领域最为权威的杂志《美国呼吸病评论》(*American Review of Respiratory Diseases*)正式更名为《美国呼吸与危重症医学杂志》(*American Journal of Respiratory & Critical Care Medicine*)。

许多危重症方面的指导性文献，如关于全身性炎症反应综合征（SIRS）、感染中毒症（sepsis）、感染中毒性休克（septic shock）、MODS、急性呼吸窘迫综合征（ARDS）等的定义、诊断标准和关于机械通气等呼吸支持技术应用的一系列指导与推荐性意见，都是由呼吸医师的学术团体——美国胸科学会或美国胸科医师学院（ACCP）制订或会同美国危重症医学会（SCCM）制订的。在美国，持危重病医师执照的医生中近 80% 是呼吸医师，特别是从事内科危重症诊疗的医生基本上是 PCCM 专科医师[7]。在北美，传统呼吸科的建制在 20 世纪 90 年代就已普遍变为呼吸与危重症医学科建制，PCCM 专科医师已成为 MICU 的主导力量[7,8]。随之而后，法国、英国等欧洲国家的一些医院亦将传统呼吸科更名为呼吸与危重症医学科。

三、促进我国呼吸病学与危重症医学的捆绑式发展

呼吸学科与危重症学科的捆绑式发展格局既有利于呼吸学科发展，亦有利于危重症学科的发展，是对两个学科的壮大与深化[9]。必须强调，这种格局是对危重症学科的加强，而不是削弱，一支最熟悉呼吸生理和病理生理、最善于救治危重症中最常见的呼吸衰竭、重症呼吸系感染的有生力量因此而加入到危重症学科中。此外，应当清醒地认识到，对于"非危重症"需要专科化诊疗以求精深，对于危重症同样需要专科化诊疗以提高救治水平。如同当年之大内科、大外科分化为各个专科，使诊疗水平显著提高一样，危重症救治的专科化与大医院中 ICU 的专科化设置为学理使然、治病需要、患者利益所在，是学科发展的规律与必然趋势。

呼吸学科义理所归地必须在呼吸衰竭的救治中承担责任、义务与使命，不会规范地救治呼吸衰竭的医生不是合格的呼吸专业医生。危重症监护治疗病房（ICU）是呼吸衰竭救治之所，无 ICU，就无处以现代医学技术规范、高水平地救治重症呼吸衰竭。因此，PCCM 科建制中必须包括 ICU，一般为内科 ICU（MICU）或至少呼吸 ICU（RICU）。我国呼吸界从 20 世纪 70 年代开始，即开展了以肺心病监护室为代表的危重症监护治疗，这种在呼吸科或内科中设立的呼吸监护室或内科监护室就是 MICU 或 RICU 的雏形。20 世

纪 90 年代初以来，呼吸学界的有识、有志、有为之士大力呼吁、推进、实践这一现代呼吸病学发展模式，即呼吸病学与危重症医学的捆绑式发展模式，积极开展现代机械通气等关键生命支持技术，建立了大批 MICU 或 RICU，培养了众多的内科危重症救治专业人才。实践证明，这一模式符合学科发展规律，适合中国情况。中华医学会呼吸病学分会下设了临床呼吸生理与 ICU 学组，2010 年后将临床呼吸生理部分分出后，改为危重症医学学组是对这一学科模式的反映。

为体现现代呼吸病学学科发展格局与学科建制，使学科名实相符，并且依照国际惯例，呼吸科应当更名为呼吸与危重症医学科，负责呼吸疾病及内科危重症的救治，其医生既应当是呼吸专业医师，同时又是危重症专业医师。中国医师协会呼吸医师分会和中华医学会呼吸病学分会先后于 2008 年 12 月和 2011 年 6 月建议将呼吸科更名为呼吸与危重症医学科[10]，各家医院纷纷响应，据不完全统计目前已有逾千家医院的呼吸科已更名为呼吸与危重症医学科，以呼吸病学与危重医学的捆绑、交融式发展为主要特征的现代呼吸病学的格局基本形成。

第三节 "三驾马车"方略引领呼吸学科发展壮大

目前，我国呼吸界乃至全国医疗界面临的主要问题是：量不足，优质医疗资源尤为缺乏；碎片化，缺乏科学的结构功能体系和行业管理；不均衡，各地区之间差异巨大；非同质，医生、医疗机构、地区之间水平差异大。为解决这些问题，提高呼吸疾病的防诊治能力，我国呼吸界审时度势，确定了以人才培养、科室建设、行业发展的"三驾马车"引领我国呼吸学科发展的方略，并明确了相应的重点工作，即专培、专修、单修相结合的 PCCM 专科医师培训体系建设，呼吸与危重症医学科规范化建设项目，以及全国呼吸专科联合体建设。

一、以专培、专修、单修相结合的 PCCM 专科医师培训体系建设推动人才培养

现代呼吸病学的发展有赖于培养出一批专业技能全面，包括能够掌握危重症医学理论和技能

的专业医师。今后的呼吸医师应当既是呼吸科医生，又是 ICU 医生[8]。凡不能形成这种专业格局者将在专业发展上处于不利地位。北美已经建立成熟的 PCCM 专科医师培训体系，其培训内容包括呼吸病学与危重症医学中的核心内容，发展至今北美每年选择 PCCM 专科医师培训计划的学员数倍于单纯的呼吸专科培训或危重症医学专科培训，成为北美呼吸学科与危重症学科人才培养的主导体系。欧洲亦已开始对呼吸专科医师的培训作类似安排。为适应我国呼吸病学和危重症医学的发展要求，中华医学会呼吸病学分会（CTS）早在 2013 年与 ACCP 联合发布了《CTS 与 ACCP 关于促进呼吸与危重症医学专科发展的联合声明》并刊发于 *Chest*[7]，启动了 CTS-ACCP 呼吸与危重症医学专科医师联合培训项目，借助国际经验，开展了为期 3 年的 PCCM 专科医师规范化培训（简称专培），并在全国十二家单位进行了试点，截至 2020 年，CTS-ACCP 联合项目共培养毕业 PCCM 专培学员 58 名，为我国全面推进 PCCM 专科医师规范化培训积累了宝贵的经验。PCCM 专科成为国家首批医学专科医师培训试点专业，首批 79 家 PCCM 专培基地于 2017 年开始正式招收 PCCM 专培学员，四期共招收学员逾 1 000 名，参照国际标准接受为期三年的规范化 PCCM 专培。这些受过 PCCM 专培训练的年轻医生以其职业精神和专业水准经受住了抗击新冠肺炎疫情的严峻考验，令人欣慰。2021 年底，首批国家 PCCM 专培结业考核举行，488 名学员通过考核，顺利毕业。

PCCM 专培是我国呼吸学科的"基因改造工程"，决定着呼吸学科未来的发展，但在专培启动初期，其培训规模难以满足社会对于合格 PCCM 专科医师的巨大需求。为此，中国医师协会呼吸医师分会于 2019 年启动了 PCCM 专科医师规范化进修（简称专修），依照专培核心内容，以一年的时间对受培医师进行规范化培训，以作为专培工作的重要补充与过渡。同时还开展了 PCCM 专科医师单项规范化进修（简称单修），针对呼吸学科内的重点技术领域，如 MICU/RICU、呼吸治疗、呼吸康复、呼吸介入、肺功能及睡眠呼吸障碍，以规范化的内容和标准开展为期 3～6 个月的单项培训。截至 2021 年底，PCCM 专修单修项目共培训学员 6 000 余名，标志着我国以专培、专修、单修相结合的呼吸专科医师培训体系初步建立。

二、以呼吸与危重症医学科规范化建设项目推动科室建设

全国呼吸与危重症医学科规范化建设项目（以下简称 PCCM 科规建项目）由中国医师协会呼吸医师分会、中华医学会呼吸病学分会、中华医学会全科医学分会、全国呼吸专科联合体、国家呼吸医疗质量控制中心共同发起，旨在通过呼吸与危重症医学科室规范化建设，引领呼吸学科同质化发展壮大，富于实效地推动我国现代呼吸学科的发展，以应对呼吸疾病防治的严峻形势，承担起学科的历史责任。同时，PCCM 科室规范化建设将为国家做出探索，取得先期经验，对其他各医学专科的建设都会有重要的借鉴意义。

2018 年 5 月，三级和二级医院 PCCM 科规范化建设相关标准（以下简称 PCCM 科规建标准）正式发布，从部门建制、业务建制、管理建制、设施建制、人员建制、文化建设等六个方面设立了二、三级医院 PCCM 科建设示范单位、优秀单位、达标单位、培育单位等四级标准。之后，依照上述标准，相应医院进行自评，同时组织专家对符合条件的申报医院进行现场调查评估。截至 2021 年底，已有覆盖我国 31 个省（区、市）的 1 000 多家三级医院、1 000 多家二级医院参与该项目，并接受专家评估与认定，实质推进了参与单位呼吸疾病诊疗能力提升。本项目实施还促进了 2018 年 12 月国家卫生健康委员会《呼吸学科医疗服务能力指南》的发布，使呼吸学科的科室建设有了国家指南，这也是我国迄今首个也是唯一一个针对单一学科科室建设颁布的国家指南。同时，中国医师协会呼吸医师分会、中华医学会呼吸病学分会、中国医师协会全科医师分会、中华医学会全科医学分会还启动了"基层医疗机构呼吸疾病规范化防诊治体系与能力建设"项目，对加强基层医疗机构呼吸疾病防诊治能力的提升发挥了重要作用。

三、以全国呼吸专科联合体建设推动行业发展

国家呼吸临床研究中心·中呼吸专科联合体

（以下简称"呼吸专科联合体"）成立于 2016 年 8 月 14 日，旨在"整合资源、构建体系、照护患者、发展学科"，即通过整合与管理探索发挥优质专科资源的作用，通过双向转诊、远程会诊平台建设为呼吸专科疑难危重症患者提供便捷的就医转诊途径，通过建立系统化、规范化的专科医生人才培养体系提升呼吸专科疾病预防诊断和治疗水平，同时开展基于现实数据的大数据临床研究，全面推动我国呼吸学科建设与发展。

截至 2021 年底，全国呼吸专科联合体已覆盖我国 31 个省（自治区、直辖市）近 1 500 家单位，并影响 20 个省（自治区、直辖市）成立区域性呼吸专科医联体，覆盖单位总数超过 3 600 家。

未来，全国呼吸专科联合体将依托完善统一的信息平台，进一步从医疗、教学、科研三个角度促进全国呼吸学科资源整合，形成呼吸学科医疗新业态。

呼吸界所积极推行的呼吸与危重症医学专科医师规范化培训、科室规范化建设、呼吸专科联合体建设，整体提升了呼吸疾病防诊治能力，为能够较高水平地应对新型冠状病毒肺炎疫情打下了良好的基础。

目前，呼吸学科的"三驾马车"发展方略正迅速地在全国范围内贯彻实施，取得推进学科发展的显著成效。一以贯之，持之以恒，必就大业。

（王　辰）

参 考 文 献

[1] 中华人民共和国国家卫生健康委员会. 2020 中国卫生健康统计年鉴 [EB/OL]. （2021-12-6）. http://www.nhc.gov.cn/mohwsbwstjxxzx/tjtjnj/202112/dcd39654d6
6c4e6abf4d7b1389becd01.shtml.

[2] Wang C, Xu J, Yang L, et al. Prevalence and risk factors of chronic obstructive pulmonary disease in China （the China Pulmonary Health [CPH] study）: a national cross-sectional study. Lancet, 2018, 391（10131）: 1706-1717.

[3] Huang K, Yang T, Xu J, et al. Prevalence, risk factors, and management of asthma in China: a national cross-sectional study. Lancet, 2019, 394（10196）: 407-418.

[4] Tobin M J, Hines E. Pulmonary and critical care medicine: a peculiarly American hybrid?. Thorax, 1999, 54: 286-287.

[5] Griffiths M J, Evans T W. The pulmonary physician in critical care: towards comprehensive critical care?. Thorax, 2002, 57: 77-78.

[6] 王辰. 呼吸内科医师应对我国危重症医学的发展承担重要责任. 中华结核和呼吸杂志, 2000, 23（7）: 389-390.

[7] Qiao R, Rosen M J, Chen R, et al. Establishing Pulmonary and Critical Care Medicine as a Subspecialty in China: Joint Statement of the Chinese Thoracic Society and the American College of Chest Physicians. CHEST, 2014, 145: 27-29.

[8] Weinert C R, Billings J, Ryan R, et al. Academic and career development of pulmonary and critical care physician scientists. Am J Respir Care Med, 2006, 173: 23-31.

[9] 现代呼吸病学应与危重症医学实行捆绑式发展战略——访北京朝阳医院 - 北京呼吸疾病研究所王辰教授. 中华结核和呼吸杂志, 2004, 27（5）: 291-292.

[10] 王辰. 明辨形势，确定战略，凝炼文化，开创我国呼吸学科发展新局面. 中华医学杂志, 2011, 91（34）: 2377-2379.

第三章　中医呼吸病学概要

进入 21 世纪以来，具有独特理论体系和临床疗效的中医学，在世界医学之林中愈加占有重要的地位，2019 年 WHO 将中医学列入《医学纲要》。由于呼吸系统疾病一直是临床常见病、多发病，更有许多疑难病，古往今来中医对呼吸系统疾病的防治逐渐积累了丰富的经验并形成体系。本篇论述旨在启迪思维、加强中西医互补、提高临床疗效。

第一节　中医呼吸病学源流回顾

一、《黄帝内经》奠定理论基础

《黄帝内经》全面总结了战国至西汉的医学成就，其显著的特点是：基于整体观念，突出阴阳五行，重视脏腑经络，探讨六淫、七情、饮食、劳伤等病因以及脏腑经络的病理变化，论述望、闻、问、切四诊的诊断方法，确定治未病，因时、因地、因人制宜，治标治本、正治反治、饮食宜忌、精神治疗及针刺大法等治疗法则。

如"肺痹""肺胀"病名及"喘鸣""喘呼""咳嗽"等症状、病因病机的描述，为肺间质纤维化、慢性阻塞性肺疾病、支气管哮喘等疾病的中医证治提供了依据。再如咳嗽，全书中约 14 篇论及此内容，并列有《素问·咳论》专篇。该篇指出咳嗽多由外邪所致，也与脏腑功能失调有关，如"皮毛者，肺之合也""皮毛先受邪，邪气以从其合也""五脏六腑皆令人咳，非独肺也"，治疗上提出"五脏之咳应取腧穴，六腑之咳应取合穴"。

二、《伤寒杂病论》开创辨证论治先河

东汉末年张仲景的《伤寒杂病论》确立了中医辨证论治的基本法则，后世将其整理成《伤寒论》和《金匮要略》两本书。《伤寒论》以六经辨证，《金匮要略》以脏腑辨证。

书中对多种呼吸疾病都有具体论述。如外感热病的六经证候特点、变化与治疗；肺痈、肺痿、肺胀、痰饮等病的虚实表现及临床辨治，至今仍有效地指导着中医临床实践。书中不少治疗呼吸病名方，如麻黄汤、桂枝汤、小青龙汤、射干麻黄汤等，一直沿用至今。

三、晋唐时期学术发展承前启后

隋代巢元方的《诸病源候论》，是现存最早的中医病因病理学及证候学专著，对每一个病证的病因病理、证候分类进行了深入的探讨和总结。如对肺胀的发病机制阐述为"肺虚为微寒所伤则咳嗽，咳嗽气还于肺间则肺胀，肺胀则气逆，而肺本虚，气为之不足，复为邪所乘，壅痞不能宣畅"，特别突出久病肺虚、反复感邪，这与慢阻肺形成机制极相符合。此外，书中对肺痈的病理强调"积热不散，血败为脓"。以"骨蒸候""尸注候"描述肺痨的临床表现，以"死后复易旁人，乃至灭门"，强调其传染性。对于时行感冒提出"因岁气不和，温凉失节，人感乖戾之气，多相染易"等，与流感颇为相似。可见当时对呼吸病认识之具体和深刻。

唐代孙思邈《千金要方》和王焘《外台秘要》，记载内科疾病治疗方法非常丰富，如当今临床常用来治疗肺部感染的苇茎汤、犀角散即出自《千金要方》。而《外台秘要》对肺痨提出"肺虫"之说，"肺痨热，损肺生虫"，为后世以抗结核为主的治则奠定了基础。

四、宋元时期百家争鸣

宋元时期，明确具体地阐述了肺系病证的分型与方剂分类，如北宋的《太平圣惠方》《圣济总录》是国家颁行的两部大型方书。这一时期各个学派的学术争鸣，极大地促进了中医呼吸病学的

发展，其中"金元四大家"影响深远：刘完素主张"火热致病"，善用寒凉药物，为"寒凉学派"代表；张从正主张"病由邪生"，善用"汗""吐""下"攻邪法，称作"攻下学派"；李东垣主张"内伤脾胃，百病由生"，善用"益气升阳"，故称"补土学派"；朱丹溪主张"阳有余阴不足论"和"相火论"，善用滋阴降火，称为"滋阴学派"。（表3-1-1）

五、明清时期学说体系日臻完善

明清时期，无论是病因病机，还是防治方法上，又有了进一步发展，使之因理证治更为完善，详见表3-1-2。

清代温病学说的进一步发展，使中医外感病的实践与理论达到了新的高度，如叶天士的《温

表3-1-1　宋元时期中医呼吸病学术思想概述

病证	学术思想
感冒	《丹溪心法》中说："伤风属肺者多，宜辛温或辛凉之剂散之"，确立了感冒治疗的辛温、辛凉两大法则，对后世有着深远的影响
咳嗽	《素问病机气宜保命集·咳嗽论》说："咳谓无痰而有声，肺气伤而不清也；嗽谓无声而有痰，脾湿动而为痰也；咳嗽谓有痰而有声，盖因伤于肺气，动于脾湿，咳而为嗽也。"指出了咳嗽与肺气脾湿的关系 《儒门事亲》则对风、寒、暑、湿、燥、火六种咳嗽，分别制定了相应方剂，并提出治疗咳嗽要因人而异，方随证转 《丹溪心法·咳嗽》不仅将咳嗽分为风寒、痰饮、火郁、劳嗽、肺胀五种，而且结合四时季节的变化及一日中的咳嗽时间，分析病机，进行论治，为咳嗽辨证论治提供了新的内容
喘证	《脉因证治》则谓喘有虚实，"实喘气实肺盛"，并与痰、火、水气有关；"虚喘由肾虚"，亦有肺虚者；实喘宜泻肺为主，虚喘宜补肾为主
哮病	《丹溪心法》中正式把"哮"作为一个独立的病名，以其"专主于痰"和具有发作性的特点而区别于喘证。并且把哮病的治法，精辟地概括为"未发以扶正气为主，既发以攻邪气为急。"这些论述至今仍在临床应用
肺胀	朱丹溪认为："肺胀而嗽，或左或右，不得眠，此痰挟瘀血，碍气而病。宜养血以流动乎气，降火疏肝以清痰。"说明了肺胀与痰瘀互结有关。在治疗上提出痰夹瘀血者，以活血化瘀为法的治则。这不仅是对《黄帝内经》络病理论的发挥，更为后世肺科疑难病的辨治开辟了蹊径
肺痨	《丹溪心法·劳瘵》强调劳瘵形成的内在因素，认为肺痨的病机是"火盛金衰"，"劳瘵主乎阴虚"，在治疗上切忌大寒大热，"殊不知大寒则愈虚其中，大热则愈竭其内"，为后世扶正治疗肺结核指明了用药方向。元代葛可久《十药神书》是一部论述肺痨的专著，全面总结了元以前治疗肺痨的经验

表3-1-2　明清时期中医呼吸病学术思想概述

病证	学术思想
咳嗽	《医学入门》提出"外因四气随时令""内伤火郁劳食情"，体现了外感和内伤咳嗽的病因特点 《景岳全书》提出咳嗽以外感、内伤分证，成为后世辨治咳嗽之圭臬 《杂病源流犀烛》不仅指出肺脾肾三脏是咳嗽的主要病变所在，也是咳嗽随着病情的加重而转变的规律 《医学心悟》所载"止嗽散"方至今仍在临床广泛应用
喘证	《景岳全书》中主张以虚喘、实喘分之 《临证指南医案》更总结为"在肺为实，在肾为虚"，颇为扼要，这对临床辨证具有重要的指导意义
哮病	《医学正传》中对哮与喘做了明确区分，"喘以气息言，哮以声响言"；"喘促喉中如水鸡响者，谓之哮，气促而连续不能以息者，谓之喘" 《症因脉治》认为，哮与喘的不同还在于哮是发作性疾病 在哮病的治疗方面，《景岳全书》云："扶正气须辨阴阳，阴虚者补其阴，阳虚者补其阳；攻邪气须分微甚，或温其寒，或清其痰火；发久者，气无不虚，故于消散中宜酌加温补，或温补中宜酌加消散"，将如何扶正与祛邪作了全面精当的阐述 《证治汇补》把哮的病因病机概括为"内有壅塞之气，外有非时之感，膈有胶固之痰，三者相合，闭拒气道，搏击有声，发为哮病"，更为精辟
肺胀	《症因脉治·治证论》："肺胀之因，内有郁结，先伤肺气，外复感邪，肺不得发泄，则肺胀作矣。"简明扼要地阐述了肺胀的病因病机 《证治汇补》指出，肺胀有"气散而胀者，宜补肺，气逆而胀者，宜降气，当参虚实而治。"提纲挈领地将肺胀的辨治分为虚实两端
肺痨	《医学正传·劳极》："一则杀其虫以绝其根本，一则补其虚以复其元气"的两大治疗原则，在当今仍很适用

热论》首次提出"卫气营血辨证",吴鞠通的《温病条辨》创立了"三焦辨证",均概括了温热病的发病途径和转变规律,成为外感热病的辨治纲领。吴又可的《温疫论》是我国最早的传染病专著。这些著作对当今呼吸病中感染与传染性疾病的认识、治疗很有借鉴与实用价值。

第二节 呼吸系统的中医生理病理特点

中医学将呼吸系统称为"肺系",包括鼻、咽、喉、气道、肺脏等,本文以脏象学说中"肺"的生理病理特点进行阐述。

一、肺的生理功能

(一)主气、司呼吸

1. **肺主一身之气** 肺主一身之气,首先体现于气的生成方面,特别是宗气的生成,主要依靠肺吸入的清气与脾胃运化的水谷精气相结合。因此,肺的呼吸功能健全与否,直接影响着宗气的生成,也影响着全身之气的生成。其次,还体现于对全身的气机具有调节作用。肺的呼吸运动,即是气的升降出入运动。肺有节律的一呼一吸,对全身之气的升降出入运动起着重要的调节作用。

2. **肺主呼吸之气** 即是指肺是体内外气体交换的场所。通过不断的呼浊吸清、吐故纳新,促进气的生成,调节气的升降出入运动,从而保证了人体新陈代谢的正常进行。

(二)主宣发和肃降

宣发是指肺气向上的升宣和向外周的布散。肃降是指肺气向下的通降和使呼吸道保持洁净的作用。

肺主宣发的生理作用体现于三个方面:一是通过肺的气化,排出体内的浊气;二是将脾所转输的津液和水谷精微,布散到全身,外达于皮毛;三是宣发卫气,调节腠理之开合,将代谢后的津液化为汗液,排出体外。肺主肃降的生理作用也体现于三个方面:一是吸入自然界的清气;二是将肺吸入的清气和由脾转输至肺的津液和水谷精微向下布散;三是肃清肺和呼吸道内的异物,以保持呼吸道的洁净。

肺的宣发和肃降,是相反相成的矛盾运动,相互依存,相互制约。宣发与肃降正常,则气道通畅,呼吸调匀,体内外气体得以正常交换。

(三)通调水道

通,即疏通;调,即调节;水道,是水液运行和排泄的道路。肺的通调水道功能,是指肺的宣发和肃降对体内水液的输布、运行和排泄起着疏通和调节的作用。肺主宣发,不但将津液和水谷精微宣发至全身,而且主司腠理的开合,调节汗液的排泄;肺司肃降,不但将吸入之清气下纳于肾,而且也将体内的水液不断地向下输送,而成为尿液生成之源,经肾和膀胱的气化作用,生成尿液而排出体外。

(四)朝百脉、主治节

肺朝百脉,是指全身的血液,都通过经脉而聚会于肺,通过肺的呼吸,进行气体交换,然后再输布到全身。而血的运行,又依赖于气的推动,随着气的升降而运行至全身。肺主一身之气,由于肺主呼吸,调节着全身的气机,所以血液的运行,亦有赖于肺气的敷布和调节。

治节,即治理和调节。肺主治节体现于四个方面:一是肺主呼吸,人体的呼吸运动是有节奏地一呼一吸;二是随着肺的呼吸运动,治理和调节着全身的气机,即是调节着气的升降出入运动;三是由于调节着气的升降出入运动,因而辅助心脏,推动和调节血液的运行;四是肺的宣发和肃降,治理和调节津液的输布、运行和排泄。肺主治节,实际上是对肺的主要生理功能的高度概括。

(五)外合皮、其华在毛、开窍于鼻

皮毛,包括皮肤、汗腺等组织,是一身之表。依赖于卫气和津液的温养和润泽,成为抵御外邪侵袭的屏障。由于肺主气属卫,具有宣发卫气、输精于皮毛等生理功能,故肺的生理功能正常,则皮肤致密,毫毛光泽,抵御外邪侵袭的能力亦较强。肺开窍于鼻,鼻与喉相通而连于肺,鼻和喉是呼吸的门户,故有"鼻为肺之窍""喉为肺之门户"的说法。鼻的嗅觉与喉部的发音,都是肺气的作用。所以肺气和、呼吸利,则嗅觉灵敏,声音能彰。

(六)肺与大肠相表里

肺与大肠通过经脉的络属而构成阴阳表里关系。肺气的肃降,有助于大肠传导功能的发挥;大肠传导功能正常,则有助于肺的肃降。"肺与大肠相表里"理论已为现代研究所证实:从胚胎学

看，呼吸与消化系统来源于共同的原基——原始消化管（前肠分化为喉以下的呼吸系统，中肠和后肠分化为大肠等消化系统）；从物质基础看，肺内含量极高的肺泡表面活性物质（SP-A），发现肠内也存在 SP-A 的基因和蛋白表达，且其基因序列与肺完全相同。

二、肺的病理特点

（一）肺为娇脏，易受邪侵

肺为华盖，乃清轻之地；肺叶娇嫩，不耐寒热，故有"娇脏"之名。且肺主皮毛而开窍于鼻，凡外邪袭人，不从皮毛而客必由鼻窍而入，故六淫外邪最易侵袭肺卫。其他如毒气、雾霾、粉尘等亦易从口鼻、皮毛而入。因脏腑失和所致的痰、饮、水、湿、瘀血、火热之邪等皆可上扰于肺而导致肺系病变。如上呼吸道感染、急性支气管炎、肺炎、肺结核等发病多与邪侵有关。

（二）宣降失常，气易上逆

宣降失常乃肺系病的基本病理变化，而肺气上逆则是这一病理变化的常见必然结果。其表现为咳、喘、哮等病症。凡外邪袭肺，痰饮、瘀血、粉尘等阻肺，皆可致肺气闭郁而使肺气失宣；若肝火犯肺、痨虫蚀肺或劳倦内伤，皆可导致气机升降失调而使肺失清肃。肺失宣发与肺失肃降往往并见，且常互为影响，两者均可产生肺气上逆的病理结果。临床上如支气管哮喘、慢阻肺、慢性咳嗽等病均存在肺失宣肃、肺气上逆的病理特点。

（三）治节失司，痰瘀易结

若肺因邪侵，肺气失宣或肃降失司，则水道不利，治节无权，津液的输布与排泄障碍，水液停聚而生痰、成饮，甚则水泛为肿等病变。当各种原因导致肺的功能失常（或虚或郁或逆等），均可使宗气不能推动血液正常运行，而致血液瘀滞于肺络。又痰瘀同源，痰可酿瘀，瘀能生痰，痰瘀更易互结，阻于肺内，从而诱发多种肺系疾病或使病情加重。如肺癌、肺心病、肺间质纤维化等发病均与痰瘀有关。

（四）寒热易见，虚实易成

肺为娇脏，易受邪侵，邪正相争，阴阳失衡，易出现或寒或热，或虚或实，甚至具有寒、热、虚、实之间的相兼、转化、夹杂、真假等病理特点。这与所受内外之邪的性质以及人之禀赋体质有关。

因此，本虚标实、虚实夹杂可谓肺系疾病的常见病理变化之一，各种急慢性肺部病症均具有这一病理特点，其中尤以慢阻肺、肺癌、肺间质纤维化等最为突出。

第三节　呼吸系统疾病辨证思路与要点

一、辨证思路

证，即证候，是中医学的一个特有概念。证是一系列症状、舌脉和状态的综合，是对疾病过程中所处某特定阶段的病因、病机、病位、病性等所做的高度概括，是对致病因素与机体反应性两方面情况的综合，反映出疾病发展过程中某一阶段的病理变化的本质。

所谓辨证，就是综合分析望、闻、问、切四诊所收集的患者病因干扰机体的异常现象（信息）是否符合病因（包括内因、外因、不内外因）特性，干扰肺系生理功能，以致影响整体，产生阴、阳、寒、热、表、里（包括上、中、下）、虚、实各有偏差的病理状态，从而得出证候名或病症名，并可了解病势发展、病情轻重。

（一）辨证与辨病互为补充

病与证不同，病是对某一类病理状态全过程的总体概括，反映了某种疾病全过程病机转化的基本规律。病和证的关系，表现在同一疾病可有不同的证，即"同病异证"。如感冒一病，有风寒束表和风热袭表的差异，从而有风寒证与风热证的不同；而不同的疾病又可有相同的证，即"异病同证"。如痰热壅肺证，可见于咳嗽、哮病、喘证、肺胀等多种肺系疾病中。辨证与辨病均应分层次深入，如咳嗽一病先应分清外感还是内伤，然后外感中再看病证是风寒、风热或是风燥；内伤中再分证候是痰浊阻肺、痰热壅肺、肝火犯肺或是肺肾两虚。

随着中西医融会贯通，辨病应兼顾西医诊断，如喘证从中医辨证当分清虚实、脏腑归属及寒热转化等，从西医辨病当分清是慢阻肺、肺心病之喘（肺胀喘），还是冠心病、风湿性心脏病等心衰之喘（胸痹喘）。但中西医病名不能完全对应，如急性上呼吸道感染，主症不同，可能归类于感冒,也可归于咳嗽;慢阻肺可能归于咳嗽,也可归于喘证等。

(二)宏观辨证与微观辨证互为补充

宏观辨证指根据临床上的症状、舌脉体征进行辨证,亦即传统意义的辨证;微观辨证可视为中医望诊的延伸和发展,它是指在中医基础理论的指导下,运用现代医学影像学检查、内镜检查、实验室检查、病理组织检查甚至基因检查等先进技术,旨在从器官、细胞、亚细胞、分子、基因水平等较深层次上辨别病证,从而为临床诊断治疗提供一定客观依据的辨证方法。

"微观辨证"作为"宏观辨证"的必要补充,可以在更深层次上认识"证",对一些传统中医"宏观辨证"无法辨识的疾病做出明确的诊断。如查体发现肺功能的弥散量减低,即使无任何症状,也可从益气活血的方面进行早期干预,从而截断或延缓间质病的发生与发展。

(三)中医治疗与西医治疗互为补充

在西医进入我国以前,传统中医对于疾病的认识是建立在其自然演变基础上的转归。迄今的中医学教材依然遵循这种论述。随着西学东渐,尤其是近年来西医学理论与实践的快速发展,多数患者在寻求中医治疗之前已经在使用西医治疗,这种情况对传统中医认识疾病的证候与辨治规律带来新的挑战。在无论中医还是西医都不能包办疾病所有问题的共识与前提下,如何因应这种情况,做到与时俱进、中西医有机互补是当代中医面临的新课题。

以慢阻肺治疗为例,在未接受西医规范化治疗的患者,运用传统中医对"喘病"的认识方法,以肺脾肾虚、或夹痰夹瘀进行辨治无疑是可行的;如今临床上见到更多患者在接受西医治疗的同时,仍因存在种种不适而寻求中医治疗。这时如果依旧例从肺脾肾虚的思维辨治则多属枉然,因为在西医规范化治疗的干预下,疾病自然发展与转归规律已发生了根本变化。中医的干预需要寻找新的切入点。临床发现,对于已接受西医治疗的患者,多已鲜见典型的"肺气虚""肾气虚"的传统表现,而脾胃不调、肝郁气滞等情况却较常见。在"培土生金""木火刑金"理论指导下,运用调理脾胃或疏肝解郁的方法进行辨治,不仅能提高患者的生存质量,减轻焦虑抑郁等合并症,更能明显改善患者的预后。分别体现其治法的传统经典名方百合固金丸/片、逍遥散/丸等迄今在临床仍有广泛应用。

其他如难治性哮喘、难治性咳嗽、肺间质疾病等的中医干预方法亦复如此。有所为有所不为,中西医有机互补,从而实现疗效与患者利益最大化。

二、辨证要点

中医辨证的核心是对病因、病所、病机三大要素的诊断辨别。中医呼吸病学各类疾病的辨证要点详见表3-3-1。

表3-3-1 中医呼吸病学相关病证辨证要点

病证	辨证要点
感冒	首分风寒、风热,再辨虚实及暑湿兼夹之证
咳嗽	主要通过了解咳嗽的时间、节律、声音及加重的诱因,注意痰的有无及痰之色、质、量、味,结合病史、伴随症状辨别外感内伤,分清寒热虚实
哮病	发作期以邪实为主,当分寒、热、寒包热、风痰、虚哮,注意是否有表证。缓解期以正虚为主,应辨别阴阳之盛衰,肺脾肾三脏之所属
喘证	以虚实为纲:实喘由外邪侵袭,内伤饮食、情志所致,症见呼吸深长有余,呼出为快,气粗声高,伴有痰鸣咳嗽,脉数有力;虚喘多由久病迁延或劳欲损伤所致,病程较长,常反复发作,症见呼吸短促难续,深吸为快,气怯声低,少有痰鸣咳嗽,脉象微弱或浮大中空,病势徐缓,时轻时重,遇劳则甚
肺痈	辨病期,分虚实:初期和成痈期,症见高热、咳嗽气急、咳痰黏稠量多,为邪盛证实;溃脓期,症见大量腥臭脓痰排出,身热渐退,咳嗽减轻,可有肺之气阴耗伤,为虚实夹杂;恢复期,以阴气耗伤为主,兼有余毒不净
肺痨	辨病变脏器(肺、脾、肾)及病理性质(气血阴阳亏虚)
肺胀	多属本虚标实之证。但有偏虚、偏实之不同,偏虚者当分五脏之中,何脏受损为主,是一脏虚弱,还是几脏相兼皆虚,脏虚特点是气虚、气阴两虚,还是阳虚为主。偏实者需区别邪浊种类,如痰浊、痰热、水饮、气滞、血瘀、外感六淫等
肺痿	辨虚实寒热

第四节　呼吸系统疾病的中医治疗原则与方法

一、治疗原则

（一）扶正祛邪，补偏救弊

疾病的发生发展，就是正气与邪气相互斗争、阴阳失衡的过程，而治疗疾病就是扶助正气，祛除邪气，从而使病情逐渐好转，阴阳平衡，终至痊愈。在具体运用扶正、祛邪法则时，还有先扶正后祛邪、先祛邪后扶正或扶正与祛邪兼用之别。

（二）因势利导，以平为期

在治疗疾病的过程中，综合考虑各种因素，顺应病程、病位、病势特点，以及阴阳消长、脏腑虚实及气血运行的规律，采取适宜的方式加以治疗，以达到人体各脏腑组织之间，以及人体与外环境之间新的动态平衡。

（三）标本先后，分治有序

病变中常有主次标本的不同，治疗时也宜有先后缓急的区别，一般采取"急则治其标，缓则治其本"及标本同治的原则。

（四）守常权变，动中施治

守常是指固守常法，按照常规；权变是指灵活应付随时变化的情况。两者要相互协调，不可偏于一端。疾病发生以后，则有好转或加重的变化，因此，必须用发展的观点、动态的观点进行观察和处理。在临证过程中，不仅需要掌握常法、主方，而且应该随病情的变化进行治法乃至方药的加减增损，不应在治疗中用一法一方一成不变。

二、治疗方法

肺系疾病的治法较多，除了辨证立法、选用内服汤药的内治法之外，还有中药外治法、针灸、推拿、敷贴、埋线等其他治法。各治法详见表3-4-1。

表3-4-1　呼吸系统疾病中医治疗方法举例

治疗方法	举例
中药内治	（1）宣肺：即宣通肺气，以治疗外邪侵袭，肺气失宣所致之咳、痰、喘等症。主要包括宣肺散寒、宣肺解热、宣肺降逆及宣肺行水四法 （2）肃肺：即肃降肺气，以治疗因肺失肃降所致的咳、痰、喘等症。主要包括肃肺降气、降气豁痰及肃肺祛瘀三法 （3）温肺：即温通肺气，以治疗因肺寒所致的痰、哮、喘、咳等症。主要包括温肺止咳、温中化痰、温肺平喘及温肺理气四法 （4）清肺：即清利肺气，以治疗因肺热所致的痰、哮、喘、咳等症。主要包括清肺止咳、清热化痰及清肺平喘 （5）润肺：即滋润肺阴，以治疗肺燥津伤的咳、痰、喘等症。主要包括润肺清燥、润肺散寒两法 （6）敛肺：即收敛肺气，以治疗肺气耗散之咳喘，兼止汗、止血之功。主要包括敛肺降逆、敛肺止血、敛肺止汗三法 （7）补肺：即补肺气、养肺阴，以治疗肺气、肺阴亏虚的咳痰喘等症。主要包括补气、滋阴、气阴双补三法 （8）泻肺：即泻肺逐饮、通调水道，治疗痰水壅肺导致的咳痰喘等症，轻证以葶苈大枣泻肺汤，重证以十枣汤或大陷胸汤为代表方
中药外用	（1）贴敷法：白芥子、延胡索、甘遂、细辛、麝香，研末杵匀，姜汁调涂肺俞、脾俞、肾俞、膏肓等穴，最好在夏月三伏天涂，用以治哮喘 （2）埋线法：选取定喘、大椎、肺俞、厥阴俞、中府、尺泽等穴，埋植羊肠线，每20～30天1次，连续数次以治疗哮喘 （3）割治法：选取膻中穴，常规消毒皮肤后，切开膻中穴皮肤，以刀刺激骨膜数次，然后缝合包扎
针灸推拿	采用针刺、艾灸、拔罐、推拿等方法，选取膻中、天突、肩井、肺俞、膈俞、肾俞等穴位，提高患者免疫力，对肺系疾病的预防及缓解其临床症状有较好疗效
膳食调服	如胖大海冰糖茶、梨与冰糖同蒸，治疗肺热咳嗽、音哑失音等；沙参煲鸡蛋养阴清肺，可治肺结核痰中带血；川贝母、梨皮、冰糖炖服治疗肺虚咳嗽等
动静练功	如练习八段锦、呼吸操等
调养心神	在"天人相应"整体观念的指导下，通过颐养心神、调摄情志、调剂生活等方法，增强人的心理健康水平和抗病能力

第五节 呼吸系统常见疾病的中医药研究进展

一、感冒

本病临床常见证候包括实证感冒类(风寒证、风热证、风燥证、暑湿证)、体虚感冒类(气虚证、气阴两虚证)。证候分类虽然有虚实之别,但可相互兼杂如气虚而感受风寒的气虚风寒证、气阴两虚而感受风热的气阴两虚风热证等,常见于老年、体虚患者。感冒病位在肺卫,遵循《黄帝内经·素问》阴阳应象大论中"其在皮者,汗而发之"之意,解表宣肺为基本治疗原则。辨证属于实证感冒者,根据风寒、风热、风燥、暑湿等邪之不同而分别以疏风散寒、疏风清热、疏风润燥、清暑祛湿解表等治法。体虚感冒者,则应扶正与解表并施,注意固护正气,以邪实为主者则发散清解不宜过重,或祛邪时佐以扶正,如疏风散寒佐以益气温阳、疏风清热佐以养阴等,以顾护正气使祛邪而不伤正;以正虚为主者则着重益气或益气养阴等,佐以解表祛邪。素体正气不足、卫外不固而致感冒反复发作者,在未发病时可根据正虚性质不同而分别益气、温阳、益气养阴等[1]。

二、咳嗽

(一)急性气管支气管炎

急性气管支气管炎多属于中医学"咳嗽"范畴。本病临床常见证候包括实证类(风寒袭肺证、风热犯肺证、燥邪犯肺证、痰热壅肺证、痰湿阻肺证)、正虚邪恋类或体虚感邪类(肺气虚证、气阴两虚证),可单独存在也常兼见,如风寒袭肺证兼痰热壅肺证称为外寒内热证。治疗方面,一是以宣降肺气止咳为总的治疗原则,可随风寒、风热、风燥等邪的不同而分别予以疏风散寒、疏风清热、疏风润燥等;二是重视化痰降气,使痰清气顺,则咳嗽易除;三是注意固护正气,老年体弱多伴正气不足,发散清解不宜过重,注意顾护正气使祛邪而不伤正,或对于肺气虚或气阴两虚者应以扶正为主兼以祛邪;四是注意长期调补预防发病[2]。

(二)慢性咳嗽

中国《咳嗽的诊断与治疗指南(2015)》"中医部分"[3]在循证医学的基础上,指出慢性咳嗽的常见原因包括:因"热"致咳、因"鼻"致咳、因"胃"致咳、因"喘"致咳、因"霾"致咳[4]。结合经典古籍名方和专家经验,提出慢性咳嗽常见证型与治法方药[3]。

三、哮病

本病针灸治疗原则:"慢性持续期以宣肺化痰止哮为主;临床缓解期以补肺健脾益肾为主;两期各有侧重,但均应标本同治。"取穴原则:采用局部与远部取穴相结合,选取膀胱经、任脉、肺经、督脉、脾经、肾经穴位为主,并从时期、时机、人群、疗效4个方面总结了针灸治疗本病的疗效特点[5]。

四、肺痈

采用AGREE Ⅱ工具对《肺痈中医内科临床诊疗指南(2017年修订评价稿)》进行指南方法学的质量评价,为进一步完善提供参考,修订出较为科学规范的《肺痈中医内科临床诊疗指南》[6],供规范临床治疗肺痈的差异性及医疗措施的使用。

五、肺胀

以国家中医药管理局中医药标准化项目-中医治未病实践指南-肺胀瘥后防复为依托,以"治未病"理论为基础,依据古代及现代文献证据,通过德尔菲法专家问卷调查、专家共识会议,形成"中医治未病实践指南肺胀瘥后防复"初稿,达到提高稳定期患者生活质量、减轻患者经济负担的目的,提升中医"治未病"的理论内涵和实践价值[7]。

六、肺痿

通过自拟方"温肺化纤汤"为主治疗阳虚痰凝证肺痿的临床方案,探讨了该方案的临床实用性及有效性,并通过临床实践加以修改和补充,为更好地完善肺痿诊疗方案奠定基础[8]。

(张纾难)

参 考 文 献

[1] 李建生, 余学庆. 普通感冒中医诊疗指南 (2015 版) [J]. 中医杂志, 2016, 57 (08)：716-720.

[2] 李建生, 余学庆. 急性气管支气管炎中医诊疗指南 (2015 版) [J]. 中医杂志, 2016, 57 (09)：806-810.

[3] 张纾难, 刘剑. 中国《咳嗽的诊断与治疗指南 (2015)》 "中医部分"解读. 环球中医药, 2016, 9 (6)：699-701.

[4] 贾明月, 张纾难. 基于中国《咳嗽的诊断与治疗指南 (2015)》"中医部分"慢性咳嗽病因病机的认识 [J]. 中国中西医结合杂志, 2018, 38 (09)：1029-1031.

[5] 焦玥, 吴中朝, 周文娜, 等.《循证针灸临床实践指南：成人支气管哮喘》解读 [J]. 中国针灸, 2016, 36 (05)：529-534.

[6] 陈瑞琳, 杨珺超, 季聪华, 等.《肺痈中医内科临床诊疗指南 (2017 年修订评价稿)》的 AGREE 评价 [J]. 中华中医药杂志, 2018, 33 (11)：4890-4893.

[7] 于雪峰, 李国信, 李丁蕾, 等. 肺胀中医治未病实践指南的制定 [J]. 世界科学技术 - 中医药现代化, 2017, 19 (05)：740-743.

[8] 刘良徛, 张元兵, 兰智慧. 肺痿诊疗专家共识意见 (江西省) [J]. 江西中医药, 2017, 48 (02)：12-15.

第二篇 各 论

第四章　慢性阻塞性肺疾病

第五章　支气管哮喘

第六章　支气管扩张症

第七章　下呼吸道感染

第八章　肺结核

第九章　非结核分枝杆菌病

第十章　肺部真菌感染

第十一章　病毒性肺炎

第十二章　新发呼吸道传染病

第十三章　肺动脉高压

第十四章　肺血栓栓塞症

第十五章　特发性间质性肺炎

第十六章　隐源性机化性肺炎

第十七章　肺结节病

第十八章　急性呼吸窘迫综合征

第十九章　肺癌

第二十章　睡眠呼吸疾病

第二十一章　慢性咳嗽的诊治及发病机制

第二十二章　胸腔积液

第四章　慢性阻塞性肺疾病

慢性阻塞性肺疾病（chronic obstructive pulmonary disease，COPD）简称慢阻肺，位列居民死因排名第 3 位，具有高患病率、高死亡率、高疾病负担的特点。最新流行病学数据显示我国 20 岁及以上人群慢阻肺患病率为 8.6%，40 岁及以上人群慢阻肺患病率达 13.7%，估算患病人数达 9 990 万，造成了严重的疾病和社会经济负担。我国基层慢阻肺诊疗存在知晓率低、漏诊误诊率高的问题，仍然面临严峻的防控形势。

第一节　慢性支气管炎、阻塞性肺气肿、支气管哮喘和慢性阻塞性肺疾病概念的演变

慢阻肺防治工作始于 20 世纪 60 年代，各国对诊断术语的含义有很大的混淆，其概念涉及阻塞性肺气肿（肺气肿）、支气管哮喘（哮喘）和慢性支气管炎等。随着人们对这类疾病的发生、发展及转归认识逐步加深，慢性支气管炎、阻塞性肺气肿、哮喘和慢阻肺的概念已发生较大变化。

一、术语演变

19 世纪以来，听诊器和肺量计的出现，以及各项诊疗技术的发明发展，推动了人们对呼吸系统疾病的认识。慢性气道炎症性疾病在 20 世纪 50 年代初受到关注，英国将其命名为"慢性支气管炎"。1959 年 Scadding 首次提出慢性支气管炎的定义应以咳痰为依据。随后英国医学研究委员会成立了研究慢性支气管炎的委员会，采用问卷的形式[1]对呼吸症状做了大样本调查研究后，详细阐述了"慢性支气管炎"的定义，即"是一种支气管疾病，主要表现为咳嗽、咳痰，每年发作持续 3 个月，连续 2 年以上，并排除其他原因引起慢性咳嗽、咳痰的心肺疾病"。同时认为慢性支气管炎是慢性或反复发生的一种支气管黏液高分泌的状态。当时研究显示，黏液的过度分泌并不引起气流阻塞，因此早期定义中并未涉及气流受限这种功能性的改变。

美国呼吸病学专家则提出了与"慢性支气管炎"对应的另一个名称"肺气肿"，他们认为支气管炎是一种微不足道的疾病，是全科医生而不是专家所关心的问题。因此在当时，慢性支气管炎和肺气肿的诊断存在严重混淆，即使在尸检中没有发现肺气肿，但任何患有严重、持续性气流阻塞的患者都被认为存在肺气肿。肺气肿的定义倾向于残气量 / 肺总量比值增加。由于哮喘患者通常有这种异常改变，所以常常被诊断为肺气肿，病情反复发作和缓解。1959 年，在 Ciba 基金会的支持下，胸外科医生和病理学家达成共识，将肺气肿描述为"病理解剖学上肺部终末细支气管远端气腔出现扩张"。1961 年，世界卫生组织附加了肺泡的破坏性改变是肺气肿基本特征的描述[2]。

同时期，Donald Reid 提出了统一用"慢性非特异性肺病"代表肺气肿、哮喘和支气管炎的建议，并被广泛接受使用。但该名称是笼统的，该定义需排除其他可能引起咳痰和呼吸困难的心脏及胸部疾病。此外，Donald Reid 还建议根据呼吸系统疾病的三种类型对患者分类：①慢性或复发性支气管黏液过度分泌（慢性支气管炎），根据痰液相关标准化问题予以评估诊断；②支气管气流间歇性阻塞（哮喘）；③肺气肿或尚未发现解剖学有阻塞性支气管炎表现而引起气流持续阻塞。"不可逆阻塞性肺疾病"一词是用来描述合并肺气肿和慢性支气管炎的患者，强调了与哮喘引起可逆性气流阻塞的区别。

在 Ciba 报告发表后的大约 10 年里，关于"慢性非特异性肺病"的定义似乎有了越来越多的国际共识。但随着经验和知识的增长，也出现了一

些问题和困难。因此,学术界为了强调这类疾病中的致残原因,提出了新的术语,使用最广泛的是"慢性阻塞性肺疾病",其涵盖了一系列具有共同特征的疾病,即呼气时气流受阻。1966 年,美国及英国逐渐达成广泛共识,即慢性支气管炎、哮喘和肺气肿均应归类于慢阻肺。至此,这一概念一直被广泛采用至今,很多学者试图通过检测患者肺功能相关对慢阻肺进行分型,但尚未充分明确阐述慢阻肺的定义。

慢阻肺与慢性支气管炎和肺气肿密切相关,多数患者由此发展而来,这一点学术界已达成共识。但哮喘与慢阻肺是否同属一种疾病,哮喘能否归类于慢阻肺,仍存争议。

二、慢阻肺定义的演变

1995 年,美国胸科学会(ATS)和欧洲呼吸学会(ERS)的工作组给出了慢阻肺第一个定义。ATS:慢阻肺是一种疾病状态,其特征是存在由慢性支气管炎或肺气肿引起的气流阻塞。气流阻塞通常是进行性的,可能伴有气道高反应性,也可能部分可逆;ERS:慢阻肺是一种以最大呼气流量减少和肺强制缓慢排空为特征的疾病,这些特征在几个月内不会发生显著变化。大多数的气流限制是缓慢发展和不可逆的。上述两种定义都不是特别精确,很容易涵盖其他呼吸系统疾病,如囊性纤维化、结节病和支气管扩张。重要的是,这两种定义都不能将慢阻肺与伴有气道重塑的慢性哮喘区分开来。原因是两者有明显的重叠,正如ATS 提到的气道高反应性(哮喘特征之一)那样,一些慢阻肺患者确实很难与哮喘患者鉴别。

2001 年,慢阻肺全球倡议(GOLD)首次启动,慢阻肺被定义为"一种以气流受限为特征的疾病状态,不可完全逆转。"气流阻塞通常是进行性的,并与肺对有害颗粒或气体的异常反应有关。这一定义与 ATS 和 ERS 的定义有根本不同,前者包括炎症,后者是外部刺激的结果(即有害颗粒或气体)。最近的变化反映了自 2006 年以来人们对这种疾病的了解有所增加,将哮喘中的气流限制称为可逆性,而将慢阻肺称为不可逆性[3]。但这一说法过于简单,因为慢阻肺患者使用支气管舒张剂可表现出明显的可逆性,然而与哮喘不同的是,慢阻肺患者气流几乎从未达到正常水平;因此,慢阻肺的气流限制被描述为持续性的。尽管我们也看到慢阻肺的气道和肺实质的慢性炎症没有任何特殊的异常特征,但患者的炎症似乎无法消除,因此人们认为"炎症加剧"一词是更好的描述。肺外的影响被修订为并发症,此外,人们认为对个别患者来说,急性加重的重要性也足以使其在慢阻肺定义中占据一席之地。

随着对疾病进一步的认识,GOLD 每过几年就会重新修订慢阻肺的定义,2020 年 GOLD 的定义:慢阻肺是一种常见的、可预防和治疗的疾病,其特征是持续的呼吸道症状和气流受限,这是由于大量接触有毒颗粒或气体引起的气道和 / 或肺泡异常的结果。同时指出一些重要的合并症也影响慢阻肺的发病和死亡。与原来的"不可逆"相比,它更加客观地反映了现状,增强医患双方对慢阻肺诊治的信心,对做好防治工作具有重要意义。

三、慢阻肺的表型

慢阻肺表型虽是较新的术语,但它和疾病的定义一样重要。事实上,人们常说慢阻肺是一种综合征,而不是一种疾病。慢阻肺表型的意义是描述慢阻肺个体之间差异的单个或多个疾病属性的组合,因为它们与临床有意义的结果(症状、加重、对治疗的反应、疾病进展速度或死亡)有关。2014 年 Snider 建议慢阻肺的典型表型是哮喘、肺气肿和慢性支气管炎。但现在普遍认为哮喘和慢阻肺是两种不同的疾病,二者虽然都是临床诊断术语,但在诊断标准、发病年龄、临床症状、治疗反应及预后等都存在明显差别。

在吸烟者和年龄较大患者(> 55 岁)中,哮喘和慢阻肺更难区分。这导致了一种新的表型定义,哮喘慢阻肺重叠综合征(ACOS)。然而,因大多数指南和临床试验仅与哮喘或慢阻肺有关,且对于哮喘和慢阻肺,它包括由一系列不同的潜在机制引起的几种不同形式的呼吸道疾病(表现型)患者,而描述性术语哮喘 - 慢性阻塞性肺疾病重叠(ACO)更有助于保持临床医生、研究人员和监管机构对这些患者需求的认识。因此,为了避免给人留下这是一种单一疾病的印象,不建议使用 ACOS,而是由 ACO 取而代之(GINA,2018)。此外,有学者建议尽可能完全地描述慢阻肺,例如治疗反应(如嗜酸性炎症)和预后(如吸烟状态、急性加重频率、固定的气流限制、高反应性、并发症），以便提供一个临床相关的诊断，将有助于研究治疗更多同质组的慢性气道阻塞患者。当然，还需更多研究为慢阻肺患者群体制定更多循证定义，并探索生物标志物，这将有助于进一步对这些患者进行分类，更充分精准地治疗，揭示潜在的病理生理学机制。

四、我国慢阻肺的发展历史

我国从 20 世纪 70 年代开始重视对慢性支气管炎、慢性肺源性心脏病的防治工作，但在慢阻肺的临床工作中医务工作者对其概念的把握上并不十分准确，1994 年国内呼吸专家才明确提出气流阻塞是慢阻肺诊断的必要条件，彼时认为慢阻肺的临床特征是慢性咳嗽、咳痰、呼吸困难、气流受限和气体交换障碍。1995 年以后，欧美提出的慢阻肺定义得到我国广大呼吸医师的赞同，即慢阻肺是以慢性气流受限（chronic airflow limitation）或慢性气流阻塞（chronic airflow obstruction）为特征的一组肺部疾病的总称，其中包括慢性支气管炎（慢支）与肺气肿[4]。1997 年，在我国慢阻肺诊治指南（草案）中将其定义为"具有气流阻塞特征的慢性支气管炎和 / 或肺气肿。气流阻塞进行性发展，但部分有可逆性，可伴有气道高反应性。""慢性支气管炎是具有慢性咳嗽、咳痰特征的一种疾病。咳嗽、咳痰至少每年 3 个月，连续 2 年并除外其他原因所致的慢性咳嗽者"。此时认为"当支气管哮喘与慢性支气管炎和 / 或肺气肿重叠存在或难以鉴别时，也可列入慢阻肺范围"。2001 年，美国国立心肺血液研究所和世界卫生组织联合发出"全球慢性阻塞性肺疾病防治倡议（GOLD）"，我国于 2002 年也正式发布了慢阻肺的诊治指南，指出"慢阻肺是一种具有气流受限特征的疾病，气流受限不完全可逆、呈进行性发展，与肺部对有害气体或有害颗粒的异常炎症反应有关。为确定慢阻肺诊断，应努力提供标准化的肺功能检查。慢性咳嗽、咳痰常先于气流受限许多年存在，但不是所有咳嗽、咳痰症状的患者均会发展为慢阻肺。少数患者，经由不可逆气流受限改变而无慢性咳嗽、咳痰症状。慢阻肺与慢性支气管炎和肺气肿密切相关。当慢性支气管炎、肺气肿患者肺功能检查出现气流受限、并

且不能完全可逆时，则能诊断慢阻肺。如患者只有"慢性支气管炎"和 / 或"肺气肿"，而无气流受限，则不能诊断为慢阻肺，可将具有咳嗽、咳痰症状的慢性支气管炎视为慢阻肺的高危期。该指南也提到了"支气管哮喘是特殊的气道炎症性疾病，其气流受限具可逆性，认为不属于慢阻肺"。

2007 年指南较 2002 年在定义中增加了慢阻肺炎症反应与香烟烟雾等有害气体或有害颗粒的异常炎症反应有关这一细节。提出慢阻肺主要累及肺，但也可引起全身（或肺外）不良反应。明确了慢阻肺中两个重要概念，慢性支气管炎是指在除外慢性咳嗽的其他已知原因后，患者每年咳嗽、咳痰 3 个月以上，并连续 2 年者。肺气肿则指肺部终末细支气管远端气腔出现异常持久的扩张，并伴有肺泡壁和细支气管的破坏而无明显的肺纤维化。仍认为虽然哮喘与慢阻肺都是慢性气道炎症性疾病，但二者发病机制不同，临床表现及治疗反应性也有明显差异。大多哮喘患者气流受限具有显著可逆性，是不同于慢阻肺的关键特征。但部分哮喘患者随病程延长，可出现较明显的气道重塑，导致气流受限可逆性明显减小，临床很难与慢阻肺相鉴别，并特别指出慢阻肺和哮喘可发生于同一位患者。

最新指南也指出"慢阻肺是一种以持续气流受限为特征的可以预防和治疗的疾病，其气流受限多呈进行性发展，与气道和肺组织对烟草烟雾等有害气体或有害颗粒的慢性炎症反应增强有关"。还提出"慢阻肺可存在多种合并症，急性加重和合并症影响患者整体疾病的严重程度"。

2002 年 4 月，我国在 20 245 例 40 岁或以上成人中进行了慢阻肺全国流行病学调查，总体患病率为 8.2%（男性为 12.4%，女性为 5.1%）[5]。中国成人肺部健康研究（CPHS）在全国范围内纳入了具有代表性的 20 岁及以上成人作为调查对象，收集并评估了慢阻肺危险因素及其认知情况。研究发现，2015 年 20 岁以上的中国成年人群中有 8.6% 经肺功能检测认定为慢阻肺。大多数慢阻肺患者不知道患有该病，很少接受肺功能检查。同时，吸烟和严重 PM2.5 污染是慢阻肺主要可预防的危险因素。

综上，慢阻肺术语的演变，反映了对疾病了解的深入。从概念的提出经历不断地探索完善，

慢阻肺术语的阐述不仅将指导愈发准确的诊断，还能更及时地进行早期干预，使患者和高风险人群得到规范管理，从而获得更好的预后。

第二节　对慢性阻塞性肺疾病流行病学和易患因素的新认识

慢阻肺是一种十分常见的疾病，在我国已成为继高血压和糖尿病后最常见的慢性疾病之一[6]。在发达国家，慢阻肺是增长最为迅速的死因之一，在心脑血管疾病病死率大幅下降的同时，慢阻肺的死亡率却增加了 163%，它是我国 2010 年仅次于脑卒中和缺血性心脏病的第三位死因。因此，加强对慢阻肺发病与防治研究十分重要。然而，在慢阻肺流行病学和易患因素方面仍然存在不少亟需解决的问题，例如：①吸烟是慢阻肺的最重要的发病因素，但我国相当一部分妇女既不吸烟也无明显的职业粉尘暴露史，而发病率并不低；②空气污染是世界性的难题，雾霾天气和慢阻肺密切相关，但空气污染特别是 PM2.5 是引起慢阻肺的直接原因吗？深入研究并正确回答这些问题，对制定正确的慢阻肺防治策略，提高慢阻肺防治水平具有十分重要的意义。

一、慢阻肺的流行病学现状

慢阻肺已成为全球第三大致死性疾病，是全球范围内致残率和死亡率增加的主要原因之一。基于 BOLD（the Burden of Obstructive Lung Diseases）和其他大型临床调查研究显示，全球 30 岁以上人群中，慢阻肺患病率从 1990 年的 10.7% 上升到 2015 年的 11.6%，累计人口数达 3.2 亿人。2019 年全球疾病负担（GBD 2019）报告指出，慢阻肺导致死亡数从 1990 年的 293 万人上升到 2019 年的 328 万人，占全球死亡人数 6%[7]。随着发展中家吸烟率的增加和发达国家老龄化的增加，慢阻肺的发病率在接下来的 10 年会持续上升，预计在 2030 年死亡人数将接近全球死亡数的 8.5%。

我国的情况如何呢？基于 2012—2015 年中国成人肺部健康研究显示，我国 20 岁以上人群慢阻肺患病率为 8.6%，累计人口数量近 1 亿，男性和女性患病率分别为 11.9% 和 5.4%，男性显著高于女性，农村和城市的患病率分别为 9.6% 和 7.4%，农村显著高于城市。无论在男性还是女性、城市还是农村，慢阻肺的患病率随年龄增大而增加。根据 2017 GOLD 指南分期，我国 GOLD Ⅰ期、Ⅱ期和Ⅲ～Ⅳ期患病率分别为 6.9%、4.0% 和 1%。慢阻肺患者中仅 39.8% 有咳嗽、咳痰、气促等症状，只有 55.8% 患者曾被诊断为慢阻肺，20 岁以上人群中仅 2.6% 曾接受过肺功能检查。

2016 年公布的《中国慢性病报告》中指出 2016 年中国慢阻肺死亡率为 64.10/10 万，死亡人数 87.63 万。2019 年全球疾病负担报告（GBD 2019）显示，慢阻肺成为继脑血管疾病和缺血性心脏病后居我国死亡率第三位，所致死亡数占全体死亡数总人数的 7.0%[7]。

二、个体遗传易感因素是慢阻肺发病的重要内在原因

慢阻肺是一种基因 - 环境相互作用的结果。常见环境因素包括烟草烟雾、职业粉尘和化学物质、感染、社会经济地位等。但吸烟人群中只有 15%～30% 患慢阻肺，说明个体易感因素是慢阻肺发病不可忽略的因素。遗传因素是慢阻肺发病的重要内在原因，有慢阻肺和呼吸系统疾病家族史的人群患病率较高。研究证实，慢阻肺家族史是独立于吸烟史和儿童时期烟草暴露史的危险因素。

目前比较肯定的慢阻肺遗传因素是 *SERPIAN1* 基因（编码 α1- 抗胰蛋白酶），该基因突变者血清 α1- 抗胰蛋白酶含量只有正常人的 15%（PiZZ 型）～60%（PiSS 型），导致体内蛋白酶 / 抗蛋白酶系统失衡，出现肺气肿[8]。我国至今尚未出现 PiZZ 突变的表型，仅有少数 PiSS 突变表型，因此 α1- 抗胰蛋白酶在我国慢阻肺的发病中未能引起足够重视。没有 α1- 抗胰蛋白酶缺乏是否意味着 α1- 抗胰蛋白酶与我国慢阻肺的发病就没有关联呢？实际上，早期有研究显示稳定期慢阻肺患者血清 α1- 抗胰蛋白酶水平明显低于吸烟非慢阻肺者，而中性粒细胞弹性蛋白酶水平显著增高。依据中性粒细胞弹性蛋白酶 /α1- 抗胰蛋白酶的测定值识别吸烟人群中慢阻肺易患者的敏感性为 77.38%，特异性为 83.33%，正确识别率为 80.36%。有研究发现，烟草烟雾和中性粒细胞所释放的氧化剂可以氧化 α1- 抗胰蛋白酶的活性中心"蛋氨酸

358"残基，成为氧化性 α1- 抗胰蛋白酶而失去抑制中性粒细胞蛋白酶的活性，氧化的 α1- 抗胰蛋白酶易于相互集聚成为多聚体，或与天然 α1- 抗胰蛋白酶或与其他蛋白形成复合物而失去活性，更进一步使体内有活性的 α1- 抗胰蛋白酶下降，加重蛋白酶 - 抗蛋白酶的失衡。更为重要的是氧化的 α1- 抗胰蛋白酶还是强致炎因子，能够促进气道上皮细胞释放白介素 -8（IL-8）和单核细胞趋化蛋白 1（MCP1）等活性物质。这些研究结果提醒我们并不能完全忽略 α1- 抗胰蛋白酶在慢阻肺发病中的作用。

有系统综述显示，至 2012 年 1 月，已有 192 个候选基因被相关研究证实与慢阻肺或其相关表型有关，其中 7 个基因的关联性被超过 10 个研究证实，分别是 β-2 肾上腺素能受体（ADRB2）、肿瘤坏死因子（TNF）、转化生长因子 -β1（TGF-β1）、谷胱甘肽 S 转移酶（GSTs，包括 GSTM1、GSTP1）、微粒体环氧化物酶（EPHX1）、丝氨酸蛋白酶抑制剂家族基因 1（SERPINA1）、基质金属蛋白酶 12（MMP12）、维生素 D 结合蛋白（VDBP）。Pillai 首次以全基因组关联研究（GWAS）方法分析慢阻肺遗传易感因素，发现位于第 5 号染色体长臂（15q25）编码烟碱样乙酰胆碱受体 α3/5 亚单位（CHRNA3/5）和铁反应素结合蛋白 -2（IREB2）区域及 4 号染色体长臂（4q31）编码刺猬因子相互作用蛋白（hedgehog interacting protein，HHIP）区域的单核苷酸多态性（SNP）与慢阻肺发病相关 [9]。欧洲社区呼吸健康调查发现，气道高反应是仅次于吸烟的慢阻肺危险因素，在临床上可独立于哮喘单独存在，归因风险为 15%（吸烟人群归因风险为 39%）。

三、生物燃料烟雾是非吸烟慢阻肺的重要致病因素

吸烟是慢阻肺最常见的原因，但在我国粤北韶关地区调查发现，有些从未吸烟、很少接触职业粉尘的农村女性，其慢阻肺患病率明显高于同处华南的广州城区的女性。为何出现这种无法用常见致病因素解释的现象呢？进一步分析生活习性发现，她们包揽了烹饪等所有家务活，每天在厨房接触生物燃料时间达 2～3 小时。韶关农村普遍使用开放式炉灶，缺少烟囱等通风装置，做饭时房间内烟雾缭绕。生物燃料烟雾可能是导致这些女性罹患慢阻肺的重要原因。厨房现场有害物质浓度检测显示，使用生物燃料烹饪时，厨房内二氧化硫、二氧化氮、一氧化氮、粒径小于 10μm 的颗粒物（PM10）和总悬浮颗粒（TSP）均明显高于使用燃气者，且 PM10 浓度高约 10 倍，TSP 浓度高约 20 倍，室内二氧化硫浓度与女性慢阻肺患病明显相关。

经过 Meta 分析发现，生物燃料烟雾暴露是慢阻肺的危险因素（OR：2.24，95% 置信区间 1.79～3.33，$P < 0.001$）；对不吸烟和吸烟人群，生物燃料烟雾暴露患慢阻肺的 OR 值分别为 2.25（95% 置信区间 2.06～3.15，$P < 0.01$）和 4.39（95% 置信区间 3.38～5.70，$P < 0.001$）；对亚裔和非亚裔人群，生物燃料暴露均属于慢阻肺的危险因素（OR 值分别为 2.31，95% 置信区间 1.41～3.78，$P < 0.001$；2.56，95% 置信区间 1.71～3.83，$P < 0.01$）；女性和男性人群暴露于生物燃料烟雾时患慢阻肺的 OR 分别为 2.73（95% 置信区间 2.28～3.28，$P < 0.001$）和 4.3（95% 置信区间 1.85～10.01，$P = 0.001$）。说明生物燃料暴露对不同种族和性别均存在引发患慢阻肺的危险 [10]。

2016 年据慢性阻塞性肺疾病全球倡议（GOLD）明确提出，在通风条件较差的室内燃烧生物燃料进行取暖或烹饪而造成室内空气污染是导致慢阻肺的重要危险因素，生物燃料暴露可导致慢阻肺患者肺功能下降，暴露时间超过 6 周是慢阻肺的危险因素。土耳其一项病例对照研究探究了二手烟、生物燃料等不同物质暴露对慢阻肺发生发展的影响。病例组为确诊慢阻肺且从不吸烟的家庭主妇，对照组为健康女性，并与病例组女性年龄分布及所在地区和社区相匹配。结果发现，暴露于生物燃料超过 30 年的女性，其患慢阻肺的风险是未暴露者的 6.61 倍。同样，被动吸烟超过 30 年的女性，其风险是未暴露者的 4.96 倍。另一项横断面调查结果显示，与采用煤气烹饪的女性相比，使用生物燃料烹饪的女性，呼吸道症状增加，肺功能略有下降。生物燃料是家庭的主要能源，仅在发展中国家，每天大概燃烧 20 亿千克生物燃料，全球约有 50% 的家庭和 90% 的农村家庭主要靠固体燃料（煤和生物燃料）烹饪和取暖，即全世界约有 30 亿人口暴露于生物燃料烟雾，相较于

暴露香烟烟雾的 10.1 亿人口，生物燃料烟雾暴露可能是慢阻肺的最大危险因素。

四、空气污染是慢阻肺发病的致病因素

空气污染包括生物燃料烟雾和二手烟又称环境烟草烟雾（ETS）造成的室内空气污染与燃烧物质燃料为主的工厂烟囱排放的废气所致的工业污染和机动车辆尾气所形成"交通相关空气污染"造成的室外环境污染。由于机动车辆数量的快速增加，发展中国家工业化步伐的日益加快，城市空气污染越来越严重，生活在城市的近 50% 世界人口受到影响；生物燃料烟雾污染非常普遍，其造成的空气污染可能是慢阻肺的头号致病因素。我国一项横断面研究分析显示，环境中的颗粒物含量（PM2.5/10）与慢阻肺存在相关性。该研究在中国南部进行，从广东四个城市随机抽取七个人群中心，纳入研究对象约 6 000 人。监测 2014 年 4 月至 2015 年 1 月七个中心的平均 PM2.5/10 质量浓度，发现室外 PM（PM10/2.5）因季节、地区和日期而异，在夏季明显较低，但在冬季明显较高。使用模型在调整可用的混杂因子后进一步检查全年日平均 PM 浓度与慢阻肺之间的关系发现，以空气中 PM2.5 浓度范围小于 $35\mu g/m^3$ 作为标准，浓度在 $35\sim75\mu g/m^3$ 时，危险度是 $35\mu g/m^3$ 以下的 2.4 倍（OR 2.416，95% 置信区间 $1.417\sim4.118$），超过 $75\mu g/m^3$ 是 $35\mu g/m^3$ 以下的 2.5 倍（OR 2.530，95% 置信区间 $1.280\sim5.001$）。日均 PM2.5 浓度较高可能与慢阻肺患病率相关，PM2.5/10 高水平地区出现慢性咳嗽、呼吸困难、咳痰、喘息或胸闷的风险高于低水平地区。此外，其他慢性呼吸道疾病的风险也增加，如哮喘、慢性支气管炎、肺结核、支气管扩张、间质性肺疾病、过敏性鼻炎和过敏性鼻窦炎。

有证据表明空气污染对肺成熟和发育有重要影响。例如，儿童健康研究发现，室外二氧化氮（NO_2）和 PM2.5 最高的社区儿童肺功能降低的可能性几乎是室外二氧化氮（NO_2）和 PM2.5 最低的社区儿童的 5 倍。重要的是，环境 NO_2 和 PM2.5 水平的降低显著减轻了肺部生长受损的风险。然而，高峰值暴露和长期低水平暴露尚未得到解决。

我国大规模人群研究（CPHS）揭示了慢阻肺流行现状，同时也对空气污染和慢阻肺之间的关系进行了深入探究。大量接触 PM2.5（年均暴露于 PM2.5 浓度在 $50\sim74\mu g/m^3$ 及 $75\mu g/m^3$ 以上）与慢阻肺患病率显著相关，是中国慢阻肺主要的危险因素之一。与中老年（40 岁及以上）人群相比，PM2.5 与慢阻肺患病率的相关性在青年（小于 40 岁）中更显著。从另一方面提示空气污染对青少年肺发育的危害可能比老年人更大。调整了年龄和性别影响后，生物燃料的使用与慢阻肺患病率有关。但对所有混杂因素进行调整后，二者之间的关系没有统计学意义。这点与其他文献报道有所不同，考虑为严重室外空气污染掩盖了生物燃料的效应。

五、年龄与性别

年龄通常被列为是慢阻肺的危险因素。目前尚不清楚健康老龄化是否导致慢阻肺，或者年龄是否反映了终生累积暴露总和。过去，大多研究报道，男性慢阻肺患病率和死亡率高于女性，但最近发达国家的数据提出，男性和女性慢阻肺患病率几乎相同，可能反映了吸烟模式的变化。尽管存在争议，但一些研究甚至表明，女性比男性更容易受到烟草烟雾影响，导致同等数量的卷烟消耗更严重。这一概念已在动物研究和人类病理学标本中得到验证，尽管有类似的烟草烟雾暴露历史，但与患有慢阻肺的男性相比，女性患有小气道疾病的负担更大。

第三节　慢性阻塞性肺疾病临床分级、药物应用进展及疗效评估

一、GOLD 临床分级

慢阻肺评估的目标是确定气流受限的程度，以及其对患者健康状态的影响、未来负性事件的风险（如急性加重，住院，死亡），以指导治疗。

为达成这一目标，慢阻肺评估应分别从以下几个方面考虑：肺通气功能异常及其严重程度；当前存在的症状及其严重程度；既往中重度急性加重的病史及未来风险；是否存在合并症。

（一）气流受限严重程度的分级

慢阻肺气流受限严重程度分级列于表 4-3-1 中。使用特定的呼吸计量分界点是为了简化而设

计的。肺通气功能测定应在至少一种充足的短效支气管舒张剂吸入之后进行，以减少变异性。

表 4-3-1 慢阻肺气流受限严重程度的分级

GOLD 分级	肺功能分级	支气管舒张剂之后 FEV$_1$
1 级	轻度	FEV$_1$≥80% 预计值
2 级	中度	50%≤FEV$_1$<80% 预计值
3 级	重度	30%≤FEV$_1$<50% 预计值
4 级	极重度	FEV$_1$<30% 预计值

值得注意的是：第一秒用力呼气容积（FEV$_1$）与症状及健康损害之间仅存在微弱的联系。因此，正式的症状评估是必要的。

（二）症状评估

在此列出最为广泛使用的两种症状量表。

学术界曾认为慢阻肺是以呼吸困难为特征的疾病。由于 mMRC（改良版英国医学研究委员会问卷，见表 4-3-2）与患者健康状态及死亡风险相关性很好，故认为类似问卷针对呼吸困难的简单评估是足够的。

表 4-3-2 mMRC 呼吸困难量表

呼吸困难严重度分级	呼吸困难严重程度	评级
0 级	剧烈运动时才会呼吸困难	
1 级	于平地快步行走或爬缓坡时出现呼吸困难	
2 级	由于呼吸困难导致平地行走比同龄人慢或需要停下来休息	
3 级	平地行走 100m 或数分钟后需要停下来喘气	
4 级	因严重呼吸困难无法离家或者穿脱衣动作会导致呼吸困难	

注：在符合你情况的那一行打钩（单选）（0～4级）。

不过，现在普遍认识到慢阻肺的影响不只呼吸困难一方面。因此，推荐使用全面的症状评估而不是单一的呼吸困难量表来进行评估。最全面的特定疾病健康状态问卷如 CRQ（慢性呼吸问卷）以及 SGRQ（圣乔治呼吸问卷）对于日常应用过于复杂，无法在常规实践中使用。但简短一些的全面量表如 CAT™（慢阻肺评估测试）以及 CCQ©（慢阻肺控制问卷）则是适合使用的。

CAT™（慢阻肺评估测试）包含了 8 项关于慢阻肺健康状态损害的一维量表。它是为全球广泛应用而发明的，并有许多语言的正确翻译版本。得分从 0 分到 40 分，与 SGRQ 密切相关，并在众多出版物中广泛记载。

（三）临界值的选择

CAT™（慢阻肺评估测试）与 SGRQ 为慢阻肺症状影响的评估提供了量化标准，但并没按指导治疗的目的将患者按症状严重程度分类。SGRQ 是记录最广泛的全面评估量表，确认慢阻肺的患者很少出现得分小于 25 分的情况，而正常人也极难出现评分高于 25 分的情况。因此，建议使用 SGRQ≥25 分作为考虑使用治疗干预包括呼吸困难在内的症状的"门槛"，特别是因为这个范围是相当于招募到试验中的患者的严重程度，这些患者为治疗建议提供了证据基础。CAT™ 对应的等效点为 10 分（表 4-3-3）。

mMRC 对应的临界点分数无法计算出来，因为一个单纯的呼吸困难分界是无法与全面症状评估分界点分数等同起来的。大多数 SGRQ 评分≥25 的患者 mMRC≥1；不过，mMRC 评分 <1 的患者可能存在一些慢阻肺的其他症状。因此，推荐使用全面症状评估，但由于 mMRC 的广泛使用，mMRC≥2 仍被采纳为区分"呼吸困难较轻"与"呼吸困难较重"的分界点。尽管如此，使用者应警惕评估其他症状也是必要的。其他一些可用的量表不再详细讨论。

（四）急性加重风险的评估

慢阻肺急性加重的定义是呼吸道症状的急性加重，并导致需附加治疗。这些事件可被分类为：轻度[仅需使短效支气管舒张剂（SABDs）]，中度（短效支气管舒张剂加抗菌药物和 / 或口服激素），重度（需住院或急诊就诊）。重度急性加重可能并发急性呼吸衰竭。一些使用 GOLD 肺功能分级系统分组患者的大型研究表明：患者之间急性加重的概率差异非常大。对于频繁急性加重（一年两次以上急性加重），最好的风险预测因子是存在既往接受治疗的事件。

另外，气流受限的恶化与急性加重率、住院率及死亡风险相关。因慢阻肺加重入院与预后不良及死亡风险有关。肺功能受损严重程度与急性加重及死亡的风险也有显著的相关性。在大量人

表 4-3-3　慢阻肺评估测试

在下面的评分中选一个最符合你现状的,并画上○								得分
范例:我很开心	0	①	2	3	4	5	我很沮丧	
我从不咳嗽							我总是咳嗽	
我一点儿痰也没有							我有很多痰	
我一点儿也没有胸闷的感觉							我有很严重的胸闷感觉	
当我在爬坡或者爬 1 层楼梯时没有喘不过气的感觉							当我在爬坡或者爬 1 层楼梯时感觉非常喘不过气来	
我在家里的任何活动都不受慢阻肺的影响							我在家里的任何活动都很受慢阻肺的影响	
尽管有肺病,我仍有信心外出							因为我有肺病,我没有信心外出	
我睡眠很好							因为有肺病我睡眠不好	
我精力旺盛							我一点儿精力都没有	

口层面,大约 20% 的 GOLD 2 级患者会经历慢阻肺频繁加重,而 GOLD 3 级、4 级的患者这一比例则明显升高。不过,仅使用 FEV_1 作为急性加重或死亡的预测因子缺乏足够的准确性(也就是变异区间大)。

(五)血嗜酸性粒细胞计数

一项针对两个临床试验的事后分析表明血嗜酸性粒细胞计数增高可能是以长效 β₂ 受体激动剂(LABA)治疗[未加吸入糖皮质激素(ICS)]的患者急性加重率的一个预测因子。更进一步,与 LABA 相比,ICS/LABA 在嗜酸性粒细胞计数增高的人群中获益更多。这些发现提示着血嗜酸性粒细胞计数是预测有急性加重病史患者的未来急性加重风险的一个生物学指标;可预估 ICS 对急性加重的预防作用。其他一些临床试验的事后分析也表明 ICS 对急性加重的预防效应与血嗜酸性粒细胞升高有关。一项关于慢阻肺大型队列研究表明血嗜酸性粒细胞计数升高与急性加重频度升高存在相关性,不过这种关联未表现在另一队列研究中。不同试验之间差异可能是由于所选患者急性加重病史及 ICS 使用情况不同而导致的。需通过前瞻性研究确定血嗜酸性粒细胞计数可预测 ICS 效应,并确定一个预计存在急性加重病史的患者未来急性加重风险升高的分界点,并确认该分界点可被应用于临床。血嗜酸性粒细胞计数增多与 ICS 在慢阻肺治疗中效应增加之间存在相关性的原因尚不明确。

(六)评估慢性合并症

患者在被诊断为慢阻肺时常合并一些重大的慢性合并症,因为慢阻肺代表的是机体(特别是老年人)对一系列常见危险因素(如老龄、吸烟、酒精、饮食情况及活动减少)刺激而出现的多种变化中的一个重要组成部分。慢阻肺本身也会有肺外(全身)效应,包括体重下降、营养不良和骨骼肌功能障碍。骨骼肌功能障碍特征是少肌症(肌细胞丢失)和残余细胞功能异常。其病因是多因素的(如活动减少、饮食不佳、炎症和低氧血症),可参与导致慢阻肺患者活动耐量下降及健康状态不良。值得重视的是,骨骼肌功能障碍是引起活动耐量下降的一个可矫正的因素。

常见的合并症包括心血管疾病,骨骼肌功能障碍,代谢综合征,骨质疏松,焦虑和肺癌。慢阻肺的存在可增加许多疾病的患病风险,这在慢阻肺与肺癌的关系中表现得异常显著。尚不清楚这种联系到底是由于共同危险因素(如吸烟),还是易感基因,亦或是致癌物质清除受损。

合并症可发生于轻度、中度、重度气流受限的慢阻肺患者中,对死亡率和住院率有独立的影响作用,应被针对性治疗。因此,对慢阻肺患者应常规排查合并症,并给予合理治疗。关于慢阻肺患者合并症的诊断、严重程度评估及管理的推荐与其他患者是相同的。

(七)慢阻肺综合评估

将患者的症状评估与患者的肺功能分级和 /

或急性加重风险结合起来,才能充分了解慢阻肺对患者影响。原来评估是基于简单的肺功能分级系统,2011 年 GOLD 更新的"ABCD"评估工具是由此向前发展的一个主要进步,因为它融入了患者报告的结局并强调了在慢阻肺管理中预防急性加重的重要性。但是,它也存在一些局限。首先,相较于肺功能分级系统,在预测死亡及其他一些重要的健康事件方面,ABCD 系统并无优势。其次,D 组的产生由两个参数影响:肺功能和/或急性加重病史,由此可能造成困惑。为处理这一点及其他一些关注点(同时保持一致性及临床医生使用的简单性),提出了将肺功能分级与 ABCD 分组分离开的改进方案(图 4-3-1)。根据一些治疗建议,ABCD 分组将仅由患者症状及其急性加重病史确定。另一方面,与患者症状及其中、重度急性加重病史结合起来,肺功能测定对诊断、预后及其他治疗方案上的考虑,地位仍是非常重要的。在新评估计划中,患者应行肺功能测定以确定气流受限程度(也就是肺功能分级),并以 mMRC 进行呼吸困难评估或使用 CAT 进行症状评估。最后,记录其中度、中度急性加重(包括入院)病史。对症状少(mMRC 0～1 或 CAT<10)急性加重少(0 或 1 次未导致住院)定义为 A 组;对症状多(mMRC≥2 或 CAT≥10)急性加重少(0 或 1 次未导致住院)定义为 B 组;对症状少(mMRC 0～1 或 CAT<10)急性加重风险高(≥2 次或至少有 1 次住院)定义为 C 组;对于症状多(mMRC≥2 或 CAT≥10)急性加重风险高

(≥2 次或至少有 1 次住院)定义为 D 组患者。

等级反映气流受限严重性(肺功能分级 1～4 级),字母反映症状负担及可用于指导治疗的急性加重风险。FEV₁ 在人口(大范围的人群)层面上,是反映如死亡率、住院的重要预付因子,也是考虑非药物治疗(如肺减容术、肺移植)的一个重要参数。不过,值得重视的是,在个体水平上,FEV₁ 失去了精确性,因此不能单独用来决定所有治疗选项。甚至,在一些情况下,如在住院或急诊就诊期间,允许临床医师仅根据修订版 ABCD 评估方案启动初始治疗,而可以不参考肺功能测定。这套评估方法承认 FEV₁ 在患者个体治疗中指导治疗的局限性,并强调慢阻肺治疗中,症状及急性加重风险的指导意义;气流受限与临床参数的分离使得被评估和排列的内容更加清晰明了;有助于为患者提供更准确的治疗建议。

(八)α-1 抗胰蛋白酶缺乏

WHO 建议所有诊断了慢阻肺的患者均应进行 α-1 抗胰蛋白酶缺乏(AATD)筛查,特别是在高发地区。尽管经典 AATD 通常是全小叶肺气肿的年轻患者(<45 岁),但近来认识到由于诊断延误导致一些 AATD 患者在年龄较大时才被发现,这时他们的肺气肿分布更为典型(小叶中央型肺气肿)。低浓度(小于正常值 20%)高度提示纯合子性缺乏[11]。家庭成员应接受筛查,并与患者一起至专科中心接受建议及管理。

(九)进一步检查

1. 影像 胸部 X 线检查虽然对诊断没有帮

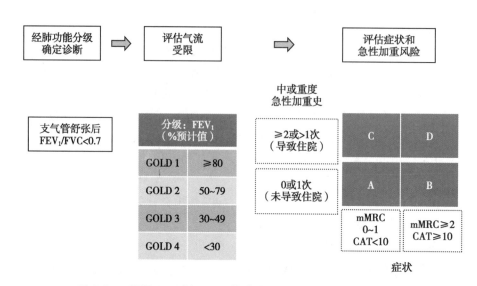

图 4-3-1 根据 2019 版 GOLD 指南改良的慢阻肺 ABCD 评估工具

助，但对排除其他疾病及确诊重大合并症（如肺纤维化、支气管扩张、胸膜疾病等呼吸性疾病，脊椎后凸等运动系统疾病以及心脏肥大等心脏疾病）存在优势。与慢阻肺相关的 X 线改变为肺过度充气征（膈肌低平、胸骨后气体空间增大），肺透光度增加，血管纹理迅速变细。胸部高分辨 CT 对辨别小叶中心型肺气肿和全小叶型肺气肿以及确定肺大疱的大小和数量有较高的敏感度和特异度，还有助于慢阻肺的早期诊断和表型评估。当存在合并症时，CT 扫描对于鉴别诊断是有帮助的。另外，若拟行肺减容术之类的手术治疗，或考虑行非手术肺减容治疗，则必须行 CT 扫描，因肺气肿分布是判断是否适合手术的最重要因素，评估肺移植亦须行 CT 扫描。

2. 肺容量和弥散功能　慢阻肺患者从疾病早期就表现出气体陷闭（残气容量上升），随着气流受限加重而出现静息过度充气（肺容量上升）。这些变化可被体描仪或氦稀释肺容量测定（精确度较差）发现。此检查可协助对慢阻肺严重程度进行分级，但并非患者管理的关键。弥散功能测定可提示慢阻肺在功能上的影响，适用于呼吸困难严重程度与气流受限不成比例的患者。

3. 血氧测定与血气分析　脉氧仪可用于评估动脉血氧饱和，并评估氧疗的必要性。对所有存在提示呼吸衰竭或右心衰的患者均应行脉氧测量。若外周血氧饱和 <92%，则应行动脉血气分析。

4. 运动耐量和体力活动评估　运动耐量损害测定（由自主步行距离的减少值或通过实验室内增强运动测试而测量出来）是健康受损程度的提示指标，也是判定预后的强预测因子。

二、药物应用进展及对疗效的评估

药物治疗可减轻慢阻肺症状，降低急性加重频率、减轻急性加重严重程度，提高健康状况及运动耐量。所以应根据症状严重程度、急性加重风险、药物副作用、合并症、易得性及价格、治疗反应、偏好及使用分装器的能力，个体化选择适当的药物组合。应定期评估患者的吸入功能，在药物治疗基础上，戒烟仍是关键，药物治疗及尼古丁替代能可靠提高长期戒烟率。电子烟不仅无法起到戒烟的作用，对健康也是有危害的，已被

纳入国家法律法规中予以管控。此外还可以进行预防接种，应用流感疫苗、肺炎疫苗降低下呼吸道感染的风险。

（一）戒烟药物治疗

尼古丁替代产品（尼古丁口香糖，吸入剂，鼻喷雾剂，透皮贴，舌下含片，锭剂）可提高长期戒烟率，作用明显强于安慰剂。尼古丁替代治疗禁忌证包括近期心肌梗死、脑卒中。其中，急性冠脉综合征（ACS）是否是禁忌尚不明确，现有证据表明治疗应在冠脉事件两周后开展。持续咀嚼尼古丁口香糖会导致唾液分泌，从而导致尼古丁被吞下而不是从口腔黏膜吸收，最终导致吸收不良，并有可能引起恶心。酸性饮料，特别是咖啡、果汁和软饮料，均影响尼古丁吸收。

药物（瓦仑尼克林、安非他酮、去甲替林）可提高长期戒烟率，但应被作为一种补充干预措施，而不是单独戒烟措施。降压药可乐定的作用被其副作用所限。

（二）疫苗

1. 流行性感冒疫苗（流感疫苗）　流感疫苗可降低慢阻肺患者感染率（如需住院治疗的下呼吸道感染）和死亡率。只有少数研究评估了急性加重情况：与安慰剂相比，接种疫苗群体发生急性加重次数明显减少。推荐使用包含灭毒或灭活病毒体的疫苗，因为它们对老年患者更有效。人口水平研究表明，慢阻肺患者，接种流感疫苗的许多年内，缺血性心脏病的发病风险降低，不良反应发生往往是轻微并短暂的。对慢阻肺患者，尤其是 >65 岁的患者，推荐每年接种流感疫苗。

2. 肺炎球菌疫苗　肺炎球菌疫苗（PCV13 和 PPSV23）推荐用于所有 ≥65 岁的人群（表 4-3-4）。23 价肺炎球菌多糖疫苗[23 价肺炎球菌多糖疫苗（PPSV23）]还被推荐用于合并有重大心肺疾病的慢阻肺患者。专门针对 PPSV 和 PCV 对慢阻肺患者作用的研究较少且互相矛盾。一个纳入 7 个研究的系统性回顾分析显示肺炎及急性加重发生率均下降，但未达统计学意义。PPSV23 降低 65 岁以下[FEV_1 <40 预计值或存在合并症（特别是心脏疾病）]慢阻肺患者社区获得性肺炎发病率。在慢阻肺患者注射疫苗后两年内，相较于 PPSV23，PCV13 表现出更高或至少相同的免疫原性。一项大型 RCT 显示在年龄 ≥65 岁的成年

人中，PCV13 对预防疫苗同型病原所致社区获得性肺炎及疫苗同型病原所致侵袭性肺炎球菌病有明显预防作用（发病率分别降低 45% 及 75%），且作用可维持 4 年。我国相关指南也推荐 60 岁及以上或存在有包括慢阻肺在内的肺炎链球菌感染高危因素的人群接种 PPSV23，每 5 年接种肺炎球菌疫苗[12]。

表 4-3-4　稳定期慢阻肺疫苗接种推荐

证据水平	稳定期慢阻肺疫苗接种预后	推荐级别
I	流感疫苗降低慢阻肺患者疾病的严重程度和死亡率	B 级证据
II	23 价肺炎球菌多糖疫苗（PPSV23）降低 65 岁以下 $FEV_1 < 40\%$ 预计值或存在合并症的慢阻肺患者社区获得性肺炎的发病率	B 级证据
III	在大于 60 岁的普通人群中，13 价肺炎联合疫苗（PCV13）对减少肺部感染和侵袭性肺炎球菌病有显著作用	B 级证据

（三）药物治疗概述

慢阻肺药物治疗目的是改善症状，降低急性加重的频率及严重程度，改善运动耐量及健康状况。目前为止，没有确切临床证据表明现有的任何药物可改变肺功能的长期下降趋势。长效支气管舒张剂和 / 或 ICS 在这方面效应尚需专门设计的试验确证。慢阻肺常用药物分类列于表 4-3-5，药物种类选择取决于易得性、药物价格及治疗效应与副作用的平衡。由于每个患者症状、气流受限和急性加重严重程度之间的关系各不相同，治疗应个体化。

1. **支气管舒张剂**　支气管舒张剂是增加 FEV_1 和改变其他呼吸参数的药物。它们通过改变气道平滑肌张力而发挥作用，呼气流速的改善反映的是气道扩张而不是肺弹性回缩力的改变。支气管舒张剂有减少静息和运动时动态过度充气并提升运动能力的倾向。这些改变程度不易通过 FEV_1 测定值的改善程度来预测，特别是在重度和极重度慢阻肺患者中。

所有类别支气管舒张剂的剂量 - 反应曲线（FEV_1 变化）都相对平坦。将 β_2 受体激动剂或胆碱能受体拮抗剂的用量增大一个数量级（特别是用过雾化器给药），对急性发作患者可改善其主观症状，但对稳定期患者则并不一定有用。慢阻肺患者中，支气管舒张剂常是规律使用以预防或减轻症状，其毒性也与剂量相关的。通常不推荐规律使用短效支气管扩张剂。

表 4-3-5　慢阻肺常用维持治疗药物

药物	吸入剂 /mcg	雾化溶液 /（mg/ml）	口服	注射剂	作用持续时间 /h
β_2 受体激动剂					
短效					
左旋沙丁胺酸	45～90（MDI）	0.1，0.21，0.25，0.42			6～8
沙丁胺醇	90，100，200（MDI & DPI）	1，2，2.5，5	2，4，5mg（pill）8mg（缓释片）0.024/0.4mg（糖浆）	0.1，0.5mg	4～6，12（缓释）
特布他林	90，100，200（MDI & DPI）		2.5，5mg（片）	0.2，0.25，1mg	4～6
长效					
阿福特罗		0.007 5			12
福莫特罗	4.5～9（DPI）				12
茚达特罗	75～300（DPI）				24
奥达特罗	2.5，5（SMI）				24
沙美特罗	25～50（MDI & DPI）				12

续表

药物	吸入剂 /mcg	雾化溶液 /（mg/ml）	口服	注射剂	作用持续时间 /h
抗胆碱药					
短效					
异丙托溴铵	20，40（MDI）	0.2			6～8
氧托溴铵	100（MDI）				7～9
长效					
阿地溴铵	400（DPI），400（MDI）				12
格隆溴铵	15.6 & 50（DPI）				12～24
噻托溴铵	18（DPI），2.5 & 5（SMI）		1mg（溶液）	0.2mg	12～24
芜地溴铵	62.5（DPI）				24
短效 β₂ 受体激动剂与胆碱受体拮抗剂的组合制剂					
福仑特罗 / 异丙托溴铵	50/20（SMI）	1.25，0.5mg 4ml			6～8
沙丁胺醇 / 异丙托溴铵	100/20（SMI），75/15（MDI）	0.5，2.5mg 3ml			6～8
LABA+LAMA					
福莫特罗 / 阿地溴铵	12/400（DPI）				12
福莫特罗 / 格隆溴铵	9.6/18（MDI）				12
茚达特罗 / 格隆溴铵	27.5/15.6 & 110/50（DPI）				12～24
维兰特罗 / 芜地溴铵	25/62.5（DPI）				24
格隆溴铵 / 福莫特罗	4.8/9（MDI）				
奥达特罗 / 噻托溴铵	5/5（SMI）				24
甲黄嘌呤类					
氨茶碱		105mg/ml（溶液）		250，500mg	不定，最长 24h
茶碱（SR）			100～600mg（片）	250，400，500mg	不定，最长 24h
LABA+ICS					
福莫特罗 / 倍氯米松	5/100（MDI）				
福莫特罗 / 布地奈德	4.5/160（MDI），4.5/80（MDI），9/320（DPI），9/160（MDI）				
福莫特罗 / 莫米松	10/200，10/400（MDI）				
沙美特罗 / 氟替卡松	5/100，500/250，5/500（DPI），21/45，21/115，21/230（MDI）				
维兰特罗 / 氟替卡松	25/100（DPI）				
磷酸二酯酶 -4 抑制剂					
罗氟司特			500mg（片）		

注：MDI = 定量吸入器；DPI = 干粉吸入器；SMI = 软雾吸入器。

表中空白格表示该药物不存在相应剂型。

2. β₂ 受体激动剂 β₂ 受体激动剂的主要作用是通过激动 β₂ 受体，增加 cAMP 以松弛气道平滑肌，从而对抗支气管收缩。现有短效 β₂ 受体激动剂（SABA）与长效 β₂ 受体激动剂（LABA）。SABA 的作用持续 4~6 小时，规律和按需使用 SABA 可改善 FEV_1 及症状。与传统支气管舒张剂相比，左旋沙丁胺醇在单剂按需使用时并未表现出优势。LABA 作用可持续 12 小时或以上，并能收获与按需使用 SABA 相同的益处。

福莫特罗和沙美特罗是一天两次给药的 LABA，可显著提高 FEV_1 及肺容量，改善呼吸困难及健康状态，降低急性加重率及住院次数，但是对死亡率及肺功能持续下降没有作用。茚达特罗一天给药一次，可改善呼吸困难及健康状态，降低急性加重率。一些患者在吸入茚达特罗时会咳嗽，奥达特罗和维兰特罗是另外两种 LABA，可改善肺功能及症状。

不良反应：激动 β₂ 受体可导致静息状态窦性心动过速，有诱发易感人群心律失常的潜在可能。在一些使用高剂量 β₂ 受体激动剂的老年患者中，不论给药途径如何，都会引发躯体震颤的加剧。尽管可能出现低钾血症（特别是联合使用噻嗪类利尿剂时），慢性心衰患者静息氧耗也可能增加，但这些反应会随时间推移而减弱（存在快速耐受性）。使用 SABA 或 LABA 都可能引起血氧分压轻微下降，但这些改变的临床意义尚不明确。β₂ 受体激动剂与慢阻肺患者肺功能下降及死亡率增加没有关联（尽管在哮喘患者中有相关性）。

3. 抗胆碱药 抗胆碱药可阻断乙酰胆碱对表达于气道平滑肌上的 M_1 和 M_3 受体的支气管收缩作用。短效抗胆碱药（SAMA），如异丙托溴铵、氧托溴铵，还可阻断抑制性神经受体 M_2，可导致迷走神经介导的支气管痉挛。长效抗胆碱药（LAMA），如噻托溴铵、阿地溴铵、格隆溴铵、芜地溴铵，与 M_3 受体结合更持久，且更快与 M_2 受体分离，故其支气管扩张效应更持久。

一项 RCTs 的系统综述得出以下结论：在改善肺功能、健康状况及口服激素方面，异丙托溴铵单独使用相较 SABA 稍有优势。LAMA 中，有些用药一天一次（噻托溴铵和芜地溴铵），有些一天两次（阿地溴铵），有些在部分国家被批准为一天一次、另一些国家则是一天两次（格隆溴铵）。

LAMA（噻托溴铵）治疗可改善症状及健康状况，也可增加呼吸康复治疗的有效性，减少急性加重及相关住院。另外，与 LABA 相比，LAMA 在降低急性加重率及住院率方面更具优势。在一项包括 5 993 名用药患者长期临床试验中，在标准治疗方案上增加噻托溴铵也无法延缓肺功能下降。

不良反应：吸入性抗胆碱药吸收很少，所以其类似阿托品的全身不良反应较少。在一个很大范围内的剂量与临床条件中，此类药物大量使用被证实是非常安全的，主要副作用是口干；一部分使用异丙托溴铵的患者报告有苦涩的金属味道。尽管偶有尿道症状报道，但没有数据表明两者存在因果关系。

4. 甲基黄嘌呤类（如茶碱） 黄嘌呤衍生物的确切作用尚存争议。它们可能作为一种非选择性的磷酸二酯酶抑制剂发挥作用。茶碱是最常用的甲基黄嘌呤类药物，是由细胞色素 P450 混合氧化酶代谢。药物清除速度随年龄增长而下降。许多其他的生理参数及药物都可影响茶碱代谢。有报道观察到用茶碱治疗的患者呼吸肌功能加强，但究竟这只是气流陷闭减轻的反应还是直接对呼吸肌产生的作用尚不明确。所有显示茶碱对用药治疗有效的试验都是用缓释制剂。有证据表明与安慰剂相比，茶碱对稳定期用药患者存在适度的支气管扩张作用。在沙美特罗基础上增加茶碱相对于单独使用沙美特罗能更好地提高 FEV_1 并改善呼吸困难。关于低剂量茶碱与急性加重发生率之间的关系的证据很少，且相互矛盾。

不良反应：茶碱毒性是剂量相关的，并且治疗窗很小，多数治疗益处出现在接近中毒剂量的情况下。甲黄嘌呤是非选择性的磷酸二酯酶抑制剂，故可理解为具有广泛毒性反应。不良反应包括房性或室性（可能是致命的）心律失常以及癫痫大发作（不论是否有癫痫病史）。其他一些反应包括头痛、失眠、恶心和烧心。这些反应可于血清茶碱浓度在治疗浓度范围内时发生。这类药物还可以与包括洋地黄、香豆素等常用药物发生相互作用。与其他支气管舒张剂不同的是，黄嘌呤衍生物容易出现药物过量。

5. 联合支气管舒张剂治疗 与增加单一用药的剂量相比，作用机制及时间不同的支气管舒张剂的联合使用可提高支气管扩张作用并降低副作用风险。SABAs 与 SAMAs 的组合在改善肺功能及症状方面优于任何一种单一组分。联合使用各自分装于吸入装置中的 LABA 和 LAMA 比其中任何一种成分对 FEV_1 影响更大。与安慰剂相比，这些组合可改善肺功能，其改善程度持续高于单一长效支气管舒张剂，但低于两种组分单独使用时的预期改善程度之和。

6. 抗炎药物 迄今为止，急性加重（如急性加重频率）是评估抗炎药物疗效的主要相关终点。

7. 吸入糖皮质激素（ICS） 体外实验表明用药相关炎症对激素反应有限。不过，包括 β_2 受体激动剂、茶碱和大环内酯类在内的一些药物可以提高激素敏感性。这种作用的临床相关性尚未完全确认。体内实验的数据表明，ICS 的剂量-反应关系及其长期使用（>3 年）的安全性尚不明确，并需进一步调查。大多研究发现单独规律使用 ICS 不能改变慢阻肺患者 FEV_1 长期下降趋势或死亡率，因此，不推荐对稳定期慢阻肺患者使用单一 ICS 治疗。对伴有急性加重或中-极重度的用药患者，ICS 联合 LABA 对改善肺功能及健康状况以及减少急性加重比其单一组分更有效。以全因死亡作为终点事件的临床研究显示联合治疗对生存具有统计学意义的影响。

8. 三联吸入治疗 多种不同的治疗方案都可能出现 ICS+LABA+LAMA 的三联治疗，在 LABA/ICS 基础上增加 LAMA 可改善肺功能及患者自诉疗效，特别是急性加重风险。一项 RCT 显示在 LAMA+LABA 基础上增加 ICS 没有益处。一项双盲 RCT 报道，对 FEV_1 低于 50%，有急性加重病史且有症状的慢阻肺患者，超精密固定剂量三联治疗较噻托溴铵有更多益处。另一项双盲 RCT 单一装置的三联治疗对慢阻肺（重度）比 ICS/LABA 更有益处。目前已在我国上市的有氟替美维吸入粉雾剂和布地格福吸入气雾剂。

9. 口服糖皮质激素 口服糖皮质激素有许多副作用，包括可能导致肌肉无力、功能下降、严重慢阻肺患者呼吸衰竭的骨骼肌病。住院或急诊对急性加重期使用全身激素可降低治疗失败率、复发率，并改善肺功能及呼吸困难。与之对应的是，前瞻性研究表明，长期口服糖皮质激素对慢阻肺的作用是有限的。因此，尽管口服糖皮质激素在急性加重期的管理具有重要作用，但对于慢

性期日常治疗却没有作用，因为疗效不足以对抗高发生率的全身并发症。

10. 磷酸二酯酶 4（PDE4）抑制剂 PDE4 抑制剂的主要作用是通过抑制细胞内 cAMP 的降解来发挥抗炎作用。罗氟司特是一天一次，没有直接支气管扩张作用的口服药物。罗氟司特可减少慢性支气管炎、重度-极重度慢阻肺、有急性加重病史患者需全身激素治疗的发生率。在长效支气管舒张剂基础上增加罗氟司特也可获得肺功能改善，对固定剂量 ICS/LABA 控制不佳的患者，罗氟司特也有改善肺功能的作用。罗氟司特的作用在有一次因急性加重入院病史的患者更为有效。

11. 抗生素 早期研究认为预防性持续使用抗生素对慢阻肺患者急性加重的频率没有影响。一项为期 5 年，在冬季使用药物预防性治疗的研究也没发现益处。不过，近期研究表明，一些抗菌药物的规律使用可能会降低急性加重率。

与常规治疗相比，对易于出现急性加重的患者，1 年内规律使用阿奇霉素（250mg 1 次/d 或 500mg 3 次/d）或红霉素（500mg，2 次/d）可减少急性加重风险。但未戒烟患者获益较少，且没有一年以上研究证据表明长期使用阿奇霉素治疗慢阻肺的安全性和有效性。

12. 黏痰溶解剂和抗氧化剂 对于没有使用 ICS 的慢阻肺患者，规律使用黏痰溶解剂如羧甲司坦和 N-乙酰半胱氨酸可能降低急性加重并改善健康状况。

13. 其他可抗炎的药物 两项慢阻肺患者中开展免疫调节剂作用的 RCT 研究报道了急性加重频率及严重程度下降。但对已接受推荐的慢阻肺维持治疗人群，尚需进一步研究以确定长期效应。奈多罗米和白三烯调节剂对慢阻肺患者的试验尚不充分。没有证据表明中-重度慢阻肺患者使用英夫利昔单抗有益，反而可能有害。没有证据表明无选择性地补充维生素 D 对预防急性加重存在有益影响。

14. 增加 α_1 抗胰蛋白酶治疗 由于 AATD 是罕见病，目前尚没有用常规呼吸计量指标量化有效性的正式临床试验。不过，有大量观察性研究表明与未治疗的患者相比，治疗组肺功能测定恶化进程变慢。

15. 抗病毒药物　慢阻肺患者抗病毒治疗的作用尚不确定。

16. 血管扩张剂　对存在严重/不成比例的肺动脉高压的慢阻肺患者，血管扩张剂并未得到恰当的评估。吸入 NO 可导致血气交换障碍加重，故而在稳定期慢阻肺患者中存在禁忌。研究发现西地那非无助于慢阻肺康复，并引起肺动脉压力中等程度升高。对合并轻度肺动脉高压的慢阻肺患者，他达那非也不能改善运动能力及健康状况。

第四节　慢性阻塞性肺疾病急性加重期的治疗

慢阻肺由于患病人数多、死亡率高、社会经济负担重，已成为一个重要的公共卫生问题。慢阻肺居全球死亡原因第 3 位，在我国慢阻肺同样是严重危害人体健康的重要慢性呼吸系统疾病。因此，目前慢阻肺的治疗应该得到更多的重视，同时强调慢阻肺治疗的规范性与及时性。针对急性加重期的治疗主要包括确定急性加重的原因、诊断和严重程度评估、院外治疗和住院治疗 4 个大方面。

一、确定急性加重的原因

引起急性加重的最常见原因是气管支气管感染（主要是细菌及病毒感染）、稳定期的不规律用药，当然，环境理化因素改变也起着不可忽视的作用，但仍有 1/3 患者加重的病因难以确定。需注意的是肺炎、胸腔积液、心律失常、充血性心衰及肺栓塞等均会导致与慢阻肺急性加重相似的临床症状，在明确病因的同时应注意加以鉴别。

二、急性加重的诊断和严重程度评估

慢阻肺急性加重的诊断与严重程度评估应主要从患者加重前的病史、症状、体征、肺功能测定、动脉血气检测和其他实验室检查指标进行比较来进行。本次加重期肺功能和动脉血气分析结果与既往对比可提供更为重要的信息。上述指标的急性改变较其绝对值更有诊断及评估的参考意义。对重度慢阻肺患者，除上述指标外，还应时刻密切关注其精神状态，神志变化是病情恶化和危重的指标，一旦出现需要及时送医院救治。

三、院外治疗

慢阻肺加重早期，病情较轻的患者可在院外治疗，但需注意病情变化，病情加重时需及时送医。院外有效治疗包括在确保过去规律用药的前提下增加短效支气管扩张药的吸入频率和剂量，必要时联合应用 2 种或 2 种以上支气管扩张药。对吸入困难或呼吸困难较为严重者可选择雾化吸入。糖皮质激素应用也可缩短门诊急性加重患者的症状持续时间，并改善肺功能，一般选择口服糖皮质激素，泼尼松龙，30～40mg/d，连用 7～10 天。也可糖皮质激素联合长效 β_2 受体激动剂雾化吸入治疗。同时密切关注症状改变，出现呼吸困难、痰量增加及脓性痰时，应及时加入抗生素治疗，药物应根据当地常见病原菌类型及耐药流行情况或配合药敏试验结果选择敏感抗生素。主要病原体为流感嗜血杆菌、肺炎链球菌、卡他莫拉菌、肺炎克雷伯菌、病毒等。但目前对较轻症状的慢阻肺急性加重抗生素的使用仍是一个存在争议的话题，也有专家指出降钙素原可用于指导抗生素的使用，其可在一定程度上减少不必要的抗生素应用，同时也不会增加治疗失败、再入院、ICU 入院、住院时间和死亡率的风险。

四、住院治疗

慢阻肺急性加重病情严重者需住院治疗。标准如下：①症状显著加剧，如突然出现的静息状况下呼吸困难；②出现新的体征或原有体征加剧（如发绀、外周水肿）；③新近发生的心律失常；④有严重的伴随疾病；⑤初始治疗方案失败；⑥高龄患者的急性加重；⑦诊断不明确；⑧院外治疗条件欠佳或治疗不力。标准住院日为 10～21 天。

住院治疗的治疗方案主要包括评估病情的严重程度、控制性氧疗、抗生素、支气管舒张剂、糖皮质激素（简称激素）、机械通气及其他支持治疗等 7 个方面。其中激素和机械通气的应用是治疗的热点和难点。

（一）病情评估

根据患者症状、体征、血气分析、肺功能、X 线胸片等评估病情的严重程度。

（二）控制性氧疗

低流量氧疗是慢阻肺加重期住院患者的基

础治疗。一般采用鼻导管及文丘里（Venturi）面罩的方式，必要时采用无创人工通气。无严重合并症的患者氧疗后较容易达到满意的氧合水平（$PaO_2 > 60mmHg$ 或 $SaO_2 > 90\%$），但氧疗 30min 后应复查血气以判断是否达到满意的氧合水平，同时也可更好地避免高碳酸血症发生。

（三）抗生素

下呼吸道细菌感染是慢阻肺急性加重（acute exacerbation of chronic obstructive pulmonary disease, AECOPD）的最主要诱因，抗菌药物能减少呼吸道内细菌负荷，避免发展为肺炎；预防病毒感染继发细菌性感染；根除病原菌或降低病原菌负荷，打破感染恶性循环，使呼吸道免于进一步损伤，减少复发次数；减少慢阻肺急性加重期治疗的总体费用。虽然目前关于慢阻肺急性加重期是否应用抗生素及如何规范有效的应用抗生素治疗尚有争议，大部分试验结果均表明在急性加重期应用抗生素，能明显改善患者症状，延长缓解时间，减少住院次数，改善预后，所以了解和掌握慢阻肺急性加重（AECOPD）抗生素的合理应用是控制慢阻肺、节约医疗资源、避免滥用抗生素的关键。

慢阻肺急性加重多由细菌感染诱发，在未获得病原学结果前，可根据细菌的分层情况结合当地区常见致病菌类型及耐药流行趋势和药物敏情况尽早选择敏感抗生素。通常慢阻肺Ⅰ级轻度或Ⅱ级中度患者加重时，主要致病菌多为肺炎链球菌、流感嗜血杆菌及卡他莫拉菌。对于此类轻度或中度慢阻肺急性加重的患者可选用：青霉素、β-内酰胺/β-内酰胺酶抑制剂（氨苄西林、阿莫西林/克拉维酸）、大环内酯类（阿奇霉素、克拉霉素、罗红霉素）、第一代或第二代头孢菌素（多西环素、左氧氟沙星等）。当患者属于Ⅲ级（重度）及Ⅳ级（极重度）慢阻肺急性加重时，除以上常见细菌外，尚可有肠杆菌科细菌、铜绿假单胞菌及耐甲氧西林金黄色葡萄球菌。此时对此类中度或极重度慢阻肺急性加重无铜绿假单胞菌感染危险因素的患者可选用：β-内酰胺/β-内酰胺酶抑制剂、第二代或第三代头孢菌素、氟喹诺酮（左氧氟沙星、莫西沙星、加替沙星）。若并有铜绿假单胞菌感染危险因素的患者可选用：有抗铜绿假单胞菌活性的 β-内酰胺类抗菌药物，如头孢他啶、头孢哌酮/舒巴坦、哌拉西林/他唑巴坦、亚胺培南、美罗培南等，也可联合氨基糖苷类、氟喹诺酮类（环丙沙星等）。综上，慢阻肺急性加重期对感染的治疗要根据细菌可能的分布采用适当的抗菌药物。同时保证抗菌治疗应尽可能将细菌负荷降低到最低水平，以延长急性加重的间隔时间。长期应用广谱抗生素和糖皮质激素易继发深部真菌感染，应密切观察真菌感染的临床征象并采用防治真菌感染措施。抗生素的使用疗程一般情况下 3～7 天（铜绿假单胞菌感染疗程 2 周），根据病情需要可适当延长。在治疗后 3～5 天评价疗效，如果疗效不佳，应及时明确病原菌并更换抗菌药物，积极寻找 AECOPD 的其他可能病因。如果必须静脉用药，建议当临床情况稳定后，转换成口服。在我国，由于抗生素使用仍欠规范，目前治疗疗程往往偏长。

（四）支气管舒张剂

短效 β_2 受体激动剂较适用于慢阻肺急性加重期的治疗。若效果不显著，建议加用抗胆碱药（异丙托溴铵、噻托溴铵等）。对于较为严重的慢阻肺加重者，可考虑静脉滴注茶碱类药物，同时密切监测血清茶碱浓度以及时评估疗效并避免不良反应的发生。β_2 受体激动剂、抗胆碱药及茶碱类药物联合应用也可获得更大的支气管舒张作用。

（五）糖皮质激素

研究表明，AECOPD 患者全身应用糖皮质激素可缩短康复时间，改善肺功能和氧合，降低早期反复和治疗失败的风险，缩短住院时间。但同时也会有诸多不良反应，各种临床试验中报道的不良反应就包括癫痫发作、失眠、体重增加、焦虑、高血糖、抑郁状态等。因此 AECOPD 患者是否应该使用、应该如何正确规范使用激素一直存在争议，但近几年来国内外已经初步达成共识。慢阻肺加重期住院患者宜在应用支气管舒张剂基础上，口服或静脉滴注糖皮质激素，因剂量越大发生不良反应的概率越大，因此使用时激素的剂量要权衡疗效及安全性，最新 GOLD 指南推荐泼尼松 40mg/d，疗程 5 天，口服与静脉应用疗效基本一致。同时 2018 年慢性阻塞性肺疾病基层诊疗指南提示：泼尼松 30～40mg，疗程 5～7 天，或者雾化 ICS。总的来说，目前对于 AECOPD 治疗过程中糖皮质激素的应用已初步达成共识，且治疗方案稳步应用于临床。值得注意的是，延长给药时间不能增加疗效，反而会使不良反应增加（例如高血糖、肌肉萎缩等）。

（六）机械通气

机械通气治疗包括无创机械通气和有创机械通气两种，无论是无创或有创方式都只是一种生命支持方式，其主要目的是改善患者的氧合、纠正 CO_2 的潴留、减轻呼吸肌疲劳、减轻患者症状，进而降低患者的死亡率。即在此条件下，通过药物治疗消除慢阻肺加重的原因使急性呼吸衰竭得到逆转。

1. 无创机械通气 慢阻肺急性加重期患者应用无创机械通气（NPPV）可降低 $PaCO_2$，减轻呼吸困难，从而减少气管插管和有创呼吸机的使用，缩短住院天数，降低患者病死率。使用 NPPV 要注意掌握合理的操作方法，提高患者依从性，避免漏气，采用从低压力开始逐渐增加辅助吸气压的方法，提高 NPPV 的效果。其应用指征如下：中至重度呼吸困难，伴辅助呼吸肌参与呼吸并出现胸腹矛盾运动；中至重度酸中毒（pH < 7.30 ~ 7.35）及高碳酸血症（$PaCO_2$ 45 ~ 60mmHg）；呼吸 > 25/min。排除标准：呼吸抑制或呼吸停止；心血管功能不稳定（低血压、心律失常、心肌梗死）；嗜睡、神志障碍、不能配合的患者；严重心血管并发症（低血压、休克、心力衰竭）；易误吸者；痰液黏稠和气道内有大量分泌物；近期颌面部手术或胃食管手术；头面部外伤，鼻咽部异常；极度肥胖及严重胃肠胀气。

2. 有创机械通气 在积极药物和 NPPV 治疗后，患者呼吸衰竭仍进行性恶化，出现危及生命的酸碱失衡和 / 或神志改变时宜用有创机械通气治疗。病情好转后，根据情况可采用无创机械通气进行序贯治疗。在决定终末期慢阻肺患者是否使用机械通气时还需充分考虑到病情好转的可能性，患者自身及家属的意愿以及强化治疗的条件是否允许。其应用指征为：重度呼吸困难，伴辅助呼吸肌参与呼吸并出现胸腹矛盾运动；呼吸 > 35/min；威胁生命的低氧血症[PaO_2 < 40mmHg 或氧合指数（PaO_2/FiO_2）< 200mmHg]；重度酸中毒（pH < 7.25）及高碳酸血症（$PaCO_2$ > 60mmHg）；呼吸抑制或停止；嗜睡、神志障碍；严重心血管并发症（低血压、休克、心力衰竭）；其他严重并发症

（代谢紊乱、脓毒血症、肺炎、肺栓塞、气压伤、大量胸腔积液）；NPPV 治疗失败或存在 NPPV 的排除指征。

使用最广泛的 3 种通气模式包括辅助控制通气（A-CMV），压力支持通气（PSV）及同步间歇强制通气（SIMV）与 PSV 联合模式（SIMV + PSV）。因慢阻肺患者广泛存在内源性呼气末正压（PEEPi），为减少因 PEEPi 所致吸气功耗增加和人机不协调，可常规加用一适度水平（为 PEEPi 的 70% ~ 80%）的外源性呼气末正压（PEEP）。慢阻肺的撤机可能会遇到困难，需设计和实施一周密方案。NPPV 已被用于帮助早期脱机并初步取得了良好的效果。

（七）其他

约有半数慢阻肺住院患者体重低于理想体重 90%，而且大多有全身肌肉消耗（尤其是膈肌）。目前认为低体重和肌肉消耗与慢阻肺病死率增高和临床一般情况恶化有关，而针对低体重的有效治疗措施有助于改善生存率。因此，应加强营养支持、补充微量元素、密切监护；合理补充液体和电解质以维持机体水、电解质平衡；祛痰：对气道黏稠分泌物较多的患者，可以给予祛痰药，如盐酸氨溴索、乙酰半胱氨酸、溴己新等，同时积极痰液引流，保证气道通畅；平喘：有严重喘息症状者可给予较大剂量雾化吸入以缓解症状。对于卧床、红细胞增多症或脱水的患者，应考虑应用肝素或低分子肝素抗凝治疗；注意合并症的治疗等。

综上，虽然 GOLD 和我国慢阻肺的诊疗指南仍在及时更新和不断地丰富中，但是不同的患者个体对于相同的治疗方案的反应也是不同的，针对独立的个体，临床的评估应是全面和持续性的，以便于寻求个体治疗的最佳方案。

第五节　慢性阻塞性肺疾病稳定期的管理

慢阻肺的管理应遵循个体化的原则，以改善症状和降低急性加重风险为主要目的。根据个体化的评估，给予患者初始治疗和升 / 降级治疗。另外，教育、随访与监测，对于达成最佳的管理和获得最好的治疗结局，同样不可忽视。

一、识别和减少危险因素暴露

识别和减少危险因素的暴露对慢阻肺的治疗和预防十分重要。烟草吸入是最常见且易识别的危险因素，应鼓励每一位吸烟者戒烟。同时也应注意减少职业粉尘、烟尘和气体以及室内和室外污染源的暴露。

（一）烟草吸入

对于所有仍在吸烟的慢阻肺患者，戒烟是关键的干预措施。卫生工作者在传达戒烟信息及提供干预措施中起关键作用。当患者尝试戒烟时应为其提供咨询服务。条件允许时，应推荐患者进行综合戒烟，包括强化患者动机及信心的行为改变技术、患者教育、药物和非药物干预。

（二）室内外空气污染与职业暴露

减少室内外空气污染的暴露需公共政策、地方和国家资源投入、文化改变和患者个体防护各方面的相互协调。减少源于生物燃料的烟雾暴露，是降低全球慢阻肺患病率的关键之一。有效通风、无污染炉灶和其他类似干预措施应得到推广。

针对职业暴露，建议患者在条件许可时避免持续暴露于潜在的刺激物中。

二、药物治疗

药物治疗用于预防和控制症状，降低急性加重的风险和严重程度，并能够改善患者的健康状况和运动耐力。由于大多数此类药物是吸入型的，因此正确的操作方法对于发挥药效至关重要。应根据疾病的严重程度，逐步增加治疗，若未出现明显的副作用或病情的恶化，应在同一水平维持长期的规律治疗。每一种治疗方法都需要个体化，并根据患者对治疗的反应及时调整治疗方案。

（一）支气管舒张剂

支气管舒张剂可松弛支气管平滑肌、扩张支气管、缓解气流受限，是控制慢阻肺症状的主要治疗措施。长期规则应用可预防和减轻症状，减少动态过度充气，增加运动耐力。一般不推荐规律使用短效支气管舒张剂。

主要的支气管舒张剂有 β_2 受体激动剂、抗胆碱药及甲基黄嘌呤类，根据药物的作用及患者的治疗反应选用。除患者仅有偶发的呼吸困难外，

长效 β_2 受体激动剂和抗胆碱药优于短效支气管舒张剂。不同作用机制与作用时间的药物联合可增强支气管舒张作用，对肺功能的改善作用大于单独使用长效支气管舒张剂，同时可以减少副作用。初始治疗可选用单一的长效支气管舒张剂或两种长效支气管舒张剂，若使用单一支气管舒张剂后患者仍持续存在呼吸困难，则应升级为两种支气管舒张剂。

1. **β_2 受体激动剂** β_2 受体激动剂分为短效（SABA）和长效（LABA）。短效定量雾化吸入剂主要有沙丁胺醇、特布他林等，数分钟内开始起效，15～30min 达到峰值，持续疗效 4～5 小时，每次剂量 100～200μg（每喷 100μg），24 小时不超过 8～12 喷。主要用于缓解症状，按需使用。福莫特罗（Formoterol）为长效定量吸入剂，作用持续 12 小时以上，与短效 β_2 激动剂相比，作用更有效、使用方便。福莫特罗吸入后 1～3min 起效，常用剂量为 4.5～9μg，每日 2 次。在 LABA 中，福莫特罗和沙美特罗每天使用 2 次，可以显著地改善 FEV_1、肺容量、呼吸困难症状和健康状况，降低急性加重的频率和住院率，但对死亡率和肺功能下降速率无影响。

2. **抗胆碱药** 短效抗胆碱药（SAMAs）异丙托溴铵（Ipratropium）气雾剂，可阻断 M 胆碱能受体。定量吸入时，起效时间比沙丁胺醇等短效 β_2 受体激动剂慢，但持续时间长，30～90min 达最大效果。维持 6～8 小时，剂量为 40～80μg（每喷 20μg），每天 3～4 次。长效抗胆碱药（LAMAs）噻托溴铵（Tiotropium）选择性作用于 M_3 和 M_1 受体，作用达 24 小时以上，吸入剂量为 18μg，每日 1 次。长期吸入可增加深吸气量（IC），减低呼气末肺容积（EELV），进而改善呼吸困难，提高运动耐力和生活质量，也可减少急性加重频率。

3. **甲基黄嘌呤类** 黄嘌呤衍生物的确切疗效仍存争议。茶碱是应用最广的甲基黄嘌呤，具有中度支气管扩张作用，在我国慢阻肺应用广泛。另外，还有改善心搏血量、舒张全身和肺血管、增加水盐排出、兴奋中枢神经系统、改善呼吸肌功能以及某些抗炎作用等。茶碱血药浓度 > 5mg/L，即有治疗作用；> 15mg/L 时副作用明显增加。吸烟饮酒、服用抗惊厥药、利福平等可引起肝脏酶受损并缩短茶碱半衰期；老人、持续发热、心力衰

竭和肝功能明显障碍者,同时应用西咪替丁、大环内酯类药物、氟喹诺酮类药物和口服避孕药等都可能使茶碱血药浓度增加。

(二)抗炎治疗

炎症是慢阻肺发生发展中关键的一环。炎症细胞以及各种炎症介质,如 IL-8、IL-6、TNF-α,均参与其中,诱发肺实质的破坏,损伤正常的修复和防御机制。目前已有多种药物用于抑制慢阻肺患者的气道炎症。

1. 糖皮质激素 慢阻肺稳定期长期应用吸入糖皮质激素(ICS)并不能阻止其 FEV_1 下降,因此不建议长期单独使用 ICS。对存在急性加重病史的患者,应考虑 ICS 与长效 $β_2$ 受体激动剂联合使用,即使患者已接受恰当的长效支气管舒张剂的治疗。对慢阻肺患者,不推荐长期口服糖皮质激素治疗。

2. 磷酸二酯酶 4(PDE4)抑制剂 PDE4 的主要作用是通过抑制细胞内环磷酸腺苷的降解来发挥抗炎作用。罗氟司特(Foflumilast)为口服药物,每日口服一次。对于存在慢性支气管炎、重度到极重度慢阻肺、既往有急性加重病史的患者,罗氟司特可降低需要全身用糖皮质激素治疗的中重度急性加重发生率。在长效支气管舒张剂基础上增加罗氟司特也可获得肺功能改善,对于固定剂量 ICS/LABA 控制不佳的患者,加用罗氟司特仍能改善肺功能。

3. 抗生素 对易于急性加重的慢阻肺患者,1 年内规律使用阿奇霉素(250mg 每日一次或 500mg 每周三次)或红霉素(500mg 每日两次)可减少急性加重风险。但阿奇霉素的使用与细菌耐药性的增加、QTC 间期的延长和听力损害有关。

4. 祛痰药与抗氧化剂 慢阻肺患者气道内黏液分泌物增多,影响气道通畅,可引起继发感染。祛痰药可促进黏液溶解,利于气道的通畅引流,但实际效果并不明确。常用药物包括盐酸氨溴索、乙酰半胱氨酸等。同样,氧化应激参与了慢阻肺的发生发展。对于没有使用 ICS 的慢阻肺患者,规律使用 N-乙酰半胱氨酸(NAC)可能减少急性加重的发生,并适度改善健康状况。

(三)其他药物

1. 免疫调节剂 对降低慢阻肺急性加重严重程度可能具有一定的作用,但证据不够充分,不推荐常规使用。

2. α-1 抗胰蛋白酶 有研究表明,α-1 抗胰蛋白酶强化治疗可减缓慢阻肺患者肺功能的进展,但其效果仍缺乏足够的获益证据。考虑到治疗花费等问题,推荐个体化讨论。

3. 中药 辨证施治是中医治疗的原则,对慢阻肺的治疗亦应据此原则进行。某些中药在祛痰、支气管舒张、免疫调节等方面的作用,值得更深入地研究。

(四)药物治疗策略

慢阻肺稳定期初始治疗,应根据患者个体化症状以及急性加重的风险评估进行制定。依据 GOLD 分级,选择不同治疗方法,具体如图 4-5-1 所示。A 组患者应用支气管舒张剂治疗,可以选择短效或长效支气管舒张剂,若有效果明确,继续应用。B 组患者应该应用一种长效支气管舒张

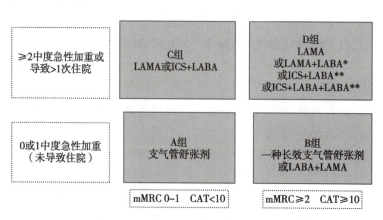

图 4-5-1 慢阻肺稳定期患者初始药物治疗

* 症状严重,如 CAT>20,尤其严重呼吸困难和/或活动受限的患者;

** 外周血嗜酸性粒细胞≥300 个/μl

剂（LAMA 或 LABA）。C 组患者初始治疗可单用一种长效支气管舒张剂，且在 LAMA 和 LABA 两组头对头比较研究中，在预防慢阻肺患者急性加重方面 LAMA 优于 LABA。故本组患者初始治疗更推荐应用 LAMA。D 组患者通常初始治疗首先 LAMA，而对于症状严重如 CAT>20，尤其严重呼吸困难和/或活动受限的患者，LAMA 和 LABA 联用作为首选，另外对于外周血嗜酸性粒细胞≥300 个/μl 时，LABA+ICS 可能是首选。

治疗方案实施后，应定期回顾患者对治疗的反应，根据治疗目标进行评估，并对治疗方案做出调整。随访后的治疗，仍基于个体化症状以及急性加重的风险两个方面开展，但不再依赖于患者确诊时的 GOLD 分级。

三、非药物治疗

（一）教育和自我管理

医护人员应帮助患者学习和采用可持续的自我管理技能。除了解吸烟、饮食、运动等行为危险因素，自我管理还应包括患者监测和管理疾病征兆的能力，坚持治疗（包括药物和其他医疗方面的建议），保持与医护人员的定期沟通，并调整好个人心态。通过教育与管理，可以提高患者对慢阻肺的认知和自身处理疾病的能力、降低急性加重的风险、维持病情稳定、提高生活质量。

（二）体力活动

慢阻肺患者体力活动逐渐减少，会导致其住院概率增加、死亡率增加。因此，应积极鼓励患者实施有针对性的行为干预措施，改善患者体力活动能力。

（三）呼吸康复

呼吸康复的定义为"基于整体患者评估，为患者量身打造的全面干预包括但不局限于运动训练、教育、自我管理干预，目的在于通过改变行为模式，改善慢性呼吸疾病患者的身体和精神状态，并促进长期坚持增强健康的行为"。它包括呼吸生理治疗、肌肉训练、营养支持、精神治疗与教育等多方面措施。呼吸康复是改善呼吸困难、健康状况和运动耐力的最有效的治疗策略。呼吸康复对不同严重度的慢阻肺患者均能改善运动能力和健康相关的生活质量，且中重度患者更加显著。推荐每周两次进行指导下的运动训练，包括

耐力训练、间歇训练、抗阻/力量训练；理想状态下，上下肢训练如步行运动、灵活性、吸气肌训练和神经肌肉的电刺激也应该包括在内。所有的呼吸康复方案应该个体化，以达到最大的功能获益。

（四）氧疗

慢性呼吸衰竭的患者进行长期氧疗（long-term oxygen therapy，LTOT）可以提高静息状态下严重低氧血症患者的生存率。LTOT 一般是经鼻导管吸入，流量 1.0~2.0L/min，每日吸氧 15 小时以上。接受长期氧疗的稳定期患者应有如下特征之一：① PaO_2≤7.3kPa（55mmHg），或 SaO_2≤88%，伴或不伴有在三周左右两次存在高碳酸血症。② PaO_2 在 7.3kPa（55mmHg）~8.0kPa（60mmHg）之间，或 SaO_2 为 88%，患者出现肺动脉高压，外周水肿（有充血性心力衰竭迹象），或真性红细胞增多症（血细胞比容>55%）。一旦开展 LTOT，在 60~90 天内，应对患者的疗效进行重新评估，以判断氧疗是否有效以及是否需要继续治疗。长期氧疗的目的是使患者在海平面水平，静息状态下，达到 PaO_2≥60mmHg 和/或使 SaO_2 达到 90%。

（五）疫苗接种

流感疫苗可以降低慢阻肺患者严重疾病和死亡的风险，可每年给予 1 次（秋季）或 2 次（秋、冬季）。肺炎疫苗推荐用于所有≥65 岁的人群。23 价肺炎球菌多糖疫苗可降低 65 岁以下的慢阻肺患者（FEV_1<40% 预计值或存在合并症）社区获得性肺炎的发病率。65 岁以上普通人群中，13 价肺炎联合疫苗对减少细菌感染及侵袭性肺炎球菌病有显著的作用。

（六）外科手术和支气管镜介入治疗

1. 肺减容术　肺减容术（LVRS）是一种通过切除部分肺组织从而减轻肺过度充气的外科手段，改善呼吸力学使呼吸肌更有效地做功，提高健康状况和运动能力，减少急性加重。但其费用较高，不建议广泛应用。

2. 肺大疱切除术　肺大疱切除术是治疗大泡性肺气肿的传统术式。对某些相对保留部分肺功能的患者，肺大疱切除术可以减轻呼吸困难，改善肺功能和运动耐力。肺动脉高压、高碳酸血症以及重度肺气肿不是肺大疱切除术的绝对禁忌证。

3. 肺移植　对极重度慢阻肺且没有相关禁忌证的患者，可考虑采用肺移植。肺移植可以改

善患者生活质量和功能状态,但不能延长其生存期,且费用高。

4. 支气管镜介入治疗 由于 LVRS 引起的致残率和死亡率,创伤较小的经支气管镜肺减容术得到更多的研究和关注,包括支气管内活瓣植入术等多种不同的支气管镜介入方法。尽管技术不同,其目标均是减少胸部容积,改善肺、胸壁和呼吸肌力学。

对非均质性或均质性肺气肿患者,以及优化药物治疗无效的过度充气患者,可考虑采用外科手术(如肺减容术)或经支气管镜肺减容术(如支气管内单向阀或肺弹簧圈疗法)。对巨型肺大疱患者,可考虑采用肺大疱切除术。

采用外科切除手术或支气管镜肺减容术治疗过度充气的肺气肿患者,需考虑以下因素:利用 HRCT 检测肺气肿程度和类型,通过评估叶间裂完整性、生理评估(内镜球囊闭塞与血流评估)反映叶间侧支通气状况,医生对上述手术操作的熟练程度及患者和供者的偏好。

(七) 姑息治疗与终末期

姑息治疗包括对症治疗和管理那些接近死亡的终末期患者。其目的是通过对患者生理、心理及精神状况进行综合评估和治疗,减轻患者和家属痛苦。慢阻肺的很多症状,如疲劳、呼吸困难、抑郁、焦虑、失眠等,都需以缓解症状为基础的姑息治疗。镇静剂、神经肌肉电刺激(NMES)等可以缓解呼吸困难。对有焦虑和抑郁症状的慢阻肺患者,抗抑郁药在其中的疗效还不确定,但呼吸康复有助于减少焦虑症状。认知行为治疗和身心干预(如专注训练、瑜伽和放松)可减少焦虑和抑郁。

终末期治疗应该包括与患者及其家人讨论他们对复苏、遗嘱和死亡地点的选择。较好的晚期治疗计划可以减少患者和其家人的焦虑,避免不必要、不情愿和昂贵的有创治疗。慢阻肺非药物治疗参见表 4-5-1。

表 4-5-1　慢阻肺非药物治疗

患者	必要	推荐	根据当地指南决定
A	戒烟(可以包括药物治疗)	体力活动	流感疫苗 肺炎疫苗
B~D	戒烟(可以包括药物治疗) 呼吸康复	体力活动	流感疫苗 肺炎疫苗

四、随访与监测

通过症状询问、急性加重相关信息的收集、肺功能、计时步行试验、静息状态下动脉血氧合状态等对患者做出相应的评估,以监测疾病进展。每次随访还应考虑到处方药的剂量、治疗依从性、吸入技术、当前治疗方案的有效性以及副作用等。即使得到良好的治疗,患者的肺功能仍然可能会随着时间的延长而恶化,因此对慢阻肺患者的常规随访是十分必要的。

第六节　慢性阻塞性肺疾病负担及分级管理

慢阻肺是可防可控的,其总体防治目标就是降低人群年龄标准化发病率、改善患者生活质量、延长生存期以及建立长期有效的防控机制。慢阻肺防控应该重点放在:开展对基层医务人员的专业教育和对公众的健康教育,建立控烟及科学的戒烟体系,在基层推广和普及肺功能检查,对高危人群的筛查和管理,在各级医疗机构中规范慢阻肺诊疗体系的建设,重视慢性防控条件与支撑体系建设等。要实现这些目标,关键在于建立合理规范的分级管理防治体系。

一、充分认识慢阻肺的沉重负担

慢阻肺是世界范围内致病、致死的主要原因之一,社会经济负担严重且逐渐升高。尽管在某些国家室内外空气污染(如燃烧木材等生物燃料)、职业性暴露是慢阻肺发病的主要危险因素,但目前而言慢阻肺患病率与吸烟直接相关。随着持续暴露于慢阻肺危险因素及世界人口老龄化,预计慢阻肺患病率及疾病负担在随后十年将持续升高。

慢阻肺将对个人及社会产生巨大的经济负担。在欧盟,呼吸道疾病占总医疗开销预算约 6%,其中有 56%(386 亿欧元)由慢阻肺产生。美国因慢阻肺直接开支 320 亿美元,间接开支 204 亿美元。我国研究表明,因慢阻肺住院一次约花费农村居民全年收入的 110%,尚不包括门诊费用和其他间接负担以及给患者生存质量和预期寿命带来的不良影响。因为死亡率仅能反映人们所受疾病负担的很小一方面,需找到各个国家之间一致且易于量化的指标来反映某一疾病的负担，因此全球疾病负担报告（GBD）设计了伤残 - 校正生存年数（DALY）。对某特定疾病，DALY 是对因病早亡的年数及由伤残而损失的健康生命年的综合测量。GBD 发现慢阻肺在全球范围里对致死率及致残率的贡献正在逐年升高。2005 年慢阻肺是导致 DALY 损失的第 8 位病因，2019 年则为第 6 位。而在美国，慢阻肺仅次于缺血性心脏病，是导致 DALY 损失的第 2 位原因。

慢阻肺医疗开支与其严重性密切相关，随疾病进展开支的构成也随之变化。在发展中国家，直接医疗花销可能不如慢阻肺造成的误工及家庭劳动力缺失影响大。由于医疗卫生管理部门可能无法为严重致残的患者提供长期家庭支持，慢阻肺可能会导致至少两个人，患者及照顾患者的亲属，离开工作岗位。因人力资源往往是发展中国家最重要的资本，因此较高的慢阻肺患病率对发展中国家经济发展存在巨大威胁。因此，我们应充分认识慢阻肺对个人及国家所带来的沉重的疾病负担。

二、慢阻肺的分级管理

一旦确立慢阻肺诊断，就应基于个体化评估进行有效的分级管理以改善当前症状并降低未来急性加重风险。

（一）呼吸康复

呼吸康复的定义是："基于全面的患者评估的综合干预，随后是一系列针对患者的个体化病情制定的治疗方案，包括但不限于：运动训练、教育、以改变行为习惯为目的的自我管理干预，目的为改善慢性呼吸道疾病患者生理及心理状态，并提高对有益健康行为的依从性"。

呼吸康复应被视为整体患者管理的一部分，通常包括一系列卫生工作者的参与，帮助患者在疾病的多个方面得到最优化的治疗。纳入治疗前患者应经历细致的评估，包括确定患者的治疗目标、需要的特殊治疗、吸烟状态、营养状况、自我管理能力、健康常识、心理健康状态、社会环境、运动能力与运动受限情况以及合并症的情况。最佳治疗效果出现在持续治疗的 6～8 周，没有证据表明疗程≥12 周能带来益处。推荐 1 周进行 2 次监护下的运动训练，其训练方式可以是耐力训练、间歇训练、阻力 / 力量训练的任意组合，最好包括步行锻炼及上下肢训练；也可纳入柔韧性、吸气肌训练以及神经肌肉电刺激等。所有情况下，康复干预的范围及强度都应个体化以实现最佳的功能恢复。

呼吸康复治疗在慢阻肺患者中能获得的收益是可观的，它也是改善呼吸困难、健康状况及活动耐量的最有效的治疗策略。呼吸康复治疗适合大多数慢阻肺患者，并有证据显示它适用于所有分级的慢阻肺患者并改善其运动能力及与生活质量相关的健康状况，特别是中 - 重度患者获益的证据力度很强。即便是存在Ⅱ型呼衰的患者仍可受益。关于慢阻肺急性加重期后开展呼吸康复治疗有效性的数据有限，但有系统回顾表明近期发生急性加重的患者（出院后 4 周内）进行呼吸康复治疗可减少重返入院次数及死亡率。但需注意，在出院前即启动呼吸康复治疗可能通过尚不明确的机制增加患者死亡风险。呼吸康复治疗也是所有治疗策略中效价比最高的之一，每提高一质量调整生存年（QALY）的花费为 2 000～8 000 欧元（折合人民币 15 000～60 000 元）[13]。

（二）教育、自我管理及综合照护

1. **教育**　对患者"教育"的形式常常是提供有益的信息及建议，并假定这些知识可导致行为改变。加强患者对慢阻肺的认识是改变患者行为的重要一步，能增强患者自我管理能力，从而更好地处理诸如戒烟、正确使用吸入装置、早期识别病情急性加重状况及做出决定及采取行动等。

2. **自我管理**　近期 Delphi 会议得出慢阻肺自我管理干预的概念定义："慢阻肺自我管理是结构化的，但也是个体化的，通常包含多个组分，其目的是激励、支持患者适应良好的健康习惯并习得更好管理自身疾病的技能"。要求胜任自我管理干预的医务工作者与患者保持反复的互动，可使用行为改变技术激发患者的动机、信心和能力；可使用增强患者医疗常识的方法增加其理解力。

3. **综合照护**　慢阻肺是一个需众多卫生工作者共同合作的复杂疾病。原则上，使用正式的、结构化的决定各种治疗方法如何施用的计划应该会使治疗的效率和作用提高，但相关证据却存在分歧。一项关于一些小型试验的 meta 分析得出如下结论：综合照护计划尽管不改善死亡率，但可改善一系列临床结局。值得注意的是，综合照护应针对患者病情程度及健康常识等而个体化开展。

（三）支持治疗、姑息治疗、临终关怀

姑息治疗是一个宽泛的名词，包括控制症状的方法以及临终患者的管理。姑息治疗的目标是缓解痛苦，帮助患者及其家庭获得尽可能高的生活质量，不论其疾病的严重程度或是否需要其他治疗。慢阻肺是一种症状负担重的疾病，存在许多需要基于症状控制的姑息治疗的因素，包括乏力、呼吸困难、抑郁、焦虑及失眠等。有证据表明，相比于肺癌患者，慢阻肺患者接受到此类治疗的可能性较小。姑息治疗将传统上以疾病为中心的医疗扩大到重点关注到提高患者生活质量，优化肺功能，协助做出临终医疗决定以及为患者及其家庭提供情绪和精神支持。姑息治疗对于临终患者是至关重要的。目前为住院患者提供姑息治疗咨询的团队在逐渐增多，门诊姑息治疗的咨询还比较少见，但有证据表明这对提高晚期肺癌患者生活质量、改善症状甚至延长生命都是有帮助的。

许多慢阻肺患者的疾病发展轨迹都表现为逐渐下降的健康状况及逐渐加重的症状，并间断出现与死亡风险增高相关的急性加重情况。尽管因慢阻肺急性加重而住院的死亡率在逐渐下降，但报道的比例仍在23%～80%之间。进展性呼吸衰竭、心血管疾病、恶性肿瘤及其他疾病是因急性加重入院的慢阻肺患者的主要死亡原因。研究表明，患者及家属除了描述慢阻肺的高疾病负担外，还表达了希望能更好地理解他们的处境及慢阻肺带来的死亡方面的心理冲击的需求。姑息治疗是包含症状控制及濒临死亡的临终患者的管理的宽泛概念。姑息治疗及临终关怀是晚期慢阻肺患者管理的重要部分。

临终关怀性治疗应包括与患者及家属讨论他们对抢救的看法、对死亡的心理准备及死亡地点的选择。在个体层面上，对慢阻肺患者6个月时间里的生存情况预测是不可靠的，因此，尽早讨论这些问题与分阶段的支持治疗一样是重要的。住院可作为触发讨论预先治疗安排的时机。患者及其家属常常生活在对死亡时间的不确定性及对

呼吸困难或窒息导致死亡的恐惧之中。良好的预先治疗计划可通过与患者及家属讨论死亡相关事宜及提供情感上的支持来缓解他们的焦虑，这还能保障治疗是符合他们的意愿的，并避免了不必要、不愿意采用且价格昂贵的侵入性措施。对于那些十分晚期或已临近死亡的患者，临终关怀可能有附加的益处。临终关怀重点关注存在严重功能障碍或症状负担的患者，可在患者家中、专门的临终关怀单元的临终关怀床位上或其他诸如医院或护理中心之类的机构内进行。一些如国家临终关怀及姑息治疗中心的组织提供指南以指导非肿瘤性疾病（如慢阻肺）患者（如对支气管舒张剂反应不佳的静息呼吸困难，和频繁住院或急诊就诊显示疾病进展至晚期的患者）接受临终关怀服务。这些指南精确虽然在预测晚期慢阻肺病程存在困难，但也被认为可为此类患者提供恰当的临终关怀治疗。

（四）加强社区规范化管理是慢阻肺综合防治的重点

慢阻肺患者常规随访是必要的。即使给予了能获得的最优治疗，肺功能亦会随时间推移而下降。应定期监测症状、急性加重情况以及肺功能以确定何时更改管理方案、识别可能出现的并发症和/或合并症。但是，我国的慢阻肺社区综合防治工作十分滞后，很多患者仅在疾病出现明显的症状时才使用药物治疗，此时很多患者多已处于疾病的中晚期，常并发肺动脉高压和肺心病及其他合并症，疾病已经不可逆，防治效果差。改变目前这种状况的主要措施应该是构建以社区医院为主体、以区域医学中心为技术支撑、当地行政部分（街道和居委会）参与的适合我国国情的慢阻肺社区综合防治平台，开展慢阻肺社区规范化管理。

1. 慢阻肺的早期筛查　早期诊断是提高慢阻肺综合防治水平的关键，肺功能检查是诊断慢阻肺气流受限的"金标准"，但由于肺功能仪价格昂贵，操作技术要求高，加之广大基层医务人员对肺功能检查的认识有限，肺功能检查在我国大部分基层和社区医院普及程度低。但现实情况是，由于有近1/3的慢阻肺患者已处于疾病的中晚期，此时已经缺乏有效防止肺功能进一步恶化的措施。因此，推进肺功能检查对于慢阻肺早期

筛查及减轻慢阻肺疾病负担十分重要，而建立适合于基层和社区卫生机构的初步判断气流受限的方法则有重要的现实意义。我国于 2021 年正式开展"慢阻肺高危人群早期筛查与综合干预项目"，由国家呼吸医学中心（中日友好医院）牵头在全国进行相关工作。

2. 建立双向转诊系统 建立基层社区医疗机构和上级医院的双向转诊机制是提高慢阻肺社区综合防治水平的关键，以社区卫生服务站点、乡镇基层医疗单位（二级医院）和上级医疗中心（三级医院）为主体的三级防治系统为双向转诊提供了保障。推行双向转诊的关键点为：明确转诊的条件，建立转诊的绿色通道以及完善相关的政策规定。目前，"幸福呼吸——中国慢阻肺规范化分级诊疗项目"正在推进相关工作。

第七节 慢阻肺的防治前景

慢阻肺是我国的常见病、多发病之一，具有很高的发病率和致死率，世界卫生组织指出，慢阻肺将会成为全球第三大致死性疾病；慢阻肺的发病不仅给患者的精神、身体带来危害，更给家庭、社会乃至整个国家带来沉重的经济负担，是我国目前严峻的公共卫生问题之一。并且随着目前环境的恶化，雾霾天气增多，空气中 PM2.5 等微小尘粒增多，病原菌变异导致病原变化以及人口老龄化等，更使得慢阻肺的防治面临巨大的挑战。由此显然可见，慢阻肺的防治固然十分重要，并且有效的防治措施和策略亟待实施。

一、识别和减少危险因素暴露

（一）戒烟

我国是一个烟草大国，吸烟人群庞大。吸烟及二手烟与多种呼吸系统疾病，尤其是慢阻肺、肺癌等密切相关。目前，香烟烟雾已经是一个公认的危险因素和致病因子。慢阻肺的患者以老年有吸烟史的男性多见，绝大部分患者都有或是曾经有吸烟史。因此，提倡戒烟、拒绝二手烟是防治慢阻肺的源头之一，表 4-7-1 为帮助患者戒烟的简单策略表。除此之外，在农村地区，特别是女性，长期接触柴火烟雾和油烟烟雾也是一大危险因素。

表 4-7-1 帮助患者戒烟的简单策略表

流程	内容
询问	在每一次随访中系统识别每一位吸烟者 建议科室建立一个每一位患者在每次就诊时都能记录下吸烟状况的系统
建议	强烈建议每一位吸烟者戒烟 以清晰、强烈的个人化态度，督促每一位吸烟者戒烟
评估	确定患者戒烟的意愿和理由 询问每一位吸烟者近期有没有戒烟意愿（如近30天内）
帮助	为戒烟者提供帮助 帮助戒烟者制订计划，提供实践指导，提供并帮助戒烟者或者治疗外社会支持，建议患者在非特殊情况下使用戒烟药物 提供额外的建议
安排	安排随访联系 安排随访联系，通过电话或是当面的方式

（二）室内和室外空气污染

减少室内外污染风险需要公共政策、地方和国家资源投入、文化改变和患者个人保护的共同努力。减少生物燃料烟尘的暴露是世界范围内减少慢阻肺分布的重要措施之一。其中使用有效的通风、无污染炉灶和其他类似的干预措施是可行的并推荐使用。

（三）职业暴露

没有研究证实减少职业暴露是否能减轻慢阻肺疾病负担，不过建议患者在条件许可时避免。

持续暴露于潜在的刺激物中似乎是合乎逻辑的。减少危险因素暴露的方法列于表 4-7-2：

表 4-7-2 识别并减少危险因素暴露方法

减少危险因素暴露的方法	推荐级别
戒烟干预措施应该被积极地实施于所有慢阻肺患者	A 级证据
建议使用有效的通风、无污染灶以及其他类似的干预措施	B 级证据
临床工作者在尽可能的条件下建议患者避免持续暴露于潜在的刺激物	D 级证据

二、注射疫苗

在慢阻肺患者中，尤其年龄 >65 岁的患者，推荐每年接种流感疫苗，每 5 年接种肺炎球菌疫苗。美国 CDC 建议青春期未接种疫苗的慢阻肺患者接种百白破疫苗以预防百日咳、破伤风和白喉，并建议 50 岁及以上的慢阻肺患者接种带状疱疹疫苗。

三、自我管理教育

使患者成为持续治疗的积极参与者的基础是获得相应知识和技能。适宜作为教育计划的话题有：戒烟、慢阻肺的基本知识、一般性的治疗途径及内科治疗的特定方面（呼吸系统药物及吸入装置）、缓解呼吸困难的策略、何时寻求帮助的建议、急性发作期的建议、预先指令及生命终点的相关事宜。传递这些教育信息的内容及强度随患者疾病的严重程度不同而不同，尽管在呼吸康复治疗后这些教育相关的特定作用尚不明确。"自我管理支持/指导"的基础是卫生工作者采取策略、技巧和技能帮助患者获得有效自我管理疾病的相关知识、信心和技能。单独的患者教育本身并不能改变患者的行为，甚至无法起到激励患者的作用，也没有改善运动表现及肺功能的作用，但它有助于提高患者处理疾病的技能和能力，并改善健康状态。患者可接受个体或团体课程。在团体课程中，患者参与主动、参与性的计划内容课程。在一对一的交流中，应使用激励性的交流，可加强患者对自身的健康和幸福的责任感，而临床医师和其他医疗工作者仅能在患者改变其行为习惯的过程中起到引导作用。

总之，慢阻肺防治任重而道远，需要国家、社会、医疗组织以及患者的共同配合；目前我国三级诊疗制度的建立和完善，对慢阻肺防治有很大的促进作用。在乡镇卫生院以及社区医院实现人群肺功能的筛查，将会很大程度筛查出包括慢阻肺、哮喘在内的多种可能有气流受限疾病的患者，切实做到疾病的早筛查、早发现、早诊断、早治疗。但是，目前这一想法并没有广泛实现，很多基层医院缺乏检测肺功能的相关仪器等硬件设施，也缺乏实施这项检查的专业工作人员这一软件设施；再者，目前大部分体检项目中，肺功能检查并没有作为一项常规的检查；因此，随着时间的推移并结合我国慢阻肺的发病情况，希冀有一天肺功能检测能够普及到基层并且纳入到体检（特别是 40 岁及以上人群）的基本项目，真正做到对慢阻肺的早筛查、早发现、早诊断、早治疗。

（赵建平）

参 考 文 献

[1] Fletcher C M, Peto R, Tinker C M. A comparison of the assessment of simple bronchitis (chronic mucus hypersecretion) by measurements of sputum volume and by standardized questions on phlegm production. International journal of epidemiology, 1974, 3 (4): 315-319.

[2] Chronic cor pulmonale. Report of an expert committee. World Health Organ Tech Rep Ser, 1961, 213: 35.

[3] Vestbo J. Global strategy for the diagnosis, management, and prevention of chronic obstructive pulmonary disease: GOLD executive summary. Am J Respir Crit Care Med, 2013, 187 (4): 347-365.

[4] 丁东杰, 何权瀛. 慢性阻塞性肺疾病诊治进展 (现代呼吸系疾病系统讲座第七讲). 中华结核和呼吸杂志, 1995 (05): 277-281.

[5] Zhong N. Prevalence of Chronic Obstructive Pulmonary Disease in China. American Journal of Respiratory and Critical Care Medicine, 2007, 176 (8): 753-760.

[6] Wang C, Xu J, Yang L, et al. Prevalence and risk factors of chronic obstructive pulmonary disease in China (the China Pulmonary Health [CPH] study): a national cross-sectional study. Lancet, 2018, 391 (10131): 1706-1717.

[7] GBD Chronic Respiratory Disease Collaborators. Prevalence and attributable health burden of chronic respiratory diseases, 1990-2017: a systematic analysis for the Global Burden of Disease Study 2017. Lancet Respir Med, 2020, 8 (6): 585-596.

[8] Stoller J K, Aboussouan L S. Alpha1-antitrypsin deficiency. Lancet, 2005, 365 (9478): 2225-2236.

[9] Pillai S G, Ge D, Zhu G, et al. A genome-wide association study in chronic obstructive pulmonary disease (COPD): identification of two major susceptibility loci. PLoS genetics, 2009, 5 (3): e1000421.

[10] Hu G，Zhou Y，Tian J，et al. Risk of COPD from exposure to biomass smoke: a metaanalysis，Chest，2010，138（1）：20-31.

[11] Parr D G，Stoel B C，Stolk J，et al. Pattern of emphysema distribution in alpha1-antitrypsin deficiency influences lung function impairment. Am J Respir Crit Care Med，2004，170（11）：1172-1178.

[12] 老年人流感和肺炎链球菌疫苗接种中国专家建议写作组，中华医学会老年医学分会呼吸学组. 老年人流感和肺炎链球菌疫苗接种中国专家建议. 中华老年医学杂志，2018，37（2）：113-122.

[13] Vogiatzis I. Increasing implementation and delivery of pulmonary rehabilitation: keymessages from the new ATS/ERS policy statement. Eur Respir J，2016. 47（5）：1336-1341.

第五章　支气管哮喘

支气管哮喘是由嗜酸性粒细胞、肥大细胞、T淋巴细胞、中性粒细胞、平滑肌细胞、气道上皮细胞等多种细胞及细胞组分参与的气道慢性炎症性疾病。其临床表现为反复发作的喘息、气急、胸闷或咳嗽等症状，常在夜间及凌晨发作或加重，多数患者可自行缓解或经治疗后缓解，同时伴有可变的气流受限和气道高反应性，随着病程延长可导致一系列气道结构的改变，即气道重构。哮喘是常见的慢性气道炎症性疾病。最新流行病学调查资料显示，20 岁以上的成人哮喘（不包括咳嗽变异性哮喘）患病率 4.2%，以此估算患病人数达 4 570 万，造成严重的社会经济负担。

第一节　气道炎症和气道重构的机制

目前已经公认哮喘发病本质是慢性气道炎症，然而，对于哮喘发病机制的认识，科学家经历了漫长的过程，并且仍在不断探索之中。

20 世纪 80 年代之前，人们对哮喘气道慢性炎症的认识极为贫乏。在哮喘发病学方面，曾有"迷走张力增高学说"和"β 受体功能低下学说"，分别强调了迷走神经功能亢进和 β 受体功能低下在哮喘发病中的意义。1979 年，在瑞士巴塞尔召开的欧洲呼吸生理及临床协会第六次全会上，哮喘基础研究主要关注于 β 受体功能状态与哮喘的关系、迷走神经在哮喘发病中的作用以及组胺在哮喘发病中的意义。相应的治疗进展主要为开发出异丙基阿托品溴化物雾化剂、肾上腺素能 β 受体激动剂雾化剂以及两者的合剂。基于上述理论，β 受体激动剂等支气管舒张剂在哮喘治疗中居中心位置，但哮喘病死率不降反升，且哮喘病死率与肾上腺素气雾剂销量呈正相关[1]。说明哮喘发病机制远不止气道平滑肌痉挛及迷走神经亢进那么简单。

20 世纪 80 年代中期，通过支气管镜和支气管肺泡灌洗对哮喘动物模型及哮喘患者进行活检，获得相同的组织学改变，即气道组织表现出不同程度的炎症改变，包括：①大量炎症细胞浸润及炎症介质的存在；②明显的上皮细胞基底膜增厚及气道壁水肿；③上皮脱落混合细胞碎屑及血浆蛋白形成痰液，造成气道狭窄和阻塞；④黏液腺增生及支气管平滑肌肥厚，这些组织学检查结果为哮喘气道炎症提供了客观依据[2]。同时，在哮喘治疗方面，提出必须包含消除气道炎症和降低气道高反应性的药物——肾上腺皮质激素，建议将皮质激素列为防治哮喘的第一线药物，特别是吸入皮质激素即刻发挥其抗哮喘的独特功效，又可避免或减少其副作用，自此吸入皮质激素登上了哮喘治疗的舞台。

一、气道炎症

（一）炎症细胞

炎症细胞在哮喘慢性气道炎症形成过程中起到核心作用，其中嗜酸性粒细胞是哮喘的效应细胞，导致慢性气道炎症的主要病理生理改变，另外，T 淋巴细胞及所分泌的细胞因子调节机体的免疫反应。炎症细胞一方面受细胞因子和炎症介质的调节，另一方面也分泌细胞因子和炎症介质参与气道慢性炎症，组成一个复杂的网络，导致炎症的慢性化。

1. **嗜酸性粒细胞**　嗜酸性粒细胞是哮喘气道慢性炎症主要的效应细胞，气道嗜酸性粒细胞浸润是哮喘的主要特征。早在 1879 年，人们就已认识了嗜酸性粒细胞，通过释放毒性蛋白具有强大的杀灭寄生虫能力。同时，嗜酸性粒细胞释放的毒性蛋白和炎症介质在过敏性疾病如哮喘中也发挥重要作用。这些毒性蛋白和炎症介质主要包括颗粒蛋白[如主要碱性蛋白（MBP）、嗜酸性粒细胞阳离子蛋白（ECP）等]、炎症介质（如血小板活化因子、白三烯C4和D4等）、细胞因子（如IL-5）、氧自由基（如超氧化物阴离子、过氧化氢和单线态氧等）。

支气管肺泡灌洗和支气管黏膜活检均证实哮喘患者气道存在大量嗜酸性粒细胞，为嗜酸性粒细胞参与哮喘发病提供了直接证据[2]。而Shen HH[3]等的研究则首次证实嗜酸性粒细胞和哮喘小鼠的气道病理生理改变存在因果关系，将嗜酸性粒细胞过继转移至卵白蛋白（OVA）致敏的IL-5$^{-/-}$小鼠，其肺部嗜酸性粒细胞浸润与OVA致敏的野生型小鼠相当，同时伴有支气管肺泡灌洗液Th2细胞因子增加、气道高反应性及黏液高分泌。使用嗜酸性粒细胞缺乏的转基因小鼠系PHIL同样证实嗜酸性粒细胞是哮喘气道黏液聚集和气道高反应性所必需的。同时，嗜酸性粒细胞也是导致气道重构和气道平滑肌细胞增殖的主要效应细胞。目前，针对嗜酸性粒细胞表面趋化因子受体——CCR3的拮抗剂正在研究中。

2. **肥大细胞**　肥大细胞（MC）早在1877年被发现并命名，后来人们发现了IgE，在人类、大鼠和小鼠的肥大细胞上结合的抗体均为IgE，经抗原再次攻击后，在肥大细胞膜上发生抗原-抗体反应，使肥大细胞脱颗粒释放炎症介质产生Ⅰ型变态反应（又称速发型变态反应）。后来，人们发现肥大细胞在迟发型变态反应中也具有重要作用。现认为MC脱颗粒产生的速发型变态反应只不过是一个多因素反应的早期阶段，重要的还在于肥大细胞参与的迟发型变态反应。哮喘患者支气管肺泡灌洗和支气管黏膜活检标本中存在大量肥大细胞，为肥大细胞参与哮喘的发病也提供了直接证据。

肥大细胞活化后释放大量炎症介质，其中组胺可引起气道平滑肌收缩、黏液分泌；趋化因子可趋化中性粒细胞、嗜酸性粒细胞到炎症部位；LTC4、LTD4及LTE4导致气道平滑肌收缩、黏膜水肿和黏液分泌。肥大细胞分泌的蛋白酶可引起气道黏膜水肿和嗜酸性粒细胞、中性粒细胞的聚集，还可刺激内皮细胞和上皮细胞表达ICAM-1和IL-8，并趋化嗜酸性粒细胞和中性粒细胞到炎症部位。另外，类胰蛋白酶还可促进气道成纤维细胞和平滑肌细胞的增殖和分化，并促进成纤维细胞向肌成纤维细胞转化，导致气道重构。

基于肥大细胞在哮喘发病中的重要作用，Hoshino M等研究显示肥大细胞膜稳定剂（色甘酸钠定量吸入剂）明显降低哮喘患者支气管黏膜中嗜酸性粒细胞、肥大细胞、T淋巴细胞和巨噬细胞的数量，ICAM-1、VCAM-1及ELAM-1等黏附分子表达也明显降低。

3. **T淋巴细胞**　T淋巴细胞来源于骨髓的多能干细胞，是相当复杂的不均一体，不断在体内更新、在同一时间可以存在不同发育阶段或功能的亚群，其分类原则和命名尚未统一。

初始人们认为哮喘是由于Th0向Th2分化过多，导致Th1/Th2平衡失调所致，即Th2细胞合成并释放IL-4、IL-5、IL-9、IL-13，其中IL-4、IL-13促进B淋巴细胞合成IgE，介导速发型哮喘反应，IL-5促进嗜酸性粒细胞增殖、分化及趋化。而Th1细胞通过分泌干扰素（interferon，IFN）γ等细胞因子拮抗Th2的作用。在随后的研究中，人们发现哮喘发病机制远较Th1/Th2平衡失调复杂得多，有研究显示，急性重症哮喘患者在症状恶化期其循环血中IFN-γ升高，而经治疗后下降。另有研究显示，过继转移Th1细胞不能减轻Th2细胞诱导严重免疫缺陷小鼠气道炎症和气道高反应性，反而加重气道炎症。

后来研究发现，调节性T细胞（Treg）在维持机体对过敏原的免疫耐受中起重要作用，并参与哮喘的免疫调节。Treg包括CD4$^+$、CD25$^+$、Treg、Th3、Tr1等多种亚型。健康者对过敏原的反应表现为耐受从而避免Th2反应，而哮喘患者的耐受途径被改变从而导致对过敏原致敏并诱导机体Th2反应。CD4$^+$、CD25$^+$和Treg是主要来源于胸腺的、自然发生的调节性T细胞，占正常人和小鼠的外周血及脾脏组织CD4$^+$T细胞的5%～10%，主要通过分泌IL-10、TGF-β发挥免疫调节作用。

Th17是一种特殊的CD4$^+$T细胞系，分泌细胞因子IL-17A（即通常所说的IL-17）和IL-17F并表达特异性的转录因子RORC，受转化生长因子β（TGF-β）以及炎症因子IL-6、IL-21、IL-1β及IL-23调控。Th17介导哮喘气道中性粒细胞浸润，是激素抵抗性哮喘的病理基础。过继转移Th2细胞至卵白蛋白（OVA）激发的小鼠导致肺部淋巴细胞和嗜酸性粒细胞浸润可被地塞米松抑制，但地塞米松不能抑制过继转移 Th17 导致的气道中性粒细胞浸润和气道高反应性[4]。

4. 中性粒细胞 在突发致命性哮喘、哮喘危重状态以及糖皮质激素治疗无效的哮喘中，中性粒细胞（PMN）引起的气道炎症起着决定作用。哮喘患者的痰液、支气管肺泡灌洗液或气道活组织检查均发现中性粒细胞明显增多，且部分患者仅表现为 PMN 增多，而嗜酸性粒细胞不增多。哮喘患者支气管肺泡灌洗液（BALF）的 PMN 比例在糖皮质激素依赖性难治性哮喘中显著高于非糖皮质激素依赖性哮喘。对重度哮喘患者行纤维支气管镜引导下肺活检或胸腔镜肺活检，发现这部分患者的大、中、小气道以及肺组织中 PMN 数量均明显增加，而嗜酸性粒细胞（EOS）数量却不多。重度哮喘患者痰液和 BALF 中 PMN 活化因子及 PMN 分泌的多种酶亦相应增高，PMN 的百分比和绝对值计数及 IL-8、髓过氧化物酶（MPO）、白三烯 B4（LTB4）均显著升高，且痰液 MPO 的升高水平还与哮喘发作的严重程度有关，重度发作时尤为明显。

Th17 介导了气道中性粒细胞浸润，多巴胺可通过多巴胺 D1 样受体诱导 Th17 分化，而 D1 样受体拮抗剂通过抑制 Th17 介导的免疫反应，明显减轻转基因 DO11.10 小鼠 OVA 诱导的中性粒细胞性气道炎症，由于激素对于中性粒细胞性哮喘气道炎症效果较差，多巴胺 D1 样受体拮抗剂可能为中性粒细胞性哮喘治疗提供有效方法[5]。

5. 平滑肌细胞 100 多年前人们就认识到平滑肌在哮喘发病中起重要作用，但当时仅仅认识到平滑肌收缩导致气道狭窄从而诱发哮喘急性发作。随着对其生物学认识的加深，人们认识到气道平滑肌参与免疫调节、气道重构等病理改变。同时，气道平滑肌也是多种药物治疗的靶点，在体内外均对糖皮质激素、β_2 受体激动剂起反应。

在前炎症因子（如 TNF-α、INF-γ 及 IL-1β 等）作用下，气道平滑肌细胞可合成多种细胞因子、趋化因子和炎症介质，如调节活化正常 T 细胞表达和分泌细胞因子（RANTES）、嗜酸性粒细胞活化趋化因子（eotaxin）、IL-1β、IL-5、IL-6、IL-8、IL-11、MCP-1、MCP-2、MCP-3、GM-CSF、IFN-β、前列腺素 E2（PGE2）等，均参与气道慢性炎症。

哮喘患者气道平滑肌增生肥大，在体外增生速度较非哮喘者明显增快，自生和经诱导产生前炎症因子较非哮喘者明显增多，对呼吸系统常用药物的反应也存在差别。气道平滑肌被细胞外基质（ECM）包绕，嗜酸性粒细胞阳离子蛋白和气道平滑肌之间的相互作用可调节 ECM 沉积和平滑肌功能。哮喘者体内 ECM 组成与正常人有别，与非哮喘者比较，哮喘者气道平滑肌在体外产生更多的基底膜蛋白多糖和胶原蛋白 I、更少的胶原蛋白 IV、层粘连蛋白 α1 和硫酸软骨素，哮喘患者导致气道平滑肌 ECM 沉积的信号途径也与非哮喘者不同。另外，气道平滑肌、基质蛋白沉积和细胞因子（如血管内皮生长因子、结缔组织生长因子）可能参与了血管的生成，而后者是导致气道重构的组成部分。

6. 气道上皮细胞 气道上皮细胞不仅仅具有防御保护和物理屏障功能，还通过分泌许多细胞因子和趋化因子在哮喘慢性炎症中发挥作用。上皮细胞受刺激后或自发地合成并分泌许多炎症介质，包括花生四烯酸的代谢产物（如白三烯十五和二十羟碳四烯酸），它们能促进黏液分泌、增加血管通透性、使血管平滑肌收缩，参与速发型和迟发型哮喘气道炎症的形成。另外，上皮细胞是多种细胞因子和趋化因子的重要来源，其合成的细胞因子和趋化因子有 IL-1、IL-8、IL-6、粒细胞 - 巨噬细胞集落刺激因子（GM-CSF）、肿瘤坏死因子 -α（TNF-α）、巨噬细胞炎性蛋白 -1（MIP-1）、单核细胞趋化肽（MCP）、调节激活正常 T 细胞表达和分泌细胞因子（RANTES）。气道上皮细胞在气道重构过程中也具有重要作用，气道上皮细胞分泌内皮素、有丝分裂原、TGF-β 促进成纤维细胞增殖、胶原合成。上皮细胞产生的纤维连接蛋白是成纤维细胞和上皮细胞本身的趋化因子。

（二）细胞因子

细胞因子是一组由 T 淋巴细胞、B 淋巴细胞、肥大细胞、巨噬细胞、气道上皮细胞和血管内皮细胞等产生的具有生物活性的细胞调节蛋白，与哮喘较为密切的细胞因子包括白细胞介素、干扰素、聚落刺激因子和肿瘤坏死因子等。

1. IL-5 IL-5 主要由 $CD4^+T$ 细胞产生，可协同 IL-4 刺激 B 细胞合成 IgE，诱导嗜酸性粒细胞的终末期分化、移行及活化，抑制嗜酸性粒细胞凋亡，延长其存活期。致敏小鼠腹腔注射 IL-5 导致气道嗜酸性粒细胞大量浸润，抗 IL-5 单抗可明显抑制气道嗜酸性粒细胞浸润，哮喘患者气道给予过敏原刺激后 BALF 中可检测到大量嗜酸性粒细胞和高浓度 IL-5，在正常人两者无明显增加。基于 IL-5 在哮喘发病中的关键作用，数个临床研究证实了抗 IL-5 单抗在哮喘治疗中的作用。在一项临床研究中显示，与安慰剂比较，使用 IL-5 单抗明显改善激素依赖性哮喘患者的急性发作、降低痰和血液嗜酸性粒细胞数量、降低泼尼松使用剂量并明显改善肺功能，该研究过程中未出现严重不良事件[6]。在一项涉及吸入大剂量激素难以控制的嗜酸性粒细胞性哮喘患者中，使用 IL-5 单抗 Reslizumab 明显改善患者的哮喘控制问卷评分，改善肺功能，降低痰液嗜酸性粒细胞数量，副作用有鼻咽炎、乏力、咽喉痛等，但一般可忍受[7]。使用 IL-5 单抗还可有效减少嗜酸性粒细胞性哮喘患者的急性发作。

2. IL-4/IL-13 IL-4 主要由 CD4+T 淋巴细胞分泌，可以促进 B 细胞分化、增殖和活化，在刺激 B 细胞合成 IgE 方面具有重要的调节功能，是人体内产生 IgE，并使 IgE 维持一定浓度的重要细胞因子。另外，IL-4 在调节 T 细胞分化、诱导血管内皮细胞黏附分子的表达等方面也具有重要作用。在人体，IL-13 生物学作用与 IL-4 相似，也可诱导 IgE 的产生。另外，IL-13 还可诱导 T 细胞向 Th2 型细胞分化，上调血管内皮细胞的细胞间黏附分子 1（ICAM-1）的表达，促进嗜酸性粒细胞聚集，刺激成纤维细胞增殖参与气道重构，引起炎症细胞 NF-κB、活性蛋白 -1 的过度表达以及参与炎症细胞糖皮质激素抵抗的发生。抗 IL-13 抗体中和 IL-13 的作用可明显减轻变应原诱导的小鼠气道高反应性、胶原沉积以及杯状细胞增生。在一项随机、双盲、安慰剂对照的研究中，IL-13 单克隆抗体可有效改善吸入激素不能充分控制的哮喘患者肺功能，在治疗前血清骨膜蛋白高的哮喘患者肺功能改善较血清骨膜蛋白低的患者更加明显[8]。

3. IL-8 IL-8 是趋化因子家族的细胞因子，主要由单核 / 巨噬细胞、中性粒细胞、嗜酸性粒细胞、T 淋巴细胞、上皮细胞等产生。中性粒细胞、嗜酸性粒细胞、T 淋巴细胞、单核细胞、嗜碱性粒细胞表面有 IL-8 受体表达。IL-8 可由 PMN 产生，同时又是 PMN 强效趋化因子，能诱导和增强 PMN 脱颗粒和杀菌作用，有研究发现 IL-8 水平与 PMN 代谢产物成正比。IL-8 诱导 PMN 活化，上调黏附分子的表达，持续吸引 PMN 至炎症部位，从而使过量的 PMN 进入肺泡腔，引起肺实质损伤、肺间质结构破坏以及气道损伤。PMN 释放的超氧阴离子亦参与哮喘反应，哮喘患者气道产生的超氧阴离子明显增多，促使气道产生高反应性和局部组织损伤。

4. IL-9 IL-9 主要由活化的 CD4+T 细胞产生，可诱导上皮细胞表达 CC 类趋化因子，趋化嗜酸性粒细胞聚集；刺激气道上皮细胞释放 IL-16 及 RANTES，促进黏液合成及分泌；并剂量依赖式刺激中性粒细胞释放 IL-8。与对照组比较，IL-9 转基因小鼠表现出更强的嗜酸性粒细胞气道炎症、气道高反应性及更高的血清 IgE 水平。

（三）炎症介质

哮喘患者气道炎症、气道高反应性和支气管平滑肌痉挛是炎症细胞、细胞因子及炎症介质共同作用的结果。参与哮喘发病的炎症介质达 50 余种，主要包括白三烯（LTs）、组胺、血小板活化因子（PAF）、前列腺素类（PGs）、神经肽、内皮素、缓激肽等，这些炎症介质可直接或间接引起气道平滑肌痉挛、黏液分泌增多、气道黏膜水肿和损伤。

LTs 主要包括 LTB4 和半胱氨酸白三烯（LTC4、LTD4、LTE4 及 LTF4），可以诱发哮喘的各种特征，如支气管平滑肌痉挛、气道高反应性、气道内渗出物增多、气道黏膜水肿和黏液高分泌等。LTs 收缩气道平滑肌的效应是组胺的 100～1 000 倍，其中 LTD4 是半胱氨酸 LTs 中作用最强的介质，且作用时间持久。白三烯受体拮抗剂孟鲁司特被全球哮喘防治创议（GINA）推荐为轻中度哮喘的一线治疗用药。

组胺在哮喘气道炎症中的作用强度虽然逊于白三烯、血小板活化因子等，但却是气道炎症过程中释放数量最多的炎症介质，在 IgE 介导的肥大细胞脱颗粒而诱发的速发型变态反应中，组胺起到重要作用。抗组胺药物对过敏性哮喘有一定作用，但是 GINA 没有推荐其作为哮喘的一线治疗。

（四）IgE

100多年前，法国医生 Charles Richet 因发现过敏反应于1913年获得诺贝尔生理学或医学奖。IgE的发现是过敏性疾病研究过程中的一个里程碑事件。IgE介导速发型变态反应的发生、发展，在多价抗原的作用下，IgE与肥大细胞表面的高亲和力受体（FcεR-1）结合，诱导释放出预先合成的血管活性介质、转录因子以及新合成的前列腺素和白三烯，导致支气管黏膜水肿、黏液产生、平滑肌收缩并最终募集炎症细胞浸润，导致急性哮喘症状。

目前，抗IgE重组人源化单克隆抗体（Omalizumab）已被用于糖皮质激素吸入疗法不能控制症状的中-重度持续性哮喘患者。在一项大型临床研究中[9]，入组的患者均为症状控制不佳的持续性哮喘儿童、青少年及年轻的成年人，尽管其吸入的糖皮质激素和β₂激动剂用量有所减少，在加用 Omalizumab 治疗后明显降低了患者有症状天数、减少了急性发作患者的比例。在另一项随机、双盲、安慰剂对照的研究中，入组的患者为使用中到大量吸入激素并加用了其他控制药物仍然不能控制症状的中-重度持续性过敏性（IgE介导）哮喘的儿童，在加用抗IgE单抗（Omalizumab）后明显降低了哮喘急性加重，而副作用与安慰剂无差异[10]，显示出抗IgE治疗在过敏性哮喘的良好应用前景。

二、气道重构

气道重构可见于多种肺部疾病，如哮喘、慢阻肺、囊性肺纤维化、特发性肺间质纤维化和系统性硬化症等。Hubert 和 Koessler 于1922年首次在致死性哮喘患者的气道标本中描述了哮喘气道重构的表现，随后一些研究进一步验证了这一现象，包括上皮脱落、网状基底膜增厚、黏液腺增生、平滑肌增生肥大和新生血管形成等。

到目前为止，尚难给哮喘气道重构下一个确切的定义。哮喘气道重构这一名称，代表哮喘患者气道不同于正常气道形态的、所有的气道组织和结构的改变，是一个集合性术语。哮喘气道重构不仅见于重症哮喘，也见于轻症患者。它可以出现在哮喘患者的大气道，也可以出现在外周小气道。

（一）哮喘气道重构的病理改变

1. 上皮损伤 包括上皮脱落、纤毛上皮细胞减少、杯状细胞化生增生、细胞间紧密连接受损等。上皮损伤并非哮喘气道重构的特征性表现，其他气道疾病引起的气道重构，如慢阻肺，也可以表现为上皮损伤。

2. 网状基底膜增厚 网状基底膜增厚是哮喘气道重构的特征性改变。显微镜下增厚的网状基底膜透明、均匀一致，免疫组化结果显示大量的细胞外基质（extracellular matrix，ECM）蛋白在上皮下沉积，主要是胶原蛋白Ⅰ、Ⅲ和Ⅴ，以及纤维连接蛋白等，因此又称为"上皮下纤维化"。

3. 黏液高分泌 上皮腺体增生和化生，导致黏液分泌过多。增多的黏液不仅具有促进支气管平滑肌收缩的作用，而且增加了气液交界处的表面张力，从而促使支气管狭窄，甚至闭塞。

4. 平滑肌增生 气道平滑肌（airway smooth muscle，ASM）增生和肥大，平滑肌细胞间基质增多，导致气道狭窄。平滑肌增生是引起气道阻塞的主要原因。哮喘ASM还具有向上皮层迁移生长的倾向，可表达多种细胞黏附分子、炎症因子受体、趋化因子和Toll样受体，参与炎症的过程。

5. 新生血管形成 越来越多的证据表明，哮喘气道重构出现了血管增生。增生的血管多见于气道肌层和外周组织。这些增生的血管不仅给气道提供营养，同时也是外周血的炎症因子和介质进入肺部的渠道。

（二）哮喘气道重构的发病机制

气道重构的发病机制非常复杂，目前尚未完全清楚。哮喘是慢性气道炎症性疾病，因此认为哮喘气道重构是慢性炎症导致的。这一说法曾被广泛接受，但是现在越来越多的证据表明，慢性炎症机制并不能完全解释哮喘的气道重构。

Holgate 首先提出了"上皮-间充质营养单位"学说（epithelial-mesenchymal trophic unit，EMTU）[11]。EMTU 这个概念来源于胚胎发育时期气管和肺发育的构造单位。在胚胎发育时期，气管上皮细胞和间充质细胞之间形成一个营养单位相互作用，在生长因子和细胞因子的调控下，共同调节气道的生长和分支。EMTU 学说认为哮喘气道重构的发病过程类似于 EMTU 重新被激活。该学说着重指出哮喘的气道结构细胞（如上皮细胞与上皮下细胞）出现结构与功能失常，调控系统紊乱，可分泌多种上皮源性细胞因子、生长因子等前炎症介质，进而激活邻近的成纤维细胞、黏膜下层的平滑肌细胞、黏液腺、气道壁血管内皮细胞等，启动并形成慢性炎症及重构的过程。

（三）气道重构的评估手段

目前，临床上已出现各种哮喘气道重构的检测和评估手段，主要包括侵入性和非侵入性两类。

1. 侵入性检查　常用的有支气管活检、支气管肺泡灌洗（bronchoalveolar lavage，BAL）。

（1）支气管活检：可分为支气管活检和经支气管肺活检。支气管活检可直视下获取大气道标本，经支气管肺活检可以获得外周小气道和肺泡标本。该方法除标本大小受限外，钳夹标本的深度有一定限制，只能获取气管上皮及气道浅层组织，无法获得全层标本。并发症包括出血、气胸等。

（2）BAL：可以作为支气管活检的补充检查。BAL 可获取与气道重构有关的细胞和细胞因子信息。BAL 获得的大部分细胞来自肺泡腔、气道腔。而与气道壁相关的细胞，如上皮和上皮下细胞层的细胞，数量有限。

（3）电子支气管镜超声（endobronchial ultrasonography，EBUS）：可用于评估气道壁（直径 2cm 以内）全层超声图像，显示 3～5 层气道壁结构。EBUS 具有直观的优点，但是设备昂贵，需要熟练操作技术。

2. 非侵入性检查

（1）影像学检查：高分辨 CT 是临床评估气道重构较为常用的方法。通过手工或者计算机自动测量，可测量气道壁厚度、气管腔面积、进行气道三维重建等。缺点主要是不够敏感、辐射暴露等。

（2）气道反应性、肺功能检查：气道高反应性（airway hyper-responsiveness，AHR）、肺功能降低与气道重构之间的关系尚未完全明确。因此，单独的肺功能或气道反应性异常不能诊断气道重构，应与其他诊断技术结合。

（3）诱导痰：可用于获取细胞和炎症标志物，它的突出特点是简单易行、安全。和 BALF 一样，诱导痰获取的气道细胞信息有限。

（4）体液检查：包括外周血、尿液和唾液，用于检测细胞因子和炎症介质以及代谢产物。

（四）慢性气道炎症和气道重构

哮喘是一种慢性炎症性气道疾病。气道重构开始于哮喘的什么阶段？回答这个问题有助于明确气道重构介入治疗的时间。许多研究认为气道重构发生较早，甚至哮喘症状出现之前或诊断之前，气道重构已经"提前"启动了[12,13]。到目前为止，气道重构开始时间仍无法明证。此外对哮喘儿童患者行支气管镜活检需慎重考虑伦理因素，也阻碍了答案的发现和揭晓。在思考气道炎症与气道重构关系的时候，人们往往认为气道重构遵循这样的发展规律：炎症细胞、介质→慢性炎症→气道重构。认为气道重构从气道慢性炎症发展而来，因此只要积极抗炎，气道重构的机会就会减少。但这一观点值得商榷。已有一些研究提示炎症和气道重构可以是独立的、平行的因素，这样就意味着气道重构并不一定能从抗炎治疗中获益。此外，如果按照慢性炎症←炎症细胞、介质→气道重构的平行发展轨迹来看，可能存在主导气道重构的一些细胞和炎症介质。如果能明确这些细胞和炎症介质，将对气道重构的治疗产生重大意义。

总之，气道重构已经成为哮喘的一个重要特征，但长期以来哮喘治疗一直忽略气道重构诊断和治疗。要提高气道重构防治水平，仍然要进一步明确其发病机制，进而从细胞和分子的角度探索新的哮喘气道重构治疗方法。同时，对于临床而言，早期识别气道重构具有重要意义，这是预防、治疗气道重构的首要前提。因此，气道重构易患基因的筛选、气道重构预测因子的研究也是未来努力的方向之一，将有助于临床筛选高危人群，避免在低危患者上进行不必要的治疗。

（沈华浩）

第二节　全球哮喘防治创议和中国哮喘防治指南的演变

为应对全球哮喘危害和负担，1990 年，以 Dr. Claude Lenfant 为主席，美国国立心肺血液研究所（NHLBI）开始了国际哮喘项目，并于 1992 年发表了 *The International Consensus Report on the Diagnosis and Management of Asthma*。最终在 1993 年，世界卫生组织（WHO）联合 NHLBI 组织

成立全球哮喘防治创议（The Global Initiative for Asthma, GINA）。

1995 年 WHO/NHLBI 联合出版了首个全球哮喘管理和预防策略（GINA 1995 指南）。当时我国知名呼吸领域权威专家钟南山院士、陈育智教授也共同参编，殷凯生教授参与了审稿，为指南的制定做出了贡献。因为当时几乎没有哮喘相关的随机对照研究（RCTs），GINA 1995 指南的制定是基于有丰富临床经验的专家的建议。它明确了哮喘是一种慢性气道炎症性疾病，确立了吸入性糖皮质激素（ICS）作为哮喘治疗一线药物的地位。尽管存在诸多不足，GINA 1995 指南作为第一个具有国际公信力的哮喘管理指南具有重要意义，因为它从根本上改变了人们对哮喘的认识，推动了全球对哮喘的关注，并催生了之后的诸多 RCTs。

1996 年启动的 START 研究是全球首项探索 ICS 对哮喘长期治疗疗效的 RCT 研究[14]。START 研究纳入了来自全球 32 个国家的 499 个医学中心的 7 241 例患者，随访期为 3 年。它是第一项在中国开展的哮喘国际多中心、随机、双盲、对照、临床研究，钟南山院士及陈育智教授牵头参与其中。中国作为 START 研究的重要参与者对研究做出了重要贡献，我国的入选病例数达到全球的 12% 以上（800 余例）。START 研究结果显示 ICS 可以延缓哮喘患者至首次发生严重哮喘相关事件的时间，减少与哮喘相关的严重不良事件的发生，这为 ICS 在哮喘治疗中的长期疗效和安全性奠定了坚实的循证医学基础。

1998 年发布的 GINA 1998 指南中，ICS 的地位得到进一步确定，ICS 成为公认的持续性哮喘的一线治疗药物。然而，许多患者在使用 ICS 情况下仍存在症状。吸入性 β_2 受体激动剂被广泛用于哮喘患者缓解症状，但对其规律使用尚存在争议。在 ICS 基础上增加吸入性长效 β_2 受体激动剂（LABA），是否可改善症状控制和肺功能，而不会导致哮喘控制恶化？这成为了学术界争论的问题。为解决这一争议，FACET 研究应运而生[15]。FACET 研究发现：在低剂量 ICS 基础上添加福莫特罗，重度哮喘急性发作发生率明显下降。这项里程碑式研究开创了联合治疗的新领域，ICS＋LABA 协同作用对哮喘的控制得到了证

实。2000 年初，学术界对联合治疗有了进一步思考：ICS＋LABA 和高剂量 ICS 对哮喘控制孰优孰劣？为回答这一问题，研究者启动了 OPTIMAL 研究[16]。该研究纳入了来自全球 17 个国家 198 个中心的 1 970 例轻度哮喘患者，研究为期 1 年。研究结果显示：在低剂量 ICS 基础上添加福莫特罗，可改善包括重度急性发作在内的所有临床指标，而且此有益作用显著优于两倍剂量的布地奈德。这项研究奠定 ICS＋LABA 在哮喘治疗中的地位。

2002 年 GINA 首次采纳以循证医学为基础的理念用于指南更新。这是 GINA 1995 之后的第一次更新，也是首次给予证据更新。GINA 成立了负责循证证据回顾的科学委员会，对已发表关于哮喘管理和预防、评估的研究报告进行回顾，评估 GINA 文档中所推荐的研究报告的影响，并且每年都提供这些文件的更新。GINA 2002 指南进一步明确哮喘的发病机制是涉及气道的特征性慢性炎症进程。气道炎症的特征性表现是在气道黏膜和管腔内活化的嗜酸性粒细胞、肥大细胞、巨噬细胞和 T 淋巴细胞的数量增加。GINA 2002 指南在此基础上，推荐 ICS 是最有效的控制药物。

2004 年 GOAL 研究[17]是哮喘研究的另一座里程碑。该研究是一项分层、随机、双盲、平行分组研究，共纳入 3 421 例轻中度哮喘患者。研究结果显示：ICS＋LABA（同一吸入装置）较单用 ICS 更好实现哮喘控制。FACET、OPTIMAL 及 GOAL 这三项 RCT 研究报告的不良事件 ICS＋LABA 与 ICS 相似，一致证实 ICS＋LABA 的安全性。因此 GINA 2006 指南明确推荐 ICS＋LABA 联合治疗方案。另外 GINA 2006 指南也正式将奥马珠单抗纳入了哮喘的第五级治疗。

GINA 2010 明确提出了哮喘总体控制的具体目标，这是指哮喘一方面要达到当前控制，另一方面要降低未来风险。具体来说，当前控制是由日间 / 夜间症状、日常活动、缓解药物使用、肺功能（PEF/FEV₁）等指标衡量；未来风险是由急性发作、疾病不稳定 / 恶化、肺功能丧失、药物治疗不良反应等指标衡量。GINA 进一步提出需要基于哮喘总体控制目标给予个体化治疗，这意味着每个患者都要根据哮喘严重程度选择合适的治疗级

别，同时基于哮喘控制水平的变化，通过持续不断地循环调整治疗方案。这个循环包括：评估、治疗和监测三个部分，最终目标是实现哮喘总体控制。

GINA 2014 指南进一步强调并细化维持缓解疗法。早在 2006 年，SMILE 研究[18]证实了缓解药中含有 ICS 的重要意义。该研究表明：在中重度持续性哮喘患者中，与布地奈德/福莫特罗维持＋福莫特罗缓解治疗相比，布地奈德/福莫特罗维持＋缓解治疗可降低重度急性发作和急诊或住院风险。因此，在布地奈德/福莫特罗缓解治疗中，布地奈德发挥了切实疗效，减少急性发作及其相关不良事件。布地奈德/福莫特罗维持＋缓解给药方案中虽然适度增加 ICS 用量，但降低了哮喘急性发作，这提示关键因素可能与定时使用ICS 相关。GINA 2014 指南提出：使用单一吸入装置联合应用快速起效的 LABA 和低剂量 ICS，同时作为维持和缓解治疗，可有效改善哮喘控制，并且在高风险患者中，减少需口服糖皮质激素（OCS）或住院治疗的哮喘急性发作。该方案的益处在于通过在哮喘恶化极早期进行干预而预防了急性发作。

GINA 2015～2018 多为证据补充及微调，未做重大更新。

综上所述，20 多年来随着对哮喘诊断和治疗认识的不断加深，GINA 指南也在持续变迁，为全球哮喘防治事业做出卓越贡献。

我们国家自 1993 年中华医学会呼吸病学分会哮喘学组编写了第一版哮喘防治指南，后续又分别在 1997 年、2003 年、2008 年和 2020 年进行了哮喘指南修订，对国内哮喘规范化诊治发挥了重要作用。随着国内外有关哮喘的发病机制、诊断与治疗研究取得了许多新进展，循证医学理念渐入人心，中华医学会呼吸病学分会哮喘学组于 2020 年底启动了新版"支气管哮喘防治指南"的修订工作，于 2020 年发表。

2020 版《中国支气管哮喘防治指南》修订有三个显著的特点：

第一，准备充分，内容框架全面，分工明确，确保内容的准确性和权威性。秘书组首先进行了文献检索工作，选用数据库包括 Pubmed/Medline、Embase、Cochrane Library、中国生物医学文献数据库、万方数据库、中国知网和中文科技期刊全文数据库。在此基础上，全体组员反复论证，拟定了新版指南的目录框架。按照新的框架结构进行了责任分工，细化到每一个学组专家，保证指南内容精准、权威、实用。

新版指南更新了哮喘的患病率及哮喘的控制现状相关内容，将临床缓解期改为临床控制期，与 GINA 文件提出的控制标准相吻合。增加了哮喘的鉴别诊断内容，更新了哮喘的治疗方案。新版指南对重度哮喘的命名进行了统一，增加了重度哮喘的临床表型相关内容。对特殊类型哮喘（如咳嗽变异性哮喘）及哮喘合并慢阻肺等患者的治疗方案也进行了推荐。后续随着指南的发布、实施及推广，这些观点也将逐渐被临床医师学习和接受。

第二，2020 版中国指南体现了很多中国元素，参考的研究约 1/3 来自中国，反映了中国哮喘研究的进步。比如在特殊类型哮喘中，国内学者首先发现并报道了胸闷变异性哮喘、隐匿性哮喘，逐渐为临床认可接受，国人在咳嗽变异性哮喘的研究成果也有目共睹。再如，半剂量激素在中国哮喘人群的应用、ACT 评分的中国研究、茶碱不同人种的代谢情况和在中国的使用等等，在指南评估、慢性持续期治疗章节均加入了这些本土的研究成果作为可选之举。另外，在指南中也结合中国患者的习惯，详尽地描述了口服药物。一些新的技术，比如支气管热成形术，也在广州、北京、杭州等地开始应用，并已经获得了观察数据。

第三，新版指南充分遵循循证医学理念，这是一个很大的进步，是中国的指南向国际迈出的一步。本次中国哮喘指南修订首次采用了循证医学的方法，除了临床方面的专家外，还邀请了循证医学与指南制订方面的专家共同参与。本指南采用的证据质量分级标准，主要是采用国际统一的由牛津循证医学中心在 2001 年制定的推荐分级的评估、制定和评价（grading of recommendations assessment, development and evaluation, GRADE）标准[19]，同时参照 2019 年版全球哮喘防治创议（GINA）报告。证据质量分为"高、中、低和极低"4 个等级，分别用 A、B、C 和 D 表示。新版指南通过这一方法，试图帮助读者明确界定证据质量,清晰公正地评价了不同治疗药物、方案的重要结局,相信会对广大读者学习体会新版指南起到很好的解读作用,亦希望在中国哮喘领域能有更多本土高质量临床研究,为今后哮喘指南的不断完善、进而提高哮喘防治水平提供更多高级别循证医学证据。

(沈华浩)

第三节 哮喘的规范化诊治和管理

一、诊断标准

(一)典型哮喘的临床症状和体征

1. 反复发作喘息、气急,伴或不伴胸闷或咳嗽,夜间及晨间多发,常与接触变应原、冷空气、物理、化学性刺激以及上呼吸道感染、运动等有关。

2. 发作时双肺可闻及散在或弥漫性哮鸣音,呼气相延长。

3. 上述症状和体征可经治疗缓解或自行缓解。

(二)可变的气流受限客观检查

1. 支气管舒张试验阳性(吸入支气管舒张剂后,FEV_1增加>12%且绝对值增加>200ml)。

2. 支气管激发试验阳性(使用标准剂量的乙酰甲胆碱或组织胺,FEV_1降低≥20%)。

3. 呼气流量峰值(PEF)平均每日昼夜变异率>10%,或PEF周变异率>20%。

符合上述症状和体征,同时具备气流受限客观检查中任何一条,并除外其他疾病所引起的喘息、气急、胸闷和咳嗽,可以诊断为哮喘。

二、不典型哮喘的诊断

(1)咳嗽变异性哮喘:咳嗽为唯一或主要症状,无喘息、气急等典型哮喘的症状和体征,同时具备可变气流受限客观检查中的任何一条,除外其他疾病引起的咳嗽。

(2)胸闷变异性哮喘:胸闷为唯一或主要症状,无喘息、气急等典型哮喘的症状和体征,同时具备可变气流受限客观检查中的任何一条,除外其他疾病引起的胸闷。

(3)隐匿性哮喘:指无反复发作喘息、气急、胸闷或咳嗽的表现,但长期存在气道反应性增高。

三、分期

1. **急性发作期** 是指喘息、气促、咳嗽、胸闷等症状突然发生,或原有症状加重,常有呼吸困难,以呼气流量降低为其特征,常因接触变应原、刺激物或呼吸道感染诱发。

2. **慢性持续期** 是指患者每周有不同频度和/或不同程度地出现喘息、气急、胸闷、咳嗽等症状。

3. **临床缓解期** 临床缓解期是指患者无喘息、气急、胸闷、咳嗽等症状,并维持1年以上。

四、严重程度分级

1. **初始治疗的哮喘患者病情严重程度分级** 包括新诊断和既往已经诊断为哮喘,但是长期未应用哮喘控制药物治疗的患者,见表5-3-1。

表 5-3-1 病情严重程度的分级

分级	临床特点
间歇状态 (第1级)	症状<每周1次 短暂出现 夜间哮喘症状≤每月2次 FEV_1占预计值%≥80%或PEF≥80%个人最佳值,PEF变异率<20%
轻度持续 (第2级)	症状≥每周1次,但<每日1次 可能影响活动和睡眠 夜间哮喘症状>每月2次,但<每周1次 FEV_1预计值%≥80%或PEF≥80%个人最佳值,PEF变异率20%~30%
中度持续 (第3级)	每日有症状 影响活动和睡眠 夜间哮喘症状≥每周1次 FEV_1占预计值%60%~79%或PEF 60%~79%个人最佳值,PEF变异率>30%
重度持续 (第4级)	每日有症状 频繁出现 经常出现夜间哮喘症状 体力活动受限 FEV_1占预计值%<60%或PEF<60%个人最佳值,PEF变异率>30%

2. **根据达到哮喘控制所采用的治疗级别分级** 轻度哮喘:经过第1级、第2级治疗能达到完全控制者;中度哮喘:经过第3级治疗能达到完全控制者;重度哮喘:需要第4级或第5级治

疗才能达到完全控制，或仍然不能达到控制者，见治疗方案。

3. 根据哮喘控制水平分级 按照表 5-3-2 评估方式分为控制、部分控制和未控制三个级别。

4. 急性发作时的分级 哮喘急性发作时严重程度轻重不一，可在数小时或数天内出现，也可在数分钟内即危及生命，哮喘急性发作时严重程度可分为轻度、中度、重度和危重 4 级，见表 5-3-3。

五、哮喘的评估

（一）评估的内容

1. 评估患者是否有合并症 如过敏性鼻炎、鼻窦炎、胃食管反流、肥胖、阻塞型睡眠呼吸暂停综合征、抑郁和焦虑等。

2. 评估哮喘的触发因素 如致敏原、职业、环境、气候变化、药物和运动等。

表 5-3-2 非急性发作期哮喘控制水平的分级

	目前临床控制评估（最好四周以上）		
临床特征	控制 （满足以下所有条件）	部分控制 （出现以下任何 1 项临床特征）	未控制
白天症状	无（或≤2 次 / 周）	>2 次 / 周	出现≥3 项哮喘部分控制的表现 *†
活动受限	无	有	
夜间症状 / 憋醒	无	有	
需要使用缓解药或急救治疗	无（或≤2 次 / 周）	>2 次 / 周	
肺功能（PEF 或 FEV_1）	正常	< 正常预计值或个人最佳值的 80%	
未来风险评估（急性发作风险，病情不稳定，肺功能迅速下降，药物不良反应）			
与未来不良事件风险增加的相关因素包括： 临床控制不佳；过去一年频繁急性发作；曾因严重哮喘而住院治疗；FEV_1 低；烟草暴露；高剂量药物治疗			

注：* 患者出现急性发作后都必须对维持治疗方案进行分析回顾，以确保治疗方案的合理性。

† 依照定义，任何 1 周出现 1 次哮喘急性发作，表明这周的哮喘没有得到控制。

表 5-3-3 哮喘急性发作时病情严重程度的分级

临床特点	轻度	中度	重度	危重
气短	步行、上楼时	稍事活动	休息时	—
体位	可平卧	喜坐位	端坐呼吸	—
讲话方式	连续成句	单词	单字	不能讲话
精神状态	可有焦虑，尚安静	时有焦虑或烦躁	常有焦虑、烦躁	嗜睡或意识模糊
出汗	无	有	大汗淋漓	—
呼吸频率	轻度增加	增加	常 >30 次 /min	—
辅助呼吸肌活动及三凹征	常无	可有	常有	胸腹矛盾运动
哮鸣音	散在，呼吸末期	响亮、弥漫	响亮、弥漫	减弱乃至无
脉率 /（次 /min）	<100	100～120	>120	脉率变慢或不规则
奇脉	无，<10mmHg	可有，10～25mmHg	常有，10～25mmHg	无，提示呼吸肌疲劳
最初支气管舒张剂治疗后 PEF 占预计值或个人最佳值 %	>80%	60%～80%	<60% 或 100L/min 或作用 <2 小时	—
PaO_2/mmHg（吸空气）	正常	≥60	<60	<60
$PaCO_2$/mmHg	<45	≤45	>45	>45
SaO_2/%（吸空气）	>95	91～95	≤90	≤90
pH	—	—	—	降低

3. **评估患者的药物使用情况** 患者使用速效支气管舒张剂的用量、药物吸入技术、长期用药的依从性以及药物的不良反应等。

（二）评估的主要方法

1. **症状** 了解患者有无胸闷、气急、咳嗽、夜间憋醒等症状。

2. **肺功能** 肺通气功能指标 FEV_1 和 PEF 能反映气道阻塞的严重程度，是客观判断哮喘病情最常用的评估指标。

3. **哮喘控制测试（asthma control test，ACT）问卷** ACT 问卷是一种评估哮喘患者控制水平的问卷，见表 5-3-4。ACT 问卷适合在缺乏肺功能设备的基层医院推广应用。

第一步：记录每个问题的得分；第二步：将每一题的分数相加得出总分；第三步：ACT 评分的意义：评分 20～25 分，代表哮喘控制良好；16～19 分，代表哮喘控制不佳；5～15 分，代表哮喘控制很差。

4. **呼出气一氧化氮（FeNO）** FeNO 测定可以作为评估气道炎症和哮喘控制水平的一项参考指标，也可以判断吸入激素治疗的反应性。哮喘未控制以及患过敏性鼻炎时 FeNO 值可以升高。

5. **痰嗜酸性粒细胞计数** 诱导痰中嗜酸性粒细胞计数可作为评价哮喘气道炎症指标之一，痰中 EOS% > 2.5% 为增高。也是评估吸入激素治疗反应性的敏感指标。

6. **外周血嗜酸性粒细胞计数** 外周血嗜酸性粒细胞计数 > 3% 为增高，提示嗜酸性粒细胞增高为主的哮喘表型，也可以作为判断抗炎治疗是否有效的指标之一。

7. **血清总 IgE 测定** 血清总 IgE 升高提示 IgE 介导的过敏性哮喘，对于部分重症哮喘选择抗 IgE 单克隆抗体靶向治疗有指导意义。

六、鉴别诊断

哮喘应注意与左心功能不全、慢阻肺、上气道阻塞性病变等常见疾病相鉴别。其鉴别要点见表 5-3-5。

表 5-3-4 ACT 问卷及其评分标准

问题	评分				
	1	2	3	4	5
在过去 4 周内，在工作、学习或家中，有多少时间哮喘妨碍您进行日常活动？	所有时间	大多数时间	有些时候	极少时候	没有
在过去 4 周内，您有多少次呼吸困难？	每天不止 1 次	1 次/d	每周 3～6 次	每周 1～2 次	完全没有
在过去 4 周内，因为哮喘症状（喘息、咳嗽、呼吸困难、胸闷或疼痛），您有多少次在夜间醒来或早上比平时早醒？	每周 4 个晚上或更多	每周 2～3 个晚上	每周 1 次	1～2 次	没有
过去 4 周内，您有多少次使用急救药物治疗（如沙丁胺醇）	每天 3 次以上	每天 1～2 次	每周 2～3 次	每周 1 次或更少	没有
您如何评估过去 4 周内您的哮喘控制情况	没有控制	控制很差	有所控制	控制良好	完全控制

表 5-3-5 哮喘与其他疾病鉴别要点

	哮喘	左心功能不全	慢阻肺	上气道阻塞性病变
呼吸困难	发作性、阵发性、呼气性	阵发性、端坐	喘息和劳力性	吸气性
其他症状	干咳、胸闷等	心悸、粉红色泡沫痰	慢性咳嗽、咳痰	根据阻塞原因不同而不同
体征	哮鸣音为主	哮鸣音、广泛湿啰音	干湿啰音并存	吸气性喘鸣
病史	过敏原接触、部分有家族史	高血压或心脏病史	长期吸烟、有害气体接触等	可有异物吸入史
影像学	无特殊	肺淤血、肺水肿、心影扩大	肺纹理增多、粗乱；肺气肿征	上气道异物、肿瘤表现
支气管舒张剂	可迅速缓解	无明显缓解	有一定缓解	无明显缓解
其他	—	—	—	气管镜下可见异物、肿物

此外，重症哮喘和反复控制不佳的哮喘患者还应与支气管扩张、嗜酸性粒细胞肉芽肿性血管炎、变应性支气管肺曲霉病等疾病相鉴别。

七、并发症

哮喘严重发作时可并发气胸、纵隔气肿、肺不张；长期反复发作或感染可致慢性并发症，如慢阻肺、支气管扩张、肺纤维化和肺源性心脏病。

八、治疗

虽然目前哮喘尚不能根治，但长期规范化治疗可使大多数哮喘患者达到良好或完全的临床控制，减少急性发作。哮喘治疗的目标是达到哮喘症状的良好控制，维持正常的活动水平，肺功能正常，尽可能减少哮喘发作和药物相关不良反应的风险。经过规范的治疗，大部分哮喘患者能够达到这一目标，并能和正常人一样生活、学习和工作。

（一）脱离过敏原

部分患者能找到引起哮喘发作的过敏原或其他非特异刺激因素，应立即脱离并长期避免接触，这是防治哮喘最有效的方法。

（二）药物治疗

治疗哮喘的药物主要分为两类，一是控制类药物，即需要每天使用并长时间维持应用的药物，主要通过其抗炎作用使哮喘患者维持在临床控制状态，包括吸入型糖皮质激素（ICS，最有效安全的控制类药物）、吸入性糖皮质激素 / 长效 β₂ 受体激动剂（ICS/LABA）、全身性激素、白三烯调节剂（LTRA）、甲磺司特、缓释茶碱；二是缓解类药物：又称急救药物，急性发作时可按需使用，主要通过其迅速解除支气管痉挛从而缓解患者哮喘症状，包括速效吸入和短效口服 β₂ 受体激动剂（SABA）、ICS/ 福莫特罗、全身性激素、吸入抗胆碱药（SAMA）、短效茶碱。

1. 糖皮质激素　最有效的控制哮喘气道炎症的药物。ICS 可有效控制气道炎症、降低气高反应性、减轻哮喘症状、改善肺功能、提高生活质量、减少哮喘发作的频率和减轻发作时的严重程度。

哮喘慢性持续期以吸入给药最为常见，常用的吸入制剂主要有二丙酸倍氯米松、布地奈德、丙酸氟替卡松。常见的剂量换算见表 5-3-6：

表 5-3-6　常用吸入糖皮质激素剂量换算表

药物	低剂量 /（μg/d）	中剂量 /（μg/d）	高剂量 /（μg/d）
二丙酸倍氯米松（CFC）	200～500	500～1 000	>1 000
二丙酸倍氯米松（HFA）	100～200	200～400	>400
布地奈德（DPI）	200～400	400～800	>800
丙酸氟替卡松（HFA）	100～250	250～500	>500

注：CFC. 氯氟烃（氟利昂）抛射剂；HFA. 氢氟烷抛射剂；DPI. 干粉吸入剂。

口服给药用于：①应用大剂量 ICS/LABA 后仍不能控制的重症哮喘和激素依赖性哮喘，一般推荐半衰期较短的激素，推荐采用每天或隔天给药的方式，泼尼松的每日维持剂量最好≤10mg；②对 SABA 初始治疗反应不佳或在控制药物治疗基础上发生急性发作的哮喘患者，推荐使用泼尼松龙 0.5～1.0mg/kg 或等效剂量的其他全身激素口服 5～7d。严重哮喘急性发作患者可以静脉给药，推荐用法：氢化可的松 400～1 000mg/d 分次给药，或甲泼尼龙 80～160mg/d，地塞米松因半衰期较长，对肾上腺皮质功能抑制作用较强，一般不推荐使用。

注意事项：长期吸入临床推荐剂量范围内的 ICS 是安全的，少数患者可出现口咽部的不良反应如声音嘶哑、咽部不适和念珠菌感染；长期大剂量应用可引起骨质疏松症、高血压、糖尿病、下丘脑 - 垂体 - 肾上腺轴的抑制、肥胖症、白内障、青光眼、皮肤变薄导致皮纹和瘀斑、肌无力。对于伴有结核病、骨质疏松、青光眼、糖尿病、严重抑郁或消化性溃疡的哮喘患者应慎用。

2. β₂ 受体激动剂　通过对气道平滑肌和肥大细胞等细胞膜表面的 β₂ 受体的作用，舒张气道平滑肌，减少肥大细胞和嗜碱性粒细胞脱颗粒和介质的释放、降低微血管的通透性、增加气道上皮纤毛的摆动等，缓解哮喘症状。

短效 β₂ 受体激动剂（SABA），主要有沙丁胺醇和特布他林，是缓解轻中度哮喘急性症状的首选药物。沙丁胺醇气雾剂每次 1～2 喷，按需给药。

长效 β₂ 受体激动剂（LABA）：舒张支气管平滑肌的作用可持续 12 小时以上，主要有沙美特罗和福莫特罗。福莫特罗起效快，也可作为缓解药物按需使用。

注意事项：大剂量使用 β_2 受体激动剂可引起心悸、手抖、肌颤和低血钾。

3. **ICS/LABA 复合制剂**　ICS 和 LABA 具有协同的抗炎和平喘作用，联合使用可增加患者的依从性、减少大剂量 ICS 的不良反应，尤其适用于中重度慢性持续哮喘患者的长期治疗，常用药物为氟替卡松/沙美特罗：50/100μg 或 50/250μg，每次 1 吸，每日 2 次；布地奈德/福莫特罗：160/4.5μg，每次 1～2 吸，每日 2 次，每日最大剂量不超过 8 吸。

4. **白三烯调节剂**　可减轻哮喘症状、改善肺功能、减少哮喘的恶化。常用的药物有孟鲁司特：口服 10mg，每日 1 次。该药使用安全性好，不良反应较少。

5. **甲磺司特**　是一种选择性 TH_2 细胞因子抑制剂，可抑制 IL-4、IL-5 的产生和 IgE 的合成，减少嗜酸性粒细胞浸润，减轻气道高反应性，适用于过敏性哮喘的治疗。用法：口服 0.1g/次，每日 3 次。

6. **茶碱**　具有舒张支气管平滑肌及强心、利尿、兴奋呼吸中枢和呼吸肌的作用，低浓度茶碱具有一定的抗炎作用。常用口服茶碱：氨茶碱（普通茶碱），每次 0.1～0.2g，每日 3 次；茶碱缓释片（缓释型茶碱），每次 0.2g，每日 2 次；常用静脉茶碱：氨茶碱，每日剂量不要大于 0.8g；多索茶碱每次 0.3g，每日 1 次。

常见副作用：有效血药浓度与中毒浓度接近，且影响茶碱代谢的因素较多（如同时应用喹诺酮类或大环内酯类等可影响茶碱代谢而使其排泄减慢），增加其毒性（恶心、呕吐、心率增快、心律失常等）。

7. **抗胆碱药**　短效抗胆碱药异丙托溴铵（SAMA）和长效抗胆碱药噻托溴铵，都具有舒张支气管的作用。SAMA 可用于哮喘急性发作期，按需使用；噻托溴铵用于中重度慢性持续哮喘患者，每次 18μg，每日 1 次。

常见副作用：对妊娠早期妇女和青光眼以及前列腺肥大患者应慎用。

8. **其他治疗哮喘药物**

（1）抗组胺、抗过敏药物：口服酮替芬、氯雷他定、阿司咪唑、氮卓斯汀、特非那定和曲尼司特等具有抗过敏和较弱的治疗哮喘作用，适用过敏性哮喘合并过敏性鼻炎的短期治疗，其药物不良反应主要是嗜睡。阿司咪唑和特非那定可能引起严重的心血管事件，应慎用。

（2）中医中药：采用辨证施治，有助于减轻哮喘症状和缓解期哮喘的治疗。但是，目前民间有不少所谓"祖传""根治哮喘"的秘方和验方，其中大多数加入了剂量不明的口服激素，因此，尽管可有暂时的"疗效"，但长期使用往往会贻误病情、引起全身激素依赖和严重的不良反应，应予以坚决抵制。

（三）制定初始治疗和长期治疗方案

对初诊患者在评估病情严重程度后制定初始治疗方案，定期进行随访、监测，并根据病情变化及时修订长期治疗方案。哮喘患者长期治疗方案分为 5 级，见表 5-3-7。

对于以往未经规范治疗的初诊哮喘患者，如果病情较轻，可用第 2 级治疗开始，病情较重者应直接选用第 4 级治疗方案。第 2～5 级均需使用哮喘的控制药物，控制药物主要是吸入型糖皮质激素（ICS），在此基础上根据治疗级别可增加吸入 ICS 的剂量或加用其他哮喘控制药物（如 LTRA、茶碱等）。每一级中根据患者症状都可以按需使用缓解药物。

在治疗期间要对患者定期进行病情评估和肺功能等监测，当哮喘症状加重或使用的治疗方案不能使哮喘达到控制时，应给予升级治疗。当哮喘控制并维持至少 3 个月，且肺功能恢复正常，可考虑降级治疗，用最小的剂量维持哮喘控制。

（四）急性发作的治疗

哮喘急性发作治疗的目的是尽快缓解患者症状、解除气流受限和改善低氧血症。治疗的效果取决于哮喘发作的严重程度以及对治疗的反应。

根据哮喘发作的严重程度推荐以下治疗方案：

1. **轻度哮喘发作的自我处理**　SABA 是缓解哮喘症状最有效的药物，可以根据病情轻重每次使用 2～4 喷，直到哮喘症状缓解。同时要增加 ICS 的用量，也可以使用 ICS 和福莫特罗的复合制剂，但是每天不要超过 8 吸。如果经过上述治疗后，哮喘症状无明显好转，需要用口服激素治

表 5-3-7　哮喘患者长期（阶梯式）治疗方案

	1级	2级	3级	4级	5级
推荐选择控制药物	按需使用低剂量ICS/福莫特罗	低剂量ICS或按需使用低剂量ICS/福莫特罗	低剂量ICS/LABA	中剂量ICS/LABA	高剂量ICS/LABA加其他治疗，如低剂量口服激素
其他选择控制药物	低剂量ICS	白三烯受体拮抗剂（LTRA）低剂量茶碱	中剂量ICS或低剂量ICS/LTRA或加茶碱	高剂量ICS加LAMA或加LTRA或加茶碱	加LAMA 加抗IgE单克隆抗体，或加抗IL-5/5R单克隆抗体或加抗IL-4R单克隆抗体
缓解药物	按需使用低剂量ICS/福莫特罗或倍氯米松/福莫特罗 按需使用SABA		按需使用低剂量ICS/福莫特罗或倍氯米松/福莫特罗 按需使用SABA		

疗，泼尼松龙 0.5～1.0mg/kg 或等效剂量的其他口服激素治疗 5～7d。

2. 中重度哮喘发作的治疗　若患者在家中自我处理后症状无明显缓解，或症状加重，应立即到医院急诊或住院治疗。入院后作病史询问和体检，并作 SpO_2 监测、动脉血气测定、胸片或胸部 CT 检查等，判断哮喘病情。同时尽快给予吸氧、重复吸入 SABA（或联合异丙托溴铵）和使用全身激素等治疗。

SABA 可用压力定量气雾剂在第 1 小时每隔 20min 吸入 4～10 喷，或使用 SABA 联合异丙托溴铵雾化溶液经喷射雾化装置给药，1 小时后再次评估患者对治疗的反应。重度哮喘患者可以联合使用静脉氨茶碱，每日剂量不超过 0.8g。

中重度哮喘发作应尽早使用全身激素。推荐用法：甲泼尼龙 80～160mg/d，或氢化可的松 400～1 000mg/d，分次静脉给药。静脉和口服激素序贯治疗可以减少激素的用量和不良反应，如静脉使用激素 2～3d 后，改为口服激素治疗 3～5d。

大多数哮喘急性发作并非由细菌感染引起，应严格控制抗菌药物的使用指征，除非有明确的细菌感染证据，如发热、咳脓性痰以及并发肺炎的影像学和实验室检查依据等。

急性重度和危重哮喘发作经上述治疗症状继续加重，患者出现意识改变、呼吸肌疲劳、动脉血气分析提示呼吸性酸中毒、二氧化碳潴留，应及时给予机械通气治疗。根据病情可以先采用面罩无创机械通气治疗，对于无创机械通气治疗无效，或患者不能配合者应及时作气管插管机械通气治疗，并将患者转入呼吸监护室管理。

严重的哮喘发作提示患者原有的治疗方案不能有效控制哮喘，或患者平时没有采用规范的治疗。当患者病情缓解出院后要检查患者的依从性是否良好，寻找哮喘急性发作的诱因，制定长期的治疗方案以及哮喘自我管理计划，并给予密切监护和长期随访。

九、管理

哮喘是一种慢性气道炎症性疾病，尽管尚不能根治，但是通过规范的治疗，绝大部分患者可以得到哮喘控制，可以像正常人一样工作、学习和生活。对哮喘患者的管理是哮喘防治工作中的重要组成部分，也是提高治疗疗效、减少急性发作、改善患者生活质量的重要措施。哮喘患者管理的主要内容：哮喘健康教育包括哮喘疾病相关防治知识、哮喘常用治疗药物及吸入装置的正确使用、哮喘患者自我监测方法、改善用药依从性和定期随访。

医护人员应与哮喘患者建立良好的合作关系，与患者一起共同制定哮喘治疗方案，定期评估哮喘病情，及时调整治疗方案和监测治疗的反应。开展哮喘患者健康教育可以提高患者对哮喘疾病的认识、增加自我管理的能力。

（周　新）

第四节　临床表型和个体化治疗

哮喘是一种异质性疾病，有不同的发病机制。由于发病年龄、发病诱因、临床特点、病理生理和治疗反应等的不同，哮喘有不同的临床表型。尽管吸入激素和支气管舒张剂治疗可以使大多数哮喘患者得到临床控制，但是仍有 5%～10% 哮喘患者不能得到有效控制，这部分患者在临床上称为重症哮喘或难治性哮喘。近年来根据重症哮喘患者的不同临床表型以及发病机制，制药公司开发出一些新的靶向治疗药物。因此，认识哮喘的临床表型有助于临床开展重症哮喘患者的个体化治疗。

1. 哮喘表型分类　2018 年全球哮喘防治创议（GINA）提出的哮喘表型分类如下：

（1）过敏性哮喘：这是最容易识别的一种哮喘表型，由过敏原引起和 / 或触发。过敏性哮喘受 2 型辅助 T 细胞（TH2）免疫驱动，特应质与过敏反应有密切关系。通常在儿童时期发病，有过敏性疾病的家族史，如湿疹、过敏性鼻炎、药物和食物过敏史。在治疗前作诱导痰检查提示以嗜酸性粒细胞为主的气道炎症，此类型患者通常对激素治疗效果好。

（2）非过敏性哮喘：该型患者不伴有过敏，痰液细胞学检查可以见到中性粒细胞、嗜酸性粒细胞或少数量炎症细胞（寡细胞），非过敏性哮喘患者对激素治疗反应较差。

（3）迟发性哮喘：首次发作哮喘在成年，特别是女性患者较多，这些哮喘患者大多无过敏史，通常需要高剂量吸入激素治疗。

（4）固定气流受限的哮喘：该型哮喘患者由于长期处于哮喘慢性持续状况，慢性气道炎症和气道重构导致了气流受限。

（5）肥胖型哮喘：该型哮喘患者有明显的呼吸系统症状，频繁哮喘发作，气道炎症中嗜酸性粒细胞较少，对激素治疗反应较差。

2. 个体化治疗　根据哮喘患者的临床表型以及实验室检查结果，对哮喘患者制定个体化的治疗方案。过敏性哮喘患者除了应该避免环境中接触过敏原以及使用规范化药物治疗以外，可以进行过敏原免疫治疗，即脱敏治疗，如皮下注射免疫治疗或舌下含服免疫治疗。

重症哮喘患者可以加用新的靶向药物治疗。目前在临床上新的靶向药物主要是针对 IgE 介导的重症过敏性哮喘和嗜酸性粒细胞增多的重症哮喘，主要有抗 IgE 单克隆抗体、抗 IL-5 单克隆抗体和抗 IL-5 受体的单克隆抗体。

（1）抗 IgE 单克隆抗体：IgE 是由 B 细胞（浆细胞）产生，在过敏性哮喘的炎症反应中发挥重要作用。抗 IgE 单克隆抗体通过与 IgE 的 Ce3 区域特异性结合，形成复合物，降低游离 IgE 水平，阻断 IgE 与受体结合，抑制炎症级联反应中的多个步骤，减少炎症细胞的激活和炎症介质的释放。抗 IgE 单克隆抗体每次给药剂量为 75～600mg，皮下注射，每 2～4 周给药 1 次。

（2）抗 IL-5 单克隆抗体和抗 IL-5 受体 α（IL-5Rα）单克隆抗体：IL-5 是与嗜酸性粒细胞联系最紧密的细胞因子。IL-5R 在嗜酸性粒细胞和嗜碱性粒细胞的表面均有表达，IL-5R 的激活会导致细胞因子、嗜酸性粒细胞颗粒脱落和白三烯释放，引起炎症通路激活和组织损伤。抗 IL-5 受体 α（IL-5Rα）单克隆抗体通过与 IL-5 受体的 α 链（IL-5Rα）结合，阻断嗜酸性粒细胞活化。抗 IL-5Rα 单克隆抗体治疗与自然杀伤细胞（NK）细胞或巨噬细胞上的 FcgRⅢα 区域高亲和力结合，增加抗体依赖性细胞介导的细胞毒作用，从而导致嗜酸性粒细胞凋亡。抗 IL-5 单克隆抗体，如 Mepolizumab 每 4 周 1 次，皮下注射 100mg。抗 IL-5 受体 α（IL-5Rα）单克隆抗体，如 Benralizumab 每 8 周 1 次，皮下注射 30mg。

以上这些新的靶向治疗药物可以减少哮喘急性发作，改善症状和肺功能，减少全身激素的用量，提高生活质量。但是新的靶向治疗药物停用后患者哮喘病情容易复发，长期使用，药物价格昂贵，目前在我国临床上还不能普遍应用。

支气管热成形术是针对重症哮喘患者的一种新型介入疗法，通过支气管镜，用特制的金属导丝向支气管壁提供热能，以消融支气管平滑肌达到治疗目的。多项临床研究结果表明支气管热成形术可以减少重症哮喘患者的急性发作，提高生活质量。支气管热成形术治疗哮喘的机制还不清楚，其远期疗效需要进一步观察。

（周　新）

第五节　哮喘的研究方向

一、哮喘预防

流行病学资料显示，中国成人哮喘患者约4 500万，儿童患者约1 000万，且近年来哮喘患病率呈逐年增长的趋势。除了这些逐年增长的流行病学数据，令人倍感压力的数据还有堪忧的哮喘控制率。目前提倡的哮喘治疗目标是实现"哮喘的总体控制"，既要达到当前控制又要降低未来风险。2017年在我国大陆30个一线城市的三级甲等医院呼吸专科门诊进行的哮喘患者控制现状的调查结果显示，只有28.5%的患者达到哮喘控制。

现有的流行病学资料提示，我国在哮喘治疗、管理上远未成功，尚需要倾注大量的精力，更重要的是在预防环节，需要改变不重视、少关注的现状，发现易感人群，研究生活居住方式、空气污染、儿童早期微生物暴露、营养情况等对哮喘发病的影响，以指导哮喘预防并早期干预。

二、哮喘发病机制

目前仍需要进一步认识哮喘的发病机制，寻找有关键调控作用的分子或相关基因。目前研究集中在气道天然免疫与特异性免疫的相关关系、表观基因组学与哮喘、哮喘表型研究、气道微生态与哮喘以及过敏原特异性免疫治疗等方面。其中哮喘的表型研究、特异性免疫治疗与哮喘临床关系特别紧密。

哮喘是一种异质性疾病。最新的哮喘流行病学、自然病史及发病机制方面的研究明确表明：哮喘的病因及影响因素众多、病理生理机制复杂、分子表型繁多、治疗反应存在差异，具有一系列不同的表型。表型整合了生物学特征及临床表现，涵盖基因、分子、细胞、结构和功能。表型的价值绝不仅仅是基于统计学上的聚类差异，其最终的落脚点在于和哮喘的内因型相结合，从而评估疾病风险、指导哮喘治疗。临床发现，如果考虑了哮喘表型特征，再选用相应的生物制剂进行干预治疗，通常能取得明显效果。如何在临床工作中寻找特异性高、快速、临床可操作性强的分子标志物，对于锁定表型进行相应治疗具有重要作用。

特异性免疫脱敏治疗（ASIT）是唯一可能彻底治疗过敏性疾病的治疗方法。该疗法虽然已有近百年历史，机制仍不完全清楚，且疗效有很大的个体性差异。继续明确ASIT作用机制，寻找更有效的耐受诱导原，进行个性化治疗，如何寻找有效生物标志物以识别对某种治疗性抗原或复合物的应答性，均是未来研究的方向和热点。

三、重症哮喘

重症哮喘仍然是哮喘诊治领域中重点和难点。5%～10%患者在充分治疗下仍表现为哮喘未控制，即重症哮喘。该人群的死亡率显著高于普通哮喘患者，消耗的社会和医疗资源也远远超出一般的哮喘人群。因此，识别并有效治疗这一人群成为当前全球哮喘防治工作的重中之重。近年来，随着分子生物学技术的不断进步以及精准医学的飞速发展，重症哮喘的研究也取得了一定进展。通过对重症哮喘发病机制及临床特征的深入研究，对于深入理解重症哮喘，进而制定针对相应发病机制和临床特征的个体化治疗策略，具有十分重要的意义。多学科综合治疗模式在重症哮喘患者管理中的推广，针对哮喘发病机制的新药研发，表型指导下的重症哮喘治疗以及支气管热成形术的应用，正不断提高重症哮喘患者的治疗效果，逐步改善重症哮喘患者的预后。

四、不典型哮喘

目前，报道了3种不典型哮喘。咳嗽变异性哮喘是以咳嗽为唯一或主要临床症状的特殊类型哮喘，无明显喘息、气促等症状，而存在气道反应性增高。1992年钟南山院士团队随访研究发现，无症状的气道高反应性患者，可发展为有典型症状的哮喘，称之为隐匿性哮喘[20]。2013年沈华浩教授团队发现，临床上存在以胸闷为唯一症状的不典型哮喘，并在国际上第一次提出了"胸闷变异性哮喘 CTVA"的概念[21]。对于不典型哮喘的发病机制、造成与典型哮喘的差异机制、治疗用药是否等同于哮喘、其预后及转归如何等等，仍有待更多的临床研究解开谜底。

五、靶向治疗

在哮喘治疗方面，现有的研究结果显示，抗

IgE 抗体、抗 IL-5 抗体和抗 IL-13 抗体如同瞩目的明星；我国已于 2017 年批准了奥马珠单抗应用于临床，不久的将来，IL-5 抗体也会在国内上市。国内外针对 TSLP 和 IL-9 的靶向分子治疗正在研究；未来哮喘研究的重点还包括非 Th2 途径，如 Th17 和 IL-17。上述药物代表了新型生物制剂的潜在发展目标，希望未来开发靶向多种细胞因子的生物制剂取得重大进展。当然即使是目前热门的奥马珠单抗免疫治疗，也仍有存在许多未知之处，如最佳的治疗持续时间、最佳给药剂量、最佳的给药人群、原型表型分离、长期用药的安全性等等。此外，今后这些靶向分子治疗群雄逐鹿，如何确定各自最佳的获益人群仍是未知之数。

六、我国的研究现状和不足

除了上述全球哮喘防治共性的挑战和问题，由于我国哮喘防治事业起步比较晚，医疗资源不均衡等因素，还存在其他一些困难和问题。2020 年，中华医学会呼吸病分会哮喘学组修订了《中国支气管哮喘防治指南》(2020 版)。在指南修订过程中，梳理了许多我国的哮喘研究、流行病学数据，从中也发现我国哮喘防治事业的不足和遗憾。比如，目前仍缺乏在中国哮喘患者中开展的大规模、多中心的患病率、病因学和治疗策略方面的研究；缺乏足够的本土循证医学证据，或者高质量高级别的循证医学证据。其次，我国哮喘控制、疾病管理及认知水平存在地区性差异。在全国范围内尤其是西部偏远、欠发达地区进一步开展哮喘教育和疾病管理是非常重要的工作。再者，现有的植物化学或中医中药研究成果，如何从动物实验转化到临床试验，还需要更多新型临床研究证实和拓展。这些问题都摆在每一位哮喘防治医务人员面前，是艰巨的使命和重要的任务。

(沈华浩)

参 考 文 献

[1] Campbell A H. Mortality from asthma and bronchodilator aerosols. Med J Aust, 1976, 1(12): 386-391.

[2] Djukanovic R, Roche W R, Wilson J W, et al. Mucosal inflammation in asthma. Am Rev Respir Dis, 1990, 142(2): 434-457.

[3] Shen H H, Ochkur S I, McGarry M P, et al. A causative relationship exists between eosinophils and the development of allergic pulmonary pathologies in the mouse. J Immunol, 2003, 170(6): 3296-3305.

[4] McKinley L, Alcorn J F, Peterson A, et al. TH17 cells mediate steroid-resistant airway inflammation and airway hyperresponsiveness in mice. J Immunol, 2008, 181(6): 4089-4097.

[5] Nakagome K, Matsushita S, Nagata M. Neutrophilic inflammation in severe asthma. Int Arch Allergy Immunol, 2012, 158 Suppl 1: 96-102.

[6] Nair P, Pizzichini M M, Kjarsgaard M, et al. Mepolizumab for prednisone-dependent asthma with sputum eosinophilia. N Engl J Med, 2009, 360(10): 985-993.

[7] Castro M, Mathur S, Hargreave F, et al. Reslizumab for poorly controlled, eosinophilic asthma: a randomized, placebo-controlled study. Am J Respir Crit Care Med, 2011, 184(10): 1125-1132.

[8] Corren J, Lemanske R F, Hanania N A, et al. Lebrikizumab treatment in adults with asthma. N Engl J Med, 2011, 365(12): 1088-1098.

[9] Busse W W, Morgan W J, Gergen P J, et al. Randomized trial of omalizumab(anti-IgE) for asthma in inner-city children. N Engl J Med, 2011, 364(11): 1005-1015.

[10] Lanier B, Bridges T, Kulus M, et al. Omalizumab for the treatment of exacerbations in children with inadequately controlled allergic(IgE-mediated)asthma. J Allergy Clin Immunol, 2009, 124(6): 1210-1216.

[11] Holgate S T, Davies D E, Lackie P M, et al. Epithelial-mesenchymal interactions in the pathogenesis of asthma. J Allergy Clin Immunol, 2000, 105(2 Pt 1): 193-204.

[12] Cokugras H, Akcakaya N, Seckin, et al. Ultrastructural examination of bronchial biopsy specimens from children with moderate asthma. Thorax, 2001, 56(1): 25-29.

[13] Pohunek P, Warner J O, Turzikova J, et al. Markers of eosinophilic inflammation and tissue re-modelling in children before clinically diagnosed bronchial asthma. Pediatr Allergy Immunol, 2005, 16(1): 43-51.

[14] Pauwels R A, Pedersen S, Busse W W, et al. Early inter-

vention with budesonide in mild persistent asthma: a randomised, double-blind trial. Lancet, 2003, 361 (9363): 1071-1076.

[15] Pauwels R A, Lofdahl C G, Postma D S, et al. Effect of inhaled formoterol and budesonide on exacerbations of asthma. Formoterol and Corticosteroids Establishing Therapy (FACET) International Study Group. N Engl J Med, 1997, 337 (20): 1405-1411.

[16] O'Byrne P M, Barnes P J, Rodriguez-Roisin R, et al. Low dose inhaled budesonide and formoterol in mild persistent asthma: the OPTIMA randomized trial. Am J Respir Crit Care Med, 2001, 164 (8 Pt 1): 1392-1397.

[17] Bateman E D, Boushey H A, Bousquet J, et al. Can guideline-defined asthma control be achieved? The Gaining Optimal Asthma ControL study. Am J Respir Crit Care Med, 2004, 170 (8): 836-844.

[18] Rabe K F, Atienza T, Magyar P, et al. Effect of budesonide in combination with formoterol for reliever therapy in asthma exacerbations: a randomised controlled, double-blind study. Lancet, 2006, 368 (9537): 744-753.

[19] Guyatt G H, Oxman A D, Kunz R, et al. Going from evidence to recommendations. BMJ, 2008, 336 (7652): 1049-1051.

[20] Zhong N S, Chen R C, Yang M O, et al. Is asymptomatic bronchial hyperresponsiveness an indication of potential asthma? A two-year follow-up of young students with bronchial hyperresponsiveness. Chest, 1992, 102 (4): 1104-1109.

[21] Shen H, Hua W, Wang P, et al. A new phenotype of asthma: chest tightness as the sole presenting manifestation. Ann Allergy Asthma Immunol, 2013, 111 (3): 226-227.

第六章　支气管扩张症

支气管扩张症是一种气道慢性炎症性和感染性疾病，以慢性咳嗽咳痰、反复感染和呼吸道损伤重构为主要特征。患者常表现为持续咳嗽、咳脓痰、反复胸部不适及精神萎靡等症状，伴随支气管扩张症的高患病率所造成的沉重医疗负担及人均住院费用的升高，支气管扩张症逐渐得到患者与医务人员的重视与关注[1]。

第一节　支气管扩张症的认识及其发展历程

一、支气管扩张症的认识历程

早在 1819 年，听诊器的发明者、法国医生 René Laënnec 就在他的著作 *De L'Auscultation Mediate, Ou, Traite Du Diagnostic Des Maladies Des Poumons Et Du Coeur* 中第一次描述到支气管扩张症的概念。他通过研究病例报道、详细的临床检查和相关的验尸报告指出，任何以慢性咳痰为特点的疾病都可能导致支气管扩张症，最可能的致病条件是伴有肺结核和百日咳感染的情况。20 世纪中期，Lynne Reid 利用支气管造影术明确了支气管扩张症的气道结构破坏征象，由此定义支气管扩张症的特征为支气管的永久性扩张，但人们对本病却知之甚少。

直至 1919 年，当时流感正在欧洲和北美大陆蔓延，现代医学之父 William Osler 医生与世长辞。他生前坚持要求为其诊治的医生在其去世之后对其尸体进行解剖，解剖结果让医生们怀疑 Osler 实际上死于未确诊的支气管扩张症的并发症，由此开启了对支气管扩张症的研究。

二、支气管扩张症的流行病学

自 20 世纪以来，随着生活条件的改善、疫苗的普及和抗生素的广泛使用，在一些发达国家支气管扩张症的患病率出现下降。然而，近来有报道认为，在部分地区或种族中，支气管扩张症的患病率、住院率和病死率明显升高。由于对支气管扩张症流行病学的研究较少，所采用的诊断标准或者统计学方法又各不相同，因此很难获得世界范围内支气管扩张症流行情况的趋势。

在发达国家，支气管扩张症一度被称为"孤儿病"，但随着世界各地支气管扩张症流行病学研究调查的开展，人们发现，支气管扩张症并非罕见病，而是一种常见的慢性呼吸道疾病[2]。据统计，截至 2013 年，英国的支气管扩张症发病率增长到 31.1/10 万人，患病率增长到 525.8/10 万人[3]，西班牙人群 2012 年支气管扩张症发病率约为 48.1/10 万人，美国成人支气管扩张症患病率约为 139/10 万人，且随年龄的增长而增加[4]。

我国在支气管扩张症流行病学方面的研究相对较少，目前有周玉民、王辰等在 2002—2004 年间进行的研究[5]。该研究选取了北京市、上海市、广东省、辽宁省、天津市、重庆市和陕西省 7 个省（市）进行随机抽样调查，只选取年龄大于 40 岁的居民。结果显示，2002—2004 年我国支气管扩张症男性平均患病率为 1.5%，女性平均患病率为 1.1%，且随年龄的增加而增加。7 个省（市）中，支气管扩张症患病率最高为北京市 1.7%，最低为天津市 0.7%，各地区间支气管扩张症患病率差异无统计学意义。

由于该研究采用的支气管扩张症定义方式和调查方法上与其他地区研究不同，所以无法直接比较，但是流行病学的趋势却可以进行比较。由于我国大部分地区仍处于经济相对落后的情况，儿童期的呼吸道感染和结核感染的情况较多，可能我国支气管扩张症的流行情况比发达国家更加明显。在人种上，根据其他研究显示，亚裔较其他人种的支气管扩张症发病率更高，我国的数据似乎也支持这一结论。尽管我国男性和女性间的支气管扩张症患病率并不存在差异，但是根据世界上其他国家的研究和我国临床实践来看，女性较男性更易患支气管扩张症。支气管扩张症的年龄相关性上，我国与其他国家一致，患病率随着年龄的增加而增加，老年人群是更需要关注的群体。但是，该研究中未包括儿童和青年，这类人群的发病情况还需更多研究。

三、支气管扩张症的病因学

支气管扩张症是许多疾病的共同结构终点，其病因多种多样。作为疾病临床评估的一部分，寻找原发病因，不但有助于采取针对性的诊疗措施，而且还可避免不必要的侵袭性、昂贵或费时的辅助检查。支气管扩张症的病因学研究报道不一，且具有种族差异。经过全面的检查，仍有大部分（超过50%）支气管扩张症患者无法明确病因，称为"特发性支气管扩张症"[6]。在我国支气管扩张症的发展过程中，其病因也在发生相对变化，特发性支气管扩张症、肺炎后支气管扩张症和肺结核感染后支气管扩张症是我国支气管扩张症的主要病因。随着我国疫苗接种和抗结核治疗的发展，传染性疾病如麻疹、百日咳、结核等导致的支气管扩张症减少，但是特发性支气管扩张症增多，从另一个角度表明我们对支气管扩张症病因的研究与认识不足[7]。详尽的病因学检查对诊断和治疗都非常重要，在临床和科研工作中都应该对这一现象充分重视起来。

另外，共病编码也可能提供支气管扩张症病因学相关信息。英国的一项研究显示支气管扩张症最常见的合并症是哮喘和慢阻肺，其他少见的合并症是获得性免疫缺陷综合征、类风湿性关节炎、炎症性肠病和抗体缺乏。

1. 既往下呼吸道感染 既往下呼吸道感染是支气管扩张症最常见的病因，如麻疹、百日咳、肺结核和肺炎（包括细菌、病毒和支原体），尤其是在感染后不久出现支气管扩张症症状的[8-11]。因此，在询问病史时应特别关注既往下呼吸道感染史（尤其是婴幼儿时期）及其与支气管扩张症症状的关系。

2. 免疫功能缺陷 在欧美等国家，免疫功能缺陷是支气管扩张症较常见的病因。免疫缺陷分为原发性和继发性，常见的原发性免疫缺陷有低免疫球蛋白血症、慢性肉芽肿性疾病、补体缺陷等；常见继发性免疫缺陷有长期服用免疫抑制药物、HIV感染等。严重、持续或反复感染，尤其是多部位感染或机会性感染者，应怀疑免疫功能缺陷的可能。

3. 先天性疾病 如α1-抗胰蛋白酶缺乏、纤毛功能缺陷（如原发性纤毛不动综合征）、囊性纤维化。支气管扩张症仅见于α1-抗胰蛋白酶严重缺乏的患者。原发性纤毛不动综合征患者多同时合并上呼吸道症状（嗅觉丧失、鼻窦炎、听力障碍、慢性扁桃体炎）及男性不育、女性宫外孕等，Kartagener综合征是其中的一个亚型，由支气管扩张、鼻窦炎、内脏反位三联征组成，具有家族遗传倾向，其父母多有近亲婚姻史。囊性纤维化在白种人中多见，在我国则相对罕见。因此，对于支气管扩张症患者应详细采集呼吸道和消化道症状，有无不育史及父母有无近亲婚姻史等。

4. 先天性结构缺损 如淋巴管性（黄甲综合征）、气管支气管性（巨大气管-支气管症、软骨缺陷）、血管性（肺隔离症）。

5. 气道阻塞和反复误吸 儿童下气道异物吸入是最常见的气道阻塞的原因，成人也可因吸入异物或气道内肿瘤阻塞导致支气管扩张症，但相对少见。另外，毒性物质吸入可直接损害气道，改变气道结构和功能而出现支气管扩张症；咽下困难或胃食管反流可导致反复误吸，也可能导致支气管扩张症。因此，对于支气管扩张症患者均应注意询问有无气道阻塞和误吸史。

6. 其他气道疾病 作为呼吸系统常见疾病，慢阻肺和哮喘患者中支气管扩张症的患病率较普通人群高。慢阻肺和哮喘常与支气管扩张症共同存在、互相影响，加速疾病进展，此类合并症患者呼吸道症状更明显，肺功能损害程度更严重，预后更差[12,13]。另外，变应性支气管肺曲霉病是支气管扩张症的病因之一[14]。此外，支气管扩张症患者中非结核分枝杆菌（nontuberculous mycobacteria，NTM）的检出率显著升高，支气管扩张症是NTM肺病常见的易患因素，而NTM肺病也可导致支气管扩张症，二者孰因孰果至今仍未阐明[15]。

7. 结缔组织疾病 研究显示4%~58%的RA

患者肺部高分辨率 CT（high resolution CT，HRCT）检查发现支气管扩张症，因此类风湿性关节炎被认为是支气管扩张症的可能病因之一[16]。其他结缔组织疾病，如原发性干燥综合征、系统性红斑狼疮、强直性脊柱炎，均有不同比例的支气管扩张症发生。

8. 炎症性肠病 研究显示支气管扩张症与炎症性肠病明确相关，炎症性肠病患者出现慢性咳嗽、咳痰症状时，应怀疑是否合并支气管扩张症。

第二节 支气管扩张症的诊断与治疗进展及其争议

一、支气管扩张症的诊断进展

既往采用支气管碘油造影术、胸部 X 线检查协助诊断支气管扩张症，随着影像学的发展，胸部 HRCT 已成为诊断支气管扩张症的"金标准"。现代医学主要依靠胸部影像学技术协助诊断支气管扩张症。

如前文所述，支气管扩张症是形态学诊断名词，故支气管管径的增大是诊断的必要条件。目前国际上公认的诊断标准有 3 条：①支气管内径大于伴行肺动脉直径；②随着支气管树的走行，支气管内径没有缩小的趋势（包括明显膨大）；③距离胸膜 1cm 处仍有肉眼可辨认的支气管。符合上述标准至少一条即可确诊支气管扩张症[17]。需要指出的是，个别正常人也可能呈现 1～2 段支气管腔的扩大，对此临床医师不要轻易给受试者下"支气管扩张症"的诊断，需要进一步结合症状和实验室检查进行综合判断。

支气管扩张症是一种异质性疾病，病因多样，不同病因所致的支气管扩张症肺叶的分布情况不一。绝大多数支气管扩张症受累肺叶为中、下叶，这与临床实践规律符合。但部分病因（例如肺结核、曲霉球）相关的支气管扩张症可单独出现在上叶，或以上叶为著；非结核分枝杆菌感染导致的支气管扩张症（Lady Windermere 综合征）多出现在右中叶、左舌叶。毁损肺或者先天性肺发育不良还可能只引起单侧肺的支气管扩张。某些病因可能导致不同肺段支气管的扩张，例如先天性骨 - 软骨炎、马方综合征、变应性支气

管肺曲霉病主要引起中心性支气管扩张症。此外，某些伴随征象还可以协助诊断支气管扩张症的病因。因此，临床医师应充分评估支气管扩张症影像学的每一个特征，结合病史和实验室检查判断，通过这些简便的手段往往即可识别出某些重要但容易被忽略的病因。

二、支气管扩张症的治疗进展及争议

支气管扩张症的治疗目的是确定并治疗潜在病因以阻止疾病进展，维持或改善肺功能，减少急性加重，改善症状，改善患者的生活质量。主要包括稳定期治疗、急性加重期治疗和并发症的治疗。

（一）稳定期治疗

1. 气道廓清治疗 气道廓清治疗目的在于帮助患者有效排痰，控制咳嗽症状，提高通气效率，保持或提高运动耐量。常见气道廓清技术包括自主呼吸技术（如呼吸循环技术和自主引流等）、手法技术（如体位引流、叩击、振动和超压）、机械装置（如呼气正压、振荡呼气正压、高频胸壁振荡等）的使用以及吸气肌训练和肺康复等。国外大量研究证实了气道清除治疗有助于改善患者排痰，因此国际指南建议气道清除治疗作为所有支气管扩张症患者的一线治疗[17, 18]。目前国内关于支气管扩张症气道清除治疗的研究匮乏，临床常用的气道清除治疗主要是体位引流，气道清除治疗对中国支气管扩张症人群的疗效尚需进一步研究证实。

2. 祛痰治疗 黏液活性药物根据不同作用机制分为：祛痰剂（辅助或诱发咳嗽），黏液溶解剂（使黏液变薄），黏液动力学（促进咳嗽运输黏液），黏液调节剂（抑制黏液分泌亢进）。有研究证实气道湿化、雾化吸入等渗或高渗生理盐水和吸入 N- 乙酰半胱氨酸可增加支气管扩张症患者排痰量、帮助患者排痰。其他祛痰剂如厄多司坦、盐酸溴己新也可促进支气管扩张症患者痰液排出。长期（> 12 个月）吸入甘露醇能延长第一次急性加重（acute exacerbation，AE）的时间。相反地，研究证实吸入重组人 DNA 酶会增加支气管扩张症 AE 频率。

国外支气管扩张症指南推荐对于排痰困难、生活质量差以及气道清除技术效果不佳的支气管

扩张症患者,可尝试长期使用(≥3个月)一种黏液活性药物(重组人DNA酶除外),吸入药物前行气道反应性测试;对于可能有支气管狭窄的患者(哮喘、气道高反应、重度气流受限$FEV_1<1L$),吸入黏液活性药物前建议使用支气管舒张剂预处理。

3. **长期抗生素治疗** 近些年国内外有关支气管扩张症稳定期患者长期抗生素治疗的研究逐渐开展,为支气管扩张症患者的抗生素运用提供了循证医学证据。目前关于长期抗生素治疗支气管扩张症的研究主要是小剂量大环内酯类维持治疗和长期吸入抗生素治疗。

(1)小剂量大环内酯类维持治疗:最近20多年的研究发现,大环内酯类抗生素不仅具有抗菌作用,而且具有抗炎和免疫调节作用[19-21]。2012年,新西兰进行了一项随机双盲安慰剂对照临床研究试验(EMBRACE试验)。他们将141名支气管扩张患者随机分为阿奇霉素治疗组和安慰剂对照组。为期6个月的治疗结果显示,每周给予阿奇霉素500mg口服3次,需要抗生素治疗的急性发作次数减少了近2/3。为期12个月的治疗结果显示,阿奇霉素治疗显著延长了距离第一次急性发作的时间,但对于FEV_1和圣乔治问卷总评分改变量没有作用。

2013年,荷兰进行了一项多中心的随机双盲安慰剂对照试验(BAT研究)。83名支气管扩张症患者被随机分为阿奇霉素(250mg/d)治疗组和安慰剂对照组。在12个月的治疗显示,阿奇霉素治疗组的急性发作次数是0,显著低于安慰剂对照2($p<0.001$)。至少有一次急性发作的人数在安慰剂对照组占80%,而在阿奇霉素治疗组是46.5%。

同年,澳大利亚Serisier等也发表了长期低剂量红霉素对支气管扩张症患者的研究(BLESS试验)[22]。他们招募了679名支气管扩张症患者,在排除其他因素的影响后将117名患者随机分为安慰剂对照组和红霉素治疗组,最后107名患者完成了该研究。在为期12个月的治疗,他们发现患者年平均发作次数是1.97(95%置信区间,1.45~2.48),而在红霉素治疗组是1.29次(95%置信区间,0.93~1.65)。其中,亚组分析发现在合并铜绿假单胞菌感染的患者,服用红霉素治疗

组较安慰剂对照组平均减少急性发作次数1.32(95%置信区间,0.19~2.46)。红霉素治疗组FEV_1占预计值百分比平均下降量是1.6%,而安慰剂组是4%,两组差别有统计学意义,提示红霉素可以缓解肺功能的恶化。其他相关报道也均提示大环内酯类抗生素可以有效减少支气管扩张症患者的急性发作次数。

在全面搜索了Pubmed、Web of Science和Embase数据库后,国内学者纳入了10项随机对照试验,汇总了601名支气管扩张症患者[23]。荟萃分析结果显示,大环内酯类治疗显著降低了患者急性发作次数风险比(RR=0.56,95%置信区间0.47~0.66)。在研究期间,大环内酯类治疗组没有急性发作次数的人数是对照组的2.81倍(95%置信区间1.85~4.26,$p<0.001$)。急性发作次数大于3次的人数在大环内酯类治疗组占对照组0.38(95%置信区间0.22~0.65,$p<0.01$),但是两组在急性发作次数小于三次没有差异性。而且,大环内酯类治疗组显著延长距离第一次急性发作的时间(HR=0.38,95%置信区间0.28~0.53,$p<0.001$)。

大环内酯类对机体存在一定的毒副作用。EMBRACE的研究结果显示,阿奇霉素组出现胃肠道症状的患者显著多于安慰剂组(27% vs 13%),差异有统计学意义。BAT的研究结果显示在治疗期间出现的副作用中,只有腹泻危险系数升高,阿奇霉素组和安慰剂组的风险比是8.36。恶心、腹痛、腹泻、皮疹等副作用大多出现在治疗的第一周且症状都较轻微。

长期使用大环内酯类抗生素可能会带来细菌耐药及菌群失调等风险。在BLESS和BAT研究中,细菌培养结果显示,治疗前后,大环内酯类治疗和安慰剂对照组相比没有显著差异,提示大环内酯类治疗没有增加新的病原体。美国一项对大环内酯类导致肺炎双球菌耐药的流行病学资料显示,大环内酯类耐药从1995年的10.6%上升到1999年的20.4%。BLESS研究结果显示,红霉素治疗显著增加口咽部链球菌耐药的比例。BAT研究结果显示阿奇霉素治疗显著增加耐流感嗜血杆菌、金黄色葡萄球菌和卡他莫拉菌的耐药性比例。这些报道和长期大环内酯类治疗在慢阻肺和囊性纤维化出现细菌耐药的结果是一致的。而

且，一项对健康志愿者给予 3d 阿奇霉素或者 7d 克拉霉素的随机双盲安慰剂对照试验显示，大环内酯类抗生素显著增加了口咽部链球菌耐药的比例，且其效应长达 180d，提示呼吸道共生菌可能成为潜在的耐药菌群。然而，BLESS 和 BAT 都忽视的一个问题是大环内酯类使用可能导致其他抗生素耐药。例如，大环内酯类的使用会导致克林霉素耐药。因此，大环内酯类维持治疗需要平衡药物的耐药性，包括大环内酯类以及其他抗生素。另外一个潜在的问题是大环内酯类可能会损害自噬——宿主抵抗 NTM 非常重要的过程，因此长期使用低剂量大环内酯类会诱导 NTM 耐药，这对于临床上这种棘手的病原体治疗极为不利。

综上所述，大环内酯类抗生素除了具有抗菌作用外，其抗炎和免疫调节作用为临床治疗难治性支气管扩张症提供了新的思路。长期使用大环内酯类抗生素治疗需要平衡其益处以及可能出现的耐药性升高风险及副作用。临床医生需要考虑的首要的问题是什么样的患者适合大环内酯类抗生素维持治疗。有关其具体种类选择、用法、用量及疗程等亦有待深入研究。我们期待针对国人的设计良好的临床研究来回答上述问题。大环内酯类的抗炎和免疫调节作用的机制以及耐药性产生的原理也需要基础研究进行探索。长期低剂量大环内酯类抗生素在支气管扩张症患者中的应用仍有许多研究要做。

（2）长期吸入抗生素治疗：早在 20 世纪 40 年代以前，由于当时药物、医疗技术水平较差，可用抗生素的种类及剂型，以及受药物装置的限制，吸入药物虽可直接进入气道并在局部达到较高的浓度，全身毒性低，但其可强烈刺激气道，引起喉头水肿、支气管痉挛、窒息等严重威胁生命的不良反应。因此，抗生素的吸入治疗是被否定的。然而，随着细菌谱的演变和多种耐药菌株的出现，临床医生发现要想彻底根除致病菌、显著改善患者的临床症状，通常需要大剂量和长疗程系统抗生素的应用，但又会伴随着细菌耐药性的产生和副作用的发生，例如耳毒性、肾毒性甚至全身性毒性，而吸入治疗药物可直接进入气道，并在气道感染局部达到较高的药物浓度，并且具有较低的系统性毒性的风险。所以，从 20 世纪 40 年代开始，吸入抗生素治疗支气管扩张症又逐渐受到临床医生的重视[24]。

早期尝试吸入抗生素治疗支气管扩张症的研究多为单中心小样本的探索性研究或临床观察性研究。吸入药物多为青霉素类、头孢类等药物，现已不再使用。近二十年国外研究较多的吸入抗生素药物为氨基糖苷类，主要有阿米卡星、庆大霉素、妥布霉素等，另外研究较多的有多黏菌素、氨曲南[25]、环丙沙星等，这些吸入抗生素多用于稳定期支气管扩张症的治疗。目前已上市的抗生素吸入剂有 2012 年 2 月获欧洲药品管理局批准上市的多黏菌素 E 甲磺酸钠和 2013 年 3 月获美国食品药品管理局批准上市的妥布霉素干粉吸入剂。此外，环丙沙星、万古霉素、左氧氟沙星、克拉霉素、两性霉素 B、庆大霉素和阿奇霉素等抗生素吸入剂目前尚处于研发阶段。而国内目前还没有任何可用于吸入治疗的抗生素获得批准上市。

目前，关于吸入抗生素治疗支气管扩张症的有效性和安全性的研究全部是国外的研究，多为美国和欧洲，中国甚至整个亚洲都没有相关报道。2004 年 Drobnic 等人应用交叉研究的方法对吸入妥布霉素治疗铜绿假单胞菌感染的支气管扩张症患者进行了研究。此项研究共纳入 30 个稳定期的铜绿假单胞菌感染的支气管扩张症患者，前 6 个月其中 15 个人接受吸入妥布霉素（300mg，2 次/d）治疗，另外 15 个人接受安慰剂治疗，治疗结束后进行为期一个月的洗脱期，然后两组交叉兑换治疗方案，再进行 6 个月的治疗。该结果表明接受妥布霉素吸入治疗可明显减少平均住院人次及平均住院天数，并且痰中铜绿假单胞菌的密度也明显下降。然而，在急性加重次数、肺功能和生活质量的改善方面，两者之间无差别，并且铜绿假单胞菌耐药的出现和其他新的细菌的两种治疗之间也无差别，吸入妥布霉素治疗时 3 个患者出现了支气管痉挛。

而到了 2010 年，Murray 等人对吸入庆大霉素治疗支气管扩张症进行了相关研究。本研究纳入了 65 个稳定期支气管扩张症患者，基线时都是痰培养阳性的患者，但不全是铜绿假单胞菌感染，还有其他细菌感染的。随机双盲分组，吸入组接受 12 个月吸入庆大霉素（80mg，2 次/d）治疗，对照组接受 12 个月吸入生理盐水，期间每 3 个月一次访视。最后吸入组 27 人完成研究，对照组 30

人完成研究。该研究表明：吸入庆大霉素组与对照组相比，能明显降低痰菌负荷，增加痰菌的根除，运动耐力也得到了明显改善，并且可以减少急性加重的次数及延长到第一次急性加重的时间，生活质量也得到了明显改善（尤其莱赛斯特咳嗽问卷评分和圣乔治呼吸困难问卷评分）。然而，对于肺功能和24小时痰量，两组之间无差别。

2012年 *European Respiratory Journal*《欧洲呼吸病学杂志》上发表了一篇关于吸入环丙沙星干粉治疗支气管扩张症患者的II期临床试验。该研究共纳入124个支气管扩张症患者，研究周期12周，前4周用药，后8周随访。60人接受吸入环丙沙星干粉治疗（32.5mg，2次/d），对照组64人接受吸入安慰剂治疗。结果显示治疗结束后，接受吸入环丙沙星治疗组的总痰菌密度明显低于对照组（$p < 0.001$），然而，停药后一段时间痰菌密度又恢复。治疗结束后，治疗组40个痰菌阳性的患者中14个患者在治疗结束后痰中致病菌完全根除，对照组49个痰菌阳性的患者中4个患者在治疗结束后痰中致病菌完全根除，两组相比有明显的统计学差异（$p = 0.001$）。然而，对于肺功能的改善，两组之间没有明显的统计学差异。没有报道异常的不良反应，并且两组支气管痉挛的发生率都极低。

另一篇关于吸入环丙沙星治疗支气管扩张症的研究发表在 *Thorax* 杂志上。该研究是在澳大利亚和新西兰开展的为期24周的多中心、双盲、安慰剂对照的II期临床试验。吸入制剂为脂质体包被的环丙沙星150mg联合未用脂质体包被的环丙沙星60mg，雾化吸入，每天用药一次。共42个铜绿假单胞菌感染的支气管扩张症患者入组，其中20个接受双重释放环丙沙星吸入剂治疗，22个患者接受吸入安慰剂治疗。治疗3个循环，每个循环前4周给药，后4周停药。结果表明在第一个循环结束给药时，即研究的第28天，吸入环丙沙星治疗组患者痰中铜绿假单胞菌的密度明显少于安慰剂组（$p = 0.002$）。而整个研究显示吸入环丙沙星治疗组患者到第一次急性加重的时间明显延缓于安慰剂组患者（134d vs 58d，$p = 0.057$）。但是对于肺功能的改善，两组之间没有明显统计学差异。两组之间不良反应的发生也无差异，并且两组不良反应的发生率均较低。该缺陷是未在研究终点对相关指标进行分析。

最近几年研究较多的是吸入多黏菌素治疗支气管扩张症。最新研究是2014年发表在 *American Journal of Respiratory and Critical Care Medicine*《美国呼吸与危重症医学杂志》上的一项多中心、随机对照研究：关于吸入多黏菌素治疗铜绿假单胞菌感染的支气管扩张症[26]。此研究是一项多中心随机对照临床试验，研究吸入多黏菌素治疗慢性铜绿假单胞菌感染的支气管扩张症。实验组73人接受吸入多黏菌素（100万U，2次/d）治疗6个月，对照组71人接受安慰剂治疗6个月，每组11个患者未完成试验。研究结果表明，对于所有入组患者，吸入多黏菌素治疗组和对照组相比，到第一次急性加重的中位时间两组之间无差异（165d vs 111d，$p = 0.11$），而对于完成研究的患者，吸入治疗组患者到第一次急性加重的中位时间明显长于对照组患者到第一次急性加重的中位时间（168d vs 103d，$p = 0.038$），并且在治疗的第4周（$p = 0.001$）和第12周（$p = 0.008$）痰铜绿假单胞菌的密度均明显低于对照组，在治疗的第26周，圣乔治呼吸困难问卷评分的改善明显优于对照组（$p = 0.006$）。两组之间没有明显的不良事件的发生。

为此，国内学者对吸入抗生素治疗支气管扩张症的相关研究进行了系统回顾和荟萃分析[27]。研究共纳入8篇随机对照临床研究，共539个支气管扩张症患者。研究表明，吸入抗生素治疗能明显降低痰菌负荷（WMD = 2.85，95% 置信区间 1.6~4.09，$p < 0.00001$）。并且吸入抗生素治疗组铜绿假单胞菌根除的患者明显多于对照组（OR = 6.6，95% 置信区间 2.93~14.86，$p < 0.00001$）。此外，治疗组发生急性加重的患者数也明显少于对照组（OR = 6.74，95% 置信区间 2.22~20.52，$p = 0.0008$）。没有证据显示吸入抗生素治疗会增加铜绿假单胞菌耐药的风险（OR = 1.6，95% 置信区间 0.63~4.68，$p = 0.32$）。而对于生活质量相关指标（如肺功能，圣乔治呼吸困难评分）的改善两组之间也没有差异。此外，该研究结果显示吸入抗生素治疗组气喘（OR = 6.74，95% 置信区间 2.22~20.52，$p = 0.0008$）和支气管痉挛（OR = 2.84，95% 置信区间 1.11~7.25，$p = 0.03$）的发生率明显高于对照组。

从上述这些报道来看，吸入抗生素治疗稳定期支气管扩张，可明显降低患者的痰菌量，增加痰中铜绿假单胞菌的清除，并且极少出现细菌耐药性和新的致病菌。痰菌量的下降最终降低了黏液的分泌，使得患者的痰量和痰液脓性度明显改善。然而，随着治疗的结束、药物的停用，在随访期内很多细菌会重新出现，痰菌密度会达到与治疗前相似的水平，已根除细菌也会重新出现，这对长期吸入抗生素治疗支气管扩张提出了严峻的挑战。最重要的是，在中国还没有关于吸入抗生素治疗非囊性纤维化支气管扩张的大规模临床试验，近来欣闻一些吸入性干粉剂型即将在我国开展针对稳定期支气管扩张症的临床试验，相信在不久的将来会有更多的成熟产品进入中国市场，这应该是呼吸科医师和支气管扩张症患者的福音。

4. 手术治疗 一般来说，内科药物治疗有效的情况下不考虑外科手术治疗。

（1）肺叶切除术 [28]：适应证包括①综合药物治疗长达 1 年仍难以控制症状者；②严重或频繁的急性加重，影响生活和工作者；③复发性难治性咯血或大咯血危及生命或经药物、介入治疗无效者；④肿瘤远端阻塞后支气管扩张症；⑤局限性病灶，受损的肺叶／段可能是败血症的一个来源，不切除可能导致肺组织进一步破坏。

（2）肺移植：肺移植是治疗内科治疗无效的终末期支气管扩张症的有效办法。国际肺移植指南指出，移植后发病率和死亡率随年龄增长而增加，因此，肺移植一般只适用于 65 岁及以下的人群。65 岁以下支气管扩张症患者，若肺功能 $FEV_1 < 30\%$，临床表现不稳定，或在最优方案治疗下，呼吸系统仍在迅速恶化，可考虑肺移植治疗。

5. 其他治疗

（1）支气管舒张剂：支气管扩张症患者常常合并有气流阻塞，因此临床工作中经常使用支气管舒张剂，但目前并无循证医学证据。合并气流阻塞的患者应进行支气管舒张试验评价气道对 β_2 受体激动剂或抗胆碱药的反应性，以指导治疗。

（2）接种疫苗：儿童时期接种麻疹、百日咳疫苗，预防、治疗肺结核，以预防支气管扩张症的发生。无直接证据表明接种流感疫苗可减少支气管扩张症患者病情恶化和流感感染风险，患者可根据个人情况（是否合并慢阻肺、免疫缺陷、自身偏好和专家意见等）进行流感疫苗的接种；数项研究也证实了 23 价肺炎球菌疫苗接种在减少支气管扩张症患者 AE 次数和预防肺炎方面上的作用，患者可根据自身情况选择是否接种肺炎球菌疫苗。

（3）抗炎治疗：支气管扩张症患者的气道炎症细胞以中性粒细胞为主。因此，抗炎药对支气管扩张症是否具有疗效，是临床关心的科学问题。激素是常见的抗炎药物，吸入糖皮质激素可减少支气管扩张症患者的痰量，但激素的使用与患者局部、全身不良事件相关。其他的抗炎药，如吲哚美辛、中性粒细胞弹性蛋白酶抑制剂、他汀类药物、白三烯受体拮抗剂等，目前尚无相关的研究证实其对支气管扩张症的疗效。因此，目前不推荐支气管扩张症患者常规吸入或口服激素，除非有其他适应证（慢阻肺、哮喘等）。

（二）急性加重期治疗

支气管扩张症急性加重是指患者出现呼吸道症状恶化，包括咳嗽、痰量增加或性质改变、脓痰增多伴或不伴喘息、呼吸困难、咯血和／或全身不适，其中咳嗽、痰量增多是最常见的急性加重症状，而导致急性加重最主要的因素就是继发细菌感染或原有感染的加重。支气管扩张症急性加重治疗的关键是积极控制感染。

在急性加重期经验性使用抗菌药物治疗前应送检痰培养加药敏试验。经验性治疗应针对常见的定植菌，因既往报道铜绿假单胞菌（*pseudomonas aeruginosa*，PA）的定植率很高，应常规选择含有抗 PA 活性的药物。同时及时根据病原体检测及药敏试验结果和治疗反应调整抗菌药物治疗方案，若存在一种以上的病原菌，应尽可能选择能覆盖所有致病菌的抗菌药物。临床疗效欠佳时，需根据药敏试验结果调整抗菌药物，并即刻重新送检痰培养。若因耐药无法单用一种药物，可联合用药。患者症状较重，存在耐药微生物或口服抗生素疗效不佳时，建议静脉使用抗生素。急性加重期抗菌药物治疗的最佳疗程尚不确定，建议标准疗程为 14 天，轻度支气管扩张症患者可适当缩短疗程。

（三）并发症治疗

1. 咯血 咯血是支气管扩张症最常见的并发症，如果咯血量在 24h 内少于 10ml，可使用适当的口服抗生素治疗，如果临床恶化，应尽快安排入院治疗。一次咯血量超过200ml或24h咯血量超过500ml为大咯血，大咯血是支气管扩张症致命的并发症，严重时可导致窒息。大咯血时首先应保证气道通畅，改善氧合状态，稳定血流动力学状态，嘱其患侧卧位休息。出现窒息时采取头低足高45°的俯卧位，用手取出患者口中的血块，轻拍健侧背部促进气管内的血液排出。若采取上述措施无效时，应迅速进行气管插管，必要时行气管切开。大咯血时药物治疗首选垂体后叶素，联合使用常用的止血药物，如氨甲环酸、酚磺乙胺、氨甲苯酸等。如果大咯血持续，建议首选支气管动脉栓塞治疗。目前支气管动脉栓塞术较为成熟，可以处理大部分的支气管扩张症合并咯血。支气管动脉栓塞治疗失败时，可考虑支气管镜下止血或手术切除患侧肺。

2. 慢性呼吸衰竭 部分支气管扩张症患者常合并慢性呼吸衰竭，无创通气可改善患者的肺功能和生活质量，减少住院天数，但尚无确切证据证实其对支气管扩张症合并呼衰患者死亡率有改善。

第三节　支气管扩张症的严重度评价

疾病严重程度的评估是临床管理的基石。2014年前许多研究证明少数单一变量可以用于预测支气管扩张症的重要结局，如肺功能的下降、多种临床参数、影像学受累程度和铜绿假单胞菌的慢性定植等。然而，跟其他气道疾病一样，仅仅靠单一的变量变化并不能够对支气管扩张症的病情严重程度和预后进行精确的评估。另外，对支气管扩张症进行轻度、中度和重度的分级也没有统一的定义。近两年来国际上多个中心研究通过对一些重要结局指标如AE次数、入院次数或死亡率进行分析识别其危险因素并以此基础建立了几个有效的评分系统，包括E-FACED评分、支气管扩张严重指数（bronchiectasis severity index，BSI）评分、支气管扩张症病因共患疾病指数（Bronchiectasis Aetiology Comorbidity Index，BACI）评分等。将其广泛应用于临床诊疗，并通过早期及时的干预措施，对延缓疾病进展、预防病情反复发作、降低死亡率并改善生活质量至关重要。

一、E-FACED评分

西班牙学者对7个队列819名支气管扩张症患者进行5年死亡率的随访从而建立了FACED评分，但这个评分并未能说明是否与其他重要相关的结局指标如入院率、AE次数、生活质量、医疗利用率等有相关性。因此，有学者在此基础上进行了评分的改良，建立了E-FACED评分。FACED评分能很好地预测支气管扩张症患者死亡率，但在预测AE次数和入院次数上仍有欠缺。最近新重新改良后的E-FACED评分很好地解决了这一问题（表6-3-1）。

表6-3-1　E-FACED评分

严重程度指标	0分	1分	2分
最近一年至少一次严重的急性加重（E）	无	—	有
FEV$_1$% 预计值（F）	≥50%	—	<50%
年龄（A）	<70岁	—	≥70岁
铜绿假单胞菌定植（C）	无	有	
影像叶数（E）	1~2	>2	
mMRC 呼吸困难评分（D）	0~Ⅱ	Ⅲ~Ⅳ	—

E-FACED评分总分值为9分。轻度为0~3分，4~6分为中度，7~9分为重度。与FACED相比，E-FACED评分加入了一个新的变量：最近一年严重的AE次数，占2分。研究证明E-FACED评分能很好地预测支气管扩张症患者AE次数［一年内至少2次AE的受试者工作曲线下面积（area under the curve，AUC）为0.82，一年内至少1次住院次数的AUC为0.87］，并且明显优于FACED评分（0.78∶0.72，$p < 0.05$）。而在预测死亡率上，两者旗鼓相当，E-FACED评分的AUC为0.87，而FACED评分的AUC为0.86。E-FACED评分不仅保留了原有FACED评分的简洁，更提高了FACED评分预测未来AE次数的能力。虽然E-FACED评分仍需更多研究验证，但无需质疑的是它将比FACED更适合应用到支气管扩张症患者的临床研究并评估不同的治疗方法。

二、BSI评分

BSI评分来自欧洲的一项前瞻性队列研究，其中对608名支气管扩张症患者进行数据分析并用 Cox 比例风险回归形成了 BSI 评分系统[29]。这个评分在多个独立中心的 702 名支气管扩张症患者中得到了验证。这是一个能够预测支气管扩张症患者未来 AE 次数、入院次数、健康生活状况（圣·乔治呼吸问卷）和 4 年的死亡率的多维预测工具。BSI 包括年龄、身高体重指数（BMI）、FEV_1% 预计值、最近 2 年住院次数、最近 1 年急性加重次数、MRC 呼吸困难评分、铜绿假单胞菌或其他菌定植状态和影像学受累程度（表 6-3-2）。

在推导组中，这个评分预测 4 年死亡率和入院次数的 AUC 为 0.80 和 0.88。随后在欧洲另 4 个独立的群体中得到了验证。在验证组中，BSI 评分预测 4 年死亡率和入院次数的 AUC 为 0.82 和 0.86，其在死亡率的 AUC 和 FACED 评分类似。按照 BSI 评分将患者分为轻度（0～4 分）、中度（5～8 分）、重度（9 分或以上），并且这三个分级的人群随访过程中的死亡率、急性加重次数、入院次数和生活质量是有统计学差异的。

这个评分是第一个能够预测支气管扩张症多个临床结局指标并用于多个医疗系统验证的临床预测工具。这个研究排除了 NTM 患者和长期使用抗生素的人群，故 BSI 评分对这类人群并不适用。这也是第一个用于临床上预测支气管扩张症的国际多中心研究，这个评分也许可用于指导支气管扩张症患者的临床用药，通过对低风险的患者不需采用常规的二级护理而减少护理资源的使用。并为以后新疗法的临床研究提供了参考。

三、BACI 评分

作为一个复杂的、受多因素影响的慢性炎症性疾病，支气管扩张症常与许多合并症共存。它们之间是否存在病因、协同或者单纯只是巧合的关系则取决于它们对相互的影响。通过目前的研究，我们已经知晓许多疾病的共存对支气管扩张症患者的预后有一定的影响作用。最近 *The Lancet Respiratory Medicine*《柳叶刀 - 呼吸医学杂志》上的一篇文献深刻地研究了伴合并症的支气管扩张症患者及其对疾病严重程度和死亡率的预后价值。作为一个国际多中心研究，该研究纳入了四个欧洲队列并有 5 年随访的支气管扩张症患者 986 名，通过预测 5 年死亡率建立了 BACI 评分（表 6-3-3）并在英国和塞尔维亚两个中心进行验证。

BACI 评分是一个定量的危险分层工具，它包括 13 个合并症。BACI 中整体的死亡风险增加了 1.18 倍（95% 置信区间为 1.14～1.23，$p < 0.0001$）。按照 BACI 分值的不同可将患者分为：低风险（0 分），中等风险（≥1 分且 <6 分），高风险（≥6 分）。若将支气管扩张症患者按照 BSI 进行轻中重度分级，可以发现 BACI 评分在其各个分级上均可以很好地预测 5 年的死亡率、入院次数、急性加重次数和健康相关生活质量。当与 BSI 评分结合时，这个组合模型预测能力强于任何一个单独的模型。BACI 评分是一个可评估支气管扩张症患者未来风险的一个合并症评估工具，在临床研究和设计上需识别、评估并控制合并症的发生，并进行早期干预最大限度地提高患者生存率。

综上所述，这几种评分系统在对支气管扩张症患者进行严重程度分级及未来风险预测上均有很大的临床应用价值，可在一定程度上指导临床工作者针对特定患者进行早期干预处理。然而目

表 6-3-2 BSI 评分

严重指标	0 分	1 分	2 分	3 分	4 分	5 分	6 分
年龄 / 岁	<50	—	50～69	—	70～79	—	>80
BMI/(kg/m²)	≥18.5	—	<18.5	—	—	—	—
FEV_1% 预计值	>80%	50%～80%	30%～49%	<30%	—	—	—
最近 2 年入院次数	无	—	—	—	—	有	—
最近 1 年急性加重次数	0～2	—	≥3	—	—	—	—
MRC 呼吸困难评分	Ⅰ～Ⅲ	—	Ⅳ	Ⅴ	—	—	—
铜绿假单胞菌定植	无	—	—	有	—	—	—
其他菌定植	无	有	—	—	—	—	—
影像受累叶数	<3	≥3	—	—	—	—	—

表 6-3-3 BACI 评分

合并症	风险比	分值
转移性恶性肿瘤	6.69	12
血液恶性肿瘤	2.85	6
慢性阻塞性肺疾病	2.22	5
认知障碍	2.21	5
炎症性肠病	2.01	4
肝脏疾病	1.94	4
结缔组织病	1.78	3
缺铁性贫血	1.78	3
糖尿病	1.76	3
哮喘	1.65	3
肺动脉高压	1.58	3
周围血管性疾病	1.50	2
缺血性心脏病	1.31	2

前存在的这些评分系统也仍存在各自的缺陷,还需得到大样本多中心研究验证。临床上也没有针对各评分分级进行具体的治疗。总之,临床工作者应早期识别其危险因素,熟知并合理应用各评分系统,个体化针对治疗,改善支气管扩张症患者预后。

四、咳嗽症状评分

咳嗽是支气管扩张症最常见的症状(>90%),且多伴有咳痰(75%~100%),痰液可为黏液性、黏液脓性或脓性。临床上可以通过评定支气管扩患者的咳嗽、咳痰症状评估疾病的严重程度来指导支气管扩张症的治疗。常见的咳嗽咳痰评分有咳嗽视觉模拟评分(cough visual analogue scale,CVAS)、咳嗽症状积分、生活质量评分(如Leicester 咳嗽问卷、圣·乔治呼吸问卷等),比较几种支气管扩张症咳嗽程度评分的优势以及存在的缺陷是目前支气管扩张症临床研究存在的问题。临床工作者应熟知并合理应用各评分方法,实现针对患者的个体化治疗。

第四节 变应性支气管肺曲霉病

支气管扩张症是一种高度异质性疾病,病因、临床表现、进展速度及转归具有明显差异。如前所述,变应性支气管肺曲霉病(allergic bronchopul-

monary aspergillosis,ABPA)被认为是支气管扩张症的潜在病因。随着病程的延长,ABPA 反复恶化可引起中心性支气管扩张症(central bronchiectasis,CB),导致气道结构永久异常。因此,ABPA亦被认为是一种特殊类型的支气管扩张症。

一、流行病学

ABPA 的发病率不低,1952 年 Hinson 等最先对 ABPA 进行报道。目前全球普通人群中 ABPA患病率尚不明确,大部分研究基于门诊支气管哮喘患者进行筛查。在慢性持续性支气管哮喘患者中,ABPA 的患病率为 1%~12.9%,在囊性肺纤维化患者中,ABPA 患病率为 6%~10%,而在入住 ICU 的重症支气管哮喘患者中 ABPA 的患病率可高达 38.6%。在我国马艳良等选取 200 例门诊就诊的支气管哮喘患者,烟曲霉皮肤点刺试验阳性者 11 例(5.5%),其中 5 例诊断为 ABPA,占总人数的 2.5%。上述数据表明在我国 ABPA 并非罕见病,其患病率长期被低估,近年来由于血清学和影像学诊断方法的进展,ABPA 的诊断率明显提高。

如果早期诊断、及时治疗,ABPA 总体预后较好,但其治疗周期长、复发率高,这是目前 ABPA治疗上的主要难点。目前 ABPA 的治疗主要是糖皮质激素和抗真菌治疗,由于药物的不良反应及循证医学证据的缺乏,临床上 ABPA 的治疗存在一定的局限性。

二、治疗研究进展

ABPA 的主要免疫病理为特异性 IgE 抗体介导的 I 型变态反应和特异性 IgG 抗体介导的 III 型变态反应,因此 IgE 是 ABPA 促炎症级联反应的关键因素。曲霉进入气道,由抗原呈递至 T 淋巴细胞,从而启动细胞介导的免疫反应。Th2 细胞及其相关的 B 细胞刺激因子可产生 IgE 抗体和过敏前细胞因子,如 IL-4、IL-5、IL-9 和 IL-13。B 细胞释放的游离 IgE 与肥大细胞和嗜碱性粒细胞表面的高亲和力 FcεR1 受体结合。结合 IgE 的受体通过过敏原进行交联,触发细胞脱粒,释放白三烯、组胺、蛋白酶、细胞因子导致早期过敏反应。

奥马珠单抗是一种重组鼠抗人的单克隆抗体,可特异性结合游离 IgE 的 Fc 片段,阻断游离

IgE 与其效应细胞（肥大细胞、嗜碱性粒细胞）表面受体的结合，从而阻断 IgE 介导的过敏反应和肥大细胞激活。奥马珠单抗是首个 FDA 批准的治疗重度哮喘的生物制剂。近年来陆续有报道将奥马珠单抗用于治疗对激素或抗真菌药物反应不佳的 ABPA 患者。

目前关于奥马珠单抗治疗 ABPA 的研究并不多见，其中大部分为病例报道。国内学者一项荟萃分析总结了 116 例 ABPA 患者，排除因不良反应提前终止的患者，最后纳入 102 例患者。其中患者最小的是 7 岁，最大的是 76 岁，21.57% 青少年患者；40 例伴发囊性肺纤维化，17 例伴发哮喘。几乎所有的患者都经历了激素和抗真菌药物治疗的失败，比如激素的副作用、难以控制的喘息症状或频繁的急性发作。统计发现所使用奥马珠单抗的剂量也有差别，主要与患者体重和血清 IgE 水平有关，剂量从每次 225mg 到每次 750mg；频率也从 1 周 1 次到 1 月 1 次；绝大多数报道的剂量是 375mg，每 2 周 1 次；对于奥马珠单抗的使用方式也有差别，其中 70 例患者是静脉注射，14 例患者采用皮下注射；治疗周期从 3 个月到 5 年，平均治疗周期是 13.6 个月。经奥马珠单抗治疗后，ABPA 患者的症状有明显好转，哮喘控制测试评分有所提高，FeNO 水平也有所下降，下降最为明显的是血清 IgE 水平，同时亚组分析显示奥马珠单抗对 IgE 基线水平较高（> 1 000IU/ml）的患者效果显著。另外一个显著的改变是减少了 ABPA 的急性发作次数，亚组分析显示越是频繁发作的患者效果越好，治疗时间的长短也对效果有影响。奥马珠单抗也有效改善了 ABPA 患者的激素依赖性，其中 29 人停止了激素治疗，其余患者激素使用量也减少了 90% 以上。

综上所述，奥马珠单抗用于治疗对激素或抗真菌药物反应不佳的 ABPA 患者，可以减少其急性发作次数，降低血清总 IgE 水平，减少激素使用量，但是仍需随机对照试验进一步明确。

目前尚有部分处于研究阶段的靶点，但仍存在较大争议，未来仍有严峻的挑战。其他免疫调节治疗研究，如脱敏疗法等尚缺乏相关的循证医学证据支持，在这些方面仍值得进一步深入研究。

（徐金富）

参 考 文 献

[1] 成人支气管扩张症诊治专家共识编写组. 成人支气管扩张症诊治专家共识. 中华结核和呼吸杂志, 2012, 35 (7): 485-492.

[2] 徐金富. 支气管扩张症——没有得到充分重视的常见病. 国际呼吸杂志, 2013, 33 (21): 1601-1604.

[3] Quint J K, Millett E R, Joshi M, et al. Changes in the incidence, prevalence and mortality of bronchiectasis in the UK from 2004 to 2013: a population-based cohort study. Eur Respir J, 2016, 47: 186-193.

[4] Weycker D, Hansen G L, Seifer F D. Prevalence and incidence of noncystic fibrosis bronchiectasis among US adults in 2013. Chron Respir Dis, 2017, 14 (4): 377-384.

[5] 周玉民, 王辰, 姚婉贞, 等. 我国 7 省市城区 40 岁及以上居民支气管扩张症的患病情况及危险因素调查. 中华内科杂志, 2013, 52 (5): 379-382.

[6] 徐金富, 林洁璐, 瞿介明. 中国支气管扩张症诊治现状及面临的挑战. 中华结核和呼吸杂志, 2017, 40 (1): 8-10.

[7] Lin J L, Xu J F, Qu J M. Bronchiectasis in China. Ann Am Thorac Soc, 2016, 13 (5): 609-616.

[8] Rogers G B, van der Gast C J. Clinical measures of disease in adult non-CF bronchiectasis correlate with airway microbiota composition. Thorax, 2013, 68 (8): 731-737.

[9] Wang H, Ji X B, Mao B, et al. Pseudomonas aeruginosa isolation in non-cystic fibrosis bronchiectasis patients: A retrospective study. BMJ Open, 2015, 90 (4): 299-305.

[10] Luo R G, Miao X Y, Luo L L, et al. Presence of pldA and exoU in mucoid Pseudomonas aeruginosa associated with high risk of exacerbations in non-CF bronchiectasis patients. Clin Microbiol Infect, 2018, S1198-743X (18): 30523-30528.

[11] Lonni S, Chalmers J D, Goeminne P C, et al. Etiology of Non-Cystic Fibrosis Bronchiectasis in Adults and Its Correlation to Disease Severity. Ann Am Thorac Soc, 2015, 12: 1764-1270.

[12] Mao B，Yang J W，Lu H W，et al. Asthma and bronchiectasis exacerbation. European Respiratory Journal，2016，47（6）：1680-1686.

[13] Mao B，Lu H W，Li M H，et al. The existence of bronchiectasis predicts worse prognosis in patients with COPD. Sci Rep，2015，5：10961.

[14] Xu X，Xu J F. CARD9S12N facilitates the production of IL-5 by alveolar macrophages for the induction of type 2 immune responses. Nat Immunol，2018，19（6）：547-560.

[15] 徐金富，季晓彬，范莉超，等. 支气管扩张症患者合并非结核分枝杆菌肺部感染的临床分析. 中华结核和呼吸杂志，2014，37（4）：301-302.

[16] 丁薇，赵云峰，陆海雯，等. 合并类风湿关节炎对支气管扩张症的影响及相关因素研究. 中华结核和呼吸杂志，2017，40（1）：24-28.

[17] Hill A T，Sullivan A L. British Thoracic Society Guideline for bronchiectasis in adults. Thorax，2019，74（Suppl 1）：1-69.

[18] Polverino E，Goeminne P C. European Respiratory Society guidelines for the management of adult bronchiectasis. Eur Respir J，2017，50（3）：1700629.

[19] Fan L C，Lin J L，Yang J W，et al. Macrolides protect against Pseudomonas aeruginosa infection via inhibition of inflammasomes. Am J Physiol Lung Cell Mol Physiol，2017，313（4）：L677-L686.

[20] Fan L C，Xu J F. Advantages and drawbacks of long-term macrolide use in the treatment of non-cystic fibrosis bronchiectasis. J Thorac Dis，2014，6（7）：867-871.

[21] 范莉超，徐金富. 大环内酯类药物维持治疗对支气管扩张症的应用价值. 中华结核和呼吸杂志，2014，37（1）：48-50.

[22] Serisier D J，Martin M L，McGuckin M A，et al. Effect of long-term，low-dose erythromycin on pulmonary exacerbations among patients with non-cystic Fibrosis Bronchiectasis. JAMA，2013，309：1260-1267.

[23] Fan L C，Lu H W，Wei P，et al. Effects of long-term use of macrolides in patients with non-cystic fibrosis bronchiectasis：A meta-analysis of randomized controlled trials. BMC Infect Dis，2015，15（1）：160.

[24] 徐金富. 吸入性抗生素治疗支气管扩张症的前景与局限性. 中华结核和呼吸杂志，2015，38（1）：16-17.

[25] Barker A F，O'Donnell A E，Flume P，et al. Aztreonam for inhalation solution in patients with non-cystic fibrosis bronchiectasis（AIR-BX1 and AIR-BX2）：two randomised double-blind，placebo-controlled phase 3 trials. Lancet Respir Med，2014，2：738-749.

[26] Haworth C S，Foweraker J E，Wilkinson P，et al. Inhaled colistin in patients with bronchiectasis and chronic Pseudomonas aeruginosa infection. Am J Respir Crit Care Med，2014，189：975-982.

[27] Yang J W，Fan L C，Lu H W，et al. Efficacy and safety of long-term inhaled antibiotic for patients with non-cystic fibrosis bronchiectasis：a meta-analysis. Clin Respir J，2016，10（6）：731-739.

[28] Fan L C，Liang S，Lu H W，et al. Efficiency and safety of surgical intervention to patients with Non- Cystic Fibrosis bronchiectasis：a meta-analysis. Sci Rep，2015，5：17382.

[29] Chalmers J D，Goeminne P. The bronchiectasis severity index. An international derivation and validation study. Am J Respir Crit Care Med，2014，189（5）：576-585.

第七章　下呼吸道感染

下呼吸道感染是指气管、支气管和肺实质的感染，包括由各种病原体入侵引起的急性气管炎、支气管炎、肺炎等，是常见的呼吸系统疾病，也是导致全球死亡的第三位原因。在医疗技术和诊治手段发展的今天，感染的早期病原学诊断和有效抗生素治疗仍是目前的临床难题。

第一节　气道细菌定植与感染

迄今，下呼吸道感染的病原学诊断仍主要依赖呼吸道分泌物标本（大多为咳痰）显微镜镜检和传统培养技术，口腔和上呼吸道定植菌的污染使其诊断价值受到明显限制。而随着医疗技术及诊治手段的发展，下呼吸道感染病原体的种类不断发生变迁，由多重耐药菌（multiple drug resistance organism，MDRO）及真菌引起的感染不断增多，已成为下呼吸道感染的重要病原体之一。但在大多数情况下，这类病原菌定植而不引起感染。临床上如果将定植误诊为感染，会导致抗菌药物过度使用，扰乱宿主体内微生态平衡，增加抗菌药物选择性压力和耐药菌感染风险；如果将感染误诊为定植，则会贻误抗菌治疗时机，或导致错误实施有创操作增加感染扩散概率。因此，鉴别下呼吸道标本分离菌是定植还是感染已成为临床上亟待解决的问题。本章节重点对气道分离细菌的定植与感染现状进行回顾和展望。

一、现状及难点

（一）微生物共生的概念及气道分离细菌定植的定义

微生物（如细菌、真菌）共生是指各种菌群与宿主在长期进化过程中形成的彼此互利生存的一类种间关系。而存在于呼吸道的微生物通常具有共生和致病的双重特性。临床上为了有效区分可

致病细菌是定植还是感染，通常将气道分离细菌定植定义为在下呼吸道标本中［如痰、防污染样本毛刷（protected specimen brush，PSB）及支气管肺泡灌洗液（bronchoalveolar lavage fluid，BALF）等］培养出可致病细菌，但是宿主没有发生感染的临床及病理表现，或者引起机体的免疫应答。

（二）常见定植细菌的流行病学

呼吸系统与外环境相通，是细菌最易发生定植的部位之一。绝大部分菌群维持相对稳定，构成呼吸道的正常菌群，对呼吸道防御具有一定意义。而随着医疗技术水平的发展，抗生素和侵袭性操作的大量使用，以及各种疾病条件下导致上皮细胞表面环境和呼吸道正常解剖结构的破坏，可使得一部分具有致病性的定植细菌群转化成感染和疾病（表7-1-1）。

表 7-1-1　气道分离定植细菌的感染风险

致病可能性	病原菌种类
较强	肺炎链球菌，金黄色葡萄球菌，铜绿假单胞菌，大肠埃希菌，肺炎克雷伯菌
可能	葡萄球菌属（除金黄色葡萄球菌），假单胞菌属（除铜绿假单胞菌），嗜血杆菌属，莫拉菌属，克雷伯菌属（除肺炎克雷伯菌），埃希杆菌属（除大肠埃希菌），不动杆菌属，棒状杆菌属
极小	链球菌属（除肺炎链球菌），奈瑟氏菌属，拟杆菌属，普雷沃菌属，韦荣球菌属

有研究报道，人鼻前庭为金黄色葡萄球菌重要的储菌库，约20%的人在鼻部有金黄色葡萄球菌的持续定植，30%有间歇定植，此外在腋窝、腹股沟和胃肠道等部位皆有金黄色葡萄球菌定植。在这些存在定植的人群中约有3%携带耐甲氧西林金黄色葡萄球菌（methicillin resistant *Staphylococcus aureus*，MRSA）。国外文献显示，MRSA在住院患者及医务工作者中的分离阳性率为12%～28%[1]，

并随着住院天数的延长而逐步增加。国内的多项研究也证实，医务人员、住院患者及陪护是携带 MRSA 的高危人群，其手部及鼻前庭的金黄色葡萄球菌分离率可达 24%～48%，而 ICU 中的检出率高达 75%。此外，诸如肺炎链球菌、流感嗜血杆菌等细菌也可寄居于正常人群的鼻咽部，但目前尚缺乏大规模的流行病学资料。值得注意的是，与上呼吸道常居菌定植不同，下呼吸道多表现为气道损伤和气道慢性疾病条件下出现的急性和慢性定植，临床意义更为重要。

中国细菌耐药监测网（CHINET）的最新数据显示，MRSA 的检出率正逐年缓慢下降。相反，耐碳青霉烯类抗生素肠杆菌科细菌（carbapenem resistant Enterobacteriaceae，CRE）、多重耐药鲍曼不动杆菌（multiple-drug resistant Acinetobacter baumannii，MDR-AB）以及多重耐药/全耐药铜绿假单胞菌（multiple-drug resistant/pan-drug resistant Pseudomonas aeruginosa，MDR/PDR-PA）等已在较多医院出现，且耐药率增长较快。近期国内研究报道，在 ICU 中，产超广谱 β-内酰胺酶（ESBL）肠杆菌科细菌定植率为 7%，MDR-AB 及 MDR-PA 的定植率分别达 3% 及 0.3%。此外，嗜麦芽窄食单胞菌（Stenotrophomonas maltophilia）的临床分离率呈现逐年上升趋势，CHINET 最新数据显示该菌在呼吸道的分离率已超过 6%。尽管目前尚未见有关该菌定植率的具体资料，但有研究报道该菌在危重患者气道内的实际定植比例要远高于鲍曼不动杆菌。由于这些菌株对外界抵抗力较强、存活时间长，须引起临床医务工作者的高度重视。

（三）气道细菌定植与继发感染的关系

通常来说，病原菌的定植是发生院内感染的先兆。20 世纪末 Bonten 等人提出定植压力（colonization pressure）的概念，是指一定时期内携带某种病原菌的患者占同期所有住院患者比例，反映一个病房中携带某种病原菌的传染源强度（定植压力=携带病原菌患者数×住院天数×100/总住院患者数×住院天数）。当定植压力达到 50% 时，被认为是住院患者被感染耐万古霉素肠球菌（vancomycin resistant Enterococcus，VRE）及 MRSA 的独立危险因素。

据报道，间歇定植 MRSA 患者发展成侵袭性 MRSA 感染的可能性是无 MRSA 定植患者的 23 倍，而持续定植 MRSA 患者的可能性则是无 MRSA 定植患者的 37 倍。定植后发生下呼吸道感染的高危人群包括：近期有抗生素使用史；应用糖皮质激素；接受了气管内插管、气管切开、各种管道引流及呼吸机治疗等操作；应用中心静脉插管者及免疫功能低下者等。在接受心脏手术的患者中，若术后一周仍存在气道内革兰氏阴性杆菌的定植，则继发感染的风险是无定植者的 2.3 倍。其他研究也证实 MRSA 定植后发展为感染的风险为 11%～38%，VRE 为 25%，产 ESBL 肠杆菌科细菌为 25%。

然而也有研究提示几乎所有 ICU 获得性 MRSA 感染，平均 7 天前患者均存在带菌状态，而且采取切断外源性传播或单纯口腔内涂布抗菌药物等措施并不能降低医院内下呼吸道感染的发生率。入住 ICU 患者行鼻黏膜 MRSA 拭子检测对于预测后续 MRSA 感染的敏感性仅为 25% 左右。尽管多数学者都认为革兰氏阴性杆菌的定植是继发感染的高危因素，但这些研究多是基于肠道定植菌或新生儿群体，尚缺乏大规模及可信的气道标本的资料。目前对于气道分离到定植菌是否为感染的危险因素仍存在较大争议。

（四）判断气道分离细菌是定植还是感染的难点

判断分离自气道标本的某种病原菌的临床意义非常困难，需要考虑采集标本的部位、分离方法、标本染色的结果、同部位分离出的其他病原体，更重要的是结合临床表现、感染类型、宿主免疫状态等进行综合判断。咳痰标本病原菌培养是下呼吸道感染病原学诊断的常用方法，但其结果判读却是困扰临床医生的一大难题。其中一个重要原因是咳痰标本在留取过程中受到来自上呼吸道定植菌的污染。上呼吸道细菌的定植是一个普遍规律，任何获得下呼吸道标本的努力都不能完全避免受到来自上呼吸道定植菌的污染，这导致临床医师对气道分离细菌感染的诊断和治疗存在很多困惑。

二、鉴别的常用评价方法

（一）气道标本的规范化采集方法

鉴别定植与感染需要以正确的病原学检测作为指导，而正确的病原学检测前提是采集和送检合格的标本。根据《临床微生物标本规范化采集和送检中国专家共识》的建议,标本采集的基本原则包括:争取首剂抗生素治疗使用前及更换抗生素前采集;尽可能降低正常菌群对标本污染的可能性;严格无菌操作以及尽快送检等。主要气道标本的具体采集方法简述如下:

1. 痰标本 痰标本采集前,要判断患者是否有能力配合完成深部咳痰。要向患者充分说明口腔清洁、深咳、避免口咽部菌群污染的意义,指导患者如何正确留取痰标本。宜在医生或护士直视下留取痰标本。标本采集后保证2小时内送达实验室并得到接种,不能及时送达或待处理标本应置于4℃冰箱保存(苛养菌除外),但不能超过24小时。实验室要建立痰标本的质量控制流程,对于被口咽部菌群污染的标本,要予以拒收,并建议临床再次采集合格标本送检。送检痰标本后3天内不主张再次送检。

2. 支气管肺泡灌洗液(BALF) 患者咽喉局部麻醉后,导入支气管镜。通过支气管镜对病灶所在支气管以下肺段或亚肺段水平、用37℃或室温无菌生理盐水多次灌洗,每次注入20～60ml(常规进行4～5次),直到总共灌洗100～300ml,并充分吸引回收,从回收液中取出10ml标本,放入无菌管中,旋紧盖子,即刻送达实验室,勿冷藏标本。标本须做定量或半定量接种培养。

3. 气道吸取标本 有气管插管或气管切开等人工气道患者,无法自行咳痰,可通过吸痰管从气道吸取标本。通过气管内插管将一次性无菌吸痰管推进呼吸道直至遇到阻力后开始抽吸,留取标本在吸痰杯内。标本采集后保证2小时内送达实验室并得到接种,不能及时送达或待处理标本应置于4℃冰箱保存(苛养菌除外),但不能超过24小时。

(二)鉴别气道分离细菌是定植还是感染的实验室方法

1. 常规涂片及培养 痰作为最方便和无创性病原学诊断标本,对于确定病原体的重要性不容忽视。优点在于成本低,无需特殊设备就可以实现。缺点是报告结果需要几天的时间,敏感性低。因此应争取获得高质量的呼吸道标本、涂片结合培养以及定量培养等方法均能优化下呼吸道感染的病原学诊断。有国内学者指出,白细胞浸

润吞噬病菌是感染过程中必然会发生的免疫病理现象,在来自炎症部位的咳痰标本中,存在这种微观现象。因此,标本直接涂片镜检观察这种免疫病理现象(即白细胞吞噬相应细菌或与之并存)可以作为判断细菌为感染病原菌的直接证据。有报道称经气道吸痰革兰氏染色获得致病菌诊断的敏感性为91%,特异性为64%,而防污染样本毛刷(protected specimen brush,PSB)涂片革兰氏染色的敏感性为70%,特异性为96%。同时,定量及半定量培养依然具有重要的参考价值。采用直接涂片联合定量培养方法来判断气道分离细菌感染的诊断效能优于直接涂片和定量培养。

2. 生物标志物 已经被越来越多的临床医师所认可,目前常用的方法包括:

(1)C反应蛋白(C-reactive protein,CRP):通常认为定量测定血清CRP水平能帮助分析细菌培养阳性的结果是否为真正的病原菌。当临床疑诊感染、细菌培养阳性、同时测得CRP升高,则可帮助诊断所培养出的细菌为致病菌。有研究认为若CRP≤7.06mg/L,应考虑为定植或污染菌。

(2)降钙素原(procalcitonin,PCT):通常被认为是鉴别细菌性和非细菌性感染以及评价炎症性疾病严重度的参数,其血清水平与全身炎症反应活跃程度呈正相关。若以0.5ng/ml为阈值来区别MDR是定植还是感染的准确率为81%。有报道称PCT≤0.78ng/ml时为革兰氏阴性杆菌定植,而PCT≥2.03ng/ml则提示感染。需要注意的是,由于不同疾病的阈值可能存在差异,对于结果的判读需要结合临床症状。

(3)其他生物标志物:如可溶性髓样细胞触发受体-1(soluble triggering receptor expressed on myeloid cell-1,sTREM-1)[2]、纤溶酶原激活物抑制剂-1(plasminogen activator inhibitor-1,PLA-1)、谷胱甘肽磺酰胺(glutathione sulfonamide,GSA)、中性粒细胞碱性磷酸酶(neutrophil alkaline phosphatase,NAP)等都被认为是急性感染性炎症反应的重要标志物,但其鉴别定植与感染的价值尚存在争论。总体来说,多种生物标志物在医院内感染特别是肺部感染的诊断中显示了良好的应用前景,尤其是在感染症状、体征、影像学表现不典型时,但目前仍缺乏多中心随机研究证实其鉴别诊断的价值。

3. 分子生物学技术　聚合酶链式反应（polymerase chain reaction，PCR）正逐渐被大家关注。尽管运用传统 PCR 方法（conventional PCR）进行体外扩增，不需进行分离培养，样品中混有的其他细菌不影响检测结果，但通常只能定性检出，易受污染而造成假阳性。近期研究聚焦于实时定量 PCR（quantitative real-time PCR）检测特殊基因片段（如肺炎链球菌相关的 *ply*，*Spn9802* 以及 *lytA*）等方法，但目前尚处于诊断肺炎链球菌感染应用阶段，结果提示敏感度为 26%～42%，特异度在 90%～100% 之间，ROC 曲线下面积最大为 0.74。另外，Xpert MRSA 试验也被证实用于早期检测 MRSA 的敏感度及特异度均接近 100%。这些基因检测手段在鉴别相关细菌的定植与感染中已经显现出潜在的应用价值。

三、综合评估思路

当临床实验室结果分离到可致病细菌时，可通过以下几个步骤判断是定植还是感染（图 7-1-1）。

第一步，评估标本采集的可靠性。判断标本采集过程是否规范以及送检标本是否合格，否则可能需要重复送检。

第二步，评估实验室检测的准确性。判断实验室检测标本分离菌的方法是否合理。建议采用直接涂片镜检联合定量培养或特殊染色提高标本检出率和准确率。

第三步，评估结果判读的全面性。首先需要根据患者是否合并相应下呼吸道感染的临床表现来判断。如果存在感染表现且出现时间与实验室诊断结果有相关性，则可判断为感染。如果没有感染表现，则可以对定植危险因素（主要是指分离菌毒力的判断以及患者免疫状态相对性的评价，具体包括近期有抗菌药物使用史，应用糖皮质激素，接受了气管内插管、气管切开、各种管道引流及呼吸仪器治疗等操作，应用中心静脉插管者及免疫功能低下者等）进行评估，若无定植风险则考虑病原学阳性结果为污染或其他因素导致，建议再次复查。

如果感染症状与病原学结果无时间相关或者患者本身存在定植危险因素，则需要通过各种诊断技术来鉴别，包括非培养快速诊断技术、分子生物学技术等。近年来，国内外提出采用系统性评价指标评估临床实际应用中标本分离菌定植还是感染的风险。如临床肺部感染评分（clinical pulmonary infection score，CPIS）是一项综合了临床、影像学和微生物学等标准的感染严重度评分系统，在诊断呼吸机相关性肺炎（ventilator associated pneumonia，VAP）时的敏感度及特异度分别

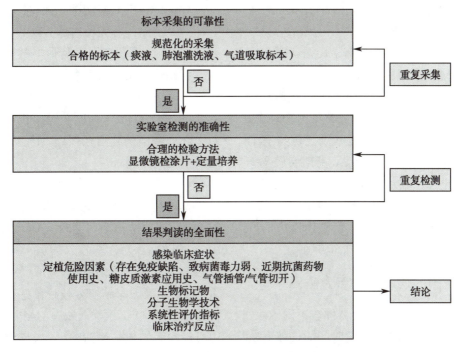

图 7-1-1　判断气道分离细菌定植与感染的综合评价思路

为 65% 及 64%。已有研究提示 CPIS 在预测早期 VAP 患者中具有潜在价值，或可作为判断危重患者由定植继发感染的风险指标，但仍需要更多临床研究结果支持。

气道分离细菌定植的重要性已经受到广泛关注，然而定植与感染的区分始终是临床诊治的难点。以往临床区分细菌是定植还是感染大多依赖于经验判断，但准确性较低。近年来，众多国内外研究联合多种方法对结果进行综合判读，并证实了其临床应用价值。有效区分定植与感染，将有助于降低发生医院感染的风险，提高医务人员的防控意识以及避免抗菌药物的不合理应用，全面提升我国对下呼吸道感染的诊治水平。

第二节　我国社区获得性肺炎诊治指南的特色及与他国的比较

中华医学会呼吸病学分会在 1999 年拟定了 CAP 诊治指南的草案[1]，并于 2006 年颁布了第一部 CAP 诊断和治疗指南。随着病原菌的复杂性及耐药水平的不断变化，对 CAP 诊治指南的更新迫在眉睫，呼吸病学分会感染学组于 2016 年正式推出了新版 CAP 诊治指南（中国成人社区获得性肺炎诊治指南 2016 年版）[3]。

新版指南的制定引入了循证医学证据与推荐等级评估的理念，对所引用的相关研究结果进行了循证分析与等级评价，并对最终提出的诊治意见给出了推荐等级评价，是我国首部采用循证医学方法制定的 CAP 指南，有更高的科学性与实用性。

与其他国家的 CAP 指南相比，我国指南从诊断到治疗均体现了分层和精准抗感染的新理念，强调了个体化优化策略。指南基于我国特有的病原学特点，针对不同人群、年龄、基础疾病及感染严重程度，进行了细致的分层抗感染方案的推荐，充分体现了抗生素使用多样化与个体化相结合，分层治疗，避免了单一抗生素滥用造成的严重耐药现象。主要体现在以下几个方面：

一、以我国的病原学特点为基础

CAP 病原体的组成和耐药特性在不同国家、地区之间存在着明显差异，且随时间的推移而发生变迁。指南针对我国成人 CAP 病原学流行病学调查的研究资料，制定了适合中国成人的社区获得性肺部感染的抗感染方案，明确提出如下我国 CAP 病原学的主要特点：肺炎支原体和肺炎链球菌是我国成人 CAP 重要病原体；部分地区报道了肺炎链球菌、肺炎支原体对大环内酯类的体外高耐药率；特殊人群如高龄或存在基础疾病患者，肺炎克雷伯菌、大肠埃希菌等革兰氏阴性菌更加常见；CA-MRSA 罕见；病毒检出率为 15%～34.9%，流感病毒占首位，尤其在流行季节；结核分枝杆菌并不少见。

（一）肺炎链球菌与肺炎支原体

肺炎支原体和肺炎链球菌是我国目前成人 CAP 的重要病原体，两者均有不同于其他国家的重要耐药特点。

我国肺炎链球菌对大环内酯类药物有高耐药率，对红霉素耐药率在 90% 以上，对阿奇霉素的耐药率达 88.1%～91.3%，对克拉霉素耐药率达 88.2%；而在欧美国家，肺炎链球菌对红霉素和阿奇霉素耐药率分别仅有 12.9%～39.0% 和 4.3%～33.3%；日本与我国相似，大部分肺炎链球菌均对大环内酯类耐药。此外，我国肺炎链球菌对口服青霉素耐药率达 24.5%～36.5%，但对静脉青霉素耐药率较低（1.9%）；在欧美国家，肺炎链球菌对青霉素的耐药率较低，英国肺炎链球菌对青霉素的耐药率多在 4% 以下，据此英国指南对门诊及住院（非 ICU）的 CAP 患者均推荐口服阿莫西林。

肺炎支原体对大环内酯类药物的高耐药率是我国 CAP 病原学有别于其他多数国家的另一特点。我国成人 CAP 患者中肺炎支原体对红霉素的耐药率达 58.9%～71.7%，对阿奇霉素的耐药率为 54.9%～60.4%。在欧美国家也有肺炎支原体对大环内酯类药物耐药报道，但多为散发个例报道或小范围内调查。

（二）结核分枝杆菌

我国是结核病高负担国家，且不典型结核病例增加，部分结核病可急性起病，表现为大叶性肺炎，以 CAP 为诊断收入病房，容易误诊误治。结核分枝杆菌在我国 CAP 病原学中占有一定比例，而在欧美国家结核分枝杆菌感染较少见。值得注意的是，喹诺酮类药物在 CAP 中的不合理使用可能引起结核病诊治的延误、导致结核分枝杆菌耐药性增加的风险。

（三）铜绿假单胞菌

铜绿假单胞菌虽不是 CAP 的常见病原菌，但对于有结构性肺病（如 COPD、支气管扩张症、肺囊性纤维化等）、糖尿病、恶性肿瘤等基础疾病的患者，其感染风险明显增加。我国是 COPD 高发国家，也是结核病高负担国家，这类疾病后期容易继发支气管扩张，因此，铜绿假单胞菌的分离率在我国这些人群的 CAP 中并不少见。由于铜绿假单胞菌 CAP 病情重、容易耐药、病死率高，因此对于有相关危险因素的患者，应特别注意及时选用覆盖抗铜绿假单胞菌感染的治疗方案。

二、诊断的标准与层次

我国指南在对 CAP 的诊断上，除对肺炎是否成立进行诊断与鉴别诊断之外，还强调了对肺炎严重程度、基础疾病、感染耐药风险等进行评估，以便更好地对患者进行分层诊治，选用个体化优化方案。

（一）明确了 CAP 的诊断标准

相比其他国家指南，我国指南明确提出了统一的 CAP 的诊断标准，有利于临床医生对 CAP 患者进行诊断及鉴别诊断。我国 CAP 的诊断标准如下：

1. 社区发病
2. 肺炎相关临床表现　①新近出现的咳嗽、咳痰或原有呼吸道疾病症状加重，伴或不伴脓痰、胸痛、呼吸困难及咯血；②发热；③肺实变体征和/或闻及湿性啰音；④外周血白细胞 $>10\times10^9$/L 或 $<4\times10^9$/L，伴或不伴细胞核左移。
3. 胸部影像学检查　显示新出现的斑片状浸润影、叶或段实变影、磨玻璃影或间质性改变，伴或不伴胸腔积液。

符合 1、2 及 3 中任何 1 项，并除外肺结核、肺部肿瘤、非感染性间质性肺疾病、肺水肿、肺不张、肺栓塞、肺嗜酸性粒细胞浸润症及肺血管炎等后，可建立临床诊断。

（二）首次提出 CAP 诊治思路 "6 步法"

我国指南首次提出了 CAP 的诊治 6 步法：

第 1 步，判断 CAP 诊断是否成立

第 2 步，评估 CAP 病情的严重程度，选择治疗场所

第 3 步，推测 CAP 可能的病原体及耐药风险

第 4 步，合理安排病原学检查，及时启动经验性抗感染治疗

第 5 步，动态评估 CAP 经验性抗感染效果，初始治疗失败时查找原因，并及时调整治疗方案

第 6 步，治疗后随访，并进行健康宣教

"6 步法"体现了诊断的精细化和治疗的个体化，包括三个层次（CAP 诊断是否成立，病情严重程度评估，病原学诊断及耐药风险评估），以便根据患者的实际情况选择不同强度的抗感染药物，给予个体化优化治疗方案。同时，还强调了动态评估与随访的重要性和必要性。

（三）精简了重症 CAP 诊断标准

基于临床研究的循证分析[4]，我国指南简化了 IDSA/ATS 标准，提出了我国重症 CAP 的标准，更加简便易于临床实践。具体标准如下：符合以下 1 项主要标准或 ≥3 项次要标准者可诊断为重症肺炎：

主要标准：①需要气管插管行机械通气治疗；②脓毒症休克经积极液体复苏后仍需要血管活性药物治疗。

次要标准：①呼吸频率 ≥30 次/min；②氧合指数 ≤250mmHg（1mmHg＝0.133kPa）；③多肺叶浸润；④意识障碍和/或定向障碍；⑤血尿素氮 ≥7.14mmol/L；⑥收缩压 <90mmHg 需要积极的液体复苏。

三、经验性抗感染策略细致分层，推荐意见体现出个体化差异

相比其他国家，我国指南经验性抗感染治疗的推荐体现了治疗的个体化与多样性（表 7-2-1）。根据患者年龄、基础疾病、疾病严重程度等不同临床特征，将 CAP 患者进行了细致分层。在药物推荐上没有简单提出首选或次选，而是给出多种个体化推荐方案，鼓励临床医生在实际工作中根据患者的具体情况从中选择最恰当的个体化方案，增加了抗感染药物选择的多样性，减少单一药物滥用导致的耐药趋势。

基于我国最新的流行病学证据，在初始经验性抗感染药物的推荐表中，不仅明确列出每一类患者的可能病原体，而且，还加入了备注一栏，对注意事项和常见误区等进行说明。该表总结了从病原学到诊治进展的全部核心内容，方便临床

医生的阅读及实践,有益于推动抗生素的合理使用,提高治疗成功率。

我国指南对 CAP 经验性抗感染治疗主要有以下推荐建议:

首剂抗感染药物应争取在诊断 CAP 后尽早使用,但要注意正确诊断是前提,不能忽略必要的鉴别诊断。

对于门诊轻症 CAP 患者,尽量使用生物利用度好的口服抗感染药物。建议首选口服阿莫西林或阿莫西林 / 克拉维酸;青年无基础疾病患者或考虑支原体、衣原体感染者可口服多西环素 / 米诺环素;在肺炎链球菌及肺炎支原体对大环内酯类耐药率较低地区可将大环内酯类用于经验性抗感染治疗;呼吸喹诺酮类可用于上述药物耐药率较高地区或药物过敏或不耐受患者的替代治疗。

对于住院的 CAP 患者,推荐单用 β- 内酰胺

表 7-2-1　我国与其他国家指南经验性抗感染药物推荐的对比

	不同人群	中国 CTS CAP 指南	美国 IDSA/ATS CAP 指南 [4]	英国 BTS CAP 指南 [5]	日本 JAID/JSC CAP 指南 [6]
门诊治疗	无基础疾病	(1) 氨基青霉素、青霉素类 / 酶抑制剂复合物 (2) 一代、二代头孢菌素 (3) 多西环素或米诺环素 (4) 呼吸喹诺酮类 (5) 大环内酯类	阿莫西林;多西环素;大环内酯类(阿奇霉素或克拉霉素,仅在肺炎链球菌对大环内酯类耐药率 <25% 的地区)	首选口服阿莫西林,次选口服多西环素或克拉霉素	考虑非典型肺炎:口服大环内酯类或四环素类。次选呼吸喹诺酮类,据地区耐药情况选用 考虑细菌性肺炎:口服大剂量青霉素类。老年患者或有肺部基础疾病者考虑呼吸喹诺酮类
	有基础疾病	(1) 青霉素类 / 酶抑制剂复合物 (2) 二代、三代头孢菌素(口服) (3) 呼吸喹诺酮类 (4) 青霉素类 / 酶抑制剂复合物、二代头孢菌素、三代头孢菌素联合多西环素、米诺环素或大环内酯类	阿莫西林 / 克拉维酸或头孢菌素类(头孢泊肟或头孢呋辛)联合大环内酯类(阿奇霉素或克拉霉素)或多西环素;呼吸喹诺酮类		不能区分时,使用大剂量青霉素类联合大环内酯类或四环素类。次选呼吸喹诺酮类
住院治疗(非ICU)	无基础疾病青壮年	(1) 青霉素 G、氨基青霉素、青霉素类 / 酶抑制剂复合物 (2) 二代、三代头孢菌素、头霉素类、氧头孢烯类 (3) 上述药物联合多西环素、米诺环素或大环内酯类 (4) 呼吸喹诺酮类 (5) 大环内酯类	β- 内酰胺类(氨苄西林舒巴坦或头孢呋辛或头孢曲松)联合大环内酯(阿奇霉素或克拉霉素);呼吸喹诺酮类;对于大环内酯类和喹诺酮类禁忌患者:β- 内酰胺类(氨苄西林舒巴坦或头孢呋辛或头孢曲松)联合多西环素	首选口服阿莫西林,次选口服多西环素或克拉霉素。有口服禁忌时,静脉使用阿莫西林	考虑非典型肺炎:静脉使用大环内酯类或四环素类。若需更强效药物,考虑新喹诺酮类 考虑细菌性肺炎:静脉大剂量青霉素类或头孢类。若需更强药物,考虑呼吸喹诺酮类
	有基础疾病或老年人(年龄 ≥65 岁)	(1) 青霉素类 / 酶抑制剂复合物 (2) 三代头孢菌素或其他酶抑制剂复合物、头霉素类、氧头孢烯类、厄他培南等碳青霉烯类 (3) 上述药物单用或联合大环内酯类 (4) 呼吸喹诺酮类		首选口服阿莫西林联合克拉霉素,次选口服多西环素、左氧氟沙星或莫西沙星。有口服禁忌时,静脉使用阿莫西林或青霉素 G 联合克拉霉素	不能区分时,静脉使用大剂量青霉素类联合大环内酯类或四环素类。若需更强效药物,考虑新喹诺酮类

续表

	不同人群	中国 CTS CAP 指南	美国 IDSA/ATS CAP 指南 [4]	英国 BTS CAP 指南 [5]	日本 JAID/JSC CAP 指南 [6]
ICU 治疗	无基础疾病青壮年	（1）青霉素类/酶抑制剂复合物、三代头孢菌素、头霉素类、氧头孢烯类、厄他培南联合大环内酯类 （2）呼吸喹诺酮类		首选静脉使用阿莫西林克拉维酸钾联合克拉霉素。次选青霉素 G 联合左氧氟沙星或环丙沙星；或头孢呋辛/头孢噻肟/头孢曲松联合克拉霉素	广谱 β- 内酰胺类联合大环内酯类或新喹诺酮类
	有基础疾病或老年人（年龄≥65 岁）	（1）青霉素类/酶抑制剂复合物、三代头孢菌素或其酶抑制剂复合物、厄他培南等碳青霉烯类联合大环内酯类 （2）青霉素类/酶抑制剂复合物、三代头孢菌素或其酶抑制剂复合物、厄他培南等碳青霉烯类联合呼吸喹诺酮类	β- 内酰胺类联合阿奇霉素或呼吸喹诺酮		
有铜绿假单胞菌感染危险因素		（1）具有抗假单胞菌活性的 β- 内酰胺类 （2）有抗假单胞菌活性的喹诺酮类 （3）具有抗假单胞菌活性的 β- 内酰胺类联合有抗假单胞菌活性的喹诺酮类或氨基糖苷类 （4）具有抗假单胞菌活性的 β- 内酰胺类、氨基糖苷类、喹诺酮类三药联合	使用或加用能同时覆盖铜绿假单胞菌的药物（例如哌拉西林他唑巴坦或头孢吡肟或头孢他啶或亚胺培南或美罗培南或氨曲南）		
有 CA-MRSA 感染危险因素			加用万古霉素或利奈唑胺		

注：表格中空白内容为指南中未作要求。

类或联合多西环素、米诺环素、大环内酯类或单用呼吸喹诺酮类。与联合用药相比，呼吸喹诺酮类单药治疗不良反应少，且不需要皮试。

对于入住 ICU 的无基础疾病青壮年罹患重症 CAP 的患者，推荐青霉素类/酶抑制剂复合物、三代头孢菌素、厄他培南联合大环内酯类或单用呼吸喹诺酮类静脉治疗，而老年人或有基础病患者推荐联合用药。

对有误吸风险的 CAP 患者应优先选择氨苄西林/舒巴坦、阿莫西林/克拉维酸、莫西沙星、碳青霉烯类等有抗厌氧菌活性的药物，或联合应用甲硝唑、克林霉素等。

年龄≥65 岁或有基础疾病的住院 CAP 患者，要考虑肠杆菌科细菌感染的可能，应进一步评估产 ESBL 菌感染风险（有产 ESBL 菌定植或感染史、曾使用三代头孢菌素、有反复或长期住院史、留置植入物及肾脏替代治疗等），高风险患者经验

性治疗可选择头霉素类、哌拉西林/他唑巴坦、头孢哌酮/舒巴坦或厄他培南等。

在流感流行季节，对怀疑流感病毒感染的 CAP 患者，推荐常规进行流感病毒抗原或核酸检查，并应积极应用神经氨酸酶抑制剂抗病毒治疗，不必等待流感病原检查结果，即使发病超过 48 小时也推荐应用。流感流行季节需注意流感继发细菌感染的可能，其中肺炎链球菌、金黄色葡萄球菌及流感嗜血杆菌较常见。

抗感染治疗一般可于热退 2～3 天且主要呼吸道症状明显改善后停药，但疗程应视病情严重程度、缓解速度、并发症以及不同病原体而异，不必以肺部阴影吸收程度作为停用抗菌药物的指征。通常轻、中度 CAP 患者疗程 5～7 天，重症及伴有肺外并发症患者可适当延长抗感染疗程。非典型病原体治疗反应较慢者疗程延长至 10～14 天。金黄色葡萄球菌、铜绿假单胞菌、克雷伯

菌属或厌氧菌等容易导致肺组织坏死,疗程可延长至14~21d。

我国指南对CAP经验性抗感染治疗的个体化方案具体分层推荐如下:

(一)门诊治疗(推荐口服给药)

1. 无基础疾病青壮年

(1)常见病原体:肺炎链球菌、肺炎支原体、流感嗜血杆菌、肺炎衣原体、流感病毒、腺病毒、卡他莫拉菌。

(2)抗感染药物选择:①氨基青霉素、青霉素类/酶抑制剂复合物;②一代、二代头孢菌素;③多西环素或米诺环素;④呼吸喹诺酮类;⑤大环内酯类。

备注:①根据临床特征鉴别细菌性肺炎、支原体或衣原体和病毒性肺炎;②门诊轻症支原体、衣原体和病毒性肺炎多有自限性。

2. 有基础疾病或老年人(年龄≥65岁)

(1)常见病原体:肺炎链球菌、流感嗜血杆菌、肺炎克雷伯菌等肠杆菌科菌、肺炎衣原体、流感病毒、RSV病毒、卡他莫拉菌。

(2)抗感染药物选择:①青霉素类/酶抑制剂复合物;②二代、三代头孢菌素(口服);③呼吸喹诺酮类;④青霉素类/酶抑制剂复合物、二代头孢菌素、三代头孢菌素联合多西环素、米诺环素或大环内酯类。

备注:年龄>65岁、存在基础疾病(慢性心脏、肺、肝、肾疾病及糖尿病、免疫抑制)、酗酒、3个月内接受β-内酰胺类药物治疗是耐药肺炎链球菌感染的危险因素,不宜单用多西环素、米诺环素或大环内酯类药物。

(二)需入院治疗、但不必收住ICU(可选择静脉或口服给药)

1. 无基础疾病青壮年

(1)常见病原体:肺炎链球菌、流感嗜血杆菌、卡他莫拉菌、金黄色葡萄球菌、肺炎支原体、肺炎衣原体、流感病毒、腺病毒、其他呼吸道病毒。

(2)抗感染药物选择:①青霉素G、氨基青霉素、青霉素类/酶抑制剂复合物;②二代、三代头孢菌素、头霉素类、氧头孢烯类;③上述药物联合多西环素、米诺环素或大环内酯类;④呼吸喹诺酮类;⑤大环内酯类。

备注:①我国成人CAP致病菌中肺炎链球

菌对静脉青霉素耐药率仅1.9%,中介率仅9%左右,青霉素中介肺炎链球菌感染的住院CAP患者仍可以通过提高静脉青霉素剂量达到疗效;②疑似非典型病原体感染首选多西环素、米诺环素或呼吸喹诺酮,在支原体耐药率较低地区可选择大环内酯类。

2. 有基础疾病或老年人(年龄≥65岁)

(1)常见病原体:肺炎链球菌、流感嗜血杆菌、肺炎克雷伯菌等肠杆菌科菌、流感病毒、RSV病毒、卡他莫拉菌、厌氧菌、军团菌。

(2)抗感染药物选择:①青霉素类/酶抑制剂复合物;②三代头孢菌素或其他酶抑制剂复合物、头霉素类、氧头孢烯类、厄他培南等碳青霉烯类;③上述药物单用或联合大环内酯类;④呼吸喹诺酮类。

备注:①有基础病患者及老年人要考虑肠杆菌科菌感染的可能,并需要进一步评估产ESBL肠杆菌科菌感染的风险;②老年人需关注吸入危险因素。

(三)需入住ICU(推荐静脉给药)

1. 无基础疾病青壮年

(1)常见病原体:肺炎链球菌、金黄色葡萄球菌、流感病毒、腺病毒、军团菌。

(2)抗感染药物选择:①青霉素类/酶抑制剂复合物、三代头孢菌素、头霉素类、氧头孢烯类、厄他培南联合大环内酯类;②呼吸喹诺酮类。

备注:①肺炎链球菌感染最常见,其他要考虑的病原体包括金黄色葡萄球菌、军团菌属、流感病毒等;②流感流行季节注意流感病毒感染,考虑联合神经氨酸抑制剂,并注意流感继发金黄色葡萄球菌感染,必要时联合治疗MRSA肺炎的药物。

2. 有基础疾病或老年人(年龄≥65岁)

(1)常见病原体:肺炎链球菌、军团菌、肺炎克雷伯菌等肠杆菌科菌、金黄色葡萄球菌、厌氧菌、流感病毒、RSV病毒。

(2)抗感染药物选择:①青霉素类/酶抑制剂复合物、三代头孢菌素或其酶抑制剂复合物、厄他培南等碳青霉烯类联合大环内酯类;②青霉素类/酶抑制剂复合物、三代头孢菌素或其酶抑制剂复合物、厄他培南等碳青霉烯类联合呼吸喹诺酮类。

备注：①评估产 ESBL 肠杆菌科细菌感染风险；②关注吸入危险因素及相关病原菌的药物覆盖。

（四）有铜绿假单胞菌感染危险因素，需住院或入住 ICU（推荐静脉给药）

（1）常见病原体：铜绿假单胞菌、肺炎链球菌、军团菌、肺炎克雷伯菌等肠杆菌科菌、金黄色葡萄球菌、厌氧菌、流感病毒、RSV 病毒。

（2）抗感染药物选择：①具有抗假单胞菌活性的 β- 内酰胺类；②有抗假单胞菌活性的喹诺酮类；③具有抗假单胞菌活性的 β- 内酰胺类联合有抗假单胞菌活性的喹诺酮类或氨基糖苷类；④具有抗假单胞菌活性的 β- 内酰胺类、氨基糖苷类、喹诺酮类三药联合。

备注：危险因素包括①气道铜绿假单胞菌定植；②因慢性气道疾病反复使用抗菌药物或糖皮质激素。重症患者或明确耐药患者推荐联合用药。

在美国 IDSA/ATS 最新 2019 版指南中，同样表现出了对经验性覆盖铜绿假单胞菌或 MRSA 的谨慎性，其原因主要在于目前危险因素（美国指南中认为）仍较宽泛，判断感染的准确性仍十分有限。因此，该指南仅把既往铜绿假单胞菌或 MRSA 定植作为经验性覆盖的指征。对于已经启动经验性覆盖铜绿假单胞菌或 MRSA 治疗超过 48h 的住院患者，若病原学检测阴性（入住 ICU 的重症患者同时病情改善），应降级使用抗菌药物。对于有其他危险因素患者，需积极完善病原学，并在病原学证据支持下启动抗铜绿假单胞菌或 MRSA 治疗。

四、重视病毒性肺炎和抗病毒治疗

近年来，随着分子生物学检测技术的发展与普及，呼吸道病毒在我国成人 CAP 病原学中的地位逐渐受到重视。指南在 CAP 病原学流行病学调查资料的基础上，强调了病毒性肺炎在我国 CAP 诊治中的地位，结合新近呼吸道病毒感染的临床研究成果，提出了我国成人病毒性肺炎的流行病学、病毒谱、主要特点等，并对几种主要呼吸道病毒性肺炎的诊治给出了具体的推荐意见。

指南提供了根据临床特征初步区分病毒与细菌、支原体、衣原体肺炎的鉴别要点，并介绍了目前主要的病毒检测方法及相应诊断标准，包括核酸检测、病毒抗原检测、血清特异性抗体检测、病毒培养等。在流感流行季节，对怀疑流感病毒感染的 CAP 患者，指南推荐常规进行流感病毒抗原或核酸检查，并应积极应用神经氨酸酶抑制剂抗病毒治疗，不必等待流感病原检查结果，即使发病时间超过 48h 也推荐应用。该意见是参照多项国内外关于流感病毒治疗（如 H1N1 的治疗）的最新研究成果而提出的新观点，也是我国指南有别于其他国家指南的一个特色，提高了流感的治疗效果，减少了重症流感的发生率和死亡风险。此外，还提出需注意流感后继发细菌等感染的可能，其中肺炎链球菌、金黄色葡萄球菌及流感嗜血杆菌较为常见。

五、体现辅助治疗价值和呼吸专科特色

我国指南强调了抗感染以外的辅助治疗的重要价值，并结合最新的临床循证证据对重症患者的呼吸专科治疗以及糖皮质激素治疗等给出了推荐意见。CAP 的辅助治疗措施主要包括：中重度患者液体治疗、保持水电解质平衡、营养支持及物理治疗等；合并低血压患者早期液体复苏；氧疗和辅助通气；糖皮质激素的合理使用；雾化、体位引流、胸部物理治疗等；尚无确切证据证明静脉注射丙种球蛋白（IVIg）、他汀类药物的有效性。

（一）氧疗和辅助呼吸

1. 氧疗　住院 CAP 患者应及时评价血氧水平，存在低氧血症患者推荐鼻导管或面罩氧疗，维持血氧饱和度在 90% 以上。对于有高碳酸血症风险患者，在获得血气结果前，血氧饱和度宜维持在 88%～92%。经鼻导管加温湿化的高流量吸氧（40～60L/min）也可用于临床。

2. 无创通气　无创通气（NIV）能降低急性呼吸衰竭 CAP 患者的气管插管率和病死率，改善氧合指数，降低 MODS 和感染性休克发生率，合并 COPD 的 CAP 患者获益更明显。对于并发 ARDS 的 CAP 患者，使用 NIV 失败率高，且不能改善预后，重度低氧 CAP 患者（$PaO_2/FiO_2 < 150mmHg$）也不适宜采用 NIV。

需要及时识别 NIV 失败：在使用 NIV 的最初 1～2 小时不能改善患者的呼吸频率和氧合，或是不能降低初始高碳酸血症患者的血 CO_2 水平，应考虑改为气管插管呼吸机辅助呼吸。

3. 有创通气 存在 ARDS 的 CAP 患者气管插管后宜采用小潮气量机械通气（6ml/kg 理想体重）。

4. ECMO 重症 CAP 患者如果合并 ARDS 且常规机械通气不能改善，可使用 ECMO。ECMO 的适应证包括：①可逆性的呼吸衰竭伴有严重低氧（$PaO_2/FiO_2 < 80mmHg$ 或即使用高水平的 PEEP 辅助通气 6 小时也不能纠正低氧）；②酸中毒严重失代偿（$pH < 7.15$）；③过高的平台压（如 $> 35 \sim 45cmH_2O$）。

（二）糖皮质激素

糖皮质激素能降低合并感染性休克 CAP 患者的病死率，推荐琥珀酸氢化可的松 200mg/d，感染性休克纠正后应及时停药，用药一般不超过 7 天。糖皮质激素对不合并感染性休克的其他重症 CAP 患者的益处并不确定。全身应用糖皮质激素可能导致需要胰岛素干预的高血糖发生。

对于糖皮质激素在重症肺炎中的应用，其他国家指南或不做相关推荐，或推荐不常规应用。我国指南结合近几年最新的临床研究及循证评价，建议在合并感染性休克的情况下可予应用，有助于对重症肺炎伴休克患者的及时纠正和改善预后。

六、疫苗预防策略更加细化

我国指南结合近年来新累积的预防相关临床证据，对肺炎的预防、尤其是疫苗的使用进行了详细说明，其中对 23 价肺炎链球菌多糖疫苗（PPV23）以及 13 价肺炎链球菌结合疫苗（PCV13）的接种策略均进行了具体推荐，提出对于特定高风险人群疫苗接种的重要性。

PPV23 具有较广泛的血清型覆盖面，包含的血清型多于 PCV13。PPV23 的建议接种人群包括：年龄≥65 岁，年龄 <65 岁但伴有慢性基础疾病，长期居住养老院或医疗机构，吸烟者。建议注射 1 次即可，通常不建议免疫功能正常者复种，但年龄 <65 岁并伴有慢性肾衰竭、肾病综合征、功能或器质性无脾及免疫功能受损者可进行复种，两次接种之间至少间隔 5 年。

多糖疫苗以肺炎球菌荚膜多糖为抗原成分，不能诱导免疫记忆，保护效力有限，且对 2 岁以下儿童无保护作用；结合疫苗由荚膜多糖和载体蛋白耦联制成，可诱导免疫记忆应答，且在 2 岁以下儿童中可诱导有效免疫应答。PCV13 推荐用于未接种肺炎球菌疫苗且年龄≥65 岁的成人。应接种 1 剂 PCV13，并在 6～12 个月后接种 1 剂 PPV23；之前接种过 PPV23 且年龄≥65 岁的成人，距最近 1 剂 PPV23 接种≥1 年后应接种 1 剂 PCV13；65 岁前曾接种 PPV23 的成人，应在 65 岁之后（且距上次接种≥1 年）接种 PCV13，6～12 个月后可复种 PPV23，但 2 剂 PPV23 间隔≥5 年。

以循证医学为基础的中国 CAP 指南 2016 版不仅为临床医生提供了明确的诊治规范，也为开展新的临床研究指引了方向。随着临床证据的不断积累，二代测序与质谱等病原检测技术的提高，以及基础研究的逐步深入，指南的不断完善和更新十分必要，必将引领和促成我国医务工作者对肺部感染性疾病诊治能力的全面提升。

第三节 医院获得性肺炎抗菌药物选择的困惑与优化抗菌治疗

医院获得性肺炎（hospital acquired pneumonia，HAP）与呼吸机相关性肺炎（ventilator-associated pneumonia，VAP）是临床最为常见、危害性最大的医院获得性感染。国内外的调查结果均表明，包括 HAP/VAP 在内的下呼吸道感染居医院获得性感染构成比之首。HAP/VAP 不仅导致患者住院时间显著延长和住院医疗费用大幅度增加，还成为最终导致危重患者死亡的主要原因。中国 13 家大型教学医院的 HAP 临床调查显示，在呼吸科病房与呼吸重症监护病房（RICU）中 HAP 的平均发生率为 1.4%，其中 RICU 为 15.3%，普通病房为 0.9%。HAP 平均全因死亡率为 22.3%，其中 VAP 为 34.5%。发生 HAP 后平均住院时间达（23.8±20.5）天，较非 HAP 患者延长 10 天，抗感染治疗的疗程平均达（19±17）天，人均住院诊疗费用与非 HAP 住院患者比较增加了 9.0 万余元，其中 6.6 万余元医疗费用发生在 HAP 之后，仅治疗 HAP 的抗感染药物的费用平均就高达 2.7 万余元。如此巨大的医疗资源消耗实际上是当前 HAP/VAP 诊疗中面临的各种困难和挑战的集中体现，一方面，如何提高 HAP/VAP 临床诊断的准确性、如何快速确认 HAP/VAP 的病原体等长期困扰临床医生的难题并未得到解决，另一方面，致病菌耐药性的发展速度不仅远远超过新型抗菌药物的研发速度，也超过了各国 HAP 诊治指南的更新速度[1]。因此，合理选择抗菌药物进行经验性治疗和目标性治疗，防止耐药性产生，已成为当今迫切需要解决的问题，而优化抗菌药物的治疗达到这一目标的必经之路。

一、HAP/VAP 的定义

根据《中国成人医院获得性肺炎与呼吸机相关性肺炎诊断和治疗指南》（2018 年版）（以下简称"2018 版指南"），HAP 是指患者住院期间没有接受有创机械通气、未处于病原感染的潜伏期，而于入院 48h 后新发生的肺炎，VAP 是指气管插管或气管切开者接受机械通气 48h 后发生的肺炎，机械通气撤机、拔管后 48h 内出现的肺炎也属于 VAP 范畴。

HAP 的早期定义为发生在医院内的、由医院环境中存在的病原菌引起的肺实质感染。1999 年我国"医院获得性肺炎诊断和治疗指南（草案）"中 HAP 的定义包括了建立人工气道和机械通气后发生的肺炎。以往国内外众多关于 HAP 的临床研究包括了一部分机械通气的患者，但均认为 VAP 是 HAP 的特殊类型。由于 HAP 和 VAP 在临床特征、经验性治疗和预防策略上存在较大的差异，2005 年美国感染性疾病协会（IDSA）/ 美国胸科协会（ATS）制定的 HAP/VAP 指南中将原有的广义 HAP 区分为狭义的 HAP 与 VAP 两大类型。近年来的证据进一步证实 HAP 和 VAP 在经验性治疗和临床预后方面均明显不同。2016 年版美国 HAP/VAP 指南更新时特别强调 HAP 仅指住院后发生的没有气管插管的、与机械通气无关的肺炎，而 VAP 则为气管插管及机械通气后发生的肺炎，两者为完全不同的群体。由于地域与认识之间的差别，目前欧美国家对于 HAP/VAP 的定义仍然存在争议，而我国仍然认为 VAP 是 HAP 的一种特殊类型，因病情加重而接受气管插管和机械通气治疗的 HAP 患者仍然属于 HAP，但其处理方式与 VAP 相似。接受无创通气治疗的住院患者发生的肺炎仍归于狭义的 HAP 范围。

HAP/VAP 的诊断和治疗较为困难，病情进展迅速，临床表现复杂多样且缺乏特异性，病死率高，目前国际上尚无统一的临床诊断"金标准"[7]。我国 2018 版指南采用了目前国际上通行的临床诊断标准：影像学检查如胸部 X 线或 CT 显示新出现或进展性的浸润影、实变影或磨玻璃影，加上下列 3 种临床症状中的 2 种或以上，可建立临床诊断：①发热，体温 >38℃；②脓性气道分泌物；③外周血白细胞计数 $>10×10^9$/L 或 $<4×10^9$/L[8]。肺炎相关的临床表现满足的条件越多，越支持其临床诊断的准确性。但上述标准均缺乏特异性，因此要求医务人员注重病史询问和体检，评估基础疾病的控制情况，并积极寻找肺外感染病灶及建立病原学诊断，同时注意排除其他疾病引起的类似改变。正因上述特点，使得 HAP/VAP 的治疗一直是临床关注的重点难题。

二、医院获得性肺炎的经验性治疗

临床建立 HAP/VAP 诊断、及时采集标本送检致病微生物及感染相关生物标志物后，应尽早进行相应治疗，通常以抗感染为主，辅以对症处理、呼吸支持、器官功能支持治疗以及非抗菌药物治疗等综合治疗措施[5]。此时在不清楚病原学的情况下进行的抗感染治疗，即所谓经验性治疗。循证医学证据已经证实，恰当的经验性抗感染治疗可以提高 HAP/VAP 患者治疗的成功率，减少耐药菌的发生，降低医疗费用。与轻症肺炎的抗菌药物升级疗法不同，往往 HAP/VAP 抗菌药物的使用需遵循早期、降阶梯的原则，有效的抗菌药物治疗应用越早越好[6]。目前，经验性治疗的难点在于如何掌握抗感染治疗的时机、合理的抗菌药物选择、单药还是联合、适当的给药剂量、方式和疗程等，仍然需要更多的临床证据和不断的探索。

1. HAP/VAP 病情严重程度和耐药危险因素的评估 我国 2018 版指南[9]中有关抗菌药物的选择，主要是根据患者病情严重程度和是否具有 MDR 菌感染危险因素的原则进行分析和判断的，即将 HAP/VAP 进行分层来选择恰当的抗菌药物。HAP 可分为三种情况：①非危重且无 MDR 菌感染危险因素的患者；②非危重但有 MDR 菌感染高风险、或危重但无 MDR 菌感染高风险的患者；③危重且有 MDR 菌感染的患者。而 VAP 可分为两种情况：①无 MDR 菌感染高风险的患者；②有

MDR 菌感染高风险的患者。所有国内外指南一致认为，对于病情严重程度的评估是对患者进行的首要分析，但各国指南对于危重症 HAP/VAP 尚无统一的定义，通常认为感染性休克是主要的重症判定标准，而其他条件却各不相同，如美国指南只认定需要行机械通气的患者为重症，而日本则制定了自己的判定标准。结合中国的实际情况，我国指南认可 HAP 患者若符合下列任一项标准（即存在高死亡风险时），视为危重症患者：①需要气管插管机械通气治疗；②感染性休克经积极液体复苏后仍需要血管活性药物治疗。而对于 VAP 患者疾病严重程度的判断，我国指南不同于其他国家之处，在于建议结合序贯器官衰竭（SOFA）评分或急性生理与慢性健康（APACHE）Ⅱ评分来辅助判断，这是因为 VAP 多数情况下应视为危重患者，但有些患者因原发疾病不能有效控制，需要长期有创机械通气，若发生 VAP，并非均为危重症。特别是对于非 ICU 医生来说，快速 SOFA（qSOFA）可能更容易帮助医生进行评判，其由意识改变、收缩压≤100mmHg 和呼吸频率≥22 次 /min 构成，当 qSOFA≥2 时，应考虑为危重症。

经验性治疗中另一项重要任务就是正确地评估导致 HAP/VAP 可能的病原及其耐药性，也就是患者是否存在耐药菌感染危险因素。美国指南认为 HAP 的耐药危险因素仅是近三个月内是否静脉使用过抗菌药物；而 VAP 的耐药危险因素为入院前三个月内是否静脉使用过抗菌药物、合并感染性休克、发生 VAP 前有急性呼吸窘迫综合征（ARDS）或正在接受连续性肾脏替代治疗（CRRT）以及住院 5 天以上发生的 VAP 等。欧洲指南则有不同观点，建议根据下述三点来判定是否存在高耐药风险：有无感染性休克、有无 MDR 感染的其他危险因素以及是否暴露于高耐药背景的医院（高耐药背景是指当地诊疗患者的病原微生物学的耐药率＞25%）。日本指南则增加了对免疫状态的评估和高龄患者活动能力低下的评估。中国指南在参考国外指南的基础上，结合中国的国情，提出了我们自己的判定标准：首先认可国外已经公认的证据充分的 MDR 危险因素，并提出了我国存在的可能的耐药危险因素，并进一步给出了常见 MDR 菌相对特定的危险因素，

从而有利于具体指导临床医生的抗菌药物选择（表 7-3-1、表 7-3-2）。

表 7-3-1　HAP 和 VAP 中 MDR 菌感染的危险因素

分类	MDR 菌感染危险因素
证据充分的耐药危险因素	
HAP	前 90 天内曾静脉使用过抗菌药物
VAP	前 90 天内曾静脉使用过抗菌药物
	住院 5 天以上发生的 VAP
	病情危重、合并感染性休克
	发生 VAP 前有 ARDS
	接受连续性肾脏替代治疗等
可能的耐药危险因素	
HAP/VAP	有 MDR 菌感染或定植病史
	反复或长期住院病史
	入住 ICU
	存在结构性肺病
	重度肺功能减退
	接受糖皮质激素治疗，免疫抑制或存在免疫功能障碍
	在耐药菌高发的医疗机构住院
	皮肤黏膜屏障破坏（如气管插管、留置胃管或深静脉导管等）

表 7-3-2　常见 MDR 菌感染相对特定的危险因素

耐药菌类别	耐药菌感染特定危险因素
产超广谱 β- 内酰胺酶（ESBL）肠杆菌科细菌	有产 ESBL 菌感染或定植病史，近 90 天内曾经使用三代头孢菌素
耐甲氧西林金黄色葡萄球菌（MRSA）	呼吸道存在 MRSA 定植，所在医疗单元内 MRSA 分离率高
铜绿假单胞菌	皮肤黏膜屏障破坏，免疫功能低下，慢性结构性肺病，重度肺功能减退等
鲍曼不动杆菌	严重基础疾病，鲍曼不动杆菌定植
碳青霉烯类耐药肠杆菌科细菌（CRE）	CRE 定植，近 90 天内使用过碳氢酶烯类药物，高龄，病情危重，外科手术等

2. HAP/VAP 经验性治疗抗菌药物的选择　各国指南根据本国 HAP/VAP 病原菌流行情况、可供选择的抗菌药物、相关的法律法规等，制定有各自特色的经验性治疗推荐方案。美国指南推荐的药物品种相对较少，欧洲指南非常类似于美国指南，而日本指南则偏重日本国内市场流通的药物。例如美国 MRSA 的感染高，推荐药物时就特别强调

首先判定经验性治疗是否需要覆盖 MRSA。而日本指南则强调何时该升阶梯治疗、何时该单药治疗降阶梯和何时该联合治疗降阶梯。

我国指南根据我国的 HAP/VAP 分层情况，提出了我们自己的具体经验性抗菌治疗方案：

（1）HAP（非 VAP）的初始经验性抗感染治疗建议：①非危重患者且无 MDR 菌感染的危险因素的经验性治疗：该组患者可能致病病原体构成和 CAP 接近，建议选择抗菌药物单药治疗如 β 内酰胺酶抑制剂合剂（哌拉西林 / 他唑巴坦等）、三代头孢（头孢曲松等）、四代头孢（头孢吡肟等）、氧头孢烯类（拉氧头孢等）或喹诺酮类（左氧氟沙星等）等。②危重患者的经验性治疗：应采用抗菌药物联合，通常建议选择一个抗假单胞菌属的 β 内酰胺类药物联合另一个其他具有抗假单胞菌属的药物，如酶抑制剂合剂（如哌拉西林 / 他唑巴坦等）、碳青霉烯类（亚胺培南等）+ 喹诺酮类（如环丙沙星等）或氨基糖苷类（如阿米卡星等）。有发生 MRSA 感染的高危因素时加用糖肽类（如万古霉素等）或利奈唑胺。③非危重但具有 MDR 菌感染高风险患者的经验性抗感染治疗：可视具体情况选择上述单药治疗或联合治疗。

（2）VAP 患者的初始经验性治疗：① MDR 菌感染低风险患者：单用或联合应用下列药物，如抗假单胞菌属青霉素类（如哌拉西林等）、抗假单胞菌的第三四代头孢菌素（头孢他啶、头孢吡肟等）、β 内酰胺酶抑制剂合剂（如哌拉西林 / 他唑巴坦等）、抗假单胞菌属的碳青霉烯类（亚胺培南等）、喹诺酮类（左氧氟沙星）、氨基糖苷类（阿米卡星等）；② MDR 菌感染高风险患者：下列药物的联合应用，抗假单胞菌属 β 内酰胺酶抑制剂合剂（如哌拉西林 / 他唑巴坦等）、抗假单胞菌属第三 / 四代头孢菌素（头孢他啶、头孢吡肟等）、氨曲南、抗假单胞菌属碳青霉烯类（亚胺培南等）、喹诺酮类（左氧氟沙星等）、氨基糖苷类（阿米卡星等）。有广泛耐药菌（extensive drug-resistance，XDR）感染风险时可选择联合多黏菌素或替加环素。有发生 MRSA 感染的高危因素时加用糖肽类（如万古霉素等）或利奈唑胺。指南强调，对 HAP 患者，联合用药时不建议采用 2 种 β 内酰胺类药物联合，而对 VAP 患者，严重耐药且可选药物非常有限的特殊情况下，可选用 2 种 β 内酰胺类药物联

合治疗；而氨基糖苷类药物在所有治疗推荐中均只作为辅助的联合用药。

HAP/VAP 的初始经验性抗感染治疗抗菌药物必须参考患者所在医疗机构常见病原菌的流行和耐药状况等进行选择，通常细菌是最常见的病原，占 90% 以上，其次为真菌、病毒及其他病原体。相对欧美国家而言，我国 HAP 的病原谱的构成有很大差异，病原菌复杂多样且耐药率极高，以鲍曼不动杆菌、铜绿假单胞菌等耐药菌为主，近年来肺炎克雷伯菌感染率不断上升，已经成为首位的致病菌，值得大家关注。其他还有金黄色葡萄球菌及大肠埃希菌等。具体药物选择，我国指南也强调了，需要根据患者既往用药情况及药物过敏史、基础疾病、器官功能状况、药物的 PK/PD 特性等，来选择最合适的药物单药或联合治疗。

三、抗菌药物选择的困惑

由于我国幅员广阔、各地条件差异巨大、医疗水平参差不齐，在 HAP/VAP 的经验性治疗中还存在着诸多的问题，严重困扰着 HAP/VAP 的正确治疗。

1. 初始经验性治疗无选择地"广覆盖"　导致致病菌广泛耐药最重要的危险因素是长期不合理的抗菌药物暴露，尤其是滥用超广谱抗菌药物。毋庸置疑，正确的抗菌药物治疗策略对改善重症感染的临床预后至关重要。因此，许多有关重症感染的临床实践指南都建议，应在确诊重症感染的 3h 甚至 1h 内联合应用广谱抗菌药物，以覆盖所有可能的病原微生物，即所谓"重锤猛击"。这一观点导致国内部分医生在遇见重症患者（有时根本就不是感染患者）时，毫无原则地联合应用广谱抗菌药物，从"大万能"[大扶康（氟康唑）、万古霉素、泰能（注射用亚胺培南西司他丁钠）]到"美斯斯"[美平（注射用美罗培南）、斯沃（利奈唑胺口服混悬液）、科赛斯（注射用醋酸卡泊芬净）]，甚至五种、七种抗菌药物的联合广覆盖，且有越演越烈之势。然而国际指南的意见并非完全正确，或者是我们的医生并没有正确理解"重锤猛击"的真正含义，因为无论我们同时使用多少种抗菌药物经验性治疗，也不可能覆盖所有的致病微生物[10]。如碳青霉烯类药物是目前最强大广谱的抗菌药物，但仍然不能覆盖 MRSA、

天然耐药的细菌(如嗜麦芽窄食单胞菌)和越来越多的获得性耐药菌(如鲍曼不动杆菌对碳青霉烯类的耐药率已经超过 70%);即使联合其他抗菌药物(如头孢哌酮/舒巴坦、替加环素),对产金属酶的革兰氏阴性杆菌仍束手无策[11]。还有可能存在的其他病原体如病毒、结核分枝杆菌、真菌、寄生虫等。其次,在目前的临床工作中,部分临床医生为求"保险",也是导致初始经验性"广覆盖"联合使用抗菌药物的重要原因。对感染经验性治疗认识的不足,和对指南过于简单的解读和思维,导致了目前广谱抗菌药物滥用及耐药菌流行不断增加的现状,非常值得我们的重视,没有正确的临床思维,就没有正确的经验性治疗。

2. 较少实施"降阶梯" 2001 年 3 月,比利时布鲁塞尔召开的第 21 届急诊医学及加强监护国际研讨会上首次提出了重症感染抗菌药物使用的降阶梯治疗策略(de-escalation therapy),建议重症感染尤其合并脓毒症患者在采集病原学样本后应立即给予初始广谱抗菌治疗,保证覆盖所有可能的病原体(即所谓"广覆盖"),并在临床症状改善、病原学明确后改用窄谱针对性抗菌药物,从而降低医疗费用,减低耐药发生机会。然而,上山容易下山难,给药容易停药难!我国的现状是很多临床医生缺少"降阶梯"意识,没有不断监测感染病原学(即反复多次送检微生物标本)的概念,不会及时评估抗感染治疗的效果,不能正确解读临床标本培养阳性结果的意义,不敢根据临床治疗反应及时调整治疗方案,甚至可见一个患者从入院到出院或死亡,就没有变动过抗感染治疗方案的状况,这些现象导致许多 HAP/VAP 患者存在着明显的过度抗菌治疗,大大增加了耐药菌产生的机会,发生更多的药物相关不良反应。

3. 不规范的微生物标本采集和运送 病原微生物检出的准确性和及时性对早日"降阶梯"治疗至关重要。标本污染是病原学诊断的头痛问题。痰标本依然是我国占比最高的微生物标本,目前普通咳痰标本合格率不超过 30%,即使是气管插管深部吸痰标本也存在很大问题,关键在于采集时机与方法的错误。至今所有书籍和文献仍推荐清晨留痰,殊不知没有几个微生物实验室是24h 有工作人员在岗能及时接受并处理标本。早晨留取标本,4~5h 后才能接种,如何培养出肺炎链球菌、流感嗜血杆菌等苛养菌以及敏感度好的感染责任菌?早晨留取标本,通常不能在医生直视下留取,而大多数微生物实验室又没能真正落实痰标本涂片初筛制度,明显不合格标本也基本不退检,焉能保障检验结果的可靠性?明晨留痰送检,实际今日就用上了抗菌药物,如何能有效地培养出真正的致病菌?此外,迄今还推荐痰培养连续送 3 天,认为多次检出同一种细菌才可靠,哪有患者连续多天不使用抗菌药物?真能连续多天检出同一种细菌的不是定植菌污染所致就是耐药性很高的环境常驻菌株,尤其在 ICU。还有血标本、脑脊液、引流液等无菌体液也因存在污染导致培养假阳性。如果皮肤定植的细菌没有被杀死,这些细菌将通过针头污染被注入血培养瓶导致假阳性结果,但很多临床医生根本不了解实情,盲目依据药敏结果滥用抗菌药物。

4. 抗菌药物与其他正在使用药物和治疗措施的相互影响 HAP/VAP 患者大约 50% 会存在基础疾病或发生严重并发症,包括呼吸衰竭、胸腔积液、感染性休克、肾衰竭等。因此,在面对抗菌药物的选择时,常常需要考虑与正在使用的其他药物之间的相互作用。如氢化可的松溶剂为稀乙醇溶液,与部分头孢菌素类抗菌药合用易发生双硫仑样不良反应。又如对肾功能有损害的抗菌药物(氨基糖苷类)与利尿剂联合使用导致肾功能进一步恶化。因此医师和临床药师在设计治疗方案时,除了需要注意药物本身的配伍禁忌及药物相互作用外,还要警惕药品辅料(如溶媒等)中的成分对合并用药的影响,患者用药过程中的监护也尤为重要。对于接受连续性肾脏替代治疗(CRRT)的患者来说,会引起药物的体外清除。CRRT 选用大孔径、高通透率的滤过膜,一般分子质量 <30kD 的药物或毒物只要不与白蛋白结合,都能滤过清除。除了滤过作用,高分子合成膜尚能吸附部分药物而降低其血液浓度。因此,当患者在接受 CRRT 期间,许多药物的用量均需要根据相应因素进行调整。

5. 分离的临床疾病指南与抗菌药物管理 《抗菌药物临床应用指导原则》(2015 年版)为临床合理使用抗菌药物的规范,为抗菌药物管理和使用提供了技术保障。此后又连续下发了关于加强抗菌药物临床应用管理的通知。尽管临床疾病指南和抗菌药物管理计划的专业和功能有所不同，但目标相同，都是为了患者获得更优质的治疗。然而，区别于欧美国家的无论是临床诊治指南还是抗菌药物管理都是以问题为导向、循证医学为依据制定而成的，我国的临床疾病指南和抗菌药物管理办法的贯彻和实施是完全分离的，前者在临床医生中虽然接受程度相对较高，但仅仅是作为学术上的指导或参考，后者则是法规和制度，必须执行[10]。在实际工作中，我国的抗菌药物管理仅仅立足于临床药事管理，完全没有顾及实际临床应用。事实上，临床医生是抗菌药物使用的主体，没有主体人群的积极主动参与，抗菌药物管理不太可能真正实现，管理者的任务应当是帮助临床医生克服使用中的某些偏差和错误，以达到感染治疗的过程监测和结果监测，而不仅仅是看数据发现重大问题后行政处罚。近来，国家已经意识到，抗菌药物合理使用的管理，应该从行政管理逐步走上专业管理的道路。

四、优化抗菌治疗

细菌耐药的发生是一个渐进的过程，随时间逐渐演变，遵从抗菌药物压力-效应规律[11]。因此抗菌药物耐药管理的核心内容是控制和延缓细菌耐药性，同时更加积极地针对耐药细菌感染研发新的有效药物。优化抗菌药物的使用是达到这一目标的有效方法，这涉及管理、制度、规范、新技术、新理论等各个方面，需要走的路很长。

1. 抗菌药物的管理从纯粹的行政管理，走向专业化管理 我国有史以来最为严厉的抗菌药物管理措施对纠正抗菌药物滥用发挥了极大的作用，达到了明显控制不合理用药的效果。但"一刀切"的管理模式也带来了极大的弊端，如限定日剂量（defined daily dose，DDD）、药占比等，导致真正感染治疗的困难，为降低药占比不合理的应用其他治疗，一些低价"不合格"药物的泛滥等，又带来新的问题。因此，专业化管理已成为必然，如依靠科学管理而不是行政管理、实施多学科协作（MDT）诊治、规范抗菌药物的使用、加强感染控制措施等。

2. 遵从指南的建议，合理选择抗菌药物 我国2018版HAP/VAP指南的更新为我们经验性治疗提供了非常有用诊疗思路、评估标准、治疗指征、推荐方案，可供大家参考。应当再次强调的是，指南是规范化的原则措施，具体实施时一定需要结合当地的病原学流行和耐药现状、患者的器官功能状态、当地可以选择的药物等进行综合分析，不是盲目照搬指南。

3. 根据抗菌药物的药代动力学/药效学（PK/PD）特征指导用药 应用抗菌药物的PK/PD理论指导临床合理用药，是近年来合理使用抗菌药物的一大亮点，其原理是利用抗菌药物的药代动力学特点让应用的药物更有效地到达感染部位，再利用抗菌药物的药效学特点让应用药物在病变部位最大可能地发挥其抗感染效率，两者结合从而使抗菌药物的作用最大化，在细菌耐药严重、新开发的抗菌药物严重不足的当今，有着极为重要的意义。对于浓度依赖性抗菌药物如氨基糖苷类、氟喹诺酮类，其最佳PK/PD参数是药物峰浓度与细菌最低抑菌浓度的比值（C_{max}/MIC）或药时曲线下面积与细菌MIC（AUC/MIC）的比值越大越好，给药方式应该是充分的剂量每日1次给药。对于时间依赖性抗菌药物如绝大多数的β内酰胺类抗菌药物（青霉素类、头孢菌素类、碳青霉烯类等），其最佳PK/PD参数是给药间隔期间超过细菌MIC的血药浓度时间（T>MIC）越长越好，给药方式应该是充分的剂量每日分次给药，必要时可以延长静脉滴注时间，甚至持续静脉滴注。

4. 治疗药物监测（therapeutic drug monitoring，TDM） TDM是促进抗菌药物合理应用的一种重要手段。如万古霉素疗效、不良反应与药物浓度密切相关，其治疗窗较狭窄，血药浓度个体差异较大，因此需通过TDM指导个体化给药以提高患者疗效，降低不良反应的发生率。美国感染病学会制定的《万古霉素治疗成人金黄色葡萄球菌感染的治疗监测实践指南》及我国《万古霉素临床应用中国专家共识》（2011年版）均建议，为避免万古霉素耐药以及获得更好的疗效，血药谷浓度应控制在10～20μg/ml，对于MRSA引起的心内膜炎、骨髓炎、脑膜炎、医院获得性肺炎等，万古霉素血药谷浓度应达到15～20μg/ml，以保证达到治疗目标和提高临床有效率。如果血药谷浓度＜10μg/ml，细菌耐药概率会增加，如果＞30μg/ml，肾毒性的不良反应发生机会就会增加。一项病例对照试验通过探讨万古霉素血药浓度、MIC 及不良反应的发生情况、多次测定给药剂量和血药浓度结果、绘制血药浓度—时间曲线，与其推荐 MIC 比较，证实依据病原菌及药敏试验结果，监测万古霉素血药浓度，适时调整药物剂量，有利于提高疗效、降低毒性、实现合理用药。又如伏立康唑是治疗真菌感染特别是曲霉感染的重要药物，但在亚洲人群特别是华人中，肝脏药物代谢存在巨大个体差异，这与基因的多态性有密切关系，即在华人中可以因为存在快代谢而导致伏立康唑血药浓度不足使治疗效果差，也可以因慢代谢而导致伏立康唑血药浓度过高使机体产生肝功能损害等严重的不良反应。此时，监测伏立康唑的血药浓度就可以掌控适当的给药剂量，达到有效又安全结果。

5. 选择具有协同作用的药物 抗菌药物在应用时常常需要数种抗菌药物联合应用或与其他非抗菌药物同用，这就导致抗菌药物相互作用的发生，主要表现在药代动力学、药效学等方面。在药代动力学方面，包括药物的吸收、分布、代谢、排泄等方面，需要临床医生引起注意，多做思考。抗菌药物的联合应用在药效学上可表现为"无关""相加""拮抗"和"协同"等作用。联合后的药效超过各药作用之和则称为协同作用。根据抗菌药物对微生物的作用方式，抗菌药物可大致被分为四大类，第一类为繁殖期抗菌药物，如青霉素、头孢菌素、喹诺酮类等；第二类为静止期抗菌药物，如氨基糖苷类、多黏菌素类等；第三类为快效抗菌药物如四环素类、氯霉素类及大环内酯类抗菌药物；第四类为慢效抑菌剂如磺胺类、环丝氨酸类等。其中第一类和第二类通常联合应用。β 内酰胺类与大环内酯类的联合应用一直存在争议，过去普遍认为，作为杀菌剂的 β 内酰胺类主要通过与位于细菌细胞膜上的青霉素结合蛋白（PBPs）紧密结合，造成细胞壁的缺损，水分等物质渗入导致细胞膨胀、变形，最终破裂溶解。因此 β 内酰胺类在繁殖期效果最好，而大环内酯类为快速抑菌剂，主要通过不同途径阻断细菌蛋白合成，使细菌处于静止状态，影响 β 内酰胺类的作用。但是近年来大量临床试验研究及临床实践证明：两类药物联用并无拮抗作用，会产生协同互补作用。Ambroggio 等系统评价了 20 743 例儿童社区获得性肺炎，单独使用 β 内酰胺类和

联合应用 β 内酰胺类与大环内酯类的疗效，结果显示 β 内酰胺类联合大环内酯类组住院时间短于单用 β 内酰胺类组。另一方面，体外实验中显示了二者联用时，可降低单独用药对金黄色葡萄球菌的预防耐药突变浓度（MPC）和相应的选择指数（SI），增强预防耐药突变体产生的能力。国内外指南几乎都将 β 内酰胺类联合大环内酯类抗菌药物作为经验性治疗社区获得性肺炎（CAP）的一线用药。究其原因，考虑为体内分布不同、作用部位不同、抗菌谱不同、大环内酯类有调节免疫作用以及两类抗菌药物的给药剂量不同等。因此，在选择抗菌药物时，对于联合用药，需要强大的理论基础支撑，掌握更多的循证医学证据，综合多方面考虑。

6. 其他抗菌药物的特点 许多抗菌药物有抗菌药物后效应（PAE），其较长时间的 PAE 可以更有效地发挥抗菌作用，减少用药次数。又如抗菌药物的吸收特点，如有些药物是黏膜不吸收的，如氨基糖苷类、多黏菌素类、糖肽类、两性霉素 B 等，可以口服给药治疗肠道感染，进行消化道去污治疗；也可以雾化吸入，治疗难治性或 MDR 菌肺部感染。再如药物的组织浓度，如利奈唑胺肺组织浓度非常高，非常适合于 MRSA 肺部感染的治疗，同样对 MRSA 非常有效的达托霉素，由于肺组织的肺泡表面活性物质可以降解达托霉素导致肺组织浓度接近于零，不能用于肺部感染的治疗。还如有的药物能够透过血脑屏障（如氟康唑），非常适合于治疗隐球菌脑膜炎，但有的药物几乎不能透过血脑屏障（如伊曲康唑），不能用于治疗隐球菌脑膜炎。

五、展望

综上所述，中国 2018 HAP/VAP 指南，给我们展示了最全面的合理应用抗菌药物的原则与方法，特别是如何正确选择抗菌药物，那就是要根据患者病情的严重程度、所在医疗机构常见的病原菌及其耐药状况、耐药危险因素等选择恰当的药物，同时也应兼顾患者的临床特征、基础疾病、器官功能状态、药物的药代动力学 / 药效学（PK/PD）特征、既往用药情况和药物过敏史等相关因素选择抗菌药物，以达到最优化的抗菌治疗效果。

近年来，一些新的概念正逐渐引入抗菌药物的合理使用和疗效的正确评价中，如"抗菌药物时限"及"抗菌药物强度"。美国疾病预防控制中心（CDC）首次使用"抗菌药物时限"，即在初始性经验治疗48h后进行再次评估，并回答下列问题：①患者是否具有抗菌药物使用指征？②若有，则所用药物及其剂量等是否正确？③能否选择更有针对性的药物（降阶梯）？④疗程多长为宜？显然这并非新概念，自20世纪90年代初倡导降阶梯治疗以来就要求初始治疗48h再次进行评估，以确定下一步治疗。我国指南建议，48～72h后对实验室检测结果和初始抗菌治疗反应进行再评估，根据抗菌谱是否覆盖、有无耐药、体内疗效与体外敏感性是否一致等因素调整抗菌药物治疗方案。这跟抗菌药物时限的表述相契合。

WHO在1969年确定了抗菌药物强度（AUD）的概念，将DDD作为用药频度分析的单位。某药的DDD数值大，说明用药频度高，用药强度大，对该药的选择倾向性大。此概念可以测算住院人群暴露于抗菌药物的广度、强度。韩国Yoon等历时3年的一项干预研究发现，引入窄谱碳青霉烯类药物厄他培南并限制亚胺培南等广谱碳青霉烯类药物使用，厄他培南的抗菌药物使用强度从2.7升至9.1，广谱碳青霉烯类的抗菌药物强度从21.3降至16.1，研究结束时碳青霉烯耐药鲍曼不动杆菌的分离率下降约30%，碳青霉烯耐药铜绿假单胞菌分离率无明显变化，ESBL菌分离率上升约20%。但西班牙一项类似的研究却发现，引入厄他培南虽然同样减少了亚胺培南使用，碳青霉烯耐药鲍曼不动杆菌分离率并未见明显变化，而碳青霉烯耐药铜绿假单胞菌分离率下降15%～19%。已报道的类似现象在文献中不胜枚举，一方面说明了临床细菌耐药机制发生的复杂性，另一方面则表明有关抗菌药物使用和细菌耐药性发生的研究仍存在严重缺陷。事实上，就某一类抗菌药物或某个品种与特定的菌属而言，抗菌药物强度并不能完全准确地反映抗菌药物的选择性压力。有研究提出使用抗菌药物使用天数来替代DDD，可能更为有效地管控抗菌药物。当然这种促进细菌耐药性进化的压力是否可以定量界定，特定药物的使用量与特定的细菌及其耐药性之间有无规律存在，以及有无准确的方式能够反映这种规律等，应是今后的重点研究内容，这对遏制细菌耐药性至关重要。这需要临床医生、临床药师、医院感染控制管理人员、护理人员、检验人员的多方协调与合作。

由于幅员辽阔、人口基数大、医院层次差异较大，我国城市大医院（三级医院）与基层医院（二级以下医院）在HAP的病原菌分布、耐药性、抗菌药物使用权限、诊断设备等方面都存在巨大差异，而基层医院相关高质量的研究数据仍十分缺乏。因此，基层医院在HAP的诊治上不能完全参照城市大医院数据，需完善当地或本医院的各项诊疗资料。

总之，合理使用抗菌药物，达到最佳治疗效果，同时必须严格防止或延缓细菌耐药的发生，是一项任重而道远的艰巨任务。

第四节 抗感染药物药代动力学/药效学在肺部感染治疗的实践与思考

近年来抗感染药物药代动力学/药效学（pharmacokinetic/pharmacodynamic，PK/PD）理论对于指导肺部感染治疗的重要性不断得到关注。PK/PD理论综合考虑了抗感染药物、宿主及病原体的相互关系，尤其对于指导复杂、重症、耐药或特殊患者尤为重要[12]。PK/PD理论指导肺部感染治疗实践，可提高临床抗感染疗效和病原体清除率，降低不良反应的发生率，减少病原体耐药的发生[8, 13]。

一、抗感染药物PK/PD理论相关概念

（一）药代动力学

药代动力学应用动力学原理与数学模式定量描述与概括药物通过各种途径（静脉滴注、口服给药等）进入体内的吸收、分布、代谢和排泄，以及机体在不同病理生理状态下对其影响。

1. 吸收 指药物从给药部位进入血液循环的过程。影响药物吸收的因素包括药物解离度和脂溶性、胃排空时间、肠蠕动功能、血流量及首过效应等。与吸收相关的PK参数有生物利用度、达峰时间（T_{max}）和血药峰浓度（C_{max}）等。

2. 分布 指药物从给药部位进入血液循环后，通过各种生理屏障向组织转运。药物对组织的穿透力与药物的脂溶性、相对分子量、分子结

构和血清蛋白结合率有关。与分布有关的 PK 参数有表观分布容积（Vd）和蛋白结合率。Vd 是指药物在体内达到动态平衡后体内药量与血药浓度之比，反映药物分布的广泛程度或与组织中大分子的结合程度。氨基糖苷类、β- 内酰胺类、糖肽类、利奈唑胺等属于亲水性抗菌药物，不能通过脂质细胞膜，主要分布于血液与体液系统，Vd 较小。而喹诺酮、大环内酯等属于亲脂性抗感染药物，其细胞、组织内浓度高，Vd 较大。

3. 代谢　药物进入机体后，经酶（主要是肝微粒体细胞色素 P450 酶系统）转化变成代谢产物。P450 酶受遗传多态性、人种、年龄、伴存疾病、营养等因素影响。经 CYP450 代谢的抗感染药物有大环内酯类、氟康唑、伊曲康唑、环丙沙星及异烟肼等，对 CYP450 有诱导作用的抗菌药物有利福平等；对 CYP450 有抑制作用的抗菌药物有氯霉素、磺胺嘧啶、大环内酯类、喹诺酮类、异烟肼、伊曲康唑、伏立康唑等。需注意多种抗感染药物同时使用及合并用药的相互影响，尤其是重症患者。伏立康唑主要通过 CYP2C19 P450 酶代谢，由于亚裔人群中纯合子快代谢型酶比例（35%）低于白种人群（75%），因此亚裔人群中伏立康唑血药浓度比白种人群普遍偏高。亲水性抗感染药物主要通过肾脏代谢排泄，而亲脂性药物主要通过肝脏代谢。Vd 决定药物的首剂或负荷剂量，而药物清除率决定维持剂量。研究显示肝硬化时肝脏血流减少，代谢酶活性降低，可影响哌拉西林他唑巴坦的代谢清除，导致血药浓度增加。

4. 排泄　药物主要通过肾脏或经肝脏代谢后以原形或代谢物经尿液或肠道排出体外。

（二）药效学

PD 主要研究药物对病原体的作用，反映药物的抗微生物效应和临床疗效。通过对抗菌药物 PD 的研究，可以确定抗感染药物对病原体的抑制或杀灭效果。

1. 最低抑菌浓度（minimum inhibitory concentration，MIC）　是指在体外培养基中可抑制病原体生长所需的最低抗菌药物浓度。MIC 值不仅是药物敏感性的判断依据，同时对 PK/PD 值具有较大的影响，从而直接影响到药物及给药方案的选择。理论上，MIC 值越低，达到相同 PK/PD 靶值所需的剂量越低，反之则越高。

2. 最低杀菌浓度（minimum bactericidal concentration，MBC）　是指可杀死 99.9% 病原体所需的最低药物浓度。MBC 与 MIC 值比较接近时说明该药可能为杀菌剂。

3. 防耐药突变浓度（mutant prevention concentration，MPC）　是指防止耐药突变菌株被选择性富集扩增所需的最低抗感染药物浓度。当药物浓度≥MPC 时，可同时抑制敏感菌株和单次耐药突变菌株的生长。MPC 的理论在近年来成为抗菌药物优化给药方案的一个新角度，但目前的研究大多数为体外研究，相应的临床数据有限。莫西沙星 MPC 值低，防细菌突变能力强。

4. 耐药突变选择窗（mutant selection window，MSW）　是指细菌 MPC 与 MIC 之间的浓度范围，耐药突变菌株易在此范围内被选择性富集。

5. 抗生素后效应（post-antibiotic effect，PAE）　是指细菌与抗菌药物短暂接触后，尽管药物浓度已低于 MIC 或消除、但细菌生长仍持续受到抑制的效应。此效应与作用在靶位的抗菌药物未解离而持续发挥作用，或是在病原体生理功能缓慢恢复有关。

二、抗感染药物 PK/PD 的分类及特点

1. 时间依赖性且 PAE 较短的抗感染药物　其抗感染效应与临床疗效主要与药物和细菌接触时间密切相关，而与浓度升高关系不大。β- 内酰胺类、林可霉素、部分大环内酯类、氟胞嘧啶等药物等属于此类。评估此类药物的 PK/PD 指数主要有 %T>MIC。当血药浓度高于致病菌 MIC 的 4～5 倍以上时，其杀菌效能几乎达到饱和状态，继续增加血药浓度，其杀菌效应不再增加。对于时间依赖性抗菌药物应以提高 %T>MIC 来增加临床疗效，一般推荐日剂量分多次给药和 / 或延长输注的给药方案。延长输注需要关药物的稳定性，对于不稳定的药物可以考虑增加给药频次。

2. 时间依赖性且 PAE 较长的抗感染药物　该类药物虽然为时间依赖性，但由于 PAE 或 T1/2β 较长，使其抗菌作用持续时间延长。替加环素、利奈唑胺、阿奇霉素、四环素类、糖肽类、吡咯类等属于此类。评估此类药物的 PK/PD 指数主要为 AUC0-24/MIC。临床给药要求足够剂量，分次给予。

3. 浓度依赖性 该类药物对致病菌的杀菌效应和临床疗效取决于 C_{max}，而与作用时间关系不密切，即血药 C_{max} 越高，清除病原体的作用越迅速、越强。氨基糖苷类、氟喹诺酮类、达托霉素、多黏菌素、硝基咪唑类、两性霉素及其脂质制剂和棘白菌素类等属于浓度依赖性抗菌药物。评估此类药物的 PK/PD 指数主要有 C_{max}/MIC 或 AUC0-24/MIC。提高此类抗感染药物疗效的策略主要是提高血药 C_{max}，一般推荐日剂量单次给药方案。

常见临床抗感染药物最佳 PK/PD 指标见表 7-4-1。同一类型抗感染药物的不同药物的 PK/PD 以及对同一药物对不同细菌种类的最佳 PK/PD 值也不尽相同。

三、PK/PD 理论在重症患者抗感染中的实践

重症患者多存在特殊、复杂的病理生理过程，药物的分布容积、药物蛋白结合及清除率、病原体 MIC 等发生改变，常规给药方案可能导致剂量不足或过量（图 7-4-1）。重症患者病理生理复杂，基础疾病和合并症较多，需全面评估病情，进而明确对药物 PK/PD 的影响。危重患者较非危重患者的感染病原体有更高的 MIC，意味着需要更高的剂量或改变输注方式。有研究显示在重症患者中多利培南、美罗培南和亚胺培南 MIC90 明显高于非重症患者（多利培南升高 4 倍，美罗培南和亚胺培南升高 8 倍）。

大量研究表明重症患者 β- 内酰胺类、氨基糖苷、万古霉素等药物存在血药浓度不足和变异度大。一项研究显示 141 名重症患者接受了阿米卡星 25mg/kg，仍有 33% 的患者目标血药浓度不达标。血药浓度不足容易诱导病原体耐药。重症患者给予常规剂量抗感染仍造成血药浓度不足的原因与 Vd 增加、肾脏清除率增加、低蛋白血症等因素有关。重症患者血管内皮细胞损伤严重，毛细血管通透性增加，不合理的液体复苏、心肾衰竭及使用血管舒张剂导致细胞外液增加，可导致

表 7-4-1 抗感染药物的最佳 PK/PD 指标

类别	抗感染最佳 PK/PD 指数	杀菌靶值 /%	临床疗效靶值 /%
青霉素类	%T > MIC	≥40～50	≥40～50
头孢菌素类	%T > MIC	≥60～70	≥45～100
碳青霉烯类	%T～MIC	≥40	≥50～75
氨基糖苷类	C_{max}/MIC（最优）	—	≥8～10
	AUC0-24/MIC	80～160	≥70
喹诺酮	AUC0-24/MIC（最优）	30～200	35～40（革兰氏阳性菌）；≥125（革兰氏阴性菌、重症感染、免疫缺陷患者）
	C_{max}/MIC	≥8	≥8
大环内酯类	AUC0-24/MIC（克拉霉素、阿奇霉素）	—	25
利奈唑胺	AUC0-24/MIC（最优）	50～80	≥85
	%T > MIC	≥40	≥85
万古霉素	AUC0-24/MIC	86～460	≥400～450
替加环素	AUC0-24/MIC	—	≥12.8～17.9
	%T > MIC	≥40	—
多黏菌素	AUC0-24/MIC	50	
三唑类	AUC0-24/MIC	>25（氟康唑、伊曲康唑、伏立康唑）	>25
多烯类	C_{max}/MIC	4～10	—
	AUC0-24/MIC	>100	
棘白菌素	C_{max}/MIC	>10	
	AUC0-24/MIC	>20	>20（米卡芬净）

亲水性抗感染药物 Vd 增加 50%~100%。因此对于亲水性抗感染药物需增加给药剂量（尤其是负荷剂量）和给药次数。由于毛细血管通透性增加、液体流向血管外、肝脏生成白蛋白降低，40%重症患者存在低蛋白血症，可致高蛋白结合力的抗感染药物（如头孢曲松、厄他培南、替考拉宁等）游离成分增加，肝肾清除率及 Vd 增加，导致血浆和组织药物浓度下降。对于低蛋白血症需予积极处理。血浆白蛋白每增加 1g/L，替加环素临床治疗成功率增加 13 倍，病原清除率增加 21 倍[12]。20%~30% 的重症患者病程早期可出现肾脏清除率增加[CrCl>130ml/（min·1.73m²）]，多见于男性、青年人、创伤、脓毒症、脑外伤、烧伤患者等，是机体对感染、液体复苏、升压药物等治疗干预的一种病理生理反应。延长输注并不能提高肾脏清除率增加的患者 PK/PD 达标率，需增大药物剂量。重症患者 50% 可出现急性肾损伤，常致血药浓度过高。对于时间依赖性抗感染药物可以减少降低单次给药剂量，对于浓度依赖性药物可以减少给药次数。目前多通过血清肌酐评估肾脏功能来识别急性肾损伤和肾脏清除率增加，然而对于危重患者，可能高估了 80% 急性肾损伤患者的肾功能，而低估 42% 肾脏清除率增加患者的肾功能，临床上应综合肌酐、尿肌酐清除率、尿量等指标。ECMO、CRRT 等器官支持手段均可不同程度地影响药物的分布和清除，对血药浓度的影响复杂。对于高分布容积（>1L/kg）、亲脂性、高蛋白结合率的药物或三者兼具的药物，很难被CRRT 清除，而对亲水性、低蛋白结合力的抗感染药物影响较大。对于 CRRT 患者，需根据本身动态肾功能改变和 CRRT 具体模式及参数调整

抗感染药物用法。ECMO 预冲和液体复苏管路和膜肺直接对药物的吸附作用都会导致血药浓度变化[14]。

在重症患者中使用 β-内酰胺类药物，理想PK/PD 靶值是 %T>MIC 为 100%，%T>4~5MIC大于 60%，临床实践中可增加给药频次，延长输注时间，或采取持续输注，增加药物与致病菌接触时间，获得更好的临床疗效、细菌清除率及减少细菌耐药产生。重症患者中 β-内酰胺类 PK/PD 达标率与临床疗效正相关，DALI 研究中 50%fT>MIC 和100%fT>MIC 的达标率预测患者预后的 OR 值分别为 1.02 和 1.56[16]。最新 meta 显示延长输注（>3h）抗假单胞菌 β-内酰胺类较短时输注（<1h）可降低脓毒症患者全因死亡率（RR 0.70，95% 置信区间 0.56~0.87）[15]。另一项 meta 分析显示延长输注哌拉西林 / 他唑巴坦可降低重症感染患者病死率，细菌清除率及临床治愈率高于间断输注组（OR 1.22，95% 置信区间 0.84~1.77；OR 1.77，95% 置信区间 1.24~2.54）。延长输注美罗培南降低重症感染患者病死率（RR 0.66，95% 置信区间 0.50~0.88），临床治疗成功率高于间断输注组（OR 2.10，95% 置信区间 1.31~3.38）。延长输注美罗培南在肝硬化患者也是安全可行的，较间断输注组可降低肝硬化血流感染患者病死率。最近体内外的研究及 meta 分析均证实了，当万古霉素 AUC0-24/MIC≥400 时，可显著提高 MRSA 感染的临床疗效，提高 MRSA 所致脓毒症休克的生存率。为了使万古霉素的 PK/PD 达标，国内外指南将重症患者万古霉素的谷浓度由 5~10μg/ml提高至 10~20μg/ml。当 MIC=0.5mg/L，为达到理想 PK/PD 值，谷浓度在 10mg/L 即可，但当

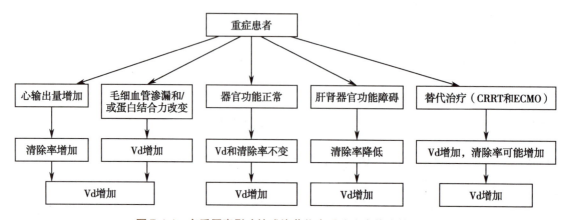

图 7-4-1　多重因素影响抗感染药物在重症患者体内的分布

MIC＝2mg/L 时，万古霉素谷浓度需大于 20mg/L，肾脏损害风险增加。由于利奈唑胺、特地唑胺生物利用度高，对肺上皮细胞衬液和肺泡巨噬细胞具有良好的渗透性，对 MRSA、耐药肺炎链球菌有良好的抗菌活性，可以作为 MDR 革兰氏阳性球菌的抗感染选择。当肾功能下降、对万古霉素敏感性下降（MIC≥1mg/L）或呈异质性耐药的 MRSA（hVISA）菌株感染、近期使用过万古霉素也可选用利奈唑胺。一项在中国重症感染患者中的研究表明，利奈唑胺 600mg，每 12 小时 1 次，静脉给药可使 AUC0-24/MIC 达到平均 96.7，%T＞MIC 达到平均 86.7%，确保其抗感染疗效。目前替考拉宁在我国临床实际应用中普遍存在忽视起始负荷剂量或起始负荷剂量及维持剂量偏低的现象。替考拉宁治疗一般感染时 AUC0-24/MIC≥125 可达到较好疗效，治疗重症感染时则需要 AUC0-24/MIC≥345。多黏菌素 E 在重症患者中半衰期的延长，240mg、每 8 小时 1 次的方案在给药后 12～48h 内并不能达到有效的血药浓度，需要首次剂量 480mg 的负荷剂量才能达到有效的抗菌效应。也有研究负荷剂量和高剂量多黏菌素 E 并未改善重症患者的生存率，而肾毒性发生率增加。对于有基础肾脏疾病、病情危重、严重低蛋白血症、高 MIC 值的患者建议在动态密切监测血药浓度的情况下使用负荷剂量和高剂量的多黏菌素 B 和多黏菌素 E。

四、PK/PD 在多重耐药菌感染患者抗感染中的实践

MDR 肺部感染，尤其是 XDR 和 PDR 常导致临床治疗失败，患者病死率高。对 MDR，应用常规剂量的给药方案常达不到理想的临床抗感染疗效，充分利用 PK/PD 理论优化 MDR 抗感染策略不失为新的思路和有效途径。在治疗 MDR 感染时，对于时间依赖性抗感染药物可以采用：①增加单次给药剂量；②增加给药次数，缩短给药间隔；③延长静脉滴注时间的给药方式。对于浓度依赖性药物，可通过增加单次给药剂量，减少给药次数而使 AUC0-24/MIC、Cmax/MIC 达到较高水平，需注意的是总剂量、峰浓度、谷浓度和药物不良反应的相关性。对于老年人、脏器功能障碍患者应避免单次过高剂量。

临床实践中 CRE 的抗感染治疗选用以多黏菌素或碳青霉烯类为基础联合其他药物，可考虑采用亚胺培南 1g、每 8 小时 1 次或每 6 小时 1 次持续 2h 静脉滴注，美罗培南 2g、每 8 小时 1 次，3～4h 持续静脉滴注的方式，使 %T＞MIC 尽可能达标。意大利 Giannella 等一项纳入 595 例产碳青霉烯酶 CRE 患者，其中 77% 的菌株 MIC≥16mg/L。共 428（71.9%）例患者接受高剂量美罗培南延长输注（6g/d，每次输注持续 3h），美罗培南联合治疗组生存率高于不含美罗培南联合治疗组。目前的临床和试验数据表明，美罗培南高剂量连续输注方案的毒性风险在接受范围内，但仍需要进一步前瞻性研究来证实该结果。

替加环素可用于多重耐药鲍曼不动杆菌、CRE、多重耐药铜绿假单胞菌、MRSA 抗感染治疗。替加环素革兰氏阳性菌的 MIC 多低于 0.5μg/ml，对于 MDR 阳性球菌感染，可考虑标准化的给药方案，但对于 MDR 革兰氏阴性菌感染，由于标准化的给药方案难以达到 PK/PD 目标值，血药浓度和肺组织浓度可能不足。建议采用加大单次给药剂量（首次剂量 200mg；维持剂量 100mg，每 12 小时 1 次），并联合用药的方式，需注意的是高剂量可能带来严重的消化道反应和低纤维蛋白原血症，用药过程中需要密切观察。南京鼓楼医院一项前瞻性队列研究纳入 105 名 MDR 肺炎，其中 52 名接受高剂量（100mg，每 12 小时 1 次）的替加环素治疗，该组临床治愈率明显高于常规剂量组。当 MIC＜1.75mg/L，高剂量替加环素组 PK/PD 指标 AUC0-24/MIC＞10.12 可获得较好的抗感染疗效。

多黏菌素用于 MDR 肺部感染最佳给药剂量的数据缺乏，最新国外共识推荐是否适用于中国人群，需临床进一步实践和观察。对 MDR 感染需采取首次剂量负荷剂量，有助于该药在体内快速达到稳态浓度。AUC0-24/MIC≥27.6～45.9 作为多黏菌素 PK/PD 指数预测其体外抗铜绿假单胞菌及鲍曼不动杆菌的活性要优于 Cmax/MIC 和 %T＞MIC。多黏菌素存在异质性耐药，因此治疗 MDR 时推荐联合治疗。多黏菌素 E 单药治疗 CRE 感染比包括多黏菌素 E 的多药联合方案死亡率更高。另一项包括 MDR/XDR 革兰氏阴性菌感染研究的 meta 分析也得到了相同的结论。

亚组分析发现高剂量多黏菌素的多药方案对比多黏菌素单药治疗血流感染、鲍曼不动杆菌感染的亚洲人群，死亡率更低。台湾学者 Cheng 等一项纳入 176 例 XDR-AB 菌血症成人患者的前瞻性多中心观察性研究，多黏菌素联合碳青霉烯类较联合替加环素治疗泛耐药鲍曼不动杆菌菌血症患者病死率更低。复旦大学附属华山医院张菁课题组利用体外 PK/PD 模型研究发现美罗培南和黏菌素联合治疗对耐碳青霉烯鲍曼不动杆菌（部分菌株 MIC 高达 128mg/L）具有广泛的协同抗感染效应，美罗培南 2g 输注 3h 联合 1mg/L 黏菌素表现出最显著的抗菌作用。新的复方制剂头孢他啶 - 阿维巴坦和美罗培南 -vaborbactam 对于产 MBL 的 CRE 无效，因此多黏菌素仍是产 MBL 为主导的高风险 CRE 感染地区一个重要的药物选择。

五、存在问题与思考

重症 MDR 患者群体异质性较大，并且由于临床实践病原体培养阳性率不高，患者 PK 和 PD 数据获取较为困难。临床研究中分离到的细菌种类和数量缺乏代表性等因素，导致 PK/PD 参数和其疗效间的定量关系较难建立，不易获得准确的临床 PK/PD 靶值，只能可参考健康人群、非危重患者资料、体外模型和动物研究资料。目前抗感染 PK/PD 数据多来源于欧美人群，诸多研究报道同一药物在不同种族人群 PK/PD 存在差异。完全照搬欧美人群数据指导中国患者抗感染实践显然不妥。在临床实践中，呼吸科、重症医学科、感染科、临床药学、临床微生物科医生可进行 MDT 诊治，有条件的医疗机构，可以利用新型 PK/PD 软件，通过整合患者的临床特征、病原体敏感性和 PK/PD 数据，建立区域内群体 PK/PD 数据平台，为患者制定床旁快速个体化抗感染药物给药方案。抗感染药物浓度监测以往主要监测治疗窗较窄的药物，如氨基糖苷类药物和万古霉素，目前已拓展至对 β- 内酰胺类、环丙沙星、利奈唑胺、伏立康唑等药物浓度监测。相关项目抗感染药物开展尚不普及。对于 β- 内酰胺类等药物的监测目前也缺乏统一的标准化。在 PK/PD 理论指导特殊人群抗感染实践中可能存在药物的超适应证、超剂量、改变说明书中规定的用药间隔时间等情况。许多抗感染药物注册用法可能并未包含当前最优给药方案，无法满足当前临床实践要求。2016 年美国 IDSA/ATS 联合发布 HAP/VAP 指南中，强调医生可以不按药品说明书用药，而应根据 PK/PD 选择抗感染药物。因此安全有效实施"到位"而不"缺位""越位"的个体化、合理、精准抗感染需要我们在临床实践中谨慎而规范进行。

总之肺部感染临床抗感染实践需同时关注宿主、抗感染药物、病原体三个因素，对于重症、MDR 肺部感染需遵循早期、足量、联合的原则，根据当地病原学流行资料及患者临床特点，结合不同种类抗感染药物的作用机制、PK/PD 特点，宿主的生理及病理生理状况作出动态、全面、准确地判断，对具体药剂量、给药方式及给药次数等进行优化，制定个体化、合理、安全有效的给药方案，并及时评估抗感染临床疗效、病原体清除和药物不良反应，实现精准化抗感染治疗。

第五节　肺部感染病原学诊断技术进展及临床应用评价

下呼吸道感染是人类最常见的感染性疾病之一，主要包括急慢性支气管炎、社区获得性肺炎（community acquired pneumonia，CAP）、医院内获得性肺炎（hospital acquired pneumonia，HAP）。下呼吸道感染性疾病实验诊断的主要目的是通过直接或间接的手段发现致病微生物，病原体一旦明确，治疗下呼吸道感染将变得简单化，因此病原体检测是肺部感染精准治疗的基础，也是疾病得以有效防控的前提。但由于呼吸系统解剖结构的特殊性和致病微生物构成的复杂性，标本的采集处理及检测等多个环节均易受干扰，影响检测结果的准确性。而近来新型病原菌及耐药菌的出现、机会性感染的增加及病原谱的变异等诸多因素，更增加了病原诊断难度。随着医疗技术的进步，各种感染性疾病的实验诊断技术不断发展。目前下呼吸道感染常用的病原检测方法包括涂片镜检、培养鉴定、免疫学和分子生物学检测技术等。

一、下呼吸道病原体检测方法

1. 下呼吸道标本显微镜检方法　对下呼吸

道标本涂片染色或湿片直接光学显微镜检查可取得最早期的初步病原学诊断，对有些病原体如抗酸杆菌、放线菌、奴卡菌、一些真菌以及耶氏肺孢子菌、寄生虫等引起的感染可做出较明确的倾向性诊断，甚至可以确诊。荧光显微镜可用于确定标本中特定的病原体如军团菌、结核分枝杆菌等。革兰氏染色是最常见的一种细菌染色法，通过革兰氏染色镜检可较为可靠地判定肺炎链球菌、流感嗜血杆菌和卡他莫拉菌等具有特征性形态的病原体，对于病原体诊断及筛选病原体进一步进行培养鉴定具有一定参考价值。需要强调的是，革兰氏染色镜检结果应注意其时效性，建议立即向临床报告，否则就失去其重要性。当怀疑为厌氧菌肺部感染时，对咳出痰做革兰氏染色和培养均没有意义。对于经支气管镜的冲洗液（除了 BAL）和支气管的抽吸物，因为口咽污染均不能避免，故有认为革兰氏染色涂片镜检对普通细菌性感染常缺乏意义。抗酸染色主要用于结核分枝杆菌的检查，奴卡菌和放线菌也呈弱抗酸性。显微镜下观察到分枝杆菌，提示浓缩痰中含菌量至少为 10^4CFU/ml。应当指出，即使经过有效治疗，细菌培养变为阴性，痰涂片可仍保持阳性，尤其是患有严重空洞型肺结核的患者和应用利福平治疗后。非浓缩痰标本涂片的阴性结果不应作为临床或流行病学决策的依据。痰或下呼吸道标本的湿片检查可快速提供临床标本中真菌的重要形态信息，皮炎芽生菌、粗球孢子菌、新型隐球菌、丝状菌等均可通过湿片检查快速检出。除革兰氏染色及抗酸染色外，其他临床常用的染色法包括吉姆萨染色、甲苯胺蓝染色、六胺银染色、黏蛋白卡红染色等，其中黏蛋白卡红染色可检出隐球菌，吉姆萨染色、甲苯胺蓝染色、六胺银染色有助于耶氏肺孢子菌的诊断。

2. 下呼吸道标本的培养与鉴定 显微镜直接检查要求标本里有足够数量的病原菌，但是不能鉴别形态和染色性质类似的细菌。所以，分离培养病原菌是技术进步的必然结果。根据不同的需要可选择相应的培养基进行有选择地增菌。除可采用各种生化培养基、血培养基、厌氧培养基及相应装置外，还可以根据目的病原体的不同选择专用培养基。如专用于弯曲菌、军团菌、肠内细菌、抗酸菌和某些真菌等增菌专用培养基。

将细菌分离培养技术和鉴定的方法组合在一起，并配合自动检测装置，可在短时间内获得鉴定结果。常用快速鉴定细菌的方法有生物化学法、鸟嘌呤/胞嘧啶莫尔百分数法、气相色谱法等。生物化学的方法是基本的细菌鉴定方法。可根据不同细菌是否分解特定的物质并产酸产气的特性达到鉴别的目的，在病原体培养的过程中就可以对病原体进行鉴定，短时间内可获得鉴定结果。鸟嘌呤/胞嘧啶莫尔百分数法是利用微生物遗传基因的化学特性进行分类的一种方法。研究表明，不同细菌的鸟嘌呤（G）和胞嘧啶（C）的数值，即 G＋C 的含量是一稳定指标。经过对数百种细菌的研究，可以用 G＋C 的含量对细菌进行分类。气相色谱法是利用细菌产生菌种特异的各种物质，如脂肪酸、脂多糖、有毒物质等，进行鉴定分析。上述方法对假单胞菌、大肠埃希菌、变形杆菌、结核分枝杆菌、肺炎球菌、嗜血杆菌、葡萄球菌及肺炎链球菌等进行分析，可获得 97% 的识别率。

3. 下呼吸道感染病原体的免疫学检测 利用免疫学方法检查某种病原菌的抗原或抗体，以判定某种病原菌所致的感染性疾病，是经典的、应用广泛的一类实验室诊断法。对于一些病原学检查困难的特殊病原体，如军团菌属、支原体、衣原体、巨细胞病毒、分枝杆菌等，可采用血清学检查方法，结合临床情况，可作出诊断或协助诊断或进行分型等。常用方法有免疫荧光试验、酶联免疫吸附试验、放射免疫法、免疫电泳、凝集试验等。其中军团菌抗原检测最具代表性。通过直接免疫荧光抗体试验，从呼吸道标本中能直接检测军团菌抗原，数小时即可作出诊断，虽然敏感性仅 25%～70%，但特异性高达 90% 以上。尿可溶性抗原用于早期、快速诊断军团菌感染，应用甚广，敏感性可达 70%～90%，特异性高达 99% 以上，缺陷是仅对嗜肺军团菌Ⅰ型有效。其他方法中以 ELISA 应用最广，除检测呼吸道分泌物标本外，还可检测胸腔积液、血、尿、肺组织等标本的抗原。临床上可应用免疫层析膜测定法测定尿中的肺炎链球菌抗原，检测方法快速，15 分钟可出结果，操作容易，抗生素治疗不影响结果，有较好的敏感性和特异性。此外，临床上采用间接免疫荧光法可进行呼吸道感染病原体抗体的联合检测，可同时检测人血清中呼吸道感染主要病原体的 IgM 抗体，可检出嗜肺军团菌、肺炎支原体、衣原体、Q 热立克次体、腺病毒、呼吸道合胞病毒、甲／乙型流感病毒和副流感病毒及亚型等常见非典型呼吸道病原体，目前已作为某些病原体检测的标准方法。相对于通过培养检出完整的病原体而言，检测病原体的抗原成分或相应的抗体是较为简便易行的病原学实验诊断方法，也是感染性疾病病原学诊断技术发展的重要方向之一。需要指出的是，当送检标本中的病原体数量较低时，病原体抗原成分的检出率可能受到检测灵敏度的限制；另一方面，检测机体免疫应答所产生的抗体有时亦不能完全满足临床的需求。由于抗体阳转的时相通常处于病程后期，因此一般不能用于早期诊断，对急性肺炎早期的抗菌治疗指导意义不大，可作为一种回顾性诊断方法，或用于提供流行病学信息。

4. 分子生物学技术 随着现代分子生物学技术日新月异的发展，基于分子遗传水平的核酸检测技术逐渐成为病原体检测的主流发展趋势，它摆脱了传统检测方法对于病原体分离培养的依赖，显著提高了病原检测的敏感度，缩短了检测时间。分子生物技术从核酸检测开始最早用于病原学诊断。最早利用生物素、放射性同位素、酶等标记的探针与样品的核酸片段进行杂交，通过检测特异的杂交信号确定病原体，该技术检测特异度和敏感度均较高，其后改良的荧光原位杂交（FISH）技术，在病原学分子的早期诊断中起到了至关重要的作用。20 世纪 80 年代起，PCR 技术逐渐被广泛应用于分子诊断领域，从最早的传统 PCR，逐渐发展到多重 PCR、巢式 PCR、反转录 PCR 以及实时定量 PCR 等，其扩增能力和精确性逐步提高。其中基于多重 PCR 技术开展的多重病原体检测体系在疑似呼吸道病感染的患者病原体筛查和确认中具有较高的临床应用价值，大大提高病原体检出率，便于发现混合感染，在流感等新型病原体突发感染性疾病方面亦具有一定的应用价值。另外，PCR 技术在检测病原体耐药方面也发挥了重要作用。采用 PCR 技术进行耐药研究，避免了病原体分离、培养及药敏试验等一系列烦琐冗长的步骤。近年来，利用核酸分子杂交原理，以大量已知序列的寡核苷酸、cDNA 或基因片段作为探针，通过对杂交信号进行检测分析迅速得出样本基因的序列信息的基因芯片技术，进一步增大了检测通量，实现低拷贝模板检测，灵敏度极高。随着多种 PCR 方法联合应用以及商用试剂盒的出现，该技术日臻成熟，并扩展应用于基因表达分析、疾病相关的新基因的发现、药物研究与开发以及各种已知或未知病毒性病原体的筛查与鉴定研究。

核酸杂交、PCR、基因芯片等分子生物学检测技术均以序列为基础，需要基于已知病原体基因序列，对于完全新型"未知"病原体的检测价值有限。近年来，高通量测序技术在微生物检测中的开展应用，促进了不依赖培养的临床宏基因组学的发展，通过直接从自然状态下得到微生物组的相关基因进行分类鉴定，将环境中全部微生物的遗传信息看作一个整体，摆脱了针对已知的单个或多个病原体进行意向性培养和分离的步骤，简化检测流程，大大提高了病原检测的敏感度，缩短了检测时间，对所有微生物进行分析，能够检出"未知"病原体及多种混合感染病原体，还可深入提供病原鉴定、分型、耐药基因和毒力因子分析，并进行溯源分析，具有传统检测方法不可比拟的优势。尽管宏基因组学技术还不是常规诊断方法的一部分，但是临床研究结果证明高通量测序在鉴定疑难、罕见感染病原及非典型病原体等常规检测技术鉴定难度大的病原体方面具有重要的临床应用价值。2009 年 H1N1 暴发，通过宏基因组学技术，迅速检出并获取了流感病毒的全基因组序列。2011 年，德国大肠埃希菌 O104∶H4 暴发，通过宏基因组测序技术，在不到一周的时间，确认了疫情暴发是由耐药性肠聚集性大肠埃希菌引起。Towner 等通过宏基因组测序，明确了一株新型埃博拉病毒引起了乌干达出血性发热的暴发。2018 年梅奥诊所的一项研究显示[16]：相较于传统培养检测，宏基因组测序技术对于感染病原体诊断阳性率提高近 1 倍，尤其是针对培养阴性的临床样本，宏基因组测序诊断阳性价值较高。这些研究说明宏基因组测序技术是对传统培养鉴定方法的一个较好的补充，有助于解决当下病原体检出率低的临床窘境，具有较高的临床应用价值。

二、不同病原学诊断方法在下呼吸道感染中的应用

1. 支气管炎 毛细支气管炎是儿童最常见的下呼吸道感染。急性支气管炎主要是由病毒性病原体引起的,其次为肺炎支原体和肺炎衣原体。约30%的病例中存在合并感染。微生物实验室无法鉴别急性支气管炎与慢性支气管炎急性发作。肺炎链球菌和流感嗜血杆菌在急性支气管炎中没有确定的作用,但是它们合并卡他莫拉菌,是导致慢性支气管炎急性加重的主要原因。对于这些患者,常规细菌学涂片(如痰涂片、痰培养)可能意义不大,因为这些感染大多数情况下是由病毒引起的,因此病毒和不典型致病菌的检查意义更大。推荐采用基于核酸扩增的分子方法检测呼吸道病毒和相关的"非典型细菌"。

2. 社区获得性肺炎(CAP)[3] 除群聚性发病或初始经验性治疗无效外,在门诊接受治疗的轻症 CAP 患者不必常规进行病原学检查,住院 CAP 患者(包括需要急诊留观的患者)通常需要进行病原学检查,病原学检查项目的选择应综合考虑患者的年龄、基础疾病、免疫状态、临床特点、病情严重程度以及先期的抗感染治疗情况等,CAP 病原体的主要检测方法见表 7-5-1。当经验性抗感染疗效不佳需要进行调整时,合理的病原学检查尤为重要,CAP 特定临床情况下病原学检查项目的建议如表 7-5-2 所示。

3. 医院内获得性肺炎(HAP)[9] HAP 患者往往病情重、基础病多,有时需插管机械通气治疗,经常合并急性呼吸窘迫综合征,因此较 CAP 更难诊断。临床诊断 HAP/VAP 后,应积极留取标本行微生物学检查。呼吸道标本可通过非侵入性或侵入性方法获得。非侵入性方法指经咳痰、鼻咽拭子、鼻咽吸引物或气管导管内吸引。侵入性方法指经支气管镜留取下呼吸道标本(如BALF)、经支气管镜或经皮肺穿刺活检留取组织标本等。与非侵入性标本半定量培养相比,侵入性标本定量对判断预后并没有优势。气道分泌物定量培养技术要求高,不一定能改变预后,仅限在必要时、有条件的单位开展。对于 VAP 患者,经气管导管吸引分泌物涂片革兰氏染色,每个高倍镜视野检出≥2% 的白细胞有微生物吞噬现象,对病原学诊断有一定的参考价值,可作为初始经验性抗感染治疗的依据。机械通气患者的气道和 / 或人工气道易有不动杆菌属、假单胞菌属或念珠菌属定植,培养到这些微生物时需鉴别

表 7-5-1 CAP 病原体的主要检测方法

病原体	检测方法	采用标本	诊断意义	说明
需氧菌和兼性厌氧菌	直接涂片镜检(革兰氏染色) 常规培养	痰、气管内吸出物(ETA)、支气管肺泡灌洗液(BALF)、防污染采样毛刷(PSB)标本、血液、胸腔积液、支气管黏膜活检标本、肺活检标本	1. 可作为病原学确定诊断依据的检测结果:①血或其他无菌标本(如胸腔积液、肺活检标本等)培养到病原菌;②合格下呼吸道标本分离到土拉热弗朗西斯菌、鼠疫耶尔森菌、炭疽芽孢杆菌;③肺炎链球菌尿抗原检测(ICT法)阳性(儿童患者除外) 2. 对病原学诊断有重要参考意义的检测结果:①合格下呼吸道标本培养优势菌重度生长(≥+++)(正常定植菌群除外);②合格下呼吸道标本细菌少量生长,但与涂片镜检结果一致(肺炎链球菌、流感嗜血杆菌、卡他莫拉菌);③合格下呼吸道标本涂片镜检时可见明显的中性粒细胞吞噬细菌现象	合格下呼吸道标本中,痰标本需满足:鳞状上皮细胞 <10 个 / 低倍视野,多核白细胞 > 25 个 / 低倍视野,或二者比例 <1 : 2.5
	肺炎链球菌尿抗原(ICT)	新鲜尿液		
厌氧菌	直接涂片镜检(革兰氏染色) 厌氧培养	血液、胸腔积液	可作为病原学确定诊断依据的检测结果:血液、胸腔积液培养到病原菌	

续表

病原体	检测方法	采用标本	诊断意义	说明
分枝杆菌	涂片镜检(萋 - 尼染色镜检荧光染色镜检)	痰、ETA、BALF、PSB 标本、胸腔积液、支气管黏膜活检标本、肺活检标本	1. 可作为病原学确定诊断依据的检测结果:①涂片镜检发现抗酸杆菌,但不能鉴别结核分枝杆菌(MTB)与非结核分枝杆菌;②分枝杆菌培养阳性,可鉴别结核分枝杆菌与非结核分枝杆菌 2. 对病原学诊断有重要参考意义的检测结果:分枝杆菌核酸检测阳性,可鉴别结核分枝杆菌与非结核分枝杆菌	1. 荧光涂片镜检敏感度高于萋 - 尼染色 2. 分枝杆菌培养的敏感性优于涂片镜检,可进行体外药敏试验,但耗时长、操作较复杂,对实验室有较高生物安全要求 3. Xpert MTB/RIF 是 WHO 推荐的分枝杆菌核酸检测方法,可同时提供利福平的耐药信息。目前商用剂盒已获原国家食品药品监管总局(CFDA)批准上市 4. IGRA 阳性提示宿主已被结核分枝杆菌抗原致敏,TST 阳性提示曾感染 MTB,WHO 均不建议用于活动性结核的诊断
	分枝杆菌培养			
	核酸检测(建议同时送检分枝杆菌培养)			
	γ 干扰素释放试验(IGRA)	全血标本		
	结核菌素皮肤试验(TST)			
军团菌属	血清特异性抗体检测[间接免疫荧光试验(IFA)、酶联免疫吸附试验(ELISA)]	急性期及恢复期双份血清	1. 可作为病原学确定诊断依据的检测结果:①合格下呼吸道标本、胸腔积液、支气管黏膜活检标本或肺活检标本分离培养到军团菌;②嗜肺军团菌Ⅰ型尿抗原检测(ICT 法)阳性;③急性期和恢复期双份血清嗜肺军团菌Ⅰ型特异性抗体(IFA 或 ELISA)滴度呈 4 倍或 4 倍以上变化 2. 对病原学诊断具有重要参考意义的检测结果:①单份血清嗜肺军团菌Ⅰ型特异性抗体滴度达到阳性标准;②除嗜肺军团菌Ⅰ型之外的其他嗜肺军团菌血清型或其他军团菌属双份血清特异性抗体滴度 4 倍或 4 倍以上增高;③合格下呼吸道标本、胸腔积液、支气管黏膜活检标本或肺活检标本嗜肺军团菌抗原检测阳性(DFA);④合格下呼吸道标本、胸腔积液、支气管黏膜活检标本或肺活检标本军团菌属核酸检测阳性	1. 军团菌培养阳性是诊断军团菌感染"金标准",但阳性率低,先期的抗感药物使用可能造成假阴性,采用 BALF 和肺活检标本可提高阳性率 2. 肺军团菌Ⅰ型尿抗原检测可用于早期快速诊断,结果不受先期抗感染治疗影响 3. 合格下呼吸道标本军团菌抗原检测虽然具有快速、简便、可进行属种鉴定、可区分亚型等优点,但敏感度、特度较差 4. 军团菌属核酸检测可用于军团菌肺炎的早期诊断,敏感度较高,可检测嗜肺军团菌各亚型,但目前尚未被美国、欧洲认可为确诊标准
	嗜肺军团菌Ⅰ型尿抗原检测(ICT)	尿液		
	核酸检测	痰、ETA、BALF、PSB 标本、胸腔积液、支气管黏膜活检标本、肺活检标本		
	分离培养[活性炭酵母浸出物(BCYE)营养培养基、甘氨酸 - 万古霉素 - 多黏菌素 - 放线菌酮(GVPC)军团菌筛选培养基及军团菌筛选培养基(MWY)]			
	下呼吸道标本抗原检测[直接免疫荧光试验(DFA)]			
肺炎支原体	血清特异性抗体检测[补体结合试验(CF)、颗粒凝集试验(PA)、微粒凝集试验(MAG)、酶免疫测定试验(EIA)、IFA]	急性期及恢复期双份血清	1. 可作为病原学确定诊断依据的检测结果:①口咽或鼻咽拭子、合格下呼吸道标本、胸腔积液、支气管黏膜活检或肺活检标本分离培养到肺炎支原体;②急性期和恢复期双份血清肺炎支原体特异性抗体滴度呈 4 倍或 4 倍以上变化 2. 对病原学诊断具有重要参考意义的检测结果:①口咽或鼻咽拭子、合格下呼吸道标本、胸腔积液、支气管黏膜活检或肺活检标本肺炎支原体核酸检测阳性;②单份血清肺炎支原体特异性 IgM 抗体阳性	1. 肺炎支原体培养阳性可以确诊,但耗时长,阳性率偏低 2. CF 法和 PA 法测定的血清特异性抗体滴度受 IgG 的影响较大,早期诊断价值有限。特异性 IgM 升高或双份血清特异性变化有回顾性诊断意义 3. 肺炎衣原体的核酸检测技术已批准用于临床,阳性结果对早期快速诊断有重要参考价值
	核酸检测	口咽拭子、鼻咽拭子、痰、ETA、BALF、PSB 标本、胸腔积液、支气管黏膜活检标本、肺活检标本		
	培养(专用培养基)			

续表

病原体	检测方法	采用标本	诊断意义	说明
肺炎衣原体	血清特异性抗体检测[微量免疫荧光分析（MIF）] 核酸检测 分离培养（细胞培养）	急性期及恢复期双份血清 口咽拭子、鼻咽拭子、痰、ETA、BALF、PSB 标本、胸腔积液、支气管黏膜活检标本、肺活检标本	1. 可作为病原学确定诊断依据的检测结果：①口咽或鼻咽拭子、合格下呼吸道标本、胸腔积液、支气管黏膜活检或肺活检标本分离培养到肺炎衣原体；②急性期和恢复期双份血清肺炎衣原体特异性 IgG 抗体（MIF）滴度呈 4 倍或 4 倍以上变化；③血清肺炎衣原体特异性 IgM（MIF）≥1:16 2. 对病原学诊断具有重要参考意义的检测结果：①口咽或鼻咽拭子、合格下呼吸道标本、胸腔积液、支气管黏膜活检或肺活检标本肺炎衣原体核酸检测阳性；②单份血清肺炎衣原体特异性 IgG 抗体滴度（MIF）≥1:512	1. 肺炎衣原体为专性细胞内病原体，必须采用细胞培养技术才能进行体外分离，技术复杂，一般不建议用于临床诊断 2. 血清特异性抗体检测对早期诊断意义有限，特异性 IgM 升高或双份血清特异性 IgG 抗体呈 4 倍或 4 倍以上变化有回顾性诊断意义 3. 肺炎衣原体的核酸检测技术已批准用于临床，阳性结果对早期快速诊断有重要参考价值
伯氏考克斯体	核酸检测 血清特异性抗体检测[CF、微量凝集试验（MAT）、IFA、ELISA]	咽拭子、鼻拭子、痰、ETA、BALF、PSB 标本 急性期及恢复期双份血清、肺活检标本	1. 可作为病原学确定诊断依据的检测结果：①口咽或鼻咽拭子、合格下呼吸道标本分离培养到伯氏考克斯体；②合格下呼吸道标本或肺活检标本中伯氏考克斯体核酸检测阳性；③肺活检标本免疫组化染色发现伯氏考克斯体且伴有相应炎症反应；④急性期和恢复期双份血清伯氏考克斯体Ⅱ相抗原特异性 IgG 抗体（IFA）滴度呈 4 倍或 4 倍以上变化 2. 对病原学诊断具有重要参考意义的检测结果：单份血清伯氏考克斯体Ⅱ相抗原特异性 IgG≥1:128（IFA）。或 ELISA、dot-ELISA、MAT 和 CF 法检测结果显示单份血清伯氏考克斯体Ⅱ相抗原特异性抗体（IgG、IgM 或补体结合抗体）滴度升高	1. 合格下呼吸道标本中分离到伯氏考克斯体或肺组织活检标本经免疫组织化学染色发现伯氏考克斯体均可确诊 Q 热肺炎，但敏感度偏低 2. 口咽或鼻咽拭子、合格下呼吸道标本中伯氏考克斯体核酸检测阳性已被美国和欧洲列为 Q 热肺炎的确诊依据，是早期快速诊断的重要手段 3. 血清伯氏考克斯体Ⅱ相抗原特异性 IgM 抗体检测对早期诊断有一定帮助
病毒	核酸检测 病毒抗原检测（DFA、胶体金法） 血清特异性抗体检测（IFA、ELISA、CF、血凝抑制试验） 病毒分离培养	口咽拭子、鼻咽拭子、鼻咽吸引物、气管吸引物、痰等呼吸道标本 急性期及恢复期双份血清 口咽拭子、鼻咽拭子、鼻咽吸引物、气管吸引物、痰液等新鲜呼吸道标本	1. 可作为病原学确定诊断依据的检测结果：①口咽或鼻咽拭子、合格下呼吸道标本或肺组织标本中流感病毒、副流感病毒 1～4 型、呼吸道合胞病毒、腺病毒、冠状病毒、人偏肺病毒等核酸检测阳性；②急性期和恢复期双份血清流感病毒、呼吸道合胞病毒等呼吸道病毒特异性 IgG 抗体滴度呈 4 倍或 4 倍以上变化；③口咽或鼻咽拭子或合格下呼吸道标本中流感病毒快速抗原检测阳性（DFA 法或胶体金法），并有相关流行病学史支持；④口咽或鼻咽或合格下呼吸道标本中副流感病毒 1～4 型、呼吸道合胞病毒、腺病毒、人偏肺病毒的快速抗原检测阳性（DFA）；⑤合格下呼吸道标本中分离到流感病毒、呼吸道合胞病毒等呼吸道病毒 2. 对病原学诊断具有重要参考意义的检测结果：血清流感病毒、呼吸道合胞病毒等呼吸道病毒特异性 IgM 阳性	1. 病毒分离培养是确诊呼吸道病毒感染的"金标准"，对新发或突发呼吸道传染病病原的发现和确诊具有重要意义，但需时较长、实验条件要求较高，不是临床检测的常规项目 2. 逆转录 PCR/实时定量 PCR 的敏感度和特异度较高，是流感病毒、禽流感病毒等呼吸道病毒感染快速诊断的首选方法 3. 合格下呼吸道标本的病毒抗原检测可作为早期快速诊断的初筛方法，敏感度低于核酸检测方法，对其结果的解释应结合患者的流行病史和临床症状综合考虑，必要时使用核酸检测或病毒分离培养进一步确认 4. 血清特异性病毒抗体检测是回顾性诊断的主要手段

续表

病原体	检测方法	采用标本	诊断意义	说明
真菌	涂片镜检［革兰氏染色、KOH 浮载剂镜检、吉姆萨（Giemsa）染色、Gomori 大亚甲基四胺银（GMS）染色、黏蛋白卡红染色］	痰液、ETA、BALF、PSB 标本、支气管黏膜或肺活检标本	1. 可作为病原学确定诊断依据的检测结果：①血或其他无菌标本（如胸腔积液、肺活检组织标本等）培养到真菌（血培养曲霉阳性应注意除外污染）；②肺组织标本免疫组化染色发现隐球菌、丝状真菌、人肺孢子菌，且伴有相应的炎症反应；③合格下呼吸道标本涂片镜检发现隐球菌或人肺孢子菌；④合格下呼吸道标本分离培养到新型隐球菌；⑤血清隐球菌荚膜多糖抗原阳性 2. 对病原学诊断具有重要参考意义的检测结果：①血清或 BALF 半乳甘露聚糖抗原阳性；②血清 1-3-β-D- 葡聚糖抗原阳性，并能排除导致假阳性的各种因素	1. 除常规革兰氏染色镜检外，黏蛋白卡红染色可用于发现隐球菌，GMS 染色可用于发现人肺孢子菌，KOH 浮载剂镜检可以发现真菌菌丝和孢子，但无法区别菌种 2. 采用无菌技术从通常无菌部位采集的标本培养阳性是诊断的"金标准"，非无菌标本应注意除外定植或污染 3. 血清 1-3-β-D 葡聚糖抗原检测对除隐球菌和接合菌以外的侵袭性真菌感染的诊断有一定参考价值；血清或 BALF 半乳甘露聚糖抗原检测对侵袭性曲霉感染的诊断有重要参考价值 4. 血清隐球菌荚膜多糖抗原检测在非播散性隐球菌感染者中可能存在假阴性，现有研究不支持其用于疗效和预后评估 5. 脑脊液隐球菌荚膜多糖抗原阳性虽然并非诊断肺隐球菌病的直接依据，但对于脑脊液隐球菌荚膜多糖抗原阳性患者，应警惕同时合并肺隐球菌病的可能
	真菌培养	痰、ETA、BALF、PSB 标本、胸腔积液、支气管黏膜活检标本、肺活检标本、血液		
	1-3-β-D- 葡聚糖抗原	血清		
	半乳甘露聚糖抗原	血清、BALF		
	隐球菌荚膜多糖抗原（乳胶凝集法，EIA）	血清、脑脊液		
	病理组织学检查	肺组织活检标本		
寄生虫	涂片或组织印片镜检	痰或其他下呼吸道标本、胸腔积液、肺组织活检标本	1. 可作为确诊依据的检测结果：①合格下呼吸道标本涂片镜检发现寄生虫虫体、虫卵、滋养体、包囊或卵囊；②肺组织活检标本经免疫组化染色发现寄生虫虫卵、虫体、滋养体、包囊或卵囊；③血液、脑脊液、合格下呼吸道标本或肺组织标本中刚地弓形虫核酸检测阳性；合格下呼吸道标本或肺组织标本中比氏微孢子虫、隐孢子虫等核酸检测阳性；④血液或其他体液中寄生虫循环抗原阳性 2. 对病原学诊断具有重要参考意义的检测结果：①寄生虫抗原皮内试验阳性；②特定寄生虫相应的血清特异性抗体（IgG、IgM 或 IgA）阳性	1. 直接涂片镜检可发现并殖吸虫虫卵、阿米巴原虫滋养体；Giemsa 染色可发现刚地弓形虫滋养体或包囊；改良抗酸染色可发现隐孢子虫卵囊；改良三色染色法可发现比氏微孢子虫 2. 免疫缺陷患者如怀疑罹患弓形虫病等机会性寄生虫感染，可优先选择核酸检测方法以利于早期快速诊断 3. 对于免疫功能正常者，血清特异性抗体检测是最常用的寄生虫感染初筛试验。但是，由于寄生虫感染后血清特异性抗体持续时间较长，寄生虫抗原皮内试验阳性或血清特异性抗体（IgG、IgM 或 IgA）阳性并不能确定是急性感染
	病理组织学检查	肺组织活检标本		
	核酸检测	血液、脑脊液、BALF、支气管黏膜或肺组织活检标本		
	血清特异性抗体检测［Sabin-Feldman 染色试验（DT）、ELISA、IFA、血液凝集试验（HA）、间接血凝试验（IHA）、免疫吸附凝集试验（ISAGA）、蛋白质印迹法］	血清		
	抗原检测［ELISA、免疫层析法（ICT）］	血液、脑脊液、胸腔积液等		

表 7-5-2 CAP 特定临床情况下建议进行的病原学检查

临床情况	痰涂片及培养 a	血培养 b	胸腔积液培养	支原体/衣原体/军团菌筛查 c	呼吸道病毒筛查 d	LP1尿抗原 e	SP尿抗原 f	真菌抗原	结核筛查 g
群聚性发病				√	√	√			
初始经验性治疗无效	√	√		√	√				
重症 CAP	√	√		√	√	√	√		
特殊影像学表现									
坏死性肺炎或合并空洞	√ i	√						√	√
合并胸腔积液	√	√	√	√		√	√		√
双肺多叶病灶	√			√					
基础疾病									
合并慢阻肺	√								
合并结构性肺病	√								√
免疫缺陷 h	√	√		√	√	√	√	√	√
发病前 2 周内外出旅行史 j					√				

注：ᵃ 可采用的标本除痰外，还包括气管内吸出物（endotracheal aspiration，ETA）、支气管肺泡灌洗液（bronchoalveolar lavage fluid，BALF）、防污染样本毛刷（protected specimen brush，PSB）等下呼吸道标本及组织活检标本；ᵇ 血培养应包括需氧菌培养和厌氧菌培养；ᶜ 支原体、衣原体和军团菌筛查项目为核酸及血清特异性抗体；ᵈ 筛查项目为呼吸道病毒核酸、抗原或血清特异性抗体；ᵉ LPl：嗜肺军团菌 1 型；ᶠ SP：肺炎链球菌；ᵍ 结核筛查首选痰涂片查抗酸杆菌，有条件者可进行痰分枝杆菌培养及核酸检测；ʰ 免疫缺陷患者除应比较全面地进行表中所列的各项常见病原学检查外，还应进行人肺孢子菌、巨细胞病毒、非结核分枝杆菌等机会性感染的筛查；ⁱ 涂片检查应包括涂片查细菌、真菌，痰培养应同时进行细菌和真菌培养；ʲ 有特殊疫区旅行史时还应进行相应的呼吸道传染病筛查

是否为致病菌。建议综合评估宿主情况、菌落计数、抗菌药物因素进行判定。虽然血培养对早期明确诊断、针对性选择抗菌药物有重要意义，但即使血培养阳性，亦不能判定细菌来自于肺内，因仅 10%～37% 的菌血症源自肺部。胸腔积液培养阳性有助于明确病原学诊断。呼吸道病毒培养阳性可作为确诊病毒感染的依据。病原体抗原检测：肺炎链球菌和嗜肺军团菌尿抗原检测及血清隐球菌荚膜多糖抗原检测的敏感度和特异度均很高。血清 1,3-β-D- 葡聚糖检测（G 试验）、血清或 BALF 半乳甘露聚糖抗原检测（GM 试验）连续 2 次（BALF 仅需 1 次）阳性，具有辅助诊断价值。对罕见病原菌感染，现有成熟检测技术不能确定的病原体，或经恰当与规范抗感染治疗无效的患者，可考虑通过病原体宏基因组学测序方法进行病原体的判断，检测结果需结合流行病学和临床特征综合评估是否为致病菌。但该技术应用于临床尚需解决许多问题，包括标本中人类基因组的干扰、生物信息学分析、结果判断和解释等，特别是呼吸道大量定植菌核酸的存在给临床结果的判读带来了挑战。

4. 免疫功能低下患者的肺炎 [17] 癌症治疗、移植以及自身免疫性疾病和人类免疫缺陷病毒治疗的进展等大大促进了免疫功能受损患者人数的增加。肺部感染是这些患者中最常见的导致患病和死亡的病因。除 CAP 和 HAP 的常见细菌和病毒外，免疫缺陷患者也会感染真菌、疱疹病毒和原生动物等机会性致病微生物。当尿液或血清抗原检测和病毒快速诊断等快速和非侵入性检测无法确诊病原体时，就需要采取更有效的下呼吸道标本采集手段，通常可通过支气管镜进行肺泡灌洗，必要时可行肺组织活检。需注意，仅根据组织病理学进行真菌感染的诊断敏感性较低，需结合免疫学方法、培养，或者核酸扩增方法进行诊断，如通过血清和 BAL 半乳甘露聚糖和血清 1,3-β-D- 葡聚糖检测可协助诊断。

值得注意的是，病原体宏基因组测序被认为是明确感染性疾病病原菌的最有力武器，随着价格的下降，宏基因组测序也由实验室快速走向临床。同时，2018 年版《中国成人医院获得性肺炎与呼吸机相关性肺炎诊断和治疗指南》指出：临床宏基因组学能够显著提高病原检测的敏感度，

缩短检测时间，对罕见病原菌感染的诊断具有优势，鉴于此，可审慎地用于现有成熟检测技术不能确定的病原体[9]。理论上，临床宏基因组学可适用于所有呼吸感染患者的精准诊断。但是，对于免疫功能正常的社区获得性肺炎患者，常见的主要致病菌为肺炎支原体及肺炎链球菌，病毒所致社区获得性肺炎患者占15%～35%，主要以流感病毒为主，真菌感染则非常少见，而且社区获得性肺炎病原微生物携带多重耐药基因较少[9]。因此，初步的诊断选择应以更经济及便利的传统微生物检测技术为主。在临床实践中，传统方法和分子生物学方法在病原体检测中仍扮演着互补的角色，目前高通量测序主要用于特殊人群如婴幼儿、高龄或合并基础疾病的患者、免疫缺陷人群、反复住院患者、传统微生物检测技术反复检测阴性且治疗效果不佳患者、疑似特殊病原体感染患者、不明原因的感染性疾病患者、因病情危重需尽早明确病原菌患者。在临床工作中，病原体检测结果需结合流行病学、临床特征等综合分析，必要时联合运用多种检测方法平行送检可有效提高检出率。随着研究的深入，必将有更多的检测技术实现联合应用和综合应用，新型分子检测技术在临床管理中的指导价值越来越受到重视，发展前景广阔。

（瞿介明）

参 考 文 献

[1] Chipolombwe J, Török M E, Mbelle N, et al. Methicillin-resistant Staphylococcus aureus multiple sites surveillance: a systemic review of the literature. Infect Drug Resist, 2016, 9: 35-42.

[2] Cao C, Gu J, Zhang J. Soluble triggering receptor expressed on myeloid cell-1 (sTREM-1): a potential biomarker for the diagnosis of infectious diseases. Front Med, 2017, 11 (2): 169-177.

[3] 中华医学会呼吸病学分会. 中国成人社区获得性肺炎诊断和治疗指南（2016 年版）. 中华结核和呼吸杂志, 2016, 39 (4): 253-279.

[4] Metlay J P, Waterer G W, Long A C, et al. Diagnosis and Treatment of Adults with Community-acquired Pneumonia. An Official Clinical Practice Guideline of the American Thoracic Society and Infectious Diseases Society of America. Am J Respir Crit Care Med, 2019, 200 (7): e45-e67.

[5] Lim W S, Baudouin S V, George R C, et al. BTS guidelines for the management of community acquired pneumonia in adults: update 2009. Thorax, 2009, 64 Suppl 3: iii1-55.

[6] Mikasa K, Aoki N, Aoki Y, et al. JAID/JSC Guidelines for the Treatment of Respiratory Infectious Diseases: The Japanese Association for Infectious Diseases/Japanese Society of Chemotherapy - The JAID/JSC Guide to Clinical Management of Infectious Disease/Guideline-preparing Committee Respiratory Infectious Disease WG. Journal of infection and chemotherapy: of ficial journal of the Japan Society of Chemotherapy, 2016, 22 (7 Suppl): S1-S65.

[7] 瞿介明, 施毅. 中国成人医院获得性肺炎与呼吸机相关性肺炎诊断和治疗指南（2018 年版）的更新与解读 [J]. 中华结核和呼吸杂志, 2018, 41 (4): 244-246.

[8] Kalil A C, Metersky M L, Klompas M, et al. Management of adults with hospital-acquired and ventilator-associated pneumonia: 2016 clinical practice guidelines by the infectious diseases society of America and the American thoracic society. Clin Infect Dis, 2016, 63 (5): 575-582.

[9] 中华医学会呼吸病学分会感染学组. 中国成人医院获得性肺炎与呼吸机相关性肺炎诊断和治疗指南（2018 年版）[J]. 中华结核和呼吸杂志, 2018, 41 (4): 255-280.

[10] 何礼贤. 医院获得性肺炎与呼吸机相关性肺炎的抗菌治疗与抗菌药物管理 [J]. 中华结核和呼吸杂志, 2018, 41 (4): 247-249.

[11] Schuts E C, Hulscher M, Mouton J W, et al. Current evidence on hospital antimicrobial stewardship objectives: a systematic review and meta-analysis[J]. Lancet Infect Dis, 2016, 16 (7): 847-856.

[12] Roberts J A, Abdul-Aziz M H, Lipman J, et al. Individualised antibiotic dosing for patients who are critically ill: challenges and potential solutions. Lancet Infect Dis, 2014, 14: 498-509.

[13] Heffernan A J, Sime F B, Taccone F S, et al. How to optimize antibiotic pharmacokinetic/pharmacodynamics for Gram-negative infections in critically ill patients. Curr Opin Infect Dis, 2018, 31 (6): 555-565.

[14] Cheng V, Abdul-Aziz M H, Roberts J A, et al. Overcoming barriers to optimal drug dosing during ECMO in critically ill adult patients. Expert Opin Drug Metab Toxicol, 2019, 15 (2): 103-112.

[15] Vardakas K Z, Voulgaris G L, Maliaros A, et al. Prolonged versus short-term intravenous infusion of antipseudomonal β-lactams for patients with sepsis: a systematic review and meta-analysis of randomised trials.

Lancet Infect Dis, 2018, 18 (1): 108-120.

[16] Matthew J T, Patricio R J, Kerryl E G-Q, et al. Identification of Prosthetic Joint Infection Pathogens Using a Shotgun Metagenomics Approach. Clin Infect Dis, 2018, 67 (9): 1333-1338.

[17] J. Michael Miller, Matthew J B, Sheldon C, et al. A Guide to Utilization of the Microbiology Laboratory for Diagnosis of Infectious Diseases: 2018 Update by the Infectious Diseases Society of America and the American Society for Microbiology. Clin Infect Dis, 2018, 67 (6): e1-e94.

第八章 肺 结 核

肺结核（pulmonary tuberculosis）是严重危害人类健康的主要传染病，是全球关注的公共卫生和社会问题，世界卫生组织（WHO）要求各国政府将积极推行全程督导短程化学治疗策略（directly observed treatment short-course，DOTS）作为国家结核病规划的核心内容。当前结核病疫情虽出现缓慢的下降，但由于耐多药结核病（multidrug-resistant tuberculosis，MDR-TB）的增多，人类免疫缺陷病毒和结核分枝杆菌的双重感染（HIV/TB）和移民及流动人口中结核病难以控制，结核病仍然是危害人类健康的公共卫生问题。

第一节 肺结核病的流行趋势

有证据表明，在距今 7 000 年前的石器时代，人类就有了结核病。1882 年，德国微生物学家 Robert Koch 首次采用了抗酸染色而发现了结核分枝杆菌（*Mycobacterium tuberculosis*，MTB），明确了结核病病因。自古以来，结核病的肆虐夺去了数亿人的生命，18 世纪工业革命时，欧洲大量农村人口涌入城市，居住拥挤，卫生环境差，再加上工作劳累，结核病开始在欧洲蔓延，1851 年英国结核病死亡率 357/10 万，1876—1890 年丹麦结核病死亡率达 300/10 万，结核病因而被称为"白色瘟疫"。自 20 世纪 40 年代开始，由于有效抗结核药物的发明，这一传染病曾一度得到有效控制。然而，随着人类免疫缺陷病毒（HIV）感染和艾滋病（AIDS）的流行，以及耐药结核病疫情的加重、流动人口的增加，使得结核病的疫情在发展中国家依然严重，而发达国家则出现结核病疫情回升。1993 年 4 月，世界卫生组织（WHO）宣布全球处于结核病紧急状态。

结核病发病率虽然以每年 2% 的速度递减，但是全球结核病的疫情仍然不容忽视。世界卫生组织《2021 年全球结核病报告》[1] 指出：2020 年全球约有 20 亿人感染了结核分枝杆菌，新发结核病患者约 987 万，结核病发病率为 127/10 万。2020 年全球估算结核病死亡人数为 128 万，死亡率为 17/10 万，结核病死因顺位由第 9 位变为第 13 位，受新型冠状病毒肺炎疫情的影响，预计 2020 年结核病作为单一传染源的死亡原因将降至第 2 位。中国是全球 30 个结核病高负担国家之一，2020 年，中国估算的结核病新发患者数为 84.2 万，估算发病率为 59/10 万，估测结核病死亡人数约 3.2 万，估算结核病病死率为 4%（3%～5%），结核病负担位列全球第 2 位，仅次于印度。

2019 年，全球估计利福平耐药结核病（rifampicin-resistant TB，RR-TB）患者数约为 46.5 万，其中耐多药结核病（mult-drug，MDR TB）约占 78%。2019 年，中国耐多药结核病患者估算有 6.5 万，约占全球 14%。

第二节 结核病实验室诊断技术进展

一、病原学

结核分枝杆菌于 1882 年由德国微生物学家 Robert Koch 发现。结核分枝杆菌是专性需氧菌，生长很缓慢，在固体培养基上，增代时间为 18～20h，培养时间需 8d 以上至 8 周。在大部分培养基上菌落呈粗糙型。具有抗酸和抗酸性酒精脱色的特点，故又称之为抗酸杆菌。结核分枝杆菌实际上包括人型、牛型、鼠型和非洲型，为结核分枝杆菌复合群，其中人型、牛型和非洲型为致病菌。

二、结核分枝杆菌的致病性和毒力

结核分枝杆菌不像许多细菌有内毒素、外毒素，不存在能防止吞噬作用的荚膜，以及与致病能力相关联的细胞外侵袭性酶类。其毒力基础不十分清楚，可能与其菌体的成分有关。例如一种类脂质成分的索状因子（6,6′ 双分枝菌酸海藻糖），小剂量反复注射小鼠腹腔内，则出现明显的毒性作用。其他类脂质如硫脂质也与结核分枝杆菌的毒力有关，它不仅增加了索状因子的毒性，且抑制溶酶体——吞噬体的融合，促进结核分枝杆菌在巨噬细胞内的生长繁殖。除了以上类脂质成分外，多糖类物质是结核分枝杆菌细胞中的重要组成物质，多糖类物质在和其他物质共存的条件下才能发挥对机体的生物学活性效应。多糖是结核分枝杆菌菌体完全抗原的重要组成成分，具有佐剂活性作用，能对机体引起嗜中性多核白细胞的化学性趋向反应。

三、机体抗结核免疫

（一）固有免疫应答

结核分枝杆菌以气溶胶的形式被吸入后感染肺部，被肺泡巨噬细胞与肺实质或引流淋巴结树突状细胞表面模式识别受体（pathogen recognition receptor，PRR）识别。识别结核分枝杆菌的 PRR 包括 Toll 样受体（Toll-like receptor，TLR）、C- 型凝集素受体（C-type lectin receptor，CLR）等。模式识别受体识别不同的"病原相关分子模式"（pathogen associated molecular pattern，PAMP）后，通过接头蛋白 MyD88 与 Card9 激活下游信号级联反应，发挥吞噬与胞内杀伤功能，或刺激大量特异性细胞因子的表达及细胞活性的提高，在宿主感染结核分枝杆菌后的短时间内快速发挥免疫防御作用。被激活的巨噬细胞或树突状细胞不仅可以直接吞噬结核分枝杆菌或结核分枝杆菌感染的细胞，还可以通过释放各种细胞因子与抗原提呈来激活特异性细胞免疫。

（二）适应性免疫应答

结核分枝杆菌感染肺部巨噬细胞或树突状细胞可进一步激活适应性免疫应答。通常，感染结核分枝杆菌的树突状细胞在趋化因子的作用下，迁移到淋巴结并激活其中的初始（naïve）T 细胞，促进其分化为不同的效应 T 细胞，介导适应性免疫应答。

CD4$^+$T 细胞在抗结核病免疫中发挥至关重要的作用。临床研究发现，HIV 感染者外周血中 CD4$^+$T 细胞的比例明显降低，并导致结核分枝杆菌潜伏感染转变为活动性结核的比例增加 5～10 倍，而抗逆转录病毒疗法重建 HIV 感染者外周血中 CD4$^+$T 细胞后，患者转变为活动性结核的风险明显降低。CD4$^+$T 细胞包括 Th1、Th17、Treg 等不同亚群，其中 Th1 细胞在抗结核病免疫中的作用研究最为充分，一般认为，Th1 主要通过分泌 IFN-γ 增强巨噬细胞对结核分枝杆菌的杀伤活性，从而清除病原菌；或上调巨噬细胞Ⅱ型 MHC 表达进而促进抗原呈递。Th17 是一类可分泌 IL-17 的 T 细胞亚群，也参与结核病抗病免疫。研究发现，这类细胞可能在结核分枝杆菌感染的早期免疫应答中发挥重要作用，并与病理性炎症应答、肉芽肿形成等相关。

CD8$^+$T 细胞主要通过释放细胞因子 IFN-γ 或直接杀伤结核分枝杆菌感染的细胞发挥功能。研究发现，CD8$^+$T 细胞可能主要在结核分枝杆菌感染后期发挥抗病免疫作用。CD8$^+$T 细胞活化后，其能将穿孔素和粒酶等生物活性物质介入被结核分枝杆菌感染的细胞，裂解宿主细胞，直接攻击结核分枝杆菌。CD8$^+$ 记忆性 T 细胞表达穿孔素等细胞裂解分子及 IFN-γ 与 TNF-α 等细胞因子，共同发挥长期保护性免疫作用。

四、结核分枝杆菌感染和发病的生物学过程

Dannenberg 等将结核分枝杆菌感染和发病的生物学过程分为起始期、T 细胞反应期、共生期和细胞外繁殖传播期。侵入呼吸道的结核分枝杆菌被肺泡巨噬细胞吞噬。细菌在肺泡巨噬细胞内存活和复制，便扩散至邻近非活化的肺泡巨噬细胞，形成早期感染灶。若被杀灭，则不留任何局部病灶。在 T 细胞反应期，结核分枝杆菌最初在巨噬细胞内生长形成中心呈固态干酪坏死的结核灶，它能限制结核分枝杆菌继续复制。由 T 细胞介导的细胞免疫（cell mediated immunity，CMI）和迟发型变态反应（delay type hypersensitivity，DTH）在此形成，从而对结核病发病、演变及转归产生决定性影响。大多数感染者发展至 T 细胞反应期，仅少数发生原发性结核病。大部分感染者结核分枝杆菌可以持续存活，细菌与宿主处于共生状态。纤维包裹的坏死灶干酪性中央部位被认为

是持续存在的主要场所。低氧、低 pH 和抑制性脂肪酸的存在使细菌不能增殖。宿主的免疫机制亦是抑制细菌增殖的重要因素，免疫损害便可引起受抑制结核分枝杆菌的重新活动和增殖，大量结核分枝杆菌从液化干酪灶释放形成播散。

五、结核病实验室诊断技术的进展

（一）病原学检测[2]

1. 直接镜检法　标本中直接找到抗酸杆菌是确诊肺结核的主要依据，痰标本采集一般取即时痰（患者就诊时咳出的痰液）、清晨痰（清晨深咳出的痰液）、夜间痰（就诊前夜间咳出的痰液）。痰标本应以脓样、干酪样或脓性黏液样性质的痰液为合格标本，痰量为 3～5ml。涂片检查采用萋-尼抗酸染色和荧光染色法，后者敏感性较前者高。涂片染色阳性只能说明抗酸杆菌存在，不能区分是结核分枝杆菌还是非结核分枝杆菌。

2. 分离培养法　灵敏度高于涂片镜检法，可直接获得菌落，便于与非结核分枝杆菌鉴别，是结核病诊断的"金标准"。分离培养法采用改良罗氏和 BACTEC 法，前者所需时间较长，一般需培养 4～8 周。BACTEC 法根据检测结核分枝杆菌代谢产物中的放射性标记的 CO_2 来判定结果，检测时间明显缩短 1～2 周。

3. 药物敏感试验　通过药物敏感试验（drug susceptibility test, DST）检测结核分枝杆菌耐药与否，是抗结核药物选择的"金标准"。目前药敏试验的方法有绝对浓度法、比例法、抗性比率法、液体培养法、微量肉汤稀释法测定抗菌药物最低抑菌浓度（minimum inhibitory concentration, MIC）等，国内目前广泛使用的是比例法。

4. 分子生物学检测技术　以聚合酶链反应（polymerase chain reaction, PCR）技术为基础，测定结核分枝杆菌种特异性的核酸片段，是目前诊断结核病的重要手段，所需时间短、敏感性高，一些技术可以一次性完成菌种鉴定和药敏测定。新的分子生物学技术包括：

（1）半巢式全自动实时荧光定量 PCR 检测（Xpert MTB/RIF）[3]：是一种半巢式实时荧光 PCR 体外诊断技术，采用 GeneXpert 检测系统，可对结核分枝杆菌以及利福平耐药性进行检测。该技术针对 rpoB 基因 81bp 利福平耐药核心区间设计

引物、探针，检测其是否发生突变，进而用于诊断患者是否结核以及是否对利福平耐药（rpoB 序列存在突变），整个过程只需要 2 个小时。该方法快速，诊断结核分枝杆菌的灵敏度和特异度达 98% 和 98.3%，快速诊断耐利福平的灵敏度和特异度达 96.7% 和 98.6%。

（2）RNA 恒温扩增检测（simultaneous amplification and testing, SAT）：是将核酸恒温扩增和实时荧光检测相结合的一种新型核酸检测技术。同一温度下，首先通过 M-MLV 反转录酶产生靶标核酸（RNA）的一个双链 DNA 拷贝，然后利用 T7 RNA 多聚酶从该 DNA 拷贝上产生多个（100～1 000 个）RNA 拷贝；每一个 RNA 拷贝再从反转录开始进入下一个扩增循环；同时，带有荧光标记的探针和这些 RNA 拷贝特异结合，产生荧光。该荧光信号可由荧光检测仪器实时捕获，直观反映扩增循环情况。SAT 用于检测临床标本中是否含有结核分枝杆菌，其灵敏度高于痰涂片，而且仅检测标本中的活菌。

（3）线性探针反向杂交法（linear probe reverse hybridization）[4]：线性探针技术将 PCR 扩增、反向杂交、膜显色技术合为一体，通过引物扩增目的片段，扩增产物与膜上固定的特异性探针杂交，杂交物通过酶显色反应判断结果。线性探针检测结核分枝杆菌耐药基于结核分枝杆菌针对不同药物的基因突变位点不同，各突变位点与耐药性有一定的相关性，通过检测突变位点的 DNA 片段，来判定结核分枝杆菌是否耐药。目前已有检测异烟肼和利福平耐药以及氟喹诺酮、氨基糖苷和乙胺丁醇突变位点的试剂盒。

（4）基因芯片法（genechip）：也叫 DNA 芯片、DNA 微阵列、寡核苷酸阵列，是指采用原位合成（或显微打印手段）将 DNA 探针固化于支持物表面上，产生二维 DNA 探针阵列，然后与标记的样品进行杂交，通过检测杂交信号来实现对生物样品快速、并行、高效地检测。基因芯片对结核病的耐药检测原理同线性探针反向杂交法。

（5）高分辨熔解曲线法（high resolution melting curve, HRM）：建立在野生型 DNA 分子和突变型 DNA 分子 GC 含量不同的基础之上，通过监测升温过程中荧光探针与靶标 DNA 结合情况，从而判断检测结核分枝杆菌相应位点的基因型情

况,并最终判定结核分枝杆菌对相应药物的耐药情况。

(二)免疫学检测

1. 结核菌素皮试 目前结核菌素试验的常用方法为PPD(结核菌素纯蛋白衍生物)试验,该方法是基于Ⅳ型变态反应原理的一种皮肤试验,用来检测机体有无感染过结核分枝杆菌,广泛用于结核病辅助诊断、筛查可疑结核病患者、结核病流行病学调查、检测卡介苗接种是否成功等。

(1)检测方法:使用时用5U(1:2 000)于前臂屈侧皮内注射,72小时测量局部硬结反应的横径和竖径求其平均直径进行记录。如有水疱、丘疹、淋巴管炎等反应,也应加以注明。结果判定:硬结≥5mm,弱阳性;≥10mm,阳性;≥15mm及以上或存在水疱、坏死、淋巴管炎为强阳性。

(2)临床意义:一般阳性对诊断意义不大,但对未接种卡介苗儿童则提示已受结核分枝杆菌感染或体内有活动性结核病。当呈现强阳性表示机体处于超过敏状态,发病概率高,可作为临床诊断结核病的一项参考指标。阴性反应表明无结核分枝杆菌感染,但应考虑以下情况:①结核分枝杆菌感染后需4~8周变态反应才能充分建立,在此变态反应前期,PPD皮试可为阴性;②应用糖皮质激素等免疫抑制剂者,或营养不良及麻疹、百日咳等患者,PPD反应也可暂时阴性;③严重结核病和各种危重患者PPD皮试可阴性,或仅为弱阳性,这都是由于人体免疫力连同变态反应暂时受到抑制的结果,待病情好转,又会转为阳性反应;④其他如淋巴细胞免疫系统缺陷(如淋巴瘤、白血病、艾滋病等)患者和老年人的PPD试验也常为阴性。

2. γ干扰素释放试验 γ干扰素释放试验(interferon-gamma release assay,IGRA)是一种用于结核分枝杆菌感染的体外免疫检测的新方法[5]。

(1)检测原理和方法:机体在感染结核分枝杆菌后,体内存在特异的效应T淋巴细胞,被结核分枝杆菌抗原致敏的T淋巴细胞在体外再次受到结核分枝杆菌特异抗原的刺激时,会分泌并释放γ干扰素(interferon-gamma,IFN-γ),这就是IGRA所依据的基本原理。其所选用的结核分枝杆菌特异抗原是来自于差别1区(regions of difference,RD1)的两个早期分泌蛋白:早期分泌抗

原靶-6(early secreted antigenic target 6-kDa protein,ESAT-6)与培养滤过蛋白-10(culture filtrate protein-10,CFP-10),仅存在于结核分枝杆菌复合群,在所有的卡介苗和绝大多数非结核分枝杆菌中缺乏,因此可保证其较高的特异性。检测方法可用酶联免疫斑点试验(enzyme-linked immunospot assay,ELISPOT),即分离外周血单个核细胞,然后与RD1区抗原共同孵育,使用酶联免疫斑点试验的方法检查分泌干扰素的特异效应T淋巴细胞的数量(图8-2-1);第二种是酶联免疫吸附试验(ELISA)法进行全细胞干扰素释放试验,其主要优势为不用分离外周血单个核细胞,直接将肝素化的全血与RD1区抗原共同孵育,使用ELISA的方法检测弥散至血浆中IFN-γ的水平来达到诊断的目的,操作简便,技术相对简单(图8-2-2)。

(2)临床意义:IGRA检测中使用的是结核分枝杆菌特异性抗原,因此其阳性对于结核潜伏感染(LTBI)诊断的特异性要远高于PPD皮试,并且不受卡介苗接种的影响。IGRA可用于诊断MTB感染,但不能区分活动性结核病和LTBI,也不能准确预测LTBI发展为活动性结核病的风险;IGRA对疑似结核病患者具有辅助诊断作用,IGRA阴性

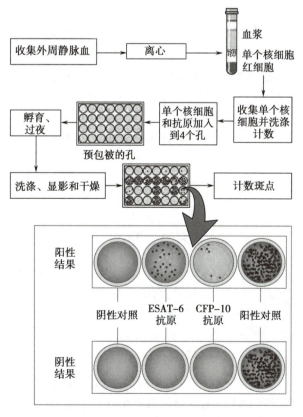

图 8-2-1 酶联免疫斑点试验

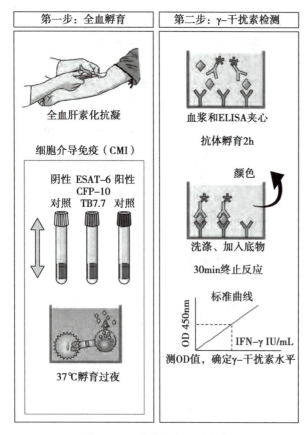

第一步：全血孵育　第二步：γ-干扰素检测

全血肝素化抗凝

细胞介导免疫（CMI）

阴性 ESAT-6 阳性
CFP-10
对照 TB7.7 对照

37℃孵育过夜

血浆和ELISA夹心

抗体孵育2h

颜色

洗涤、加入底物

30min终止反应

标准曲线

OD 450nm

IFN-γ IU/mL

测OD值，确定γ-干扰素水平

图8-2-2 酶联免疫吸附试验

结果对排除 MTB 感染有一定帮助；IGRA 用于筛查 LTBI 时不受卡介苗接种的影响，较少受到非结核分枝杆菌（non-tuberculous mycobacteria, NTM）感染的影响，但 IGRA 不适用于流行病学筛查，不推荐以 IGRA 替代 PPD 试验用于健康人群公共卫生干预中的筛查手段；IGRA 在 HIV 感染人群中筛查 LTBI 的敏感度优于 PPD 试验，但在其他人群中的检测效率尚需进一步研究。

第三节　肺结核病的分类与诊断进展

一、肺结核病的分类

根据中华人民共和国卫生行业标准 WS 196-2017[6]，肺结核病指结核病变发生在肺、气管、支气管和胸膜等部位的结核病，根据不同的部位、细菌学检查、治疗史分类如下：

（一）根据病变部位和影像学特征分类

1. 原发性肺结核　包括原发综合征和胸内淋巴结结核（儿童尚包括干酪性肺炎和气管、支气管结核）。

2. 血行播散性肺结核　包括急性、亚急性和慢性血行播散性肺结核。

3. 继发性肺结核　包括浸润性肺结核、结核球、干酪性肺炎、慢性纤维空洞性肺结核和毁损肺等。

4. 气管支气管结核　包括气管、支气管黏膜及黏膜下层的结核病。

5. 结核性胸膜炎　包括干性、渗出性胸膜炎和结核性脓胸。

（二）根据病原学检查结果分类

1. 涂片阳性肺结核　涂片抗酸染色阳性。

2. 涂片阴性肺结核　涂片抗酸染色阴性。

3. 培养阳性肺结核　分枝杆菌培养阳性。

4. 培养阴性肺结核　分枝杆菌培养阴性。

5. 分子生物学阳性肺结核　结核分枝杆菌核酸检测阳性。

6. 未痰检肺结核　患者未接受痰抗酸染色涂片、痰分枝杆菌培养、分子生物学检查。

（三）按治疗史分类

1. 初治结核病　初治患者指符合下列情况之一：

（1）从未因结核病应用过抗结核药物治疗的患者。

（2）正进行标准化疗方案规则用药而未满疗程的患者。

（3）不规则化疗未满 1 个月的患者。

2. 复治结核病　复治患者指符合下列情况之一：

（1）因结核病不合理或不规则用抗结核药物治疗≥1 个月的患者。

（2）初治失败和复发患者。

二、肺结核病的诊断进展

肺结核病的诊断是以病原学检查为主，结合流行病史、临床表现、胸部影像、相关的辅助检查及鉴别诊断等，进行综合分析做出诊断。以病原学、病理学结果作为确诊依据[7]。

（一）临床症状

1. 全身症状　肺结核患者常有一些结核中毒症状，其中发热最常见，一般为午后 37.4～38℃的低热，可持续数周，热型不规则，部分患者伴有脸颊、手心、脚心潮热感。急性血行播散性肺结核、干酪性肺炎、空洞形成或伴有肺部感染时等可表现为高热。夜间盗汗亦是结核患者常见的中毒症状，表现为熟睡时出汗，几乎湿透衣服，觉醒后汗止，常发生于体虚患者。其他全身症状还有疲乏无力、胃纳减退、消瘦、失眠、月经失调甚至闭经等。

2. **咳嗽**　常是肺结核患者的首诊主诉，咳嗽两周或以上、伴痰血，要高度怀疑肺结核可能。肺结核患者以干咳为主，如伴有支气管结核，常有较剧烈的刺激性干咳；如伴纵隔、肺门淋巴结结核压迫气管支气管，可出现痉挛性咳嗽。

3. **咳痰**　肺结核患者咳痰较少，一般多为白色黏痰，合并感染、支气管扩张常咳黄脓痰；干酪样液化坏死时也有黄色脓痰，甚至可见坏死物排出。

4. **咯血**　当结核坏死灶累及肺毛细血管壁时，可出现痰中带血；如累及大血管，可出现量不等的咯血。若空洞内形成的动脉瘤或者支气管动脉破裂时可出现致死性的大咯血。肺组织愈合、纤维化时形成的结核性支气管扩张可在肺结核痊愈后反复、长期地咯血或痰血。

5. **其他症状**　如：

胸痛：靠近胸膜的病灶与胸膜粘连常可引起钝痛或刺痛，结核性胸膜炎会引起较剧烈的胸痛，与呼吸相关。

呼吸困难：伴有大量胸腔积液、气胸时才有较明显的呼吸困难。支气管结核引起气管或较大支气管狭窄、纵隔、肺门、气管旁淋巴结结核压迫气管支气管也可引起呼吸困难。晚期肺结核，两肺病灶广泛引起呼吸功能衰竭或伴右心功能不全时常出现较严重的呼吸困难。

6. **结核性变态反应**　结核病发病初期可出现全身性过敏反应，临床表现类似于风湿热，主要有皮肤的结节性红斑、多发性关节痛、类白塞病和滤泡性结膜角膜炎等，以青年女性多见。

（二）体征

肺结核病患者的肺部体征常不明显且没有特异性。肺部病变较广泛时可有相应体征，如发生空洞或并发支气管扩张时可闻及细湿啰音。若出现大面积干酪性肺炎可伴有肺实变体征，如语颤增强，叩诊呈实音或浊音，听诊闻及支气管呼吸音。当形成巨大空洞时，叩诊呈过清音或鼓音，

听诊闻及空瓮性呼吸音。支气管结核常可闻及局限性的哮鸣音。两肺广泛纤维化、肺毁损时，患侧部位胸廓塌陷、肋间隙变窄、气管移位，其他部位可能由于代偿性肺气肿而出现相应的体征，如叩诊呈过清音，呼吸音降低等。

（三）辅助检查

1. **病原学检查**　见本章第二节。

2. **组织病理学检查**　病理学改变表现为上皮细胞样肉芽肿性炎，光学显微镜下可见大小不等和数量不同的坏死性和非坏死性的肉芽肿。肉芽肿是由上皮样细胞结节融合而成。典型的结核病变由融合的上皮样细胞结节组成，中心为干酪样坏死，周边可见郎罕多核巨细胞，外层为淋巴细胞浸润和增生的纤维结缔组织。证明结核性病变，需要在病变区找到病原菌。组织病理学通常可采用抗酸染色方法。切片染色后显微镜下常常可以在坏死区中心或坏死区与上皮样肉芽肿交界处查见红染的两端钝圆并稍弯曲的短棒状杆菌；用金胺罗达明荧光染色，在荧光显微镜下也可查见杆菌。利用聚合酶链反应（PCR）技术能对石蜡包埋组织中结核分枝杆菌 DNA 进行检测并与其他抗酸杆菌相鉴别。

3. **影像学检查**　可使用 X 线胸片和 CT 检查，各型的影像学特点如下：

（1）原发性肺结核：原发性肺结核主要表现为肺内原发病灶及胸内淋巴结肿大，或单纯胸内淋巴结肿大。典型的病变表现为哑铃状双极现象，一端为肺内原发灶，另一端为同侧肺门和纵隔肿大的淋巴结，中间为发炎的淋巴管（图 8-3-1）。肺部原发结核病灶一般为单个，开始时呈现软性、均匀一致、边界比较明确的浸润改变，如果病变再行扩大，则可累及整个肺叶。淋巴管炎为一条或数条自病灶向肺门延伸的条索状阴影。同侧肺门和纵隔肿大的淋巴结，边缘光整或呈分叶状。

（2）血行播散性肺结核：急性血行播散性肺结核表现为两肺均匀分布的大小、密度一致的粟粒阴影（图 8-3-2）；亚急性或慢性血行播散性肺结核的弥漫病灶多分布于两肺的上中部，大小不一、密度不等，可有融合。

（3）继发性肺结核：继发性肺结核胸部影像表现多样。病灶多发生在肺上叶尖后段、肺下叶背段，病变可局限也可多肺段侵犯，影像可呈多

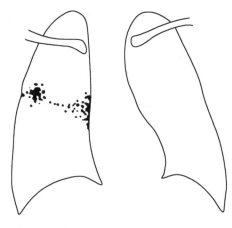

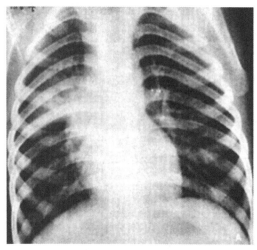

图 8-3-1　原发综合征
典型的病变表现为哑铃状双极现象，一端为肺内原发灶，
另一端为同侧肺门和纵隔肿大的淋巴结，中间为发炎的
淋巴管

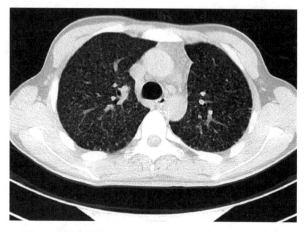

图 8-3-2　血行播散性肺结核
典型的病变表现为大小、分布和密度均匀的粟粒阴影

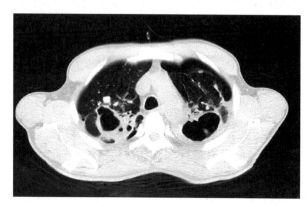

图 8-3-3　继发性肺结核
两上肺结节、斑片和条索状阴影，伴多发空洞影

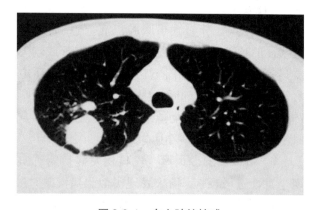

图 8-3-4　右上肺结核球
右上肺团块状阴影，内见钙化影，边缘清晰，无分叶毛刺，
周围可见卫星灶

形态表现（即同时呈现渗出、增殖、纤维和干酪性病变），也可伴有钙化。可伴有支气管播散灶和胸腔积液、胸膜增厚与粘连。易合并空洞，典型的结核空洞表现为薄壁空腔影，内壁光整，有时有液 - 平，可见引流支气管；不典型的结核空洞可分无壁、张力、干酪厚壁或椭圆形，其周围可以没有或有多少不等的周围炎和纤维性变（图 8-3-3）。干酪性肺炎病变往往限于一个肺段或一个肺叶。初期病变呈磨玻璃样、弥漫性的炎性阴影，其密度较一般肺炎的单纯渗出性阴影更高。在大块炎性阴影中隐约可见密度高的干酪性病灶。病变溶解后，可在浓密的炎性阴影中出现形态不一、大小不等的透明区。小叶性干酪性肺炎的溶解则不明显。呈球形病灶时（结核球）直径多在 3cm 以内，周围可有卫星病灶，内侧端可有引流支气管征，病变吸收慢（一个月以内变化较小）（图 8-3-4）。

晚期肺结核可见蜂窝肺、毁损肺，常表现为两肺或一侧肺的广泛纤维性变、厚壁纤维空洞和沿支气管播散灶，可发生由大量纤维组织和肺气肿所致的胸廓畸形、纵隔移位、膈肌下降、垂位心、垂柳状肺纹理和胸膜增厚等不同影像。

（4）气管支气管结核：气管支气管结核主要表现为气管或支气管壁不规则增厚、管腔狭窄或阻塞，狭窄支气管远端肺组织可出现继发性不张或实变、支气管扩张及其他部位支气管播散病灶等（图8-3-5）。

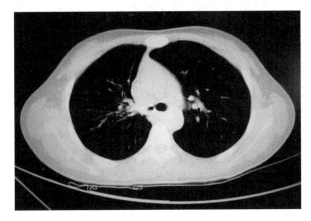

图 8-3-5 右主支气管结核
右主支气管内壁毛糙，管腔明显缩小狭窄

4. 介入诊断学技术

（1）常规支气管镜检查：常用方法包括①支气管镜直视下观察病变部位；②直视下病变或可疑病变部位的活检和刷检；③支气管镜介导下可疑病变区域行支气管肺泡灌洗术。通过常规支气管镜检查，可以直接进行支气管结核的诊断；也可以通过这些方法获取病原学和组织病理学依据，从而提高肺结核诊断的敏感性和特异性。支气管镜检查尤其适用于痰涂片阴性和伴有支气管结核的病例。

（2）支气管镜新技术的应用：包括超声支气管镜下经支气管淋巴结穿刺活检术（EBUS-TBNA）、带引导鞘肺外周超声技术（EBUS-GS）、电磁导航支气管镜技术等，可以获得胸内淋巴结、气管支气管旁以及肺外周病变的细胞学或组织学，联合分子生物学技术，可以大大提高肺结核病的诊断正确率。

（3）胸腔镜检查：有普通胸腔镜（thoracoscopy）和电视胸腔镜手术（video assisted thoracic surgery，VATS）之分，检查部位主要是胸膜腔内胸膜或肺表面病变，应用穿刺获组织作病理诊断，是肺结核诊断的有效手段之一。

（4）纵隔镜检查：纵隔镜检查术是一种比较安全、可靠的检查手段，尤其是对诊断困难的肺结核合并纵隔淋巴结肿大者是一种有价值的诊断方法。

（5）经皮肺穿刺术：对于靠近胸壁的周围性病变，在B超或CT引导下进行经皮肺穿，获取组织进行组织病理学和细菌学检查，是一项操作简单、提高疑难肺结核诊断率的有效手段。

（6）胸膜穿刺活检术：胸膜活检方法一般为经胸壁针刺活检，国外最常用为Cope与Abrams穿刺针，国内有作者采用改良的Cope穿刺针取得了较好效果。最近有不少作者应用Tru-cut和Vacc-cut细针进行胸膜活检。肺结核合并结核性胸膜炎时，此项检查有助于确诊。

（7）结核菌素皮肤试验：见本章第二节。

（8）γ干扰素释放试验：见本章第二节。

（9）其他实验室检查：包括血清抗结核抗体、红细胞沉降率、C反应蛋白等检查。血清抗结核抗体阳性是结核病的快速辅助诊断手段，但特异性欠佳，敏感性较低。红细胞沉降率和C反应蛋白可增高，但特异性不强。

5. 诊断和鉴别诊断

（1）肺结核活动性判定：活动性的有无需结合患者的临床症状、影像学表现以及其他检查结果等进行综合判断。影像学上结核病灶的进展或好转均是具有活动性的提示。大多学者认为以下几点均提示结核病灶具有活动性：

1）有典型的结核病中毒症状，胸部影像学上具有渗出、增殖或干酪样病灶的一种，即使仅见纤维增殖性病灶。

2）胸部影像学上病灶密度不均匀，呈小叶中央结节影、树芽样改变，边缘模糊或部分模糊。

3）CT肺窗示斑点状或条索状阴影，边缘较为清楚，但纵隔窗大部分病灶消隐。

4）CT肺窗病灶密度较高，边缘较为清楚，但纵隔窗部分病灶消隐，遗留的病灶非钙化灶，且PPD试验强阳性或红细胞沉降率增快或痰结核分枝杆菌PCR阳性（定量PCR≥102拷贝数/ml）。在判断结核病活动性以及结核病变的好转与进展方面红细胞沉降率的变化优于血清抗结核抗体。

5）某些患者影像学上病灶的活动性不能确定，可通过动态观察病灶的变化来判断，若病灶有吸收或恶化即可诊断为活动性结核病。

当然以上几点需在排除其他肺部疾病的前提下。

（2）病原学阴性肺结核的诊断标准：经鉴别诊断排除其他肺部疾病，具备任一种类型活动性肺结核的胸部影像学特征，同时符合下列项目之一者：

1）结核病相关临床表现。

2）结核菌素试验中度阳性或强阳性。

3）γ干扰素释放试验阳性。

4）结核分枝杆菌抗体阳性。

5）肺外组织病理检查证实为结核病变者。

（3）病原学阳性肺结核病的诊断标准

1）痰涂片阳性肺结核：2份痰标本涂片抗酸杆菌显微镜检查阳性或者1份痰标本涂片抗酸杆菌显微镜检查阳性，且影像学符合结核改变或者1份痰标本涂片抗酸杆菌显微镜检查阳性并且1份痰标本分枝杆菌培养阳性且鉴定为MTB。

2）仅痰培养阳性肺结核：影像学符合结核改变，至少2份痰标本涂片阴性并且分枝杆菌培养阳性且鉴定为MTB。

3）分子生物学阳性肺结核：经鉴别诊断排除其他肺部疾病，具备任一种类型活动性肺结核的胸部影像学特征，且痰结核分枝杆菌核酸检测阳性。

（4）肺结核病的鉴别诊断

1）肺结核病与非结核分枝杆菌（NTM）肺病的鉴别：肺结核病与NTM肺病的临床极相似，进行鉴别有一定难度[9]（表8-3-1）。

2）肺结核空洞与空洞性肺癌的鉴别：见表8-3-2。

3）肺结核与肺癌、炎性假瘤、良性肿瘤的鉴别：如肺结核在胸片上表现为结节状或类球形阴影时，则需与肺癌、炎性假瘤、良性肿瘤等进行鉴别（表8-3-3）。

表8-3-1 肺结核病与NTM肺病的鉴别

肺结核病	NTM肺病
病灶以干酪化为特征，玻璃样变不多，可找到抗酸杆菌	病灶中类上皮细胞结节多，干酪化少，多玻璃样变，可找到抗酸杆菌
初染时可见肺门淋巴结肿大，可侵入全身各脏器	初染时胸部X线上可无变化，先可侵及泪囊、口腔黏膜、心肌、手足骨骼、颜面神经
结核菌素试验阳性	结核菌素试验弱阳性
家庭接触史多见	家庭接触史少
与年龄、性别无特殊关系	40岁以上男性多见
空洞壁有凝固性坏死	薄壁空洞多见
抗结核药物疗效好	多数抗结核病药物疗效差
在PNB及HA培养基不生长	在PNB或HA培养基上生长
原始耐药少见	原始耐多种抗结核药物多见
快培阳性时加NAP试剂后不生长	在快培阳性时加NAP试剂后继续生长

表8-3-2 肺结核空洞与空洞性肺癌的鉴别

	肺结核空洞	空洞性肺癌
病程	较长，进展慢，半年或一年无变化	病程短，进展快，1~2个月空洞增大
临床表现	可有中毒症状，但较轻；多有咳嗽、咯血	多无中毒症状，有咳嗽、痰血
部位	上叶尖后段为多	各段均可，多于前段、中叶、舌叶
大小	多在3cm以内	多大于3cm
形状	圆形、椭圆形，边缘清晰、锐利、无分叶毛刺	椭圆形、土豆状、分叶状，外缘部分清晰、有切迹、毛刺状
洞壁情况	薄壁空洞为多	壁较厚，但厚薄不均，内缘凹凸不平
周围变化	常有小卫星灶，伴纤维条索状影	少有卫星灶
支气管	可有引流支气管征及支气管聚拢扩张	可伴支气管狭窄、阻塞、中断
胸水	可有胸水、胸膜增厚与粘连较多	常有血性胸水，量多
痰查结果	痰菌阳性	痰癌细胞常阳性

表 8-3-3　肺结核与肺癌、炎性假瘤、良性肿瘤的鉴别

	肺结核	肺癌	炎性假瘤	良性肿瘤
年龄	40岁以上多见	50岁以上多见	40岁以下多见,女性为多	40岁以上较多
临床表现	有结核病中毒症状,但较轻;可有咳嗽、咯血	有咳嗽、痰血,多无发热	多有呼吸道感染症状	一般无症状,有血痰者仅3.6%
部位	右肺多于左肺,上叶尖后段多	上叶前段为多	中叶、上叶前段多	上叶前段、中叶和舌段多
大小	大多数在4cm以下	4cm以上多	多小于4cm	小于4cm
形状	圆形、卵圆形、长圆形为多	类圆形、长圆形、马铃薯形、树叶形	圆形、卵圆形	圆形、卵圆形
密度	均匀者较多,钙化呈弥漫性或同心层状	多不均匀,有空泡征,偶小点样钙化	均匀者较多,钙化少	不均匀者多,灶内钙化者占39%,部分为爆米花状
边缘	一般光滑锐利,少有分叶且较浅	边缘有深分叶、细短毛刺	较光滑锐利,可有细长毛刺	边缘清楚,无毛刺,可有分叶
卫星灶	多有	多无	少有	无
引流支气管	可见	少见	少见	无
肺门及纵隔淋巴结	少有肿大	可见肿大	无肿大	无肿大
胸膜改变	有胸膜增厚	有胸膜凹陷征	少有胸膜改变	无胸膜改变
增长速度	多无变化	增长速度快	无变化	生长慢或不增长

第四节　耐药肺结核病的治疗与预防

一、定义 [9]

1. **单耐药结核病**(mono-resistant tuberculosis,MR-TB)　结核病患者感染的结核分枝杆菌(MTB)经体外药物敏感试验(DST)证实仅对1种一线抗结核药物耐药。

2. **多耐药结核病**(poly-resistant tuberculosis,PR-TB)　结核病患者感染的MTB经体外DST证实对1种以上一线抗结核药物耐药(但不包括同时对异烟肼和利福平耐药)。

3. **耐多药结核病**(multidrug-resistant tuberculosis,MDR-TB)　结核病患者感染的MTB经体外DST证实至少同时对异烟肼和利福平耐药。

4. **准广泛耐药结核病**(pre-extensively drug-resistant tuberculosis Pre-XDR)　结核病患者感染的MTB经体外DST证实在耐多药的基础上对1种氟喹诺酮类或1种二线注射类抗结核药物耐药。

5. **广泛耐药结核病**(extensively drug-resistant tuberculosis,XDR-TB)　结核病患者感染的MTB经体外DST证实在耐多药的基础上至少同时对1种氟喹诺酮类和1种二线注射类抗结核药物耐药。

6. **利福平耐药结核病**(rifampicin-resistant tuberculosis,RR-TB)　结核病患者感染的MTB经体外DST证实对利福平耐药。

二、抗结核药物的分组

根据WHO最新的指南和中国的实际情况,用于MDR/RR-TB的抗结核药物可分为三组[9, 10],详见表8-4-1。

耐药结核病的治疗原则如下:

1. **选择有效药物**　①药敏结果提示被选药物为敏感药物;②患者既往治疗失败的方案中未被使用过的;③被选药物与已知耐药药物间没有较高的交叉耐药性。

2. **药物组合**　至少在WHO耐药结核病治疗药物分组中,选择4种有效的抗结核药物组成方案。

3. **药物剂量**　年龄和体质量是药物剂量确定的基本要素,为避免新的耐药产生,应尽可能

表 8-4-1　耐药结核病抗结核药物分组

组别	药物	缩写
A组	左氧氟沙星	Lfx
	莫西沙星	Mfx
	贝达喹啉	Bdq
	利奈唑胺	Lzd
B组	氯法齐明	Cfz
	环丝氨酸或者	Cs
	特立齐酮	Trd
C组	乙胺丁醇	E
	德拉马尼	Dlm
	吡嗪酰胺	Z
	亚胺培南/西司他丁或者美罗培南	Ipm-Cln Mpm
	阿米卡星（或链霉素或卷曲霉素）	Am（S，Cm）
	乙硫异烟胺或者	Eto
	丙硫异烟胺	Pto
	对氨基水杨酸	PAS

足量使用。明确会产生胃肠道反应或不良反应较大的药物，可采用开始从低剂量递增的方法在 1～2 周内达到足量，如丙硫异烟胺、对氨基水杨酸和环丝氨酸等。

4. 用药方法　原则上采用全程每日用药法和顿服法。

5. 化疗分期　化疗治疗由 2 个阶段组成，第 1 阶段为强化期，第 2 阶段为继续期。强化期的持续时间取决于痰菌是否转阴，如果细菌培养阴性，意味着治疗成功的概率增加。因此，强化期结束时痰细菌学培养仍未转阴的患者可酌情延长其强化期治疗。

6. 疗程设定　根据耐药和疗效情况而定，总疗程一般为 9～30 个月。

三、化疗方案

（一）MDR/RR-TB 长程治疗方案

1. 长程治疗方案　长程耐多药结核病治疗方案指至少由 4 种有效抗结核药物组成的 18～20 个月治疗方案，可为标准化或个体化，该方案适合于所有 MDR/RR-TB 患者。随着新诊断方法的不断出现，耐多药治疗方案的选择越来越个体化。根据有效性与安全性的最新证据，将长程耐多药结核病方案中使用的抗结核药物按先后顺序重新划分为三组。

A 组为首选药物，B 组为次选药物，当 A 组和 B 组药物不能组成方案时可以添加 C 组药物。不过，贝达喹啉和德拉马尼使用超过 6 个月的安全性和有效性证据不足，贝达喹啉和德拉马尼同时使用的证据不足。

此外，还应考虑以下几点：口服药物优先于注射剂、DST 结果有无、现有 DST 方法的可靠性、群体耐药性水平、患者既往用药史、药物耐受性以及潜在的药物间相互作用。

2. 选药原则

（1）采用长程治疗方案的 MDR/RR-TB 患者，方案应包括 2～3 种 A 组药物和 1～2 种 B 组药物，以确保治疗开始时至少有 4 种可能有效的抗结核药物，并且在停用贝达喹啉后的方案中至少有 3 种药物。如果方案不能单纯由 A 组和 B 组的药物组成，则添加 C 组药物组成方案。

（2）口服药物优先于注射剂。

（3）在使用碳青霉烯类需要添加克拉维酸钾，此时可以用阿莫西林 - 克拉维酸钾，但其不能单独算作一种药物，也不能单独使用。

（4）只有 DST 结果证实敏感时，才能考虑使用 Am 或 Cm，同时应进行严格的听力监测。只有不能使用 Am 或 Cm 且 DST 结果证实 S 敏感时，才考虑使用 S。

3. 方案推荐

（1）若氟喹诺酮类敏感，推荐治疗方案 6Lfx（Mfx）Bdq（Lzd）Cfz Cs/14 Lfx（Mfx）Cfz Cs。

（2）若氟喹诺酮类和二线注射剂均敏感，在不能获得 Bdq、Lzd 药物情况下，推荐方案：6Lfx（Mfx）Cfz Cs Am（Cm）E（Pto）/14 Lfx（Mfx）Cfz Cs E（Pto）；在不能获得 Bdq、Lzd 和 Cfz 三种药物的情况下，推荐治疗方案：6Lfx（Mfx）Cs Z（E）Am（Cm）Pto（PAS）/ 18Lfx（Mfx）Cs Z（E）Pto（PAS）。

若尚不具备氟喹诺酮类快速药敏检测能力，对于氟喹诺酮类使用时间不超过 1 个月的患者，可以先按（1）或（2）的方案进行治疗，待氟喹诺酮类传统药敏结果出来后，再行调整。

（3）若氟喹诺酮类耐药，推荐治疗方案：6 Bdq Lzd Cfz Cs/14 Lzd Cfz Cs。

（4）单纯利福平耐药：6H Lfx（Mfx）Bdq（Lzd）

Cfz（Cs）/12 H Lfx（Mfx）Cfz（Cs）。若不能满足上述有效方案，可从 C 组选择。

4. 药物调整原则 对于病变范围广泛的复治患者及强化期结束时痰菌未转阴者，强化期可延长至 8 个月，此时继续期的时间相应缩短。阿米卡星耐药或不能耐受阿米卡星者采用敏感的卷曲霉素替代，左氧氟沙星耐药可用莫西沙星替代，吡嗪酰胺耐药或不能耐受用乙胺丁醇替代，丙硫异烟胺耐药或不能耐受用 PAS 替代。

（二）MDR/RR-TB 短程治疗方案[11]

短程耐多药结核病治疗方案是指疗程为 9～12 个月的耐多药结核病治疗方案，这种方案是标准化方案，其药物组成和疗程可因背景及证据不同而异。

1. 符合短程治疗方案者 未接受或接受二线抗结核药物治疗不足 1 个月的新诊断的 MDR/RR-TB 患者。

2. 有下列情况之一者不能采用短程治疗方案 ①对耐多药结核病短程方案中任何一种药物耐药或可疑无效（异烟肼耐药除外）；②使用过方案中一种或多种二线药物超过 1 个月（除非已经证实对这些二线药物敏感）；③对短程耐多药结核病方案中的任何药物不能耐受或存在药物毒性风险（如药物间的相互作用）；④妊娠；⑤血行播散性结核病、脑膜或中枢神经系统结核病，或合并人免疫缺陷病毒（HIV）感染的肺外结核病；⑥有器官系统功能不全等不能应用方案中的药物者。

3. 方案推荐 4～6Am-Mfx-Pto-Cfz-Z-高剂量 H-E/5Mfx-Cfz-Z-E。使用的药物剂量见表 8-4-2。

表 8-4-2 耐药短程治疗方案药物剂量表

药品名称	体重分级/kg		
	<30	30～50	>50
莫西沙星（Mfx）/mg	400	600	800
氯法齐明（Cfz）/mg	50	100	100
乙胺丁醇（E）/mg	750	750	1 000
吡嗪酰胺（Z）/mg	1 000	1 500	2 000
异烟肼（高剂量）（H）/mg	300	400	600
丙硫异烟胺（Pto）/mg	300	500	700
阿米卡星（Am）/mg	400	400～600	600～800

4. 方案调整 ①总疗程为 9～12 个月，强化期结束痰菌不能转阴者增加 2 个月强化期；②如果治疗 6 个月末痰培养阳性，患者出现新的耐药，应转入长程个体治疗方案。

（三）广泛耐药肺结核治疗方案

广泛耐药肺结核的治疗以个体化方案为主，原则上至少选择 5 种有效或者基本有效的抗结核药物。

四、耐药结核病的预防

MTB 耐药性的产生多由其基因组上编码药物标靶的基因或与药物活性有关的酶的基因突变所造成。MTB 在分裂繁殖过程中自发发生极少量基因突变，对某种结核药物耐药频率为 $1/10^8$～$1/10^6$，这种天然具有的耐药性称为天然耐药。因为天然耐药菌株存在，当单用某种抗结核药物治疗时，只能杀死敏感 MTB，而不能杀掉天然耐药菌株，使其得以保留繁殖成为优势菌群，导致敏感结核病演变为耐药结核病，这就是获得性耐药的产生机制。获得性耐药主要是医务人员提供化疗方案不合理、患者依从性差、药品质量差等原因造成的。因此预防耐药结核病发生的最重要的措施是给予患者制订有效的联合化疗方案，并督促患者规律服药。

对于耐药和耐多药结核病的密切接触者的预防性治疗方案，目前缺乏大样本的随机对照研究结果。对于考虑单耐异烟肼的 LTBI 患者，有研究表明服用 6 个月的利福平可以有效地预防活动性结核病的发生。对于怀疑为耐多药结核分枝杆菌的 LTBI 患者，现在也缺乏足够的证据支持或者反对对这些患者进行预防性治疗。对于这类患者的方案都是专家意见，美国 CDC 建议采用吡嗪酰胺、乙胺丁醇和氟喹诺酮中的两种药物联合，疗程 6～12 个月。而英国和 WHO 的指南及欧洲的 CDC 则建议对 MDR-TB 的接触者密切观察两年，而不进行预防性治疗。

第五节 结核病防控面临的挑战与对策

近年来，我国通过落实结核病各项防控措施，坚持预防为主、防治结合、依法防治、科学防治，防治工作取得显著进展。全国结核病疫情持续下降，报告发病率从 2012 年的 70.6/10 万下降到 2018 年的 59.3/10 万，治疗成功率保持在 90% 以上。但是，当前我国结核病流行形势仍然严峻，每年新报告肺结核患者数约位居甲乙类传染病第 2 位，部分地区疫情依然严重，学校聚集性疫情时有发生，耐药问题比较突出，患者医疗负担较重，防治任务十分艰巨。

一、结核病防控面临的挑战

（一）结核病基础研究进展缓慢

结核病是世界上最古老的疾病，结核分枝杆菌通过上万年的进化，可以长期躲避人体的免疫系统而与宿主"共生"。结核分枝杆菌实验室强毒株 H37Rv 的全基因组序列已经在 1998 年发表[12]，一共 4 411 529 个碱基对，包含 4 000 余个基因，现已确定了约 40% 的结核分枝杆菌蛋白的功能；另有 44% 的蛋白与其他蛋白有相似性或可以获得其功能相关信息；剩余 16% 的蛋白与其他已知蛋白没有相似性，可能是分枝杆菌特有的功能蛋白。结核分枝杆菌侵入人体与宿主免疫系统复杂的相互作用后，为何大部分宿主可以清除细菌而不发病，而小部分宿主会发生活动性结核病，结核分枝杆菌如何躲避人体免疫系统而长期潜伏，这些机制尚未完全明确，均会导致诊治研究的进展缓慢。

（二）缺乏高敏感性和特异性的结核病诊断技术

肺结核病的诊断依赖于细菌学，但是痰涂片的阳性率只有 20%～30%，培养的阳性率只有 40%～50%，即使是分子生物学技术也只能将病原学阳性率提高到 60%～70%，而且后者大多数检测的是结核分枝杆菌特异性的 DNA 片段，无法区别死菌和活菌，而且有些需要特殊的仪器和试剂，费用高昂。目前中国的肺结核患者病原学检出率不到 40%，是全球最低的。此外，耐药结核病的早期发现较一般结核病更为困难，等待培养和药敏结果至少需要 2～3 个月的时间，而且耐药的检测需要一定的仪器和技术，目前国内在区县级的结核病院还无法常规开展，分子药敏的检测也只限于几种药物。技术的局限造成了结核病患者的误诊和漏诊，据 WHO 2017 年的数据显示，中国只有 22% 的耐多药患者被确诊，纳入治疗的只有 10%，大量现症、重症耐药结核病病例未被及时发现，在社会上四处躲荡、传播耐药 MTB，造成了严重的公共卫生问题。目前我国初治肺结核对一线抗结核药物的耐药率高达 36.9%，高于复治肺结核的 35.9%；上海的研究结果也表明，初治肺结核患者中 70% 以上的任意耐药和 60% 左右的 MDR 以及复治肺结核患者中 84% 为耐药 MTB 菌株传播所致。

（三）抗结核新药研发缓慢

20 世纪 40 年代，第一个抗结核药物链霉素被研发并用于结核病的治疗，结束了结核病"无药可医"的历史，也拉开了结核病化学治疗的帷幕，此后随着对氨基酸水杨酸、异烟肼、利福平和吡嗪酰胺的相继问世，结核病标准短程化学治疗的推行，结核病的疫情显著下降，世人甚至认为结核病可在 20 世纪内被消灭，然而随着耐药结核病的流行，现有的抗结核药物对耐多药结核病不再有效，尤其是死亡率极高的广泛耐药结核病的出现，与此相对应的是，结核病的新药研发极其缓慢。

所幸的是，在近十年来，抗结核新药的研发取得了里程碑意义的进展，贝达喹啉（Bedaquiline，Bdq）和德拉马尼（Delamanid，Dlm）两个全新机制的抗结核药物已经在全球包括中国在内的大多数国家上市，还有多个抗结核新药被研发并进入到各期临床试验中，有的正在进入 MDR-TB 治疗的Ⅲ期临床试验阶段。而且含有这些新药的临床试验也在陆续开展，其目的是将原有 MDR-TB 长达两年的疗程缩短至 6～9 个月，同时提高治愈率。

（四）缺乏有效的结核病预防措施

疫苗接种是传染病预防的重要措施，卡介苗（Bacillus Calmette-Guerin，BCG）是一种无毒牛型结核分枝杆菌的活疫苗，接种后人体获得一定的免疫力，对结核病有一定的特异性抵抗力。BCG 在预防儿童结核病，特别是那些可能危及儿童生命的严重类型，如结核性脑膜炎、血行播散型肺结核等方面具有相当的效果，但对成人的保护有限，不足以预防感染和发病。BCG 的缺陷可能与其制作过程中丢失了许多保护性免疫基因有关。比较基因组学已证实 BCG 中缺失许多有效基因，而且环境分枝杆菌致敏也是影响 BCG 效力的一个重要因素。近年来全球都在致力于结核的疫苗研发，但是至今为止，无论是重组 BCG 疫苗、减毒疫苗还是亚单位疫苗，其预防结核病的效果均不及 BCG[13]。

结核病预防的另一个措施是对结核潜伏感染的化学预防[14]，在欧美等低疫情国家，预防性治疗是结核病疫情控制中的重要环节，但是在高疫情国家，预防性治疗牵涉到群体干预的效益/风险、不同地区的经济发展水平、卫生资源情况、人们接受程度等诸多问题，现在并未在包括我国在内的高负担国家中常规开展。预防性治疗的方案，尤其是在耐多药结核病高流行地区的治疗方案也亟待大人群样本的临床研究证实。

（五）民众对结核病预防知识的匮乏

由于国内老百姓对结核病相关认识不足，尤其是中西部落后地区，普遍受教育程度差，出现结核相关症状时主动筛查的意愿不强，被诊断结核后隔离意识不够，消毒卫生的习惯较差，长疗程治疗中自行停药造成疾病治疗失败、复发、继发性耐药的情形并不少见。

二、控制结核病疫情的对策

WHO 在 2015 年提出了终止结核病策略（end TB），总的目标是"终止全球结核病流行"，并有三个高层次的总体指标、相关目标（2030 年和 2035 年，与可持续发展相关的指标）和里程碑（2020 年和 2025 年）：与 2015 年的水平相比，2030 年的目标是结核病死亡率降低 90%，结核病发病率降低 80%；与 2015 年的水平相比，2035 年的目标是结核病死亡率降低 95%，结核病发病率降低 90%。与 2015 年的水平相比，2020 年最直接的里程碑是结核病死亡率下降 35%，结核病发病率下降 20%。

在国家和政府的直接领导下，在结核病防治医务工作者的共同努力下，中国结核病的疫情每年以 3% 以上的递减率下降，如果要实现 WHO 的 2035 年目标，还需要更完善的防控策略。2019 年 6 月 18 日，国家卫生健康委员会与国家发展和改革委员会、教育部、科技部、民政部、财政部、国务院扶贫办和国家医保局等 8 部门联合印发了《遏制结核病行动计划（2019—2022 年）》，明确提出了中国近期结核病防控的策略和行动。

（一）全民结核病防治健康促进行动

广泛动员全社会参与，针对不同人群分类指导，开展形式多样的宣传活动，增强普通民众对结核病的认识，及时因症就诊；掌握结核病预防知识，加强个人卫生，切断传播途径。

（二）结核病诊疗服务质量提升行动

最大限度发现患者，加强实验室质量控制，推广方便快捷的检测技术，提高诊断准确性，早诊断早治疗。对传染源早期隔离，做好患者规范诊治和全程规范管理，提升诊疗能力。

（三）重点人群结核病防治强化行动

加强重点人群的主动筛查和精准预防，落实学校卫生各项制度，严防、控制学校结核病突发公共卫生事件。

（四）重点地区结核病扶贫攻坚行动

加大重点地区结核病患者的发现和管理力度，推进结核病专项救治，提升基层防治能力，最大限度保障贫困患者获得救治。

（五）遏制耐药结核病防治行动

扩大耐药结核病筛查范围，最大限度发现耐药患者。扩大耐药诊治工作覆盖面，提高治疗质量，做好随访管理，完善相关保障政策。

（六）结核病科学研究和防治能力提升行动

加强科技攻关，加大研发力度。加快结核病防治信息化建设，健全服务网络，逐步实现结核病防治信息互联互通，促进防治服务能力有效提升。

（肖和平）

参 考 文 献

[1] World health organization. Global tuberculosis report 2021. (2021-10-14). http://www.who.int/teams/global-tuberculosis-programme/tb-reports/global-tuberculosis-report-2021.

[2] 中国防痨协会基础专业委员会. 结核病诊断实验室检验规程. 北京：中国教育文化出版社，2006.

[3] Boehme C C, Nabeta P, Hillemann D, et al. Rapid molecular detection of tuberculosis and rifampin resist-

ance. N Engl J Med, 2010, 363 (11): 1005-1015.

[4] World Health Organization. The use of molecular line probe assay for the detection of resistance to isoniazid and rifampicin: policy update. 2016.

[5] 中华医学会结核病学分会,《中华结核和呼吸杂志》编辑委员会. γ干扰素释放试验在中国应用的建议. 中华结核和呼吸杂志, 2014, 37 (10): 744-747.

[6] 中华人民共和国国家卫生和计划生育委员会. 中华人民共和国卫生行业标准 - 结核病分类: WS 196—2017, 2018.

[7] 中华人民共和国国家卫生和计划生育委员会. 中华人民共和国卫生行业标准 - 结核病诊断: WS 288—2017, 2018.

[8] 中华医学会结核病学分会. 非结核分枝杆菌诊断与治疗专家共识. 中华结核和呼吸杂志, 2012, 35 (8): 572-579.

[9] 中国防痨协会. 耐药结核病化学治疗指南 (2019). 中国防痨杂志, 2019, 41 (10): 1025-1073.

[10] World Health Organization. WHO consolidated guidelines on drug-resistant tuberculosis treatment. WHO/CDS/TB, 2019.

[11] Nunn A J, Phillips P P J, Meredith S K, et al. A Trial of a Shorter Regimen for Rifampin-Resistant Tuberculosis. N Engl J Med, 2019, 380 (13): 1201-1213.

[12] Cole S T, Brosch R, Parkhill J, et al. Deciphering the biology of Mycobacterium tuberculosis from the complete genome sequence. Nature, 1998, 393: 537-544.

[13] 王洪海. 全球结核病疫苗研究进展. 微生物与感染, 2017, 12 (4): 198-205.

[14] 沙巍. 结核分枝杆菌潜伏感染的化学预防干预. 中华结核和呼吸杂志, 2016, 39 (1): 13-15.

第九章　非结核分枝杆菌病

非结核分枝杆菌（nontuberculous mycobacteria，NTM）是分枝杆菌属内除结核分枝杆菌复合群和麻风分枝杆菌以外其他分枝杆菌的总称。NTM可感染全身许多组织和器官，并可引起全身播散性感染，也可因消毒不严格造成医院内感染。NTM最常见的靶器官是肺脏，引起NTM肺病，多继发于慢性肺病，如支气管扩张、硅沉着病和肺结核等，同时也是艾滋病的常见并发症，因患者痰中可找到抗酸杆菌，易被长期误诊为肺结核。

第一节　非结核分枝杆菌的病原学和流行病学

一、病原学

分枝杆菌种类繁多，目前已发现超过200种，据2019年统计数据NTM占170余种[1]。目前新菌种的确立主要依赖于16S rRNA序列检测技术，因为NTM的16S rRNA序列高度保守，大于1%的序列变化则可能是新的菌种[2]。此种方法的应用使传统方法难以区分的菌种得以鉴定，是近年来NTM菌种种类快速增加的主要原因。

NTM的传统分类方法是1959年由Runyon提出的Runyon分类法[3]，根据细菌在试管内培养时的菌落形态、产色以及光照影响、培养温度及生长速度分为四群（Ⅰ～Ⅳ群）。生长速度根据固体培养基上形成菌落的时间来确定：<7d为快生长型菌（rapidly growing mycobacteria，RGM）；≥7d为慢生长型菌（slowly growing mycobacteria，SGM）。Ⅰ～Ⅲ群为SGM，Ⅳ群为RGM，各群菌落特点及代表菌种详见表9-1-1。

二、流行病学

NTM属于需氧菌，因细胞壁富含脂质而显现抗酸染色阳性的特点。NTM细胞壁疏水性强，决定了它优先存在于气溶胶中，不利于水溶性营养

表9-1-1　非结核分枝杆菌分类和代表菌种

群	生长特性	菌落特点	代表菌种	主要累及器官
Ⅰ群：光产色菌	SGM	暗处不产生色素，曝光1～48h内能变为黄色或橙色，对培养基营养要求高，生长缓慢，菌落光滑	堪萨斯分枝杆菌（M.kansasii）海分枝杆菌（M.marinum）	堪萨斯分枝杆菌是NTM肺病的主要病原之一；海分枝杆菌常引起皮肤感染
Ⅱ群：暗产色菌	SGM	无论是否有光照均产生色素，呈黄色或红色，生长缓慢，菌落光滑	戈登分枝杆菌（M.gordonae）瘰疬分枝杆菌（M.scrofulaceum）	戈登分枝杆菌是实验室最常见的NTM污染菌。瘰疬分枝杆菌常累及淋巴结、偶尔累及皮肤
Ⅲ群：不产色菌	SGM	光照和暗处均不产生色素，但也可呈灰白色或淡黄色，生长缓慢，菌落光滑	鸟分枝杆菌复合群（M.avium complex，MAC）溃疡分枝杆菌（M.ulcerans）	鸟分枝杆菌复合群是NTM肺病的最常见致病菌，也可引起淋巴结、皮肤甚至播散性疾病。溃疡分枝杆菌主要累及皮肤
Ⅳ群：快生长菌	RGM	生长速度快，5天即可出现肉眼可见的菌落，1周内生长旺盛，普通培养基即可生长，菌落粗糙	脓肿分枝杆菌（M.abscessus）偶发分枝杆菌（M.fortuitum）龟分枝杆菌（M.chelonae）	脓肿分枝杆菌主要侵犯肺部、皮肤及软组织

物质和药物进入，并可以形成生物被膜，对重金属、消毒剂、抗菌药物具有一定的抵抗力。该细菌广泛存在于自然环境中，主要存在于土壤和水源中（包括自然水源和经处理水源），医院的水系统、透析中心和牙科诊所成为 NTM 存在的高危场所。早期认为，人主要通过接触土壤、水及气溶胶等环境中的 NTM 而患病，而动物与人、人与人之间不会发生传播。近年来，基于全基因组测序的研究提示脓肿分枝杆菌可能存在人与人之间传播。NTM 潜在人际传播的可能性将进一步加剧其危害性，尤其在免疫功能低下的人群[2]。

（一）NTM 病的发病率、患病率和病死率

NTM 的流行病学资料多源于自发性上报或者实验室分离菌株的统计数据，尚无全球性流行病学资料。但多项区域性调查结果显示其发病率和患病率呈明显上升趋势，每年上升 2.5%～8%[4]。部分国家和地区已超过了结核病，其原因主要为获得性免疫缺陷综合征患者和免疫抑制人群的增多。近 20 年来，人们对 NTM 认识和微生物学检测技术的提高，尤其是分子检测技术在 NTM 菌种鉴定上的应用，也是呼吸道 NTM 的检出率上升的可能原因之一[5]。

在各国的流行病学资料中，美国 NTM 标本的阳性率从 1994 年的 8.2/10 万上升到 2014 年的 16/10 万，病死率从 1999 年的 0.069/10 万增长至 2010 年的 0.077/10 万；2009—2015 年，美国 NTM 肺病的发病率每年增长 4.5%[6]。在欧洲，2020 年一项真实世界研究表明，NTM 肺病在欧盟五国（英国，西班牙，意大利，法国，德国）的发病率为 6.2/10 万[7]；在澳大利亚昆士兰州，NTM 患病率从 2001 年的 11.1/10 万增至 2016 年的 25.88/10 万[8]。亚洲国家的 NTM 流行趋势也愈发严峻：韩国一项纳入 17 996 例研究对象的研究数据表明，NTM 在分枝杆菌中的分离率从 2007 年的 17.0% 持续上涨到 2019 年的 57.5%[9]；2020 年一项真实世界研究则表明日本 NTM 肺病的发病率为 24.9/10 万[7]。

（二）NTM 病流行的地域分布特点

NTM 病的发病具有很强的地域性，菌种分布也有明显的地域差异。MAC 遍布全球，是 NTM 肺病最常见的致病菌。在美国，MAC 占 NTM 肺病致病菌的 85%；在丹麦占 81%，在韩国占

48%[10]。脓肿分枝杆菌分布也较为广泛，主要引起 NTM 肺病，美国所有地区均有脓肿分枝杆菌的病例报告。堪萨斯分枝杆菌则多见于欧洲、南非及煤产出地区。海分枝杆菌多引起皮肤病，主要出现在沿海岛屿与渔业发达的地区[2]。

我国 NTM 菌种分布也具有很大的地域差异，总体分布特点是：沿海高于内地，南方高于北方，气候温和地区高于寒冷地区。脓肿分枝杆菌主要分布在我国南部，MAC 主要分布在东部。一项来自我国南方的研究显示 MAC 在所有菌种中占比 44.5%，脓肿分枝杆菌占比 40%[11]，另一项来自我国北方的研究则发现 MAC 在所有菌种占比 22.8%，脓肿分枝杆菌占比 41.7%[12]。

第二节　非结核分枝杆菌病的发病机制和临床特点

一、发病机制与易感因素

NTM 感染与发病取决于宿主防御机制与病原体暴露负荷及毒力之间的相互作用。机体的防御机制包括局部对病原体清除和免疫系统防御。NTM 通过呼吸道、胃肠道和皮肤等途径侵入人体，其致病过程与结核相仿。NTM 侵入人体，中性粒细胞捕捉并杀灭大部分 NTM，残余的 NTM 被巨噬细胞吞噬并在巨噬细胞内生长繁殖，在溶酶体酶的作用下部分被溶解，其抗原及其菌体成分被运送至局部淋巴结，经过一系列途径激活多种效应细胞，释放多种细胞因子，诱导 $CD4^+T$ 细胞等介导的免疫反应和迟发型变态反应。$CD4^+T$ 细胞主要分泌 γ 干扰素（γ-interferon，IFN-γ）和 IL-12 等，激活中性粒细胞和巨噬细胞杀灭 NTM，是机体重要的保护性机制[2]。人类免疫缺陷病毒（human immunodeficiency virus，HIV）感染者 $CD4^+T$ 细胞降至 $50×10^6/L$ 以下时可发展为播散性 NTM 病，无 HIV 感染者发生播散性 NTM 病与患者 IFN-γ 和 IL-12 合成与反应通路中某些基因突变有关[13, 14]。IL-12 和 IFN-γ 是宿主对 NTM 防御反应的关键要素。这些途径的缺陷增加了 NTM 感染的易感性[13]。IFN-γ 受体异常与个体 NTM 感染和家族疾病有关[15]。不少前炎症细胞因子，如肿瘤坏死因子 -α（tumor necrosis factor-α，

TNF-α）也参与 NTM 感染的免疫过程：TNF-α 可激活其他细胞因子如 IL-18、IL-1β，吸引炎症细胞聚集在病变局部；可上调黏附分子表达，增加细胞间的黏附作用；促进巨噬细胞活化，增强其吞噬作用；参与肉芽肿形成，从而在 NTM 感染中起保护作用；然而，TNF-α 也可导致组织坏死、空洞形成 [16]。因此，TNF-α 拮抗剂英夫利昔和可溶性受体依那西普是 NTM 病重要的危险因素，可使 NTM 感染发展为活动性 NTM 病 [16]。

NTM 肺病通常发生在结构性肺病基础上，如慢性阻塞性肺疾病、支气管扩张、囊性纤维化、尘肺、陈旧性肺结核、肺泡蛋白沉积症和食管运动障碍性疾病 [2, 17]。囊性纤维化基因型和 α1- 抗胰蛋白酶表型的异常可能与 NTM 肺病发生有关 [18]。支气管扩张和 NTM 感染，特别是 MAC 感染经常共存，二者的因果关系尚难以确定。结节性 NTM 肺病伴支气管扩张的妇女具有相似的临床特征和体型，包括脊柱侧凸、漏斗胸、二尖瓣脱垂和关节过度活动 [19]，这些表型特征可能与特定基因型有关，如 CFTR 基因突变。体型异常本身可能通过气道分泌物引流不良或黏液纤毛清除无效等机制增加 NTM 感染风险。

二、病理特点

NTM 感染的病理表现与结核十分相似：组织学上可有淋巴细胞、巨噬细胞浸润和干酪样坏死为主的渗出性反应；有类上皮细胞、朗格汉斯巨细胞肉芽肿形成为主的增殖性反应；有浸润性相关细胞消退伴有肉芽肿相关细胞萎缩及胶原纤维增生为主的硬化性反应等 3 种。相比结核病，NTM 感染干酪样坏死、空洞病变较少而胶原纤维增生明显。

三、临床特点

（一）NTM 肺病

1. 引起 NTM 肺病的主要菌种　引起肺部病变的 NTM 主要菌种有 MAC、脓肿分枝杆菌和堪萨斯分枝杆菌，其次包括偶发分枝杆菌、龟分枝杆菌等。

2. NTM 肺病的临床表现　男性和绝经后女性多发，中位发病年龄为 57 岁。临床症状与体征多变而非特异性，极似肺结核病但全身中毒症

状等较肺结核病为轻。慢性起病，逐渐恶化。多数患者有慢性、反复发作的咳嗽、咳痰，其他非特异表现包括：咯血、气短、盗汗、低热、乏力、消瘦等。由于基础肺病的影响，该类患者肺功能的减退较肺结核更为显著。最近，一种与 NTM 尤其是 MAC 相关的过敏性肺部综合征受到广泛关注。美国胸科协会和美国感染病学会在 2007 年版 NTM 病诊治指南中将该病与其他 NTM 肺病分别列出，并命名为过敏样肺病，即通常所称的"热浴盆肺"（hot tub lung）[2]，该病是 MAC 肺病的特殊表现，可能与吸入 MAC 抗原有关，亚急性起病，与其他过敏性肺炎相似，主要症状为咳嗽、气促及发热，患者多为年轻人和非吸烟者。处理不及时可进展为低氧血症或呼吸衰竭。

3. NTM 肺病影像学特点　胸部 X 线检查可以用于诊断 NTM 纤维空洞型病变，但目前已常规推荐应用 HRCT 来评估 NTM 肺病。根据胸部 HRCT 表现可将 NTM 肺病大致分为结节 / 支气管扩张型、纤维空洞型和过敏性肺炎型（又称"热盆浴肺"）三型 [2]。结节 / 支气管扩张型多见于绝经后妇女、高瘦体型（多伴有脊柱畸形）、无吸烟史和不伴有基础结构性肺病的患者，空洞形成较晚且较小。纤维空洞型类似于肺结核，多累及上叶，男性、吸烟、有慢阻肺病史者多见。过敏性肺炎型最少见，表现为弥漫性结节性浸润及磨玻璃样改变。

与肺结核相比，NTM 肺病的影像学变化往往具有以下特征：①肺部病变可持续数年无变化或变化少，抗结核治疗无明显改善或呈缓慢进展；②薄壁空洞，周围合并肺实质阴影少见；③非空洞性病变多发生于中叶或下叶；④可累及胸膜但胸腔积液少见（5%～20%），且几乎不单独出现；⑤免疫功能抑制或合并获得性免疫缺陷综合征（acquired immunodeficiency syndrome，AIDS）的 NTM 肺病患者中可见到纵隔和肺门淋巴结肿大，并偶可见到粟粒性结节影；⑥病灶干酪样坏死和钙化少见。

（二）肺外 NTM 病

1. NTM 淋巴结病　儿童中最常见的 NTM 病，非 HIV 人群中很少成年发病。近年来，NTM 淋巴结病呈增多趋势，主要致病菌为 MAC、瘰疬分枝杆菌、嗜血分枝杆菌。最多累及部位是上颈部、下颌下淋巴结和耳后，单侧多见。瘰疬分枝杆

菌和 MAC 可引起全身性淋巴结肿大,其组织学酷似结节病。大多数患者仅有局部淋巴结受累表现,轻度压痛,可迅速软化、破溃后可形成慢性窦道。

2. NTM 皮肤病 NTM 可引起皮肤及软组织病变。局部脓肿多由 3 种快速生长分枝杆菌,偶由分枝杆菌、脓肿分枝杆菌和龟分枝杆菌引起,多发生在针刺伤口、开放性伤口或骨折处,往往迁延不愈。溃疡分枝杆菌通常可形成一个单发、无症状、坚硬的结节,在 3～4.5 个月的潜伏期后出现[20]。最初的损伤通常直径小于 5cm,但它们可以发展为进行性坏死性溃疡,边缘呈扇形,扩展至 15cm 或更大,这些溃疡被称为 Buruli 溃疡,以乌干达布鲁里地区的名字命名,因早期的病例在那里被发现[21]。海分枝杆菌存在于水生环境中,暴露于受污染的淡水或海水中,如进入游泳池或鱼缸,可能导致接触者感染[22]。此外,海分枝杆菌可引起孢子丝菌病样(sporotrichoid pattern)淋巴管炎[22, 23],病变也可以表现为溃疡、脓肿、脓疱或疣状斑块[23]。

3. 播散性 NTM 病 播散性 NTM 病是进展期 AIDS 患者常见严重合并症。所有 CD4$^+$T 细胞计数小于 50×10^6/L 的患者均存在罹患播散性 NTM 风险。AIDS 患者中 90% 以上的播散性 NTM 病由 MAC 引起。其他免疫抑制状态患者及免疫功能正常宿主也可发生,但患病率远远低于 AIDS 患者。有报道非 HIV 患者中移植术后、长期应用糖皮质激素和血液病也可罹患播散性 NTM 病。播散性 NTM 病可累及肺脏、淋巴结、骨关节、肝脏、胃肠道、心内膜、心包和脑膜等,临床表现多样,与其他感染不易区别。肺部病变约有 1/4 呈粟粒样改变,可出现肝脾大。最常见的症状为发热(>80%)、夜间盗汗(>35%)、体重减轻(>25%);胃肠道可有腹痛、腹泻和消化不良等,伴有腹部压痛及肝脾大等体征;部分患者可有皮下多发性结节或脓肿。

4. 其他部位 NTM 病 NTM 可感染滑膜、滑囊、腱鞘、骨关节和骨髓等,以海分枝杆菌和 MAC 引起的为多,其次为脓肿分枝杆菌、偶发分枝杆菌、龟分枝杆菌、嗜血分枝杆菌和堪萨斯分枝杆菌;偶发分枝杆菌可引起牙龈病变和眼病;MAC 可引起泌尿生殖系统疾病;林达分枝杆菌可引起胃肠道疾病。

第三节 非结核分枝杆菌病的病原学检查

一、免疫学检测

免疫学检测方法包括主要包括结核菌素皮肤试验和 γ 干扰素释放试验(interferon-γ release assay, IGRA),该检测方法不能直接用于 NTM 的诊断,主要用于疑诊分枝杆菌感染的初筛,诊断 NTM 必须结合菌种鉴定。结核菌素皮肤试验是以机体对结核分枝杆菌纯蛋白衍生物的迟发型变态反应为基础,不能区分结核分枝杆菌与 NTM 感染。IGRA 利用结核分枝杆菌而非牛分枝杆菌 BCG 株系表达的抗原刺激外周血单核细胞产生 IFN-γ。IGRA 对于鉴别结核和大部分 NTM 感染具有较好的应用价值,可作为结核分枝杆菌病和 NTM 病的辅助诊断。部分 NTM 也可出现 IGRA 阳性结果,如堪萨斯分枝杆菌、海分枝杆菌、苏尔加分枝杆菌和戈登分枝杆菌等[24]。

二、病原学检查

(一)标本的采集

可用于检测的标本包括痰、支气管肺泡灌洗液、体液、血液、抽吸脓液和组织等。痰标本收集应为至少 3 次非同一天的晨起痰(或诱导痰)。因为 NTM 培养阳性率低,所以鼓励临床医生尽量多次留取标本,留取过程中应注意防污染,尤其是自来水的污染。标本转运时间如果超过 1h 需要在 4℃ 条件下保存。

(二)涂片检查

常规进行抗酸染色检查,抗酸染色方法包括 Ziehl-Neelsen 法和 Kinyoun 法,但检出率低,阳性提示分枝杆菌,不能与结核分枝杆菌鉴别。

(三)培养及菌种鉴定

所有标本均需要接种液体培养基和固体培养基,以提高阳性率。固体培养基的优点是可以根据培养菌株的克隆形态、生长速度和产色对其进行初步鉴定[25]。NTM 的适宜生长温度在 28～37℃ 之间,多数可在 35～37℃ 之间可以生长,但部分菌株需要在低温环境(28～30℃ 之间)生长,尤其是皮肤软组织、关节和骨标本,这部分标本须常规加做低温培养以免漏诊。

不同 NTM 感染的临床特点和药物敏感性特征有很大不同，治疗方案也各不相同，所以菌种鉴定非常重要。临床医生与实验室的沟通也尤为重要，需要根据临床表现来判断标本结果的临床意义。传统方法难以将 NTM 鉴定到种，需要依赖检验人员的经验，且耗时较长，分子生物学鉴定提供了很大帮助。依据鉴定的原理，目前 NTM 菌种鉴定主要包括 2 大类方法：比较同源基因或序列差异的分子诊断技术和分析细菌菌体组成成分差异的鉴定技术[26]。

1. 分子诊断技术

（1）核酸测序鉴定：基于同源基因或序列的差异来进行菌种鉴定，是目前分枝杆菌鉴定技术中分辨率最高、结果最为可靠的技术，是目前 NTM 菌种鉴定的"金标准"。16S rRNA 基因测序分析是分枝杆菌菌种鉴定的标准方法，但由于该基因序列在分枝杆菌属内不同种之间的多态性很低，因此要采用 16S rRNA 联合其他同源序列（目前最常用的是 ITS、rpoB 和 hsp65）为靶基因进行测序鉴定[27]。

（2）线性探针杂交法：线性探针杂交法对 NTM 的鉴定是基于 23S rRNA 基因片段序列的差异。该方法具有操作简便、快速、准确的特点，但成本较高，鉴定的种类有限，直接应用到临床检测中仍很困难。

（3）实时荧光定量 PCR：该检测方法目前只能区分 MTB 和常见的 NTM 菌种，存在一定的漏诊风险。此外，如果样本中存在 MTB 和 NTM 混合感染时，仅能报告 MTB 核酸检测阳性，且不能鉴定 NTM 的菌种。

（4）基因芯片鉴定：目前多采用市场上推出的成品菌种鉴定试剂盒，可定性检测疑似结核病或 NTM 病患者经过分离培养的分离株，或直接来源于疑似患者的临床样本中的核酸，可用于 MTB 和 NTM 病的辅助诊断。

2. 依据细菌结构差异进行菌种鉴定 目前较为成熟的技术有两种，一是应用高效液相色谱仪对细菌细胞壁的分枝菌酸进行分析，二是应用基质辅助激光解析电离飞行时间质谱（MALDL-TOF MS）分析多种蛋白成分在菌体中所占的比例。这两种方法均已经建立了包含丰富菌种的图谱库用于结果比对，因此具有很高的鉴别能力。但前者操作复杂、试剂不开放、价格昂贵，现不适用于临床检验应用。

基因测序是鉴定 NTM 菌种标准方法，然而鉴定到种水平有时需要分析好几个基因，并且仅限于专业实验室。近几年，鉴于 MALDL-TOF MS 方法的准确、快速和高效，在临床上越来越多地应用于细菌和真菌感染的研究，是鉴定 NTM 的潜在方法。然而与测序相比，MALDL-TOF MS 需要的菌量较大，分辨率主要取决于数据库的质量，不能将脓肿分枝杆菌复合群鉴定到亚种水平，且所需设备昂贵，限制了其临床应用[28]。

（四）NTM 的耐药性检测

1. NTM 的药敏试验 NTM 对大多数抗结核药物具有天然的耐药性，所以药物敏感性试验是制定理想治疗方案的基础。但目前，针对 NTM 的药敏试验尚没有通用指南。虽然美国临床与实验室标准化研究所对于一些 NTM 菌种有推荐的药敏试验方法和药物临界浓度，但这些方法仍有待于临床充分地评价[26]。需要注意以下几点：①新发现的 MAC 菌株推荐进行克拉霉素药敏试验，其他一线抗结核药物因为没有可靠的药物临界浓度而不推荐常规进行；② MAC 经验治疗失败者常规推荐克拉霉素药敏试验；③未经治疗的堪萨斯分枝杆菌常规推荐进行利福平药敏试验，如利福平敏感则认为利福喷丁也敏感，而利福平耐药者则需进一步进行二线药物敏感试验，包括利福布汀、乙胺丁醇、异烟肼、克拉霉素、氟喹诺酮、阿米卡星和磺胺类药物。

2. NTM 耐药的分子诊断 研究发现，NTM 对某些药物的耐药性与特定耐药基因的突变有关，因此，可以通过对药物靶基因进行测序及时发现耐药菌株，有助于更好地制定治疗方案。但目前对 NTM 的耐药机制研究非常有限，因此，未来耐药分子机制方面亟待更深入的研究，才有助于应用分子手段尽快发现耐药菌。

第四节 非结核分枝杆菌病的诊断

NTM 病的诊断应通过临床表现、影像学、细菌学及病理检查结果进行综合判断。参考国内外 NTM 病诊断与治疗指南，NTM 病诊断层次分为

NTM 感染、疑似 NTM 病和 NTM 病 [2, 29]。

一、NTM 感染

NTM 属条件致病菌，健康人呼吸道可有某些类型 NTM 定植。同时具备以下两项条件者可诊断为 NTM 感染：① NTM 皮肤试验阳性；②尚无组织、器官受到非结核分枝杆菌侵犯的证据。人体感染 NTM 后，只有极少数人发病。

二、疑似 NTM 病

具备以下情况之一可考虑为疑似 NTM 病。重点关注对象是经正规抗结核治疗无效的临床诊断结核病患者。

1. 痰抗酸杆菌检查阳性而临床表现与肺结核不相符者。

2. 痰液显微镜检查发现菌体异常的分枝杆菌。

3. 痰或其他标本中分枝杆菌培养阳性，但其菌落形态和生长情况与 MTB 复合群有异。

4. 接受正规抗结核治疗无效而反复排菌的患者，且肺部病灶影像学以支气管扩张、多发性小结节及薄壁空洞为主。

5. 有免疫功能缺陷，但已除外肺结核的肺病患者。

6. 医源性或非医源性软组织损伤，或外科术后伤口长期不愈而找不到原因者。

三、NTM 病

指人体感染 NTM 并引起相关组织或脏器的病变。无论 NTM 肺病、肺外 NTM 病，还是播散性 NTM 病，诊断均需进行 NTM 菌种鉴定。

（一）NTM 肺病

NTM 肺病诊断标准见表 9-4-1。

（二）肺外 NTM 病

具有局部和 / 或全身性症状，经相关检查发现有肺外组织、器官病变，排除其他疾病，在确保标本无外源污染的前提下，病变部位组织中 NTM 培养阳性，即可做出肺外 NTM 病的诊断。

（三）播散性 NTM 病

具有相关的临床症状，经相关检查发现有肺或肺外组织与器官病变，血培养 NTM 阳性，和 / 或骨髓、肝脏、胸内或腹内淋巴结穿刺物 NTM 培养阳性。

表 9-4-1 NTM 肺病的诊断标准

临床表现（两条均满足）
1. 具有呼吸系统症状和 / 或全身症状，经胸部影像学检查发现有空洞性阴影、多灶性支气管扩张及多发性小结节病变
2. 已排除其他疾病

实验室检查（满足一条）
1. 至少 2 次痰培养均为同一种 NTM 致病菌
2. 至少 1 次支气管肺泡灌洗液培养 NTM 阳性，阳性度为 ++ 以上
3. 经支气管镜或其他途径的肺组织活检检查，发现分枝杆菌病的组织病理学特征性改变（肉芽肿性炎症或抗酸染色阳性），并且组织培养 NTM 阳性或痰标本和 / 或支气管肺泡灌洗液中 NTM 培养阳性≥1 次

第五节 非结核分枝杆菌肺病的治疗和预防

一、NTM 肺病的治疗原则——鉴定到种，联合用药

1. 不同地区的 NTM 菌种分布差异性大，不同 NTM 的治疗方案及耐药模式不同，所以治疗前应尽量鉴定到种。

2. 尽管目前难以确定药敏试验结果与临床效果的相关性，但制定 NTM 病的治疗方案时，仍应尽可能根据药敏试验结果和用药史，选择 3~4 种药物联合治疗，强化期 6~12 个月，巩固期 12~18 个月，在 NTM 培养结果阴转后继续治疗 12 个月以上。

3. NTM 的治疗需要多种抗菌药物联合，疗程长，因此需要综合评估潜在副作用、花费、治疗获益来决定是否启动抗菌治疗，NTM 肺病的诊断并不意味着需要立即开始抗菌的治疗，更不建议对疑似 NTM 肺病患者进行试验性治疗。

4. 对 NTM 肺病患者应谨慎采用外科手术治疗。

二、NTM 治疗中的常用药物

可用于 NTM 治疗的药物种类多，包括传统的抗结核药物，如利福霉素类、乙胺丁醇、链霉素、喹诺酮类等。近年研究证实一些较新的药物对 NTM 亦有一定作用，尤其是难治性 NTM，如

大环内酯类、利奈唑胺、亚胺培南、替加环素、氯法齐明等。NTM 的治疗疗程通常较长，药物不良反应是 NTM 治疗过程中的一大难题，因此药物不良反应的监测至关重要。现将治疗 NTM 常用药物类型、抗菌谱及药物的常见不良反应归纳至表 9-5-1[30]。

三、常见 NTM 肺病的药物治疗——菌种不同，治疗不同

（一）MAC

大环内酯类药物是目前治疗 MAC 病疗效确切的唯一抗菌药物，MAC 病的基础药物必须包括克拉霉素或阿奇霉素。MAC 的治疗建议见表 9-5-2[2, 29]。

对于大环内酯类药物耐药的 MAC 肺病尚无有效的治疗方案，因此尽量避免耐药的出现至关重要。MAC 出现大环内酯类耐药最重要的危险因素是应用大环内酯类单药治疗或仅和氟喹诺酮类药物联用。

（二）脓肿分枝杆菌

脓肿分枝杆菌感染的治疗效果差。体外药敏试验结果显示，脓肿分枝杆菌对克拉霉素、阿米卡星和头孢西丁敏感，对利奈唑胺、替加环素、亚胺培南和氯法齐明等中度敏感，对一线抗结核药物基本耐药。但目前仅证明大环内酯类药物的体外药敏试验和临床疗效有较好的相关性。目前关于脓肿分枝杆菌的药物治疗推荐见表 9-5-3。对于肺部病变局限且可耐受手术的患者，可同时采用外科手术治疗，以提高治愈率。

事实上，目前并没有可靠的治疗方案能保证

表 9-5-1　NTM 常用药物、抗菌谱及药物的常见不良反应

药物	主要 NTM 抗菌谱	常见不良反应	其他需要说明的情况
阿米卡星、链霉素	对 MAC 具有较强的抗菌活性；阿米卡星的 MIC 2.4～6.2mg/L，对其他 NTM 也有一定的抗菌作用，是难治性 NTM 的重要药物	肾毒性 听觉及前庭毒性（耳鸣，高频听力受损）	吸入性阿米卡星在治疗难治性 NTM 肺病上可能有效，副作用相对小
利福平和利福布汀	MAC、堪萨斯分枝杆菌、偶发分枝杆菌、龟分枝杆菌和脓肿分枝杆菌等	体液变成橙色（可将隐形眼镜染色） 药物性肝损伤 恶心，呕吐，腹泻 发热，寒战 血小板减少 肾衰竭（利福平） 增加许多药物的肝脏代谢 白细胞减少 前葡萄膜炎（与克拉霉素合用时） 流感样症状（多肌痛，多关节痛）	对肝脏细胞色素 P450-3A 系统的诱导作用较弱
阿奇霉素、克拉霉素	MAC、偶发分枝杆菌、龟分枝杆菌和脓肿分枝杆菌等	恶心，呕吐，腹泻 听觉及前庭毒性 QT 间期延长 肝炎 味觉异常	
乙胺丁醇	MAC、堪萨斯分枝杆菌、瘰疬分枝杆菌和海分枝杆菌等	视神经炎 周围神经炎	与其他抗分枝杆菌药物间无交叉耐药性，与链霉素、利福平、氟喹诺酮类药物等联合应用具有协同作用
喹诺酮类	对 NTM 均有一定的抗菌作用，其中对 MAC、偶发分枝杆菌的作用最为显著	恶心，呕吐，腹泻 失眠，激动，焦虑 肌腱炎 光过敏 QT 间期延长	单独与大环内酯类药物联用时易诱导大环内酯类药物耐药

续表

药物	主要NTM抗菌谱	常见不良反应	其他需要说明的情况
头孢西丁	偶发分枝杆菌、脓肿分枝杆菌等快速生长分枝杆菌	发热，皮疹 嗜酸性粒细胞增多 贫血，白细胞减少，血小板减少	
复方新诺明	偶发分枝杆菌、龟分枝杆菌、脓肿分枝杆菌和海分枝杆菌	恶心，呕吐，腹泻 贫血，白细胞减少，血小板减少 发热，皮疹，重症多形[性]红斑（Stevens-Johnson综合征）	
氯法齐明		皮肤变色† 肠道病变（有时表现和胰腺功能不全相似）† 恶心，呕吐	
亚胺培南	偶发分枝杆菌、龟分枝杆菌和脓肿分枝杆菌等快速生长分枝杆菌	药物性肝损伤 恶心，呕吐，腹泻	
利奈唑胺	脓肿分枝杆菌	贫血，白细胞减少，血小板减少 周围神经病变 视神经炎	
米诺环素	偶发分枝杆菌、龟分枝杆菌、脓肿分枝杆菌和海分枝杆菌	光过敏 恶心，呕吐，腹泻 眩晕 皮肤变色	
替加环素	脓肿分枝杆菌	恶心，呕吐，腹泻 胰腺炎 低白蛋白血症 高胆红素血症	

注：† 鉴于氯法齐明的半衰期长，因此毒性作用的恢复时间较长，多达停药后3个月。

表 9-5-2 MAC治疗推荐

疾病类型	治疗方案	疗程	其他可选药物
结节性病灶伴有支气管扩张、初治或非空洞性病变	每周3次疗法： 克拉霉素1 000mg/次（或阿奇霉素500～600mg/次） 利福平600mg/次 乙胺丁醇25mg/（kg·次）	痰培养转阴后再继续抗感染至少12个月	吸入性阿米卡星 氯法齐明 莫西沙星 利福布汀 贝达喹啉等
纤维空洞性病灶	每日疗法： 克拉霉素500～1 000mg/d（体重＜50kg者为500mg/d） 或阿奇霉素250～300mg/d 利福平450～600mg（体重＜50kg者为450mg/d）；重度、非初治者可考虑利福布汀150～300mg/d（体重＜50kg者为150mg/d） 乙胺丁醇15mg/（kg·d） 在治疗开始2～3个月可考虑联合应用阿米卡星或链霉素，每周3次		
热盆浴肺	治疗方案可参考过敏性肺炎 关键是避免接触过敏原 对病情严重或伴有呼吸衰竭的患者，可及时给予糖皮质激素治疗 3～6个月短疗程抗分枝杆菌药物治疗可迅速改善症状和胸部影像学，但非必须，预后良好		

表 9-5-3　脓肿分枝杆菌复合群治疗推荐

推荐指南	治疗方案	疗程	其他
2007 ATS/IDSA[2]	一种大环内酯类药物联合一种或多种静脉用药物，如阿米卡星、头孢西丁或亚胺培南	痰培养转阴后再继续至少 12 个月抗感染疗程	替加环素、利奈唑胺、贝达喹啉等
2016 美国囊性纤维化基金会和欧洲囊性纤维化学会[31]	强化期：口服大环内酯类（首选阿奇霉素）每日给药＋静脉阿米卡星＋静脉替加环素、亚胺培南、头孢西丁中的至少一种；疗程 3～12 周 维持期：口服大环内酯类（首选阿奇霉素）每日给药＋吸入性阿米卡星＋以下 2～3 种药物口服（米诺环素、莫西沙星、利奈唑胺、氯法齐明）		

长期的痰阴转率，因此启动抗感染治疗要慎重，平衡利弊。对于症状及影像学表现较轻的患者建议严密监测疾病进展，支持治疗及合并症的治疗可能比抗 NTM 治疗更加有意义。

（三）堪萨斯分枝杆菌

体外实验结果表明，绝大多数堪萨斯分枝杆菌对利福平敏感，对异烟肼、乙胺丁醇和链霉素中度敏感，大环内酯类药物、氟喹诺酮类药物、阿米卡星和磺胺甲噁唑等也有良好的抗菌活性。堪萨斯分枝杆菌肺病的治疗推荐见表 9-5-4[2, 29]。

四、NTM 肺病治疗终点和疗程的考量——综合考虑，个体决策

理想状态下，NTM 肺病治疗的疗程为痰转阴后至少 12 个月。但是如上所述，一方面，该病治疗的疗程长，所需抗菌药物多，药物副作用较大，许多患者在治疗的过程中因为无法耐受而需调整用药方案甚至停药，另一方面，NTM 肺病的总体治疗效果欠佳，即使按照所推荐的药物治疗方案，其治愈率大多不足 50%。因此在确定患者治疗终点和抗感染疗程时并无统一标准，临床医师需结合患者实际情况，综合评估副作用、花费、治疗获益进行个体化决策。

五、手术在 NTM 治疗中的地位

目前 NTM 肺病的手术适应证尚无统一标准。在下列情况中手术可能有所帮助：病灶局限，尤其是肺上叶空洞性疾病患者；对药物治疗反应性差（如接受连续 6 个月治疗后痰培养未能转阴）的患者；无法耐受药物治疗的患者。有研究表明手术的病死率约为 7%，并发症发生率 20%，常见的术后并发症包括急性呼吸窘迫综合征、气胸、支气管胸膜瘘等，疾病进展迅速的 NTM 患者术后并发症的发生率更高。鉴于此，NTM 肺病患者是否行手术治疗需十分谨慎，手术必须在经验丰富的治疗中心完成[32]。目前，药物治疗应仍是一线治疗方案。

六、非结核分枝杆菌的预防——水源消毒是关键

预防 NTM 导致的医院内感染，关键要抓好医院用水和医疗器械的消毒工作。消毒液的配制必须严格按要求进行，规范操作。医疗器械消毒后采用灭菌水冲洗，防止二次污染。对留置中心导管的患者，特别是骨髓移植受者，应避免让自来水接触或污染其导管。自动内镜冲洗仪器及人

表 9-5-4　堪萨斯分枝杆菌复合群治疗推荐

疾病类型	治疗方案	疗程	其他
初治	利福平 10mg/（kg·d）（最大剂量 600mg/d） 异烟肼 5mg/（kg·d）（最大剂量 300mg/d） 乙胺丁醇 15mg/（kg·d）（最大剂量 750mg/d）	痰培养转阴后再继续至少 12 个月抗感染疗程	对于治疗失败者或复治患者建议进行利福平和克拉霉素的体外药物敏感性测定
利福平耐药	由 3～4 种药物组成治疗方案，包括克拉霉素或阿奇霉素、莫西沙星、乙胺丁醇、磺胺甲噁唑或链霉素等［如高剂量异烟肼 900mg/d，高剂量乙胺丁醇 25mg/（kg·d），联合链霉素或阿米卡星］	痰培养转阴后再继续至少 12～15 个月抗感染疗程	可根据体外药物敏感实验选择药物

工清洗均应避免使用自来水，应用酒精进行最后冲洗。避免使用氯化苯甲烷铵（如烷基二甲基苄基氯化铵）作为局部注射的皮肤消毒剂，因为脓肿分枝杆菌等NTM可在其中生长。外科手术时应注意：①手术室不使用自来水或自来水来源的冰块；②不用自来水冲洗或污染开放伤口；③门诊进行整形外科手术必须严格遵守无菌操作规程。此外，在收集痰标本前不要让患者饮用自来水或用自来水漱口。

密切关注城市饮用水中NTM污染问题，严格对饮用水进行消毒，预防NTM从环境传播到人。在做好预防工作的同时还要注意加强NTM检测。加强医院特别是大型综合医院的实验室建设，具备检测NTM的条件，做好NTM菌种鉴定工作，及时检出NTM并开展NTM菌种的药敏试验，以提高对NTM病的诊治水平[29]。

对于HIV感染患者，可以考虑预防性使用抗菌药物，减少发生播散性MAC病的概率。CD4+T细胞 $<50×10^6$/L的患者均需进行预防性治疗，尤其是有机会感染病史的患者，推荐的预防性治疗方案：首选阿奇霉素1 200mg（1次/周），次选药物为克拉霉素1 000mg/d（可分2次服用），若患者不能耐受大环内酯类药物，则可选用利福布汀300mg/d。若患者CD4+T细胞升高至 $100×10^6$/L以上则可考虑停药[2, 29]。

结语与展望

我们关于NTM病诊治的认识程度存在着很大不足。目前的诊治指南更多基于经验和专家推荐，尚缺乏系统规范的临床研究。NTM病需要得到越来越多的临床医生的重视，早期发现，规范治疗，防止复发，合理预防。从实验室到临床的规范化管理是规范诊治NTM病的基石。

（李燕明）

参 考 文 献

[1] List of prokaryotic names with standing in nomenclature. [2019-09-14]. http://www.bacterio.net/mycobacterium.html.

[2] Griffith D E, Aksamit T, Brown-Elliott B A, et al. An official ATS/IDSA statement: diagnosis, treatment, and prevention of nontuberculous mycobacterial diseases. Am J Respir Crit Care Med, 2007, 175（4）: 367-416.

[3] Runyon E H, Selin M J, Harris H W. Distinguishing mycobacteria by the niacin test: a modified procedure. Am Rev Tuberc, 1959, 79（5）: 663-665.

[4] Adjemian J, Daniel-Wayman S, Ricotta E, et al. Epidemiology of Nontuberculous Mycobacteriosis. Semin Respir Crit Care Med, 2018, 39（3）: 325-335.

[5] Dean Samantha G, Ricotta Emily E, Fintzi Jonathan, et al. Mycobacterial Testing Trends, United States, 2009-2015. Emerg Infect Dis, 2020, 26: 2243-2246.

[6] Schildkraut Jodie A, Gallagher Jack, Morimoto Kozo, et al. Epidemiology of nontuberculous mycobacterial pulmonary disease in Europe and Japan by Delphi estimation. Respir Med, 2020, 173: 106164.

[7] Thomson R M, Furuya-Kanamori L, Coffey C, et al. Influence of climate variables on the rising incidence of nontuberculous mycobacterial（NTM）infections in Queensland, Australia 2001-2016. Sci Total Environ, 2020, 740: 139796.

[8] Ahn Kwangjin, Kim Young K, Hwang Gyu Y, et al. Continued Upward Trend in Non-Tuberculous Mycobacteria Isolation over 13 Years in a Tertiary Care Hospital in Korea. Yonsei Med J, 2021, 62: 903-910.

[9] Wang L, Zhang H, Ruan Y, et al. Tuberculosis prevalence in China, 1990-2010: a longitudinal analysis of national survey data. Lancet, 2014, 383（9934）: 2057-2064.

[10] Prevots D R, Marras T K. Epidemiology of human pulmonary infection with nontuberculous mycobacteria: a review. Clin Chest Med, 2015, 36（1）: 13-34.

[11] Tan Y, Su B, Shu W, et al. Epidemiology of pulmonary disease due to nontuberculous mycobacteria in Southern China, 2013-2016. BMC Pulm Med, 2018, 18（1）: 168.

[12] Pang Y, Tan Y, Chen J, et al. Diversity of nontuberculous mycobacteria in eastern and southern China: a cross-sectional study. Eur Respir J, 2017, 49（3）: 49（3）: 1601429.

[13] Dorman S E, Holland S M. Interferon-gamma and inter-

leukin-12 pathway defects and human disease. Cytokine Growth Factor Rev, 2000, 11(4): 321-333.

[14] Casanova J L, Abel L. Genetic dissection of immunity to mycobacteria: the human model. Annu Rev Immunol, 2002, 20: 581-620.

[15] Field S K, Fisher D, Cowie R L. Mycobacterium avium complex pulmonary disease in patients without HIV infection. Chest, 2004, 126(2): 566-581.

[16] Wallis R S, Broder M S, Wong J Y, et al. Granulomatous infectious diseases associated with tumor necrosis factor antagonists. Clin Infect Dis, 2004, 38(9): 1261-1265.

[17] Tortoli E. Clinical manifestations of nontuberculous mycobacteria infections. Clin Microbiol Infect, 2009, 15(10): 906-910.

[18] Ehrmantraut M E, Hillingoss D M, Chernick M, et al. Pulmonary nontuberculous mycobacterium infections are highly associated with mutations in CFTR. Am J Respir Crit Care Med, 2003, 167: A708.

[19] Iseman M D, Buschman D L, Ackerson L M. Pectus excavatum and scoliosis. Thoracic anomalies associated with pulmonary disease caused by Mycobacterium avium complex. Am Rev Respir Dis, 1991, 144(4): 914-916.

[20] Atkins B L, Gottlieb T. Skin and soft tissue infections caused by nontuberculous mycobacteria. Curr Opin Infect Dis, 2014, 27(2): 137-145.

[21] Clancey J K. Mycobacterial Skin Ulcers in Uganda: Description of a New Mycobacterium (Mycobacterium Buruli). J Pathol Bacteriol, 1964, 88: 175-187.

[22] Elston D. Nontuberculous mycobacterial skin infections: recognition and management. Am J Clin Dermatol, 2009, 10(5): 281-285.

[23] Aubry A, Chosidow O, Caumes E, et al. Sixty-three cases of Mycobacterium marinum infection: clinical features, treatment, and antibiotic susceptibility of causative iso-lates. Arch Intern Med, 2002, 162(15): 1746-1752.

[24] Lalvani A, Pareek M. Interferon gamma release assays: principles and practice. Enferm Infecc Microbiol Clin, 2010, 28(4): 245-252.

[25] van Ingen J. Diagnosis of nontuberculous mycobacterial infections. Semin Respir Crit Care Med, 2013, 34(1): 103-109.

[26] Somoskovi A, Mester J, Hale Y M, et al. Laboratory diagnosis of nontuberculous mycobacteria. Clin Chest Med, 2002, 23(3): 585-597.

[27] Jagielski T, Minias A, van Ingen J, et al. Methodological and Clinical Aspects of the Molecular Epidemiology of Mycobacterium tuberculosis and Other Mycobacteria. Clin Microbiol Rev, 2016, 29(2): 239-290.

[28] Chien J Y, Yu C J, Hsueh P R. Identification of non-tuberculous mycobacteria in MGIT by matrix-assisted laser desorption/ionization mass spectrometry. Future Microbiol, 2016, 11: 1025-1033.

[29] 中华医学会结核病学分会. 非结核分枝杆菌病诊断与治疗专家共识. 中华结核和呼吸杂志, 2012, 35(8): 572-580.

[30] Floto R A, Olivier K N, Saiman L, et al. US Cystic Fibrosis Foundation and European Cystic Fibrosis Society consensus recommendations for the management of non-tuberculous mycobacteria in individuals with cystic fibrosis. Thorax, 2016, 71 Suppl 1: i1-22.

[31] Flume P A. US Cystic Fibrosis Foundation and European Cystic Fibrosis Society consensus recommendations for the management of non-tuberculous mycobacteria in individuals with cystic fibrosis. J Cyst Fibros, 2016, 15(2): 139-140.

[32] Aznar M L, Zubrinic M, Siemienowicz M, et al. Adjuvant lung resection in the management of nontuberculous mycobacterial lung infection: A retrospective matched cohort study. Respir Med, 2018, 142: 1-6.

第十章 肺部真菌感染

相对于肺部细菌感染，真菌感染的病死率更高，临床和科研面临更大的困难，集中表现在以下几个方面：①虽然肺组织病理是诊断肺部真菌感染的"金标准"，但是在临床工作中很难取得肺组织标本，早期诊断非常困难；②肺部真菌感染的临床诊断要综合考虑危险因素、临床表现（主要是肺部影像学）、真菌病原学，但落实到具体疾病或患者个体，诊断标准的把握还存在争议；③相对于细菌学，真菌学研究处于起步阶段，国内很多微生物实验室对真菌鉴定没有经验，大多数真菌体外药敏没有判定折点；④临床可用的抗真菌药物品种少，价格昂贵，副作用多，限制了肺部真菌感染的治疗效果。

第一节 肺部真菌感染的流行病学

随着广谱抗生素及免疫抑制剂的广泛应用，留置静脉导管、肿瘤、器官移植、人类获得性免疫缺陷（AIDS）等患者显著增多，深部真菌感染发病率逐渐增加。肺部真菌感染主要由条件致病性真菌（曲霉菌、隐球菌、毛霉菌和念珠菌）引起。

一、开展肺部真菌感染流行病学研究必须有统一的诊断标准

如果肺部真菌感染的诊断标准不统一，不同国家和地区，甚至同一家医院的研究结果就无法比较，甚至可能得出互相矛盾的结论，不利于学科发展。

欧洲癌症研究和治疗侵袭性真菌感染协作组（EORTC）以及美国变态反应和感染性疾病协会真菌病研究组（MSG）在2002年发表了"免疫缺陷患者侵袭性真菌感染的诊断和治疗原则"，并在2008年进行了更新[1]。该"原则"（而不是"指南"）提出包括肺部真菌感染的诊断分为"确诊（proven）""临床诊断（probable）"和"拟诊（possible）"三个层次。

1. **确诊** 有肺部真菌感染的组织学证据（经皮肺穿刺活检、开胸肺活检、尸检标本、经支气管镜黏膜或肺活检），或其他无菌部位或体液（包括血、胸腔积液等，不包括支气管肺泡灌洗液和鼻窦吸出液）真菌培养阳性。

2. **临床诊断** 无肺部真菌感染的组织学证据，但满足：

（1）宿主条件：包括粒细胞缺乏（粒细胞$<0.5\times10^9/L$）超过10天；接受造血干细胞移植；应用糖皮质激素（相当于泼尼松30mg/d）时间>3周；90天内使用过免疫抑制剂；存在移植物抗宿主病。

（2）临床证据：胸部CT新出现的阴影符合下列表现，晕征（halo征）、新月征或实变病灶内出现空洞影；或气管镜下见到气道黏膜溃疡、结节、假膜、斑块或焦痂。

（3）微生物学证据：至少满足下列1条标准，痰或支气管肺泡灌洗液丝状真菌（包括曲霉菌、毛霉菌、镰刀菌、尖端赛多孢菌），隐球菌镜检或培养阳性；血或脑脊液中隐球菌乳胶凝集试验阳性；支气管肺泡灌洗液、脑脊液1次，或至少2次外周血半乳甘露聚糖抗原阳性。

3. **拟诊** 满足宿主条件＋临床证据。

我国在2007年制定了《肺真菌病诊断和治疗专家共识》[2]，同样沿用了基于"宿主因素""临床特征""微生物学"的诊断标准的分级诊断策略。其中微生物学标准包括特异性真菌抗原检测阳性及合格的深部痰标本连续2次分离到同种真菌。

念珠菌是口腔和上呼吸道的定植菌，痰培养出念珠菌十分常见。如果按照"深部痰标本连续2次分离到同种真菌"这样的定义，则肺部真菌感染以念珠菌为主（85%～100%），而隐球菌和丝状真菌（包括曲霉菌和毛霉菌）少见。但国外肺部

真菌感染的流行病学调查却显示：肺部真菌感染最常见的条件性致病真菌中曲霉菌（57%）占第一位，其次是隐球菌（21%）和念珠菌（14%）。近年来，国内学者逐渐接受了 EORTC/MSG 的诊断标准，对深部真菌感染也有了新的认识。在其中一项研究中，根据 EORTC/MSG 定义按照分层原则对 152 例肺部真菌感染病原学重新进行分析，结果发现：38 例确诊肺部真菌感染患者中，肺曲霉菌感染占首位（15/38，39.5%），其次为肺隐球菌病（13/38，34.2%），第三为毛霉菌和其他类型丝状真菌，而真正念珠菌肺炎少见，只有 2 例（5.2%）[3]。

二、肺念珠菌病的诊断

上气道念珠菌的定植非常常见，因此气道分泌物（包括痰和支气管肺泡灌洗液）念珠菌培养阳性不能作为念珠菌侵袭性肺部感染的证据。一项研究证明：36 例确诊"肺念珠菌病"患者生前痰或者支气管肺泡灌洗液念珠菌阳性的比例为 83%，但同时没有"肺念珠菌病"病理证据的对照组痰念珠菌培养阳性的比例也高达 46%。

侵袭性肺念珠菌病常常是念珠菌血症全身播散的肺部表现，多见于恶性肿瘤患者终末期，或者见于有免疫缺陷基础的患者。通过开胸肺活检或者尸体解剖资料证实"肺念珠菌病"包括两种完全不同的临床类型：一种继发于念珠菌血症，是"真正的念珠菌肺炎"，因为从肺组织病理上可以看到念珠菌侵犯肺实质的现象；另一种是口咽部或者消化道定植的念珠菌沿气道播散，最后到达肺泡，在这种情况下，支气管肺泡灌洗液常常能够培养出念珠菌，但是临床表现不多，病理上也看不到念珠菌侵犯肺实质的现象。换句话说，吸入引起的"念珠菌肺炎"是非常少见的。

对于"肺念珠菌病"的诊断，病理是最为确切的依据。但是临床取得活组织病理常常是困难的，大多数"肺念珠菌病"的报道来自尸体解剖，对于治疗没有帮助。如果没有肺组织病理，血培养念珠菌阳性结合肺部表现可以确诊"肺念珠菌病"。但是，念珠菌血培养的阳性率并不高，而念珠菌血症的病死率却高达 40%，如果等待"肺念珠菌病"确诊后再治疗往往会延迟治疗，患者病死率增加。而如果用痰培养阳性作诊断，将导致抗念珠菌治疗的扩大化，增加了患者的负担，也

会导致耐药真菌的出现。因此，"肺念珠菌病"的早期准确诊断是目前亟待解决的难题。

目前已有的一些概念，如"念珠菌定植指数（CI）"和"念珠菌校正定植指数（CCI）"，对探索"肺念珠菌病"的早期诊断和早期经验性治疗进行了一些尝试。其中 CI 的定义为：对于怀疑系统性念珠菌感染的患者，同时进行痰（或其他气道分泌物）、尿、胃液、便（或直肠拭子）、口咽拭子五个部位的念珠菌定量培养。口咽和直肠拭子念珠菌 ≥1CFU（菌落计数单位）；胃液、尿 ≥10^2CFU/ml；痰 ≥10^4CFU/ml，就认为念珠菌定植阳性。CI = 阳性定植标本数 ÷ 监测标本总数。CCI 则对定植的要求更加严格：口咽和直肠拭子念珠菌 ≥10^2CFU；胃液、尿、痰 ≥10^5CFU/ml 才判定念珠菌定植阳性。如果 CI≥0.5，或者 CCI≥0.4 就认为有侵袭性念珠菌感染的可能。一项单中心、前瞻、对照研究证明：对于所有入住 ICU 大于 5d 的患者监测 CCI，如果 CCI≥0.4 立即开始经验性氟康唑治疗（第一天 800mg，以后 400mg/d，共 2 周）[4]。结果发现侵袭性念珠菌的感染率由原来的 2.2% 降到 0，而耐药念珠菌感染率并没有增加。另一项"EPCAN"研究，目的是寻找一种床边可操作的简单有效的指导经验性抗念珠菌治疗的工具（Candida Score）[5]。该研究由西班牙 73 家 ICU 参加，历时两年，纳入所有入住 ICU 大于 7d 的 1 765 例患者。结果发现：全静脉营养（TPN）、手术、多部位念珠菌定植（每项危险系数 1 分）、严重脓毒症（危险系数 2 分）是发生侵袭性念珠菌感染的独立危险因素。将每位患者的所有危险系数相加，就得到该患者的 Candida Score。研究标明，Candida Score≥2.5 诊断侵袭性念珠菌感染的敏感性为 81%，特异性为 74%。

通过上述前瞻、对照临床研究可以看出：①包括肺念珠菌病在内的侵袭性念珠菌感染多出现在住院的危重患者，由于病死率高，需要临床医生早期识别；②痰、尿等非无菌标本念珠菌培养阳性仅仅代表定植，无法诊断侵袭性念珠菌感染；③确诊侵袭性念珠菌以后再针对性抗真菌治疗已经太晚了；④一系列研究提供了一种模型，从一定程度上帮助早期识别侵袭性念珠菌感染。

因此，不管是 EORTC/MCG 的定义，还是"念珠菌定植指数""EPCAN"研究都给我们传达了这

样一条信息：在肺部真菌感染的诊断上只有肺组织病理能回答"yes or no"的问题；如果没有肺组织病理，在目前还没有更好的病原学诊断方法的前提下，肺部真菌感染的诊断只是一种"可能性"诊断。而临床医生的任务就是在与微生物学家和病理学家密切配合的前提下，不断探索符合哪些条件"最可能"诊断肺部真菌感染，使我们诊断的"可能性"最接近 100%。

第二节 如何早期诊断肺部真菌感染

一、肺部真菌感染的诊断现状

真菌是肺部感染的常见病原体，肺部真菌感染占深部真菌感染的首位。目前，在临床实践中肺部真菌感染的诊断仍存在许多难题，其诊断难度远远超过肺部细菌感染，集中表现在以下几个方面：

1. 肺部真菌感染的临床症状、体征缺少特征性，更无诊断特异性 其临床表现往往被严重的基础疾病或治疗药物如免疫抑制剂、激素等所掩盖，易被漏诊、误诊。肺部真菌感染中，影像学具有很大的提示作用，但目前对于肺真菌病影像学特征的认识尚有较大局限，也妨碍了对疾病的早期识别。

2. 目前针对肺部真菌感染的实验室检查手段有限 组织病理学是诊断的"金标准"，但并非所有患者都有条件进行组织活检。下呼吸道真菌培养耗时较长，可能造成治疗延误。同时，条件致病性真菌，如念珠菌、曲霉菌等是上呼吸道的常居菌，鉴别下呼吸道感染与定植也是肺部真菌感染中的难点。真菌抗原或抗体检测，例如隐球菌荚膜抗原和曲霉菌抗体 IgG，是协助确定诊断的重要手段。但血清学检测的阳性率受患者免疫状态的影响，在临床应用上具有一定局限性。

3. 对部分患者过度诊疗 临床对肺真菌感染警惕性尚显不足，但同时也存在过度诊疗。这主要集中在免疫缺陷的发热患者中，一旦抗细菌治疗效果不佳，常会出现在并无微生物证据的情况下"经验性"加用抗真菌药物。而这部分患者中，最终仅有三分之一被证实确实患有真菌感染。

因此，提高医务工作者对真菌感染的诊断意识，掌握肺部真菌感染的临床表现、影像学特点以便实现早期识别，选择合适的实验室诊断方法，这样才能提高肺部真菌感染诊断的效率和可靠性。

二、提高诊断水平的途径

肺部真菌感染的诊断依据分级诊断原则，分为"确诊""临床诊断""拟诊"三个层次，诊断依据是临床特征、真菌学检查和组织病理三者的结合，目的是寻求诊断敏感性与准确性间的平衡。组织病理学是诊断的"金标准"，但并非所有患者都有条件进行组织活检。结合患者个体情况，选择合适的诊断手段，是早期诊断的关键。

（一）临床特征

肺部真菌感染的临床症状、体征与其他肺部感染相比，并没有特异性。但真菌感染的易感人群具有一定的特点，对于具有特定基础疾病或特殊接触史的患者，如出现肺部感染征象，要格外警惕真菌感染的可能。

免疫抑制人群是肺部真菌感染的重要易感人群。在 EORTC/MSG 的诊断标准中，粒细胞缺乏、血液系统疾病、器官移植、大剂量激素及免疫抑制剂应用、放化疗等疾病或状态，被明确列为发生肺部真菌感染的危险因素。但这仅说明免疫抑制人群较易发生侵袭性真菌感染，不代表肺真菌感染仅发生在免疫抑制人群中。对于肺部真菌感染危险因素的认识，不能局限于免疫抑制人群。某些非免疫抑制患者也可能是肺部真菌感染的易感人群，例如患有呼吸系统基础疾病如慢性阻塞性肺疾病、支气管扩张症等，这些患者呼吸系统局部结构破坏，防御和免疫功能降低，肺部真菌感染风险增加。近年来，亦有前驱流感病毒感染、糖尿病、肝肾功能不全、结缔组织病和大面积烧伤等疾病患者罹患肺部真菌感染的临床研究和病例报道[6-8]。对于这些疾病的患者，如果出现相应临床和影像学表现，都应格外警惕肺部真菌感染的可能。

此外，职业史、旅行史和接触史对于肺部真菌感染诊断非常重要，如从事动物皮毛加工、饲鸟、酿造、挖掘地基和考古等。到真菌流行地域旅行，进入蝙蝠等动物栖息的岩洞，接触鸽粪等都是诊断肺部真菌感染的重要线索。

肺部影像学是提示真菌感染的重要手段。肺

真菌病的影像学特征呈多形性，其中一些特征性的表现具有诊断提示作用。

肺曲霉球是肺曲霉病的特征表现，既可以见于侵袭性肺曲霉病，也可以见于慢性肺曲霉病。具体表现为肺空洞样病变中有一实质性球形阴影，球体周围有透亮区，称为"空气新月征"。在空洞周围，可出现月晕样环形渗出，称为"晕征（halo 征）"。空洞、空气新月征、晕征是侵袭性肺曲霉病最具特征性的影像学表现。肺真菌病影像学表现还与患者免疫状态有关，空气新月征、晕征等多见于免疫抑制患者，而在慢性阻塞性肺疾病患者发生的侵袭性肺曲霉菌病中，更多表现为沿气道分布的片状、结节状阴影。

肺念珠菌病典型影像学表现为多叶肺实变。一项结合尸体解剖病理的研究证实：20 例肺念珠菌病患者中 16 例表现为双肺弥漫性支气管肺炎，部分肺实变，影像学与 ARDS、肺水肿和其他类型的支气管肺炎难以区分。另 4 例患者表现为局限性肺炎，其中 3 例局限在右肺中叶。

此外，肺隐球菌病 X 线胸片多在肺中下野出现孤立的中度致密的浓厚阴影，很少发生空洞，但 CT 片可见多个"石榴样"块状阴影融合而成；肺孢子菌肺炎多为双侧间质性浸润，呈现弥漫磨玻璃影，而胸膜下常不受累。

（二）微生物学检查

真菌学检查是诊断真菌感染的重要依据，临床上应采集相应的临床标本和采取相宜的实验室检测方法。有时为了提高阳性率和特异性，需多途径、多次反复检查。

在传统微生物检查中，咳痰、支气管肺泡灌洗液（BALF）、支气管镜吸出物、活检肺组织等是诊断肺部真菌感染的最主要临床标本，但亦可根据肺部真菌感染类型不同，选择血、骨髓、胸水、脑脊液等非呼吸道标本用于本病诊断，如肺部隐球菌感染时，血、脑脊液、尿等肺外标本中亦可能检测到新生隐球菌。

值得注意的是，条件致病性真菌，如念珠菌、曲霉菌等（特别前者）是上呼吸道的常居菌。患者咯出痰液易受口、咽部的污染，通常的咳嗽标本培养分离到的此类真菌很难确定其致病意义，常不能确切反映下呼吸道的病原菌。诊断标本采集的质量十分重要。纤维支气管镜有助于获得高质量的下呼吸道标本。长期应用抗生素、激素和免疫抑制剂的患者治疗效果不佳时，进行纤维支气管镜刷取标本检查，可提高检出率。

直接镜检常应用一些染色方法帮助真菌的检出，KOH 压片较 HE 染色更容易检出真菌孢子和菌丝；墨汁染色用以观察隐球菌等带荚膜真菌；银染色和过碘酸锡夫（PAS）染色可用于在组织标本内测定真菌各成分；瑞氏染色用于检测组织胞浆菌。痰液中镜检发现新生隐球菌或大量真菌菌丝，结合临床情况，具有诊断意义，但直接检查阴性不能除外诊断。

临床常见的肺真菌病病原体多为条件致病性真菌，对于培养阳性结果，应结合临床表现、采集标本的部位来判断其价值。例如，若标本来源于无菌的密闭体腔或组织（如肺或胸腔），则可认其为病原菌，但若是从痰、咽拭子等有菌的标本中找到条件致病菌（包括念珠菌、曲霉属、镰刀霉属和接合菌等），有时难以区分是污染、定植或感染，需要重复送检或结合其他检查结果。

真菌培养的最适温度为 25～28℃，在此温度下，绝大部分医学真菌均生长良好，过低或过高的温度可影响真菌的生长，甚至死亡。深部致病真菌一般都适用 37℃培养。其中双相菌可随温度变化菌落形态和结构发生变化，26℃时为菌丝相，37℃时为酵母相。因此温度试验对菌的鉴定有一定的参考价值。目前，对于丝状真菌，划分各级分类单位的基本原则是以形态特征为主，生理生化、细胞化学等特征为辅。生理生化特性测定主要用于酵母或酵母样菌的菌种鉴定。

（三）非培养诊断方法现状

1. **血清学检测**　用于检测真菌抗原和抗体，与传统微生物检查相比，可大大缩短检测时间。

目前，血液标本中真菌细胞壁成分曲霉菌半乳甘露聚糖抗原（GM 试验）和 1，3-β-D- 葡聚糖抗原（G 试验）的检测，是诊断侵袭性真菌感染的微生物学检查依据之一，其敏感性和特异性均达到 80% 以上。这 2 项检测已被美国 FDA 和欧洲许多国家批准用于血液、肿瘤等免疫受损者中侵袭性真菌感染的诊断。

GM 检测可在临床症状和影像学尚未出现前数天阳性，有研究发现，对于深部曲霉菌感染患者，血清 GM 试验增高可比影像学诊断早 7d 左右,比临床症状出现早 5~8d。对高危患者连续动态监测不但具有早期诊断的价值,还可以用来评估治疗效果。GM 检测在少数情况下可出现假阳性,如使用半合成青霉素、食用牛奶制品等。值得指出的是,新生隐球菌的荚膜含有与 GM 呈交叉反应的表位。因此,隐球菌感染时也可出现 GM 检测阳性。除血液标本检测 GM 外,其他体液如支气管肺泡灌洗液(BALF)、尿液、脑脊液等也可检测 GM。值得注意的是,血清 GM 试验在用以诊断侵袭性肺曲霉菌病时,受到患者免疫状态的影响。国内一项关于 GM 试验在非粒细胞缺乏宿主侵袭性肺曲霉病中诊断价值的研究发现,在非粒细胞缺乏侵袭性肺曲霉菌病患者中进行血 GM 检测,阳性率仅 43.6%,但 BALF-GM 检测阳性率可达 93.4%。BALF-GM 检测虽然可以提高诊断的敏感性,但同样存在一些问题。最主要的问题是临界值的确定,多数研究认为定义在 0.8~1.1 之间,但由于操作流程、灌洗液回收率等差异情况,BALF-GM 阳性值的确定仍待商榷。

1,3-β-D- 葡聚糖存在于念珠菌、曲霉菌等真菌细胞壁中,能特异性激活鲎成分中的凝血因子 G 因子,此过程也称为 G 试验。G 试验阳性提示可能为念珠菌或曲霉菌感染。G 试验一般在临床症状和影像学出现数天后才出现阳性。由于隐球菌细胞壁无 1,3-β-D- 葡聚糖成分,隐球菌感染时 G 试验则呈假阴性。接合菌也可呈假阴性。但静脉使用白蛋白或 γ- 球蛋白,G 试验可呈假阳性。文献报道,当口咽部念珠菌病或真菌定植时,G 试验呈阴性。因此,G 试验阳性对于鉴别真菌感染与定植具有临床意义。

隐球菌荚膜多糖抗原的检测作为最有价值的快速血清学诊断手段之一,是依据包被针对隐球菌荚膜的抗体的乳胶颗粒应用乳胶凝集试验检测隐球菌抗原。由于其使用方便及与其他传统的免疫诊断方法相比具有更高的敏感性而被广泛应用,血、BALF、脑脊液均可用以送检隐球菌荚膜多糖抗原。

真菌抗体检测主要是曲霉菌抗体的检测。曲霉菌 IgG 用于慢性肺曲霉病的诊断,敏感性及特异性均很理想,尤其可以鉴别真菌的感染与定植。曲霉菌 IgG 结合慢性肺曲霉病特征性的影像学表现,即可做出诊断。

2. 分子生物学检查 真菌的培养鉴定需至少 2~3d 时间,不利于早期诊断真菌病。建立真菌感染的基因诊断方法成为许多实验室都感兴趣的课题。

目前只在有限的病例中显示检测致病真菌的高度敏感和特异性,缺乏检测真菌 DNA 不同敏感方法间的前瞻性比较。DNA 抽提和检测方法的简化和 / 或标准化将有助于分子技术应用于常规临床真菌实验室。其他需解决的技术问题包括:污染风险,不能区分寄生人群和感染患者等;杂交技术的操作复杂、时间长等因素使杂交技术在临床实验室难以推广,而 PCR 技术由于其简便快速的特点推广普及较快,但也由于 PCR 强大的扩增能力与灵敏度,极微量的污染可能导致假阳性结果,其临床诊断价值还有待进一步研究。

(四)组织病理学诊断

肺部真菌病为深部真菌病,从"深部"和"病"这两点来理解,都需要从组织学上证明真菌侵犯及其形成的炎症损害,而不仅仅是支气管分泌物中分离到真菌,特别是可以在呼吸道定植的条件致病性真菌,就简单地做出诊断。

病理检查发现真菌有诊断价值,但阴性并不能除外。病理标本的采取和切片的染色方法直接影响检查结果。纤维支气管镜的发明与普及推动了肺活组织检查的发展。介入技术的进步为提高诊断的正确性和降低并发症提供了帮助。经支气管肺活组织检查的诊断正确率与肺部病灶的部位和性质、宿主免疫功能状态、检查医师的技术水平、标本的处理方法以及病理科医师的诊断经验有关。肺部弥漫性病灶、免疫功能损害患者的诊断阳性率较高。结合刷检或支气管肺泡灌洗技术,诊断阳性率则更高。肺穿刺抽吸肺组织检查,诊断阳性率达 60%~80%。如肺隐球菌可酷似肿瘤,肺穿刺组织行病理检查可明确诊断,但这是一项创伤性检查,有 3%~17% 的患者并发气胸,3%~8% 并发出血。近年倡导细针穿刺,各类并发症减少,但对该项操作仍应十分审慎。一般仅限于胸膜下局限性浸润的免疫损害患者,以及用其他方法都无法诊断而又无心肺功能不全、出血倾向的难治性肺部感染或肺部周围型结节病灶的患者。

除着色真菌有自然色素外,组织中的真菌多

数需用特殊染色方法才能观察。常用的染色方法有 HE 染色法、PAS 染色法、嗜银染色（GMS）法、黏蛋白卡红（MCS）染色法、姬姆萨染色法和革兰氏染色法等。染色方法的选择是由临床诊断为何种真菌感染而定。其中，HE 染色对许多真菌都适用，且不掩盖真菌本身的颜色，并能显示组织反应，是真菌组织病理检查必不可少的染色方法，尤其对曲霉菌、着色真菌和接合菌（毛霉、根霉等）染色较好。但大多数真菌经 HE 染色后，真菌的颜色和组织的颜色接近，虽能辨别轮廓，但不易区别。尤其组织中菌较少时，更易忽略。PAS 染色法除显示所有真菌均是红色外，还能染组织中的各种糖类，用途广泛，为病理实验室常用方法。本法简便、易行，染色时间不超过 20min。但由于黏蛋白也能着色成红色，所以 PAS 染色不适用于未经消化处理的呼吸道分泌物标本。在其他染色方法方面，现在已能用抗各种真菌的特异抗体作免疫组织化学或荧光抗体染色。免疫学染色方法可特异识别各种真菌，在鉴别真菌方面发挥作用。

组织病理改变常见以下几种类型：急慢性化脓性炎症、非化脓性炎症、肉芽肿形成、干酪样坏死、血管炎等。凝固性坏死较多见于曲霉菌和念珠菌感染，毛霉菌和新生隐球菌肺炎常出现楔形梗死灶，有诊断参考价值。注意：相同菌种在不同组织内，或在同一组织内常因病期不同，组织反应也不一样。一般在病变的早期常显示化脓性改变，而晚期则多表现为肉芽肿改变。

组织学上的真菌形态及其病变是真菌侵犯的证据，有时尚不足以完全准确鉴别菌种和菌型。因此需要同时将活检标本分割出小部分同时做真菌培养，最终做出正确鉴定。

第三节　肺部真菌感染的治疗进展——基于循证医学证据

肺部真菌感染的治疗以抗真菌药物治疗为主，部分疾病，如肺毛霉菌病和部分慢性肺曲霉菌病，应进行手术治疗。治疗基础病和调整免疫功能同样重要。

一、肺部真菌感染的治疗难点

目前，在肺部真菌感染的临床实践中存在许多难题，主要是因为：①尽管近年来陆续有新的抗真菌药物上市，但总体上来说，临床可供选择的药物有限，而现有抗真菌药物的价格和不良反应限制了其临床应用。②患者大多有严重基础疾病或其他并发症，如肝、肾功能损害等，相当一部分患者属于终末期基础疾病的继发感染，且大多为严重的复合感染。复杂的临床病情和药物治疗的可接受性形成尖锐的矛盾。③对于继发性肺真菌感染的治疗，理论上应该积极治疗基础疾病，去除诱因，如停用广谱抗生素、糖皮质激素和免疫抑制剂等，但实际情况是基础疾病不可逆转，很难控制和治疗。如无法肯定原来的细菌感染是否已经完全控制和能够停用广谱抗生素，基础疾病不能完全停用激素或免疫抑制剂，有时甚至减量都很困难。④不少真菌病的疗效监测指标和疗程目前尚无法确定。

二、抗真菌治疗

（一）抗真菌药物研究进展

真菌细胞是真核细胞，与人体细胞结构一样，只是多了一层厚的细胞壁。因此抗真菌药物常在破坏真菌细胞的同时殃及正常的人体细胞，这就造成抗真菌药物的研发和应用远远滞后于抗细菌、抗病毒药物。

目前抗真菌药物根据其作用机制，可分为以下几类：直接作用于真菌细胞膜，损害细胞膜脂质结构和功能的抗真菌药物（如多烯类）；影响真菌细胞膜麦角固醇的生物合成的抗真菌药物（如唑类、烯丙胺类和吗啉类）；作用于真菌细胞壁，主要影响几丁质、葡聚糖、甘露聚糖和甘露聚糖-蛋白质复合体的抗真菌药物（如棘白菌素类、尼克霉素类）；干扰真菌核酸的合成及其功能（如 5-氟胞嘧啶，灰黄霉素等）的抗真菌药物；以及一些其他作用机制和抗真菌机制尚不明的药物，目前较有希望的药物是抑制胞膜麦角固醇合成和干扰胞壁葡聚糖合成二类药。目前临床中常用的抗真菌药物包括唑类、棘白菌素类、多烯类。

唑类抗真菌药为全化学合成抑菌剂，于 20 世纪 60 年代末开发上市，研究发展较快，目前已发展到以氟康唑、伏立康唑、泊沙康唑等为代表的三氮唑类抗真菌药物。后者是目前临床上治疗深部真菌感染的首选药物。氟康唑的抗菌谱相对较窄,主要用于念珠菌、隐球菌所致的感染,对曲霉菌等活性低,且易产生耐药性。伊曲康唑抗菌谱相较广,对曲霉菌感染的治疗亦有效,但伊曲康唑存在不易透过血脑屏障、口服生物利用度不稳定等问题,因此限制了它的使用范围。由于唑类药物发展历史较长,作用机制已经明确,因此目前对该类药物的研究主要集中在对该类物质的结构进行修饰方面。近年来又上市了新的三唑类抗真菌药物伏立康唑和泊沙康唑。伏立康唑是氟康唑的结构修饰物,除注射剂型外,口服剂型生物利用度高。伏立康唑抗菌谱广,是肺曲霉菌病初始治疗的首选药物。泊沙康唑是几年来新出现的三唑类抗真菌药物,2005年底首次在德国上市,2006年9月获得了美国FDA的批准许可。其抗菌谱广,能较好地透过血脑屏障,不但对曲霉属具有杀菌活性,对接合菌(如毛霉菌)也显示出活性,是治疗接合菌病的新兴药物。泊沙康唑也是真菌预防性治疗的推荐用药。

棘白菌素类药物作用于真菌细胞壁,而不会作用于人体细胞,是目前研究抗真菌药物的一个重要领域。富含葡聚糖和几丁质的真菌细胞壁是真菌的特有结构,其作用是维持细胞内的膨胀压力,保持菌体的完整性,若其受到破坏必导致菌体的溶解,通过干扰或者抑制上述成分的合成能有效地抑制和杀灭真菌,而哺乳动物的细胞上没有细胞壁,故避免了药物可能对哺乳动物造成的毒性。现在上市的1,3-β-D-葡聚糖合成酶抑制剂主要包括卡泊芬净、米卡芬净和阿尼芬净三种棘白菌素类抗真菌药。此类药物口服生物利用度差,目前均采用静脉给药。目前,棘白菌素类药物已经取代氟康唑,成为侵袭性念珠菌感染初始治疗的首选药物,对曲霉菌属也有良好的抗真菌作用,可用于补救治疗或联合治疗。

此外,那些抗菌力强但毒副作用大或使用途径受限的老药,也在不断地改进。两性霉素B是强效杀真菌药,但其较强毒副作用严重限制了临床应用。目前对其进行降低毒副作用的研究,如两性霉素B脂质体是双层脂质体内含有两性霉素B的一种新剂型,不仅保持了两性霉素B的稳定性,发挥其最强杀菌效能,还具有趋真菌感染灶的性能,在感染灶局部药物浓度甚高,同时脂质体内的胆固醇还能降低两性霉素B与人体细胞膜胆固醇的结合,而增强了对真菌麦角固醇的结合,从而降低了两性霉素B的毒副作用。现在已有3个不同的两性霉素B的脂类复合物用于临床。利用β环糊精包埋的一些抗真菌药物(如伊曲康唑等)不仅能大大提高上述药物的水溶性与生物利用度,还可进而加工成易为患者接受的口服剂型。伊曲康唑口服液和注射剂相继问世,给深部真菌感染的治疗带来了更多的选择。

(二)抗真菌药物应用时机的选择

抗真菌治疗策略可分为4个阶段:对未发生侵袭性肺部真菌感染的高危患者进行预防性治疗;对可能发生肺部真菌感染(拟诊)的患者进行经验性治疗;对临床诊断患者进行抢先治疗;对确诊患者进行靶向治疗。

预防性治疗是指在有真菌感染高危因素的患者中,预先应用抗真菌药物。例如艾滋病患者外周血CD4+T细胞<200/μl时,应预防肺孢子菌肺炎,外周血CD4+<50/μl时应预防隐球菌病。肺移植受者,术后应预防真菌感染,特别是侵袭性肺曲霉菌病。

当怀疑患者已发生真菌感染时,治疗时机的选择十分重要。经验性治疗和抢先治疗对患者预后影响的研究多基于粒细胞缺乏、血液系统肿瘤、异基因造血干细胞移植等免疫缺陷患者,并且由于试验设计等原因,并没有得出确定的结论。

对于中性粒细胞减少时间预计超过7d的高危患者[9],若出现持续发热或再次发热,适当抗生素治疗效果不佳,且经评估未能明确发热原因,一般认为应在4～7d后加用经验性抗真菌药物。而对于存在临床不稳定、感染性休克风险或高度怀疑真菌感染的患者,应更早加用抗真菌药物。然而,早期很多研究就已经发现,这些患者中,真正的真菌感染只占很少部分。因此,人们尝试以微生物学证据驱动的抢先治疗替代经验性治疗。由于真菌培养耗时较长,目前也以诊断真菌的血清学检查(G和GM试验)结果作为启动抗真菌感染的依据。在一些基于造血干细胞移植和血液系统肿瘤化疗患者的研究中,研究者发现进行GM检测和PCR检测的患者与进行经验性治疗的患者相比,前者使用抗真菌治疗的比例显著更少(15% vs 32%),但两组患者病死率差异无统计学意义。

寻找真菌存在的客观证据需要一定的时间，危重患者可能因延误治疗导致不良预后，因此经验治疗十分重要。但对于开始经验治疗的指征，并没有统一标准。此时，对于肺部真菌疾病宿主因素和影像学特征认识的全面和深刻程度，决定了能否对患者进行准确地早期识别。另一方面，对于经验性治疗和抢先治疗的选择对预后的影响，现有临床研究结论也不完善[10]。因此，目前对抗真菌治疗开始时机的选择，很大程度上依赖临床医生对患者个体情况的判断，今后需要开展更多的临床试验来提供循证医学的证据。

（三）抗真菌治疗新情况及对策

当前，抗真菌治疗中出现了一些新情况，突出表现在真菌耐药方面。从总体上来讲，真菌耐药的问题远没有达到细菌耐药的程度。但由于深部真菌感染发生率的持续上升，临床可供应用的抗真菌药物相对缺乏，目前及今后相当长时间内，真菌耐药将成为决定抗真菌治疗结果的重要因素。

随着抗真菌药物的广泛使用，新的致病真菌及耐药菌株的不断出现，建立敏感而准确的抗真菌药物药敏试验方法，对于合理选用抗真菌药物有重要指导作用。需要指出的是，体外抗真菌药敏试验结果与临床疗效的关系是复杂的，成功的临床治疗不仅取决于致病菌的敏感性，也取决于宿主的免疫机制、药物的分布、患者的依从性等诸多因素。

以侵袭性念珠菌病（主要是念珠菌血症）为例，在最近的欧美指南中[11-12]，均将棘白菌素作为初治首选推荐药物，而非氟康唑。这是由于在过去的十几年中，欧美国家念珠菌的病原谱发生了很大变化[13-15]。虽然白色念珠菌仍是最主要的病原体，但光滑念珠菌比例明显上升。一项 1997—2016 年侵袭性念珠菌病的流行病学数据中，1997—2001 年光滑念珠菌占 16%，2006—2011 年这一比例增至 21.7%～23.3%，而至 2015—2016 年，这一比例约为 19.6%；类似地，美国抗真菌监测项目（SENTRY Antifungal Surveillance Program）的数据显示，念珠菌血症中，光滑念珠菌的比例从 1992—2001 年的 18% 增加至 2001—2007 年的 25%，氟康唑的耐药率也从 9% 增至 14%。近平滑念珠菌的发病比例也在升高。这些变化使氟康唑作为初始治疗的失败率增加。而面对国外指南对于初始治疗药物评价的变化，应当结合我国念珠菌病流行病学和患者念珠菌感染的具体情况做出判断。我国侵袭性念珠菌院内感染的流行病学调查显示，白色念珠菌感染占一半以上，非白色念珠菌中以近平滑念珠菌和热带念珠菌为主，光滑念珠菌和克柔念珠菌较少。由于我国念珠菌病原体与欧美不同的流行病学，考虑到医疗费用等因素，在严格掌握适应证的情况下，选择氟康唑作为初始治疗仍有价值。

由于许多真菌感染的难治性特征，临床可用的抗真菌治疗药物有限，作为增强抗真菌疗效、降低耐药性、降低潜在性毒性的一种手段，联合治疗正越来越多被选择。从理论上讲，不同种类的抗真菌药有不同的作用机制和作用部位，联合应用可能有协同作用或相加作用，并可以减少单一用药的剂量及其毒副作用，缩短疗程，还可防止耐药的发生。近年来，新的抗真菌药物棘白菌素针对真菌细胞壁发挥作用，这与既往抗真菌药物均有不同，使得通过联合用药达到协同增效的目的更加值得期待[16-17]。现有的体外、体内和临床资料显示棘白菌素类的卡泊芬净和新一代的三唑类药物伏立康唑与其他抗真菌药物联合应用几乎不出现拮抗作用。

抗真菌药物联合应用已显示出巨大的潜能，然而，对于联合用药还需要进行大样本的随机临床研究以总结出安全可靠的用药方案。从总体上讲，抗真菌药物联合应用可作为严重深部真菌感染治疗的一种策略，特别可用于干细胞移植受者侵袭性曲霉菌病、慢性粒细胞减少症、中枢神经系统或播散性真菌感染患者的治疗。

三、控制基础疾病和诱发因素

肺部真菌病发生在免疫抑制和肺结构病变的基础上，因此提高机体局部和全身免疫能力对于治疗肺部真菌感染至关重要。

应积极治疗患者基础病，如粒细胞缺乏患者予升白细胞支持治疗、肺结核患者应同时抗结核、糖尿病患者血糖控制等。去除各种诱发因素也是综合治疗的重要组成部分，如侵袭性念珠菌病患者应及早拔除各种体内导管；尽量减少或停用广谱抗生素、糖皮质激素和免疫抑制剂；对原来细菌感染尚未控制、暂时尚无法停用抗生素者，应改用针对病原菌的窄谱抗生素；基础疾病不能完全停用激素或免疫抑制剂者，应尽可能谨慎地逐渐减量或采用可以替代或部分替代的药物联合应用。

由于条件致病性真菌感染往往是在机体免疫力低下的基础上发生，单纯使用抗真菌药有时难以奏效，临床治疗还需重视积极治疗原发病和改善机体免疫状态。目前，各种细胞因子如粒细胞集落刺激因子（G-CSF）、巨噬细胞集落刺激因子（M-CSF）和白细胞介素（IL）等已用于深部真菌感染的预防及加强治疗，细胞因子与抗真菌药联合应用已成为治疗深部真菌感染最有前途的手段之一。

四、手术治疗

对于部位明确的局限性肺真菌病经药物治疗无效时，则可考虑手术治疗。如肺部空洞、肺曲霉球、脓肿、大咯血、脓胸、胸壁窦道以及与肺癌难以鉴别的肺真菌病。

五、常见肺真菌感染的治疗

常见的为曲霉菌病、隐球菌病、毛霉菌病。少见的有肺念珠菌病、马尔尼菲篮状菌病、肺孢子菌病、组织胞浆菌病、球孢子菌病。

（一）侵袭性肺曲霉菌病

伏立康唑为首选治疗[18]。对于高度怀疑侵袭性肺曲霉病的患者，有必要在进行诊断性评估的同时，尽早开始抗真菌治疗。替代治疗包括两性霉素B脂质体。也可考虑伏立康唑和棘白菌素类药物的联合应用。不建议以棘白菌素类作为单药初始治疗，仅当其他抗真菌药有禁忌时，才首选采用棘白菌素类。侵袭性肺曲霉菌病的疗程至少6～12周，治疗时间很大程度上取决于患者免疫抑制程度及持续时间、感染部位和病情改善情况。对于成功治疗但仍需维持免疫抑制的患者，应当进行预防以防止复发。

（二）肺隐球菌病

常需根据患者免疫功能状态的不同而选用不同的治疗药物，对于无免疫抑制、症状较轻、无播散的患者，可单用氟康唑6～12个月；对于免疫缺陷或重症患者，予两性霉素B或两性霉素B脂质体联合氟胞嘧啶至少4周的诱导治疗，序贯氟康唑巩固治疗6～12个月。伏立康唑、伊曲康唑、泊沙康唑可用于氟康唑不耐受或初始治疗失败后的补救治疗。对于复发患者，诱导治疗时间需要延长。对于经抗真菌治疗、肺部阴影持续存在患者，可予手术切除病灶，术后氟康唑继续治疗8周，以避免引发隐球菌性脑膜炎。对于术前诊断肿瘤或其他疾病行手术切除、术后诊断肺隐球菌病者，如无症状且血清隐球菌抗原阴性，应予密切随诊观察[19]。

（三）肺毛霉菌病

目前常用治疗是两性霉素B及其脂质体，或与伊曲康唑或5-FC联合使用。泊沙康唑是近年来新兴的抗接合菌药物。此外，控制和治疗基础疾病特别是糖尿病酮症酸中毒和中性粒细胞减少，对肺毛霉菌病的治疗十分重要。同时，应提高机体的细胞免疫功能，并进行全身支持治疗。局限性病变能耐受手术者可采用外科手术治疗，同时再进行系统性抗真菌治疗8周。

（四）人肺孢子菌肺炎

磺胺甲噁唑/甲氧苄啶（复方新诺明）是急性重症患者首选药物，疗程21d。亦可选用泼尼松＋克林霉素＋伯氨喹，或喷他脒。非急性轻中症患者可口服磺胺甲噁唑/甲氧苄啶，或氨苯砜＋甲氧苄啶（TMP）口服，疗程21d。另选方案为克林霉素＋伯氨喹口服。

（五）肺组织胞浆菌病

病情相对较轻的普通患者，可选用氟康唑、伊曲康唑或伏立康唑等治疗。重症患者首选两性霉素B或其脂质体治疗，见效后改用伊曲康唑维持治疗，也可用两性霉素B全程治疗。

（六）侵袭性念珠菌病，不限于肺念珠菌病

推荐棘白菌素作为初始治疗，仅当患者非重症、无氟康唑耐药风险时才考虑应用氟康唑作为替代治疗方案，在光滑念珠菌感染中，如果选择氟康唑，则需要药敏试验证实氟康唑敏感，同时剂量应加倍。对于重症、近期有三唑类暴露史、有光滑念珠菌感染风险（老年、糖尿病、恶性肿瘤、近期住院）的患者，应首选棘白菌素治疗。对于临床稳定、菌种为氟康唑敏感、复查血培养阴性者，在初始棘白菌素治疗后，可降级为氟康唑进行序贯治疗。

第四节 肺部真菌病临床研究方向

随着分级诊断策略的建立、血清学标志物的广泛应用和新型抗真菌药物的研发，肺部真菌诊疗与过去相比取得了一些进展。但是，肺部真菌病、特别是深部真菌感染的诊疗仍存在很多挑战和困惑，许多临床问题还存在争议。这就需要进行更多高质量的临床研究，为诊疗提供循证医学证据。未来的肺部真菌临床研究也应围绕疾病的早期诊断、治疗策略选择展开。

一、肺真菌病的检测指标——如何更快一步

除了目前临床中应用的 G 试验、GM 试验等血清学检测，核酸检测是目前非常受关注的检测手段。在前期一些针对肺曲霉病的临床研究中，BALF 内曲霉 PCR 检测体现了很高的敏感性，但也有一定的假阳性率，这和样品处理、PCR 试验方法有关。PCR 技术已经广泛应用于感染性疾病的病原学诊断，具有快速、敏感性高等优势，但其在真菌感染中尚无大规模的临床应用。需要临床研究证实其与现有方法相比，在肺真菌病中具有更迅速、准确的优势，并建立标准化流程，减少假阳性率的出现。

尿抗原检测在一些感染性疾病、如肺炎链球菌、军团菌肺炎中，是诊断价值很高的一种方法，其检测方便、快速。目前有尿 GM 检测的临床试验，但由于尿 GM 含量较低，其临床价值需要进一步验证[20]。近期，一种新的曲霉菌抗原——呋喃半乳糖，被用于尿抗原的检测，敏感性达到 80%，在有免疫抑制危险因素的患者中，敏感性更高。尿抗原检测无创、便捷，可在床旁进行，标本容易获得，是一种快速诊断的方法。但目前研究中得到的结果还需要更大规模人群的验证。

此外，新型血清标志物也是未来研究的重要方向。例如，我国学者发现一种模式识别受体 PTX3[21]，其基因多态性与 COPD 患者罹患侵袭性肺曲霉病的易感性相关，同时，肺曲霉菌病患者血、BALF 中 PTX3 蛋白的含量也增加。新的肺真菌感染相关血清标志物的发现，将有助于提高疾病诊断的效率。

二、肺真菌病治疗策略——孰优孰劣

由于发病率相对低、诊断困难等原因，目前肺真菌感染的临床研究多存在规模较小、存在偏倚等问题，这导致一些临床试验未发现阳性结果或未能做出确定性的结论。目前肺部真菌感染中仍存在很多争议性的问题。例如下呼吸道标本检出真菌后，鉴别定植与感染困难时是否需要启动治疗；对于具有真菌感染可能但诊断尚不明确的患者，何时开始抗真菌治疗；目前仍缺乏同类型不同种类抗真菌药物疗效的比较；联合用药是否改善预后，或以何种形式联合用药能够改善预后；耐药真菌的检测与治疗；某些治疗方式，例如抗真菌药物雾化、腔内给药等是否恰当等。这些临床问题都需要更多高质量临床试验的结论提供答案。

（曹　彬）

参 考 文 献

[1] De Pauw B，Walsh T J，Donnelly J P，et al. Revised definitions of invasive fungal disease from the European Organization for Research and Treatment of Cancer/Invasive Fungal Infections Cooperative Group and the National Institute of Allergy and Infectious Diseases Mycoses Study Group（EORTC/MSG）Consensus Group. Clinical infectious diseases：an official publication of the Infectious Diseases Society of America. 2008，46（12）：1813-1821.

[2] 中华医学会呼吸病学分会感染学组. 肺真菌病诊断和治疗专家共识. 中华结核和呼吸杂志，2007，30（11）：821-834.

[3] 曹彬，蔡柏蔷，王辉，等. 肺部真菌感染 152 例病原谱再评价. 中华结核和呼吸杂志，2007，30（04）：279-283.

[4] Piarroux R，Grenouillet F，Balvay P，et al. Assessment of preemptive treatment to prevent severe candidiasis in critically ill surgical patients. Critical care medicine，2004，32（12）：2443-2449.

[5] Leon C, Ruiz-Santana S, Saavedra P, et al. A bedside scoring system ("Candida score") for early antifungal treatment in nonneutropenic critically ill patients with Candida colonization. Critical care medicine, 2006, 34(3): 730-737.

[6] Schauwvlieghe A, Rijnders B J A, Philips N, et al. Invasive aspergillosis in patients admitted to the intensive care unit with severe influenza: a retrospective cohort study. The Lancet Respiratory medicine, 2018, 6(10): 782-792.

[7] Blot S I, Taccone F S, Van den Abeele A M, et al. A clinical algorithm to diagnose invasive pulmonary aspergillosis in critically ill patients. American journal of respiratory and critical care medicine, 2012, 186(1): 56-64.

[8] Bulpa P, Dive A, Sibille Y. Invasive pulmonary aspergillosis in patients with chronic obstructive pulmonary disease. The European respiratory journal, 2007, 30(4): 782-800.

[9] Chen K, Wang Q, Pleasants R A, et al. Empiric treatment against invasive fungal diseases in febrile neutropenic patients: a systematic review and network meta-analysis. BMC infectious diseases, 2017, 17(1): 159.

[10] Freemantle N, Tharmanathan P, Herbrecht R. Systematic review and mixed treatment comparison of randomized evidence for empirical, pre-emptive and directed treatment strategies for invasive mould disease. The Journal of antimicrobial chemotherapy, 2011, 66 Suppl 1: i25-35.

[11] Pappas P G, Kauffman C A, Andes D R, et al. Clinical Practice Guideline for the Management of Candidiasis: 2016 Update by the Infectious Diseases Society of America. Clinical infectious diseases: an official publication of the Infectious Diseases Society of America, 2016, 62(4): e1-50.

[12] Cornely O A, Bassetti M, Calandra T, et al. ESCMID* guideline for the diagnosis and management of Candida diseases 2012: non-neutropenic adult patients. Clinical microbiology and infection: the official publication of the European Society of Clinical Microbiology and Infectious Diseases, 2012, 18 Suppl 7: 19-37.

[13] Pfaller M A, Diekema D J. Epidemiology of invasive candidiasis: a persistent public health problem. Clinical microbiology reviews, 2007, 20(1): 133-163.

[14] Pfaller M A, Jones R N, Castanheira M. Regional data analysis of Candida non-albicans strains collected in United States medical sites over a 6-year period, 2006-2011. Mycoses, 2014, 57(10): 602-611.

[15] Cleveland A A, Farley M M, Harrison L H, et al. Changes in incidence and antifungal drug resistance in candidemia: results from population-based laboratory surveillance in Atlanta and Baltimore, 2008-2011. Clinical infectious diseases: an official publication of the Infectious Diseases Society of America, 2012, 55(10): 1352-1361.

[16] Perlin D S. Current perspectives on echinocandin class drugs. Future microbiology, 2011, 6(4): 441-457.

[17] Pfaller M A, Messer S A, Woosley L N, et al. Echinocandin and triazole antifungal susceptibility profiles for clinical opportunistic yeast and mold isolates collected from 2010 to 2011: application of new CLSI clinical breakpoints and epidemiological cutoff values for characterization of geographic and temporal trends of antifungal resistance. Journal of clinical microbiology, 2013, 51(8): 2571-2581.

[18] Patterson T F, Thompson G R 3rd, Denning D W, et al. Practice Guidelines for the Diagnosis and Management of Aspergillosis: 2016 Update by the Infectious Diseases Society of America. Clinical infectious diseases: an official publication of the Infectious Diseases Society of America, 2016, 63(4): e1-e60.

[19] Galgiani J N, Ampel N M, Blair J E, et al. 2016 Infectious Diseases Society of America (IDSA) Clinical Practice Guideline for the Treatment of Coccidioidomycosis. Clinical infectious diseases: an official publication of the Infectious Diseases Society of America, 2016, 63(6): e112-e146.

[20] Torres-Gonzalez P, Niembro-Ortega M D, Martinez-Gamboa A, et al. Diagnostic accuracy cohort study and clinical value of the Histoplasma urine antigen (ALPHA Histoplasma EIA) for disseminated histoplasmosis among HIV infected patients: A multicenter study. PLoS neglected tropical diseases, 2018, 12(11): e0006872.

[21] Li H, Liu L, Zhou W, et al. Pentraxin 3 in bronchoalveolar lavage fluid and plasma in non-neutropenic patients with pulmonary aspergillosis. Clinical microbiology and infection: the official publication of the European Society of Clinical Microbiology and Infectious Diseases, 2019, 25(4): 504-510.

第十一章　病毒性肺炎

病原分子诊断技术的快速发展使得呼吸道病毒在肺炎中的重要地位逐渐得到认识。据估计全球每年有 2 亿社区获得性肺炎（CAP）是由呼吸道病毒引起的 [1]。我们对流感病毒性肺炎的临床表现、抗病毒治疗和转归了解较多，但对其他呼吸道病毒性肺炎的认识仍存在较大空白。除已经广泛应用的抗流感病毒治疗药物外，多种新抗病毒药物已进入Ⅱ、Ⅲ期临床试验，未来将有更多可选择药物用以治疗病毒性肺炎。

一、流行病学

最新流行病学研究显示，欧洲和北美地区成人住院 CAP 患者病毒性肺炎比例近 25%，儿童中病毒检出率达 66%[2-3]。近期我国两项多中心研究显示，成人住院 CAP 患者中病毒性肺炎比例达 27.5%～37.2%[4]，其中最常见病毒为流感病毒（*influenza virus*，IFV）、腺病毒（*adenovirus*，AdV）、呼吸道合胞病毒（*respiratory syncytial virus*，RSV）、人冠状病毒（*hunman coronaviruses*，hCoV）、副流感病毒（*parainfluenza*，PIV）、鼻病毒（*hunman rhinovirus*，HRV）和人偏肺病毒（*human metap-neumovirus*，HMPV）（表 11-0-1）[1]。IFV 是我国成人病毒性肺炎最常见的病原体，北方地区于冬季流行，南方地区冬、夏季各有一流行高峰。近年来 RSV 和 HMPV 感染率和病死率在老年人群中呈上升趋势，开始受到越来越多的关注。PIV 分为 1～4 型，3 型感染患者病情相对更重。目前已发现的人腺病毒有 60 余种，重症肺炎多见于 3、4、7、14、55 型感，成人重症患者以无基础病的青年男性多见，局部流行可见于军队内。不同血清型鼻病毒有 100 种以上，无明显流行期，是北美地区住院成人 CAP 最常见的病毒。既往认为，非流感病毒主要在儿童和免疫抑制患者中造成严重感染，但最新研究显示，免疫正常成人中非流感

病毒所致肺炎的病情严重程度与病死率与流感病毒性肺炎一致。因此，未来对于非流感病毒性肺炎应予以更多重视。

表 11-0-1　与社区获得性肺炎相关的病毒

相对常见	相对少见
流感病毒（甲、乙、丙型）	肠道病毒
呼吸道合胞病毒	水痘 - 带状疱疹病毒
腺病毒	汉坦病毒
人偏肺病毒	副肠孤病毒
人冠状病毒（229E、OC43、NL63、HKU1）	EB 病毒
	单纯疱疹病毒
人鼻病毒	拟菌病毒
副流感病毒（1、2、3、4 型）	巨细胞病毒
博卡病毒 *	麻疹病毒
	严重急性呼吸综合征冠状病毒（SARS）
	中东呼吸综合征冠状病毒（MERS）

注：* 主要见于儿童。

二、肺组织病理表现

病毒性肺炎肺组织病理一般表现为间质性肺炎伴淋巴细胞渗出，因此也形成了影像学上磨玻璃影的征象 [5]。不同病毒和并发症患者肺部组织病理变化不尽相同。呼吸道合胞病毒肺炎死亡患者尸检可见细支气管和肺泡上皮细胞感染，周围聚集大量巨噬细胞和单核细胞，细支气管周围亦可见较多 CD3⁺T 淋巴细胞。鼻病毒肺炎可见肺泡内皮细胞的增生和坏死脱落。偏肺病毒肺炎死亡患者组织病理可见出血的支气管肺炎。SARS-CoV、H5N1 和 H7N9 禽流感病毒、新型甲型 H1N1 流感病毒肺炎则以弥漫性肺泡损伤、肺泡壁细胞损伤脱落、肺泡出血、肺泡间隔水肿和透明膜形成为主要表现，亦可见Ⅱ型肺泡上皮细胞增

生。合并细菌感染者有相应化脓性肺炎改变[1]。

三、临床表现

一般情况下，病毒性肺炎患者起病较典型细菌性肺炎慢，发病早期常以上呼吸道感染症状如鼻塞、流涕、咽痛、咳嗽等症状为表现，同时可有发热、肌痛、乏力、食欲减退等不特异的全身症状[1, 6]。尽管目前对于流感病毒的临床表现认识较多，但对于非流感病毒性肺炎的认识还十分有限。RSV 和 HMPV 引起儿童肺炎常伴有喘息。腺病毒肺炎患者可出现腹泻、肝或肾损伤，少数合并脑炎、心肌炎或弥散性血管内凝血等。水痘或麻疹病毒可出现较为特异的皮疹，其他病毒性肺炎查体则通常无特殊发现。由于病毒性肺炎的病理表现，在评估病情时应更注重氧合指数与淋巴细胞计数的变化[6]。

虽然一些临床特点有助于区分病毒与细菌性肺炎（表 11-0-2），但准确性欠佳，病毒与细菌感染的临床鉴别仍是肺炎研究中的重要课题。在以往各研究中，由于纳入人群的年龄、病原谱、病情严重程度和入选临床指标不同，所得路径的标志物种类及其分界值存在较大差异。目前关于降钙素原（PCT）区分细菌和病毒性肺炎的最大样本量研究显示[7]，以 0.1ng/ml 作为分界值时区分二者的敏感性和特异性仅为 80.9% 和 51.6%。以 40mg/L 作为 C- 反应蛋白分界值鉴别儿童细菌和呼吸道合胞病毒肺炎的敏感性和特异性分别为 77% 和 82%，但成人患者的区分度则较差。此外，诸多生物标志物如细胞因子（IL-6、IL-8、IL-10 和干扰素等）、白细胞表面标志物、巨细胞活化标志物（新蝶呤、可溶性 CD163 分子）、杀菌通透性蛋白和中性粒细胞载脂蛋白等亦被尝试用于鉴别细菌和病毒感染，但在肺炎中的表现均不满意[8]。有学者尝试使用患者外周血单核细胞或白细胞特定基因转录水平进行鉴别[9]。例如细菌感染时，与炎症反应和中性粒细胞相关的基因转录水平明显高于病毒感染，而干扰素相关基因则相反。以此筛选出 10 个目标基因区分细菌和病毒的敏感性和特异性均达 90% 以上。Jethero 从细菌或病毒感染的儿童中筛选出 2 个目标基因，具有 95% 以上的敏感性和特异性[10]。我们可以看到，病毒与细菌感染的鉴别由临床表现向炎症反应过程再到

基因转录组水平发展，体现的是细菌与病毒不同的感染过程、炎症反应过程和机体抗感染机制。虽然基因转录组显示出了优越的鉴别价值，但面对筛选出的众多目标基因和复杂的检测工序，如何应用于临床及其受发病时间、免疫状态、病情严重程度影响如何都还需要大量的研究工作来证实。

表 11-0-2　病毒性肺炎与细菌性肺炎临床鉴别

指标	病毒性肺炎	细菌性肺炎
病史	发病慢于细菌性肺炎	急性起病
临床表现	鼻塞、流涕等上呼吸道症状更常见	高热、寒战、脓毒症表现
外周血白细胞计数 /L	$< 10 \times 10^9$	$> 15 \times 10^9$
C- 反应蛋白 /（mg/L）	<20	>60
降钙素原 /（μg/L）	<0.1	>0.5
影像学表现	间质性渗出	肺泡渗出影
对抗菌药物反应	通常慢或无效	通常反应较快

病毒性肺炎影像学多表现为支气管周围散在分布不均的磨玻璃影、实变影或边界不清的结节渗出影[5]。流感病毒性肺炎多表现为双肺散在的多发斑片状磨玻璃影，伴或不伴有实变（图 11-0-1）。重症腺病毒肺炎可出现类似细菌性肺炎的叶、段大片实变影（图 11-0-2）。鼻病毒肺炎可出现双肺多发的斑片状磨玻璃渗出和实变影，并可见小叶间隔增厚（图 11-0-3）。偏肺病毒肺炎、呼吸道合胞病毒与副流感病毒同属副黏病毒，胸部 CT 最常以支气管周围病变为主要表现，如树芽征、支气管壁

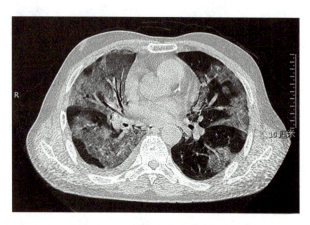

图 11-0-1　流感病毒肺炎胸部 CT
双肺弥漫多发磨玻璃影，部分融合成片

增厚、细支气管炎和小叶性肺炎表现（图 11-0-4~
图 11-0-6）。巨细胞病毒肺炎常见于免疫抑制患
者，胸部 CT 以双肺弥漫的磨玻璃影为主要表现，
在疾病早期难以与肺孢子菌肺炎区分。但巨细胞
病毒肺炎或可见到小结节影及实变影，而肺孢子
菌肺炎的磨玻璃影则更为均一。水痘病毒性肺
炎表现为双肺随机分布的 1~10mm 大小的结节
影，结节周围常有边界不清的斑片状磨玻璃影，
可有小叶间隔增厚，病变可出现钙化。肺部病变
可随着皮肤病变的愈合而逐渐消失，少数可持续
数周。尽管不同病毒性肺炎的影像学表现略有不
同，但以上差异并不具备鉴别的特异性。目前，
我们对非流感病毒肺炎的影像学表现还缺乏认
识，需要更多的经验和总结。

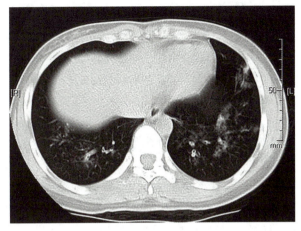

图 11-0-4　人偏肺病毒肺炎胸部 CT
双肺多发小斑片状渗出影，呈小叶性肺炎表现

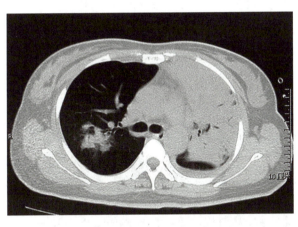

图 11-0-2　腺病毒肺炎胸部 CT
左肺大片实变伴少量胸腔积液，右肺小片实变影

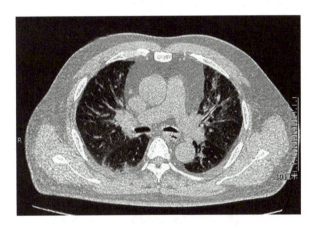

图 11-0-5　呼吸道合胞病毒肺炎胸部 CT
支气管壁增厚，双肺沿支气管分布的斑片状渗出影

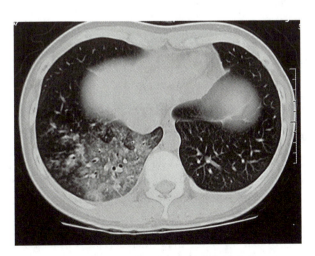

图 11-0-3　鼻病毒肺炎胸部 CT
右肺下叶大片磨玻璃渗出影同时混有实变

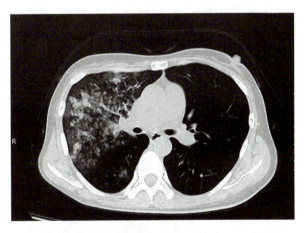

图 11-0-6　副流感病毒肺炎胸部 CT
右肺中叶沿支气管血管束分布的小结节样渗出影，伴片
状实变影

四、实验室诊断进展

可用于病毒检测的标本包括鼻咽分泌物、咽拭子、诱导痰、气管内吸出物、肺泡灌洗液及肺组织标本。病毒性肺炎中,下呼吸道感染部位的标本优于上呼吸道标本,诱导痰能否代表下呼吸道标本尚有争议。目前,病毒的病原学诊断方法可归结为四类[6]:

1. **培养法** 是诊断病毒的"金标准",对发现和确诊呼吸道病毒具有重要意义,但设备要求高,耗时长,不是临床常规检测项目。

2. **快速抗原检测方法** 包括间接免疫荧光法(DFA)和免疫层析法(ICT),优势在于快速、简便、易推广,是临床病毒筛查常用方法。但DFA法需要人工读取结果,敏感性、特异性受人员经验限制。ICT目前主要用于流感的筛查,结果受采样、感染时间等因素影响,阴性不能除外流感。

3. **血清学检测方法** 恢复期血清特异性IgG抗体滴度较急性期4倍或4倍以上变化时可确诊。但该方法需要双份血清,多用于流行病学调查。

4. **核酸检测方法** 分子诊断技术的敏感性是传统病毒检测方法的5倍,且耗时短,是目前临床最主要的病毒检测方法。

五、治疗与新型抗病毒药物

对症治疗和支持治疗仍是病毒性肺炎治疗的重要部分。目前已应用于临床的抗病毒药物种类有限,主要是针对流感病毒。

已应用于临床的抗流感病毒药物主要包括[6]:① M_2 通道阻滞剂(金刚烷胺、金刚乙胺):因广泛耐药不用作一线治疗。②神经氨酸酶抑制剂(奥司他韦、扎那米韦、帕米拉韦):对轻症流感的疗效确切,但对于流感病毒性肺炎尚存在争议。最高级别证据来自 *Lancet Respir Med* 一项荟萃分析,结果发现发病48小时内使用神经氨酸酶抑制剂(NAI)较未使用患者病死率风险降低50%,即使发病时间超过48小时,使用NAI亦有获益。因此各指南仍推荐流感病毒性肺炎患者尽早使用NAI[11]。③RNA聚合酶抑制剂(法匹拉韦):对所有RNA病毒有效,已于日本上市用于轻症流感治疗,在我国被批准为有条件上市。④膜融合抑制剂(阿比多尔):作用于流感病毒血凝素(HA),抑制病毒与宿主细胞融合,体外实验发现其对RSV、PIV、AdV、HRV等其他呼吸道病毒具有抑制作用,但仅有针对轻症流感有限的临床试验证据。

进入临床的非流感抗病毒药有限,经验多来自病例报道或免疫抑制人群。如:西多福韦可用于治疗腺病毒肺炎;阿昔洛韦可用于水痘-带状疱疹肺炎;巨细胞病毒性肺炎可予更昔洛韦治疗。利巴韦林是一种广谱抗病毒药,目前证据显示其吸入剂治疗RSV引起的肺炎效果并不明显。静脉滴注利巴韦林的经验主要来自于免疫抑制患者,可尝试用于RSV、HMPV及PIV引起的重症肺炎。已进入临床研究阶段的新型抗病毒药见表11-0-3[12]。

病毒性肺炎是否需要使用抗菌药物尚无共识。首先,我们必须认识到抗菌药物对病毒无效,过度使用会增加细菌耐药和药物相关不良事件的风险。但目前临床难以准确区分病毒和细菌感染,且重症病毒性肺炎死亡患者多合并细菌感染的确是我们经常面临的现实问题。儿童呼吸道合胞病毒肺炎的RCT和轻症流感病毒肺炎回顾性研究数据未发现抗菌药物可使患者更多获益,但该结论尚不能推广至成人重症患者。临床实践中,在疾病早期,特别是无细菌感染证据时,不建议使用广谱抗菌药物。目前分子检测平台已实现了病毒、细菌、非典病原体及耐药基因的同时快速检测,显著提高了病原检测的敏感性和检测效率。一项RCT证实其可有效指导病毒性下呼吸道感染治疗,安全缩短抗菌药物使用时间,未来有望对病毒性肺炎的临床抗感染的临床治疗方案制定提供重要支持[14]。

激素治疗病毒性肺炎来源于重症病毒性肺炎时严重的炎症风暴和免疫肺损伤,但疗效存在很大争议。目前从呼吸道合胞病毒、甲型H1N1流感病毒、H5N1禽流感病毒和H7N9禽流感病毒肺炎研究和Cochrane最新的meta分析证据看,激素并未改善患者预后[13]。大剂量激素反而会延长病毒复制时间,增加患者继发细菌感染风险,造成缺血性骨坏死等不良事件。个别研究认为激素联合阿昔洛韦可改善水痘-带状疱疹病毒、汉坦病毒肺炎预后。总体来说,目前证据不支持对病毒性肺炎患者使用激素,尤其应慎用大剂量激素。但这并不是最终答案,与其说"是"与

表 11-0-3　目前已进入临床研究阶段的新型抗病毒药物

药物	作用靶点	作用机制	体外抗病毒谱	临床试验阶段
Baloxavir	聚合酶 PA 亚基	聚合酶抑制剂	流感病毒	上市
Pimodivir	聚合酶 PB2 亚基	聚合酶抑制剂	甲型流感病毒	III 期试验失败
GP681（国内）	聚合酶 PA 亚基	聚合酶抑制剂	流感病毒	II
TG-1000（国内）	聚合酶 PA 亚基	聚合酶抑制剂	流感病毒	II
ZSP1273（国内）	聚合酶 PB2 亚基	聚合酶抑制剂	流感病毒	II
AL-794	聚合酶 PA 亚基	聚合酶抑制剂	流感病毒	I
硝唑尼特	HA 蛋白	抑制 HA 从细胞内质网转运至高尔基体，抑制 HA 成熟	流感病毒、副流感病毒、呼吸道合胞病毒、鼻病毒、冠状病毒	流感III期试验失败
DS181	唾液酸受体	消除人呼吸道上皮细胞多糖结构上的唾液酸受体，阻止病毒黏附	流感病毒、副流感病毒、人偏肺病毒	II
GS-5806	F 蛋白	抑制病毒包膜与细胞融合	呼吸道合胞病毒	II
AK-0529	F 蛋白	抑制病毒包膜与细胞融合	呼吸道合胞病毒	III

"否"，不如说何种情况下（或者在某种炎症指标指导下）我们应该使用免疫调节药物，并依据病情变化予以调节剂量。在这一点上，风湿免疫类疾病尽管是慢性疾病，但其治疗思路或可作为未来研究的借鉴。

六、预防

佩戴口罩、保持手部卫生、保持通风、隔离传染性疾病患者以及医务人员充分防护等是防控病毒性肺炎流行的首要措施。

疫苗对预防病毒性肺炎的重要性不言而喻。流感疫苗可预防或减轻流感相关症状，对流感病毒肺炎和继发细菌性肺炎均有预防作用，建议高危人群每年接种。抗病毒药物是接种流感疫苗预防流感的辅助措施，但不建议大规模或常规应用。流行期间，接种疫苗后未获得有效免疫力（严重免疫缺陷、疫苗株与流行株抗原差距大）人群、重症高危人群或与患者密切接触的医务人员可考虑奥司他韦、扎那米韦预防[6, 15]。

帕里珠单抗可有效预防婴幼儿严重 RSV 感染，降低住院率，但对其他人群和已发病者无效。尽管有多种 RSV 疫苗通过了 I 期或 II 期临床试验，但尚无确切有效的疫苗可应用于临床。2011年美国批准了针对腺病毒 4 型和 7 型的口服疫苗，并首先应用于军队中，显著降低了腺病毒相关的发热性呼吸道疾病的发生[15]。

七、结语与展望

目前，我们对病毒性肺炎尤其是非流感病毒性肺炎的认识还远远不够，对不同病毒性肺炎的临床表现、影像学特点以及远期预后尚缺乏大样本的数据分析和随访。有研究认为某些病毒性肺炎与患者心脑血管疾病、肺纤维化、肺功能下降相关，但仍缺乏高质量的循证医学证据。在诊断方面，分子诊断技术显著提高了病毒的检出率。随着第二代、第三代核酸检测平台进入临床，我们对病毒的发现和诊断将有更多认识，但检测敏感性提高也使检测信息成倍增长，如何看待这些新检测技术并指导抗感染治疗是我们未来需要的研究课题。病毒性肺炎的治疗热点主要集中在三方面：①什么情况下病毒性肺炎患者应使用抗菌药物；②新型抗病毒药物的研发以及重症病毒性肺炎抗病毒治疗的有效性和安全性；③免疫调节剂在重症病毒性肺炎患者中的应用价值。目前，除流感病毒和腺病毒，常见呼吸道病毒的疫苗研发仍需解决诸多问题，包括动物模型不适用、缺乏高效疫苗载体、缺乏衡量有效抗体的指标、抗体持续时间短以及成本 - 效益的考虑等。随着病毒性肺炎受到越来越多的关注，相信病毒性肺炎的诊治和研究将迎来新的局面。

（曹　彬　王　辰）

参 考 文 献

[1] Ruuskanen O, Lahti E, Jennings L C, et al. Viral pneumonia [J]. Lancet, 2011, 377(9773): 1264-1275.

[2] Jain S. Epidemiology of Viral Pneumonia [J]. Clin Chest Med, 2017, 38(1): 1-9.

[3] Jain S, Self W H, Wunderink R G, et al. Community-Acquired Pneumonia Requiring Hospitalization among U.S. Adults[J]. N Engl J Med, 2015, 373(5): 415-427.

[4] Zhou F, Wang Y, Liu Y, et al. Disease severity and clinical outcomes of community-acquired pneumonia caused by non-influenza respiratory viruses in adults: a multicentre prospective registry study from the CAP-China Network [J]. Eur Respir J, 2019, 54(2): 1802406.

[5] Koo H J, Lim S, Choe J, et al. Radiographic and CT Features of Viral Pneumonia [J]. Radiographics, 2018, 38(3): 719-739.

[6] Cao B, Huang Y, She D Y, et al. Diagnosis and treatment of community-acquired pneumonia in adults: 2016 clinical practice guidelines by the Chinese Thoracic Society, Chinese Medical Association [J]. Clin Respir J, 2018, 12(4): 1320-1360.

[7] Self W H, Balk R A, Grijalva C G, et al. Procalcitonin as a Marker of Etiology in Adults Hospitalized With Community-Acquired Pneumonia[J]. Clin Infect Dis, 2017, 65(2): 183-190.

[8] Ten Oever J, Netea M G, Kullberg B J. Utility of immune response-derived biomarkers in the differential diagnosis of inflammatory disorders[J]. J Infect, 2016, 72(1): 1-18.

[9] Suarez N M, Bunsow E, Falsey A R, et al. Superiority of transcriptional profiling over procalcitonin for distinguishing bacterial from viral lower respiratory tract infections in hospitalized adults[J]. J Infect Dis, 2015, 212(2): 213-222.

[10] Herberg J A, Kaforou M, Wright V J, et al. Diagnostic Test Accuracy of a 2-Transcript Host RNA Signature for Discriminating Bacterial vs Viral Infection in Febrile Children[J]. Jama, 2016, 316(8): 835-845.

[11] Muthuri S G, Venkatesan S, Myles P R, et al. Effectiveness of neuraminidase inhibitors in reducing mortality in patients admitted to hospital with influenza A H1N1pdm09 virus infection: a meta-analysis of individual participant data[J]. Lancet Respir Med, 2014, 2(5): 395-404.

[12] Beigel J H, Nam H H, Adams P L, et al. Advances in respiratory virus therapeutics - A meeting report from the 6th isirv Antiviral Group conference [J]. Antiviral Res, 2019, 167: 45-67.

[13] Lansbury L, Rodrigo C, Leonardi-Bee J, et al. Corticosteroids as adjunctive therapy in the treatment of influenza [J]. Cochrane Database Syst Rev, 2019, 2: Cd010406.

[14] Shengchen D, Gu X, Fan G, et al. Evaluation of a molecular point-of-care testing for viral and atypical pathogens on intravenous antibiotic duration in hospitalized adults with lower respiratory tract infection: a randomized clinical trial[J]. Clin Microbiol Infect, 2019, 25(11): 1415-1421.

[15] Fraser C S, Jha A, Openshaw P J. Vaccines in the Prevention of Viral Pneumonia [J]. Clin Chest Med, 2017, 38(1): 155-169.

第十二章　新发呼吸道传染病

传染性疾病一直威胁着人类的生存和健康，随着医学的不断进步和公共卫生环境的改善，鼠疫、霍乱、天花等传染性疾病得到了有效控制。然而，随着人类活动范围的不断扩大以及社会与地理生态环境的不断改变，新型呼吸道感染病原体不断增加，过去 10 年全球大约出现了近 40 种新发传染病。目前常见的急性呼吸道传染性疾病病原体以病毒为主，一般具有易变异性、传播能力强等特点，发病率和病死率高，对人类社会造成广泛的威胁和巨大的经济损失，如 2003 年严重急性呼吸综合征（severe acute respiratory syndrome，SARS），2009 年起源于墨西哥和美国的新型甲型 H1N1 流感，2012 年 6 月在中东地区出现的中东呼吸综合征冠状病毒感染（middle east respiratory syndrome，MERS），2013 年出现的人感染 H7N9 禽流感，尤其是 2019 年末暴发的新型冠状病毒肺炎（corona virus disease 2019，COVID-19），全球流行范围和感染人数均为近百年来之最。新发呼吸道传染病的防控诊治，任重而道远，基于临床一线的早期诊断和早期治疗是降低病死率的关键。

第一节　严重急性呼吸综合征

严重急性呼吸综合征（severe acute respiratory syndrome，SARS）是由 SARS 冠状病毒（SARS-CoV）引起的以呼吸道受累为主的严重急性呼吸综合征。临床上多急性起病，以发热、呼吸系统症状为主要表现，部分患者呈进行性加重，发展为急性呼吸窘迫综合征（acute respiratory distress syndrome，ARDS），可出现全身多器官系统受损，进而发生多器官功能衰竭。

一、流行病学

我国的第一例 SARS 病例发生于广东省佛山市（2002 年 11 月 16 日），之后蔓延于广州市和广东省各地。于 2003 年 2 月起，在我国内地和香港暴发流行，截至 2003 年 7 月 31 日，波及全球 26 个国家，罹患人数 8 096 人，774 人死亡，总病死率为 9.6%；其中，中国内地感染人数为 5 327 人，死亡人数为 349，病死率为 6.6%[1]。

（一）传染源 [2-4]

SARS 患者是最主要的传染源。在发病的第 2 周传染性最强，尚未发现潜伏期和治愈出院患者有传染他人的证据，也未发现隐性感染者具有传染性。

SARS 病毒的确切来源一直为各国科学家所关注。系统进化分析发现 SARS-CoV 并非源自人类，有中国学者曾宣布在果子狸上检出 SARS-CoV，它除了一个 29bp 片段外与人 SARS-CoV 几乎相同。但是后续研究发现在野生和人工饲养的果子狸上都无法检出 SARS-CoV。根据临床、实验动物及动物模型的实验研究结果，由于蝙蝠携带有多种 SARS 冠状病毒（SARS-like corona-viruses，SL-CoV），且尚未发现其他野生动物携带此病毒，学术界推测蝙蝠可能是 SARS 病毒最主要的天然宿主。2012 年武汉病毒所的研究人员从我国云南中国菊头蝠（蹄鼻蝠科）分离到两株新 SL-CoV-RsSHC014 和 Rs3367，全基因组测序显示其远比先前已经分离到的 SL-CoV 更接近人类 SARS-CoV；最重要的是他们从蝙蝠粪便样本在 Vero E6 细胞中分离到一株活 SL-CoV（蝙蝠 SL-CoV-WIV1），它有着典型冠状病毒的形态学特征，与 Rs3367 同源性高达 99.9%，并且能够利用来自人类、果子狸以及中国菊头蝠的血管紧张素转换酶 2（angiotensin-converting enzyme 2，ACE2）进入细胞。这一研究成果证明中国菊头蝠是人类 SARS-CoV 的天然宿主，某些蝙蝠的 SL-CoV 感染人类可能并不需要经过中间宿主。

（二）传播途径

SARS-CoV 主要经呼吸道飞沫和密切接触传播。已经确认的传染路径为 SARS-CoV 随呼吸道飞沫由眼、鼻、口感染呼吸道黏膜上皮细胞，实现人 - 人间传播。从感染者粪便、尿液中也可分离到病毒，而且粪便中排出的 SARS 病毒可以存活 2 个月之久，因此是否存在其他传染途径，仍有待于进一步研究。

（三）易感人群

一般认为人群普遍易感，但儿童感染率较低，依据新型冠状病毒研究结果，推测儿童感染率低可能与儿童呼吸道 ACE2 表达低于成人有关。缺乏适当防护、密切接触 SARS 症状期患者是 SARS 感染的高危人群。医护人员和家属等近距离接触次数多、接触时间长，如果防护措施不力，易被感染。

二、病原学

（一）冠状病毒家族 [5]

冠状病毒（Coronavirus）属巢状病毒目（Nidovirales）、冠状病毒科（Coronaviridae）、冠状病毒属（*Coronavirus*），为具有囊膜的、非节段、单股正链 RNA 病毒，是已知的基因组最大的 RNA 病毒，基因组全长 27～31kb，约 2/3 的区域编码病毒 RNA 聚合酶复合蛋白，后 1/3 的区域编码病毒的结构蛋白和非必要的辅助蛋白，按基因组上的排列顺序依次为编码刺突（spike glycoprotein, S）蛋白基因、包膜（small envelope glycoprotein, E）蛋白基因、膜（membrane glycoprotein, M）蛋白基因和核衣壳（nucleocapsid glycoprotein, N）基因，在 S 和 E 之间、M 和 N 之间及 N 蛋白的基因下游均为一些未知功能的开放阅读框（open reading frame, ORF）。

冠状病毒聚合酶基因为保守基因，能够较稳定地反映病毒的进化关系，因此根据 RNA 依赖 RNA 多聚酶序列分析，按进化关系的远近将冠状病毒分为 3 组：第 1、3 组主要为哺乳动物冠状病毒和人冠状病毒；第 2 组为禽类冠状病毒。目前已知共有 7 种冠状病毒能感染人类，包括 2 种 α 属冠状病毒（HCoV-229E 和 HKU-NL63）和 5 种 β 属冠状病毒（HCoV-OC43、HCoV-HKU1、SARS-CoV、MERS-CoV 和 SARS-CoV-2）。

（二）SARS 冠状病毒 [6-9]

从 SARS 患者肺组织分离出的 SARS-CoV 可以和第 1 组冠状病毒的多克隆抗体发生反应，同源比对发现 SARS 病毒与冠状病毒属中其他已知的成员不同，是一种新型的冠状病毒。SARS-CoV 在形态学上与已知的人类冠状病毒十分相似，病毒颗粒多呈球形或椭圆形，多聚集成堆，在成熟的病毒颗粒外周可见清晰的双层膜结构。病毒颗粒分实心、空心两种，其直径根据有无表面突起而异，为 80～140nm，周围有 20～40nm 的复杂鼓槌状表面突起，此病毒有脂质包膜，膜下方是环状的衣壳，内有病毒的基因组核酸等，具有刺突 S、包膜 E、膜 M、核衣壳 N 等 4 种结构蛋白。

1. **基因组结构**　SARS 冠状病毒的基因组是由 29 727 个核苷酸组成的多腺苷酸 RNA，5' 端有甲基化的帽结构，3' 端有不少于 50 个碱基的 polyA 尾，和真核 mRNA 结构非常接近，这是其基因组 RNA 能发挥翻译模板作用的重要结构基础，41% 的碱基为鸟嘌呤 G 或胞嘧啶 C，基因的顺序为 5' 复制酶 rep、S、E、M、N 3'。*rep* 基因 21.2kb，约占全基因组的 2/3，预期可编码 2 种多聚蛋白，由 ORF1a（265-13, 398nt）和 ORF1b（13, 399-21, 485nt）编码，此基因下游有 4 个 ORF，分别为 S、E、M 和 N 蛋白编码，未发现 HE 蛋白编码序列 [2]，此外还有许多小且分散的 ORF 随机分布于结构蛋白基因之间，它们编码 8 个辅助蛋白，14 个 ORF 在 SARS-CoV 基因组上的分布情况如图 12-1-1（文末彩图）所示。SARS-CoV 具有比较保守的基因组序列结构，其中有些蛋白质在其他冠状病毒基因中都能找到同源性很高的序列，说明这些蛋白可能是 SARS-CoV 具有病毒行为的物质基础。

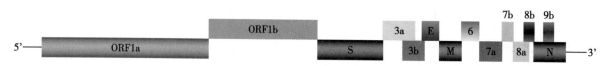

图 12-1-1　SARS-CoV 基因组上 14 个 ORF 的排列情况

2. 基因组编码蛋白 SARS-CoV 病毒基因组编码的蛋白可以分为三组：结构蛋白、非结构蛋白、辅助蛋白。非结构蛋白包括：RNA 复制酶 - 转录酶复合体，3CL 蛋白，木瓜蛋白酶样蛋白酶（PLpro），以及 ORF1a 编码的非结构蛋白 1～11 和 ORF1b 编码的非结构蛋白 12～16。结构蛋白包括：存在于 SARS-CoV 表面的最大跨膜蛋白——S 蛋白，它是病毒吸附、融合和侵入宿主细胞的功能分子，也是诱导宿主体液免疫反应的重要抗原决定簇，与病毒的致病性及毒力等特性有关；病毒核衣壳的主要组分 N（核衣壳）蛋白，是 SARS-CoV 的一个主要的抗原分子，在 SARS 疾病的诊断和预防中具有重要作用；构成病毒包膜主要成分的 M 跨膜糖蛋白，与病毒的出芽和包膜形成有关，可能介导了 SARS-CoV 的细胞免疫反应；以及小包膜蛋白（E 蛋白），其主要参与包膜的形成并能诱导表达 E 蛋白的细胞凋亡。8 个辅助蛋白包括：ORF3a、ORF 3b、ORF6、ORF7a、ORF7b、ORF 8a、ORF 8b 和 ORF 9b，该类蛋白有助于病毒侵染和毒性的提高。

3. SARS 冠状病毒侵入宿主细胞的机制 [7-9] 识别特定物种细胞的相应受体，继而选择性地感染特定物种细胞是所有冠状病毒的特点，冠状病毒侵入宿主细胞是通过病毒 S 蛋白与特异的宿主细胞受体结合来完成的。研究已经证实：ACE2 是 SARS-CoV 的功能性受体，受体结合区（receptor binding domain，RBD）位于 S 蛋白的 318～510 位氨基酸残基之间，相对于全长 S 蛋白有更强的 ACE2 结合能力，同时它也是中和抗体的主要靶标。位于 450～490 氨基酸之间的残基被推测为其与 ACE2 结合的最佳位点。RBD 具有一个由 5 链的反平行 β- 折叠和一个扩展环所构成的核心，该扩展环（424～494），也叫受体结合基序（RBM），含有一些对 ACE2 与 SARS-CoV 相互作用具有重要影响的氨基酸序列，这些序列的自然变异对 SARS-CoV 的传播和致病性具有重要的意义。ACE2 蛋白可在肺泡上皮细胞表面表达，也存在于动、静脉内皮细胞、平滑肌细胞及食管、肠道、胆管、肾脏、心脏等器官的细胞上。这种组织上的分布与 SARS 的病理改变具有高度一致性，进一步说明 ACE2 是 SARS-CoV 的功能性受体。由于在心脏及其他组织中未见病毒复制迹象，而且

通过细胞培养模型研究表明，只有 ACE2 存在的情况下不足以维持病毒感染。相关研究表明，除 ACE2 外，细胞表面的硫酸乙酰肝素、跨膜蛋白丝氨酸 2、金属肽酶域 17 及某些网状和波形蛋白等也可能参与了病毒与细胞的结合。

钙依赖性（C-type）植物血凝素树突状细胞特异性细胞间黏附分子 -3 结合非整合素因子（lectin dendritic cell-specific intercellular adhesion molecule-3 grabbing non-integrin，DC-SIGN，or CD209）以及其相关蛋白 DC-SIGN/R（L-SIGN，CD209L）能够以聚糖依赖形式与 S 蛋白相结合。SARS-CoV 感染可以诱导 DC-SIGN 的表达量上调，这提示在被感染者体内 DC-SIGN 可能有足够的机会捕获 SARS-CoV。尽管 DC-SIGN/R 在 SARS-CoV 感染中有可能起到重要的作用，但 DC-SIGN/R 被 S 蛋白结合对病毒传染性的影响尚未阐明。初步明确的是与 DC-SIGN/R 和相关的外源血凝素结合有可能调节病毒在体内的传播，然而该结合是增强还是抑制了病毒的复制还需要进一步确定。

4. SARS 冠状病毒的理化特性 SARS 冠状病毒在外部环境中不稳定，对理化因素比较敏感，在 pH 偏离 7.2 的环境中容易失活，一般在 33℃ 时生长良好，35℃ 时即可受到抑制，故其引起的疾病流行大多数发生在冬末与早春季节。室温下 SARS 病毒在被污染物的表面可存活 1d 以上，在患者的尿和粪便中至少能生存 1～2d，在腹泻患者的排泄物里能生存 4d，在人类垃圾中可存活 4d 左右。在 4～8℃ 环境中至少可生存 4d。温度升高会缩短 SARS 病毒在空气中的存活时间，在 0℃ 环境下病毒甚至可无限期存活，当条件适宜时可复活。

三、病理学特征及发病机制

（一）病理学特征 [10-12]

SARS-CoV 对人体组织、器官具有泛嗜性，但主要导致肺和免疫器官损伤。SARS 的病理变化可归纳为肺部病变、免疫器官损伤、全身性血管炎、全身中毒性改变及继发感染四个方面。

1. 肺部病变 SARS-CoV 感染导致的严重急性呼吸系统病变，其临床肺部病理损害特征与急性肺损伤和急性呼吸窘迫病变相似。光镜观察病变的肺组织呈脱屑性肺泡炎及脱屑性支气管炎

改变，肺泡腔内充满大量脱落和增生的肺泡上皮细胞，渗出的单核细胞、淋巴细胞、浆细胞及水肿液。肺泡壁毛细血管高度扩张充血，微血管内透明血栓形成。透射电镜下肺泡上皮与血管内皮细胞内可见凋亡小体。

2. 免疫器官损伤 病变主要表现在脾脏、淋巴结及骨髓组织。淋巴组织呈大片状坏死，部分残存的淋巴细胞呈凋亡状态；淋巴结内血管高度扩张充血，淋巴小结萎缩或消失，淋巴窦内可见多量单核细胞；骨髓组织造血面积减少，粒细胞系统及巨核细胞系统相对抑制，中幼红细胞呈小灶性增生。

3. 全身性血管炎 肺、心、肝、肾、脑、肾上腺、横纹肌肌间小静脉周围及血管壁水肿，血管内皮细胞肿胀、脱落，部分血管壁呈纤维素性坏死，可见单核细胞、淋巴细胞、浆细胞及中性粒细胞浸润。

4. 全身中毒性改变及继发感染 主要表现为肺、心、肝、肾、脑、肾上腺等全身实质器官组织细胞的变性和坏死，肺、肝、肾出现灶性或片状坏死，坏死灶内可见单核细胞、淋巴细胞、浆细胞及少量中性粒细胞浸润；心肌纤维肿胀，部分心肌纤维透明变性，局部可见肌溶小灶形成；脑组织出现不同程度的水肿，局部神经纤维出现脱髓鞘现象，少数神经细胞见尼氏体消失、胞突变短等变性改变。免疫器官损伤及淋巴细胞凋亡导致了严重的继发细菌感染如金黄色葡萄球菌、铜绿假单胞菌、白色念珠菌或曲霉菌等，是SARS-CoV感染后死亡的主要原因。

（二）发病机制 [12-22]

1. SARS-CoV 细胞毒作用 SARS-CoV直接的病毒作用可导致严重肺损伤，尤其是在疾病早期病毒高复制时。SARS-CoV S蛋白结合支气管肺泡上皮细胞的ACE2并抑制其表达，使肺内ACE2和ACE1功能失衡，血管紧张素Ⅱ水平升高，AT1受体过度激活，导致肺部毛细血管通透性增加，引起肺水肿和急性肺损伤。SARS-CoV可通过caspase依赖通路诱导细胞凋亡，直接发挥细胞毒作用；其E蛋白可抑制抗凋亡蛋白Bcl-Xl，引起T细胞凋亡。过度表达SARS-CoV 7a蛋白导致包括肺、肝、肾细胞系凋亡。

2. 感染后免疫失衡 研究表明，住院后第二周临床症状恶化的患者与病毒复制未被控制并无明显关联。香港大学Yuen博士等发现，在感染的第一周，SARS患者通过接受包括利巴韦林和皮质激素类药物在内的标准方案治疗后，多数患者的发热和肺炎症状有明显改善，但从第二周以后，部分患者的病情又转入恶化，再次出现高热或在原有体温的基础上体温继续升高，并出现胸闷、气促等呼吸困难症状；X线胸片显示肺部病变阴影迅速增大；病理检查发现在病程的第10天左右，肺部出现弥漫性损伤，如肺泡间隔的炎性渗出、单核细胞的大量浸润、肺泡细胞的坏死脱落、肺泡腔内大量浆液的渗出及透明膜的形成，严重时出现肺纤维化、肺泡塌陷等。淋巴结、脾脏等免疫器官也出现明显的出血性坏死，淋巴细胞明显减少。Peiris等通过对SARS患者鼻咽部吸出物的PCR分析表明，病毒量在第10天达到最高，第15天病毒量已经明显降低。在25例从发病到死亡不足两周的患者尸检中发现，即便是有明显损伤的组织，使用原位杂交或者免疫组化也未检测到病毒。

SARS-CoV感染后引起炎症因子风暴，大量促炎细胞因子和趋化因子，如IL-1β、IL-6、IL-8、CXCL10、CCL2、TNF-α等，水平明显升高。另有研究表明，死亡组SARS患者病程极期Th2类细胞因子起主导作用，而治愈组Th1类细胞因子发挥主要作用，提示死亡患者Th2类细胞因子免疫反应过强，Th1类细胞因子免疫反应相对减弱。进一步研究发现：这些病毒表面的抗原蛋白能作为病原体相关分子模式（pathogen-associated molecular pattern，PAMP），通过激活细胞膜上存在的模式识别受体（pattern recognition receptor，PPR）如Toll样受体（TLRs），导致早期失控的宿主肺的免疫炎症反应。这种失控的固有免疫反应不仅引起急性肺损伤，还引起免疫系统淋巴组织的破坏，是继发严重的细菌感染以及宿主产生获得性免疫反应清除病毒受阻的重要原因。这些均提示病毒复制可能不是患者死亡的直接原因，而病毒感染继发的细胞因子风暴和免疫失衡可能是导致SARS-CoV发病的主要机制。

γ干扰素可诱导的10kD蛋白（interferon-gamma-inducible protein 10，IP-10）是近年发现的CXC趋化因子家族的一个重要成员，是γ干扰素可诱导的趋化因子的主要代表。研究发现，它对激活的 T 细胞、自然杀伤细胞以及单核细胞具有强大的趋化功能。SARS-CoV 感染后，血清中 IP-10 显著升高。除 SARS-CoV 外，H5N1 以及 H7N9 等严重呼吸道病毒所致的急性呼吸窘迫综合征，均发现显著的 CXCL10（IP-10）持续升高，而且与疾病的严重程度密切相关。在小鼠感染模型中，缺失 CXCL10（IP10）或其受体 CXCR3 表达的小鼠，病毒感染导致的 ARDS 严重性和病死率都下降。因此，CXCL-10-CXCR3 信号通路过度活化可能是导致急性肺损伤的重要因素之一。此外，IP-10 的大量释放可以导致免疫系统的损伤，导致淋巴细胞减少或者免疫系统受损，这是发生继发感染的首要条件。继发条件致病菌感染是 SARS 患者的主要死因。

3. 免疫逃逸 [20-22]

SARS-CoV 可以通过抑制 IFN-β 的诱导产生，来逃避 IFN 介导的生长抑制。在 SARS-CoV 感染的细胞中，没有检测到内源性的 IFN-β 转录产物和 IFN-β 启动子活性。为抵抗固有免疫反应，SARS-CoV 可编码八种蛋白拮抗 IFN 反应，以降低宿主细胞的抗病毒能力。

非结构蛋白 nsp1，可以通过失活宿主翻译功能，降解宿主 mRNA，抑制 STAT1 磷酸化，来拮抗 I 型 IFN。SARS-CoVPLP 可通过阻断 IRF3 磷酸化来拮抗 IFN，也可阻断 NF-κB 信号通路。SARS-CoVnsp7 和 nsp15 蛋白也被认为是 IFN 拮抗剂，但具体机制不明确。M 蛋白可阻止 TRAF3-TANK-TBK1/IKKε 复合体的形成，来抑制 TBK1/IKKε 依赖的对转录因子 IRF3/IRF7 活化，抑制 IFN 产生。在 293 细胞中，N 蛋白表达可以阻止 NFκB 启动子的诱导；在 IFNβ 刺激下，ORF3b 和 ORF6 阻断 ISRE 受体的诱导；ORF6 会阻断 STAT1 向核内的转移。ORF3b 蛋白可通过转录因子 IRF3 和 NF-κB 来抑制 RIG-1 和 MAVS 介导的 IFN-β 产生。

四、临床表现 [13, 14]

大部分患者可以追踪到流行病学接触史。

（一）症状与体征

1. 症状 一般来说，几乎所有患者都表现突发性发热，应用非甾体抗炎药效果较差。在病程初期呼吸道症状较重，随着病程的发展，逐渐出现干咳和呼吸困难，但个别患者因同时合并细菌（尤其是金黄色葡萄球菌）感染也会出现典型的脓性痰液。患者往往有全身乏力、肌肉酸痛、咽痛等症状，有的患者合并腹泻、意识障碍。

2. 体征 较少，肺内病变范围较大时，可闻及吸气末细小、密集的高调湿啰音，出现实变时也可闻及支气管呼吸音。

（二）辅助检查

1. 外周血象与生化检查 外周血白细胞往往正常或减少，伴淋巴细胞减少，尤其是 CD4+ 细胞数量急骤减少。淋巴细胞绝对值 $<0.9×10^9$/L 可作为 SARS 的辅助诊断指标。但根据临床资料来看，外周血象的改变仅供参考，个别病例在合并细菌感染时，外周血白细胞也会明显增高。部分患者有谷丙转氨酶、谷草转氨酶、磷酸肌酸激酶、乳酸脱氢酶等酶的异常。少数重症患者伴有凝血功能异常，如 APTT 延长等。

2. 胸部影像学 一般来讲，SARS 的胸部影像与普通肺炎一样，依据病情的轻重程度，不同患者之间存在很大的区别，轻症患者肺内可不出现任何异常，仅在肺部 CT 上出现小片高密度影。但 SARS 也有其特殊性，在急性期的表现有：①不一致性，即胸部影像与临床症状并非同步表现，在病程初期肺内阴影往往滞后临床症状出现；②突发性，即肺内病灶多在短期内突然显现，并迅速增大；③多样性，即 SARS 病毒性肺炎病灶形态不一，表现为单侧或双侧非叶段分布的大小不等的、灶状或大片状、边界不清的磨玻璃样致密影，呈间质性肺炎改变，部分病灶也可呈实变，但支气管气影征不明显。ARDS 或重症 SARS 患者恢复后，肺内病灶可呈网状、结节状肺纤维化改变，并可见牵拉性支气管扩张（图 12-1-2），个别病例在较长时期内表现肺泡渗出性改变。

五、诊断与鉴别诊断 [23, 24]

根据中华医学会呼吸分会制定的 SARS 诊疗方案，SARS 的诊断依据有以下 5 条：

1. 流行病学史 ①与发病者有密切接触史，或属受传染的群体发病者之一，或有明确传染他人的证据；②发病前 2 周内曾到过或居住于报告有 SARS 疫情的地区；③有在实验室内从事 SARS-CoV 研究工作的证据或与有关人士接触的历史。

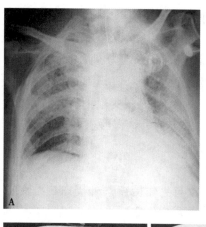
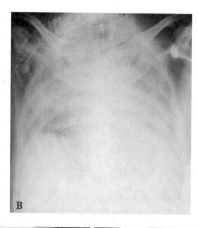
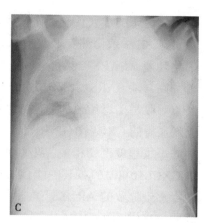
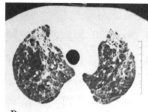
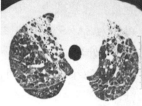
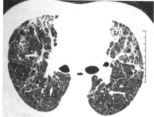
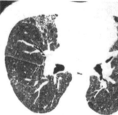
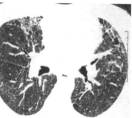

图 12-1-2 重症 SARS 患者胸部影像动态演变

患者男性,55 岁,随病情加重发生 ARDS,胸片显示肺部渗出迅速加重,表现为"白肺"。A. 2003 年 6 月 10 日;B. 2003 年 6 月 11 日;C. 2003 年 6 月 14 日;D. 2004 年 3 月胸部 HRCT 显示双肺纤维化形成伴牵拉性支气管扩张

2. 症状与体征　起病急,以发热为首发症状,体温一般 >38℃,偶有畏寒;可伴有头痛、关节酸痛、肌肉酸痛、乏力、腹泻;常无上呼吸道卡他症状;可有咳嗽,多为干咳、少痰,偶有血丝痰;可有胸闷,严重者出现呼吸加速、气促,或明显呼吸窘迫。肺部体征不明显,部分患者可闻及少许湿啰音,或有肺实变体征(注意:有少数患者并不以发热为首发症状)。

3. 实验室检查　外周血白细胞计数一般不升高或降低;常有淋巴细胞计数减少。

4. 胸部 X 线检查　肺部有不同程度的片状、斑片状浸润性阴影;常为多叶或双侧改变,阴影吸收消散较慢;肺部阴影与症状、体征可不一致。若检查结果阴性,1～2 天后应予复查。

5. 抗菌药物　无明显疗效。

符合上述 1① +2+3 条,或 1②或③ +2+4 条,或 2+3+4 条为 SARS 疑似诊断标准。

符合上述 1① +2+4 条,或 1②或③ +2+3+4 条,或 1②或③ +2+4+5 条为 SARS 临床诊断标准。

临床诊断病例符合以下任何一项则为确诊:①双份血清 SARS-CoV-Ab 滴度 4 倍升高或 2 次恢复期血清均高滴度;②应用 RT-PCR 核酸杂交等分子生物学手段连续 3 次以上发现 SARS-CoV 特异性基因片段;③电镜下在肺泡内、肺泡灌洗液细胞或尸检肺标本中发现 SARS-CoV 病毒颗粒。

符合下列标准的其中 1 条可诊断为重症 SARS 病例:①多叶病变或 X 线胸片 48 小时内病灶进展 >50%;②呼吸困难,呼吸频率 >30 次 /min;③低氧血症:吸氧 3～5L/min 条件下,SaO_2<93%,或氧合指数 <300mmHg;④休克、ARDS 或多器官功能衰竭。

在诊断 SARS 所致 ARDS 时,应与这些感染性疾病进行鉴别:①人感染高致病性禽流感;②巨细胞病毒性肺炎(CMV 肺炎);③嗜肺军团杆菌肺炎;④卡氏肺孢子虫肺炎(pneumocystis carinii pneumonia,PCP)。

六、治疗 [25-29]

目前对 SARS 的治疗仍以对症支持和针对并发症的治疗为主,尚缺乏针对病因 SARS-CoV 的特异性治疗。

(一)一般治疗

吸氧,维持稳定的血氧饱和度 >93%。对发热、咳嗽等临床症状给予对症治疗,维持水、电解质平衡,有肝肾功能损伤者采用相应治疗。

（二）免疫调节治疗

应用糖皮质激素的目的在于抑制肺组织局部的炎性损伤、减轻全身的炎性反应状态、防止肺纤维化等，但糖皮质激素开始使用的时间、剂量、疗程和策略等仍存在很大的争论。因为如在早期即应用糖皮质激素，则可延长SARS-CoV病毒血症的时间；如肺纤维化已形成，则糖皮质激素治疗无效。但总体而言，不主张使用大剂量激素进行治疗。陈荣昌和Yam LY等人分别总结了广州和香港SARS患者的临床资料，对糖皮质激素治疗的安全性和有效性进行了统计分析，其结果显示，应用适当剂量糖皮质激素可降低病死率，缩短住院时间。就糖皮质激素应用的适当剂量而言，临床上往往建议剂量不宜过大，并不主张用激素冲击治疗，多以甲泼尼龙1～2mg/（kg·d），疗程7～14d，并逐渐减量停用，总疗程一般不超过4周。

（三）呼吸支持治疗

对重症SARS患者出现呼吸衰竭时应及时给予呼吸支持治疗，包括经鼻导管或面罩吸氧、无创和有创正压通气治疗。

对于意识障碍、依从性差或正确应用NPPV治疗2小时仍未达到预期效果，建议及时实施有创通气治疗。有创正压呼吸机通气的使用策略、模式和方法主要提倡小潮气量肺保护策略治疗为主，可参阅有关章节。在应用有创呼吸机辅助治疗时，一方面应使用封闭式吸痰系统吸取气道内分泌物，另一方面在呼吸机出气口加附高效微粒捕获滤器（high efficiency particulate arrestant filter），尽可能避免在护理操作和给患者机械通气过程中发生交叉感染。

（四）抗感染治疗

1. 抗病毒治疗　目前尚未发现有效的抗病毒药物，利巴韦林等抗病毒药物对SARS无明显治疗效果。香港一项观察性研究表明，使用洛匹那韦/利托那韦或与利巴韦林联合应用对SARS治疗有一定优势，可降低急性呼吸窘迫综合征（ARDS）的发生率或死亡率。使用恢复期患者血浆来治疗SARS患者可能会缩短住院时间并降低病死率。

在SARS疫情得到控制之后，未再有SARS患者，故后续研究发现一些潜在有效抗病毒药物，如

环孢素A可以抑制亲环素类来阻断SARA-CoV复制、黄酮类化合物中的杨梅黄酮和黄芩素可抑制SARS-CoV解螺旋酶——nsP13中的ATP酶活性、靶向SARS-CoV基因组序列S的siRNA均可抑制病毒复制，但这些药物有效性均缺乏临床验证。

2. 抗细菌治疗　在早期不能确定病原时，可作为经验用药，其用药原则参考已制定的社区获得性肺炎指南；在明确SARS感染后，如无明确细菌感染证据，不推荐使用抗生素进行预防性治疗；如有继发细菌或真菌感染，可能根据病原选用有效抗菌药物。

（五）其他治疗

研究表明重组的ACE2蛋白可以缓解病毒所致的急性肺损伤，该制剂目前已进入临床试验阶段。此外，针对病毒介导的变态反应引起的急性肺损伤的关键环节，采纳临床用于抗类风湿及器官移植引起的宿主抗移植物排斥反应的选择性JAK3抑制剂如Tofacitinib、IP-10单克隆抗体（临床试验阶段），通过调节异常的固有免疫应答可能是一个有价值的控制急性肺损伤的治疗新策略。

（徐　军　高占成）

参 考 文 献

[1] World Health Organization（WHO）（2008）Summary of Probable SARS Cases with Onset of Illness from 1 November 2002 to 31 July 2003.

[2] Rota P A，Oberste M S，Monroe S S，et al. Characterization of a novel coronavirus associated with severe acute respiratory syndrome. Science，2003，300：1394-1399.

[3] Normile D. Researchers tie deadly SARS virus to bats. Science，2005，309（5744）：2154-2155.

[4] Ge X Y，Li J L，Yang X L，et al. Isolation and characterization of a bat SARS-like coronavirus that uses the ACE2 receptor. Nature，2013，503（7477）：535-538.

[5] Compton S，Barthold S，Smith A. The cellular and molecular pathogenesis of coronaviruses. Laboratory animal science，1993，43（1）：15.

[6] Marra M A，Jones S J，Astell C R，et al. The genome sequence of the SARS-associated coronavirus. Science，2003，300：1399-1404.

[7] Li W，Moore M J，Vasilieva N，et al. Angiotensin-converting enzyme 2 is a functional receptor for the SARS coronavirus. Nature，2003，426：450-454.

[8] Kielian M，Rey F A. Virus membrane-fusion proteins：more than one way to make a hairpin. Nature Reviews Microbiology，2006，4（1）：67-76.

[9] Jeffers S A，Tusell S M，Gillim-Ross L，et al. CD209L（L-SIGN）is a receptor for severe acute respiratory syndrome coronavirus. Proc Natl Acad Sci U S A，2004，101（44）：15748-15753.

[10] Ding Y，Wang H，Shen H，et al. The clinical pathology of severe acute respiratory syndrome（SARS）：a report from China. J Pathol，2003，200：282-289.

[11] Nicholls J M，Poon L L，Lee K C，et al. Lung pathology of fatal severe acute respiratory syndrome. Lancet，2003，361：1773-1778.

[12] Xu J. Detection of severe acute respiratory syndrome coronavirus in the brain：potential role of the chemokine mig in pathogenesis. Clin Infect Dis，2005，41，1089-1096.

[13] Perlman S，Dandekar A A. Immunopathogenesis of coronavirus infections：implications for SARS. Nat Rev Immunol，2005，5，917-927.

[14] Jiang Y，Xu J，Zhou C Z，et al. Characterization of cytokine and chemokine profiles of severe acute respiratory Syndrome Am J Respir Crit Care Med，2005，171（8）：850-857.

[15] Kuba K，Imai Y，Rao S，et al. A crucial role of angiotensin converting enzyme 2（ACE2）in SARS coronavirus-induced lung injury. Nat Med，2005，11：875-879.

[16] The writing committee of the world health organization（WHO）Consultation on Human influenza A/H5.Avian influenza A（H5N1）infection in Human. N ENGL Med，2008，358：261-273.

[17] Chi Y，Zhu Y，Wen T，et al. Cytokine and Chemokine Levels in Patients Infected With the Novel Avian Influenza A（H7N9）Virus in China. J Infect Dis，2013，208（12）：1962-1967.

[18] Xu W，Chen M，Ge N，et al. Hemagglutinin from the H5N1 Virus Activates Janus Kinase 3 to Dysregulate Innate Immunity. PLoS One，2012，7（2）：e31721.

[19] Ichikawa A. CXCL10-CXCR3 enhances the development of neutrophil-mediated fulminant lung injury of viral and nonviral origin. American journal of respiratory and critical care medicine，2013，187（1）：65-77.

[20] Spiegel M. Inhibition of beta interferon induction by severe acute respiratory syndrome coronavirus suggests a two-step model for activation of interferon regulatory factor 3. Journal of virology，2015，79（4）：2079-2086.

[21] Kopecky-Bromberg S A，Martínez-Sobrido L，Frieman M，et al. Severe acute respiratory syndrome coronavirus open reading frame（ORF）3b，ORF 6，and nucleocapsid proteins function as interferon antagonists. Journal of virology，2007，81（2）：548-557.

[22] Siu K L. Severe acute respiratory syndrome coronavirus M protein inhibits type I interferon production by impeding the formation of TRAF3.TANK. TBK1/IKKepsilon complex. The Journal of biological chemistry，2009，284（24）：16202-16209.

[23] 中华医学会，中华中医药学会. 传染性非典型肺炎（SARS）诊疗方案. 中华医学杂志，2003，83：173-175.

[24] 董霄松，高占成，黄敏，等. 2004 年北京首例严重急性呼吸综合征病例临床分析. 中华结核和呼吸杂志，2004，27：820-823.

[25] Chen R C，Tang X P，Tan S Y，et al. Treatment of severe acute respiratory syndrome with glucosteroids：the Guangzhou experience. Chest，2006，129：1441-1452.

[26] Hui D S，Hall S D，Chan M T，et al. Noninvasive positive-pressure ventilation：An experimental model to assess air and particle dispersion. Chest，2006，130：730-740.

[27] Yam L Y，Lau A C，Lai F Y，et al. Corticosteroid treatment of severe acute respiratory syndrome in Hong Kong. J Infect，2007，54：28-39.

[28] Li B J，Tang Q，Cheng D，et al. Using siRNA in prophylactic and therapeutic regimens against SARS coronavirus in Rhesus macaque. Nat Med，2005，11（9）：944-951.

[29] Chu C M，Cheng V C，Hung I F，et al. Role of lopinavir/ritonavir in the treatment of SARS：initial virological and clinical findings. Thorax，2004，59（3）：252-256.

第二节　新型冠状病毒肺炎

新型冠状病毒肺炎（COVID-19）是一种新发急性呼吸道传染病，在全球大流行蔓延至全球绝大多数国家，截至 2022 年 5 月 29 日，全球报告的确诊病例超过 5.26 亿，死亡人数超过 600 万[1]。面对影响如此广泛的传染病，各国临床医生和研究者迅速开展系列研究并建立起该疾病的诊疗体系。仔细思考和梳理系列临床研究，有助于我们了解一个疾病被认知的全过程，掌握相应环节的研究方法对后续其他疾病诊疗开展临床研究具有参考价值。因此，本章节将在疾病认识过程中探讨部分研究方法的内容。

一、流行病学

（一）流行特征

COVID-19 为新发急性呼吸道传染病，目前已经蔓延至全球绝大多数国家，早期判断该疾病的传播能力和致病性是指导采取何种防控措施予以应对的关键，通过追踪密接人员是否发病并结合病原学的证据可以证实新发突发疾病是否有人际传播。此外，家庭成员之间的传播是判断疾病传播以及传播能力的重要观察对象。确定该疾病可人际传播后，尚需要快速明确新型冠状病毒（SARS-CoV-2）的传播动力学（潜伏期、发病至诊断或就诊时间和基本再生指数 R0），以及判断传播阶段和范围。以上科学问题需要结合现场流行病学和传播模型来解决。简而言之，对流行初期 425 例 COVID-19 患者（报告时间截至 2020 年 1 月 22 日）的回顾性研究表明[2]，平均潜伏期为 5.2d（95% 置信区间 4.1～7.0）；在早期阶段，流行加倍时间为 7.4d，即感染人数每 7.4d 增加一倍，平均连续间隔（由一人传至另一人的平均间隔时间）为 7.5d（95% 置信区间 5.3～19），R0 估计为 2.2（95% 置信区间 1.4～3.9），即每例患者平均将感染传给 2.2 人。

SARS-CoV-2 自 2019 年 12 月中旬以来，就在密切接触人群中开始了人际传播[2]。本次 COVID-19 疫情的传播过程，可以分为三个阶段：①海鲜市场暴露所致的局部暴发阶段。该阶段主要在 2019 年 12 月底前，主要在接触海鲜市场的人群中形成局部暴发。这一阶段的病例大多与海鲜市场的暴露有关。②疫情扩散形成的社区传播阶段。SARS-CoV-2 通过接触海鲜市场的人群扩散到社区，形成社区传播，在武汉市多个社区和家庭内发生人际传播和聚集性传播。③疫情蔓延形成的大范围传播阶段。1 月 30 日，WHO 宣布本次疫情为"国际关注的突发公共卫生事件"（Public Health Emergency of International Concern）。2020

年 3 月 11 日，WHO 正式承认 COVID-19 疫情为大流行（pandemic）[3]。需要充分认识流行病学研究给疫情防控带来的指导价值。

（二）传染源

由于病毒导致的新发突发传染病均是由动物传播给人类，因此病毒溯源尤其是中间宿主的发现，对控制疫情的扩散以及再发具有重要意义。但 SARS-CoV-2 的确切来源至今仍然未知，推测 SARS-CoV-2 的自然宿主很可能是蝙蝠，而 SARS-CoV-2 的中间宿主目前仍然未知[4-5]。在武汉市疫情初期入院的 41 例患者中，有 27 例（66%）有当地华南海鲜市场的直接接触史[6]。

众所周知，COVID-19 传染源主要是新型冠状病毒感染的患者。但在疫情早期如何界定哪些新冠感染患者具有传染性亟待回答，包括感染者的完整疾病谱（从无症状到重症）、发病时间与传播能力、发病前潜伏期传播能力和病毒动力学（包括呼吸道和肠道）均对判断传染源具有重要指导意义。随着疾病谱的认识，发现 SARS-CoV-2 感染可以出现无症状感染者，且该部分人群具有传染性。通过对传染源和密接人群发病的观察，发现 COVID-19 潜伏期 1～14d，多为 3～7d[7-8]。病毒排毒从症状出现前 2～3d 出现，这意味着患者在潜伏期即有传染性。因此，无症状感染者和潜伏期患者无明显的临床表现但却具有传染性，流行病学意义重要。病毒排毒在发病前后达到高峰，患者发病后 5d 内传染性较强，纵然此阶段多数患者症状较轻[9]。

（三）传播途径

明确新冠病毒的传播途径，可以指导相应接触人员采取正确的防护措施。正因为早期无法明确新冠病毒完整的传播途径，部分医疗机构未采取严格的防护发生医护人员感染。近年来，呼出气和空气采集装置的应用使得明确新冠病毒的传播途径更加高效，但采集的标本通过 PCR 或病毒培养的方法仍为间接证据，尚需要结合实际发生的情况予以评估。

COVID-19 人际传播的主要途径为经呼吸道飞沫和密切接触传播。面对面交谈、咳嗽、打喷嚏时产生的飞沫被易感者吸入是最常见的传播模式[10]。但是传播风险的大小和接触模式、所处环境、宿主传播病毒的能力、社会经济因素等多方面因素有关。长时间（>15min）、近距离（<2m）接触感染者会增加传播风险。室内、群聚环境条件下病毒传播更为快速。此外，当患者有咳嗽等症状时，传播风险也将增加[11]。

此外，病毒也可通过气溶胶传播，其在气溶胶中可存活 3h 以上[12]。气溶胶和飞沫的区别在于气溶胶颗粒直径<100μm，能稳定悬浮于空气之中，气溶胶颗粒直径越小传播距离越远，易感人群吸入含有病毒的气溶胶是有可能导致感染的[12]。已有在粪便、尿液等排泄物中检测到病毒 RNA 和分离到活病毒的报道[8, 13]，且有最新研究提示粪便气溶胶传播很可能是引起广州某高层建筑 COVID-19 社区暴发的原因[14]，因此，应注意其对环境污染造成接触传播或气溶胶传播。目前并不清楚气溶胶传播在普通环境中是否具有重要的流行病学意义，在空气中检测到病毒核酸也并不意味着这些空气中悬浮的颗粒就具有传染性[11]。但在相对封闭的环境中长时间暴露于高浓度气溶胶情况下的确存在经气溶胶传播的可能[8]，目前临床诊疗过程中部分操作容易产生气溶胶，因此医务人员对新冠患者照护时应做好阻断气溶胶传播的防护措施。

接触病毒污染的平面或物品也可造成感染，相较于直接接触患者的分泌物，这种接触传播方式属于间接接触传播，尤其是我国疾控中心在冷链食品外包装分离到新冠活病毒[15]。研究发现 SARS-CoV-2 可在塑料和不锈钢表面存活长达 72h，中位半衰期分别为 6.8h 和 5.6h，因此，病毒污染物接触传播是完全有可能的[11-12]。

基于现有的证据，目前认为怀孕患者发生垂直传播的风险较低[11]。

（四）易感人群

SARS-CoV-2 这一新型冠状病毒，人群普遍易感，目前已有多种疫苗可供使用[16]。青壮年患者一般病情较轻，常为自限性。而老年人及有基础疾病的患者病情较重，可发展为重型或危重型，预后较差，需要重点加强防护措施。

（五）有效防控措施

大规模疫情防控的经验主要来自我国快速有效控制疫情，以及欧美等国家早期采取积极的防疫措施，后续防疫措施松懈导致疫情再次反弹的经验。防疫措施可以分为个人层面和社会层面。

从个人层面而言，公共场合佩戴口罩、保持社交距离、避免前往人群拥挤和聚集的场所、注意手卫生均可以有效避免新冠感染[17]。社会层面而言，需要根据当地疫情的严重程度采集个性化的防疫措施。①输入性个案和密接可明确追踪：传染源的溯源，密接的追踪和筛查；②输入性病例较多且密接已无法可靠追踪：传染源和密接所在地按照高风险地区处理，开展社区人群的筛查[18]；③局部地区出现暴发尚未挤占医疗资源：根据疫区的大小，适当采取封城或高中低风险的管控，并结合积极的新冠核酸筛查；④某些地区出现大面积流行：开展严格的封城，小区严格管理，建设方舱医院积极隔离传染源并救治[19]。此外，大数据用于传染源和密接的追踪方面发挥了较大优势。

二、病毒学和发病机制

病毒学和发病机制研究主要采用基础研究和临床转化研究的相关方法，基础研究的方法包括结构病毒学、体外试验、新冠动物模型建立和体内实验，临床转化研究主要是通过人体标本采用组学、病毒学、免疫学和单细胞测序等研究方法，解决临床问题和科学假设。

SARS-CoV-2 属于巢病毒目（Nidovirales），冠状病毒科（Coronaviridae），正冠状病毒亚科（Orthocoronavirinae），β 冠状病毒属。它是近 20 年以来，继 SARS-CoV 和 MERS-CoV 之后，第三种能够引起人类严重疾病的冠状病毒，也是目前已知的第七种能够感染人类的冠状病毒。SARS-CoV-2 有包膜，病毒体呈球形或椭圆形，直径 60～140nm，刺突长 9～12nm。其核酸类型为单股正链 RNA。SARS-CoV-2 和 SARS-CoV 的基因组序列相似性为 79%，而和 2018 年在中国浙江省舟山市的蝙蝠体内分离到的两株病毒（bat-SL-CoVZC45 和 bat-SL-CoVZXC21）的基因组序列相似性为 88%[5]，和早前在中国云南省的中菊头蝠体内分离到的 RaTG13 病毒株基因组序列相似性为 96%[4]。病毒基因组可以编码包括核蛋白（N）、包膜蛋白（E）、基质蛋白（M）和刺突糖蛋白（S）在内的 4 种结构蛋白及 RNA 依赖性的 RNA 聚合酶（RdRp）。核蛋白（N）包裹 RNA 基因组构成病毒的核衣壳，外面围绕着病毒包膜（E），病毒包膜包埋有基质蛋白（M）和刺突糖蛋白（S）等蛋白[20-22]。

目前认为，SARS-CoV-2 通过其表面的刺突糖蛋白（S 蛋白）与靶细胞表面的血管紧张素转换酶 2（angiotensin-converting enzyme 2，ACE2）结合，随后细胞表面的跨膜丝氨酸蛋白酶 2（transmembrane protease serine 2，TMPRSS2）切割 ACE2 并且活化 S 蛋白，从而促使病毒进入并感染宿主细胞[23]。ACE2 在人体肺、心脏、肾脏、肺、睾丸和肠道等多种组织中表达[24]，尤其是呼吸道上皮细胞。病毒进入细胞后脱壳释放出病毒 RNA，随后利用宿主细胞内的低分子物质完成自身的复制以及合成所必需的结构蛋白和非结构蛋白，在完成病毒体的组装后释放到细胞外，感染新的细胞[20]。

除病毒对宿主细胞的直接致病作用之外，通过与免疫系统相互作用，诱发过度的免疫反应造成损伤，也是 SARS-CoV-2 重要的致病机制，尤其对于重型和危重型患者，过度的免疫炎症反应发挥了更重要的作用[23, 25]。

在疾病早期，患者下呼吸道存在很高的病毒量[11, 26, 27]。机体首先启动的是固有免疫抗病毒反应，被感染的肺泡上皮细胞和肺泡巨噬细胞释放多种促炎细胞因子和趋化因子，招募单核细胞、中性粒细胞、树突状细胞等固有免疫细胞趋向性迁移至感染部位发挥抗病毒作用。随后，淋巴细胞被激活和招募，从而启动适应性免疫反应，发挥更特异的抗病毒作用[23, 25]。

在疾病后期，对于轻型患者来说，固有免疫和适应性免疫反应能够有效地抑制并清除病毒，炎症反应逐渐消退，患者恢复健康。但对于重型和危重型患者来说，病毒的清除出现了障碍，当病毒复制加速时，免疫反应过度激活最终失控，伴随大量促炎细胞因子释放，形成细胞因子风暴（图 12-2-1，见文末彩图）。此时，在持续、强烈的炎症反应和病毒的感染共同作用下，气血屏障的完整性受到严重损害。除感染上皮细胞外，SARS-CoV-2 还感染肺毛细血管内皮细胞，导致血管通透性增加，大量的血浆成分、单核细胞和中性粒细胞汇入[23, 25]。肺间质单个核细胞炎性浸润和水肿出现，在 CT 影像中表现为磨玻璃影。随后，间质水肿液进入肺泡，出现肺水肿，透明膜形成并充满了肺泡腔，这和早期急性呼吸窘迫综合征（ARDS）的表现一致。总而言之，肺内皮细胞屏障的破坏，肺泡 - 肺毛细血管的氧传递功能障碍和氧弥散功能受损共同构成了 COVID-19 的肺部损伤的特征表现[23, 25]。

临床上，部分 COVID-19 患者会出现感染中毒症（sepsis）的表现[27]。病毒性感染中毒症（viral sepsis）被定义为宿主对病毒感染反应失调导致危及生命的器官功能障碍。病毒性感染中毒症的出现可能进一步导致 COVID-19 患者多器官衰竭，但其确切机制仍需要进一步研究。

三、病理表现

病理研究为理解发病机制、发病过程、临床表现、累及器官、相关并发症和潜在治疗措施探索具有重要指导意义。呼吸系统是 COVID-19 患者主要的受累系统[28]，尸检病理研究提示肺外器官也能检测到 SARS-CoV-2 的核酸，提示 COVID-19 会累及多种肺外脏器[29-30]。然而，尚不清楚这些肺外表现是 SARS-CoV-2 直接导致的，还是由于异常的免疫反应、治疗措施、局部缺血等其他因素引起的继发损伤，亦有可能是多因素共同作用的结果。以下为主要器官病理学改变和新型冠状病毒检测结果：

1. **肺**　肺脏呈不同程度的实变。实变区主要呈现弥漫性肺泡损伤和渗出性肺泡炎。不同区域肺病变复杂多样，新旧交错。

肺泡腔内见浆液、纤维蛋白性渗出物及透明膜形成；渗出细胞主要为单核和巨噬细胞，可见多核巨细胞[29]。II 型肺泡上皮细胞增生，部分细胞脱落。II 型肺泡上皮细胞和巨噬细胞内偶见包涵体。肺泡隔可见充血、水肿，血管周围可见大量淋巴细胞浸润。少数肺泡过度充气、肺泡隔断裂或囊腔形成。肺内各级支气管黏膜部分上皮脱落，腔内可见渗出物和黏液。小支气管和细支气管易见黏液栓形成。可见肺血管炎、血栓形成（混合血栓、透明血栓）和血栓栓塞。肺组织易见灶性出血，可见出血性梗死、细菌和 / 或真菌感染。病程较长的病例，可见肺泡腔渗出物机化（肉质变）和肺间质纤维化。

电镜下支气管黏膜上皮和 II 型肺泡上皮细胞胞质内可见冠状病毒颗粒。免疫组化染色显示部分支气管黏膜上皮、肺泡上皮细胞和巨噬细胞呈新型冠状病毒抗原免疫染色和核酸检测阳性。

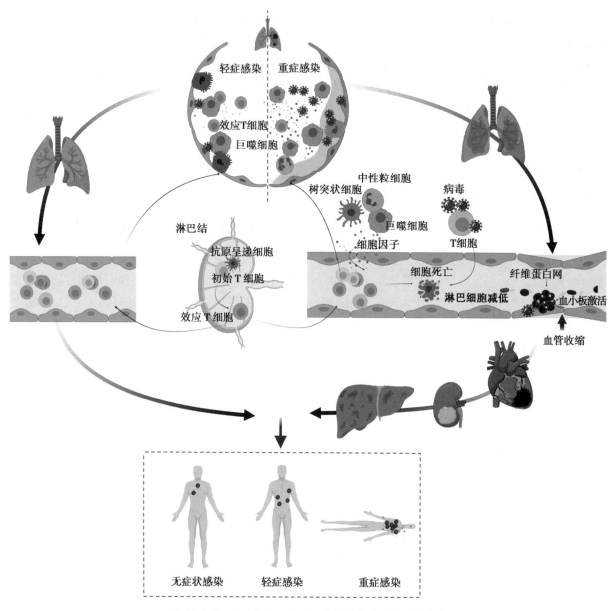

轻症感染　重症感染

效应T细胞

巨噬细胞

中性粒细胞

树突状细胞

病毒

巨噬细胞

细胞因子

T细胞

淋巴结

抗原呈递细胞

初始T细胞

效应T细胞

细胞死亡

淋巴细胞减低

纤维蛋白网

血小板激活

血管收缩

无症状感染　　轻症感染　　重症感染

图 12-2-1　SARS-CoV-2 感染中毒症的发生及演变[27]

在轻症或无症状 SARS-CoV-2 感染者中,肺部的巨噬细胞能够激活炎症反应并清除病毒,固有免疫和适应性免疫应答可有效抑制病毒的复制,患者可以很快康复。在重症或危重症 COVID-19 患者中,肺泡毛细血管膜(气血屏障)的完整性会被严重破坏。SARS-CoV-2 病毒大量复制,不仅会攻击肺泡上皮细胞,也会攻击肺毛细血管内皮细胞,导致大量浆液性成分漏出进入肺泡腔。肺泡巨噬细胞和上皮细胞会释放大量促炎细胞因子和趋化因子;单核细胞和中性粒细胞会被募集到感染部位并清除含有病毒颗粒和感染细胞的渗出液,导致炎症反应失控。在这个过程中,由于显著的淋巴细胞数量减少和功能失调,适应性免疫难以有效启动。失控的病毒感染会导致严重的炎症细胞浸润,进一步加重肺损伤。同时,播散的 SARS-CoV-2 病毒也可直接攻击其他器官,免疫反应可导致系统性的炎症风暴,合并微循环障碍,这些因素一起作用最终引发病毒性脓毒症。

(资料来源:Li H,Liu L,Zhang D,et al. SARS-CoV-2 and viral sepsis: observations and hypotheses. Lancet,2020,395 (10235):1517-1520)

2. 脾脏、肺门淋巴结和骨髓　脾脏缩小。白髓萎缩,淋巴细胞数量减少、部分细胞坏死;红髓充血、灶性出血,脾脏内巨噬细胞增生并可见吞噬现象;可见脾脏贫血性梗死。淋巴结淋巴细胞数量较少,可见坏死。免疫组化染色显示脾脏和淋巴结内 CD4[+]T 细胞和 CD8[+]T 细胞均减少。淋巴结组织可呈新型冠状病毒核酸检测阳性,巨噬细胞新型冠状病毒抗原免疫染色阳性。骨髓造血细胞或增生或数量减少,粒红比例增高;偶见噬血现象。

3. 心脏和血管　部分心肌细胞可见变性、坏死，间质充血、水肿，可见少数单核细胞、淋巴细胞和／或中性粒细胞浸润。偶见新型冠状病毒核酸检测阳性。

全身主要部位小血管可见内皮细胞脱落、内膜或全层炎症；可见血管内混合血栓形成、血栓栓塞及相应部位的梗死。主要脏器微血管可见透明血栓形成。

4. 肝脏和胆囊　肝细胞变性、灶性坏死伴中性粒细胞浸润；肝血窦充血，汇管区见淋巴细胞和单核细胞浸润，微血栓形成。胆囊高度充盈。肝脏和胆囊可见新型冠状病毒核酸检测阳性。

5. 肾脏　肾小球毛细血管充血，偶见节段性纤维素样坏死；球囊腔内见蛋白性渗出物。近端小管上皮变性，部分坏死、脱落，远端小管易见管型。肾间质充血，可见微血栓形成。肾组织偶见新型冠状病毒核酸检测阳性。

6. 其他器官　脑组织充血、水肿，部分神经元变性、缺血性改变和脱失，偶见噬血现象；可见血管周围间隙单核细胞和淋巴细胞浸润。肾上腺局灶性坏死。食管、胃和肠黏膜上皮不同程度变性、坏死、脱落，固有层和黏膜下单核细胞、淋巴细胞浸润。肾上腺可见皮质细胞变性，灶性出血和坏死。睾丸见不同程度的生精细胞数量减少，Sertoli 细胞和 Leydig 细胞变性。

鼻咽和胃肠黏膜及睾丸和唾液腺等器官可检测到新型冠状病毒。

四、临床特点

临床特点的规律总结不仅可以有效指导早期传染人群和高危重症人群识别、后续患者疾病严重程度预测和预检分诊等，还为后续临床试验方案制定、人群选择、研究终点确定、给药时机等细节提供了极大的参考价值。该部分研究主要解决新冠患者的完整临床特征、疾病发生发展规律以及准确的疾病谱并对其进行科学分类。所用的临床研究方法为病例系列研究。

发病的危险因素以及重症或死亡的危险因素研究也是临床特征描述的重要组成部分。不同人群在相同情况下接触新冠病毒，可以表现为未感染、无症状感染以及有症状感染，明确发生感染的危险因素有助于保护易感人群和筛查高危人群。此外，有症状感染人群发生感染后，疾病发生发展以及转归差异性较大，也需要明确影响疾病转归或预后的因素，有助于早期识别重症患者，以及针对可干预的危险因素开发药物等治疗措施。例如，一项早期回顾性研究发现 D- 二聚体（D-dimer）明显升高是导致住院新冠患者预后不良的重要因素[31]，该研究为后续相关抗凝治疗的治疗措施提供了思路。由于新发突发传染病的特点，病例对照研究和回顾性队列研究是重要的研究方法。

1. 疾病谱　COVID-19 严重程度异质性较大，按照是否出现临床症状可分为无症状感染（asymptomatic infections）和有症状感染。

（1）无症状感染：无症状感染者在新冠病毒流行期间所占感染者的比例尚不明确。一项荟萃多项大型基于人群的新冠检测的队列数据描述性研究估计，无症状感染者高达 30%～40%[32]。但这些研究并没有开展后续的随访以明确筛查时无症状感染者后续是否会出现症状。而且，无症状感染者即使没有临床症状，部分患者胸部 CT 仍可以发现影像学异常（如磨玻璃影）[33]，甚至部分患者可能进一步发展出现低氧血症[34]。因此，少数筛查时无症状的患者后续也可能出现疾病进展，从 PCR 检测阳性到症状出现的中位时间为 4d（3～7d）。

（2）有症状 COVID-19 患者的严重程度分类：出现症状的新冠感染患者的疾病严重程度可以从轻症到危重。中国疾病预防控制中心流行病学调查显示，COVID-19 患者中，约 81% 为轻症患者，14% 为重症患者，5% 为危重症患者[35]。临床严重程度分型对临床合理诊疗、医疗资源的合理使用有重要意义。国家卫健委新冠肺炎诊疗方案和 WHO 新冠肺炎诊疗指南均提出了临床分型。两者均将有症状患者分为四种类型，即轻型（mild）、普通型（moderate）、重型（severe）、危重型（critical）。分型依据均为症状、影像学表现、氧合情况等，但是部分细节（如普通型和重型的 SpO_2 界值）稍有不同。

此外，治疗性的临床研究方面还会使用更为细致的疾病分类。曹彬教授等开展的洛匹那韦/利托那韦治疗重症新冠的随机对照临床试验[36]，首次采用了 7 等级量表用于疾病严重程度的分类。7 等级量表包括以下等级：①未住院，且可继续从事日常活动；②未住院，但无法继续从事日常活动；③住院治疗，不需要吸氧；④住院治疗，需要吸氧；⑤住院治疗，需要经鼻高流量氧疗、无创机械通气或这两者；⑥住院治疗，需要 ECMO、有创机械通气或这两者均需要；⑦死亡。世界卫生组织在此基础上进一步提出了覆盖新冠从无症状到死亡的 10 等级的分类（表 12-2-1）[37]。

表 12-2-1 WHO 病程进展量表

分类	定义	评分
未感染	未感染；病毒 RNA（－）	0
轻症流动人群	无症状，病毒 RNA（+）	1
	有症状，生活自主	2
	有症状，生活需要他人协助	3
中症住院人群	住院，无需氧疗	4
	住院，面罩或鼻导管吸氧	5
重症住院人群	住院，无创通气或高流量氧疗	6
	气管插管机械通气，$PaO_2/FiO_2 \geqslant 150mmHg$ 或 $SpO_2/FiO_2 \geqslant 200mmHg$	7
	机械通气 $PaO_2/FiO_2 < 150mmHg$（$PaO_2/FiO_2 < 200mmHg$）或使用血管活性药物	8
	机械通气 $PaO_2/FiO_2 < 150mmHg$ + 血管活性药物 / 透析 /ECMO	9
死亡	死亡	10

但上述的分类对重症人群过于细致，临床操作或临床试验应用方面存在一定的难度。

2. 临床表现

（1）症状：临床首发症状主要以呼吸道和全身症状为主，表现为咳嗽（干咳为主）、发热、干咳、乏力、头痛、呼吸困难、咽痛、腹泻和呕吐，少数患者以嗅觉、味觉减退或丧失等为首发症状。此外，还有部分研究报道新冠患者会出现结膜炎、脱发和谵妄等少见表现。一项来自美国 CDC 总结 370 000 新冠确诊患者的临床症状分布比例如下[38]：

咳嗽：50%

发热（包括主诉发热或体温 >38℃）：43%

疲乏：36%

头痛：34%

呼吸困难：29%

咽痛：20%

腹泻：19%

恶心 / 呕吐：12%

嗅觉、味觉丧失，腹痛，流涕等症状：<10%

需要注意的是，不同研究的目标人群不同，所得到的比例可能有所差异。不同于流感等其他常见呼吸道病毒感染性疾病，发热并非新冠患者十分普遍的症状。

（2）并发症

1）呼吸衰竭：急性呼吸窘迫综合征（ARDS）是重症患者的主要并发症，可在呼吸困难发作后不久出现[6]。

2）心血管并发症：包括心律不齐、急性心肌损伤和休克。

3）血栓栓塞并发症：包括肺栓塞和急性脑卒中（甚至在无危险因素，且年龄 ≤50 岁的患者）[39-40]。

4）过度炎症反应并发症：已有实验室证据表明，一些重症 COVID-19 患者存在类似细胞因子释放综合征的过度的炎症反应，伴有持续发热，炎症标志物（如 D-dimer，铁蛋白）升高、促炎细胞因子升高；这些异常的实验室检查结果与重症和死亡相关[31]。

其他炎症并发症和自身抗体介导的临床表现也已经有报道[41]，有患者起病后 5～10d 发生吉兰 - 巴雷综合征[42]。COVID-19 患儿还会出现类似于川崎病和中毒性休克综合征类似的多系统炎症综合征。该综合征的特征是炎性标志物显著升高，并有多器官功能衰竭（特别是心力衰竭），但是肺部极少受累[43-44]。

（3）实验室检查：轻症患者实验室检查可无明显异常，重症患者的实验室检查与其他重症呼吸道病毒感染患者类似，主要表现为淋巴细胞减少、LDH 升高、肌酸激酶升高以及肝酶的升高。由于新冠患者可出现明显凝血功能异常，部分患者可出现血小板减少和 D- 二聚体升高[6, 31]。此外，少部分患者会出现肌钙蛋白和肌酐升高。但重症新冠患者入院时 PCT 检测值大多在正常范围。

（4）胸部影像学

1）胸部 X 线检查：在早期或轻症病例中，胸部 X 线检查结果可以是正常的。常见的 X 线异常表现是实变和磨玻璃影，多累及双肺，外周和下肺多见；肺部受累随病程进展而加重，在起病后 10～12d 达到峰值。

2）胸部 CT：COVID-19 患者的胸部 CT 最

常表现为磨玻璃影（GGO）伴或不伴实变，这与病毒性肺炎的影像学表现一致。COVID-19 胸部 CT 异常常为双侧，周围分布，下叶受累。一项对 2 700 多名 COVID-19 患者胸部 CT 表现的系统回顾研究中，总结常见的影像学异常如下[45]：

GGO：83%

GGO 伴实变混杂影：58%

邻近胸膜增厚：52%

小叶间隔增厚：48%

支气管充气征：46%

其他：少见发现有铺路石征（GGO 伴间隔增厚），支气管扩张，胸腔积液，心包积液和淋巴结肿大。

（5）病程发展：重症患者多在发病 1～2 周内出现呼吸困难和 / 或低氧血症，严重者可快速进展为急性呼吸窘迫综合征、感染中毒性休克、难以纠正的代谢性酸中毒和出凝血功能障碍及多器官功能衰竭等（图 12-2-2）。极少数患者还可有中枢神经系统受累及肢端缺血性坏死等表现。

（6）鉴别诊断：COVID-19 应与所有呼吸道病毒感染相鉴别，应结合患者的流行病学史和不同呼吸道病毒流行季节，予以鉴别。上述临床症状并非 COVID-19 特异性表现，无法用于与其他呼吸道病毒感染性疾病的鉴别诊断。诊断主要依靠病原学检查。目前尚无新冠与其他呼吸道病毒共感染的流行病学数据。

五、病原学诊断

上述临床表现并非 COVID-19 特异性表现，无法用于与其他呼吸道病毒感染性疾病的鉴别诊断。诊断主要依靠病原学检查。目前临床可及的 COVID-19 的诊断性检测包括核酸、抗体和抗原法（表 12-2-2），其中核酸检测是目前最为常用和重要的新冠现症感染者的主要筛查和检测手段[46]。假阴性是目前新冠病原学检查面临的主要问题[47]。有研究报道基于 CRISPR 技术开发的新冠诊断方法有很高的敏感性和特异性[48]，但尚处于开发阶段，无法用于临床诊疗和社区筛查。

医疗工作者需要充分了解各个方法的特点，根据不同场景选择合适的方法。我国武汉地区首先创造性地采用混合样本的核酸检测，用于大规模的社区筛检，极大地提高了筛检效率。详细的核酸检测方法可参考新型冠状病毒核酸检测相关文件。

六、治疗

COVID-19 患者的疾病谱差异性较大，应充分评估患者的疾病严重程度并结合重症高危因素，开展对症治疗和针对并发症的支持治疗。总体而言，目前尚无明确有效的抗病毒药物，仅确证小剂量激素可改善重症新冠患者预后。以前普遍认为疫情暴发时不适合开展严格的临床研究，因为在人们生死之际，所有可能的治疗策略都应该"尝试一下"，而不是对其开展严格研究。2018—2020 年西非埃博拉疫情时启动了许多小规模研究[49]，能得出明确结果的研究却非常少，因为面对新发突发呼吸道传染病，有效治疗措施的探索时间窗极为狭窄。本次新冠疫情初期也出现类似的同情或超说明书（off-label）用药，但仍有部分学者坚持随机对照临床试验的原则并快速完成，

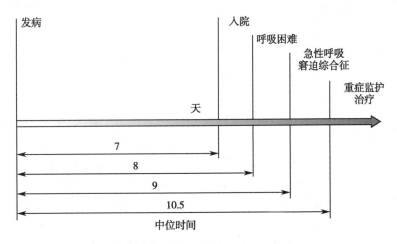

图 12-2-2 COVID-19 重症病程轨迹

表 12-2-2　新型冠状病毒肺炎的诊断性检测方法

检测类别	主要临床应用	标本类型	性能特征	评论
核酸检测（包括实时聚合酶链反应）	现症感染的诊断	呼吸道标本*	理想情况下，分析灵敏度和特异度都很高 临床性能取决于标本的类型和质量以及检测时疾病的持续时间 报告的假阴性率从<5%到40%不等，具体取决于所使用的检测¶	检测时间从15min到8h不等△ 检测周转时间受所用检测和实验室工作流程的影响 有些检测方法允许使用邮寄来的家中收集的标本
血清学（抗体检测）	既往感染的诊断（或至少持续3～4周的感染）	血	敏感度和特异度是高度可变的，可检测到的抗体通常需要几天到几周的时间形成；IgG通常在症状出现后14d形成 据报道，与其他冠状病毒有交叉反应 在低血清阳性率的情况下，应谨慎解释个体结果；具有高特异性的血清学检测仍然具有低的阳性预计值	检测时间从15min到2h不等 检测周转时间受所用检测和实验室工作流程的影响 目前尚不确定抗体检测呈阳性是否表明对未来感染具有免疫力
抗原检测	现症感染的诊断	鼻咽拭子或鼻拭子	数据有限 抗原检测通常不如核酸检测敏感	检测时间<1h

注：*CDC建议鼻咽拭子，口咽拭子，鼻拭子（来自两个前鼻孔）以及鼻腔或鼻咽灌洗液。患者可以在现场或在家自行收集鼻拭子。一些数据表明，鼻咽标本的量高于其他上呼吸道标本。对于上呼吸道标本检测为阴性，怀疑有下呼吸道感染的住院患者，可以收集下呼吸道标本。

¶单个阳性检测通常可以确定诊断。如果初始检测为阴性，但临床怀疑仍然存在，进行第二次检测可以提高诊断率。

△可以在医疗点进行低复杂性的快速检测，并在不到1h的时间内提供结果。大多数中到高复杂性的基于实验室的检测需要几个小时才能完成。然而，临床医生或患者接收结果的时间取决于运行检测的频率和其他处理因素。

为疫情期间探索有效药物和疫苗提供了方向。与其开展单臂观察性研究获得不确切的结果，浪费研究者的精力和宝贵的受试者资源，不如努力克服困难，开展随机对照临床试验探明潜在治疗价值药物的疗效和安全性。此后国际社会探索治疗新冠的药物都采样随机对照临床试验的方法，甚至出现了纳入英国新冠15%的患者进入临床试验的惊人举措——RECOVERY试验[50]。新冠治疗药物总结如表12-2-3所示。

（一）抗病毒药物

新冠疫情暴发后，国内外相继开展临床试验探索有效的抗病毒药物，目前仍未有确切结果。由于临床研究入选患者多在病程中晚期，多数患者已经发生炎症风暴或多器官功能损伤，这可能是抗病毒药物未能得出阳性结果的主要原因。在病程早期使用具有潜在抗病毒作用的药物能否改善临床结局需要进一步探讨。目前，不建议在住院COVID-19患者使用氯喹/羟氯喹、洛匹那韦/利托那韦、静脉或吸入干扰素。由于瑞德西韦的研究结果存在分歧，该药物的抗病毒效果仍存在争议。中和抗体或单/多克隆抗体临床试验显示出良好效果[51]。

（二）免疫调节药物

1. 糖皮质激素治疗　2003年SARS流行期间，提出早期大剂量使用糖皮质激素以抑制炎症风暴，随后根据临床实践观察，大剂量激素增加了继发感染的可能，尤其是增加股骨头坏死的风险。因此在疫情早期激素使用在新冠治疗中的作用颇有争议，在国家卫健委最早的《新型冠状病毒肺炎诊疗方案》中，提出慎用激素的建议。我国学者在疫情早期首先总结武汉新冠患者使用激素的经验提出专家共识建议：使用激素应充分权衡利弊，严格把握适应证和剂量，针对适合人群应用低中剂量糖皮质激素以及治疗时机[52]。英国RECOVERY研究证实地塞米松可以降低COVID-19住院患者的病死率[11]。RECOVERY研究中激素的用法和疗程为6mg/d，应用10d或直至出院（无论哪个先发生）。基于7项RCT研究的meta分析，WHO发布了针对COVID-19激素使用的指南，强推荐糖皮质激素治疗重症COVID-19患者，弱推荐轻症COVID-19患者不使用糖皮质激素治疗[53-54]。糖皮质激素的疗程一般不超过7～10d，剂量一般相当于甲泼尼龙0.5～1mg/(kg·d)。

2. 其他免疫治疗　与糖皮质激素多途径抑

表 12-2-3　新冠治疗药物总结（更新时间为 2021 年 1 月 18 日）

疾病的严重程度	抗病毒药	免疫调节药
重症患者 住院，收入 ICU 需要机械通气和 / 或循环支持的患者；也包括需要高流量鼻导管吸氧、无创机械通气或高浓度面罩吸氧的患者	▶瑞德西韦：对于接受高级氧疗支持的患者，有条件使用瑞德西韦（证据尚存在争议）	▶地塞米松：对于重症患者，建议：①地塞米松 6mg、1 次 /d 口服；②静脉输注 10 天或直到出院 ▶其他免疫调节药（托珠单抗、巴瑞替尼）：在临床试验之外不应常规提供妥珠单抗治疗；对于有细胞因子风暴的患者应用可能缩短机械通气时间。但不推荐联合应用
中度患者 住院，收入病房 需要低流量氧疗的患者	尚无高质量临床试验阳性结果的抗病毒药	▶地塞米松：对于中度患者，建议：①地塞米松 6mg、1 次 /d 口服；②静脉输注 10 天或直到出院 ▶其他免疫调节药：不建议在临床试验以外使用妥珠单抗、巴瑞替尼
轻症患者 隔离观察 无需低流量氧疗、静脉输液或其他生理支持的患者	▶新冠小分子药物（Molnupiravir、Paxlovid、瑞德西韦）：建议用于门诊轻症的高危患者，可降低转重的风险。上述抗病毒药物均缺乏我国临床试验数据，截至本书出版时尚未通过我国药监局批准 单克隆抗体：Bamlanivimab-Etesevimab、Casirivimab-Imdevimab、Sotrovimab 和安巴韦单抗 / 罗米司韦。其中，安巴韦单抗 / 罗米司韦为我国批准上市。建议用于门诊轻症的高危患者，可降低转重的风险。 但抗体类药物成本较高、需要静脉注射，病毒变异可能影响抗病毒效果	▶地塞米松：不建议用于轻症患者

注：本文中的建议基于最佳可用数据，并可能随着其他数据的提供而更改，仅推荐现有证据显示的有效药物，其他无效 / 可能有害药物（洛匹那韦 / 利托那韦、氯喹、羟氯喹、干扰素、恢复期血浆、ACEI/ARB、阿奇霉素、伊维菌素、硝唑尼特和维生素等）均未列入表格中。

制炎症反应不同，白介素拮抗剂、干扰素和激酶抑制剂等可以通过特异性通路抑制机体炎症反应。白介素拮抗剂主要包括白介素 -1 拮抗剂、抗白介素 -6 受体单克隆抗体[托珠单抗（Tocilizumab）和 Sarilumab]和抗白介素 -6 单克隆抗体（Siltuximab）。托珠单抗和 Sariumab 治疗 COVID-19 住院患者的独立随机对照研究均未显示临床获益[55]。目前无发表的研究评估 Siltuximab 对于 COVID-19 的治疗作用。Bruton 酪氨酸激酶抑制剂和 Janus 激酶抑制剂目前无有力证据支持可以带来临床获益，多种药物临床试验正在进行中。康复者恢复期血浆可能通过直接抗病毒或免疫调节功能发挥作用，目前尚无足够的临床数据证实其有效性和安全性，仍需要进一步评估其实际临床价值。

（三）重型、危重型的支持治疗

在上述治疗的基础上，积极防治并发症，治疗基础疾病，预防继发感染，及时进行器官功能支持。器官功能支持的重大研究进展较少，可参考国内外诊疗方案执行。

七、后遗症和康复

COVID-19 为新发突发传染病，其远期后遗症目前尚不完全清楚。针对 COVID-19 出院患者开展的随访研究数量有限，研究表明 COVID-19 患者出院后仍然会存在不同比例的持续抱怨症状，最常见的为疲劳、肌肉无力和睡眠障碍。肺脏遗留影像学异常，以磨玻璃影为主要表现，肺功能主要表现为肺弥散功能下降，在重型和危重型患者中更为明显。约 20% 的患者会出现焦虑或抑郁，因此除了身体功能的恢复，心理健康的评估也尤为重要。重型和危重型患者应该得到格外关注，肺脏康复、有氧锻炼、心理咨询和社会关怀等综合康复策略有助于指导患者进行全面恢复。

（曹　彬）

参 考 文 献

[1] Coronavirus Disease (COVID-19) Situation Reports [Internet]. [cited 2022 June 1]; Available from: https://www.who.int/emergencies/diseases/novel-coronavirus-2019/situation-reports.

[2] Li Q, Guan X, Wu P, et al. Early Transmission Dynamics in Wuhan, China, of Novel Coronavirus-Infected Pneumonia. N Engl J Med, 2020, 382(13): 1199-1207.

[3] Timeline: WHO's COVID-19 response [Internet]. [cited 2020 Oct 25]; Available from: https://www.who.int/emergencies/diseases/novel-coronavirus-2019/interactive-timeline.

[4] Zhou P, Yang X-L, Wang X-G, et al. A pneumonia outbreak associated with a new coronavirus of probable bat origin. Nature, 2020, 579(7798): 270-273.

[5] Lu R, Zhao X, Li J, et al. Genomic characterisation and epidemiology of 2019 novel coronavirus: implications for virus origins and receptor binding. Lancet, 2020, 395(10224): 565-574.

[6] Huang C, Wang Y, Li X, et al. Clinical features of patients infected with 2019 novel coronavirus in Wuhan, China. Lancet, 2020, 395(10223): 497-506.

[7] Guan W, Ni Z, Hu Y, et al. Clinical Characteristics of Coronavirus Disease 2019 in China. N Engl J Med, 2020, 382(18): 1708-1720.

[8] 关于印发新型冠状病毒肺炎诊疗方案(试行第八版)的通知 [Internet]. [cited 2020 Oct 25]; Available from: http://www.nhc.gov.cn/xcs/zhengcwj/202008/0a7bdf12bd4b46e5bd28ca7f9a7f5e5a.shtml.

[9] He X, Lau EHY, Wu P, et al. Temporal dynamics in viral shedding and transmissibility of COVID-19. Nat Med, 2020, 1-4.

[10] Cevik M, Kuppalli K, Kindrachuk J, et al. Virology, transmission, and pathogenesis of SARS-CoV-2. BMJ, 2020, 371: m3862.

[11] Wiersinga W J, Rhodes A, Cheng A C, et al. Pathophysiology, Transmission, Diagnosis, and Treatment of Coronavirus Disease 2019 (COVID-19): A Review. JAMA, 2020, 324(8): 782-793.

[12] Van Doremalen N, Bushmaker T, Morris D H, et al. Aerosol and Surface Stability of SARS-CoV-2 as Compared with SARS-CoV-1. N Engl J Med, 2020, 382(16): 1564-1567.

[13] Holshue M L, DeBolt C, Lindquist S, et al. First Case of 2019 Novel Coronavirus in the United States. N Engl J Med, 2020, 382(10): 929-936.

[14] Kang M, Wei J, Yuan J, et al. Probable Evidence of Fecal Aerosol Transmission of SARS-CoV-2 in a High-Rise Building. Ann Intern Med, 2020, M20-0928.

[15] 中国疾病预防控制中心 [Internet]. [cited 2020 Oct 25]; Available from: http://www.chinacdc.cn/jkzt/crb/zl/szkb_11803/jszl_2275/202010/t20201017_222144.html.

[16] The push for a COVID-19 vaccine [Internet]. [cited 2020 Oct 25]; Available from: https://www.who.int/emergencies/diseases/novel-coronavirus-2019/covid-19-vaccines.

[17] Ng OT, Marimuthu K, Koh V, et al. SARS-CoV-2 seroprevalence and transmission risk factors among high-risk close contacts: a retrospective cohort study. Lancet Infect Dis, 2020, S1473-3099(20)30833-1.

[18] Li Z, Chen Q, Feng L, et al. Active case finding with case management: the key to tackling the COVID-19 pandemic. Lancet, 2020, 396(10243): 63-70.

[19] Chen S, Zhang Z, Yang J, et al. Fangcang shelter hospitals: a novel concept for responding to public health emergencies. Lancet, 2020, S0140673620307443.

[20] Christiansen M F Veronica F H, Britt G J. A Visual Guide to the SARS-CoV-2 Coronavirus [Internet]. Sci. Am. [cited 2020 Jul 15]; Available from: https://www.scientificamerican.com/article/a-visual-guide-to-the-sars-cov-2-coronavirus/.

[21] Yao H, Song Y, Chen Y, et al. Molecular architecture of the SARS-CoV-2 virus. Cell, 2020, 183(3): 730-738, e13.

[22] Unchwaniwala N, Ahlquist P. Coronavirus dons a new crown. Science, 2020, 369(6509): 1306-1307.

[23] Lukassen S, Chua R L, Trefzer T, et al. SARS-CoV-2 receptor ACE2 and TMPRSS2 are primarily expressed in bronchial transient secretory cells. EMBO J, 2020, 39(10): e105114.

[24] Vabret N. Immunology of COVID-19: current state of the science. 69.

[25] Leisman D E, Ronner L, Pinotti R, et al. Cytokine elevation in severe and critical COVID-19: a rapid systematic review, meta-analysis, and comparison with other inflammatory syndromes. Lancet Respir Med, 2020, S2213-2600(20)30404-30405.

[26] Wang Y, Zhang D, Du G, et al. Remdesivir in adults with severe COVID-19: a randomised, double-blind,

placebo-controlled，multicentre trial. Lancet，2020，395（10236）：1569-1578.

[27] Li H，Liu L，Zhang D，et al. SARS-CoV-2 and viral sepsis: observations and hypotheses. Lancet，2020，395（10235）：1517-1520.

[28] Xu Z，Shi L，Wang Y，et al. Pathological findings of COVID-19 associated with acute respiratory distress syndrome. Lancet Respir Med，2020，8（4）：420-422.

[29] Bradley B T，Maioli H，Johnston R，et al. Histopathology and ultrastructural findings of fatal COVID-19 infections in Washington State: a case series. Lancet，2020，396（10247）：320-332.

[30] Bian X-W，The COVID-19 Pathology Team，Yao X-H，et al. Autopsy of COVID-19 patients in China. Natl Sci Rev，2020，7（9）：1414-1418.

[31] Zhou F，Yu T，Du R，et al. Clinical course and risk factors for mortality of adult inpatients with COVID-19 in Wuhan，China: a retrospective cohort study. Lancet，2020，395（10229）：1054-1062.

[32] Oran D P，Topol E J. Prevalence of Asymptomatic SARS-CoV-2 Infection: A Narrative Review. Ann Intern Med，2020，173（5）：362-367.

[33] Hu Z，Song C，Xu C，et al. Clinical characteristics of 24 asymptomatic infections with COVID-19 screened among close contacts in Nanjing，China. Sci China Life Sci，2020，63（5）：706-711.

[34] Wang Y，Liu Y，Liu L，et al. Clinical Outcomes in 55 Patients With Severe Acute Respiratory Syndrome Coronavirus 2 Who Were Asymptomatic at Hospital Admission in Shenzhen，China. J Infect Dis，2020，221（11）：1770-1774.

[35] Wu Z，McGoogan J M. Characteristics of and Important Lessons From the Coronavirus Disease 2019（COVID-19）Outbreak in China: Summary of a Report of 72 314 Cases From the Chinese Center for Disease Control and Prevention. JAMA，2020，323（13）：1239.

[36] Cao B，Wang Y，Wen D，et al. A Trial of Lopinavir-Ritonavir in Adults Hospitalized with Severe Covid-19. N Engl J Med，2020，382（19）：1787-1799.

[37] WHO Working Group on the Clinical Characterisation and Management of COVID-19 infection. A minimal common outcome measure set for COVID-19 clinical research. Lancet Infect Dis，2020，20（8）：e192-7.

[38] Stokes E K，Zambrano L D，Anderson K N，et al. Coronavirus Disease 2019 Case Surveillance - United States，January 22-May 30，2020. MMWR Morb Mortal Wkly Rep，2020，69（24）：759-765.

[39] Zhang Y，Xiao M，Zhang S，et al. Coagulopathy and Antiphospholipid Antibodies in Patients with Covid-19. N Engl J Med，2020，382（17）：e38.

[40] Danzi G B，Loffi M，Galeazzi G，et al. Acute pulmonary embolism and COVID-19 pneumonia: a random association?. Eur Heart J，2020，41（19）：1858.

[41] Restivo D A，Centonze D，Alesina A，Marchese-Ragona R. Myasthenia Gravis Associated With SARS-CoV-2 Infection. Ann Intern Med，2020，173（12）：1027-1028.

[42] Toscano G，Palmerini F，Ravaglia S，et al. Guillain-Barré Syndrome Associated with SARS-CoV-2. N Engl J Med，2020，382（26）：2574-2576.

[43] Feldstein L R，Rose E B，Horwitz S M，et al. Multisystem Inflammatory Syndrome in U.S. Children and Adolescents. N Engl J Med，2020，383（4）：334-346.

[44] Dufort E M，Koumans E H，Chow E J，et al. Multisystem Inflammatory Syndrome in Children in New York State. N Engl J Med，2020，383（4）：347-358.

[45] Bao C，Liu X，Zhang H，et al. Coronavirus Disease 2019（COVID-19）CT Findings: A Systematic Review and Meta-analysis. J Am Coll Radiol JACR，2020，17（6）：701-709.

[46] Cheng M P，Papenburg J，Desjardins M，et al. Diagnostic Testing for Severe Acute Respiratory Syndrome-Related Coronavirus 2: A Narrative Review. Ann Intern Med，2020，172（11）：726-734.

[47] Mina M J，Parker R，Larremore D B. Rethinking Covid-19 Test Sensitivity — A Strategy for Containment. N Engl J Med，2020，383（22）：e120.

[48] Joung J，Ladha A，Saito M，et al. Detection of SARS-CoV-2 with SHERLOCK One-Pot Testing. N Engl J Med，2020，383（15）：1492-1494.

[49] Baden L R，Rubin E J，Morrissey S，et al. We Can Do Better — Improving Outcomes in the Midst of an Emergency. N Engl J Med，2017，377（15）：1482-1484.

[50] Lane H C，Fauci A S. Research in the Context of a Pandemic. N Engl J Med，2020，NEJMe2024638.

[51] Chen P，Nirula A，Heller B，et al. SARS-CoV-2 Neutralizing Antibody LY-CoV555 in Outpatients with Covid-19. N Engl J Med，2021，384（3）：229-237.

[52] Shang L，Zhao J，Hu Y，et al. On the use of corticosteroids for 2019-nCoV pneumonia. Lancet，2020，395（10225）：683-684.

[53] Siemieniuk R A, Bartoszko J J, Ge L, et al. Drug treatments for covid-19: living systematic review and network meta-analysis. BMJ, 2020, 370: m2980.

[54] The WHO Rapid Evidence Appraisal for COVID-19 Therapies (REACT) Working Group, Sterne JAC, Murthy S, et al. Association Between Administration of Systemic Corticosteroids and Mortality Among Critically Ill Patients With COVID-19: A Meta-analysis. JAMA, 2020, 324 (13): 1330-1341.

[55] Stone J H, Frigault M J, Serling-Boyd N J, et al. Efficacy of Tocilizumab in Patients Hospitalized with Covid-19. N Engl J Med, 2020, 383 (24): 2333-2344.

第三节 人感染禽流感

人感染禽流感（简称"人禽流感"）是人类在接触该病毒感染的病（死）禽或暴露禽流感污染环境后发生的感染。近十余年，我国先后报道 A/H5N1、A/H7N9、A/H5N6、A/H10N8、A/H9N2、A/H7N7 和 A/H7N4 等禽流感病毒引起人禽流感感染病例。在 2003 年下半年世界上多个国家暴发家禽和野生禽类 A/H5N1 病毒感染，其中有 15 个国家出现人禽流感病例。截至 2019 年 3 月 2 日，由世界卫生组织报道的全球确诊 A/H5N1 人禽流感病例共 860 例，其中 454 例患者死亡，病死率为 52.8%。我国大陆 2005 年 10 月底确诊第一例 A/H5N1 人禽流感病例，近年来又相继发现多种禽流感感染病例，例如，截至 2019 年 2 月，中国大陆共有 1 567 例实验室确诊 A/H7N9 感染病例上报世界卫生组织，其中 615 例死亡，病死率为 39.2%。因此，如对 A/H5N1 及 A/H7N9 等人禽流感监测不力，有可能在人与人之间形成感染链，尤其是 A/H7N9 病毒引起禽间致病并不明显，更具隐蔽性，并易在环境中较长时间内循环，更易引起人感染病例，存在潜在流感大流行暴发风险。

一、病因[1]

人禽流感由甲型流感病毒所致，病毒颗粒呈多形性，其中球形直径为 80～120nm，有囊膜，为流感病毒属，基因组由 8 个节段的单股负链 RNA 组成，负责编码病毒所有结构蛋白和非结构蛋白。其囊膜上也存在 3 种突起，即 H、N 和 M2 蛋白，血凝素（H）和神经氨酸酶（N）为 2 种跨膜糖蛋白，它们突出于脂质包膜表面，分别与病毒吸附于敏感细胞和从受染细胞释放有关。第 3 种跨膜蛋白是 M2 蛋白，这是一种离子通道蛋白，为病毒进入细胞后脱壳所必需。

二、发病机制[2]

（一）禽流感病毒在人体内的初始感染过程

甲型流感病毒主要依据其病毒亚型不同感染不同糖苷唾液酸受体类型细胞。人甲型流感病毒主要识别和结合宿主细胞表面的特异性受体为 α-2, 6- 糖苷唾液酸；禽流感病毒主要结合的特异性受体为 α-2, 3- 糖苷唾液酸[3]。α-2, 6- 糖苷唾液酸主要分布在人类上气道和气管上皮细胞，而 α-2, 3- 糖苷唾液酸主要分布在人类肺泡上皮细胞，人类上气道上皮细胞基本不含这一受体。禽类上气道和气管上皮细胞主要分布 α-2, 3- 糖苷唾液酸；猪的上气道和气管上皮细胞既有 α-2, 3- 糖苷唾液酸，又有 α-2, 6- 糖苷唾液酸分布。可见，人上气道和气管上皮细胞由于不含 α-2, 3- 糖苷唾液酸，不仅降低了人感染禽流感的可能性，也大大降低了通过飞沫进行人间传播的可能性。但 A/H7N9 则较为特殊，与 α-2, 6- 糖苷唾液酸和 α-2, 3- 糖苷唾液酸结合的亲和力都较强，因此，应该引起高度的重视和警惕，需要加强感染控制，防止扩散蔓延。

另外，禽流感病毒基因组中尚无人流感病毒基因节段，其连接肽含碱性氨基酸数目与人流感病毒也有所不同。所有人流感病毒 HA 蛋白分子上，HA1 与 HA2 之间的连接肽仅含一个碱性氨基酸即精氨酸（R），经呼吸道上皮细胞中的 Clara 细胞所分泌的类胰蛋白酶裂解，发生感染。而禽流感病毒 HA1 与 HA2 之间的连接肽含 4 个或以上碱性氨基酸（如 R-K-K-R，其中 R 为精氨酸，K 为赖氨酸），最多可达 8 个碱性氨基酸（如 R-E-R-R-K-K-R，其中 E 为谷氨酸），其裂解酶为类福林蛋白酶，将其裂解为双碱性氨基酸，但该酶在人呼吸道上皮细胞基本不存在。因此，往往在机体抵抗力下降和 / 或病毒负荷载量过大时，才会发生以散发病例为主的感染。

（二）细胞因子学说

目前，有人提出 A/H5N1 和 A/H7N9 等禽流感病毒介导的细胞因子失调和高细胞因子血症学说在人禽流感发病机制中占有很重要的地位。1997 年中国香港、2005 年中国大陆 A/H5N1 及 2013 年 A/H7N9 人禽流感死亡病例尸检病理结果均显示噬血细胞综合征表现,外周血中 T 淋巴细胞数量下降,细胞因子包括 IL-2 受体、IL-6 和 γ 干扰素水平均升高。提示这些人禽流感死亡病例与病毒在呼吸道上皮大量复制、继发细胞因子风暴及反应性噬血细胞综合征等因素有关。

体外研究[4]证实,A/H5N1 病毒感染后原代培养巨噬细胞可上调 TNF-α 和干扰素 β 表达水平,且与病毒感染负荷正相关,同时与其他甲型流感病毒亚型相比,A/H5N1 病毒能明显上调原代培养巨噬细胞化学趋化因子 CCL2、CCL3、CCL5 和 CXCL10 表达。除此之外,A/H5N1 病毒可诱导人肺泡上皮细胞和支气管上皮细胞大量表达 IP-10、IFN-β、RANTES 和 IL-6 等细胞因子和化学趋化因子,使大量中性粒细胞、淋巴细胞、单核细胞等不同类型炎性细胞在肺泡腔内和肺间实质中募集,而这些炎性细胞释放出更多的炎性介质,进一步加重肺组织损伤[5]。H7N9 禽流感病毒感染后,亦可诱发细胞因子风暴,如 IP-10、MCP-1、IL-6、IL-8 等,导致肺局部和全身炎症反应[6]。

Uiprasertkul 等[7]研究显示 A/H5N1 死亡病例肺组织中 TNF-αmRNA 和蛋白表达水平明显上调,导致全身炎症反应明显加重。在致死性 A/H5N1 小鼠模型中发现,即使在肺组织炎性反应降低时,脑组织中 IFN-γ、IL-1β 仍然处于高水平表达状态,由此可见,脑组织局部细胞因子高表达也可能是导致死亡的原因之一[8-9]。

(三)病毒血症学说

一般而言,甲型流感病毒感染人体后主要是在呼吸道上皮细胞中复制繁殖,有时也会引起胃肠道上皮细胞感染,引起相应的胃肠道症状,并不引起病毒血症,主要是全身炎症反应导致多器官功能损伤,而非直接感染全身多器官导致感染性损伤。顾江等[10]应用 NASBA 方法对重症 A/H5N1 感染死亡患者多器官组织研究发现,A/H5N1 不仅可以同时感染多个器官组织,而且可以通过胎盘屏障感染胎儿,同时发现胎儿肺组织中 A/H5N1 病毒载量明显高于母体肺组织中病毒载量。这一结果提示 A/H5N1 感染孕妇病例预后不良主要是

因为胎儿作为病毒储存的场所持续释放复制繁殖病毒,导致全身炎症反应恶性循环。

由于禽流感病毒在不断变异,其致病性、感染能力、与受体结合能力、体内复制能力、对靶细胞的破坏能力及与免疫系统之间的相互作用并非呈同质过程,其发病机制也不尽相同,因此,深入了解人禽流感发病机制有助于临床诊断和治疗。

三、病理[11]

目前对人禽流感的病理研究较为有限。肺脏受累的早期病理改变包括肺组织水肿、出血、炎性渗出、弥漫性肺泡损伤、透明膜形成,晚期患者除可见一系列炎症反应、肺透明膜形成、肺组织机化之外,还可见肺泡腔内大量鳞状上皮化生。除此之外,还可见全身其他多个器官和组织的病理改变。

(一)肺脏

A/H5N1 感染患者早期发生急性呼吸窘迫综合征(acute respiratory distress syndrome,ARDS)时,大体病理主要以肺水肿改变为主,肺膜表面较光滑,富于液体,切面肺组织轻度实变,肺泡腔内渗出较轻,间质成分增多。晚期出现 ARDS 时,肺水肿改变相对较轻,肺膜表面光滑,渗出性改变较轻,切面显示肺泡腔实性变,呈粉色、细腻,似脂肪肝样改变。

显微镜可见病变主要呈急性弥漫性肺泡损伤(diffuse alveolar damage,DAD)。早期肺部病理改变以急性渗出性为主,可见大部分肺泡上皮脱落,肺泡腔内有明显的单个核细胞及中性粒细胞浸润,偶见红细胞,并可见大量丝网状物(纤维素)及浆液性渗出(肺水肿);肺泡壁及小气道表面广泛透明膜形成,部分肺泡塌陷,少数肺泡腔代偿性扩张(图 12-3-1A、B,见文末彩图)。晚期肺部病理改变是以增生和纤维化病变为主,部分区域肺泡间隔明显增宽伴间质纤维化,部分细支气管及肺泡上皮坏死、脱落、增生及鳞状上皮化生;鳞状上皮化生的肺泡多位于细支气管周围,呈灶状分布(图 12-3-1C,见文末彩图);部分增生肺泡上皮细胞核大,核仁明显,其有一定异型性;大多数肺泡腔含气减少,代之以大量渗出改变,包括浆液性、纤维素性、红细胞、巨噬细胞和中性粒细胞等,部分渗出物机化,部分肺泡腔仍可见

肺透明膜（图 12-3-1D，见文末彩图）。

A/H7N9 感染患者肺脏病理与 A/H5N1 感染患者类似，亦可见肺组织充血、水肿、大量炎症细胞浸润、肺泡腔内纤维素渗出、细支气管鳞状上皮化生等[12]。

（二）淋巴造血系统

A/H5N1 危重症死亡病例可见患者全身淋巴组织萎缩伴活跃的噬血现象。脾脏白髓内淋巴细胞显著减少，伴灶状组织细胞增生，增生的组织细胞体积大，有一定异型性，部分胞质内见吞噬的红细胞；红髓可见出血征象。淋巴结内滤泡萎缩、消失，B 淋巴细胞和 T 淋巴细胞明显减少；淋巴窦扩张，窦组织细胞增生，细胞质内可见吞噬的淋巴细胞、红细胞和细胞碎片，呈现活跃的噬血现象（图 12-3-2，见文末彩图）。

（三）其他主要脏器

1. 心血管系统 显微镜可见部分心肌细胞胞质嗜酸性增强，心肌细胞水肿，有肌浆凝聚，心肌束间偶见单个核细胞浸润，提示有间质性心肌炎。

2. 消化系统 可见胃黏膜、小肠及直肠黏膜表面坏死，间质血管严重淤血。肝组织呈淤血状，可见肝细胞内小泡状脂肪变性，部分肝细胞胞质疏松化；汇管区见少许淋巴单核细胞浸润；可见肝细胞核分裂象，提示肝细胞增生活跃。

3. 泌尿生殖系统 肾小球损伤不明显，可见近端肾小管上皮空泡变性，肾单位肾小管上皮崩解坏死，细胞管型形成。肾间质稀疏，内有少许淋巴单核细胞浸润，个别小血管内见微血栓。

4. 中枢神经系统 大体上有脑水肿和脑淤血改变。显微镜下见蛛网膜下腔少许淋巴细胞和

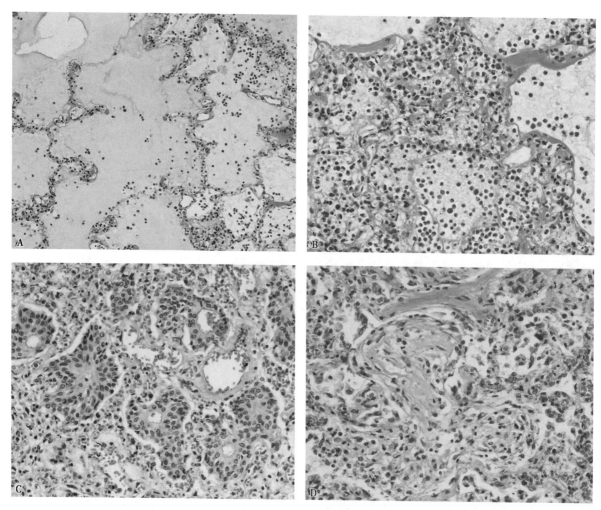

图 12-3-1 A/H5N1 高致病性禽流感晚期肺部病理改变（HE 染色）

A. 部分肺泡腔内见大量浆液性渗出物，部分肺间隔内毛细血管见微血栓形成（×100）；B. 部分肺泡腔内渗出物呈丝网状改变，伴单个核细胞和中性粒细胞浸润，肺透明膜形成（×200）；C. 部分肺泡腔内可见肺泡上皮增生伴鳞状上皮化生（×200）；D. 肺泡腔内渗出物与肺泡间隔纤维化，残留肺透明膜，肺淤血（×200）

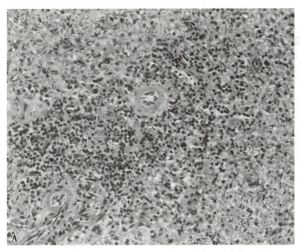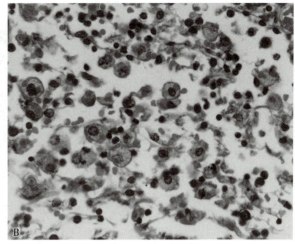

图 12-3-2　A/H5N1 高致病性禽流感脾脏的噬血现象（HE 染色）
A. 脾小结缩小，其内淋巴细胞显著减少，组织细胞增生并有一定的异型性（×100）；B. 淋巴结内淋巴细胞显著减少，有活跃的噬血细胞现象（×400）

单核细胞浸润，脑实质内部分神经元嗜酸性变，部分嗜碱性变，轴索扭曲，脑血管周围间隙增宽呈脑水肿改变，部分区域脑血管周围有脱髓鞘现象。

5. 胎儿及胎盘病理改变　胎盘绒毛间见中性粒细胞、淋巴细胞和单核细胞浸润，散在钙化及滋养叶细胞坏死。胎儿肺间质内见分叶核细胞浸润，其余脏器未见显著改变。

四、临床表现

人禽流感病例的临床表现也可表现为以流感样症状发病，累及呼吸道、消化道、心脏、泌尿和中枢神经系统等多个器官和组织。

人禽流感患者临床上常见的症状主要表现为高热、咳嗽、咳痰、呼吸困难等，其中呼吸困难多呈进行性加重，可在短时间内出现急性呼吸衰竭。相当比例患者在病初表现为流感样症状（肌痛、咽痛、流涕等）和消化系统症状（呕吐、腹痛、腹泻等）等。个别患者在病程中出现精神神经症状，如烦躁、谵妄。但由于绝大部分确诊病例均来自重症"不明原因肺炎"，故单纯以"上呼吸道感染"诊断者甚少。肺部体征主要与肺内受累的部位和范围有关。

五、辅助检查[13]

（一）肺部影像学

人禽流感病毒感染肺部后，患者 X 线胸片和胸部 CT 检查可见肺内斑片实变或磨玻璃状高密度影。疾病早期（发病 3d 左右）肺内出现的斑片状可呈实变或磨玻璃状改变，多局限于一个肺段或肺叶内。绝大多数病例肺内病灶在短期内进展迅速，发展为大片或融合斑片影，其间可见"支气管充气征"，累及多个肺叶或肺段，严重时发展为"白肺"样改变。少数患者可合并单侧或双侧胸腔积液。部分病例在初次影像检查时病变已经累及双肺多叶段（图 12-3-3、图 12-3-4）。

（二）实验室检查

大部分患者在病程中存在外周血白细胞、淋巴细胞和血小板不同程度减少，其中淋巴细胞明显减少时，提示预后不良。并可见肝脏和心肌损伤的多种酶学异常，如丙氨酸氨基转移酶、谷草转氨酶、磷酸肌酸激酶、乳酸脱氢酶等。而且我国人禽流感患者中，相当比例患者出现蛋白尿（+～++++），甚或镜下血尿。

六、诊断[6, 13]

（一）诊断人禽流感

人禽流感诊断主要依据流行病学资料，并结合典型临床表现确定，但在流行初期、对散发或轻型病例诊断比较困难。

对散发病例而言，其确诊需实验室病毒分离、病毒特异性抗原、病毒核酸或血清特异性抗体等检测，包括以下几个方面：

1. 病毒分离　病毒分离阳性并经亚型鉴定确认。

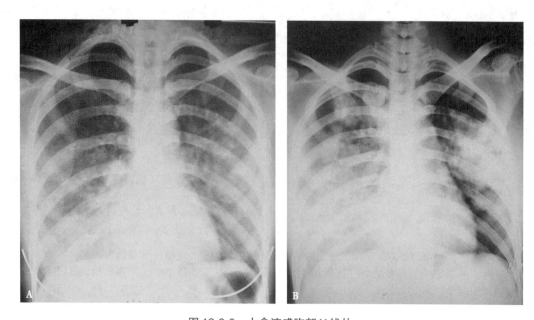

图 12-3-3 人禽流感胸部 X 线片

患者女性,26 岁,A. 发病后第 7 天胸片,示双肺中下高密度病变呈磨玻璃或实变影;B. 发病后第 8 天胸片,显示双肺原有病灶迅速扩展为实变影

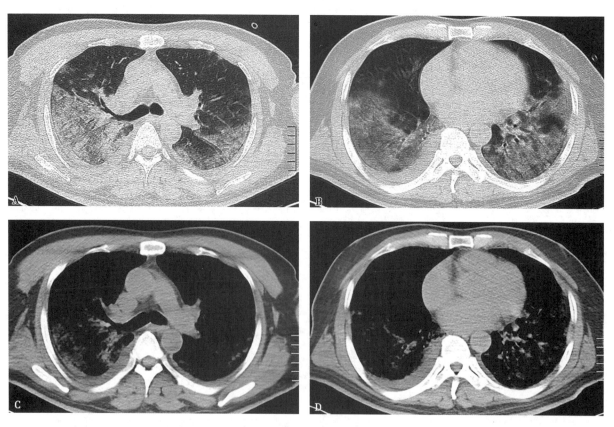

图 12-3-4 人禽流感胸部 CT

患者男,55 岁,伴有低氧血症感染 H7N9 禽流感重症病例。胸部 CT 显示双肺多肺叶磨玻璃样影(A、B)、实变影和少量胸腔积液(A~D)

2. 血清学检查　①患者恢复期血清进行红细胞凝集抑制（hemagglutination inhibition，HI）试验（抗体效价≥40）；②微量中和试验（microneu-tralization，MN）抗体阳性（抗体效价≥40）；③恢复期血清抗体滴度比急性期血清高 4 倍或以上。

3. 病毒抗原及核酸检测　从患者的临床标本检查到流感病毒特异性的核酸或特异 H 亚型抗原。

（二）人禽流感流行病史定义

A/H5N1 流行病史定义：

1. 发病前 7d 内，接触过病、死禽（包括家禽、野生禽鸟），或其排泄物、分泌物，或暴露于其排泄物分泌物污染的环境。

2. 发病前 14d 内，曾经到过有活禽交易、宰杀的市场。

3. 发病前 14d 内，与人禽流感疑似、临床诊断或实验室确诊病例有过密切接触，包括与其共同生活、居住，或护理过病例等。

4. 发病前 14d 内，在出现异常病、死禽的地区居住、生活、工作过。

5. 高危职业史　从事饲养、贩卖、屠宰、加工、诊治家禽工作的职业人员；可能暴露于动物和人禽流感病毒或潜在感染性材料的实验室职业人员；未采取严格的个人防护措施，处置动物高致病性禽流感疫情的人员；未采取严格的个人防护措施，诊治、护理人禽流感疑似、临床诊断或实验室确诊病例的医护人员。

A/H7N9 流行病史定义：发病前 10d 内有接触禽类及其分泌物、排泄物，或者到过活禽市场，或者与人感染 H7N9 禽流感病例有密切接触史。

其他类型人禽流感流行病史与 A/H7N9 大致相同。

（三）人禽流感的诊断标准

1. 疑似病例　具备流行病学史中任何一项，且无其他明确诊断的肺炎病例。

2. 临床诊断病例　有两种情形：①诊断为人禽流感疑似病例，但无法进一步取得临床检验标本或实验室检查证据，而与其有共同接触史的人被诊断为确诊病例，并且没有其他疾病确定诊断依据者；②流行病学史中任何一项，伴有相关临床表现，实验室病原检测患者恢复期血清进行血凝抑制（hemagglutination inhibition，HI）试验或微

量中和试验（micro-neutralization，MN）抗体阳性（HI 抗体或中和抗体效价≥40）。

3. 确诊病例　有流行病学接触史和临床表现，从患者呼吸道分泌物标本或相关组织标本中分离出特定病毒，或实验室证实禽流感病毒亚型特异抗原或核酸检测阳性，或发病初期和恢复期双份血清禽流感病毒亚型毒株抗体滴度 4 倍或以上升高者。

另外，在流行病学史不详时，根据临床表现、辅助检查和实验室检查结果，特别是从患者呼吸道分泌物或相关组织标本中分离出特定病毒，或实验室证实禽流感病毒亚型特异抗原或核酸检测阳性，或发病初期和恢复期双份血清禽流感病毒亚型毒株抗体滴度 4 倍或以上升高，也可以确定诊断。

七、治疗 [6, 13]

1. 隔离患者　隔离限制患者只在病室内活动，原则上禁止探视、不设陪护，与患者相关诊疗活动尽量在病区内进行。

2. 一般管理和监护　在住院隔离治疗期间应予以良好的监护条件，包括生命体征和外周脉氧饱和度等；具备完善供氧设施，保证鼻管、面罩、无创和有创通气顺利实施。所在救治单位应具备动态监测病情变化的条件，如外周血实验室检测指标（血常规、血生化等）、床旁影像仪器（床旁胸片和 B 超）及动脉血气分析等。

对轻症患者主张尽可能休息，给予适当补充液体和营养，维持水电解质平衡。重症患者主张保守液体平衡策略，避免短期内迅速调整液体入量。改善营养状态，保证机体所需热量。对症治疗，可选用物理降温、非甾体抗炎药及中成药退热治疗，注意保护消化道黏膜，避免消化道出血。预防下肢深静脉血栓形成，必要时给予适当抗凝治疗。对合并心力衰竭和 / 或肾衰竭者，可考虑实施床旁血滤（CRRT）。

小儿患者由于病情变化较快，应尽早转入重症监护病房治疗。由于存在 Reye 综合征的风险，18 岁以下疑似或确诊患儿退热时不宜使用阿司匹林（乙酰水杨酸）或水杨酸制剂。

3. 抗病毒药物治疗　主张早期使用（起病48h 内），可能取得较好的临床疗效。其现有药物

主要包括 M_2 离子通道阻滞剂（表 12-3-1）和神经氨酸酶抑制剂两类（表 12-3-2），前者包括金刚烷胺（Amantadine）和金刚乙胺（Rimantadine），对抗流感病毒的药理作用主要是通过抑制病毒在胞质内脱壳，从而阻断了病毒在细胞内的复制；神经氨酸酶抑制剂奥司他韦（Oseltamivir）和扎那米韦（Zanamivir）的抗病毒机制主要是抑制病毒在出芽后脱离病毒时神经氨酸酶的水解活性，抑制成熟病毒自细胞膜脱落，感染新的细胞。

（1）M_2 离子通道阻滞剂：这类药物包括金刚烷胺和金刚乙胺，在我国现已分离的部分 A/H5N1 病毒株和新近发现的 A/H7N4 禽流感病毒株对其尚敏感，仍可考虑使用，而目前所有 A/H7N9 病毒株均对金刚烷胺、金刚乙胺耐药，不推荐使用。在发病 24~48h 内使用，可减轻发热和全身症状，减少病毒排出，防止病毒扩散。金刚烷胺在肌酐清除率≤50ml/min 时酌情减少用量，并密切观察其副作用，必要时停药。血透对金刚烷胺清除的影响不大。肌酐清除率 <10ml/min 时，金刚乙胺应减为 100mg/d；对老年和肾功能减退患者应监测不良反应。不良反应主要包括：中枢神经系统有神经质、焦虑、注意力不集中和轻微头痛等，其发生率金刚烷胺高于金刚乙胺；胃肠道反应主要表现为恶心和呕吐。这些不良反应一般较轻，停药后大多可迅速消失。因 M_2 阻滞剂易发生耐药，一般不主张与神经氨酸酶抑制剂联合应用。

（2）神经氨酸酶抑制剂：神经氨酸酶抑制剂在我国临床普遍使用的仍以奥司他韦为主；扎那米韦在我国尚未广泛使用，也不推荐用于机械通气患者。

1）用法和剂量

奥司他韦：成人 75mg，每日 2 次，连服 5d，应在症状出现 2d 内开始用药。儿童用法见表 12-3-2，1 岁以内不推荐使用。

扎那米韦：6 岁以上儿童及成人剂量均为每次吸入 10mg，每日 2 次，连用 5d，应在症状出现 2d 内开始用药。6 岁以下儿童不推荐使用。

2）不良反应：奥司他韦不良反应少，一般为恶心、呕吐等消化道症状，也有腹痛、头痛、头晕、失眠、咳嗽、乏力等不良反应报道。扎那米韦吸入后最常见的不良反应有头痛、恶心、咽部不适、眩晕、鼻出血等。

表 12-3-1 金刚烷胺和金刚乙胺用法和剂量

药名	年龄/岁			
	1~9	10~12	13~16	≥65
金刚烷胺	5mg/(kg·d)（最高 150mg/d），每日 2 次	100mg/次，每日 2 次	100mg/次，每日 2 次	≤100mg/d
金刚乙胺	不推荐使用	不推荐使用	100mg，每日 2 次	100mg/d 或 200mg/d

表 12-3-2 儿童奥司他韦用量

药名	体重/kg			
	≤15	16~23	24~40	>40
奥司他韦/mg	30 每日 2 次	45 每日 2 次	60 每日 2 次	75 每日 2 次

3）肾功能不全者，无需调整扎那米韦的吸入剂量。对肌酐清除率 <30ml/min 患者，奥司他韦减量至 75mg，每日 1 次。静脉帕拉米韦制剂为口服奥司他韦或吸入扎那米韦无效的重症禽流感患者或仅能静脉给药的患者提供了新的选择，成人用量为 300~600mg，每日 1 次静脉滴注，常规疗程 5~7d，可根据临床需要调整。

（3）广谱抗病毒药物：如利巴韦林，属单磷酸次黄嘌呤核苷酸脱氢酶抑制剂，能抑制多种 RNA/DNA 病毒核酸合成，目前临床上广泛用于腺病毒及丙型肝炎病毒的抗病毒治疗。其单药治疗流感病毒的临床经验不足，但体内试验及动物实验均证实其与奥司他韦和 / 或金刚烷胺联合应用效果更佳[14-15]。干扰素作用于病毒靶细胞的干扰素受体，经信号转导等一系列级联效应，激活细胞基因表达多种抗病毒蛋白，实现对病毒的抑制作用。目前已证实干扰素能抑制禽流感病毒在体外的复制[16]，为临床用药提供了新思路。盐酸阿比朵尔是一种相对广谱抗病毒药物，已在俄罗斯上市用于甲型、乙型流感的预防和治疗，它作用机制复杂，有研究[17-18]认为它通过抑制病毒囊膜和宿主细胞膜的融合，阻断病毒进入细胞内复制，同时具有诱导产生干扰素、活化巨噬细胞吞噬作用等非特异抗感染作用。体内及体外试验[19]证实它可抗流感病毒，或可应用于治疗人禽流感病毒感染。

（4）新型抗病毒药物

1）核糖核酸依赖的 RNA 聚合酶抑制剂：如

Favipiravir[20-21]。流感病毒 RNA 聚合酶是由 PB1、PB2 以及 PA 三个亚基组成的复合体，是负责病毒基因组 RNA 复制和 mRNA 转录的关键，因此 RNA 聚合酶抑制剂将同时抑制病毒核酸复制和转录。体内及体外试验均证实 Favipiravir 对流感病毒有治疗效果，并于 2014 年在日本批准用于耐药流感病毒感染。

2）帽状结构（CAP）依赖性内切酶抑制剂：如 Baloxavir。由于流感病毒蛋白质合成依赖宿主细胞，在此过程中流感病毒 mRNA 需具备被宿主细胞识别的 5′帽状结构，此结构是通过流感病毒 RNA 聚合酶复合体中 PA 亚基内切酶活性从宿主细胞前体 mRNA 5′端剪切获得的。CAP 依赖性内切酶抑制剂将阻断病毒转录，起到抗病毒作用。3 期临床试验[22]发现 Baloxavir 在 12～64 岁甲型流感或乙型流感患者中可缩短症状缓解时间，且不良反应较奥司他韦少。目前该药物已在我国和全球多个国家和地区上市。

4. 糖皮质激素和预防性抗生素治疗　一般不主张给予肾上腺糖皮质激素和预防性抗生素治疗，但对发病初期（7～10d）肺内浸润影进展迅速、在短期内出现呼吸衰竭者，或合并脓毒症伴肾上腺皮质功能不全者，可给予小剂量肾上腺糖皮质激素治疗［泼尼松龙或甲泼尼龙 0.5～1.0mg/（kg·d），或其等效剂量］，临床症状控制好转后应及时减量停用，疗程控制在 1 周左右，一般不超过 2 周；对出现呼吸衰竭需给予有创通气或有明确病原学依据者，可给予经验或基于病原学的特异性抗生素治疗。

5. 其他

（1）恢复期血浆：抗 H5N1 特异性中和抗体或多效价免疫血浆在 H5N1 动物模型中有明显疗效，对发病 2 周内的重症人禽流感患者及时给予人禽流感同源感染毒株恢复期患者血浆，有可能提高救治成功率。

（2）免疫调节治疗：如他汀类药物、N-乙酰半胱氨酸、塞来昔布、美沙拉嗪、霉酚酸酯等亦被尝试用于重症流感病毒感染的辅助治疗，其作用仍需更多的临床试验进行证实[23-24]。

（3）针对宿主与病毒间相互作用靶点的治疗：为研究新热点，如哺乳动物雷帕霉素靶蛋白（mammalian target of rapamycin，mTOR）抑制剂西罗莫司能够阻断流感病毒介导 T 细胞及 B 细胞活化通路，已在动物模型中证实对流感病毒有效[25]，可能通过抑制 NOD 样受体家族热蛋白结构域 3（NOD-like receptor family pyrin domain containing 3，NLRP3）炎性体介导分泌的白介素（IL）-1β 和 IL-18 反应，抑制核因子（nuclear factor，NF）-κB 活化，缓解流感导致的炎症反应，实现其治疗流感的目的[26]。

6. 氧疗和呼吸支持　当患者出现低氧血症或呼吸衰竭时应予呼吸支持。轻症患者予鼻导管或面罩吸氧。氧流量≥5L/min 条件下患者 SpO_2 仍＜93% 或呼吸频率≥30 次/min，应考虑予无创正压通气。对于意识障碍、依从性差或正确应用无创正压通气 2h 仍未达到预期效果的患者，建议及时给予有创通气治疗，可参照 ARDS 机械通气原则进行治疗。有条件可根据病情选择体外膜氧合器（ECMO）。

（高占成）

参 考 文 献

[1] https://www.who.int/influenza/human_animal_inter-face/H5N1_cumulative_table_archives/en/.

[2] 王陇德. 人感染高致病性禽流感. 北京：人民卫生出版社，2007.

[3] Yamada S，Suzuki Y，Suzuki T，et al. Haemagglutinin mutations responsible for the binding of H5N1 influenza A viruses to human-type receptors. Nature，2006，444：378-382.

[4] Cheung C Y，Poon L L，Lau A S，et al. Induction of proinflammatory cytokines in human macrophages by influenza A（H5N1）viruses：a mechanism for the unusual severity of human disease?. Lancet，2002，360（9348）：1831-1837.

[5] Chan M C，Cheung C Y，Chui W H，et al. Proinflammatory cytokine responses induced by influenza A（H5N1）viruses in primary human alveolar and bronchial epithelial cells. Respir Res，2005，6：135.

[6] 中华人民共和国国家卫生和计划生育委员会. 人感染 H7N9 禽流感诊疗方案（2017 年第一版）.

[7] Uiprasertkul M，Puthavathana P，Sangsiriwut K，et al. Influenza A H5N1 replication sites in humans. Emerg Infect Dis，2005，11（7）：1036-1041.

[8] Tumpey T M, Lu X, Morken T, et al. Depletion of lymphocytes and diminished cytokine production in mice infected with a highly virulent influenza A (H5N1) virus isolated from humans. J Virol, 2000, 74 (13): 6105-6116.

[9] Rothwell N J. Cytokines—killers in the brain?. J Physiol, 1999, 514: 3-17.

[10] Gu J, Xie Z G, Gao Z C, et al. H5N1 infection of the respiratory tract and beyond: a molecular pathology study. Lancet, 2007, 370 (9593): 1137-1145.

[11] 陆敏, 谢志刚, 高占成, 等. 人感染高致病性禽流感病毒 H5N1 的病理学观察. 中华病理学杂志, 2008, 37: 145-149.

[12] 刘加夫. 人感染高致病 H7N9 禽流感病毒三例肺部病理学特征. 中华病理学杂志, 2017, 5: 334-335.

[13] 人禽流感专家组. 中国高致病性禽流感 A/H5N1 病毒感染病例临床管理专家共识(草案). 中华结核和呼吸杂志, 2009, 32 (5): 329-334.

[14] Nguyen J T, Hoopes J D, Smee D F, et al. Triple combination of oseltamivir, amantadine, and ribavirin displays synergistic activity against multiple influenza virus strains in vitro. Antimicrob Agents Chemother, 2009, 53 (10): 4115-4126.

[15] Smee D F, Hurst B L, Wong M H, et al. Effects of double combinations of amantadine, oseltamivir, and ribavirin on influenza A (H5N1) virus infections in cell culture and in mice. Antimicrob Agents Chemother, 2009, 53 (5): 2120-2128.

[16] Liu Q, Ma J, Strayer D R, et al. Emergence of a novel drug resistant H7N9 influenza virus: evidence based clinical potential of a natural IFN-α for infection control and treatment. Expert Rev Anti Infect Ther, 2014, 12 (2): 165-169.

[17] Leneva I A, Russell R J, Boriskin Y S, et al. Characteristics of arbidol-resistant mutants of influenza virus: Implications for the mechanism of anti-influenza action of arbidol. Antivir Res, 2009, 81: 132-140.

[18] Liu Q, Xiong H R, Lu L, et al. Antiviral and anti-inflammatory activity of arbidol hydrochloride in influenza A (H1N1) virus infection. Acta Pharmacol Sin, 2013, 34 (8): 1075-1083.

[19] Leneva I A, Fediakina I T, Eropkin M I, et al. Study of the antiviral activity of Russian anti-influenza agents in cell culture and animal models. Vopr Virusol, 2010, 55 (3): 19-27.

[20] Furuta Y, Gowen B B, Takahashi K, et al. Favipiravir (T-705), a novel viral RNA polymerase inhibitor. Antiviral Res, 2013, 100 (2): 446-454.

[21] Zaraket H, Saito R. Japanese Surveillance Systems and Treatment for Influenza. Curr Treat Options Infect Dis, 2016, 8 (4): 311-328.

[22] Portsmouth S, Kawaguchi K, Arai M, et al. Cap-dependent endonuclease inhibitor S-033188 for the treatment of influenza: results from a phase 3, randomized, double-blind, placebo- and active-controlled study in otherwise healthy adolescents and adults with seasonal influenza [abstract no. LB-2]. Open Forum Infect Dis, 2017, 4 (Suppl 1): S734.

[23] Hui D S, Lee N. Adjunctive therapies and immunomodulating agents for severe influenza. Influenza Other Respir Viruses, 2013, 7 (3, SI): 52-59.

[24] Cho J, Yi H, Jang E Y, et al. Mycophenolic mofetil, an alternative antiviral and immunomodulator for the highly pathogenic avian influenza H5N1 virus infection. Biochem Biophys Res Commun, 2017, 494 (1-2): 298-304.

[25] Murray J L, Mcdonald N J, Sheng J, et al. Inhibition of influenza A virus replication by antagonism of a PI3K-AKT-mTOR pathway member identified by gene-trap insertional mutagenesis. Antivir Chem Chemother, 2012, 22 (5): 205-215.

[26] Jia X, Liu B, Bao L, et al. Delayed oseltamivir plus sirolimus treatment attenuates H1N1 virus-induced severe lung injury correlated with repressed NLRP3 inflammasome activation and inflammatory cell infiltration. PLoS Pathog, 2018, 14 (11): e1007428.

第四节　新型甲型 H1N1 流感

2009 年春天, 一种猪源性新型甲型 H1N1 流感首先在墨西哥出现, 此后迅速蔓延至加拿大及美国并在世界范围内暴发流行。据世界卫生组织统计, 至 2010 年 5 月此次流感流行共造成 17 700 例实验室确诊病例死亡。仅美国就有 590 万人感染, 265 000 例患者住院治疗, 12 000 人死亡[1]。

一、流行病学

2009 年新型甲型 H1N1 流感病毒从北美三重重组猪流感病毒获得了 6 个基因片段, 同时从亚洲猪流感病毒系中获得了编码神经氨酸酶(NA)

和基质蛋白的两个基因。该病毒在人肺中的复制速度远高于普通季节性甲型流感病毒，但缺乏和其他流感病毒类似的可使致病性增加的突变能力。当年感染者更多为儿童及青年患者，大于60岁老年患者相对少见，患者总体病死率约0.5%，住院患者病死率9%~31%，住ICU患者病死率高达14%~46%[2]。由于高龄人群早年间感染过有相似抗原性的流感病毒株的可能性更高，因此产生交叉保护性抗体的机会也更高，当一种新型重组流感病毒出现时，高龄人群感染率反而相对低。然而，一旦高龄人群发病，则更易发展为重症，病死率往往高于其他年龄段患者。重症新型甲型H1N1流感的高危人群及高危因素见表12-4-1[3]。

该病毒的传播方式与季节性流感相似，儿童的人际传播率最高，大于50岁人群的传播率明显降低。2009年的暴发流行主要见于学校、幼儿园、青年公寓以及医院。随着时间的推移，2009年新型甲型H1N1流感病毒已逐渐演变成为季节性流感的主要病毒株。幸运的是，新型甲型H1N1流感病毒也因此取代了以往对神经氨酸酶抑制剂（NAI）耐药的季节性甲型H1N1流感的病毒株。2009—2011年仅有0.7%~1.6%的新型甲型H1N1流感病毒对NAI耐药。但随着NAI的广泛使用，奥司他韦耐药的病毒株开始有增加趋势，特别是在免疫抑制和长期使用奥司他韦的人群中发现了His275Tyr突变。在个别地区，奥司他韦耐药率或可达15%~29%。

表12-4-1　2009年新型甲型H1N1流感病毒重症危险因素

危险因素	备注
年龄<5岁	特别是小于2岁儿童的风险显著升高，<1岁儿童住院率最高
孕妇	重症风险是同龄非孕妇女性4~7倍，尤其在妊娠后期
慢性心血管疾病	冠心病、心衰是重症的独立危险因素
肺基础疾病	哮喘、慢性阻塞性肺疾病、肺纤维化
代谢性疾病	糖尿病
神经系统疾病	神经肌肉疾病、认知障碍或癫痫
免疫抑制	HIV感染、接受化疗、接受激素治疗、器官移植或营养不良
病态肥胖（BMI≥40）	是入住ICU、出现并发症的独立危险因素
血液系统疾病	镰刀形红细胞贫血
慢性肾脏病	透析或移植
慢性肝脏疾病	肝硬化
年龄≥65岁	感染率最低但病死率最高

二、组织病理

致死性新型甲型H1N1流感患者中最为一致的组织病理表现是不同程度的弥漫性肺泡损伤，伴透明膜形成及间质水肿和坏死性细支气管炎。早期改变包括肺充血和肺泡出血（图12-4-1，见文末彩图）。病毒还可感染Ⅰ型和Ⅱ型肺泡细胞，可在细胞内检测到病毒抗原。其他病理所见可有噬血现象、肺血栓栓塞、大出血和心肌炎。26%~38%的死亡病例中有细菌混合感染表现。

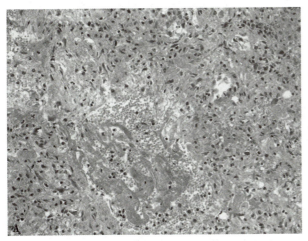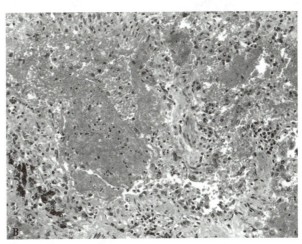

图12-4-1　新型甲型H1N1流感的病理改变

A、B. 新型甲型H1N1流感死亡患者尸体解剖病理（HE染色，×400）：显示弥漫性肺泡损伤、透明膜形成、肺泡出血、肺泡间隔增厚、炎症细胞浸润和纤维素样渗出

三、临床表现与诊断

新型甲型 N1N1 流感潜伏期一般 1.5～3d，少数可长达 7d。主要表现为发热、肌痛、咳嗽、鼻塞、流涕等典型流感样症状，恶心、呕吐及腹泻等消化道症状较季节性流感多见。

重症患者病情常快速进展，发病 4～5d 后即表现为肺炎、严重低氧血症或呼吸窘迫综合征（ARDS），或伴有休克及肾衰竭。患者通常入院 24h 内即需要有创机械通气治疗，CURB-65 等肺炎严重程度评估方法往往低估患者病情严重程度，此时更应结合患者氧合指数及外周血淋巴细胞计数重新评估。部分患者可合并有心肌炎，个别患者还可出现神经系统症状。

患者白细胞计数通常正常或低，68.1% 患者淋巴细胞减低，但仍有 31.3% 患者 C- 反应蛋白 >10mg/L。重症患者常有转氨酶、乳酸脱氢酶、肌酸激酶和肌酐升高。持续肌酸激酶、肌酐和乳酸脱氢酶升高，淋巴细胞和血小板减少以及代谢性酸中毒提示预后不良。肺炎患者 CT 常表现为双肺多发弥漫的斑片状磨玻璃影，可有支气管充气征，合并细菌感染时可见肺泡渗出影（图 12-4-2）。

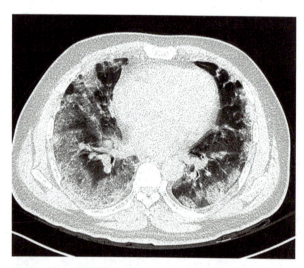

图 12-4-2 新型甲型 H1N1 流感病毒性肺炎胸部高分辨率 CT
双肺弥漫分布磨玻璃影，以及主要在胸膜下分布的多灶性实变影

新型甲型 H1N1 流感的实验室诊断与季节型流感相同，培养法、急性期与恢复期血清特异性 IgG 抗体滴度 4 倍以上变化是诊断"金标准"。抗原快速检测有利于筛查，但敏感性波动性大，且不能分型。目前临床最有效的检测方法是核酸检测，下呼吸道标本的阳性率高于上呼吸道标本，但仍有 10% 下呼吸道标本检测出现假阴性，故单次检测阴性不能除外感染。

四、治疗及进展

（一）抗病毒治疗

M_2 通道阻滞剂（金刚烷胺、金刚乙胺）因广泛的耐药性已不作为一线药物，目前应用于临床的抗流感病毒药物主要包括：神经氨酸酶抑制剂（NAI）、RNA 聚合酶抑制剂以及膜融合抑制剂。

1. 神经氨酸酶抑制剂 神经氨酸酶抑制剂可缩短包括新型甲型 H1N1 流感在内的轻症流感症状持续时间。但是，NAI 治疗重症流感的有效性仍缺乏 RCT 研究的确证[4]。2014 年 *Lancet Respir Med* 的一项 meta 分析是目前针对该问题的最高级别证据。该研究纳入了 78 个临床中心 29 234 名住院新型甲型 H1N1 流感患者，结果显示对于成人或危重症成人患者，不论早期（发病 2d 内）还是延迟（发病 >2d）使用 NAI，患者病死率均低于未使用患者，且越早使用患者病死率越低。但对于儿童，其治疗效果则不明显。我们自然而然地想到两种 NAI 是否可获得更强的疗效，但十分遗憾，在 H3N2 及新型甲型 N1N1 流感的 RCT 研究中，奥司他韦联合扎那米韦较单药并无更多获益，联合治疗组反而有排毒延迟和临床改善延迟的风险，推测与药物拮抗相关。2017 年发表在 *Lancet Infect Dis* 的一项奥司他韦 + 金刚烷胺 + 利巴韦林和单药奥司他韦治疗高并发症风险流感的 RCT 研究显示：治疗第 3 天联合治疗患者鼻咽部病毒清除率高于单药治疗患者（60% vs 50%，$p=0.046$），但两组患者临床症状持续时间并无差异。因此，目前指南推荐对于新型甲型 H1N1 流感均尽早进行抗病毒治疗，但不推荐多种 NAI 或与其他抗病毒药物联合治疗[5]。

2. RNA 聚合酶抑制剂 法匹拉韦（T-705）是一种 RNA 聚合酶抑制剂，对 NAI 耐药的病毒株仍然有效，于日本上市用于轻症流感治疗。目前在 Clinical trial 注册完成的法匹拉韦治疗无合并症流感 RCT 研究有四项，仅一项研究公布了数据（NCT01068912），结果显示高剂量治疗组（1 200mg

2 次 /d×1d，800mg 2 次 /d×4d）患者症状持续时间相对短于安慰剂组（86.5h vs 91.9h），但统计学差异不明显（$p=0.05$）[6]。但我们更关注的是重症流感的治疗，以及联合治疗的价值。在体外试验中，法匹拉韦联合奥司他韦治疗新型甲型 H1N1流感病毒感染小鼠显示出了更高的病毒清除率和小鼠生存率。我国学者进行了首项法匹拉韦治疗重症流感的 II 期临床研究（NCT03394209），旨在确定法匹拉韦治疗重症流感的最佳剂量[7]。

3. 阿比朵尔　阿比朵尔由俄罗斯研发，抑制病毒与宿主细胞的膜融合，临床数据多来自于俄罗斯。Leneva IA 等回顾性分析了 2010—2011 年流感季 442 名实验室确诊的住院成人流感病例，所有新型甲型 H1N1 流感病毒、乙型流感病毒及对奥司他韦耐药病毒株均对阿比朵尔敏感。经病例匹配分析后，阿比朵尔治疗患者病程明显短于未抗病毒治疗患者（8.47d vs 11.31d，$p<0.01$），疗效与奥司他韦无差异。近期一项纳入了 119 名流感患者的 RCT 研究显示，阿比朵尔较安慰剂可显著缩短症状持续时间，治疗 60 小时后所有症状消失的患者比例是安慰剂组的 5.7 倍（23.8% vs 4.2%，$p<0.05$）。目前，阿比朵尔已于我国和俄罗斯上市用于轻症流感的治疗和预防，阿比朵尔联合奥司他韦治疗重症流感的临床 III 期研究正在进行。

4. 其他抗病毒药物　硝唑尼特可抑制 HA 的成熟，同时具有抗病毒和免疫调节作用。IIb/III 期临床试验显示，与安慰剂相比硝唑尼特 600mg、2 次 /d 治疗能够缩短低合并症风险流感患者症状持续时间和病毒滴度。2018 年完成的一项 RCT 研究（NCT01610245），比较了单药硝唑尼特、奥司他韦以及硝唑尼特 + 奥司他韦治疗无合并症流感的疗效，结果发现二者具有一定的协同作用[8]。巴洛沙韦（Baloxavir）和匹莫地韦（Pimodivir）均为 RNA 聚合酶抑制剂，但巴洛沙韦作用于内切酶即 PA 亚基，匹莫地韦则作用于 PB2 亚基，抑制转录的起始。III 期临床研究数据表明，巴洛沙韦治疗无合并症流感的临床缓解和病毒滴度下降速度较奥司他韦更快；匹莫地韦较安慰剂可显著缩短临床症状缓解时间，当联合奥司他韦治疗时效果更明显。不同于其他抗病毒药物，DAS181 作用于宿主上皮细胞唾液酸受体抑制病毒黏附。在II 期安慰剂对照的随机临床试验中，高剂量（30mg）

治疗组第 3 天、第 5 天病毒滴度均显著低于安慰剂组，但临床症状缓解率差异无统计学意义[9]。

5. 被动免疫治疗　被动免疫治疗包括恢复期血浆、标准丙种球蛋白（standard immunoglobulin）和高免疫性丙种球蛋白（hyperimmune IVIG）。由于其具有中和抗体，同时还可发挥免疫调节作用，常被尝试用于各种重症感染。有研究纳入了39 名重症新型甲型 H1N1 流感患者，其中接受恢复期血浆治疗患者的病死率较单纯 NAI 治疗患者更低（20.4% vs 54.8%，$p=0.01$），病毒清除更快。但另一项美国 II 期临床试验并未发现常规抗病毒联合恢复期血清治疗可使重症流感患者获益更多。进一步的研究发现，恢复期血浆和丙种球蛋白的保护作用来源于 IgG 的 F（ab'）2 片段，提高标准丙种球蛋白剂量可显著提高受者的抗体滴度，但临床难以达到如此高剂量。因此，关注点开始转向具有高滴度抗体的高免疫丙种球蛋白。中国香港学者对 ICU 或机械通气的重症新型甲型 H1N1 流感患者进行的一项 RCT 研究显示，17名接受高免疫丙种球蛋白患者较 18 名单纯 NAI 治疗患者病毒下降率更快，多因素分析显示丙种球蛋白治疗是存活的独立保护因素。尽管如此，目前的研究样本量均较小，临床证据仍不足以对其做出推荐意见。

（二）免疫调节治疗

重症流感常伴有过度的炎症因子风暴和免疫损伤，因此免疫调节和辅助治疗是未来重要的研究内容[10, 11]。

1. 激素治疗　激素是最先尝试用于抑制重症流感免疫损伤的药物，但由于激素可能延长病毒排毒时间、增加继发细菌和机会感染风险而备受争议。2019 年 Cochrane 对这一问题进行了系统分析，有 20 项研究的对象为新型甲型 H1N1 流感患者，其中 19 项研究均未发现激素对改善患者预后的作用，但可使不良事件发生率升高，meta分析结果也再次支持了这一结论[12]。另一项研究则来自我国，共纳入了 2 141 例重症新型甲型 H1N1 流感患者，进行匹配分析后发现中小剂量激素（相当于甲基泼尼松龙 25～150mg/d）可降低氧合指数 <300mmHg 的患者 30d 和 60d 病死率，但大剂量激素或氧合指数≥300mmHg 的患者则无法获益[13]。由于激素剂量、疗程和使用时机等

问题，目前尚无法确定激素的疗效。因此依现有证据，指南认为伴有哮喘或慢性阻塞性肺疾病急性加重、肾上腺功能减退或伴脓毒症休克的重症流感患者可尝试使用小剂量激素。

2. 其他临床研究药物　大环内酯类药物和COX-2抑制剂均有一定的免疫调节作用。一些小样本量 RCT 研究显示大环内酯类药物可提高无肺炎或住院患者临床症状改善率。但对于重症患者，西班牙一项前瞻性多中心研究纳入了 733名入住 ICU 的新型甲型 H1N1 肺炎患者，未得到阳性结果。2017 年完成的一项Ⅱb/Ⅲ期临床试验中，与奥司他韦单药相比，萘普生 + 克拉霉素 + 奥司他韦联合治疗降低了住院甲型 H3N2 流感患者30d 病死率（0.9% vs 8.2%）和 90d 病死率（1.9% vs 10%），但该结果受益于克拉霉素还是萘普生则难以获知。对于他汀类药物，目前观察性研究数据尚未发现其联合 NAI 治疗的优势。2019 年完成的一项 RCT 研究共纳入 116 名流感患者，在实验室确诊流感后 12 小时内实验组开始连续 5d 口服阿托伐他汀，与安慰剂组相比实验组患者症状严重程度下降更明显，但入选患者病情严重程度以及抗病毒治疗等信息尚未公布。雷帕霉素靶蛋白（mTOR）通路在人体细胞代谢、自噬及病毒复制中发挥重要作用，有动物模型显示 mTOR 抑制剂（如西罗莫司、依维莫司）可改善重症 H1N1 和H5N1 流感小鼠病死率，一项小样本量开放标签的随机对照试验提示西罗莫司 + 激素 + 奥司他韦治疗新型甲型 H1N1 流感危重症患者的机械通气脱机率及第 7 天病毒清除率均高于激素 + 奥司他韦治疗组，但总体病死率差异无统计学意义。另有个别病例报道了 NAI 早期联合应用固定多黏菌素 B 纤维（PMX）灌流器降低高炎症因子血症，改善了新型甲型 H1N1 流感引起的 ARDS 患者预后，但其中 PMX 的作用大小尚难以评估。

3. 处于基础研究阶段药物　N- 乙酰半胱氨酸、抗 C5a 抗体、麦考酚酸在动物模型中展现了一定的减轻免疫肺损伤作用，麦考酚酸体外研究还显示了对 H1N1、H3N2、H9N2 和乙型流感病毒的抗病毒作用，但目前研究证据尚不足以应用于临床。NAI 联合 COX-2 抑制剂和美沙拉嗪进一步提高了流感病毒感染小鼠的生存率，且减轻了肺损伤，但 COX-1 抑制剂以及其他退热药物如阿司匹林、对乙酰氨基酚、双氯芬酸反而增加小鼠死亡率。干扰素 -α（IFN-α）在疾病早期固有免疫过程中发挥重要抗病毒作用，小剂量 IFN-α 对N1H1 流感病毒感染小鼠有保护作用。人间充质细胞在 H9N2 和 H5N1 感染小鼠模型中减轻了急性肺损伤，但在 H1N1 流感病毒小鼠中则无作用。过氧化物酶体增殖物激活受体激动剂、氯喹、帕米磷酸二钠在动物模型中的免疫调节作用有限而不良反应较多，尚难以成为辅助治疗重症流感候选药物。

五、预防

新型甲型 H1N1 流感的预防措施与季节性流感相似，除洗手、佩戴口罩、隔离患者等常规防控方法，建议高危患者每年接种流感疫苗，具体可参见流行性感冒相关诊治指南和《中国成人社区获得性肺炎诊断和治疗指南》（2016 年版）。

六、结语与展望

新型甲型 H1N1 流感的暴发流行警示我们对流感病毒抗原、重组、耐药及毒力变换持续监测的重要性。人类历史上几次流感暴发过程提示我们 2009 年新型甲型 H1N1 流感暴发时的年龄偏倚会随着时间而逐渐转移到老年人群，因此需要我们重新认识疾病的特点、病理过程、重症的危险因素及治疗策略。开发新抗病毒药物，并与免疫调节剂、中和抗体或中医药相结合，改善重症患者预后是当务之急。同时应对合并细菌感染的预防、早期诊断和治疗予以更多投入。流感特异性疫苗和肺炎球菌疫苗预防的重要价值需要进行普及。因此，对于新型甲型 H1N1 流感这类新发突发呼吸道传染病，迫切需要在临床研究方面进行更好的国际合作，特别是在可能发生大流行性疾病的情况下，对这些疾病的快速检测、调查和临床综合征的定性是非常重要的。

（曹　彬　王　辰）

参 考 文 献

[1] Fineberg H V. Pandemic preparedness and response--lessons from the H1N1 influenza of 2009[J]. N Engl J Med, 2014, 370 (14): 1335-1342.

[2] Cao B, Li X W, Mao Y, et al. Clinical features of the initial cases of 2009 pandemic influenza A (H1N1) virus infection in China[J]. N Engl J Med, 2009, 361 (26): 2507-2517.

[3] Bautista E, Chotpitayasunondh T, Gao Z, et al. Clinical aspects of pandemic 2009 influenza A (H1N1) virus infection[J]. N Engl J Med, 2010, 362 (18): 1708-1719.

[4] Jefferson T, Jones M A, Doshi P, et al. Neuraminidase inhibitors for preventing and treating influenza in healthy adults and children[J]. Cochrane Database Syst Rev, 2014, (4): Cd008965.

[5] Li H, Cao B. Pandemic and Avian Influenza A Viruses in Humans: Epidemiology, Virology, Clinical Characteristics, and Treatment Strategy[J]. Clin Chest Med, 2017, 38 (1): 59-70.

[6] Wang Y, Fan G, Salam A, et al. Comparative Effectiveness of Combined Favipiravir and Oseltamivir Therapy Versus Oseltamivir Monotherapy in Critically Ill Patients With Influenza Virus Infection[J]. J Infect Dis, 2020, 221: 1688-1698.

[7] Wang Y, Zhong W, Salam A, et al. Phase 2a, open-label, dose-escalating, multi-center pharmacokinetic study of favipiravir (T-705) in combination with oseltamivir in patients with severe influenza[J]. E Bio Medicine, 2020, 62, 103125.

[8] Belardo G, Cenciarelli O, La Frazia S, et al. Synergistic effect of nitazoxanide with neuraminidase inhibitors against influenza A viruses in vitro[J]. Antimicrob Agents Chemother, 2015, 59, 1061-1069.

[9] Beigel J H, Nam H H, Adams P L, et al. Advances in respiratory virus therapeutics - A meeting report from the 6th isirv Antiviral Group conference[J]. Antiviral Res, 2019, 167: 45-67.

[10] Dunning J, Baillie J K, Cao B, et al. Antiviral combinations for severe influenza[J]. Lancet Infect Dis, 2014, 14 (12): 1259-1270.

[11] Hui D S, Lee N, Chan P K, et al. The role of adjuvant immunomodulatory agents for treatment of severe influenza[J]. Antiviral Res, 2018, 150: 202-216.

[12] Lansbury L, Rodrigo C, Leonardi-Bee J, et al. Corticosteroids as adjunctive therapy in the treatment of influenza[J]. Cochrane Database Syst Rev, 2019, 2: Cd010406.

[13] Li H, Yang S G, Gu L, et al. Effect of low-to-moderate-dose corticosteroids on mortality of hospitalized adolescents and adults with influenza A (H1N1) pdm09 viral pneumonia[J]. Influenza Other Respir Viruses, 2017, 11 (4): 345-354.

第十三章 肺动脉高压

肺动脉高压（pulmonary hypertension, PH）是指由多种异源性疾病（病因）和不同发病机制所致肺血管结构或功能改变，引起肺血管阻力和肺动脉压力升高的临床和病理生理综合征，继而发展成右心衰竭甚至死亡。PH 包括多种临床疾病，既可来源于肺血管自身的病变，也可继发于其他心、肺或系统性疾病等。

第一节 基本概念与分类演变

一、肺动脉高压的定义与血流动力学分类

PH 是指海平面静息状态下，右心导管检查测定的肺动脉平均压（mean pulmonary artery pressure, mPAP）≥25mmHg（1mmHg = 0.133kPa）[1, 2]。"pulmonary hypertension"译为"肺动脉高压"合适，其字义即指肺动脉压力升高。全国科学技术名词审定委员会对此进行了审核，并确定为"肺动脉高压"。

正常成年人静息状态下 mPAP 为 14.0mmHg±3.3mmHg，其上限不超过 20mmHg。曾将 mPAP 在 21~24mmHg 定义为临界性 PH，在 2018 年第六届世界肺动脉高压大会（world symposium on pulmonary hypertension, WSPH）上，有专家建议将 PH 血流动力学诊断标准修改为 mPAP＞20mmHg[3]，但由于存在广泛争议，目前我国也尚缺乏针对 mPAP 在 21~24mmHg 患者的相关研究，因此《中国肺动脉高压诊断与治疗指南（2021 版）》没有采纳这一诊断标准[4]。针对 mPAP 在 21~24mmHg 的人群，特别是存在结缔组织病、血栓栓塞性疾病、特发性肺动脉高压（idiopathic pulmonary artery hypertension, IPAH）家族史等情况的人群，确实有必要重视其筛查、随访与管理，建立我国此类

人群数据库，开展多中心临床研究。PH 血流动力学分类见表 13-1-1。

表 13-1-1 肺动脉高压的血流动力学分类

分类名称	分类标准	临床分类
毛细血管前肺动脉高压	mPAP≥25mmHg 且 PAWP≤15mmHg	动脉型肺动脉高压；肺部疾病和 / 或低氧所致肺动脉高压；慢性血栓栓塞性肺动脉高压和 / 或其他肺动脉阻塞性肺动脉高压；未明和 / 或多因素所致肺动脉高压
毛细血管后肺动脉高压		左心疾病所致肺动脉高压；未明和 / 或多因素所致肺动脉高压
单纯性	mPAP≥25mmHg 且 PAWP＞15mmHg 且 PVR≤3dynes·s/cm⁵	
混合性	mPAP≥25mmHg 且 PAWP＞15mmHg 且 PVR＞3dynes·s/cm⁵	

注：mPAP. 肺动脉平均压；PAWP. 肺动脉楔压；PVR. 肺血管阻力。1mmHg = 0.133kPa，1WU = 80dynes·s/cm⁵。

二、肺动脉高压的分类演变及临床意义

临床上将 PH 分为 5 大类（表 13-1-2）[4]：动脉型肺动脉高压（pulmonary arterial hypertension, PAH）、左心疾病所致肺动脉高压、肺部疾病和 / 或低氧所致肺动脉高压、慢性血栓栓塞性肺动脉高压（chronic thromboembolic pulmonary hypertension, CTEPH）和 / 或其他肺动脉阻塞性病变所致肺动脉高压及未明和 / 或多因素所致肺动脉高压。

表 13-1-2　肺动脉高压临床分类

分类	亚类
1. 动脉型肺动脉高压	1.1 特发性肺动脉高压
	1.2 遗传性肺动脉高压
	1.3 药物和毒物相关肺动脉高压
	1.4 疾病相关的肺动脉高压
	1.4.1 结缔组织病
	1.4.2 HIV 感染
	1.4.3 门静脉高压
	1.4.4 先天性心脏病
	1.4.5 血吸虫病
	1.5 对钙通道阻滞剂长期有效的肺动脉高压
	1.6 具有明显肺静脉/肺毛细血管受累（肺静脉闭塞症/肺毛细血管瘤病）的肺动脉高压
	1.7 新生儿持续性肺动脉高压
2. 左心疾病所致肺动脉高压	2.1 射血分数保留的心力衰竭
	2.2 射血分数降低的心力衰竭
	2.3 瓣膜性心脏病
	2.4 导致毛细血管后肺动脉高压的先天性/获得性心血管病
3. 肺部疾病和/或低氧所致肺动脉高压	3.1 阻塞性肺疾病
	3.2 限制性肺疾病
	3.3 其他阻塞性和限制性并存的肺疾病
	3.4 非肺部疾病导致的低氧血症
	3.5 肺发育障碍性疾病
4. 慢性血栓栓塞性肺动脉高压和/或其他肺动脉阻塞性病变所致肺动脉高压	4.1 慢性血栓栓塞性肺动脉高压
	4.2 其他肺动脉阻塞性疾病：肺动脉肉瘤或血管肉瘤等恶性肿瘤、肺血管炎、先天性肺动脉狭窄、寄生虫（包虫病）
5. 未明和/或多因素所致肺动脉高压	5.1 血液系统疾病（如慢性溶血性贫血、骨髓增殖性疾病）
	5.2 系统性和代谢性疾病（如结节病、戈谢氏病、糖原储积症）
	5.3 复杂性先天性心脏病
	5.4 其他（如纤维性纵隔炎）

第二节　肺动脉高压发病机制

PH 发病机制复杂，是多因素、多环节共同作用的结果；包括外因（低氧、烟草、粉尘、其他理化生物因素等）、内因（遗传、发育、结构、疾病等）及交互因素（微生态、感染、免疫、药物等）。PH 疾

病的发生发展涉及多种血管活性分子，如内皮素、血管紧张素Ⅱ、前列环素、一氧化氮（nitric oxide，NO）、一氧化碳、硫化氢及二氧化硫、雌激素等；多种离子通道，如钾离子通道、钙离子通道、锌离子通道及新型阳离子通道等；多条信号通路，如低氧诱导因子/TRPC、MAPK、Rho/ROCK、PI3K/AKT、BMP/TGF-β、核因子κB（NF-κB）和 Notch 通路等。

一、肺动脉高压的病理表现与病理生理学过程

PAH 的病理改变主要累及远端肺小动脉，其特征性表现为：肺动脉内膜增殖伴炎症反应、内皮间质化，甚至形成向心性或偏心性改变；中膜肥厚及持续的收缩、外膜纤维化、基质重塑以及肺小血管周围炎症浸润而导致其增厚、滋养血管屈曲增生形成丛状病变；还可见病变远端扩张和原位血栓形成，从而导致肺动脉管腔进行性狭窄、闭塞。

肺动脉压力的高低取决于肺血流量和肺血管阻力（pulmonary vascular resistance，PVR）的综合效应。PVR 主要由肺小动脉、肺毛细血管和肺静脉阻力构成。任何可导致肺血流量增加和/或肺血管阻力升高的结构和功能异常的因素均可引发 PH。肺动脉压力升高导致右心后负荷增加，从而引起右心室肥厚、扩张、功能不全，最终出现右心衰竭。

左心疾病所致 PH 主要是由左心收缩、舒张功能障碍和/或左心瓣膜疾病引起的肺动脉压力异常升高，其病理生理特征为左心充盈压升高，肺静脉回流受阻，肺静脉压力升高，从而继发肺动脉压力升高。

肺部疾病和/或低氧所致 PH 是一类由于肺实质或间质长期破坏、缺氧以及继发的肺血管床损害所导致的 PH。其病理生理学机制涉及低氧相关肺血管收缩/重塑、血管内皮及平滑肌功能障碍、炎症、高凝状态等多个环节。

CTEPH 致病因素较多，发病机制复杂，部分患者是急性肺血栓栓塞症（pulmonary thromboembolism，PTE）的一种远期并发症。急性 PTE 后血栓不完全溶解并发生机化，导致 PVR 持续增加，引起肺血管重塑，最终导致右心功能衰竭[4]。

二、肺动脉高压的遗传学与基因组学

基因突变与部分 PAH 患者发病相关。遗传性肺动脉高压（HPAH）均为单基因常染色体显性遗传，目前已知 9 个致病基因：BMPR2、BMP9、ALK1、Endoglin、SMAD9、BMPR1B、TBX4、CAV1 和 KCNK3，可解释 50%～80% 的 HPAH 和 20%～50% 的散发型 IPAH 患者的病因[5]。BMPR2 是 PAH 最主要的致病基因，携带 BMPR2 突变的 IPAH/HPAH 患者发病更早，临床表型更严重，预后更差[6]。

ALK1 和 Endoglin 是遗传性出血性毛细血管扩张症（hereditary hemorrhagic telangiectasia, HHT）相关 PAH 最主要的致病基因。在肺静脉闭塞症（pulmonary veno-occlusive disease, PVOD）/肺毛细血管瘤病（pulmonary capillary haemangiomatosis, PCH）家族中，存在常染色体隐性遗传基因突变。全基因组测序显示，在所有家族性 PVOD/PCH 及 25% 组织学确诊的散发 PVOD/PCH 病例中存在 EIF2AK4 突变。对于临床疑似 PVOD/PCH 患者，如检出 EIF2AK4 双等位基因突变，有助于确诊 PVOD/PCH[7]。

第三节　肺动脉高压的筛查与诊断

一、肺动脉高压的临床表现

PH 的临床症状缺乏特异性，主要表现为进行性右心功能不全的相关症状。常为劳累后诱发，表现为疲劳、呼吸困难、胸闷、胸痛和晕厥。部分患者还可表现为干咳和运动诱发的恶心、呕吐。随着右心功能不全的加重可出现踝部、下肢甚至全身水肿。导致 PH 的基础疾病或伴随疾病也会有相应的临床表现。部分患者的临床表现与 PH 的并发症和肺血流的异常分布有关，包括咯血、声音嘶哑、胸痛等。严重肺动脉扩张可引起肺动脉破裂或夹层。

二、肺动脉高压的基础和病因筛查

1. 心电图　PH 心电图可表现为肺性 P 波、QRS 电轴右偏、右室肥厚、右束支传导阻滞、QTc 间期延长等。心电图诊断 PH 的敏感性低，正常心电图并不能排除 PH，异常心电图多见于严重 PH。

右室肥厚有助于初诊 PH 患者的诊断并对预后具有预测价值，但右室肥厚作为筛查项目的敏感性和特异性低。QRS 波群和 QTc 间期延长提示病情严重。疾病晚期可见室上性心律失常，室性心律失常少见。

2. 胸部 X 线　PH 患者胸部 X 线可见肺动脉段凸出，中心肺动脉扩张，与周围肺动脉纤细或截断形成鲜明对比，表现为"残根"征，以及右心房和右心室扩大的征象。

胸部 X 线有助于筛查肺动脉高压的病因。但 PH 的严重程度与胸片异常程度并不相关，正常的胸部 X 线不能排除 PH。

3. 肺功能检查和动脉血气分析　肺功能检查在 PH 的病因诊断中具有较高价值，对于肺部疾病所致 PH，根据第 1 秒用力肺活量（forced expiratory volume in one second, FEV_1）、用力肺活量（forced vital capacity, FVC）、肺总量（total lung capacity, TLC）、一氧化碳弥散量（carbon monoxide diffusing capacity, DL_{CO}）可以鉴别阻塞性、限制性以及混合性通气功能障碍的肺部疾病。由于 PAH 血管的张力增高，肺组织僵硬度增加，可表现为轻度限制性通气功能障碍，同时肺小动脉扩张压迫终末呼吸道或肺泡也可引起轻度气道阻塞。大部分 PAH 患者的弥散功能表现为轻或中度下降。

阻塞性气道疾病及神经肌肉疾病可能表现为低氧血症及高碳酸血症。如出现与疾病程度不相符的低氧血症需考虑到动静脉分流的情况。

4. 超声心动图　超声心动图可用于 PH 筛查诊断、病因鉴别和心功能评价。

根据超声心动图检查结果做出 PH 可能性评估[8]。根据静息状态下超声心动图测量的三尖瓣反流峰值流速和其他指标可以评估 PH 的可能性（表 13-3-1）[4]。根据临床表现和超声心动图评估的 PH 可能性判断是否需行右心导管检查。

超声心动图有助于鉴别 PH 的病因，如先天性心脏病、左心疾病等。经食管超声对于先天性心脏病的诊断更为准确。

超声心动图对于心功能评价具有较好的价值，如可根据三尖瓣环收缩期位移（tricuspid annular plane systolic excusion, TAPSE）、心室做功指数、左心室偏心指数、右心房面积等评估右心功能。

表 13-3-1 可疑肺动脉高压患者超声心动图诊断肺动脉高压的可能性

三尖瓣反流峰值流速 /(m/s)	存在其他支持 PH 的超声心动图征象	PH 的可能性
≤2.8 或测不出	无	低
≤2.8 或测不出	有	中
2.9～3.4	无	中
2.9～3.4	有	高
>3.4	不需要	高

5. 核素肺通气 / 灌注显像 核素肺通气 / 灌注(ventilation/perfusion, V/Q)显像是判断 PH 患者是否存在肺动脉狭窄或闭塞性病变(包括栓塞性疾病等)的重要检查手段。如果存在呈肺段分布的灌注缺损且与通气显像不匹配,则需要考虑肺动脉狭窄 / 闭塞性病变的可能性。PAH 的肺 V/Q 显像可能正常,也可能存在非肺段性灌注缺损。

筛查 CTEPH 应用 V/Q 显像比 CT 肺动脉造影(computer tomography pulmonary angiography, CTPA)敏感性高,正常或低度可能 V/Q 显像可基本排除 CTEPH。V/Q 显像易出现假阳性,尤其存在严重心肺疾病时,需要结合其他检查进行鉴别。

6. 胸部 CT 胸部 CT 可显示右心室和右心房扩大、主肺动脉扩张,并可通过测量主肺动脉与升主动脉直径比(≥1.0)来评估 PH 可能性。高分辨率 CT(high resolution CT, HRCT)还有助于 PH 病因筛查。

CTPA 是诊断肺血管性疾病的重要检查手段,对制定 CTEPH 的治疗方案非常重要,为肺动脉血栓内膜剥脱术(pulmonary thromboendarterectomy, PEA)提供影像学依据。CTEPH 常见的 CTPA 征象包括肺动脉完全阻塞,肺动脉内条带影、网状充盈缺损,以及肺动脉管壁不规则增厚等。

7. 肺动脉造影 肺动脉造影主要用于了解肺血管形态和血流灌注情况,常用于肺血管堵塞、狭窄、闭塞和肺动静脉畸形等肺血管病的鉴别。大部分 CTEPH 患者需行肺动脉造影检查,以判断能否从 PEA 或球囊肺动脉成形术(balloon pulmonary angioplasty, BPA)中获益。

8. 心血管磁共振 心血管磁共振(cardiac magnetic resonance, CMR)成像可直接评价右心室大小、形态和功能,并可无创评估血流量,包括心输出量、每搏输出量和右心室质量。MR 血管造影对导致肺血管堵塞的病因鉴别可能有帮助,特别适用于孕妇或对碘造影剂过敏者。

由于 CMR 具有无创、可重复的特点,且对右心功能的评估与右心导管检查相比具有较高的一致性,可用于 PH 患者病情严重性判断的手段。

9. 血液学检查 血液学检查主要用于筛查 PH 的病因和评价器官损害情况。风湿免疫相关自身抗体、肝炎标志物、HIV 抗体等是特定 PH 类型的重要标志。血常规检查异常需要警惕各类血液系统疾病(如白血病、贫血、红细胞增多症、骨髓增生异常综合征、多发性骨髓瘤等)、结缔组织病以及慢性缺氧性疾病(红细胞及血红蛋白代偿性升高)等。肝功能异常(主要是转氨酶和胆红素)需要考虑门静脉高压、药物损伤、血液系统疾病及心衰等原因。对于原因不明的儿童 PH 患者,需检测同型半胱氨酸及血、尿有机酸代谢以明确是否存在代谢性疾病(如甲基丙二酸尿症等)。

CTEPH 患者需要行易栓症筛查(包括遗传性和获得性),特别是抗磷脂抗体、狼疮抗凝物、抗 β₂ 糖蛋白 1 抗体,不明原因的 CTEPH 需要警惕恶性肿瘤。

所有 PH 患者在初诊及随访过程中需要测定血液 BNP 或 NT-proBNP,用于评估病情及指导治疗。

10. 腹部超声 腹部超声可以了解腹部脏器的结构和功能,为 PH 的病因筛查提供依据。腹部超声可以确诊但不能完全排除门静脉高压,也可以为右心衰竭提供线索。

11. 心肺运动试验 心肺运动试验是一项客观、定量地评价心肺储备功能、运动耐量的重要检查项目,可以用于评估 PH 患者的运动耐量、治疗效果和判断预后。

PAH 患者运动耐量、有氧代谢能力和通气效率明显受损,表现为呼气末二氧化碳分压降低,二氧化碳通气量(ventilation/carbon dioxide output, VE/VCO₂)升高,氧脉搏(VO₂/HR)和峰值氧摄取量(peak oxygen uptake, PeakVO₂)降低。PAH 患者最大摄氧量(maximal oxygen uptake, VO₂max)< 10.4ml/(min·kg)则预示死亡率明显升高。

需要注意的是,心肺运动试验应该具备良好的质控。心肺运动试验的实施和结果解读需由具有专业知识的临床医生进行,并要结合患者的病史、体格检查以及实验室检查结果。

三、肺动脉高压的确诊检查：右心导管检查和急性血管反应试验

右心导管检查是诊断和评价 PH 的标准方法，通过右心导管检查可获得血流动力学数据，包括右房压、右室压（收缩压、舒张压和平均压）、肺动脉压力（收缩压、舒张压和平均压）、PAWP、心输出量、混合静脉血氧饱和度（mixed venous oxygen saturation，SvO$_2$）和 PVR 等，有助于判断有无心内左向右分流、评价对肺血管扩张剂的反应性和制定治疗策略。急性血管反应试验的目的是筛选出对口服大剂量钙通道阻滞剂（calcium channel blockers，CCBs）有效的患者。急性血管反应试验阳性患者预后优于阴性患者。用于急性血管反应试验的药物包括吸入 NO、吸入伊洛前列素、静脉用前列环素（依前列醇）和静脉用腺苷。静脉用腺苷患者耐受性差，已很少采用。

急性血管反应试验阳性标准为用药后 mPAP 下降幅度≥10mmHg 且 mPAP 值下降到≤40mmHg，同时心输出量增加或不变。通常仅有 10% IPAH 患者可达到阳性标准。

未来的研究应该侧重于以下几个方面：①评估 mPAP 为 21～24mmHg 合并 PVR≥3dynes·s/cm^5 患者的靶向药物的疗效。②运动性 PH 的临床定义需要进一步研究明确。③ PH 的临床分类仍需要通过进一步研究深化探讨，尤其对于临床上确定有治疗反应的 PH 需要设计相应的研究。

四、肺动脉高压的诊断流程

PH 的诊断建议从疑诊（临床及超声心动图筛查）、确诊（血流动力学诊断）、求因（病因诊断）及功能评价（严重程度评估）四个方面进行。这四个方面并非严格按照流程分步进行，临床操作过程中可能会有交叉，其中病因诊断贯穿于 PH 诊断的全过程。诊断策略及流程见图 13-3-1[4]。

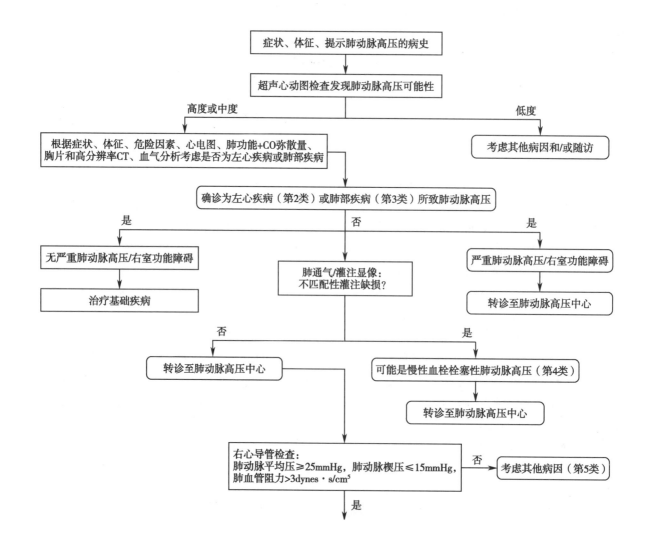

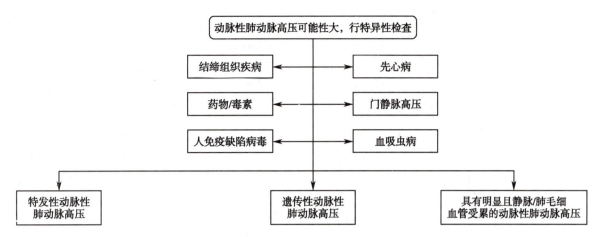

图 13-3-1　肺动脉高压的诊断流程

第四节　肺动脉高压的治疗

一、动脉型肺动脉高压的治疗

（一）危险分层

PAH 治疗前进行危险分层评估病情严重程度，有助于制定个体化起始治疗方案，随访中进行危险分层旨在评估治疗效果和调整治疗方案。针对 PAH 危险分层和预后评估进行过一些相关研究[9-10]，但这些研究表明尚无单个指标能准确判断患者病情、评估预后，需要综合多个临床指标进行评估。2018 年，Dardi 等以 2015 年 ESC/ERS PH 指南中的 PAH 危险分层量表为基础，提出了简化版的危险分层量表（表 13-4-1）[11]。

简化版危险分层量表根据 PAH 患者 1 年预期死亡率将患者分为低危、中危或高危。低危患者 1 年预期死亡率 <5%，中危为 5%～10%，高危 >10%，其危险分层主要依据 WHO 心功能分级、6min 步行距离（6 minutes walking distance，6MWD）、生物标志物或右房压及心指数或混合静脉血氧饱和度（SvO$_2$）等 4 方面指标。简化版的危险分层通过对低、中、高危进行详细地定义，使危险分层更加明确、便于临床应用。

（二）基础治疗

PAH 基础治疗包括抗凝治疗、利尿治疗、氧疗、强心治疗及纠正贫血等治疗。

早期研究对 IPAH 患者进行尸检发现半数以上存在血栓形成，抗凝治疗可改善预后。近年 PAH 注册登记研究和系统性回顾分析显示抗凝治疗存

表 13-4-1　动脉性肺动脉高压危险分层

预后因素	低危	中危	高危
A：WHO 心功能分级	Ⅰ、Ⅱ	Ⅲ	Ⅳ
B：6MWD	>440m	165～440m	<165m
C：血浆 NT-proBNP/BNP 水平或 RAP	BNP<50ng/L NT-proBNP<300ng/L 或 RAP<8mmHg	BNP 50～300ng/L NT-proBNP 300～1 400ng/L 或 RAP 8～14mmHg	BNP>300ng/L NT-proBNP>1 400ng/L 或 RAP>14mmHg
D：CI 或 SvO$_2$	CI≥2.5L/（min·m^2）或 SvO$_2$>65%	CI 2.0～2.4L/（min·m^2）或 SvO$_2$ 60%～65%	CI<2.0L/（min·m^2）或 SvO$_2$<60%

注：评判标准应为 ABCD 四个标准综合分析。

低危：至少符合三项低危标准且不具有高危标准。

高危：符合两项高危标准，其中包括心指数或混合静脉血氧饱和度。

中危：不属于低危和高危者均属于中危。

BNP：利钠肽；NT-proBNP：N 末端利钠肽前体；CI：心指数；RAP：右心房压力；6MWD：6min 步行距离；SvO$_2$：混合静脉血氧饱和度。1mmHg=0.133kPa。

在不一样的效果，在 IPAH 患者中抗凝治疗有可能改善预后，但对 SSc-PAH 患者不能获益甚至会增加死亡风险。

PAH 患者出现失代偿性右心衰竭时导致液体潴留、中心静脉压升高、肝淤血、多浆膜腔积液等，利尿剂可改善上述状况，应用利尿剂治疗时需要监测体重、肾功能、电解质等血生化指标，避免低血容量和电解质紊乱。

目前尚缺乏随机对照研究证实 PAH 患者长期氧疗获益。基于慢性阻塞性肺疾病（COPD）患者的证据，建议动脉血氧分压低于 60mmHg（外周血氧饱和度 <91%）的 PAH 患者进行氧疗，以使动脉血氧分压≥60mmHg（外周血氧饱和度≥91%）。

强心治疗可以增加心脏收缩力，改善心输出量，但其在 PAH 患者中的长期疗效尚不确切。不建议应用血管紧张素转换酶抑制剂、血管紧张素 Ⅱ 受体拮抗剂、β 受体拮抗剂、硝酸酯类或伊伐布雷定等药物治疗 PAH，如因合并左心疾病（高血压、冠心病等）需要应用以上药物者，需观察血压、心率等，注意药物间相互作用。

研究显示 PAH 患者常伴有铁缺乏，并且铁缺乏与 PAH 严重程度和预后相关。缺铁的 PAH 患者经静脉补铁治疗 2 个月后缺铁状况和 6MWD 明显改善。

（三）特异性治疗

1. 钙通道阻滞剂（CCBs）　急性血管反应试验阳性患者建议给予足量 CCBs 治疗。建议起始低剂量，逐渐增加至可耐受的最大剂量，硝苯地平 120～240mg/d，地尔硫草 240～720mg/d，氨氯地平最高可达 20mg/d。

应用 CCBs 的 PAH 患者应密切随访，如果患者治疗 1 年后 WHO 心功能维持在 Ⅰ/Ⅱ 级，血流动力学持续改善，继续维持 CCBs 治疗。如果治疗效果不佳，即没有达到 WHO 心功能分级 Ⅰ～Ⅱ 级以及显著的血流动力学改善（接近正常），甚至病情恶化，应给予靶向药物治疗，并逐渐减量停用 CCBs。

未进行急性血管反应试验或者反应阴性的患者因潜在的严重副作用，例如低血压、晕厥、右心衰竭等，不应使用 CCBs 类药物。对于其他类型的 PAH 患者，急性血管反应试验无法预测 CCBs 的长期疗效，亦不推荐使用 CCBs。

2. 内皮素受体拮抗剂（endothelin receptor antagonist，ERA）　内皮素在 PAH 发病中起重要作用。内皮素 -1 可通过与肺血管平滑肌细胞中的内皮素受体 A 和 B 结合，引起血管收缩，促进有丝分裂，参与 PAH 的发生发展。ERA 可以通过干预内皮素途径治疗 PAH。

（1）波生坦：波生坦为内皮素受体 A、B 双重拮抗剂。波生坦可以改善 IPAH、CTD-PAH、先天性心脏病相关 PAH、HIV-PAH 患者运动耐量、心功能分级、血流动力学参数以及临床恶化时间[12-13]。

（2）安立生坦：安立生坦是高选择性内皮素 A 受体拮抗剂。研究显示安立生坦 5mg 和 10mg 两个剂量均能显著改善患者 6MWD，呈较明显的剂量 - 效应关系[14]。与单药治疗相比，初始联合安立生坦和他达拉非可明显降低临床恶化事件发生率[15]。

（3）马昔腾坦：马昔腾坦是新一代双重 ERA，具有更好的组织穿透力和受体亲和力。与安慰剂相比，马昔腾坦单药或联合治疗均能显著降低患者疾病恶化 / 死亡风险和因 PAH 导致的死亡率或住院率，改善患者运动耐量、WHO 心功能分级及血流动力学参数[16-17]。

3. 磷酸二酯酶 5（phosphodiesterase type 5，PDE5）抑制剂　NO 是重要的血管扩张因子，通过维持血管平滑肌细胞内环磷酸鸟苷浓度而达到扩血管效应。肺血管包含大量的 PDE5，它是环磷酸鸟苷的降解酶。PDE5 抑制剂可以通过减少环磷酸鸟苷降解，升高其浓度引起血管舒张、抗增殖等作用。

（1）西地那非：西地那非是一种特异性 PDE5 抑制剂，能明显改善患者 6MWD、WHO 心功能分级以及血流动力学。与传统治疗相比，西地那非可改善 PAH 患者 1 年、2 年和 3 年的生存率[18]。

（2）他达拉非：他达拉非是一种长效的 PDE5 抑制剂。一项纳入 405 例 PAH 患者，随机给予安慰剂及他达拉非 2.5mg、10mg、20mg 或 40mg 治疗 16 周，结果显示 40mg 组能明显改善 PAH 患者 6MWD、WHO 心功能分级和临床恶化出现的时间。波生坦序贯联合他达拉非较单用波生坦组 6MWD 也明显改善[19]。

（3）伐地那非：伐地那非是一种高选择性 PDE5 抑制剂。一项在中国 PAH 患者进行的随机双盲安慰剂对照研究显示伐地那非能明显改善 PAH 患者运动耐量[20]。

4. 可溶性鸟苷酸环化酶(soluble guanylate cyclase,sGC)激动剂　利奥西呱是一种新型的 sGC 激动剂，可单独或与 NO 协同提高血浆中的 cGMP 水平，引起血管舒张和抗重塑作用。利奥西呱能明显改善 PAH 患者运动耐量、血流动力学、心功能分级，降低 NT-proBNP 水平，降低临床恶化事件发生率[21]。利奥西呱联合西地那非低血压发生率明显升高，而血流动力学参数或运动能力无明显差异，因此，不建议 PDE5 抑制剂和利奥西呱联合使用。

5. 前列环素类似物和前列环素受体激动剂　前列环素由血管内皮细胞产生，具有强效的扩张血管作用。研究表明 PAH 患者肺动脉中前列环素合成酶的表达下降，尿中代谢水平降低，人工合成的前列环素类似物可用于治疗 PAH。

（1）依前列醇：依前列醇是第一个人工合成的前列环素类似物，半衰期短（3～5min），需要持续深静脉注射给药。长期观察表明静脉注射依前列醇能改善心功能Ⅲ～Ⅳ级的 IPAH 患者的生存率，并且心功能分级、运动耐量和血流动力学均获得明显改善[22]。

（2）伊洛前列素：伊洛前列素是一种前列环素类化合物，可通过雾化装置给药。对于 WHO 心功能分级Ⅲ/Ⅳ级 PAH 和不宜手术的 CTEPH 患者，雾化吸入伊洛前列素与安慰剂相比，能明显改善 6MWD 和 WHO 心功能分级；长期研究结果显示伊洛前列素能改善 PAH 患者运动耐量、血流动力学以及生存率[23]。

（3）曲前列尼尔：曲前列尼尔在室温下化学性质稳定，半衰期长（2～4h），与依前列醇具有相似的药理学性质。静脉注射曲前列尼尔也显示了其短期和长期疗效。一项为期 12 周的随机、双盲临床研究显示[24]，与安慰剂组比，持续静脉注射曲前列尼尔明显改善 6MWD、NYHA（纽约心脏协会）心功能分级。

（4）司来帕格：司来帕格片是一种口服、高选择性、长效的非前列腺素类前列环素受体激动剂。司来帕格使 PAH 患者恶化/死亡事件的风险显著降低 40%，且能改善 6MWD、WHO 心功能分级[25]。此外研究显示序贯联合司来帕格，可使恶化/死亡终点风险下降 43%[26]。

表 13-4-2 列出了治疗 PAH 的靶向药物用法及常见不良反应。

表 13-4-2　治疗 PAH 的靶向药物用法及常见不良反应[4]

PAH 靶向药物	用法	不良反应
前列环素类似物		
依前列醇	2～4ng/（kg·min）起始持续静脉泵入，逐渐加到目标剂量	头痛、消化道症状、输注路径感染
伊洛前列素	10～20μg/ 次，吸入 6～9 次 /d	头痛、脸红、低血压
曲前列尼尔	1.25ng/（kg·min）起始，静脉或皮下注射，逐渐加到目标剂量	输注部位疼痛、头痛、腹泻
贝前列素	20～80μg，4 次 /d，口服	头痛、面色潮红
前列环素受体激动剂		
司来帕格	200μg，2 次 /d 逐渐上调至耐受剂量，最大剂量 1 600μg 2 次 /d	头痛、腹泻、恶性呕吐、下颌疼痛
内皮素受体拮抗剂		
波生坦	62.5～125mg，2 次 /d	转氨酶升高、外周水肿、贫血
安立生坦	5～10mg，1 次 /d	头痛、外周水肿、贫血
马昔腾坦	10mg，1 次 /d	贫血
磷酸二酯酶 5 抑制剂		
西地那非	20mg，3 次 /d	头痛、脸红、视觉障碍等
他达那非	20～40mg，1 次 /d	头痛、脸红、肌痛
伐地那非	5mg，2 次 /d	头痛、脸红、肌痛
鸟苷酸环化酶激动剂		
利奥西呱	1mg，3 次 /d，根据血压情况每 2 周上调一次剂量，每次上调 0.5mg，直至 2.5mg，3 次 /d	消化道症状、低血压、咯血

（四）球囊房间隔造口术

建立心房内右向左分流可以降低右心的压力，增加左心室前负荷和心排量。尽管降低了动脉血氧饱和度，但可改善体循环氧气的转运，同时可降低交感神经过度兴奋。建议球囊房间隔造口术（balloon atrial septostomy，BAS）作为经充分内科治疗效果不佳等待肺移植的桥接治疗，但作为姑息治疗或桥接治疗方法，建议在有经验的中心进行。

（五）肺移植和心肺联合移植

对于治疗无效或 WHO 心功能分级维持在Ⅲ级或Ⅳ级的 PAH 患者建议行肺移植。PAH 肺移植术后 5 年生存率为 45%～50%，生活质量明显提高。因此当初始联合治疗仍然疗效不佳时应尽快进行肺移植术前评估。

（六）治疗策略

在 PH 中心确诊的 PAH 初始治疗患者，建议接受一般治疗及支持治疗。对于 IPAH、HPAH 和

DPAH 患者进行急性血管反应试验，阳性者逐步滴定后给予大剂量 CCBs 治疗；治疗 3～6 个月后进行全面评估，如血流动力学持续改善，且 WHO 心功能维持Ⅰ～Ⅱ级的患者建议继续大剂量 CCBs 治疗，否则应启用 PAH 靶向药物治疗。

急性血管反应试验阴性的患者建议初始靶向药物联合治疗，高危的患者建议联合静脉前列环素类药物。治疗 3～6 个月进行评估，若为低危状态，应继续治疗并规律随访；若为中危状态，推荐三种靶向药物联合使用；若为高危状态，建议使用包括静脉注射前列环素类药物的联合治疗方案，并进行肺移植评估。病情持续恶化患者，可考虑 BAS 作为姑息性或肺移植前的桥接性治疗。PAH 患者的治疗流程如图 13-4-1 所示[4]。

二、其他不同类型肺动脉高压的治疗

（一）左心疾病所致肺动脉高压

左心疾病是导致 PH 的常见原因。左心收缩、

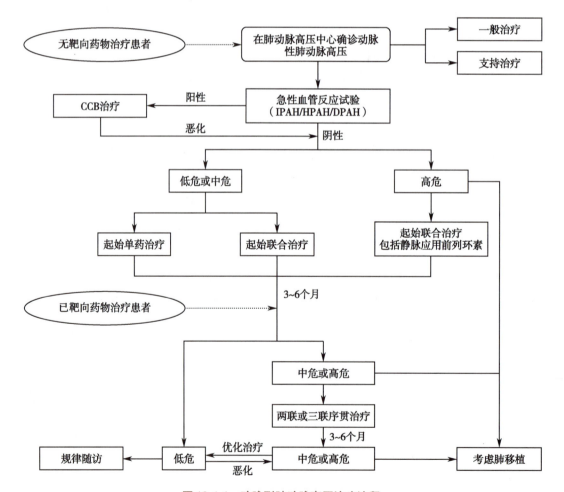

图 13-4-1　动脉型肺动脉高压治疗流程

CCB：钙通道阻滞剂；IPAH：特发性肺动脉高压；HPAH：遗传性肺动脉高压；DPAH：药物相关性肺动脉高压

舒张功能障碍和 / 或左心瓣膜疾病是最常见的引起肺动脉压力升高的左心疾病。左心疾病合并 PH 时症状更为严重，运动能力下降明显，预后更差。

左心疾病所致 PH 以治疗原发左心疾病为主，包括控制心血管危险因素、药物治疗（包括利尿剂、血管紧张素转换酶抑制剂、β 受体拮抗剂等）、非药物治疗（瓣膜置换、冠状动脉再灌注治疗、心室再同步化治疗、左心辅助装置、心脏移植等）以及治疗合并症（COPD、睡眠呼吸暂停综合征、肺栓塞等）。至今尚没有大样本的随机对照临床试验证实靶向药物可以使左心疾病所致 PH 患者获益。

（二）肺部疾病和 / 或低氧所致肺动脉高压

肺部疾病和 / 或低氧所致 PH 是一类由于长期的肺实质或间质破坏、缺氧以及继发的肺血管床损害所导致的疾病。常见的引起 PH 的肺部疾病有 COPD、间质性肺疾病、肺纤维化合并肺气肿、阻塞型睡眠呼吸暂停低通气综合征（obstructive sleep apnea-hypopnea syndrome，OSAHS）、慢性高原病等。

肺部疾病和 / 或低氧所致 PH 主要针对原发病治疗，推荐长程氧疗，不推荐常规给予靶向药物治疗。

（三）慢性血栓栓塞性肺动脉高压

慢性血栓栓塞性肺动脉高压（CTEPH）是以肺动脉血栓机化、肺血管重塑致血管狭窄或闭塞，肺动脉压力进行性升高，最终导致右心功能衰竭为特征的一类疾病。CTEPH 属于 PH 的第 4 大类，也是可能治愈的一类 PH。

CTEPH 的治疗包括基础治疗、手术治疗、药物治疗和介入治疗；基础治疗主要包括长期抗凝治疗、家庭氧疗、改善心功能和康复治疗等。

PEA 是治疗 CTEPH 最有效的方法，手术评估需要在有经验的中心进行，部分 CTEPH 患者可通过手术完全治愈。不能行 PEA 手术或 PEA 术后持续性或再发性 PH 的患者预后较差。PEA 手术复杂，围手术期需要呼吸与危重症、心血管、麻醉、体外循环、影像等多学科团队密切合作。

部分 CTEPH 患者，可行 BPA 治疗，BPA 能明显改善患者症状和血流动力学指标。BPA 适应证为存在远端慢性血栓栓塞但不宜行 PEA 术的

患者，或者 PEA 术后存在残余 PH 或复发性 PH 的患者。

虽然 PEA 是大多数 CTEPH 患者的治疗选择，但仍有约 40% 的患者由于血栓位置难以触及而不适合行 PEA。sGC 激动剂（利奥西呱）等靶向药物可改善 CTEPH 患者的活动耐力或血流动力学，可用于不能行 PEA 手术、PEA 术后持续或再发的 CTEPH 患者[27]。利奥西呱是目前唯一获批 CTEPH 适应证的靶向治疗药物。

（四）机制未明和 / 或多因素所致肺动脉高压

第 5 大类 PH 为机制未明或多因素共同作用所致，涉及多个系统的疾病，包括血液性疾病、系统性疾病、代谢性疾病及其他罕见疾病，这些疾病引起 PH 的机制复杂。在 PH 病因筛查过程中不要漏诊这些疾病，特别是多系统受累的 PH 患者。这一类 PH 以治疗原发疾病为主，建议转诊到相应的专科接受治疗，目前不推荐靶向药物用于这一类患者。

（五）儿童肺动脉高压

儿童 PH 可出现在从新生儿到成人的任何一个年龄段，但不同年龄段的病因与疾病谱不尽相同。儿童 PH 在病因及病理生理机制等方面与成人有很多相似之处，但儿童也有其自身特点。目前，大部分关于儿童 PH 的临床实践缺乏足够循证医学依据，儿童 PH 的诊断和治疗策略往往参考成人。

针对儿童 PAH 治疗的循证医学证据有限，主要参照成人 PAH 的治疗策略。靶向药物缺乏儿童专用剂型，儿童 PAH 需按照千克体重给药。对于年龄 >1 岁并且急性血管反应试验阳性的 PAH 患儿，可选用 CCBs，在服用 CCBs 后临床改善并持续阳性者，可以继续应用 CCBs；如果出现临床恶化，则需要再次进行评估并调整治疗方案。对于急性血管反应试验阴性以及 CCBs 治疗效果不好者，则需要根据 PAH 危险分层制定相应的治疗方案：对于低危患者，可首选 ERA（如波生坦）或 PDE5 抑制剂单药治疗；如果靶向药物效果不好但临床评估后仍属于低危状态，也可试用雾化吸入前列环素类似物或前列环素受体激动剂。单药治疗后临床恶化需要考虑早期联合靶向药物治疗。高危 PAH 患儿静脉滴注依前列醇或曲前列尼尔为首选治疗方案，也可考虑皮下注射曲前列

尼尔或早期联合靶向药物治疗。在最大限度的药物治疗后病情仍然恶化的患儿，则考虑房间隔造口术或肺/心肺移植术。

三、肺动脉高压中心与患者管理

近年来，虽然 PH 认识逐渐加深，但 PH 患者的诊断与治疗现状仍不容乐观。诊断困难的主要原因与 PH 症状隐匿、缺乏特异性、病因涉及多学科等有关，早期识别与及时转诊至具有综合诊治能力的 PH 中心，有助于正确诊断和充分治疗。

建立 PH 中心的目的在于接收某些需要特定方法诊断和需要使用特定药物治疗的 PAH、CTEPH、其他疑难危重症 PH 患者，以及对可引起 PH 的所有病因进行系统研究与评估。PH 中心的建设对于改善患者的结局和预后具有重要的价值。

针对 PH 患者的调查表明，可以采取更多措施来改善 PH 患者的管理。患者应由专业的 PH 中心照护。PH 中心可提供多方位的照护方案，包括共同参与决策制定、姑息治疗和患者宣教。

四、新型靶向药物的研发与进展

近年来 PH 的临床研究取得重大进展，国际组织的关键性合作起到了重要的作用。新的药物靶点，涉及遗传学、代谢、炎症、免疫调节、雌激素信号转导、氧化应激等诸多方面。

其他治疗方法，如肺动脉去神经支配和干细胞治疗，也具有重要的治疗价值，未来 PH 的临床研究将会面临更多的挑战。

第五节 肺动脉高压指南的更新及对我国肺动脉高压防治的启示

一、我国肺动脉高压的流行病学及诊疗现状

全球约有七千万 PH 患者，PH 可能成为全球第四大肺血管疾病。PH 已不再是罕见病，而是一类严重威胁身心健康的常见心肺血管疾病。其诊断困难、治疗棘手、预后恶劣、药物价格昂贵，给患者的精神和经济带来沉重负担，对整体医疗卫生保健构成巨大威胁，已成为全球关注的公共健康问题，各国政府均面临巨大挑战。加强 PH 领域科技创新可以全面提高 PH 的诊断治疗水平，具有重大的战略意义。

国内对 PH 的研究始于 20 世纪 70 年代初，当时基于全国肺心病防治协作的工作，我国在 PH 防治研究领域进行了系列研究，为后来 PH 防治与研究打下了良好基础。近年来国内学者进行了 PAH 和 CTEPH 的系列研究，参与了多项国际多中心靶向药物治疗的临床研究，为 PH 患者的治疗提供了可靠的循证医学证据。国内有数个中心积极开展了 PH 诊断和治疗技术的研究与推广，并取得了很多有价值的研究结论。PH 的基础研究近年来也备受重视。

与发达国家相比，我国 PH 发展存在如下问题：①我国目前仍缺乏 PH 确切的流行病学数据，缺乏大规模的注册登记研究，无法了解国人 PH 的流行病学特点及疾病负担。②目前几乎所有关于 PH 发病机制、诊断、治疗、预后等数据都来自美国、欧洲和日本，中国针对 PH 发病机制、诊断策略等的研究很少且质量不高。③中国 PH 诊治中心少且集中在大城市，没有建立健全的 PH 转诊制度。所以中国亟需加强 PH 相关研究，取得中国人群的患病数据，寻找适合中国人的 PH 诊治策略。

二、我国肺动脉高压防治的未来

规范 PH 标准化诊治、完善分级诊疗体制及转诊制度、建立专业的 PH 诊治中心是 PH 临床体系建设的发展趋势。同时，需要开展一系列大规模的 PH 临床研究，以期获得 PH 准确的流行病学数据，评估不同类型 PH 患者的发病率及病死率。目前靶向药物主要针对 PAH 及 CTEPH，大部分 PH 患者目前仍缺乏有效的治疗方式，因此探索新的发病机制、寻找新的治疗靶点是未来的科技热点。其次，PH 的精准化诊治逐渐成为今后的发展趋势。精准化诊治主要基于基因组学、蛋白组学、代谢组学等技术，在检测个体分子分型基础上，预测疾病的易感性、对疾病进行特异性诊断、评估药物反应。此外，运用大数据分析对既往临床研究进行再分析，机器学习及人工智能的应用均为今后 PH 诊治的潜在热点。

（翟振国）

参 考 文 献

[1] Galiè N, McLaughlin V V, Rubin L J, et al. An overview of the 6th World Symposium on Pulmonary Hypertension[J]. The European respiratory journal, 2019, 53（1）: 0-3.

[2] Galiè N, Humbert M, Vachiery J L, et al. 2015 ESC/ERS Guidelines for the diagnosis and treatment of pulmonary hypertension[J]. European Heart Journal, 2016, 37（1）: 67-119.

[3] Simonneau G, Montani D, Celermajer D S, et al. Haemodynamic definitions and updated clinical classification of pulmonary hypertension[J]. The European respiratory journal, 2019, 53（1）: 1801913.

[4] 中华医学会呼吸病学分会肺栓塞与肺血管病学组. 中国肺动脉高压诊断与治疗指南（2021 版）[J]. 中华医学杂志, 2021, 101（01）: 11-51.

[5] Morrell N W, Aldred M A, Chung W K, et al. Genetics and genomics of pulmonary arterial hypertension[J]. The European respiratory journal, 2019, 53（1）: D13-21.

[6] Evans J D W, Girerd B, Montani D, et al. BMPR2 mutations and survival in pulmonary arterial hypertension: An individual participant data meta-analysis[J]. The Lancet Respiratory Medicine, 2016, 4（2）: 129-137.

[7] Southgate L, Machado R D, Gräf S, et al. Molecular genetic framework underlying pulmonary arterial hypertension[J]. Nature Reviews Cardiology, 2020, 17（2）: 85-95.

[8] Lang R M, Badano L P, Mor-Avi V, et al. Recommendations for cardiac chamber quantification by echocardiography in adults: An update from the American society of echocardiography and the European association of cardiovascular imaging[J]. European Heart Journal Cardiovascular Imaging, 2015, 16（3）: 233-271.

[9] Benza R L, Gomberg-Maitland M, Miller D P, et al. The REVEAL registry risk score calculator in patients newly diagnosed with pulmonary arterial hypertension[J]. Chest, 2012, 141（2）: 354-362.

[10] Kylhammar D, Kjellström B, Hjalmarsson C, et al. A comprehensive risk stratification at early follow-up determines prognosis in pulmonary arterial hypertension[J]. European Heart Journal, 2018, 39（47）: 4175-4181.

[11] Galiè N, Channick R N, Frantz R P, et al. Risk stratification and medical therapy of pulmonary arterial hypertension[J]. The European respiratory journal, 2019, 53（1）: 1801889.

[12] Simonneau G, Galiè N, Jansa P, et al. Long-term results from the EARLY study of bosentan in WHO functional class Ⅱ pulmonary arterial hypertension patients[J]. International Journal of Cardiology, 2014, 172（2）: 332-339.

[13] Rubin L J, Badesch D B, Barst R J, et al. Bosentan therapy for pulmonary arterial hypertension[J]. New England Journal of Medicine, 2002, 346（12）: 896-903.

[14] Galiè N, Olschewski H, Oudiz R J, et al. Ambrisentan for the treatment of pulmonary arterial hypertension: Results of the ambrisentan in pulmonary arterial hypertension, randomized, double-Blind, placebo-controlled, multicenter, efficacy（ARIES）study 1 and 2[J]. Circulation, 2008, 117（23）: 3010-3019.

[15] Shapiro S, Torres F, Feldman J, et al. Clinical and hemodynamic improvements after adding ambrisentan to background PDE5i therapy in patients with pulmonary arterial hypertension exhibiting a suboptimal therapeutic response（ATHENA-1）[J]. Respiratory Medicine, 2017, 126: 84-92.

[16] Jansa P, Pulido T. Macitentan in Pulmonary Arterial Hypertension: A Focus on Combination Therapy in the SERAPHIN Trial[J]. American Journal of Cardiovascular Drugs, 2018, 18（1）: 1-11.

[17] Sitbon O, Canuet M, Picard F, et al. Initial treatment treatment combination with macitentan and tadalafil in patients with pulmonary arterial hypertenison: results from the OPTIMA study[J]. Chest, 2019, 156（4）: A870-A871.

[18] Zeng W J, Sun Y J, Gu Q, et al. Impact of sildenafil on survival of patients with idiopathic pulmonary arterial hypertension[J]. Journal of Clinical Pharmacology, 2012, 52（9）: 1357-1364.

[19] Oudiz R J, Brundage B H, Gali N, et al. Tadalafil for the treatment of pulmonary arterial hypertension: A double-blind 52-week uncontrolled extension study[J]. Journal of the American College of Cardiology, 2012, 60（8）: 768-774.

[20] Jing Z C, Yu Z X, Shen J Y, et al. Vardenafil in pulmonary arterial hypertension: A randomized, double-blind, placebo-controlled study[J]. American Journal of Res-

piratory and Critical Care Medicine, 2011, 183 (12):
1723-1729.

[21] Ghofrani H A, Galiè N, Grimminger F, et al. Riociguat
for the treatment of pulmonary arterial hypertension[J].
New England Journal of Medicine, 2013, 369 (4): 330-
340.

[22] Badesch D B, Tapson V F, McGoon M D, et al. Con-
tinuous intravenous epoprostenol for pulmonary hyper-
tension due to the scleroderma spectrum of disease:
A randomized, controlled trial[J]. Annals of Internal
Medicine, 2000, 132 (6): 425-434.

[23] Hoeper M M, Schwarze M, Ehlerding S, et al. Long-
term treatment of primary pulmonary hypertension with
aerosolized iloprost, a prostacyclin analogue[J]. New
England Journal of Medicine, 2000, 342 (25): 1866-
1870.

[24] Hiremath J, Thanikachalam S, Parikh K, et al. Exer-
cise improvement and plasma biomarker changes with
intravenous treprostinil therapy for pulmonary arterial
hypertension: A placebo-controlled trial[J]. Journal of
Heart and Lung Transplantation, 2010, 29 (2): 137-149.

[25] Sitbon O, Channick R, Chin K M, et al. Selexipag for
the treatment of pulmonary arterial hypertension[J].
New England Journal of Medicine, 2015, 373 (26):
2522-2533.

[26] Sitbon O, Gaine S. Beyond a single pathway: Combi-
nation therapy in pulmonary arterial hypertension[J].
European Respiratory Review, 2016, 25 (142): 408-417.

[27] Simonneau G, D'Armini A M, Ghofrani H A, et al.
Riociguat for the treatment of chronic thromboembolic
pulmonary hypertension: A long-term extension study
(CHEST-2)[J]. European Respiratory Journal, 2015,
45 (5): 1293-1302.

第十四章　肺血栓栓塞症

肺栓塞是以各种栓子阻塞肺动脉或其分支为发病原因的一组疾病或临床综合征的总称，包括肺血栓栓塞症（pulmonary thromboembolism，PTE）、脂肪栓塞综合征、羊水栓塞、空气栓塞、肿瘤栓塞等，其中 PTE 为肺栓塞的最常见类型[1, 2]。引起 PTE 的血栓主要来源于下肢深静脉，下肢深静脉血栓形成（deep venous thrombosis，DVT）与 PTE 合称为静脉血栓栓塞症（venous thromboembolism，VTE），是 VTE 在不同部位、不同阶段的两种临床表现形式。肺动脉内反复血栓栓塞，以及栓塞后血栓不溶、机化，产生肺血管重构，导致血管狭窄或闭塞，肺血管阻力（pulmonary vascular resistance，PVR）增加，肺动脉压力进行性增高，最终可引起右心室肥厚和右心衰竭，称为慢性血栓栓塞性肺动脉高压（chronic thromboembolic pulmonary hypertension，CTEPH）。

第一节　肺血栓栓塞症与深静脉血栓形成

一、流行病学与危险因素

（一）流行病学

PTE 和 DVT 为 VTE 的两种临床表现，大部分关于 PTE 流行病学、危险因素和自然病史的现存数据来自于 VTE 的研究[3-5]。

1. **发病率**　在全球范围内 VTE 均有很高的发病率。在美国，VTE 的年发病率为 1.08‰，每年有 90 万例 VTE 发生。在欧盟的 6 个主要国家，症状性 VTE 的发生例数每年 > 100 万，34% 的患者表现为突发致死性 PTE，59% 的患者直到死亡仍未确诊，只有 7% 患者在死亡之前明确诊断。随着年龄增加，VTE 发病率增加，年龄 > 40 岁的患者较年轻患者风险增高，其风险大约每 10 年增加 1 倍[6]。

亚洲国家 VTE 并不少见，亚洲地区部分国家尸检 VTE 发生率与西方国家结果相近。以我国为例，近年来国内 VTE 的诊断例数迅速增加，绝大部分医院所诊断的 VTE 病例数较 20 年前有 10～30 倍的增长。来自国内 60 家大型医院的统计资料显示，住院患者中 PTE 的比例从 1997 年的 0.26‰上升到 2008 年的 1.45‰[7]。最近中国人群 VTE 近十年的流行病学大数据正式公布，数据来自全国肺栓塞与肺血管病防治协作组和国家"十三五"肺栓塞精准研究团队的研究，包含国内 90 家医院的数据，结果显示：从 2007 年至 2016 年，基于住院患者资料及 2010 年我国人口普查数据，PTE 人群患病率从 2007 年的 1.2/10 万上升至 2016 年的 7.1/10 万。近 10 年，各家医院诊治 PTE 与 DVT 的病例数不断攀升，整体例数增加 5 倍之多，除与我国 VTE 诊断意识提高及检查方法改进等要素相关之外，医院获得性 VTE 事件（即住院后新发 VTE）增加已成为主要因素[3]。医院内 VTE 防治形势严峻。未来，我国医院内 VTE 防治体系建设将成为 VTE 领域重要工作内容之一。

2. **病死率、复发率和 CTEPH 发生率**　PTE 是一种致死率和致残率都很高的疾病。新近国际注册登记研究显示，PTE 的 7 天全因病死率为 1.9%～2.9%，PTE 的 30 天全因病死率为 4.9%～6.6%。随访研究数据提示，VTE 全因病死率高峰期发生于初始治疗 6 个月内，随后呈明显下降趋势。其中 PTE 患者病死率显著高于单纯 DVT 的患者。随着国内医师对 PTE 认识和诊治水平的提高，我国急性 PTE 的住院病死率逐年下降，从 2007 年至 2016 年，住院病死率从 8.5% 下降为 3.9%[3]。

VTE 的复发多发生在治疗后的 6～12 个月。近期数据显示，VTE 的 6 个月复发率约 4.3%，1 年复发率约为 7.2%，10 年复发率为 35.4%。其中男性 10 年累积复发率是女性 1.3 倍；恶性肿瘤人群复发率最高。国人近期研究发现急性 PTE 随访过程中 1 年累积复发率为 4.5%（95% 置信区间 2.9%～6.1%），2 年累积复发率 7.3%（95% 置信区间 5.1%～9.5%），5 年累积复发率为 13.9%（95% 置信区间 10.6%～17.2%）。

急性 PTE 后 CTEPH 的发生率为 0.1%～9%，大多数发生于 24 个月之内[8]。最新的一项荟萃分析结果显示：急性 PTE 后 CTEPH 总体发生率为 2.3%，复发性 VTE、特发性 PTE 与 CTEPH 发生明显相关。国内一项研究对 614 例急性 PTE 患者进行随访，结果显示急性 PTE 后 CTEPH 的 3 年累积发病率为 1.7%（95% 置信区间 0.7%～2.7%），且 3 年后无 CTEPH 病例发生；下肢静脉曲张、初始发病时肺动脉收缩压升高、随访期间残余血栓可能与 CTEPH 发生相关。

（二）危险因素

任何可以导致静脉血流淤滞、血管内皮损伤和血液高凝状态的因素（Virchow 三要素）均为 VTE 的危险因素，可分为遗传性和获得性两类[9-10]。表 14-1-1 为 2019 年欧洲指南提出的 VTE 危险因素，分为高危、中危及低危三类。

1. 遗传性危险因素 由遗传变异引起，常以反复发生的动、静脉血栓形成为主要临床表现。< 50 岁的患者如无明显诱因反复发生 VTE 或呈家族性发病倾向，需警惕易栓症的存在。

2. 获得性危险因素 获得性危险因素是指后天获得的易发生 VTE 的多种病理生理异常，多为暂时性或可逆性危险因素，如手术、创伤、急性内科疾病（如心力衰竭、呼吸衰竭、感染等）及某些慢性疾病（如抗磷脂综合征、肾病综合征、炎性肠病、骨髓增殖性疾病等）；恶性肿瘤是 VTE 重要的危险因素，但不同类型肿瘤的 VTE 风险不同，血液系统、肺、消化道、胰腺以及颅脑恶性肿瘤被认为具有最高的 VTE 风险，恶性肿瘤活动期 VTE 风险增加。

VTE 与动脉性疾病，特别是动脉粥样硬化症有某些共同的危险因素，如吸烟、肥胖、高胆固醇血症、高血压病和糖尿病等。心肌梗死和心力衰竭也能够增加 VTE 的风险。

获得性危险因素可以单独致病，也可同时存

在，协同作用。年龄是独立的危险因素，随着年龄的增长，VTE 的发病率逐渐增高。

部分 VTE 患者经较完备的检测手段也不能明确危险因素，称为特发性 VTE。部分特发性 VTE 患者存在隐匿性恶性肿瘤，应注意筛查和随访。

表 14-1-1 静脉血栓栓塞症的危险因素

高危因素（OR > 10）	
下肢骨折	因心力衰竭/心房颤动/心房扑动住院治疗（3 个月以内）
髋关节或膝关节置换	严重创伤
急性心肌梗死（3 个月以内）	既往静脉血栓栓塞症病史
脊髓损伤	
中危因素（OR 2～9）	
关节镜下膝关节手术	自身免疫性疾病
输血	中心静脉置管
静脉导管/起搏器导线	化疗
充血性心力衰竭/呼吸衰竭	促红细胞生成素治疗
激素替代治疗	体外受精
口服避孕药	产褥期
感染（尤其是肺炎、泌尿系统感染、艾滋病）	炎症性肠病
恶性肿瘤（转移性恶性肿瘤风险最高）	因脑卒中致瘫痪
浅静脉血栓形成	易栓症
低危因素（OR < 2）	
卧床时间 > 3 日	糖尿病
高血压	久坐（如长途汽车或飞机旅行）
高龄	腹腔镜手术（如胆囊切除术）
肥胖	妊娠
静脉曲张	

注：OR. 比值比。

二、病理与病理生理

PTE 血栓可来源于下腔静脉、上腔静脉或右心腔，其中大部分来源于下肢深静脉。多数情况下 PTE 继发于 DVT，约 70% 的 PTE 患者可在下肢发现 DVT；而在近端 DVT 患者中，通常有 50% 的患者存在症状性 PTE。随着颈内静脉、锁骨下静脉置管和静脉内化疗的增多，来源于上腔静脉路径的血栓亦较前有增多趋势；右心腔来源的血栓所占比例较小。PTE 血栓栓塞可以是单一部位的，也可以是多部位的。病理检查发现多部位或双侧性的血栓栓塞更为常见。影像学发现栓塞更易发生于右侧和下肺叶。PTE 发生后，栓塞局部可能继发血栓形成，参与发病过程。

1. **PVR 增加和心功能不全**　栓子阻塞肺动脉及其分支达一定程度（30%～50%）后，因机械阻塞作用，加之神经体液因素（血栓素 A2 和 5-羟色胺的释放）和低氧所引起的肺动脉收缩，导致 PVR 增加，动脉顺应性成比例下降。PVR 的突然增加导致了右心室后负荷增加，肺动脉压力升高。右心扩大致室间隔左移，使左心室功能受损，因此，左心室在舒张早期发生充盈受阻，导致心输出量的降低，进而可引起体循环低血压和血流动力学不稳定。心输出量下降、主动脉内低血压和右心室压升高，使冠状动脉灌注压下降，特别是右心室内膜下心肌处于低灌注状态。

2. **呼吸功能不全**　PTE 的呼吸功能不全主要为血流动力学障碍的结果。心输出量降低导致混合静脉血氧饱和度下降。PTE 导致血管阻塞、栓塞部位肺血流减少，肺泡生理无效腔增大；肺内血流重新分布，而未阻塞血管灌注增加，通气血流比例失调而致低氧血症。部分患者（约 1/3）因右心房压力增加，而出现卵圆孔再开放，产生右向左分流，可能导致严重的低氧血症（同时增加矛盾性栓塞和猝死的风险）。远端小栓子可能造成局部的出血性肺不张，引起局部肺泡出血，表现为咯血，并可伴发胸膜炎和胸腔积液，从而对气体交换产生影响。由于肺组织同时接受肺动脉、支气管动脉和肺泡内气体三重氧供，故肺动脉阻塞时较少出现肺梗死。如存在基础心肺疾病或病情严重影响到肺组织的多重氧供，则可能导致肺梗死。

3. **CTEPH**　部分急性 PTE 经治疗后血栓不能完全溶解，血栓机化，肺动脉内膜发生慢性炎症并增厚，发展为慢性 PTE；此外，DVT 多次脱落反复栓塞肺动脉亦为慢性 PTE 形成的一个主要原因，肺动脉血栓机化的同时伴随不同程度的血管重构、原位血栓形成，导致管腔狭窄或闭塞，PVR 和肺动脉压力逐步升高，形成肺动脉高压，称为 CTEPH；多种影响因素如低氧血症、血管活性物质（包括内源性血管收缩因子和炎性细胞因

子）的释放可以加重这一过程，右心后负荷进一步加重，最终可致右心衰竭。

第二节　诊断与危险分层——临床可能性评估可以提高疑诊肺血栓栓塞症的准确性

一、疑诊：恰当应用经验决策与临床可能性评估

（一）临床表现

1. **症状**　急性 PTE 临床表现缺乏特异性，容易被漏诊或误诊，其严重程度亦有很大差别，从轻者无症状到重者出现血流动力学不稳定，甚或猝死。在 PTE 的诊断过程中，要注意是否存在 DVT，特别是下肢 DVT。

常见症状有：①呼吸困难，尤以活动后明显，为 PTE 最多见的症状；②胸痛[11]，包括胸膜炎性胸痛或心绞痛样疼痛；③晕厥，可为 PTE 的唯一或首发症状；④烦躁不安、惊恐甚至濒死感；⑤咯血，常为少量咯血，大咯血少见；⑥咳嗽、心悸等。各病例可出现以上症状的不同组合。临床上有时出现肺栓塞"三联征"，即同时出现呼吸困难、胸痛及咯血，但仅见于约 20% 的患者。

2. **体征**　①呼吸系统体征：以呼吸急促最常见，还可有发绀、肺部哮鸣音和 / 或细湿啰音，或胸腔积液的相应体征。②循环系统体征：包括心动过速，血压变化，严重时可出现血压下降甚至休克，颈静脉充盈或搏动，肺动脉瓣区第二心音亢进（P2>A2）或分裂，三尖瓣区收缩期杂音。③其他：可伴发热，多为低热，少数患者可有中度（38℃）以上的发热。

3. **DVT 的症状与体征**　主要表现为患肢肿胀、周径增粗、疼痛或压痛、皮肤色素沉着，行走后患肢易疲劳或肿胀加重。双侧下肢的周径测量方法：大、小腿周径的测量点分别为髌骨上缘以上 15cm 处，髌骨下缘以下 10cm 处，双侧相差 >1cm 即考虑有临床意义。

（二）临床可能性评估

结合 VTE 的易患因素、症状以及体征，通过不同的可能性评估量表可以将 PTE 疑诊患者分为不同程度的临床可能性[12]。最常用的评估是修

订版 Geneva 评分和简化 Wells 评分（表 14-2-1）。

表 14-2-1 PTE 临床可能性评分表

简化 Wells 评分	计分	修订版 Geneva 评分	计分
PTE 或 DVT 病史	1	PTE 或 DVT 病史	1
4 周内制动或手术	1	1 个月内手术或骨折	1
活动性肿瘤	1	活动性肿瘤	1
心率 /（次 /min）		心率 /（次 /min）	
≥100	1	75～94	1
咯血	1	≥95	2
DVT 症状或体征	1	咯血	1
其他鉴别诊断的可能性低于 PTE	1	单侧下肢疼痛	1
		下肢深静脉触痛及单侧下肢水肿	1
		年龄 >65 岁	1
临床可能性		临床可能性	
低度可能	0～1	低度可能	0～2
高度可能	≥2	高度可能	≥3

注：PTE. 肺血栓栓塞症；DVT. 深静脉血栓形成。

当采用二级分类时，在可能性低的 PTE 疑诊患者中，确诊比例约 12%，在可能性高的 PTE 疑诊患者中，大约有 30% 确诊为 PTE。修订版 Geneva 采用三级分类时：0～1 分为低度可能，2～4 分为中度可能，≥5 分为高度可能，不同可能性 PTE 疑诊患者的确诊比例预计为：低度可能 10%，中度可能 30%，高度可能 65%。

（三）实验室及其他检查

1. 血浆 D- 二聚体 D- 二聚体是交联纤维蛋白在纤溶系统作用下产生的可溶性降解产物，为特异性的纤溶过程标志物。血栓形成时因血栓纤维蛋白溶解导致 D- 二聚体浓度升高。D- 二聚体分子量的异质性很大，不同原理的试验方法对 D- 二聚体检测的敏感性差异显著。采用酶联免疫吸附试验、酶联免疫荧光分析、高敏感度定量微粒凝集法和化学发光法等 D- 二聚体检测，敏感性高。

D- 二聚体对急性 PTE 的诊断敏感度在 92%～100%，对于低度或中度临床可能性疑诊 PTE 患者具有较高的阴性预测价值，若 D- 二聚体含量 <500μg/L，可基本排除急性 PTE。

D- 二聚体的诊断特异性随着年龄的升高而逐渐下降，以年龄调整临界值可以提高 D- 二聚体

对老年患者的诊断特异性。证据显示，随年龄调整的 D- 二聚体临界值［>50 岁患者为年龄（岁）× 10μg/L］可使特异度增加到 34%～46%，敏感度 >97%。恶性肿瘤、炎症、出血、创伤、手术和坏死等情况可引起血浆 D- 二聚体一定水平的升高，需要动态观察，并结合临床解读。

2. 动脉血气分析 急性 PTE 常表现为低氧血症、低碳酸血症和肺泡 - 动脉血氧分压差［$P_{(A-a)}O_2$］增大。但部分患者的结果可以正常，40% PTE 患者动脉血氧饱和度正常，20% PTE 患者肺泡 - 动脉氧分压差正常。

3. 血浆肌钙蛋白 包括肌钙蛋白 I（cardiac troponin I, cTNI）及肌钙蛋白 T（cardiac troponin T, cTNT）是评价心肌损伤的指标。急性 PTE 并发右心功能不全（right heart dysfunction, RVD）可引起肌钙蛋白升高，水平越高，提示心肌损伤程度越严重。目前认为肌钙蛋白升高提示急性 PTE 患者预后不良。

4. 脑钠肽（brain natriuretic peptide, BNP）和 N- 末端脑钠肽前体（N-terminal portion of pro-BNP, NT-proBNP） BNP 和 NT-proBNP 是心室肌细胞在压力负荷增加或心室扩张时合成和分泌的心源性激素；急性 PTE 患者右心室后负荷增加，室壁张力增高，血 BNP 和 NT-proBNP 水平升高，升高的水平可反映 RVD 及血流动力学紊乱的严重程度；无明确心脏基础疾病患者如果 BNP 或 NT-proBNP 增高，需考虑 PTE 的可能；同时该指标也可用于评估急性 PTE 的预后。

5. 心电图 大多数病例表现有非特异性心电图异常。较为多见的表现包括 V_1～V_4 的 T 波改变和 ST 段异常；部分病例可出现 $S_IQ_{III}T_{III}$ 征（即 I 导 S 波加深，III 导出现 Q/q 波及 T 波倒置）；其他心电图改变包括完全或不完全右束支传导阻滞；肺型 P 波；电轴右偏，顺钟向转位等。心电图改变多在发病后即刻开始出现，以后随病程的发展演变而呈动态变化。观察到心电图的动态改变较之静态异常对于提示 PTE 具有更大意义。

心电图表现有助于预测急性 PTE 不良预后，与不良预后相关的表现包括：窦性心动过速、新发的心房颤动、新发的完全或不完全性右束支传导阻滞、$S_IQ_{III}T_{III}$ 征、V_1～V_4 导联 T 波倒置或 ST 段异常等。

6. 胸部 X 线片　PTE 患者胸部 X 线检查常有异常表现：区域性肺血管纹理变细、稀疏或消失，肺野透亮度增加，肺野局部浸润性阴影，尖端指向肺门的楔形阴影，肺不张或膨胀不全，右下肺动脉干增宽或伴截断征，肺动脉段膨隆以及右心室扩大征，患侧横膈抬高，少至中量胸腔积液征等。但这些表现均缺乏特异性，仅凭胸部 X 线检查不能确诊或排除 PTE。

7. 超声心动图　超声心动图在提示 PTE 诊断和排除其他心血管疾病方面有重要价值。超声心动图检查可发现右心室后负荷增加的征象，包括右心室扩大、右心室游离壁收缩力减低（麦康奈尔征）、室间隔平直、三尖瓣反流峰值压差 >30mmHg（1mmHg = 0.133kPa）、下腔静脉扩张吸气塌陷率减低等，在少数 PTE 疑诊患者中，超声可同时发现右心系统（包括右心房、右心室及肺动脉）血栓。

超声心动图检查可床旁进行，对血流动力学不稳定的疑似 PTE 患者有诊断及排除诊断的价值。如果超声心动图检查显示没有右心室负荷过重或功能不全的征象，应该寻找其他导致血流动力学不稳定的原因。

二、确诊：选择恰当的确诊检查

（一）PTE 相关影像学检查

PTE 的确诊检查包括 CT 肺动脉造影（computed tomography pulmonary angiography，CTPA）、核素肺通气 / 灌注（ventilation/perfusion，V/Q）显像、磁共振肺动脉造影（magnetic resonance pulmonary angiography，MRPA）、肺动脉造影等（表 14-2-2），DVT 确诊影像学检查包括加压静脉超声（compression ultrasonography CUS）、CT 静脉造影（computed tomography venography，CTV）、核素静脉显像、静脉造影等。

1. CTPA　CTPA 可直观地显示肺动脉内血栓形态、部位及血管堵塞程度，对 PTE 诊断的敏感性和特异性均较高，且无创、便捷，目前已成为确诊 PTE 的首选检查方法。其直接征象为肺动脉内充盈缺损，部分或完全包围在不透光的血流之间（轨道征），或呈完全充盈缺损，远端血管不显影；间接征象包括肺野楔形、条带状密度增高影或盘状肺不张，中心肺动脉扩张及远端血管分支减少或消失等。CTPA 可同时显示肺及肺外的其他胸部病变，具有重要的诊断和鉴别诊断价值。

表 14-2-2　PTE 诊断的影像学检查

	优点	缺点	辐射问题
CTPA	1. 在大多数医院均可随时进行检查 2. 准确性较好 3. 在前瞻性研究中得到强有效性验证 4. 结果不确定率较低（3%~5%） 5. 若排除 PE，可提出替代诊断 6. 检查时间短	1. 辐射暴露 2. 碘造影剂暴露 　1）碘过敏和甲亢患者慎用 　2）妊娠及哺乳期妇女慎用 　3）严重肾衰竭禁用 3. 因容易实施造成过度应用 4. 对亚段 PE 的诊断意义尚不明确	1. 有效辐射剂量 3~10mSv 2. 年轻女性乳腺组织辐射暴露显著
V/Q 显像	1. 几乎没有禁忌证 2. 相对便宜 3. 在前瞻性研究中得到强有效性验证	1. 并非所有医院均可进行 2. 判读报告者间存在差异性 3. 报告结果存在可能性 4. 50% 的病例存在不确定的结果 5. 若排除 PE，无法提供替代诊断	1. 比 CTPA 辐射剂量低，有效辐射剂量~2mSv[a]
V/Q SPECT	1. 几乎没有禁忌证 2. "非诊断性异常"诊断率最低（<3%） 3. 根据所获数据诊断准确性高 4. 二元解释（对 PE 诊断"是"与"否"）	1. 技术的不确定性 2. 诊断标准的不确定性 3. 若排除 PE，无法提供替代诊断 4. 未在前瞻性结果研究中进行有效性验证	1. 比 CTPA 辐射剂量低，有效辐射剂量~2mSv[a]
肺动脉造影	1. 确诊 PE 的"金标准"	1. 侵入性操作 2. 并非所有医院均可进行	1. 辐射剂量最大，有效辐射剂量 10~20mSv[a]

注：CTPA. CT 肺动脉造影；mSv. 毫西弗；PE. 肺栓塞；V/Q. 通气 / 灌注（肺显像）；SPECT. 单光子发射计算机断层扫描。
[a] 作为参考，一次胸部 X 线检查的全身有效辐射剂量为 0.1mSv。

2. V/Q 显像 典型征象是呈肺段分布的肺灌注缺损，并与通气显像不匹配。但是由于许多疾病可以同时影响患者的肺通气和血流状况，致使 V/Q 显像在结果判定上较为复杂，需密切结合临床进行判读。

V/Q 平面显像的 PTE 相关结果分为 3 类。①高度可能：2 个或 2 个以上肺段通气 / 灌注不匹配；②正常；③非诊断性异常：非肺段性灌注缺损或 <2 个肺段范围的通气 / 灌注不匹配。V/Q 断层显像（single photon emission computed tomography，SPECT）发现 1 个或 1 个以上肺段 V/Q 不匹配即为阳性；SPECT 检查很少出现非诊断性异常；如果 SPECT 阴性可基本除外 PTE。

V/Q 显像辐射剂量低，示踪剂使用少，较少引起过敏反应。因此，V/Q 显像可优先应用于临床可能性低的门诊患者、年轻患者（尤其是女性患者）、妊娠期患者、对造影剂过敏患者、严重的肾功能不全患者等。

如果患者胸部 X 线片正常，可以仅行肺灌注显像。SPECT 结合胸部低剂量 CT 平扫（SPECT-CT）可有效鉴别引起肺血流或通气受损的其他因素（如肺部炎症、肺部肿瘤、慢性阻塞性肺疾病等），避免单纯肺灌注显像造成的误诊。

3. MRPA MRPA 可以直接显示肺动脉内的栓子及 PTE 所致的低灌注区，从而确诊 PTE，但对肺段以下水平的 PTE 诊断价值有限。MRPA 无 X 线辐射，不使用含碘造影剂，可以任意方位成像，但对仪器和技术要求高，检查时间长。肾功能严重受损、对碘造影剂过敏或妊娠患者可考虑选择 MRPA。

4. 肺动脉造影 选择性肺动脉造影为 PTE 诊断的"金标准"。其敏感度约为 98%，特异度为 95%～98%。PTE 的直接征象有肺血管内造影剂充盈缺损，伴或不伴轨道征的血流阻断；间接征象有肺动脉造影剂流动缓慢，局部低灌注，静脉回流延迟等。如缺乏 PTE 的直接征象，则不能诊断 PTE。肺动脉造影是一种有创性检查，发生致命或严重并发症的可能性分别为 0.1% 和 1.5%，随着 CTPA 的发展和完善，肺动脉造影已很少用于急性 PTE 的临床诊断，应严格掌握适应证。

（二）DVT 相关影像学检查

1. CUS CUS 通过直接观察血栓、探头压迫观察或挤压远侧肢体试验和多普勒血流探测等技术，可以发现 95% 以上的近端下肢静脉内的血栓。静脉不能被压陷或静脉腔内无血流信号为 DVT 的特定征象和诊断依据。对腓静脉和无症状的下肢 DVT，其检查阳性率较低。CUS 具有无创及可重复的特性，基本已取代静脉造影成为 DVT 首选的诊断技术。

2. CTV CTV 可显示静脉内充盈缺损，部分或完全包围在不透光的血流之间（轨道征），或呈完全充盈缺损。CTPA 联合 CTV 可同时完成，仅需 1 次静脉注射造影剂，为 PTE 及 DVT 的诊断，尤其是盆腔及髂静脉血栓的诊断提供依据。CTPA 联合 CTV 进行检查，可以提高 CT 对 PTE 诊断的敏感性，但同时进行 CTPA 和 CTV 检查的放射剂量明显增多，需要权衡利弊。

3. 放射性核素下肢静脉显像 放射性核素下肢静脉显像适用于对碘造影剂过敏的患者，属无创性 DVT 检查方法，常与 V/Q 显像联合进行。

4. 磁共振静脉造影（magnetic resonance venography，MRV） MRPA 联合 MRV 检查，可以提高 MRI 对 PTE 诊断的敏感性，但同时进行 MRPA 和 MRV 检查，增加了技术难度，仅推荐在技术成熟的中心进行。

5. 静脉造影 静脉造影为诊断 DVT 的"金标准"，可显示静脉堵塞的部位、范围、程度，同时可显示侧支循环和静脉功能状态，其诊断的敏感度和特异度接近 100%。在临床高度疑诊 DVT 而超声检查不能确诊时，应考虑行静脉造影。其属于有创性检查，应严格掌握其适应证。

三、求因：寻找 PTE 的病因和危险因素

（一）抗凝蛋白

抗凝血酶、蛋白 C 和蛋白 S 是血浆中重要的生理性抗凝血蛋白。抗凝血酶是凝血酶（factor IIa，FIIa）的主要抑制物，此外还可中和其他多种活化的凝血因子（如 FIXa、Xa、XIa 和 XIIa 等）；蛋白 C 系统主要灭活 FVa 和 FVIIIa，蛋白 S 是蛋白 C 的辅因子，可加速活化的蛋白 C 对 FVa 和 FVIIIa 的灭活作用；抗凝蛋白缺陷患者易在合并其他危险因素或无明显诱因的情况下发生 VTE。

抗凝药物可干扰抗凝蛋白检测的结果。抗凝血酶是普通肝素（unfractionated heparin，UFH）、低

分子量肝素（low-molecular weight heparin，LMWH）和磺达肝癸钠等药物的作用靶点，此类药物的使用可短暂影响抗凝血酶活性水平。蛋白 C 和蛋白 S 是依赖维生素 K 合成的抗凝血蛋白，在维生素 K 拮抗剂（vitamin K antagonist，VKA）用药期间蛋白 C 和蛋白 S 水平降低。因此，建议在使用上述药物期间不应测定抗凝蛋白，以避免药物对测定结果的干扰，其中抗凝血酶活性检测需在停用肝素类药物至少 24h 后进行；蛋白 C 和蛋白 S 活性检测在停用 VKA 至少 2～4 周后进行，并通过检测凝血酶原时间或国际标准化比值（international normalized ratio，INR）评估患者 VKA 停药后的残留抗凝效果。

（二）抗磷脂综合征相关检测

抗磷脂综合征实验室检查应包括狼疮抗凝物、抗心磷脂抗体和抗 β_2 糖蛋白 1 抗体。临床上需要对以下患者进行抗磷脂综合征相关检测：< 50 岁的无明显诱因的 VTE 和无法解释的动脉血栓栓塞、少见部位发生血栓形成、习惯性流产、血栓形成或病理妊娠合并自身免疫性疾病（包括系统性红斑狼疮、类风湿关节炎、免疫相关性血小板减少症和自身免疫性溶血性贫血），部分患者可见活化部分凝血活酶时间（activated partial thromboplastin time，APTT）延长。其他抗体检查包括抗核抗体、抗可溶性核抗原抗体和其他自身抗体等，主要用于排除其他结缔组织病。如果初次狼疮抗凝物、抗心磷脂抗体和 β_2 糖蛋白 1 抗体检测阳性，应在 3 个月之后再次复查确证。

（三）易栓症相关基因检测

基因检测是否有助于遗传性易栓症的筛查和诊断尚存争议，近年来少数针对相关基因外显子潜在突变位点的检测，也需建立在先期遗传背景调查和蛋白缺陷表型检测的基础上，作为临床诊断的辅助依据。

四、危险分层：准确评估实施个体化治疗方案

PTE 危险分层主要基于患者血流动力学状态、心肌损伤标志物及右心室功能等指标进行综合评估，以便于医师采取恰当的治疗方案。血流动力学不稳定的 PTE 为高危；血流动力学稳定的 PTE，可根据是否合并 RVD 和心脏生物学标志物异常将 PTE 患者分为中危和低危[13-15]。

高危 PTE：血流动力学不稳定，提示高危 PTE。表 14-2-3 是血流动力学不稳定的具体定义，临床症状及显著的右室衰竭和血流动力学不稳定表现时，提示早期死亡的高风险（院内或发病 30d 内）。

表 14-2-3　血流动力学不稳定的定义

血流动力学不稳定*	定义
心搏骤停	需要心肺复苏
梗阻性休克	收缩压 <90mmHg 或在血容量足够的情况下，仍需升压药物使血压 ≥90mmHg 且外周器官低灌注状态（表现为精神状态改变；皮肤寒冷，潮湿；少尿／无尿；血乳酸水平升高）
持续低血压	收缩压 <90mmHg 或收缩压下降 ≥40mmHg，持续时间超过 15min，且除外由新发心律失常、低血容量或感染中毒症引起的血压下降

注：* 具有以上三种情况中的任意一种即可诊断为血流动力学不稳定。

中危 PTE：血流动力学稳定，但存在 RVD 的影像学证据和／或心脏生物学标志物升高为中危组。中高危：RVD 和心脏生物学标志物升高同时存在。中低危：单纯存在 RVD 或心脏生物学标志物升高。

RVD 的诊断标准：影像学证据包括超声心动图或 CT 提示 RVD，超声检查符合下述其中 2 项指标：①右心室扩张（右心室舒张末期内径／左心室舒张末期内径 >1.0 或 0.9）；②右心室前壁运动幅度减低（< 5mm）；③吸气时下腔静脉不萎陷；④三尖瓣反流速度增快，估测三尖瓣反流压差 >30mmHg。CTPA 检查符合以下条件：四腔心层面发现的右心室扩张（右心室舒张末期内径／左心室舒张末期内径 >1.0 或 0.9）[16, 17]。

心脏生物学标志物包括 BNP、NT-proBNP、肌钙蛋白。其升高与 PTE 短期预后显著相关。低危 PTE：血流动力学稳定，不存在 RVD 和心脏生物学标志物升高的 PTE。

国外指南推荐将肺栓塞严重程度指数（pulmonary embolism severity index，PESI）或其简化版本（simplified PESI，sPESI）作为划分中危和低危的标准，临床可参考应用。

（一）PTE 严重程度的临床参数

急性右心衰竭是一种快速进展的综合征，由于右室充盈受损和 / 或右室射血功能下降而导致体循环淤血，是决定急性 PTE 结局的关键因素。心动过速、低收缩压、呼吸功能不全（气促和 / 或动脉血氧饱和度较低）、晕厥，无论单独或合并存在，均与急性 PTE 短期预后不良有关。

（二）右心室大小及功能成像

超声心动图、CTPA 详见本章前述。

（三）实验室生物标志物

1. 心肌损伤标志物 入院时血浆肌钙蛋白浓度升高可能与 PTE 急性期预后较差有关。cTnI 或 cTnT 升高阈值取决于使用的测定方法。在急性 PTE 的患者中，30%（传统方法测定）~60%（高敏法测定）的患者 cTnI 或 cTnT 升高。荟萃分析表明，肌钙蛋白浓度升高与死亡风险升高有关，无论是未被选择的患者（OR 5.2，95% 置信区间 3.3~8.4）还是血流动力学稳定的患者（OR 5.9，95% 置信区间 2.7~13.0）。

心脏肌钙蛋白水平升高本身对血压正常的急性 PTE 患者的早期死亡风险有较低的特异性和阳性预计值。然而，当肌钙蛋白与临床和影像学表现结合起来时，可有助于识别出 PTE 相关风险的升高，进行进一步的预后分层。高敏肌钙蛋白测定对急性 PTE 有较高的阴性预计值。

心脏型脂肪酸结合蛋白（heart-type fatty acid-binding protein，H-FABP）是心肌损伤的早期敏感指标，对未选择的和血压正常的急性 PTE 患者均可提供预后信息。

2. 右心室功能不全标志物 急性 PTE 所致右室压力负荷过重与心肌张力增加有关，从而导致 BNP 和 NT-proBNP 释放。因此，血浆利钠肽水平反映了急性 PTE 患者右室功能不全和血流动力学损害的严重程度。

和肌钙蛋白相似，BNP 或 NT-proBNP 浓度升高对血压正常的急性 PTE 患者的早期死亡风险有较低的特异性和阳性预计值，但是低水平的 BNP 或 NT-proBNP 可排除早期的临床不良结局，具有较高的敏感性和阴性预计值。如果将重点放在提高早期不良结局的预后特异性上，NT-proBNP > 600pg/ml 可能是一个合适的临界值[17]。

3. 其他实验室生物标志物 乳酸是组织氧供需失衡的标志，故而也是即将发生或已经合并显著血流动力学损害的严重 PTE 标志，动脉血浆水平≥2mmol/L 可预测 PTE 相关并发症。

急性 PTE 患者血清肌酐水平升高和肾小球滤过率下降与 30 天内的全因死亡风险相关。中性粒细胞明胶酶相关的脂钙蛋白和胱抑素 C（均为急性肾损伤的标志物）也具有预后价值。

（四）PTE 严重程度评估的综合参数和评分

对于血流动力学稳定的 PTE 患者来说，独立的基线参数可能并不足以确定 PTE 严重程度、相关风险及进一步分层，上述临床、影像、实验室参数的各种组合已被用于建立预后评分，从而对早期 PTE 相关死亡风险进行（半）定量评估，其中 Bova 评分、H-FABP（或高敏肌钙蛋白 T）评分、晕厥评分、FAST 评分已在队列研究中得到证实。然而他们对患者管理的影响仍不清楚，至今为止，在一项对血流动力学稳定 PTE 患者的大型随机对照研究中，只有超声心动图（或 CTPA）上右室功能障碍和肌钙蛋白阳性相结合才能直接作为早期治疗决策的依据（抗凝治疗加上再灌注治疗 vs 单独抗凝治疗）。

第三节 肺血栓栓塞症的治疗

一、一般支持治疗

对高度疑诊或确诊急性 PTE 的患者，应严密监测呼吸、心率、血压、心电图及血气的变化，并给予积极的呼吸与循环支持。

对于高危 PTE，如合并低氧血症，应使用经鼻导管或面罩吸氧；当合并呼吸衰竭时，可采用经鼻 / 面罩无创机械通气或经气管插管行机械通气；当进行机械通气时，应注意避免其对血流动力学的不利影响，机械通气造成的胸腔内正压可以减少静脉回流、加重 RVD，应该采用低潮气量（6~8ml/kg）使吸气末平台压 < 30cmH$_2$O（1cmH$_2$O = 0.098kPa）；应尽量避免做气管切开，以免在抗凝或溶栓过程中发生局部大出血。

对于合并休克或低血压的急性 PTE 患者，建议进行血流动力学监测，并予支持治疗。血管活性药物的应用对于维持有效的血流动力学至关重要。去甲肾上腺素仅限于急性 PTE 合并低血压的患者,可以改善右心功能,提高体循环血压,改善右心冠脉的灌注。肾上腺素也可用于急性 PTE 合并休克患者。多巴酚丁胺以及多巴胺可用于心指数较低的急性 PTE 患者。

对于焦虑和有惊恐症状的患者应予安慰,可适当应用镇静剂;胸痛者可予止痛剂;对于有发热、咳嗽等症状的患者可予对症治疗以尽量降低耗氧量;对于合并高血压的患者,应尽快控制血压;另外应注意保持大便通畅,避免用力,以防止血栓脱落。

二、急性期抗凝治疗——规范用药,保证安全有效治疗

抗凝治疗为 PTE 的基础治疗手段,可以有效防止血栓再形成和复发,同时促进机体自身纤溶机制溶解已形成的血栓。一旦明确急性 PTE,宜尽早启动抗凝治疗。目前应用的抗凝药物主要分为胃肠外抗凝药物和口服抗凝药物。

(一)胃肠外抗凝药物

1. UFH　UFH 首选静脉给药,先给予 2 000～5 000U 或按 80U/kg 静脉注射,继之以 18U/(kg·h) 持续静脉泵入。在开始治疗后的最初的 24h 内每 4～6h 监测 APTT,根据 APTT 调整剂量(表 14-3-1),使 APTT 在 24h 之内达到并维持于正常值的 1.5～2.5 倍。达到稳定治疗水平后,改为 APTT 监测 1 次 /d。对于大剂量应用 UFH,但 APTT 仍不能达标者,推荐测定抗 Xa 因子水平,以指导剂量调整。

UFH 可能会引起肝素诱导的血小板减少症 (heparin-induced thrombocytopenia, HIT)。对于 HIT 高风险患者,建议在应用 UFH 的第 4～14d

内(或直至停用 UFH),至少每隔 2～3d 行血小板计数检测。如果血小板计数下降 > 基础值的 50%,和 / 或出现动静脉血栓的征象,应停用 UFH,并改用其他抗凝药。对于高度可疑或确诊的 HIT 患者,不推荐应用 VKA,除非血小板计数恢复正常(通常至少达 150×10^9 个 /L)。

对于出现 HIT 伴血栓形成的患者,推荐应用阿加曲班和比伐卢定。合并肾功能不全的患者,建议应用阿加曲班。病情稳定后(如血小板计数恢复至 150×10^9/L 以上),可转为华法林或利伐沙班。

2. LMWH　LMWH 必须根据体重给药。不同种类的 LMWH 的剂量不同,1～2 次 /d,皮下注射。对于大多数病例,按体重给药是有效的,但对过度肥胖者或孕妇应监测血浆抗 Xa 因子活性并据之调整剂量。抗 Xa 因子活性在注射 LMWH 后 4h 达高峰,在下次注射之前降至最低。2 次 /d 应用的控制目标范围为 0.6～1.0U/ml。应用 LMWH 的疗程 >7d 时,应注意监测血小板计数。

LMWH 由肾脏清除,对于肾功能不全慎用,如果应用应调整剂量,并监测血浆抗 Xa 因子活性。对于严重肾衰竭者(肌酐清除率 <30ml/min),不建议使用 LMWH,而建议应用静脉 UFH。

3. 磺达肝癸钠　为选择性 Xa 因子抑制剂,通过与抗凝血酶特异性结合,介导对 Xa 因子的抑制作用。磺达肝癸钠应根据体质量给药,1 次 /d 皮下注射,无需监测。

对于中度肾功能不全(肌酐清除率 30～50ml/min)患者,剂量应该减半。对于严重肾功能不全(肌酐清除率 <30ml/min)患者禁用磺达肝癸钠。目前没有证据表明磺达肝癸钠可以诱发 HIT。

表 14-3-1　静脉泵入 UFH 时 APTT 的监测与药物调整

APTT 监测	初始剂量及调整剂量	下次 APTT 测定的间隔时间 /h
治疗前检测基础值	初始剂量:80U/kg 静脉注射,继以 18U/(kg·h) 静脉滴注	4～6
<35s(<1.2 倍正常值)	予 80U/kg 静脉注射,继以静脉滴注剂量增加 4U/(kg·h)	6
35～45s(1.2～1.5 倍正常值)	予 40U/kg 静脉注射,继以静脉滴注剂量增加 2U/(kg·h)	6
46～70s(1.5～2.3 倍正常值)	无需调整剂量	6
71～90s(2.3～3.0 倍正常值)	静脉滴注剂量减少 2U/(kg·h)	6
>90s(>3 倍正常值)	停药 1h,继以静脉滴注剂量减少 3U/(kg·h),恢复静脉滴注	6

注:UFH. 普通肝素;APTT. 活化部分凝血活酶时间。

4. 阿加曲班 为精氨酸衍生的小分子肽，与凝血酶活性部位结合发挥抗凝作用，在肝脏代谢，药物清除受肝功能影响明显，可应用于 HIT 或怀疑 HIT 的患者。用法：$2\mu g/(kg\cdot min)$，静脉泵入，监测 APTT 维持在 $1.5\sim3.0$ 倍基线值（≤100s），酌情调整用量 $[\leq10\mu g/(kg\cdot min)]$。

5. 比伐卢定 为一种直接凝血酶抑制剂，其有效抗凝成分为水蛭素衍生物片段，通过直接并特异性抑制凝血酶活性而发挥抗凝作用，作用短暂（半衰期 $25\sim30min$）而可逆，可应用于 HIT 或怀疑 HIT 的患者。用法：肌酐清除率 >60ml/min，起始剂量为 $0.15\sim0.2mg/(kg\cdot h)$，监测 APTT 维持在 $1.5\sim2.5$ 倍基线值，肌酐清除率在 $30\sim60ml/min$ 与 <30ml/min 时，起始剂量分别为 $0.1mg/(kg\cdot h)$ 与 $0.05mg/(kg\cdot h)$。

（二）口服抗凝药物

1. 华法林 胃肠外初始抗凝（包括 UFH、LMWH 或磺达肝癸钠等）治疗启动后，应根据临床情况及时转换为口服抗凝药物。最常用是华法林，华法林初始剂量可为 $3.0\sim5.0mg$，>75 岁和出血高危患者应从 $2.5\sim3.0mg$ 起始，INR 达标之后可以每 $1\sim2$ 周检测 1 次 INR，推荐 INR 维持在 $2.0\sim3.0$（目标值为 2.5），稳定后可每 $4\sim12$ 周检测 1 次。

对于口服华法林的患者，如果 INR 在 $4.5\sim10$，无出血征象，应将药物减量，不建议常规应用维生素 K；如果 INR >10，无出血征象，除将药物暂停使用外，可以口服维生素 K；如果出现大出血，一旦发生出血事件，应立即停用华法林，并根据出血的严重程度，可立即给予维生素 K 治疗，$5\sim10mg/$ 次，建议静脉应用。除维生素 K 外，联合凝血酶原复合物浓缩物或新鲜冰冻血浆均可起到快速逆转抗凝的作用。

2. 直接口服抗凝药物（direct oral anticoagulants, DOACs）[18-19] DOACs 是指这类药物并非依赖于其他蛋白，而是直接抑制凝血路径中的某一靶点产生抗凝作用，目前的 DOACs 主要包括直接 Xa 因子抑制剂与直接 IIa 因子抑制剂。直接 Xa 因子抑制剂的代表药物是利伐沙班（Rivaroxaban）、阿哌沙班（Apixaban）和依度沙班（Edoxaban）等[20]；直接凝血酶抑制剂的代表药物是达比加群酯（Dabigatran）；DOACs 的具体用法详见表 14-3-2。

表 14-3-2 直接口服抗凝药物的特点及其在肺血栓栓塞症中的用法

药物	用法用量	肾脏清除
达比加群酯	胃肠外抗凝至少 5d，达比加群酯 110~150mg，2 次/d	++++
利伐沙班	利伐沙班 15mg，2 次/d×3 周，后改为 20mg，1 次/d	++
阿哌沙班	阿哌沙班 10mg，2 次/d×7d，后改为 5mg，2 次/d	+
依度沙班	胃肠外抗凝至少 5d，依度沙班 30~60mg，1 次/d	++

如果选用利伐沙班或阿哌沙班，在使用初期需给予负荷剂量（利伐沙班 15mg，2 次/d，3 周；阿哌沙班 10mg，2 次/d，1 周）；如果选择达比加群或者依度沙班，应先给予胃肠外抗凝药物 $5\sim14d$。

由于目前国内尚缺乏 DOACs 特异性拮抗剂，因此患者一旦发生出血事件，应立即停药，可考虑给予凝血酶原复合物、新鲜冰冻血浆等。

接受抗凝治疗的患者，目前尚无恰当的方法评估出血风险。表 14-3-3 中危险因素可能增加抗凝治疗患者的出血风险。

表 14-3-3 抗凝治疗的出血高危因素

患者自身因素	合并症或并发症	治疗相关因素
年龄 >75 岁	恶性肿瘤	抗血小板治疗中
既往出血史	转移性肿瘤	抗凝药物控制不佳
既往卒中史	肾功能不全	非甾体抗炎药使用
近期手术史	肝功能不全	
频繁跌倒	血小板减少	
嗜酒	糖尿病	
	贫血	

（三）初始抗凝策略

1. 胃肠外抗凝 高度及中度临床可能性的 PTE 患者，在等待确诊检查过程中即应启动抗凝治疗。通常可选择皮下注射 LMWH（按体重给药）或磺达肝癸钠，或静脉泵入 UFH。基于药代动力学研究数据发现 DOACs 同样可发挥快速的抗凝效应，III 期临床试验揭示了口服抗凝药物单药治疗策略（高剂量阿哌沙班 7 天或利伐沙班 3 周）并不劣于传统抗凝方案[21-22]。

由于 LMWH 及磺达肝癸钠导致的大出血及 HIT 的发生率较 UFH 更低，且无需常规检测 Xa

因子水平，因此对于 PTE 患者的初始抗凝治疗，LMWH 及磺达肝癸钠要优于 UFH。

UFH 大多用于临床情况不稳定合并显著血流动力学异常，或即将出现血流动力学失代偿即将行再灌注治疗的 PTE 患者中。同时，UFH 也被推荐用于严重的肾功能不全（CrCl<30ml/min）或重度肥胖的患者中。

2. DOACs　在Ⅲ期的 VTE 临床试验中，达比加群、利伐沙班及阿哌沙班在中度肾功能不全（CrCl 30～60ml/min）患者中均无需减少剂量，而依度沙班则需减量至 30mg。阿哌沙班的临床试验中排除了 CrCl 低于 25ml/min 的患者，而在达比加群、依度沙班及利伐沙班临床试验中则排除了 CrCl<30ml/min 的患者。

关于 VTE 急性期治疗及延展期治疗（初始 6 个月后）的Ⅲ期临床试验显示，DOACs 在预防症状性及致死性 VTE 的复发方面不劣于低分子肝素重叠华法林的抗凝方案，且大出血的发生率显著降低。

3. VKA　VKA 使用需与 UFH、LMWH 或磺达肝癸钠重叠使用超过 5 天，直到 INR 连续 2 天维持于 2～3 之间。华法林基因检测可提升华法林剂量调节的准确性。在常规检查之外使用华法林基因检测可有效改善抗凝管理，并可能减少华法林相关出血的发生率，但并不减少血栓事件的发生率及病死率。

三、基于危险分层的临床处理策略

（一）危险分层与病情评估

1. 血流动力学不稳定的患者疑诊 PTE（图 14-3-1）　临床可能性通常较高，鉴别诊断包括心脏压塞、急性冠脉综合征、主动脉夹层、急性瓣膜功能障碍和血容量减少。在这种情况下，最有用的初始检查方法就是床旁经胸心脏超声（transthoracic echocardiography，TTE），如果急性 PTE 是引起患者血流动力学受损的病因，TTE 能够提供急性右心室功能不全的证据。在血流动力学非常不稳定的患者中，超声心动图发现右心室功能不全的证据，无需进一步检查，就可以立即启动再灌注治疗。如果超声心动图看到右心血栓，则更支持这一决策。床旁影像学检查还包括经食管超声心动图（transoesophageal echocardiography，TOE），偶尔可直接看到肺动脉里的血栓。TOE 应当在低氧血症的患者中应谨慎进行。床旁 CUS 可能检测到近端 DVT。患者经支持治疗一旦稳定下来，应当进行 CTPA 来最终确定诊断。

对于怀疑有急性冠脉综合征而直接收入导管室治疗的血流动力学不稳定患者，可以在除外急性冠脉综合征之后，考虑进行肺血管造影确定诊断，如确诊 PTE 可考虑选择经皮导管介导的治疗。

2. 血流动力学稳定的患者疑诊 PTE

（1）基于 CTPA（图 14-3-2）：在收入急诊室的

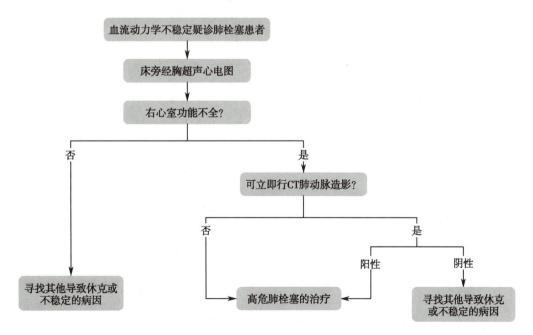

图 14-3-1　血流动力学不稳定高度疑诊 PTE 患者的诊断流程

患者中，评估 PTE 临床可能性之后的第一步就是检测血浆 D- 二聚体水平，可以在门诊 30% 的患者中排除 PTE。在具有 PTE 高度临床可能性的患者中不必测量 D- 二聚体水平，因为在这部分人群中阴性预计值较低。D- 二聚体检测在住院患者 PTE 评估中也较少使用，因为获得临床吻合阴性结果所需的检测次数相对较高。

大多数中心，多排 CTPA 检查是 D- 二聚体升高患者的二线检查方法，是临床高度怀疑为 PTE 患者的一线检查方法。CTPA 多可发现在肺段血管水平以上血栓，在临床高度可疑 PTE 患者中也报道过 CTPA 假阴性结果，但并不常见，而且这部分患者 3 个月血栓栓塞风险较低。因此，在这些临床情况下进行下一步检查的必要性和这些检查的性质仍存在争议。

（2）基于 V/Q 显像：D- 二聚体升高患者以及有 CTPA 禁忌证的患者，可选择 V/Q 显像。对于年轻患者以及女性患者，为避免不必要的放射，也可选择 V/Q 显像而非 CTPA。在急诊病房疑诊 PTE 的患者中，V/Q 显像诊断率 30%～50%，在胸部 X 线正常患者中 V/Q 扫描诊断率较高。

（二）治疗策略

1. 高危 PTE 的紧急治疗

（1）溶栓治疗：溶栓治疗可迅速溶解部分或全部血栓，恢复肺组织再灌注，减小肺动脉阻力，降低肺动脉压，改善右心室功能，降低严重 VTE 患者的病死率和复发率。

溶栓的时间窗一般定为急性 PTE 发生的 14d 以内，但鉴于可能存在血栓的动态形成过程，对溶栓的时间窗不作严格限定。

溶栓治疗的主要并发症为出血。用药前应充分评估出血风险，必要时应配血，做好输血准备。溶栓前宜留置外周静脉套管针，以方便溶栓中取血监测，避免反复穿刺血管。

溶栓治疗的禁忌证分为绝对禁忌证和相对禁忌证（表 14-3-4）。

表 14-3-4　溶栓禁忌证

绝对禁忌证	相对禁忌证
结构性颅内疾病	收缩压 >180mmHg
出血性脑卒中病史	舒张压 >110mmHg
3 个月内缺血性脑卒中	近期非颅内出血
活动性出血	近期侵入性操作
近期脑或脊髓手术	近期手术
近期头部骨折性外伤或头部损伤	3 个月以上缺血性脑卒中
出血倾向（自发性出血）	口服抗凝治疗（如华法林）
	创伤性心肺复苏
	心包炎或心包积液
	糖尿病视网膜病变
	妊娠
	年龄 >75 岁

注：1mmHg = 0.133kPa。

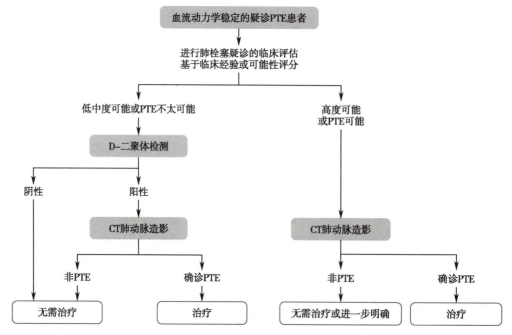

图 14-3-2　血流动力学稳定疑诊 PTE 患者的诊断流程

PTE. 肺血栓栓塞症

常用的溶栓药物有尿激酶、链激酶和 rt-PA。三者溶栓效果相仿，临床上可根据条件选用，具体用法见表 14-3-5。rt-PA 可能对血栓有更快的溶解作用，低剂量溶栓（50mg rt-PA）与 FDA 推荐剂量（100mg rt-PA）相比疗效相似，而安全性更好。

溶栓治疗结束后，应每 2～4h 测定 1 次 APTT，当其水平 < 正常值的 2 倍，即应重新开始规范的抗凝治疗。考虑到溶栓相关的出血风险，溶栓治疗结束后，可先应用 UFH 抗凝。

表 14-3-5　溶栓药物使用方法

药物	方案
链激酶	负荷量 25 万 U，静脉注射 30min，继以 10 万 U/h 持续静脉滴注 12～24h 快速给药：150 万 U 持续静脉滴注 2h
尿激酶	负荷量 4 400U/kg，静脉注射 10min，继以 2 200U/(kg·h) 持续静脉滴注 12h 快速给药：2 万 U/kg 持续静脉滴注 2h
rt-PA	50mg 持续静脉滴注 2h

注：rt-PA. 重组组织型纤溶酶原激活剂。

（2）介入治疗：急性 PTE 介入治疗的目的是清除阻塞肺动脉的栓子，以利于恢复右心功能并改善症状和生存率。介入治疗包括：经导管碎解和抽吸血栓，或同时进行局部小剂量溶栓。介入治疗的并发症包括远端栓塞、肺动脉穿孔、肺出血、心脏压塞、心脏传导阻滞或心动过缓、溶血、肾功能不全以及穿刺相关并发症。

对于有抗凝禁忌的急性 PTE 患者，为防止下肢深静脉大块血栓再次脱落阻塞肺动脉，可考虑放置下腔静脉滤器，建议应用可回收滤器，通常在 2 周之内取出。

（3）手术治疗[23]：肺动脉血栓切除术可以作为全身溶栓的替代补救措施。适用于经积极内科或介入治疗无效的急性高危 PTE，要求医疗单位有施行手术的条件与经验。

2. 中危 PTE 的治疗　对于大多数没有血流动力学受损的急性 PTE 病例，不采取再灌注治疗，仅以胃肠外或口服抗凝药已可取得较好的疗效（图 14-3-3）。血压正常的患者有至少一个增加

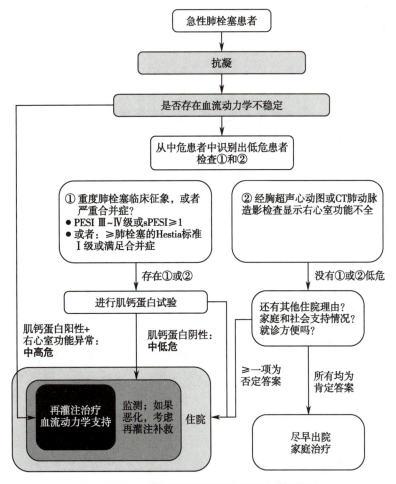

图 14-3-3　急性 PTE 根据风险调整的管理策略

PTE 相关风险的因素存在或者有不适合居家治疗的情况或其他合并症，都应当住院治疗。

在中危患者中，当超声心动图或 CTPA 提示右心室功能不全，并伴有肌钙蛋白阳性，为中高危亚组，由于较早出现血流动力学受损以及循环衰竭，应当在开始数小时或数天内进行监护。因为潜在的威胁生命的出血并发症，不建议对中高危患者常规使用再灌注治疗。当中高危患者出现血流动力学不稳定征象时，可采取补救性溶栓治疗、手术取栓或经皮导管介入治疗。对中高危患者在转换至口服抗凝药物治疗之前，先给予低分子量肝素抗凝治疗 2～3 天会比较合理。

3. 低危 PTE 的处理——早期出院和家庭治疗 作为一项通用原则，如果急性 PTE 患者满足以下三组标准，应当考虑早期出院以及回家后继续抗凝治疗：①早期 PTE 相关死亡或严重并发症风险较低；②没有需要住院的严重合并症或持续加重情况；③结合患者的依从性、医保系统和社会基础建设提供支持的可能性，能够提供合适的门诊医疗和抗凝治疗[24]。

4. 肺栓塞快速反应团队——多学科协作 美国学者首先提出了用于管理"重症"（高危及某些中危 PTE 患者）PTE 的多学科快速反应团队的概念，此概念逐渐被医学界接受，且在欧洲乃至全世界多地的医院中实施。由于这样的团队满足了现代医疗保健体系要求，所以我们鼓励建立肺栓塞快速反应团队（PE response team，PERT）[25]。

PERT 汇集了来自不同学科的专家团队，如心内科、呼吸内科、血液科、血管外科、麻醉 / 重症监护、心胸外科和（介入）放射科。该团队通过实时的碰面或网络会议促进临床决策，同时可制定治疗计划并促进其立即实施。PERT 的确切组成和操作模式并不固定，具体取决于每家医院可用于急性 PTE 管理的资源和专家。

四、长期治疗和预防复发

多项临床试验中评估了 VTE 患者使用 VKA 抗凝治疗的不同时程，这些研究得出以下结论：首先，所有 PTE 患者应接受≥3 个月的抗凝治疗；其次，停用抗凝治疗后，如果抗凝血剂在 3～6 个月后停止，与较长的治疗期（例如 12～24 个月）相比，预计复发的风险相似；最后，延长口服抗凝治疗可将复发性 VTE 的风险最高降低 90%，但这种益处被出血风险部分抵消。口服抗凝剂在治疗期间非常有效地预防复发性 VTE，但它们不能消除停止治疗后的复发风险，考虑到抗凝治疗的出血风险，临床上如何进行决策患者延长或无限期抗凝的治疗方案仍是一个较难抉择的问题。在治疗方案决策阶段，患者应参与优化和维持治疗，这对提高治疗的依从性至关重要[26-27]。

（一）静脉血栓栓塞复发风险的评估

表 14-3-6 定义了高、中、低度长期复发风险的定义，并展示了 VTE 的短暂 / 可逆和持续危险因素的例子。

总体而言，在没有重大短暂或可逆危险因素的情况下，评估急性 PTE 后 VTE 复发风险是一个复杂的问题。除表中列出的例子外，某些形式的遗传性血栓形成倾向的患者，特别是那些确诊为抗凝血酶、蛋白 C 或蛋白 S 缺乏的患者，以及纯合子因子 V Leiden 或纯合凝血酶原 G20210A 突变的患者，在没有主要可逆危险因素的情况下发生首次 PTE 发作后，通常选择无限期抗凝治疗。当没有其他可识别的危险因素的年轻患者（例如年龄 <50 岁）发生 VTE，特别是当存在明确的 VTE 家族史背景时，应检测血栓形成倾向（包括抗磷脂抗体和狼疮抗凝物）。在这种情况下，危险因素测试可能有助于长期定制抗凝血剂的方案和剂量。另一方面，对于杂合子因子 V Leiden 或凝血酶原 G20210A 突变的携带者，目前没有证据表明延长抗凝治疗的临床益处。

（二）抗凝相关的出血风险

早期进行的队列研究发现，VKA 治疗患者年大出血发生率为 3%。抗凝治疗前 3～12 个月的Ⅲ期研究的 Meta 分析指出，与 VKA 相比，DOACs 大出血的风险降低 40%。抗凝治疗第一个月出现大出血的风险较高，然后随着时间的推移下降并保持稳定。根据目前可获得的证据，危险因素包括：①高龄（特别是 >75 岁）；②出血史（如果与可逆或可治疗的原因无关）或贫血；③活跃期的恶性肿瘤；④既往脑卒中，不论出血性或缺血性；⑤慢性肾脏或肝脏疾病；⑥伴随抗血小板治疗或非甾体抗炎药（如果可能，应予以避免）；⑦其他严重急性或慢性疾病；⑧抗凝治疗效果不佳。

表 14-3-6　PTE 长期复发风险的危险因素分类

估算复发的长期风险	PTE 的危险因素类别	举例
低度风险（<3% 每年）	重要的短暂或可逆危险因素使 VTE 事件风险增加 >10 倍（与无危险因素的患者相比）	1. 全身麻醉的手术时间 >30min 2. 由于急性疾病或慢性病急性加重在医院卧床（仅起床使用卫生间）≥3d 3. 创伤伴骨折
中度风险（3%~8% 每年）	短暂或可逆危险因素使初发 VTE 事件风险增加 ≤10 倍	1. 小手术（全身麻醉 <30min） 2. 患有急性疾病，入院时间 <3d 3. 雌激素治疗 / 避孕 4. 妊娠或产褥期 5. 因急性疾病院外卧床 ≥3d 6. 腿部受伤（无骨折）导致行动不便 ≥3d 7. 长途飞行
	非恶性持续性危险因素	1. 炎症性肠病 2. 活动性自身免疫性疾病
	没有已发现的危险因素	
高度风险（>8% 每年）		1. 活动性肿瘤 2. 在没有重大短暂或可逆危险因素的情况下，既往发生一次或多次的 VTE 事件 3. 抗磷脂抗体综合征

注：PTE. 肺血栓栓塞症；VTE. 静脉血栓栓塞症。

在开始抗凝治疗时，应使用出血风险评分评估患者的出血风险，并定期重新评估（例如，低风险患者每年一次，出血风险高的患者每 3 个月或 6 个月一次）。出血风险评估有助于识别和治疗出血危险因素，并与急性 PTE 抗凝治疗的持续时间和方案 / 剂量的决策密切相关。

五、其他情况下的处理策略

（一）偶然发现或亚段 PTE 的处理

偶然发现的 PTE 指因其他原因（而不是疑诊 PTE）行影像学检查时发现的 PTE，常见于恶性肿瘤住院患者等。偶然发现的 PTE 大多无明显症状，其治疗应采取与症状性 PTE 相同的处理策略。

亚段 PTE 指发生在亚段肺动脉的血栓栓塞，治疗亦采取与症状性 PTE 相同的处理策略。

（二）复发性 PTE 或 DVT 的抗凝治疗

急性 PTE 或 DVT 经过一段时间治疗后，如果出现新的 DVT 或 PTE 证据，称为复发。

复发的诊断标准：抗凝治疗过程中或停止抗凝后，通过影像学检查（包括静脉超声、CTV、CTPA、V/Q 显像、MRPA、肺动脉造影、超声心动图等）在原先无栓塞的深静脉或肺动脉检测到新的血栓，或发现血栓在原有基础上有所延展，

可诊断 VTE 复发。复发的患者可伴有或不伴有 VTE 相关的症状。

抗凝过程中 VTE 复发的原因可分为 2 大类：①患者内在因素，如合并恶性肿瘤、抗磷脂综合征、遗传性易栓症等；②治疗相关的因素，如抗凝药物剂量不足、未遵循医嘱用药、擅自减量或停药、同时使用影响抗凝药物效果的其他药物等。

（三）腔静脉滤器的应用与管理

腔静脉滤器置入目的是通过机械方式阻止静脉血栓到达肺循环。目前使用的大多数滤器可经皮置入且可于数周或数月后回收，如果需要也可长期保留。潜在的适应证包括存在抗凝禁忌证的 VTE 患者、充分抗凝治疗后仍复发的 PTE 患者及 VTE 高风险患者的一级预防。

与腔静脉滤器相关的并发症常见且较为严重。系统评价显示，9 002 例接受腔静脉滤器置入的患者中，1 699 例（19%）出现了静脉壁渗漏，19% 出现了邻近器官受累，超过 8% 出现了症状，致死性并发症较为少见（仅 2 例），5% 的患者需要进行干预，如手术移除滤器、血管内支架置入或栓塞、回收血管内永久性滤器，或经皮肾造瘘术或输尿管支架置入术。并发症还包括滤器断裂和 / 血栓形成，以及延伸至腔静脉的 DVT。

第四节 特殊情况下 PTE 的诊断与处理

一、妊娠合并 PTE——注重对胎儿和孕妇的保护

由于激素水平变化及子宫增大导致的下腔静脉压迫，孕产妇易发生 DVT，下肢血栓脱落可并发急性 PTE，是孕产妇死亡的主要原因之一。

（一）诊断

在妊娠合并 PTE 的诊断过程中，要注重对胎儿和孕妇的保护，应重视 D- 二聚体和下肢静脉超声的价值。妊娠期 D- 二聚体水平可出现生理性升高，单纯 D- 二聚体升高不具有诊断价值，但阴性具有除外诊断价值。下肢静脉超声检查在妊娠期 DVT 和 PTE 的诊断中具有重要价值，一旦超声发现 DVT，结合临床表现，即可按照 VTE 进行处理，无需进行核素肺 V/Q 显像或 CTPA 检查。

妊娠合并急性 PTE 患者在选择影像检查时，需要考虑射线暴露对胎儿及孕妇的影响。如临床必须行放射性检查，需与患者和家属说明放射线带来的损害，尽量将胎儿或胚胎所受的照射剂量降至最低水平，并对性腺、乳腺和甲状腺等辐射敏感器官提供必要的屏蔽，尽可能减少对孕妇和胎儿的影响[28]。

（二）治疗

妊娠期间需要充分考虑抗凝药物对孕妇及胎儿的影响[29]。初始抗凝治疗首选皮下注射 LMWH，并根据体重调节剂量，如体重明显增加应通过监测抗 Xa 因子活性调整剂量。分娩 12h 前停用 LMWH。妊娠期间使用华法林可能会导致胎儿中枢神经系统异常、早期有致畸风险、妊娠晚期可导致胎儿或新生儿出血以及胎盘早剥，因此不建议妊娠期间使用华法林。磺达肝癸钠、DOACs 在妊娠合并 PTE 的治疗中缺乏相关证据。

妊娠合并急性 PTE，抗凝疗程至少 3 个月，因华法林不经过乳汁代谢，产后可给予 LMWH 重叠华法林治疗，INR 达标后（2.0～3.0），停用 LMWH，单独使用华法林。产后抗凝治疗至少维持 6 周，总疗程不少于 3 个月。鉴于出血风险和对胎儿的影响，妊娠合并 PTE 时溶栓治疗应极其慎重。

二、恶性肿瘤合并 PTE——抗凝治疗的风险收益评估

恶性肿瘤患者发生 PTE 的风险显著升高，与肿瘤的部位、类型、分期等因素密切相关，肿瘤相关治疗，如化疗、放疗、手术等因素会进一步增加风险。

（一）诊断

在恶性肿瘤患者中，原发病的表现可能会掩盖 PTE 相关的症状，容易漏诊和误诊。恶性肿瘤患者 D- 二聚体水平可显著升高，D- 二聚体阴性在恶性肿瘤患者中具有重要的除外诊断价值。如果在临床上出现用原发病不能解释的临床表现应进一步检查以明确诊断，如 CTPA 或核素肺 V/Q 显像等。

（二）治疗

早期临床研究发现，与华法林相比，应用 LMWH 抗凝 3～6 个月，显著降低 VTE 复发风险，而出血风险并不增加，因此，建议恶性肿瘤合并 PTE，在急性期应选择 LMWH 抗凝 3～6 个月。利伐沙班、依度沙班应可作为非胃肠肿瘤患者 LMWH 抗凝的替代方案[30-31]。

在 LMWH 抗凝 3～6 个月结束后，是否需要继续抗凝治疗应遵循个体化原则，综合考虑恶性肿瘤治疗的效果、VTE 复发风险、出血风险、预期生存时间和患者意愿，定期进行延展抗凝治疗的风险与获益评估[32]。

三、围手术期 PTE

围手术期 PTE 发生风险显著增加（表 14-4-1）。一旦疑诊 PTE，应尽快进行临床评估；如血流动力学不稳定，尽量采取床旁检查，如心脏彩超或

表 14-4-1 围手术期静脉血栓栓塞症风险分级

危险分级	内容
高危	（1）3 个月内的静脉血栓栓塞症事件 （2）严重的血栓形成倾向 （3）特发性静脉血栓栓塞症 （4）活动性肿瘤
中危	（1）3～12 个月内的静脉血栓栓塞症事件 （2）轻度的血栓形成倾向 （3）复发性静脉血栓栓塞症
低危	（1）12 个月前的静脉血栓栓塞症事件 （2）无相关危险因素

双下肢静脉超声；一旦病情平稳，可以考虑确诊检查，如CTPA或V/Q显像等。外科手术早期出现急性高危PTE，抗凝治疗出血风险高，溶栓治疗应慎重，必要时可以考虑介入治疗。

对于正在进行抗凝治疗的PTE患者，若需要行外科手术，应评估中断抗凝治疗后VTE复发风险与手术相关的出血风险，选择是否需要应用LMWH或UFH桥接治疗。

四、PTE合并右心血栓

PTE合并右心血栓虽不常见，处理却相对复杂。国际注册登记研究显示，2.6%~18.0%的症状性PTE患者可合并右心血栓，心腔内的血栓可进一步加重PTE，甚至经卵圆孔或其他心内分流通路进入左心及体循环，发生矛盾性栓塞。合并右心血栓的PTE患者早期病死率显著增加。

（一）危险因素

右心血栓既可由DVT脱落而来，随血流到达右心房或右心室，也可以是右心腔内原位形成的血栓。原位血栓形成的危险因素常包括：①起搏器置入、人工瓣膜置换术后、中心静脉置管等介入操作因素；②右心房或右心室疾病导致的心腔内或瓣膜结构或功能改变；③右心先天性结构异常如希阿里网、欧式瓣等。

（二）诊断

右心血栓通常缺乏相应的症状和体征，超声心动图是诊断和评价心腔内血栓的理想工具，少数患者也可经食管超声、CTPA发现。超声心动图可以评价血栓的部位、大小、形态、活动度、回声性质等，对病情判断和制定治疗策略有重要价值。

右心血栓可分为3型：①A型为游离型漂浮血栓，常与危重PTE合并存在。一般认为是从深静脉脱落而来的血栓，移行至右心，该型血栓不稳定，容易进一步发生PTE。②B型为附壁型血栓，可以是心腔内原位形成，也可为DVT脱落而

来，血栓与心腔附着，脱落风险相对较小。③C型少见，为与心腔部分附着的活动性血栓，有潜在脱落并堵塞右心房或右心室流出道的风险。对于疑诊存在右心血栓的患者，处理前尚需鉴别心脏肿瘤，如黏液瘤等。

（三）治疗

右心血栓的治疗方法包括抗凝治疗、溶栓治疗及手术治疗，各种治疗方法均有成功的病例报道，但尚缺乏统一的认识。同PTE的治疗一样，抗凝治疗是基础。溶栓药物包括rt-PA、尿激酶、链激酶等。右心漂浮的大血栓，如发生高危PTE风险大，可选择手术取栓。

五、血小板减少合并PTE——鉴别相关疾病

在急性PTE抗凝治疗过程中，经常会面临血小板减少的情况。临床上需询问患者既往是否有血小板减少病史，并鉴别以下疾病：

（1）假性血小板减少：如血液稀释或脾功能亢进时血小板在脾脏内潴留等。

（2）血小板生成减少：血液系统疾病，病毒感染，放化疗抑制骨髓增生，骨髓增生异常综合征等。

（3）血小板破坏增加：药物导致血小板破坏增加，抗心磷脂综合征、甲状腺功能亢进症等。

如果有肝素应用史，应警惕HIT，HIT最早可在接触肝素后24h内出现，一般发生在应用肝素后的第5~14天内，也可发生在应用肝素后100天内。对于没有肝素接触史的血小板减少患者，HIT的诊断需要进行4Ts评分（表14-4-2）及抗体检测。抗体检测包括混合抗体（IgG、IgA、IgM）检测和IgG特异性抗体检测，前者特异性较低，仅可用于排除诊断；后者特异性高，在设定合理临界值的基础上，结合4Ts评分可实现诊断。建议有条件的地区开展IgG特异性抗体检测，以验证诊断和治疗方案的合理性。

表14-4-2 肝素诱导的血小板减少症疑诊患者的4Ts评分系统

指标	0分	1分	2分
血小板减少的数量特征	血小板计数相对降低（不超过30%）或绝对值<10×10⁹个/L	血小板计数相对降低（30%~50%）或最低值处于（10~19）×10⁹个/L	血小板计数相对降低（超过50%）且最低值≥20×10⁹个/L
血小板减少发生的时间特征	应用肝素≤4d内出现，近期无肝素接触史	应用肝素>10d或≤1d（在过去31~100d内曾接触过肝素）	应用肝素后5~10d或≤1d（在过去30d内曾接触过肝素）

续表

指标	0分	1分	2分
血栓形成特征	无	再发血栓或血栓加重、非坏死性皮肤损伤(红斑)、可疑血栓形成	明确的新发静、动脉血栓、皮肤坏疽、急性全身反应
其他致血小板减少的原因	明确存在	可能存在	无

注:将每组所得的分数相加,其预测肝素诱导的血小板减少症发生的可能性如下:6~8分,高度可能;4~5分,中度可能;0~3分,低度可能。

第五节 肺血栓栓塞症的长期随访与患者管理

图 14-5-1 所示为急性 PTE 患者出院后的推荐随访策略。建议急性 PTE 发病后 3~6 个月评估呼吸困难或功能受限的持续性(或有无新发症状)及严重程度,检查有无 VTE 复发、肿瘤、抗凝治疗后出血的可疑征象。呼吸困难程度可以采用医学研究会呼吸困难量表(Medical Research Council Scale)或 WHO 心功能分级进行评估。

在持续性呼吸困难或功能受限的患者,可通过 TTE 进一步评估肺动脉高压或 CTEPH 的可能。超声心动图提示肺动脉高压高度可能,或中度可能合并 NT-proBNP 升高,或存在 CTEPH 危险因素及诱发因素的患者应该考虑进行 V/Q 显像检查。

如果 V/Q 显像检查发现与通气不匹配的灌注缺损,建议转诊到肺动脉高压或 CTEPH 专业诊疗中心进行进一步的诊治。如果 V/Q 显像检查结果正常而患者症状缺乏合理解释,患者或许需要进行心肺功能运动试验检查(cardiopulmonary

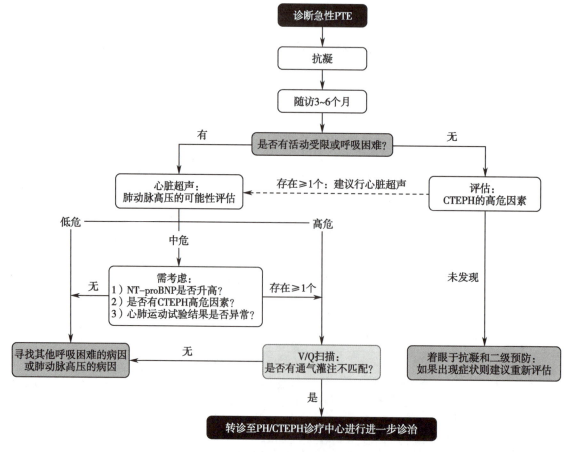

图 14-5-1 PTE 长期后遗症的随访策略和诊断流程

exercise testing，CPET）。CPET 检查如发现最大有氧运动能力降低，则需要进一步随访，并制定肺功能康复、运动或减肥计划。对于可疑的 CTEPH 患者、合并左心疾病和 / 或其他呼吸系统疾病的患者，CPET 可以帮助确定主要的限制因素，从而为治疗策略确定优先次序。

对于急性 PTE 后 3～6 个月随访无呼吸困难及功能受限，但存在明确 CTEPH 危险因素及诱发因素的患者，需进一步随访观察并告知在症状出现时及时就诊。

第六节 静脉血栓栓塞症的预防——医患面临的严峻挑战

VTE 是医院内非预期死亡的重要原因，已经成为医院管理者和临床医务人员面临的严峻问题。国内外研究数据提示，无论是外科手术还是内科住院患者，40%～60% 的患者存在 VTE 风险。而高危人群的预防比例却很低，在亚洲国家的预防比例则更低[33]。早期识别高危患者，及时进行预防，可以明显降低医院内 VTE 的发生率。

一、VTE 风险评估和出血风险评估

（一）VTE 风险评估

1. 外科手术患者 VTE 风险评估 准确评估外科手术患者 VTE 发生风险并给予恰当的预防措施可以降低 VTE 发生率及相关的病死率。国际指南推荐 Caprini 风险评估模型用于外科手术患者的 VTE 风险评估，按照不同 Caprini 评估分值将术后 VTE 发生风险分为：极低危（0 分）、低危（1～2 分）、中危（3～4 分）、高危（≥5 分）（表 14-6-1）。国内研究显示 Caprini 风险评估模型同样适用于国人。

2. 内科患者 VTE 风险评估 内科住院患者 VTE 风险评估方法主要有以下 2 种[34]：

（1）应用 Padua 评分（表 14-6-2）：总分≥4 分为 VTE 高危患者，<4 分为 VTE 低危患者。

（2）对于年龄≥40 岁，卧床 >3d 的患者同时合并下列疾病或危险因素之一，则认为是 VTE 高危患者：年龄 >75 岁、肥胖（体重指数 >30kg/m²）、VTE 病史、呼吸衰竭、慢性阻塞性肺疾病急性加重、急性感染性疾病（重症感染或感染中毒症）、急性脑梗死、心力衰竭（美国纽约心功能分级 Ⅲ或 Ⅳ级）、急性冠状动脉综合征、下肢静脉曲张、恶性肿瘤、炎性肠病、慢性肾脏疾病、肾病综合征、骨髓增殖性疾病、阵发性睡眠性血红蛋白尿症等。

（二）出血风险评估

鉴于抗凝本身潜在的出血并发症，应评估所有需要预防的住院患者的出血风险和其他可能

表 14-6-1 手术患者深静脉血栓栓塞症风险评估表（Caprini 评分表）

1 分	2 分	3 分	5 分
年龄 41～60 岁	年龄 61～74 岁	年龄≥75 岁	脑卒中（<1 个月）
小手术	关节镜手术	VTE 史	择期关节置换术
体重指数 >25kg/m²	大型开放手术（>45min）	VTE 家族史	髋、骨盆或下肢骨折
下肢肿胀	腹腔镜手术（>45min）	凝血因子 V Leiden 突变	急性脊髓损伤（<1 个月）
静脉曲张	恶性肿瘤	凝血酶原 G20210A 突变	
妊娠或产后	卧床 >72h	狼疮抗凝物阳性	
有不明原因的或者习惯性流产史	石膏固定	抗心磷脂抗体阳性	
口服避孕药或激素替代疗法	中央静脉通路	血清同型半胱氨酸升高	
感染中毒症（<1 个月）		肝素诱导的血小板减少症	
严重肺病，包括肺炎（<1 个月）		其他先天性或获得性血栓形成倾向	
肺功能异常			
急性心肌梗死			
充血性心力衰竭（<1 个月）			
炎性肠病史			
卧床患者			

表 14-6-2　非手术患者 VTE 风险评估表（Padua 评分表）

危险因素	评分
活动性恶性肿瘤，患者先前有局部或远端转移和 / 或 6 个月内接受过化疗和放疗	3
既往 VTE 史	3
制动，患者身体原因或遵医嘱需卧床休息至少 3d	3
已有血栓形成倾向，抗凝血酶缺陷症，蛋白 C 或 S 缺乏，Leiden V 因子、凝血酶原 G20210A 突变抗磷脂抗体综合征	3
近期（≤1 个月）创伤或外科手术	2
年龄≥70 岁	1
心脏和 / 或呼吸衰竭	1
急性心肌梗死和 / 或缺血性脑卒中	1
急性感染和 / 或风湿性疾病	1
肥胖（体重指数≥30kg/m²）	1
正在进行激素治疗	1

影响预防的因素。评估内容应包括以下几方面（表 14-6-3、表 14-6-4）：

（1）患者因素：年龄≥75 岁；凝血功能障碍；血小板 $<50 \times 10^9$/L 等。

（2）基础疾病：活动性出血，如未控制的消化道溃疡、出血性疾病等；既往颅内出血史或其他大出血史；未控制的高血压，收缩压 > 180mmHg 或舒张压 > 110mmHg；可能导致严重出血的颅内

表 14-6-3　外科住院患者出血危险因素

基础疾病相关	手术相关
活动性出血	腹部手术：术前贫血 / 复杂手术（联合手术、分离难度高或超过一个吻合术）
3 个月内有出血事件	胰十二指肠切除术：败血症、胰瘘、手术部位出血
严重肾功能或肝功能衰竭	肝切除术：原发性肝癌，术前血红蛋白和血小板计数低
血小板计数 $<50 \times 10^9$/L 未控制的高血压	心脏手术：体外循环时间较长
	胸部手术：全肺切除术或全肺扩大切除术
腰穿、硬膜外或椎管内麻醉前 4h～术后 12h	开颅手术、脊柱手术、脊柱外伤、游离皮瓣重建手术
同时使用抗凝药、抗血小板治疗或溶栓药物	
凝血功能障碍	
活动性消化道溃疡	
已知、未治疗的出血疾病	

表 14-6-4　内科住院患者出血危险因素

具有以下 1 项即为出血高危	具有以下 3 项及以上为出血高危
活动性消化道溃疡	年龄≥85 岁
入院前 3 个月内有出血时间	肝功能不全（INR > 1.5）
血小板计数 $<50 \times 10^9$/L	严重肾功能不全[GFR < 30ml/(min·m²)]
	入住 ICU 或 CCU
	中心静脉置管
	风湿性疾病
	现患恶性肿瘤
	男性

注：INR. 国际标准化比值；GFR. 肾小球滤过率；ICU. 重症监护室；CCU. 心脏病监护室。

疾病，如急性脑卒中（3 个月内），严重颅脑或急性脊髓损伤；糖尿病；恶性肿瘤；严重的肾衰竭或肝功能衰竭等。

（3）合并用药：正在使用抗凝药物、抗血小板药物或溶栓药物等。

（4）侵入性操作：接受手术、腰穿和硬膜外麻醉之前 4h 和之后 12h 等。

二、VTE 预防措施——医生和患者共同的努力

1. 基本预防　加强健康教育，注意活动，避免脱水。

2. 药物预防　对于 VTE 风险高而出血风险低的患者，应考虑进行药物预防，目前可选择的预防药物包括：LMWH、UFH、磺达肝癸钠、DOACs 等。对长期接受药物预防的患者，应动态评估预防的效果和潜在的出血风险。

3. 机械预防　对于 VTE 风险高，但是存在活动性出血或有出血风险的患者可给予机械预防，包括间歇充气加压泵、分级加压弹力袜和足底静脉泵等。

第七节　新进展和新问题

由于急性 PTE 发病隐匿，其诊断经常被忽略，严重性经常被低估，许多患者在还没有得到适当的治疗前就已经死亡。即使存活下来，由于治疗的不规范，后期有可能会复发或发展为肺动脉高

压。因此，早期的识别与诊断、及时的抢救与治疗、规范的随访与管理至关重要。

1. 应该分步骤诊断急性 PTE。对于疑似 PTE 患者，首先需评估临床症状和 D- 二聚体检查，根据病情的严重性和紧急性，选择 CTPA 或心脏超声协助诊断。尽可能准确、快速地诊断 PTE，并尽早启动抗凝治疗。

2. 结合临床、影像学和实验室结果来综合判断 PTE 的严重程度，建议采用单纯抗凝药，或联合使用溶栓药物、导管介入、外科手术等不同治疗方案。

3. CTPA 有助于区别新鲜血栓和陈旧血栓引起的慢性阻塞，建议对两者区别对待，制定相对应的诊疗方案。

4. 恶性肿瘤合并 PTE 的药物选择的推荐意见。因为恶性肿瘤患者具有高复发风险，需要长期抗凝治疗。

5. 急性 PTE 是导致产妇死亡的主要原因，其症状往往与正常妊娠的症状相似，其诊断具有挑战性。

6. 抗凝药物可用于治疗急性 PTE 发作和防止复发，但会增加出血的风险，应综合权衡来确定治疗的持续时间，并注意随访，建议 CTEPH 患者在专病中心进行诊断和治疗。

7. 在急性期和出院后采用多学科团队综合治疗 PTE。团队应包括医生、有资历的护士和其他相关的专业人员，旨在确保医院专家和家庭医生之间的平稳过渡，优化患者的长期管理，以预防血栓复发。

（翟振国　王　辰）

参 考 文 献

[1] Konstantinides SV, Meyer G, Becattini C, et al. 2019 ESC Guidelines for the diagnosis and management of acute pulmonary embolism developed in collaboration with the European Respiratory Society (ERS): The Task Force for the diagnosis and management of acute pulmonary embolism of the European Society of Cardiology (ESC) [J]. Eur Respir J, 2019, 54 (3).

[2] Konstantinides SV, Meyer G, Becattini C, et al. 2019 ESC Guidelines for the diagnosis and management of acute pulmonary embolism developed in collaboration with the European Respiratory Society (ERS) [J]. Eur Heart J, 2020, 41 (4): 543-603.

[3] Zhang Z, Lei J, Shao X, et al. Trends in Hospitalization and In-Hospital Mortality From VTE, 2007 to 2016, in China[J]. Chest, 2019, 155 (2): 342-353.

[4] Crous-Bou M, Harrington LB, Kabrhel C. Environmental and Genetic Risk Factors Associated with Venous Thromboembolism[J]. Semin Thromb Hemost, 2016, 42 (8): 808-820.

[5] Zhang S, Zhai Z, Yang Y, et al. Pulmonary embolism risk stratification by European Society of Cardiology is associated with recurrent venous thromboembolism: Findings from a long-term follow-up study[J]. Int J Cardiol, 2016, 202: 275-281.

[6] Heit JA, Spencer FA, White RH. The epidemiology of venous thromboembolism[J]. J Thromb Thrombolysis, 2016, 41 (1): 3-14.

[7] Yang Y, Liang L, Zhai Z, et al. Pulmonary embolism incidence and fatality trends in chinese hospitals from 1997 to 2008: a multicenter registration study[J]. PLoS One, 2011, 6 (11): e26861.

[8] Yang S, Yang Y, Zhai Z, et al. Incidence and risk factors of chronic thromboembolic pulmonary hypertension in patients after acute pulmonary embolism[J]. J Thorac Dis, 2015, 7 (11): 1927-1938.

[9] 徐晓峰, 杨媛华, 翟振国, 等. 内科重症监护病房中深静脉血栓的发病情况及危险因素分析 [J]. 中华流行病学杂志, 2008, 29 (10): 1034-1037.

[10] Ende-Verhaar YM, Cannegieter SC, Vonk Noordegraaf A, et al. Incidence of chronic thromboembolic pulmonary hypertension after acute pulmonary embolism: a contemporary view of the published literature[J]. Eur Respir J, 2017, 49 (2): 1601792.

[11] Expert Panels on C, Thoracic I, Kirsch J, et al. ACR Appropriateness Criteria ((R)) Acute Chest Pain-Suspected Pulmonary Embolism[J]. J Am Coll Radiol, 2017, 14 (5S): S2-S12.

[12] Raja AS, Greenberg JO, Qaseem A, et al. Evaluation of Patients With Suspected Acute Pulmonary Embolism: Best Practice Advice From the Clinical Guidelines

Committee of the American College of Physicians[J]. Ann Intern Med, 2015, 163(9): 701-711.

[13] Konstantinides SV, Barco S, Lankeit M, et al. Management of Pulmonary Embolism: An Update[J]. J Am Coll Cardiol, 2016, 67(8): 976-990.

[14] 中华医学会呼吸病学分会肺栓塞与肺血管病学组，中国医师协会呼吸医师分会肺栓塞与肺血管病工作委员会，全国肺栓塞与肺血管病防治协作组. 肺血栓栓塞症诊治与预防指南[J]. 中华医学杂志, 2018, 98(14): 1060-1087.

[15] 中华医学会外科学分会血管外科学组. 深静脉血栓形成的诊断和治疗指南（第三版）[J]. 中华普通外科杂志, 2017, 32(9): 807-812.

[16] Harjola VP, Mebazaa A, Celutkiene J, et al. Contemporary management of acute right ventricular failure: a statement from the Heart Failure Association and the Working Group on Pulmonary Circulation and Right Ventricular Function of the European Society of Cardiology[J]. Eur J Heart Fail, 2016, 18(3): 226-241.

[17] Henzler T, Roeger S, Meyer M, et al. Pulmonary embolism: CT signs and cardiac biomarkers for predicting right ventricular dysfunction[J]. Eur Respir J, 2012, 39(4): 919-926.

[18] Cohen A, Jeyaindran S, Kim JY, et al. Treating pulmonary embolism in Pacific Asia with direct oral anticoagulants[J]. Thromb Res, 2015, 136(2): 196-207.

[19] Steffel J, Verhamme P, Potpara TS, et al. The 2018 European Heart Rhythm Association Practical Guide on the use of non-vitamin K antagonist oral anticoagulants in patients with atrial fibrillation[J]. Eur Heart J, 2018, 39(16): 1330-1393.

[20] Shirley M, Dhillon S. Edoxaban: A Review in Deep Vein Thrombosis and Pulmonary Embolism[J]. Drugs, 2015, 75(17): 2025-2034.

[21] Ansell JE. Management of venous thromboembolism: clinical guidance from the Anticoagulation Forum[J]. J Thromb Thrombolysis, 2016, 41(1): 1-2.

[22] 静脉血栓栓塞症抗凝治疗微循环血栓防治共识专家组. 静脉血栓栓塞症抗凝治疗微循环血栓防治专家共识[J]. 中华老年多器官疾病杂志, 2017, 16(4): 241-244.

[23] 《血管与腔内血管外科杂志》编辑部. 下肢静脉疾病外科治疗专家协作组. AngioJet 机械血栓清除术治疗急性下肢深静脉血栓形成的专家共识（2016 版）[J]. 血管与腔内血管外科杂志, 2017, 3(1): 555-558.

[24] Al-Hameed FM, Al-Dorzi HM, Al-Momen AM, et al. The Saudi Clinical Practice Guideline for the treatment of venous thromboembolism. Outpatient versus inpatient management[J]. Saudi Med J, 2015, 36(8): 1004-1010.

[25] Dudzinski DM, Piazza G. Multidisciplinary Pulmonary Embolism Response Teams[J]. Circulation, 2016, 133(1): 98-103.

[26] Arshad N, Bjori E, Hindberg K, et al. Recurrence and mortality after first venous thromboembolism in a large population-based cohort[J]. J Thromb Haemost, 2017, 15(2): 295-303.

[27] Zhang S, Zhai Z, Yang Y, et al. Pulmonary embolism risk stratification by European Society of Cardiology is associated with recurrent venous thromboembolism: Findings from a long-term follow-up study[J]. Int J Cardiol, 2016, 202: 275-281.

[28] van Ommen CH, Nowak-Gottl U. Inherited Thrombophilia in Pediatric Venous Thromboembolic Disease: Why and Who to Test[J]. Front Pediatr, 2017, 5: 50.

[29] Chan WS, Rey E, Kent NE, et al. Venous thromboembolism and antithrombotic therapy in pregnancy[J]. J Obstet Gynaecol Can, 2014, 36(6): 527-553.

[30] Farge D, Debourdeau P, Beckers M, et al. International clinical practice guidelines for the treatment and prophylaxis of venous thromboembolism in patients with cancer[J]. J Thromb Haemost, 2013, 11(1): 56-70.

[31] 肿瘤相关静脉血栓栓塞症的预防与治疗中国专家指南（2015 版）[J]. 中国肿瘤临床, 2016, 43(7): 274-274.

[32] Lyman GH, Bohlke K, Khorana AA, et al. Venous thromboembolism prophylaxis and treatment in patients with cancer: american society of clinical oncology clinical practice guideline update 2014[J]. J Clin Oncol, 2015, 33(6): 654-656.

[33] Liew NC, Alemany GV, Angchaisuksiri P, et al. Asian venous thromboembolism guidelines: updated recommendations for the prevention of venous thromboembolism[J]. Int Angiol, 2017, 36(1): 1-20.

[34] 中国健康促进基金会血栓与血管专项基金专家委员会，中华医学会呼吸病学分会肺栓塞与肺血管病学组，中国医师协会呼吸医师分会肺栓塞与肺血管病工作委员会. 医院内静脉血栓栓塞症防治与管理建议[J]. 中华医学杂志, 2018, 98(18): 1383-1388.

第十五章 特发性间质性肺炎

间质性肺疾病（interstitial lung disease，ILD）是以肺泡上皮为主并包括肺泡周围组织及其相邻支撑结构病变的一组非肿瘤、非感染性疾病群。病变可累及细支气管和肺泡实质，因此亦称为弥漫性实质性肺疾病（diffuse parenchymal lung disease，DPLD）。不明原因的间质性肺炎即特发性间质性肺炎（idiopathic interstitial pneumonias，IIP）是ILD中的一组疾病。

第一节 特发性间质性肺炎分类的变迁

一、从描述到初识

在医学文献中，有关ILD的描述可追溯到100多年前。1892年，Osler记载了慢性间质性肺炎患者组织病理学所见："在气管、血管、肺叶间隔和肺泡壁可见纤维蛋白样的变化"，并对此种所见定义为"肺硬化"（cirrhosis of the lung）。虽然不同病例所见有所不同，但在当时难以对"肺硬化"进行病理分类。1944年，Hamman和Rich[1]描述了4例死于急性弥漫性肺间质纤维化患者的肺脏病理所见：肺间质结构中有广泛的结缔组织增生，肺泡壁明显增厚，早期可见成纤维细胞集聚。尽管上述病例都表现为急性过程，且病因未明，按现在的认识应属于IIP中的急性间质性肺炎（acute interstitial pneumonia，AIP），但当时被命名为Hamman-Rich综合征，并在相当长的时期不分急性或慢性，统统用于特发性间质性肺疾病的记载中。1960年，Scadding通过与Hamman-Rich的急性肺间质纤维化进行对比，提出慢性弥漫性肺间质纤维化这一命名，1964年发表了致纤维化性肺泡炎（fibrosing alveolitis）的病例报告，其中包含急性型和更常见的慢性型，并描述了从临床

到组织病理学的整个变化过程。这一过程的基本特征是肺泡腔内炎症细胞渗出和巨噬细胞集聚，肺泡壁的炎症、增厚和进行性网状纤维增生和纤维化形成。为此，Scadding将这种肺泡炎前冠以"致纤维化"修饰，使致纤维化性肺泡炎这一命名的内涵意义更为明确。这一时期，人们已经认识到弥漫性肺间质纤维化应成为一个独立的疾病谱，尽管一些病因已明（如尘肺等），但病因未明者占居多数。因此，对本病的认识多限于临床描述和病理所见的记载。如何对不明病因的ILD进行科学地分类是个难题，处于混沌阶段。

二、组织病理学是分类基石

尽管对IIP的病因仍不清楚，但随着越来越多的病例报告，尤其是组织病理学发现不同IIP患者的病理所见呈现出明显的异质性，因此初期的病理学分类就成为必然。20世纪60年代末至70年代初，Libow和Carrington[2]在Scadding的基础上对IIP提出了具有里程碑意义的病理学分类（表15-1-1），首次将IIP分为5个亚型并提出Hamman-rich综合征应归属为UIP急性型。

表15-1-1 Liebow和Carrington对IIP的病理分类

- 普通型间质性肺炎（usual interstitial pneumonia，UIP）
- 脱屑性间质性肺炎（desquamative interstitial pneumonia，DIP）
- 闭塞性细支气管炎-间质性肺炎（bronchiolitis obliterans with interstitial pneumonia，BIP）
- 淋巴细胞性间质性肺炎（lymphoid interstitial pneumonia，LIP）
- 巨细胞性间质性肺炎（giant cell interstitial pneumonia，GIP）

至此，IIP病理分类的雏形已经形成。Liebow等认为此种分类在很大程度上与临床和影像学特点具有相关性，最终有助于探索病因，并可能

成为新的治疗策略的基础。Liebow 分类使人们对 IIP 混沌的认识变清晰了，但其还不能解决许多困惑。在 IIP 中代表性疾病是特发性肺纤维化（idiopathic pulmonary fibrosis, IPF），其病理所见为 UIP。人们发现，本来对糖皮质激素治疗效果欠佳的 IPF 却有一部分呈现出了较好的疗效。这些患者的支气管肺泡灌洗液可表现为淋巴细胞增加，组织病理学也见到明显的肺泡间隔炎症。针对这一现象，1994 年，Katzenstein[3] 提出了非特异性间质性肺炎（nonspecific interstitial pneumonia, NSIP）的概念，即将过去认为是 UIP，但实际上又与其存在若干区别（如病变分布弥漫、时相一致、无结构重塑等特点）的一类疾病从 UIP 中分离出来，认定为 NSIP。符合 NSIP 的病例多数对糖皮质激素治疗反应良好，预后较佳。NSIP 的提出是 IIP 病理分类的一大进步，虽然有人戏称 NSIP 为"破烂筐"（waste basket），其内涵尚不清楚，但它对保证 IIP 病理分类的完整性并改善其混乱状态具有重要意义。需要指出的是，NSIP 这一名词的本身并非新创，在 Katzenstein 之前已有艾滋病、胶原血管病和药物性肺病等关于 NSIP 的描述，与前者不同的是 Katzenstein 为其注入了新的内涵。

基于越来越多的研究和报道，特别是开胸肺活检（OLB）和电视胸腔镜手术（VATS）肺活检的广泛应用，Katzenstein 和 Myers 对 Liebow 的最初病理分类提出新认识和修正 [4]。原分类中的 GIP 和 LIP 两种间质性肺炎已查明均非特发性。GIP 被证实系吸入含超硬质合金烟雾中的钴、钨等粉尘所致的硬金属尘肺，它以肺泡腔内异常巨细胞集聚，偏光镜检可见被吞噬的具折射性金属纤维为特征。LIP 已证实与某些自身免疫疾病和淋巴细胞增殖性疾病相关联，被视为低恶性度淋巴细胞增生症或淋巴瘤的前期或过渡期，也可见于艾滋病患者。至于闭塞性细支气管炎 - 间质性肺炎（BIP）或闭塞性细支气管炎伴机化性肺炎（bronchiolitis obliterans organizing pneumonia, BOOP），其病理学以腔内增殖性病变为主，放射学呈斑片气腔阴影分布。为此，Katzenstein 和 Myers 将 BIP（BOOP）、LIP 和 GIP 划出 IPF 的范围，提出了 IPF 的新分类，并得到美国胸科学会（ATS）和欧洲呼吸学会（ERS）的认同（表 15-1-2）。

表 15-1-2 特发性肺纤维化病理分类
（Katzenstein 和 Myers，1998）

- 普通型间质性肺炎（UIP）
- 脱屑性间质性肺炎（DIP）/ 呼吸性细支气管炎 - 间质性肺病（RB-ILD）
- 急性间质性肺炎（AIP，Hamman-Rich 综合征）
- 非特异性间质性肺炎（NSIP）

Katzenstein 和 Myers 在 IPF 的分类中除保留了 Liebow 分类中的 UIP、DIP 外，还将 AIP、NSIP 纳入其中，并把 RB-ILD 并入 DIP。1944 年 Hamman 和 Rich 描述的 4 例死于原因不明的弥漫性肺间质纤维化病例即 Hamman-Rich 综合征在分类中被称为 AIP，酷似 ARDS 所见，有理由将它从 UIP 中独立分出。RB-ILD 在 1987 年由 Myers 等提出，这个名称来源于呼吸性细支气管炎（respiratory bronchiolitis, RB），由于常见于吸烟者，所以也称为吸烟者细支气管炎。RB-ILD 被认为是 DIP 的一种，以描述那些病变局限于呼吸性细支气管及其周围的 DIP。90% 的 DIP 和几乎所有的 RB-ILD 都有吸烟史，提示吸烟或其他环境因素在 DIP/RB-ILD 的发病机制中有一定作用。

三、临床 - 影像 - 病理诊断推动 IIP 分类进步

在 Katzenstein 和 Myers 提出新的 IPF 病理学分类不久，很多学者认为，与以往相比，现在根据临床资料，在相当程度上已可能将预后差的 UIP 和预后相对好的 DIP、NSIP 等区分开来。因此，把 IPF 的内涵局限于 UIP 会提高对 UIP 诊断的警觉性，提高临床和病理诊断的联系，从而更好地判断预后。于是，2002 年，美国胸科学会（ATS）/ 欧洲呼吸学会（ERS）达成共识，对 IIP 临床（C）、放射学（R）和病理（P）资料进行多学科综合分析后提出 CRP 诊断和分类 [5]，将 IPF 局限于 UIP，属 IIP 中的一个亚型而不包括同属于 IIP 的 AIP、DIP、RB-ILD 和 NSIP。从此，IPF 局限为 UIP 的专用名词，而不包括其他间质性肺炎。在此基础上，IIP 于 2013 年又增加了胸膜肺实质弹力纤维增生症（pleuroparenchymal fibroelastosis, PPFE）的新成员，形成目前国际较为公认的 ATS/ERS 关于 IIP 的新分类 [6]（表 15-1-3）。

表 15-1-3　ILD/DPLD 分类

分类	疾病
已知病因 ILD	职业性肺病（尘肺）
	药物性肺病
	结缔组织疾病相关性 ILD（CTD-ILD）
特发性间质性肺炎	主要特发性间质性肺炎
	特发性肺纤维化
	特发性非特异性间质性肺炎
	呼吸性细支气管炎 - 间质性肺疾病
	脱屑性间质性肺炎
	隐源性机化性肺炎
	急性间质性肺炎
	罕见特发性间质性肺炎
	特发性淋巴细胞间质性肺炎
	特发性胸膜肺实质弹力纤维增生症
	不能分类的特发性间质性肺炎*
肉芽肿性 ILD	结节病
	外源性过敏性肺泡炎
	Wegener 肉芽肿
少见性 ILD	肺泡蛋白沉积症
	肺出血 - 肾炎综合征
	肺淋巴管平滑肌瘤病
	朗格汉斯细胞组织细胞增生症
	特发性肺含铁血黄素沉着症
	慢性嗜酸性粒细胞性肺炎等

注：*不能分类的特发性间质性肺炎原因如下。

（1）临床资料、影像学资料或者病理学资料不足。

（2）临床表现，影像学资料和病理学发现不一致，可见于以下情况：①先前的治疗导致影像学或组织学表现发生巨大变化（比如，激素治疗后的脱屑性间质性肺炎行肺活检只显示残余的非特异性间质性肺炎）；②新的类型，或已知类型的特殊变异不能以现行的 ATS/ERS 分类标准来具体归类（比如机化性肺炎合并肺纤维化）。

（3）多种类型的 HRCT 表现和 / 或病理学类型，可能发生在同一个 IIP 患者身上，而难以来确定其具体类型。

表 15-1-4　根据疾病进展特点的主要 IIP 分类

分类	临床 - 影像 - 病理诊断	影像和 / 或病理形态学类型
慢性致纤维化性间质性肺炎	特发性肺纤维化（IPF）	普通型间质性肺炎（UIP）
	特发性非特异性间质性肺炎（iNSIP）	非特异性间质性肺炎（NSIP）
吸烟相关性间质性肺炎*	呼吸性细支气管炎 - 间质性肺疾病（RB-ILD）	呼吸性细支气管炎（RB）
	脱屑性间质性肺炎（DIP）	脱屑性间质性肺炎（DIP）
急性 / 亚急性间质性肺炎	隐源性机化性肺炎（COP）	机化性肺炎（OP）
	急性间质性肺炎（AIP）	弥漫性肺泡损伤（DAD）

注：*脱屑性间质性肺炎也可见于非吸烟者。

由表 15-1-3 可见，IIP 仅为内容诸多的 ILD 中的一组疾病，其主要特点是原因不明。鉴于此点并为满足临床实际工作需要，也有根据疾病进展特点或临床行为对主要特发性间质性肺炎进行分类的建议（表 15-1-4、表 15-1-5）。

第二节　特发性肺纤维化的危险因素

任何疾病都是有病因的。尽管特发性肺纤维化的病名提示它没有已知病因并且其诊断需要排除其他已知原因的间质性肺病，如药物毒性、环境暴露和结缔组织疾病等，但是大量的证据显示，IPF 或是一种在遗传学或其他方面易感者对某种特殊侵害发生反应的疾病，宿主的遗传因素与环境暴露相互作用导致进展性肺损伤。换言之，本病有其危险因素。

表 15-1-5　根据疾病临床行为的主要 IIP 分类

临床行为	治疗目的	监测策略
可逆性或自限性（如大多 RB-ILD 患者）	去除可能的原因	短期（3～6 个月）观察，以判断疾病缓解
伴有进展因素的可逆性疾病（如富细胞型 NSIP 和某些纤维化型 NSIP、DIP、COP）	取得初始效果后合理地长期治疗	短期观察证实治疗有效，长期观察保证治疗效果稳定
伴有部分残留的稳定病变（如某些纤维化型 NSIP）	维持目前状态	长期观察评估疾病进程
具有潜在稳定，但可能进展性的不可逆疾病（如某些纤维化型 NSIP）	预防进展	长期观察评估疾病进程
即使积极治疗，仍呈不可逆进行性进展的疾病（如 IPF，某些纤维化型 NSIP）	延缓疾病进展	长期观察评估疾病进程，判定肺移植或有效的辅助治疗方法

一、遗传因素

有研究证据提示,肺纤维化的发生是由于或至少部分是由于遗传因素所决定的。尽管环境因素也许是重要的,但很明显在相似环境中的大多数个体并不发生 IPF,这提示存在遗传倾向性,使其对某些有害环境因素更加易感,但确切的遗传方式至今还不清楚,还需要进一步研究。诸多现象和事实支持遗传因素:①尽管有几种已知的环境暴露可以引起肺纤维化,但是一般来说仅有少数暴露者发生本病;②患有某些已知的与特殊遗传突变相关的遗传性疾病者其肺纤维化发病率非常高;③不明原因的家族性肺纤维化人群中病例多见于嫡亲和单卵双胞胎;④有对肺纤维化发生的遗传易感性鼠系[7]。

已有结果提示位于 14 号染色体上的基因具有潜在的作用,并有报道 IPF 与 α1-抗胰蛋白酶抑制剂等位基因存在正相关,与对照组相比,IPF 患者 MZ 表型(α1-抗胰蛋白酶缺乏)频率增加。有几种潜在的联系存在于 IPF 和主要组织相容性基因之间,包括 *HLA-B15*、*HLA-B8*、*HLA-B12*、*HLA-DR2* 和 *HLA-Dw6*,但还缺乏这些联系的确切证据。研究还发现 IPF 的危险性增加与白介素 -1(IL-1)受体拮抗剂、肿瘤坏死因子 α(TNF-α)、转化生长因子 -β1(TGF-β1)、补体受体 1(CR1)、表面活性蛋白 A 和 B(SP-A、SP-B)、血管紧张素转换酶(ACE)等基因多态性相关[8]。近年关于药物治疗 IPF 的循证医学研究也发现,在 *TOLLIP* 基因中 RS3750920 位点的基因变异,与 N 乙酰半胱氨酸治疗效果有显著的相互作用关系[9]。

自 1907 年首次报道家族性特发性肺纤维化以来,不断有病例被报道。家族性 IPF 的发生率尚不确定,估计占 IPF 的 0.5%~2.2%,有的报告甚至高达 19%。家族性 IPF 与非家族性 IPF 没有明显的区别,但患者倾向于更年轻。肺纤维化患者也常合并多种遗传性疾病,如 Hermansky-Pudlak 综合征、家族性表面活性蛋白 C 突变、家族性低钙尿性高钙血症、神经纤维瘤病等。这些结果也均支持遗传因素确实在 IPF 发生过程中起重要作用。

二、吸烟

尽管有 33% 的 IPF 可以发生在终生不吸烟者,目前也无明确的证据表明吸烟可以直接引起 IPF,但吸烟与 IPF 的发生有一个很明晰的关系,吸烟增加 IPF 发生的危险性,其暴露程度与 IPF 的发生率呈正相关。重要的是,曾经吸烟也是一个高危因素,表明吸烟相关的肺损伤所诱导的纤维化过程也许有其持续性。在家族性 IPF 可能存在遗传基础上,吸烟是最强的相关危险因素,其 OR 为 3.6。为什么吸烟在 IPF 的危险因素中如此突出仍不清楚。吸烟可以产生超过 4 000 多种化学物质,它们可以单独或联合导致肺损伤,从而导致敏感个体间质性肺病的发生。这些结果也强烈支持宿主敏感性 - 环境损伤的 IPF 发病假说[10]。

当然,吸烟与肺纤维化的关系尚有许多问题有待研究。例如目前或曾经吸烟者发生 IPF 的概率明显增加,但是吸烟者的生存率似乎比非吸烟者要好;相反吸烟对某些间质性肺病的发展,如过敏性肺炎、结节病和放射性肺炎似乎有保护作用。

三、病毒感染

Egan 等在 1995 年首次证实了 IPF 患者下呼吸道上皮细胞中 EBV 的复制。随后有学者通过与对照组或结节病 / 肺气肿的患者比较显示,IPF 及结缔组织疾病相关性肺纤维化(CTD-PF)患者 CMV 和 EBV 病毒衣壳抗原 IgE 和补体结合滴度增加[11]。还有研究者发现,被称为 EBV WZhet 的 EBV 的 DNA 重排与活动性 EBV 复制相关,IPF 患者外周血中此检测呈阳性者高达 59%(16/27),对比肺移植接受者为 0(0/26),正常供血者为 4%(1/24),结果提示其 DNA 重排与 IPF 有关。Tang 等应用 PCR 技术检测发现,97%(32/33)的 IPF 患者可以检测到 4 种疱疹病毒(CMV、EBV、HHV-8、HHV-7)中的 1 种或多种,而对照组仅为 36%(9/25)。EBV 和 HHV-8 抗原的免疫组化结果显示病毒抗原主要在气道上皮细胞。而且,在 2 例肺部有 EBV 证据的患者抗病毒治疗导致疾病稳定。这些结果均提示 EBV 与 IPF 可能存在因果关系[12]。

病毒感染可以导致肺纤维化的假设目前仍存在争议。有学者通过对 12 例 IPF 患者与 3 个正常对照者和 12 个患有其他弥漫性肺疾病患者肺活检标本的比较评价 EBV 的 RNA 和 DNA 存在,结果显示 IPF 患者和对照组的 EBV 抗体染色无显著性差异，应用 PCR 检测显示 EB 病毒 DNA 也无显著差异，故他们认为 EBV 感染与 IPF 无关联。病毒感染导致肺纤维化争论还在于有些无害潜在的病毒可能因 IPF 的免疫抑制治疗而加剧。例如有学者发现 IPF 患者活检标本腺病毒 DNA 的检出与糖皮质激素治疗相关。故而认为 IPF 患者病毒感染也许是继发病而不是其病因。因此，尽管已有很强的病毒感染与 IPF 发生的流行病学联系，但是病毒感染作为 IPF 的病因仍然是不能确定的。

四、胃食管反流

1976 年，Mays 等[13] 在对 48 例经影像学确诊的不明原因的肺纤维化患者研究中发现，肺纤维化患者中胃食管反流（GER）发生率为 54%，而正常对照组中 GER 的发生率只有 8.5%，由此推断特发性肺纤维化可能与 GER 有关。随后 Tobin 等将 17 名经肺活检证实为 IPF 的患者与 8 名患有其他间质性肺病的患者作对照，进行双通道、可移动性 24 小时连续食管 pH 监测。结果发现，17 例 IPF 患者中有 16 例（94%）存在着近端和 / 或远端食管的酸反流，近端食管仰卧（夜间）酸暴露明显增加，而对照组 8 名患者中只有 4 例存在。而且在 16 例有异常食管酸反流的 IPF 患者中，只有 4 名（25%）患者有明显的胃酸反流症状。为了进一步了解 IPF 患者 GER 的发生率和特征，Raghu 等[14] 进行了一项对 65 名 IPF 患者的前瞻性研究，结果显示 IPF 患者中异常胃酸反流的发生率为 87%，近端与远端食管异常酸暴露的发生率分别是 63% 和 76%，但仅有 47% 的 IPF 患者有典型的 GER 症状。在 19 例进行质子泵抑制剂治疗的 GER 患者中，12 例（63%）仍有异常食管酸暴露，提示标准剂量的 PPI 也许并不能抑制这类患者的 GER。因此，他们推测与 GER 相关的酸性物质的慢性微吸入可引起或部分促使肺反复受损，并导致肺纤维化的发生或进展。尽管如此，但 GER 与 IPF 的关系尚不能完全确定，因为普通人群 GER 的发生率为 9%～42%，但并非所有伴有 GER 者均发展为 IPF。也有人认为 GER 也许是晚期 IPF 患者生理性紊乱的继发病，因为在正常人中，胸膜腔压力随呼吸的波动在肺底部比肺尖部更明显，IPF 患者减低的肺顺应性导致胸膜腔压力在吸气时更低，并直接传递到食管，导致食管和食管下段括约肌功能不全。这也许可以解释为什么有的 IPF 患者应用 PPI 治疗几乎没有效果。

五、木尘或金属粉尘

许多农村或农业地区和城市工厂的环境暴露被认为与肺纤维化发生的危险性增加明显相关，而这些患者并不存在明确的尘肺。其他粉尘暴露，如理发业、耕种、磨石等也在有些研究中发现可能与 IPF 的发生有关。1990 年，一项在英国开展的病例 - 对照研究分析了不同职业与 IPF 患病的风险关系。结果显示，职业粉尘的相对危险比（OR）为 1.32，其中金属粉尘的 OR 明显增加，为 10.97。另一项类似研究[15] 也得出相似 OR 值结果：耕种为 1.6、牧畜 2.7、美发 4.4、金属粉尘 2.0、养鸟 4.7、石头切割或磨光 3.9、植物和动物粉尘 4.7，同时还发现暴露持续时间 >5 年，OR 值显著增加。另有 Meta 分析表明，不同职业或粉尘的 OR 值分别是：农业 / 耕种为 1.65（1.20～2.26）、牧畜 2.17（1.28～3.68）、木尘 1.94（1.34～2.81）、金属粉尘 2.44（1.74～3.40）、石 / 沙 1.97（1.09～3.55）。

粉尘诱导肺纤维化的机制仍有待阐明。矽尘和金属粉尘可以导致实验动物肺活性氧自由基和前炎症细胞因子的产生，然而肺炎症的程度在不同诱因之间存在差别，也可以解释所报告的相关性差异。无机粉尘暴露的动物实验结果提示吸入颗粒量、物理特征（如大小）和肺廓清机制均对肺泡上皮细胞的异常颗粒摄取、肺内滞留和肺损伤起作用。当肺廓清机制负荷过重时，吸入颗粒被肺泡上皮细胞摄取并沉积在间质。这些间质颗粒激活因巨噬细胞衍化生长因子（MDGF）释放随之而来的炎症级联反应，导致间充质细胞增殖和细胞外基质沉积，这两者均为肺纤维化的标志。

综上所述，虽然 IPF 的病因和发病机制尚不明确，但已有相当多的证据表明 IPF 的发生与许多危险因素有关，所谓"特发性"的定义应理解为现阶段对疾病认识局限性的无奈之意。因此强调和重视 IPF 发生的危险因素，将会有利于加强 IPF 的预防和提高治疗效果。

第三节　特发性肺纤维化发病机制的认识与药物治疗进展

迄今为止，IPF 的病因尚不确定、发病机制也不十分清楚，因此对该病的药物治疗未能取得令人满意的效果。但是，人们始终没有停止探索其发病机制和寻找有效治疗药物的脚步。回顾并梳理过往的足迹，可以清晰地看到 IPF 从基础研究到药物治疗所取得的一步步进展，也会深深地感受到"from bench to bed"之路的魅力。

一、炎症始动因素和抗炎治疗

查阅早年的文献，常可以看到 IPF 这一疾病的另一个名称，即"隐源性致纤维化性肺泡炎"（cryptogenic fibrosing alveolitis，CFA），反映了在认识本病发病机制的初始阶段许多学者关注肺泡炎症，认为不明原因的刺激性肺损伤导致慢性炎症，进而发展为肺纤维化，其中肺泡炎是始动因素。这种认识主要源于通过对 IPF 患者进行支气管肺泡灌洗液（BALF）检查，发现以中性粒细胞为主的炎症细胞成分明显增加。此外，博来霉素所致肺纤维化动物病理模型也证实肺泡炎在发病机制中起主要作用。漫长的研究历程和大量的实验结果使肺泡炎的形成机制越来越复杂地呈现出来，尤其是免疫因素和细胞因子的网络效应更使人们对肺泡炎认识的总体难以把握。忽略庞杂的细节，对"肺泡炎始动因素"的形成机制可概括理解如下：①在不明原因的作用下，IPF 最早期出现肺泡炎，表现为肺泡和间质内巨噬细胞、中性粒细胞和淋巴细胞等细胞数量的增加。炎症细胞向病变区聚集可能与肺内产生的特异性免疫反应有关。②聚集的炎症细胞释放大量的促炎因子和促纤维化细胞因子并形成不同的网络，进一步导致成纤维细胞和肌成纤维细胞聚集、增殖及分化。③上述事件导致细胞外基质（ECM）过度沉积，促进薄壁组织重塑并纤维化。

基于上述认识，人们提出假说：如果有免疫因素参与的肺泡炎是 IPF 发病的主要机制，那么应用糖皮质激素和免疫抑制剂 / 细胞毒性药物的抗炎治疗应该取得较好的疗效。然而，这一观点却未能得到临床的支持。

以往有关糖皮质激素和免疫抑制剂 / 细胞毒性药物治疗 IPF 的研究多无前瞻性、随机双盲、安慰剂对照设计，因此其疗效的评价多难以令人信服。多数学者认为，IPF 抗炎治疗的疗效令人怀疑主要是因为：①仅有较少的患者对治疗有一定的反应；②治疗反应多为一过性的且多为主观上的改善；③生存率无明显提高等。2004 年 6 月，Collard[16] 等发表了糖皮质激素联合环磷酰胺治疗对 IPF 患者生存期的回顾性研究报告。结果表明，治疗组（$n=82$）和未治疗组（$n=82$）的中位生存天数分别为 1 431 天和 1 665 天，未见统计学差异（$p=0.58$）。作者认为，炎症在 IPF 发病机制中作用甚微，因此抗炎治疗效果不佳。但由于该文不是前瞻性的研究，因此结论有一定的局限性。2005 年，一项国际多中心、前瞻性的 RCT 研究（IFIGENIA study）结果表明[17]，泼尼松＋硫唑嘌呤＋NAC 的"三联疗法"与泼尼松＋硫唑嘌呤联合方案相比，虽然治疗一年后两组间的生存率未出现显著差异，但前组患者 VC 和 DL_{CO} 的下降幅度比后组分别减少了 8% 和 24%，且均有统计学意义。这一糖皮质激素联合免疫抑制剂与 NAC 捆绑式的治疗方案使得前两种药物在 IPF 治疗中的地位有了日薄西山式的延续。2014 年，*The New England Journal of Medicine*（《新英格兰医学杂志》）发表了有安慰剂对照组的循证医学研究"Panther Study"的结果[18]，否定了"三联疗法"治疗 IPF 的作用。目前，无论是国际性还是国内的专家共识都"强不推荐"糖皮质激素单独或联合免疫抑制剂治疗 IPF。

基于临床和基础研究的诸多事实，如：①抗炎药物治疗 IPF 效果不佳；②一些早期 IPF 患者的肺组织病理学即表现为纤维化而非肺泡炎；③转基因动物模型证实炎症反应和纤维化形成可以分开；④博来霉素的动物模型说到底是药物性肺损伤，不能完全代表 IPF 等，人们逐渐认识到炎症可能在 IPF 的发病机制中不占主导地位，并开始向"炎症是促使 IPF 发展的始动因素"提出了挑战。

二、肺损伤 - 修复失衡机制

在质疑肺泡炎是 IPF 发病机制的始动因素并基于更多的实验和临床研究结果的基础上，许多学者开始考虑肺损伤修复中抗纤维化和致纤维化之间的平衡可能是 IPF 的主要发病机制。该认识依据的主要事实是：IPF 的病理改变多源于肺泡上皮细胞受损和修复异常；损伤修复的主要部位常可见到大量的成纤维细胞灶；肺泡上皮损伤可使成纤维细胞增生并向肌成纤维细胞转化等。依据肺损伤 - 修复失衡机制，国内外学者展开了广泛的研究并试用多种治疗药物，使 IPF 发病机制和临床药物治疗研究登上一个新台阶。

（一）IPF 的肺损伤 - 修复失衡发病机制概述

1. 在未明原因（或危险因素）的作用下引起肺损伤（主要是肺泡上皮细胞受损），同时激活机体（主要是肺脏）四个级联，即① Th1/Th2 细胞；②氧化 / 抗氧化系统；③凝血 / 抗凝系统；④纤维细胞 / 炎症细胞。如发生于正常的上皮损伤后修复，上述反应引起中性粒细胞 / 单核细胞的聚集和激活，使成纤维细胞迁移并增殖，其表型变为肌成纤维细胞，同时伴有血管生成和细胞外基质沉积。随后肌成纤维细胞凋亡并消失、部分细胞外基质重吸收、上皮细胞迁移并再生，由此完成正常的组织修复。

2. 促纤维化因子 / 抗纤维化因子失衡　IPF的发病机制表现为异常的上皮损伤后修复，重要环节之一是促纤维化因子 / 抗纤维化因子的失衡。促纤维化因子主要有结缔组织生长因子（CTGF）、转化生长因子 -β（TGF-β）、血小板衍生因子（PDGF）、凝血酶、Xa 因子等，抗纤维化因子如前列腺素 E2（PGE2）、γ 干扰素（INF-γ）等。

3. 上述促纤维化因子 / 抗纤维化因子的失衡引起上皮细胞 - 间充质转化，内皮细胞、上皮细胞及成纤维细胞的分化、转化和增殖，细胞外基质过度沉积，最终导致肺纤维化。

（二）IPF 抗纤维化药物治疗研究的进展

对肺损伤 - 修复失衡的认识是目前被广泛认可的 IPF 主要发病机制。近年来基于这一认识开展的药物治疗 IPF 的临床研究也取得了一定的进展，从而印证了该发病机制部分环节的正确性。

1. 吡非尼酮　大量的 IPF 患者肺标本免疫组化和实验动物研究表明，各种生长因子在肺纤维化的发病机制中发挥着重要的作用，尤其是 TGF-β，被认为是关键的致纤维化因子，是迄今发现的最强的细胞外基质沉积促进剂。由于

TGF-β 在肺纤维化形成中发挥重要作用，且其发挥作用需要被激活，因此，通过直接阻断 TGF-β 或阻断其活化信号来治疗肺纤维化的基础和临床研究自然进入研究者的探索计划中。在动物实验证实吡非尼酮（Pirfenidone）主要通过阻断 TGF-β 治疗肺纤维化作用的基础上，日本学者[19]于 2005 年发表了在日本国内用该药治疗 IPF 患者的多中心、随机双盲、安慰剂对照 II 期试验的研究。本试验共入选 IPF 患者 107 例，试验组和对照组分别为 72 名和 35 名，主要取得了以下结果：①试验组在 6 个月和 9 个月时，6min 步行试验中最低 SpO_2 均高于对照组（p 值分别为 0.006 9 和 0.030 5）；② VC 下降幅度试验组低于对照组（$p<0.036 6$）；③ IPF 急性加重事件试验组低于对照组（$p=0.003 1$）。2014 年，《新英格兰医学杂志》发表了国际多中心、大样本、随机双盲、安慰剂对照的"ASCEND 研究"报告，进一步确认了吡非尼酮治疗 IPF 的有效性[20]。目前，该药已成为世界上首个被批准专用于 IPF 治疗的药物，已在全球广泛使用。

2. 尼达尼布　基础研究显示，小分子酪氨酸激酶抑制剂（TKI）尼达尼布（Nintedanib）靶向作用于血小板衍生生长因子受体 α 和 β（PDGFR α、β）、成纤维细胞生长因子受体 1～3（FGFR1～3）、血管内皮细胞生长因子受体 1～3（VEGFR 1～3）等。通过竞争性与这些受体的细胞内 ATP 结合域结合，能够阻滞下游信号转导，抑制成纤维细胞的增殖、迁移和转化，从而发挥抗纤维化作用。与吡非尼酮一样，尼达尼布的临床研究也在全球展开。又是 2014 年，《新英格兰医学杂志》发表了尼达尼布治疗 IPF 的"双胞胎"国际多中心、大样本、随机双盲、安慰剂对照的"INPULSIS 研究"结果[21]，两个完全独立的相同研究一致证实了该药的有效性。虽不能说是令人欣喜，但就 IPF 药物治疗的窘境而言，也属难能可贵了。尼达尼布当然也当之无愧地成为目前国际上治疗 IPF 的主流药物。

3. NAC　肺泡上皮细胞的损伤与毒性氧产物的增加有关。IPF 患者肺上皮细胞衬液和 BALF 中过氧化物增加，抗氧化剂谷胱甘肽（GSH）减少，提示氧化 / 抗氧化失衡可能与 IPF 发病有关。动物实验资料和一些小样本的临床观察显示了作

为 GSH 前体的 NAC 治疗肺纤维化的疗效。虽然 2005 年发表的"IFIGENIA 研究"显示了 NAC 具有延缓 IPF 患者 VC 和 DL_{CO} 下降幅度的效果,但另一项样本数更大、并以安慰剂作为对照的 RCT 研究结果未能证实其延缓 VC 下降速率的疗效("Panther Study",2014)[18]。针对 Panther Study 总体的阴性研究结果,后续工作再次分析并评价了不同基因型 IPF 患者的 NAC 疗效,研究有了新发现:TOLLIP 基因中 RS3750920 位点的基因变异(TT 型)IPF 患者可从 NAC 的治疗中获益[9]。从 NAC 与 IPF 的研究中我们可以感受到科学探索的魅力:有时看似可以定论却出现整体翻盘;有时已是濒临绝望却又峰回路转。真相就是从曲折的道路和朦胧的轮廓中逐渐露出原貌。目前,国内外专家共识中对 NAC 治疗 IPF 的意见是"弱不推荐",可见该药的确切疗效尚有待于进一步证实。

4. 其他药物 关于近年药物治疗 IPF 的循证医学研究呈阴性结果的评价参见本章第四节药物治疗部分。

从最初间质性肺疾病的描述到 IIP 的分类,再到今天对发病机制各个靶点进行的实验和临床治疗的探索,已走过了 100 多年的艰难历程。在这 100 多年中,有迷惑、有清晰,有质疑、有共识,更不乏振奋和惊喜。科学的进步就是这样,在探索中前进,前进却无终点。对 IIP 的认识也是如此,我们既要看到进步,更应清醒地认识到未来探索道路之坎坷和任务之艰巨。IIP 研究中尚未解决的问题很多,这是机遇,对此要抱有好奇心,好奇心是科学研究的激活剂。随着研究方法的不断进步,信息获取的日益便捷和多国、多学科合作得更加密切,相信在不久的将来 IIP 的研究会取得更大的突破。

第四节 特发性肺纤维化规范诊治

一、诊断与鉴别诊断

1. IPF 诊断标准 ①排除其他已知的 ILD 病因;②未行外科肺活检的患者,HRCT 呈现典型 UIP 表现;③进行外科肺活检的患者,HRCT 和肺活检组织病理类型符合特定的组合(表 15-4-1)。

表 15-4-1 HRCT 和组织病理学所见相结合的 IPF 诊断标准

HRCT 类型	外科肺活检组织病理类型	是否诊断 IPF
典型 UIP	典型 UIP	是
	很可能 UIP	是
	可能 UIP	是
	不可分类的纤维化	是
	不符合 UIP	否
可能 UIP	典型 UIP	是
	很可能 UIP	是
	可能 UIP	很可能
	不可分类的纤维化	很可能
	不符合 UIP	否
不符合 UIP	典型 UIP	可能
	很可能 UIP	否
	可能 UIP	否
	不可分类的纤维化	否
	不符合 UIP	否

IPF 急性加重(acute exacerbations of IPF)是指疾病过程中出现急性、不明原因的明显病情恶化,其诊断应符合如下标准:①既往已诊断或本次拟诊断 IPF 的患者;②近 30 天内呼吸困难加重或肺功能恶化,不能用其他原因解释;③ HRCT 显示在 UIP 表现基础上新出现磨玻璃影和 / 或实变影(如无既往 HRCT 做对比,可忽略"新出现");④无肺部感染的证据;⑤排除如左心衰竭、肺血栓栓塞症和其他原因引起的急性肺损伤等。如临床资料不完整,暂不能满足上述全部 5 项标准时,可考虑为"疑似 IPF 急性加重"。

2. 鉴别诊断 IPF 主要应与以下弥漫性间质性肺疾病进行鉴别:

(1)尘肺:包括无机尘肺和有机尘肺。应详细询问患者的职业史,这是鉴别诊断的前提。要明确接尘时间、接尘浓度、粉尘性质以及同工种其他从业人员的健康情况等重要问题,在此基础上结合胸部 X 线影像学特点可作出鉴别诊断。

(2)CTD-ILD:类风湿性关节炎、皮肌炎、干燥综合征等引起肺损伤的组织病理学所见可为 UIP,其 X 线表现有时与 IPF 类似,因此需与 IPF 进行鉴别。鉴别诊断的要点在于详细了解有无风湿病的临床表现和分析血清学实验室检查结果等,尤其对女性且 HRCT 未表现为典型 IPF 所见者应格外注意。

（3）其他 IIP：确切的鉴别诊断需要肺活检的组织病理学资料，相关临床资料可供参考。

二、治疗

近年来，伴随多项关于 IPF 药物治疗的国际多中心、大样本、随机双盲对照试验结果的发表，该病的治疗策略逐渐清晰起来。中华医学会呼吸病学分会于 2016 年 6 月发表了《特发性肺纤维化诊断和治疗中国专家共识》[22]，对规范我国 IPF 的诊治具有重要意义。

（一）药物治疗

1. 酌情使用的药物 IPF 尚无肯定显著有效的治疗药物。根据近年来的随机对照临床试验的结果，结合我国临床实际情况，可以酌情使用下列药物：

（1）吡非尼酮：吡非尼酮是一种多效性的吡啶化合物，在动物实验和体外试验中，能够抑制重要的促纤维化和促炎细胞因子，抑制成纤维细胞增殖和胶原沉积。吡非尼酮能够延缓 FVC 下降速率，可能在一定程度上降低病死率。该药副作用主要包括光过敏、乏力、皮疹、胃部不适和厌食等。推荐轻到中度肺功能障碍的 IPF 患者应用吡非尼酮治疗。

（2）尼达尼布：是一种多靶点酪氨酸激酶抑制剂，能够抑制血小板衍化生长因子受体、血管内皮生长因子受体及成纤维细胞生长因子受体。本药能够显著地减少 IPF 患者 FVC 下降的绝对值，一定程度上缓解疾病进程。尼达尼布最常见的不良反应是腹泻，多数程度不严重；部分患者可出现肝功能异常，应在服药过程中定期检查，并酌情减量或停药。推荐用于轻到中度肺功能障碍的 IPF 患者治疗。

关于以上两种药物治疗重度肺功能受损的 IPF 患者能否获益，以及药物服用的疗程尚需进一步研究。

（3）抗酸药物：IPF 常合并胃食管反流，其中近半数患者没有临床症状。慢性微吸入包括胃食管反流是继发气道和肺脏炎症的危险因素，可能引起或加重 IPF。应用抗酸药物包括质子泵抑制剂或组胺 H_2 受体拮抗剂，可能降低胃食管反流相关肺损伤的风险。

（4）N- 乙酰半胱氨酸：该药能切断黏蛋白的二硫键，降低黏液的黏稠度；高剂量（1 800mg/d）时在 IPF 患者体内可以转化为谷胱甘肽前体，间接提高肺脏上皮细胞衬液中谷胱甘肽水平，起到抗氧化作用。本品单药治疗可以改善 IPF 患者的咳痰症状，长期服用安全性好。就总体 IPF 患者而言，虽然最新的循证医学研究未能证实该药对 FVC 下降的延缓作用，但对于部分 *TOLLIP* 基因表型的 IPF 患者显示了一定的疗效。因此推荐，对于已经应用 N- 乙酰半胱氨酸单药治疗的 IPF 患者，可以维持该药的治疗。

2. 不推荐使用的药物或治疗方案 下列药物或治疗方案对于大多数 IPF 患者不推荐使用，医生应根据临床实际情况酌情掌握。

（1）泼尼松、硫唑嘌呤和 N- 乙酰半胱氨酸联合治疗：该三药联合治疗不能延缓疾病进展且出现诸多的副作用，或使原有合并症如糖尿病、心脑血管疾病和骨质疏松等恶化。

（2）抗凝药物：虽然肺纤维化形成中伴有血管内皮的损伤，凝血系统激活、纤维蛋白沉积和纤溶异常等病理生理过程，但临床资料表明，口服华法林治疗 IPF 可能导致出血等副作用的发生，增加病死率。对于没有合并静脉血栓栓塞症或心房颤动的 IPF 患者，不推荐长期应用抗凝药物治疗。

（3）西地那非：该药不能延缓 IPF 疾病进展，也不能降低 IPF 急性加重频次或病死率，可能带来副作用和高昂的医疗花费，不推荐 IPF 患者应用西地那非治疗。

（4）波生坦和马西替坦：是双重内皮素 -A、内皮素 -B 拮抗剂，临床常用于肺动脉高压的治疗。但循证医学证据表明，二者不能延缓 IPF 疾病进展或降低病死率。因此，无论 IPF 患者是否合并肺动脉高压，均不推荐波生坦或马西替坦治疗。

（5）伊马替尼：是一种酪氨酸激酶抑制剂，虽然体外试验具有抑制肺成纤维细胞向肌成纤维细胞的分化和增殖、抑制细胞外基质的产生，进而发挥抗肺纤维化作用，但临床资料未能显示其延缓 IPF 疾病进展或降低病死率的疗效。不推荐 IPF 患者应用伊马替尼治疗。

（二）肺移植

单肺移植可用于药物治疗无效的终末期肺纤维化患者。药物治疗无效的 IPF 患者预后很差，多数患者在 2～3 年内死亡。严重的肺功能改变（VC 或 TLC＜60% 预计值，或 DL_{CO}＜40% 预计值）两年死亡率高达 50% 以上。除非有特殊禁忌证，对于严重肺功能损害、氧依赖且病情逐渐恶化者，应行肺移植。

（三）其他治疗

对已出现呼吸衰竭的 IPF 患者应进行氧疗，长期氧疗能提高患者的生存质量，也期望延长寿命。

对咳嗽严重且影响生活者应止咳。

少数患者晚期可发展为肺心病，应予相应的治疗。

肺康复旨在减轻症状，改善机体功能。肺康复的内容包括呼吸生理治疗，肌肉训练（全身性运动和呼吸肌锻炼），营养支持，精神治疗和教育。

（四）IPF 急性加重的治疗

由于 IPF 急性加重病情严重，病死率高，虽然缺乏随机对照研究，临床上仍然以糖皮质激素冲击或高剂量作为主要的治疗方案。现普遍应用甲泼尼龙，起始剂量为 500～1 000mg/d，静脉滴注；连续三天后改为 1～2mg/（kg·d），通常为每日 120mg，分次静脉注射，以后改为每日泼尼松 40～60mg 或甲泼尼龙 32～48mg 口服，4～8 周后逐渐减至维持量。具体量以及调整的速度应根据患者的病情及疗效而定。对于 IPF 急性加重不同 HRCT 影像学分型，糖皮质激素的治疗效果有差异。周边型治疗效果较好，而对多灶型或弥漫型治疗效果差。

环孢素 A 或环磷酰胺／硫唑嘌呤等免疫抑制剂治疗 IPF 急性加重的效果尚不能肯定，但在糖皮质激素治疗无效的情况下可考虑试用。

（康　健）

参 考 文 献

[1] Hamman L，Rich AR. Acute diffuse interstitial fibrosis of the lungs. BulL Johns Hopkins Hosp，1944，74：177-212.

[2] Liebow AA，Carrington DB. The interstitial pnenmonias/Simon M，Potchen EJ，LeMay M，et al. Frontiers of pulmonary Radioloty. New York：Grume Stratteon，1969.

[3] Katzentein ALA，Fiorelli RF. Nonspecific interstitial pneumonia fibrosis：histologic features and clinical significance. Am J Surg Pathol，1994，18：136-147.

[4] Katzenstein ALA，Myers JL. Idiopathic pulmonary fibrosis：clinical relevance of pathologic classification. Am J Respir Crit Care Med，1998，157：1301-1315.

[5] ATS/ERS. Interstitial Multidisciplinary Consensus Classification of the Idiopathic Interstitial pneumonias. Am J Respir Crit Care Med，2002，165：277-304.

[6] Travis WD，Costabel U，Hansell DM，et al. An official American Thoracic Society/European Respiratory Society statement：update of the international multidisciplinary classification of the idiopathic interstitial pneumonias. Am J Respir Crit Care Med，2013，188（6）：733-748.

[7] Wurfel MM，Raghu G. Genetics of pulmonary fibrosis. Semin Respir Crit Care Med，2002，23（2）：177-187.

[8] Verleden GM，du Bois RM，Bouros D，et al. Genetic predisposition and pathogenetic mechanisms of interstitial lung diseases of unknown origin. Eur Respir J（Suppl），2001，32：17S-29S.

[9] Oldham JM，Ma SF，Martinez FJ，et al. TOLLIP，MUC5B，and the Response to N-Acetylcysteine among Individuals with Idiopathic Pulmonary Fibrosis. Am J Respir Crit Care Med，2015，192（12）：1475-1482.

[10] Garantziotis S，Schwartz DA. Host-environment interactions in pulmonary fibrosis. Semin Respir Crit Care Med，2006，27（6）：574-580.

[11] White ES，Lazar MH，Thannickal VJ. Pathogenetic mechanisms in usual interstitial pneumonia/idiopathic pulmonary fibrosis. J Pathol，2003，201（3）：343-354.

[12] Tang Y，Johnson JE，Browning PJ，et al. Herpesvirus DNA Is consistently detected in lungs of patients with idiopathic pulmonary fibrosis. J Clin Microbiol，2003，41（6）：2633-2640.

[13] Mays EE，Dubois JJ，Hamilton GB. Pulmonary fibrosis associated with tracheobronchial aspiration：a study of the frequency of hiatal hernia and gastroesophageal reflux in interstitial pulmonary fibrosis of obscure etiology. Chest，1976，69（4）：512-515.

[14] Raghu G, Freudenberger TD, Yang S, et al. High prevalence of abnormal acid gastro-oesophageal reflux in idiopathic pulmonary fibrosis. Eur Respi J, 2006, 27（1）: 136-142.

[15] Baumgartner KB, Samet JM, Coultas DB, et al. Occupational and environmental risk factors for idiopathic pulmonary fibrosis: a multicenter case-control study. Am J Epidemiol, 2000, 152（4）: 307-315.

[16] Collard HR, Rya JH, Douglas WW, et al. Combined corticosteroid and cyclophosphamide therapy does not alter survival in idiopathic pulmonary fibrosis. Chest, 2004, 125: 2169-2174.

[17] Demedts M, Behr J, Buhl R, et al. High-dose acetylcysteine in idiopathic pulmonary fibrosis. N Engl J Med, 2005, 353: 2229-2242.

[18] Maninez FJ, de Andrade JA, Anstrom KJ, et al. Idiophathic Pulmonary Fibrosis Clinical Research Network. Randomized trial of acetylcysteine in idiopathic pulmonary fibrosis. N End J Med, 2014, 370（22）: 2093—2101.

[19] Azuma A, Nukiwa T, Tsuboj E, et al. Double-blind, placebo-controlled trail of pirfenidone in patients with idiopathic pulmonary fibrosis. Am J Respir Crit Care Med, 2005, 171: 1040-1047.

[20] King TE Jr, Bradford WZ, Castro-Bernardini S, et al. A phase 3 trial of pirfenidone in patients with idiopathic pulmonary fibrosis. N Engl J Med, 2014, 370（22）: 2083-2092.

[21] Richeldi L, du Bios RM, Raghu G, et al. INPULSIS Trial Investigators. Efficacy and safety of nintedanib in idiopathic pulmonary fibrosjs. N Engl J Med, 2014, 370（22）: 2071-2082.

[22] 中华医学会呼吸病学分会间质性肺疾病学组. 特发性肺纤维化诊断和治疗中国专家共识. 中华结核和呼吸杂志, 2016, 39（6）: 427-432.

第十六章　隐源性机化性肺炎

隐源性机化性肺炎（cryptogenic organizing pneumonia，COP）是指没有明确的致病源（如感染）或其他临床伴随疾病（如结缔组织病）的情况下出现的机化性肺炎（organizing pneumonia，OP），具有独特的临床、影像学和病理学特点，对糖皮质激素反应良好，属于特发性间质性肺炎（idiopathic interstitial pneumonia，IIP）的一个亚型[1-2]。

机化性肺炎是个病理学术语，是指以肺泡、肺泡管或细支气管中存在由成纤维细胞和疏松结缔组织基质构成的肉芽组织为组织病理学特征的一组疾病[2]。机化性肺炎过去被认为是未消散或延迟消散肺炎的非特异性病理改变，但随后发现，除肺炎外许多其他疾病，如结缔组织病、药物性肺损伤、脏器或骨髓移植等均可以出现该病理改变。

1983 年，Davison 等[3]报道了 8 例肺活检标本证实为典型的 OP 病理特征者缺乏已知可引起肺部病变的基础疾病，为了与上述有明确原因或临床伴随疾病的机化性肺炎（继发性机化性肺炎）相区别，因而引入了"隐源性机化性肺炎"这一概念。1985 年，Epler[4]将其命名为"特发性闭塞性细支气管炎伴机化性肺炎（idiopathic bronchiolitis obliterans organizing pneumonia，iBOOP）"。2002 年，美国胸科学会和欧洲呼吸病学会发表的特发性间质性肺炎国际共识[5]中，正式将其命名为 COP，并指出 COP 不再是单一的病理学诊断，而是综合"临床 - 影像 - 病理"的多学科临床诊断。男女发病率基本相当，发病年龄在 50～60 岁之间，儿童少见[6]。不吸烟或已戒烟者的 COP 发病率约为吸烟者的 2 倍，特别是女性患者[7]。病因及发病机制尚不清楚。

一、临床表现

COP 的临床表现缺乏特异性。多为亚急性或慢性起病，病初常有类流感样表现，以刺激性干咳最常见，其次为呼吸困难，咳痰、咯血、胸痛等症状少见，部分患者可出现少量胸膜腔积液或偶发气胸、纵隔气肿等。全身症状包括低热、盗汗、乏力、体重减轻等，如不治疗病情可呈进行性进展而导致呼吸衰竭。偶有急性起病者，临床表现类似重症肺炎，可迅速发展为急性呼吸窘迫综合征。体格检查部分患者可出现呼吸急促、发绀和吸气末爆裂音，常无杵状指。

二、辅助检查

（一）影像学表现

胸部 CT 检查在了解 COP 的病变性质、范围、分布特点方面明显优于胸部 X 线检查，特别是高分辨率 CT（high resolution CT，HRCT）检查对 COP 的诊断有很重要的作用[8]。典型的影像学表现有：

1. 斑片状肺泡实变影　通常为两侧对称、靠近胸膜周边分布，形态为斑片状或类球形状实变影或磨玻璃影，有时实变影内可见支气管充气征，部分可呈游走性。

2. 单发结节样或局灶性团块影　少数患者可表现为孤立的局灶性肺部阴影，边界较清楚，常出现在上叶，HRCT 上偶可见团块中出现空洞，与肺癌相似。

3. 肺间质浸润影　多为胸膜下的网状影和磨玻璃影，部分患者也可以出现不规则索条影，极少数患者可以出现类似蜂窝肺表现。此型容易与 NSIP 混淆，主要依靠病理活检帮助鉴别。

其他影像学表现相对少见，包括小结节影、不规则索条影、胸膜下弧形线、支气管血管束增粗、结节内多发空腔、反晕征或指环征，偶有气胸或纵隔气肿[9]。

总之，COP 的影像学表现复杂多变，有学者将其影像学特点总结为"五多一少"，即多态性、多发性、多变性、多复发性、多双肺受累，蜂窝肺少见。

（二）血液检查

1. 血常规　白细胞总数多增加，中性粒细胞比例增加，贫血，血小板增多。

2. 血清炎性指标　红细胞沉降率增快、C反应蛋白升高。在予糖皮质激素治疗后或临床无症状时，炎性指标下降，病情复发时又升高，且可先于临床表现和影像学复发前增快。因此，红细胞沉降率和C反应蛋白可作为判断疗效和监测复发的指标。

3. 血清生化　γ-谷氨酰转肽酶、碱性磷酸酶可升高，尤其多次复发的患者升高明显。

4. 免疫学指标　自身免疫抗体多为阴性，抗核抗体和类风湿因子偶可阳性，但滴度不高。

（三）肺功能检查

多为轻至中度限制性通气功能障碍，合并吸烟或慢性阻塞性肺疾病者可伴轻度阻塞性通气功能障碍或混合性通气功能障碍，弥散功能多有不同程度的下降。动脉血气分析可见不同程度的低氧血症。

（四）支气管肺泡灌洗液

有助于排除其他肺部疾病，如感染、肿瘤和肺泡出血等。典型的COP支气管肺泡灌洗液（BALF）细胞总数增加，淋巴细胞比例明显增加，可达20%～40%，CD4/CD8比值常小于0.9[10]。部分患者中性粒细胞可大于5%、嗜酸性粒细胞升高至2%～25%。

三、病理特征

首先必须得到机化性肺炎的组织病理学依据。肺组织标本最好通过胸腔镜或小切口开胸肺活检获得，经支气管镜肺活检的标本虽然也可作为诊断COP的依据，但是所取组织最好能完全显示出COP的呼吸性细支气管、肺泡、肺泡间隔特征性改变。

隐源性机化性肺炎的主要组织病理学改变包括：①远端气腔（包括细支气管、肺泡管、肺泡腔）内的机化性炎症，这些由疏松的结缔组织和成纤维细胞形成的肉芽组织，可以导致管腔部分或完全阻塞，肺泡腔内肉芽组织呈芽生状，可通过肺泡孔从一个肺泡扩展到邻近的肺泡，形成典型的"蝴蝶影"。②病灶呈片状分布。③肺部结构不受损，无肺泡壁塌陷和蜂窝状改变。④镜下病变均匀一致。⑤伴轻度的间质慢性炎症、Ⅱ型肺泡上皮细胞化生和肺泡腔内巨噬细胞增加。少见表现有：明显的肺泡间隔细胞浸润和纤维化、成纤维细胞灶、肉芽肿改变、透明膜和嗜酸性细胞浸润等[1, 5]。

需要特别强调的是，在病理诊断COP时，除病理具有上述特征外，还需要注意以下两点：①机化性肺炎必须为主要表现，而非附加表现。一些其他间质性肺病，如寻常型间质性肺炎、非特异性间质性肺炎和过敏性肺炎等均可出现机化性肺炎样改变，在病理诊断时应与之鉴别。②需特殊染色，以除外结核、真菌、肿瘤等疾病所致的继发性机化性肺炎。

四、诊断与鉴别诊断

COP的诊断需通过"临床-影像-病理诊断"（clinical-radiologic-pathologic diagnosis，CRP）的方式获得。病理学首先证实存在机化性肺炎，然后结合临床、影像及辅助检查结果进行综合分析，排除其他可能的病因和潜在疾病后，才能诊断为隐源性机化性肺炎。需要指出的是，COP的诊断是一个动态过程，有些疾病在早期，临床表现不明显，可能不易被诊断，但随着疾病的进展，原发基础疾病的临床特征逐渐明朗，这时候在早期被诊断为COP的患者，一旦查清病因，COP的诊断则不再成立，因此对COP患者应强调动态随访。

隐源性机化性肺炎主要与下面几种常见的继发性机化性肺炎相鉴别。

（一）感染

细菌、真菌、病毒等引起的机化性肺炎多见于肺炎不吸收的患者，经过抗感染的治疗，病原微生物虽然得到控制，但炎症反应持续，最后肺泡腔内纤维蛋白性渗出物机化。

（二）药物

5-氨基水杨酸、柳氮磺吡啶、甲氨蝶呤、胺碘酮、他克莫司、博来霉素、干扰素等引起的机化性肺炎有时很难确定机化性肺炎与药物的关系，因为此时的机化性肺炎也可能与药物治疗的原发病有关。停用药物后机化性肺炎消散是确定诊断的最好手段。

（三）结缔组织病

皮肌炎、类风湿性关节炎、系统性硬化症、系统性红斑狼疮、结节性多动脉炎、风湿性多肌痛、白塞病等可以引起机化性肺炎。

（四）血液系统疾病或恶性肿瘤

白血病、骨髓增生异常综合征、淋巴瘤等肺部可以出现机化性肺炎的病理表现。此外，肺癌病灶附近常存在机化性肺炎，也有机化性肺炎与细支气管肺泡癌共存的报道。

（五）放疗

在接受放疗的患者中其发生率为 2.5%。它与放射性肺炎的不同在于肺部浸润可发生或移行到照射野之外。放疗后机化性肺炎对糖皮质激素具有良好反应，但常复发，需要激素维持治疗，少数患者也可自发缓解。

（六）移植

骨髓移植或其他脏器移植后，肺部可以出现机化性肺炎表现。

（七）其他间质性肺疾病

寻常型间质性肺炎、非特异性间质性肺炎、过敏性肺炎、结节病和慢性嗜酸性粒细胞性肺炎等病理上也可以出现不同程度的机化性肺炎改变，但这些疾病通过临床 - 影像 - 病理诊断一般不难鉴别。

五、治疗

糖皮质激素是治疗 COP 的首选药物，但关于其起始剂量、减量方法和使用疗程等，目前国内外尚无统一的规范。

（一）糖皮质激素

COP 对糖皮质激素治疗的反应良好，常在用药后 48h 或几周内，临床症状和胸部影像学表现迅速改善，最后病变可完全吸收不留任何后遗症。常用激素有泼尼松、泼尼松龙、甲泼尼龙等。糖皮质激素起始剂量一般泼尼松 0.75～1.5mg/（kg·d）或等效激素用量口服，2～4 周后可以逐渐减量，以 10～15mg/d 剂量维持治疗，总疗程至少 6 个月，但目前多建议 1～1.5 年，因过早停药，容易复发。治疗过程中应注意糖皮质激素的副作用。

对于部分起病急、病情进展迅速的"暴发型COP"患者，起始治疗可以给予甲泼尼龙 2～4mg/（kg·d）静脉注射 3～5d，然后改为 1mg/（kg·d）泼尼松口服，2～4 周后可以根据病情逐渐减量。

（二）其他药物

1. **免疫抑制剂**　对于不能耐受糖皮质激素治疗或糖皮质激素治疗反应效果不好的患者，可以在糖皮质激素治疗基础上联合免疫抑制剂治疗。目前常用的免疫抑制剂有硫唑嘌呤或环磷酰胺，剂量一般为 100mg/d 口服。

2. **大环内酯类药物**　具有抗炎和免疫调节作用。近年来有文献报道部分 COP 患者使用大环内酯类药物治疗后，临床症状缓解，胸部影像学改善，炎性标志物减少，但多为个案报道，缺少随机、双盲、多中心对照研究结果[11]。一般常用十四元环和十五元环大环内酯类药物，如红霉素、克拉霉素和阿奇霉素。其适应证主要包括：①临床症状和 / 或生理功能影响轻微，不愿使用糖皮质激素患者；②作为糖皮质激素治疗的辅助用药，在糖皮质激素减量时应用大环内酯类药物以减少复发；③对糖皮质激素不能耐受者，可单独使用大环内酯类药物；④对糖皮质激素治疗反应效果不好的患者，可单独应用大环内酯类药物，或糖皮质激素联合使用大环内酯类药物。临床应用大环内酯类药物治疗 COP 存在的问题是药物剂量和使用疗程尚不确定。

（三）病情复发

COP 的复发率很高，有报道复发率可高达 58%，其中 19% 复发 3 次或 3 次以上[12]。病情复发常发生在激素减量（泼尼松在 15mg/d 以下时）或停药 3 个月内。复发病例再次给予糖皮质激素治疗仍然有效，具体激素用法需视病情决定，一般起始剂量为泼尼松 0.75～1mg/（kg·d）或等效激素用量口服，但持续时间可以稍短，减量速度也可以较初始治疗快些，维持治疗的剂量和时间需根据复发前激素的剂量决定。若复发是在激素减量过程中，且泼尼松已减量至 15mg/d 以下，则只需在原剂量的基础上增加 10～20mg/d（泼尼松或等效剂量）即可。免疫抑制剂如硫唑嘌呤可以减少激素用量和降低复发概率，可以根据患者情况酌情选用。

六、预后

COP 的预后优于其他间质性肺疾病，部分病例可有自行缓解的趋势。65%～80% 的患者予糖皮质激素治疗可收到良好效果，甚至可获得完全缓解，仅少数患者应用糖皮质激素治疗后病情继续进展，最终因呼吸衰竭死亡。COP 5 年生存率可达到 73%～98%[13]。早期诊断、早期治疗是影响预后的重要因素。

（徐作军）

参 考 文 献

[1] Travis W D, Costabel U, Hansell D M, et al. An official American Thoracic Society/European Respiratory Society statement: Update of the international multidisciplinary classification of the idiopathic interstitial pneumonias. Am J Respir Crit Care Med, 2013, 188(6): 733-748.

[2] Cordier J F. Cryptogenic organising pneumonia. Eur Respir J, 2006, 28(2): 422-446.

[3] Davison A G, Heard B E, McAllister W A, et al. Cryptogenic organizing pneumonitis. Quart J Med, 1983, 52(207): 382-394.

[4] Epler G R, Colby T V, McLoud T C, et al. Bronchiolitis obliterans organizing pneumonia. N Engl J Med, 1985, 312(3): 152-158.

[5] Demedts M, Costabel U. ATS/ERS international multidisciplinary consensus classification of the idiopathic interstitial pneumonias. Eur Respir J, 2002, 19(5): 794-796.

[6] Cordier J F. Cryptogenic organizing pneumonia. Clin Chest Med, 2004, 25(4): 727-738.

[7] Lazor R, Vandevenne A, Pelletier A, et al. Cryptogenic organizing pneumonia. Characteristics of relapses in a series of 48 patients. The Groupe d'Etudes et de Recherche sur les Maladles "Orphelines" Pulmonaires (GERM"O"P). Am J Respir Crit Care Med, 2000, 162(2 Pt 1): 571-577.

[8] Johkoh T, Muller N L, Cartier Y, et al. Idiopathic interstitial pneumonias: diagnostic accuracy of thin-section CT in 129 patients. Radiology, 1999, 211(2): 555-560.

[9] Wells A U. Cryptogenic organizing pneumonia. Semin Respir Crit Care Med, 2001, 22(4): 449-460.

[10] Poletti V, Cazzato S, Minicuci N, et al. The diagnostic value of bronchoalveolar lavage and transbronchial lung biopsy in cryptogenic organizing pneumonia. Eur Respir J, 1996, 9(12): 2513-2516.

[11] Pathak V, Kuhn J M, Durham C, et al. Macrolide use leads to clinical and radiological improvement in patients with cryptogenic organizing pneumonia. Ann Am Thorac Soc, 2014, 11(1): 87-91.

[12] Schlesinger C, Koss M N. The organizing pneumonias: an update and review. Curr Opin Pulm Med, 2005, 11(5): 422-430.

[13] Epler G R. Bronchiolitis obliterans organizing pneumonia. Arch Intern Med, 2001, 161(2): 158-164.

第十七章 肺结节病

结节病（sarcoidosis）是以非干酪样坏死性肉芽肿为病变特征的慢性炎症性疾病，发病原因不清楚，通常累及全身多系统，致使临床表现多样。其中，肺脏累及最常见，也是造成结节病死亡或预后不良的主要原因[1]。结节病不分种族、性别和年龄，在全世界范围内均有发病，以北欧和美籍非洲裔人患病最高，美国结节病患病率 60/100 000 万，美籍非洲裔人患病率是白人的 3 倍，但西班牙裔和亚裔患病率较低[2,3]。具有"迷"之称的结节病自从 1877 年被英国医生 Hutchinson 首次报道以来，就激发了世界各地不同专科的临床医生和科学家的兴趣。研究渗透到结节病的各个方面，尤其是 20 世纪 50 年代后，无论是在临床、影像学和生理学，还是在生物化学和免疫学等方面，对结节病的认识都取得了极大进展。但是，结节病的病因仍不清楚，临床过程不可预测，治疗经常不满意，这都是认识结节病需要解决的问题。

第一节 结节病的认识历程 与概念演变

一、结节病的认识历程

结节病的认识可以追溯到 19 世纪下半叶英国 Hutchinson 医生对结节病皮肤损害的描述。Hutchinson 生于 1828 年，毕业于英国伦敦的圣巴赛洛缪医院，是当时伦敦最著名的医生，他精通皮肤科、眼科、性病、内科和普通外科。1869 年 1 月，一位 58 岁的码头运煤工人就诊于 Hutchinson，主诉 2 年来双腿和双手逐渐出现对称的高于皮面的无痛性紫斑，这个患者不寻常的皮肤异常引起了 Hutchinson 的好奇。Hutchinson 在 1877 年发表的文章中将该患者的皮肤损害描述为青紫色乳突样皮癣，并认为可能与其痛风有关，这是

世界上报道的首例结节病。1898 年 Hutchinson 又报道了几个其他类似的病例，并认为这种皮肤病变是一种尚未被认识的皮肤病。在 Hutchinson 时代，结节病被认为是一个新发现的皮肤病，相关的研究报道也主要涉及皮肤的组织病理和临床特征。

1889 年法国医生 Besnier 将一例患者表现鼻子、耳朵和手指呈紫色肿胀的皮肤损害称为冻疮样狼疮（lupus pernio）。由于这名患者的皮肤损害与 Hutchinson 患者的皮肤损害分布部位不同，所以 Besnier 认为这两种皮肤损害是不同的疾病。1892 年，法国医生 Tenneson 报告了另外一例冻疮样狼疮，其皮肤病变以类上皮细胞和巨细胞聚集为特征。

1899 年，挪威医生 Boeck 描述了一例皮肤病变类似于 Hutchinson 报告的病例，组织学检查发现有类上皮细胞和巨细胞，病变类似肉瘤（sarcoma），但病变呈良性，所以 Boeck 命名该病为皮肤多发性良性肉瘤（multiple benign sarkoid of the skin），他在命名中使用的 sarkoid 构成了现代结节病（sarcoidosis）的词干。除此之外，Boeck 还观察到了结节病的多系统表现，在他报告的 24 例"良性粟粒状狼疮（benign miliary lupoids）"中，部分病例累及了全身的其他脏器，包括肺脏、结膜、骨骼、淋巴结、脾脏和鼻黏膜。此后，结节病的皮肤之外的累及相继被报道。1904 年，布拉格皮肤病医生 Kreibich 报道了结节病的骨囊肿。1909 年，丹麦的眼科医生 Heerfordt 报道了 3 例结节病相关的发热、腮腺肿大、眼葡萄膜炎伴面神经麻痹，即 Heerfordt 综合征。1915 年，德国的 Kuznitsky 和 Bittorf 两位医生报道了一例结节病患者具有组织学证实为 Boeck 样的多发皮肤结节，同时 X 线胸片显示双侧肺门淋巴结肿大和肺部渗出。来自瑞典的皮肤病学家 Schaumann 在注意到

一些结节病患者有皮肤病变的同时，也有多系统异常如肺脏、骨、扁桃体、牙龈、脾脏和肝脏，而且这些病变都有共同的病理基础，于是在他 1919 年投稿（1934 年发表）的文章中，总结归纳过去认为是独立疾病的各种临床特征，并首次提出这些具有共同病理基础的多系统表现是一种临床 - 病理综合征，称为良性的淋巴肉芽肿病，以区别于恶性霍奇金淋巴瘤。至此，这样一个首先通过皮肤病变被认识的皮肤疾病，开始作为一个系统性疾病被关注和认识。随着对结节病认识的深入和现代医学技术的发展，结节病的研究需要多国、多地区医生和专家的共同努力，于是 Geraint James 在 1958 年邀请 22 位专家在英国伦敦召开了第一届国际结节病会议，这标志结节病国际合作的开始，此后每 3 年召开一次。1963 年，结节病国际委员会成立，进一步促进了结节病的国际性合作与研究，结节病的认识取得了极大的提高。1999 年美国胸科学会（ATS）、欧洲呼吸学会（ERS）、世界结节病和其他肉芽肿疾病协会（WASOG）在结节病的历史上首次达成共识，发表了结节病的联合声明[1]。之后，WASOG 和美国胸科学会将基于美国国立卫生研究院（NIH）资助的一项寻找结节病病因的 ACCESS 研究（A Case Control Etiology of Sarcoidosis Study）所建立的结节病器官累及的评估方法[5]，更新发展为临床实践指南，以帮助临床医生评估结节病的器官累及[6, 7]。结节病认识史上的大事件详见表 17-1-1[1, 4, 6, 7]。

我国于 1958 年公开报道首例结节病，1982 年《中华结核和呼吸杂志》编委会综合报道了北京地区 129 例结节病[8]，此后结节病相关研究报道增

表 17-1-1　结节病认识史上的重大事件*

年份	事件
1877 年	J. Hutchinson：首次报道结节病的皮肤损害
1889 年	E. Besnier：提出"冻疮样狼疮"的命名
1892 年	M. Tenneson：描述了皮肤损害的组织病理学
1899 年	C. Boeck：提出"皮肤多发性良性肉瘤"的命名，创造了结节病"sarcoidosis"的词干"sarkoid"
1904 年	R. Kienbock、K. Kreibich、O. Jungling：描述了骨损害
1906 年	Darier-Roussy 综合征：皮下结节
1909—1910 年	H. Schumacher、C. Heerfordt、F. Bering：认识了眼葡萄膜炎
1915 年	J. Schaumann：结节病是一种全身性疾病
1915 年	E. Kuznitsky：将皮肤损害分类
1915 年	A. Bittorf：描述了肺脏损害
1937 年	W. Bruins-Slot、L-M. Pautrier、W.T. Longcope、J. Pierson、J. Costa Waldenstrom：眼色素层腮腺炎（uveoparotid fever）
1941 年	A. Kveim：创建了 Kveim 试验
1941 年	S. Löfgren：描述 Löfgren 综合征
1958 年	K. Wurm：首次提出结节病的胸部 X 线分期
1958 年	第 1 届结节病国际会议：英国，伦敦
1961 年	第 1 届美国会议：美国，华盛顿
1967—1981 年	H. Reynolds，G. Hunninghake，R Crystal：支气管肺泡灌洗
1984 年	G. Rizzato：创办《结节病杂志》，现在更名为《结节病，血管炎和弥漫性肺疾病》（Sarcoidosis, Vasculitis and Diffuse lung disease）
1987 年	G. Rizzato：创办结节病和其他肉芽肿疾病世界联合会（WASOG）
1999 年	ATS、ERS 以及 WASOG：首次发表了关于结节病的共识
2014 年	WASOG：结节病器官累及评估方法
2020 年	ATS：结节病诊断的临床实践指南

*：编译自[4]并修订。

多。1987 年成立中华医学会呼吸病学分会结节病学组，组长为罗慰慈教授，于润江、穆魁津等 8 人为学组成员，学组主持制定的结节病诊断、治疗方案经 1989 年、1994 年两次修改完善，对全国结节病研究工作起到了推动作用。结节病学组融入 2000 年后成立的间质性肺疾病学组。2017 年 10 月在北京举办了世界结节病和其他肉芽肿性疾病协会（WASOG）会议暨国际间质性肺疾病会议。2019 年间质性肺疾病学组发布了《中国肺结节病诊断和治疗专家共识》[9]，以指导结节病的临床诊治。目前结节病在临床已不罕见，但缺乏流行病学的研究，也缺乏前瞻性设计的临床系列研究，这是结节病值得深入研究的课题，因此加强这些方面的研究，不仅能促进对结节病的认识，而且能提升我国在结节病认识领域的地位。

二、结节病的定义

迄今为止，我们还难以给结节病下一个确切的定义。在 1985 年英国 Chapman and Hall 出版社出版的经典结节病专著中，Scadding 和 Mitchell 这样定义结节病，"结节病是一类疾病，其组织病理特征是受累组织中都有非干酪样类上皮细胞结节，部分结节的中心出现纤维素样坏死，随病情进展结节可以消退或转化为透明的纤维组织"，这个定义偏重描述疾病的组织病理特征。随着对结节病认识的愈加深入，结节病的概念几乎每十年就更新一次。1991 年在东京举行的国际会议描述的结节病概念不仅包括了临床特征，而且还包含了影像学、免疫学、生物化学和基因等各个方面。1999 年 ATS、ERS、WASOG 在结节病的历史上首次达成共识[1]，将结节病定义为"结节病是不明原因的多系统疾病，多发生于青中年人，经常表现为双侧肺门淋巴结肿大、肺脏浸润、眼部和皮肤损害。肝脏、脾脏、淋巴结、唾液腺、心脏、神经系统、肌肉、骨骼和其他脏器也可以受累。组织病理证实为非干酪样类上皮细胞样肉芽肿，结合相应的临床和影像特点，结节病的诊断可以成立，但应该除外已知原因引起的肉芽肿和局部的类结节病样反应。常见的免疫学特征是病变部位的 T 辅助细胞 1 型（Th1）免疫反应增高，而皮肤的迟发性过敏反应降低。结节病的病程和预后可能与起病方式以及疾病累及脏器的程度有关。

急性起病伴结节性红斑或无症状性的双侧肺门淋巴结增大，通常预示着疾病自限的过程；而隐匿起病，特别是伴随多发性肺外脏器损害可能渐进发展为肺和其他脏器的不可逆性纤维化。"

第二节 结节病的病因与发病机制

在结节病近 150 年的认识历程中，关于结节病的病因研究提出了许多可能的因素，但是迄今仍未明确。结节病的地区和家族聚集倾向提示在结节病的发病中同时存在遗传因素和环境因素的影响。

一、遗传相关性

（一）家族遗传研究

1923 年首次发现一对德国姐妹患有结节病，之后结节病家族发病的病例分别在瑞典北部和日本北海道被陆续发现。研究显示芬兰家族性结节病的患病率为 3.6%，瑞典为 6.9%，美国黑人为 19%，日本为 4.3%。在爱尔兰，2.4% 的结节病具有家族聚集性，发生频率最高的是兄弟和姐妹，母亲和子女次之。这些结节病家族聚集的报告提示结节病具有家族聚集倾向[10]。结节病的家族聚集性进一步被 ACCESS 研究证实[5]。ACCESS 是一项探讨结节病病因的大样本病例对照研究，来自美国的种族、性别、年龄和地区匹配的 706 对结节病和对照病例有 10 862 例一级亲属和 17 047 例二级亲属。结果显示家族中结节病在兄弟姐妹发病的相对危险度最高（$OR = 5.8$，95% 置信区间 $2.1 \sim 15.9$），高于父母亲（$OR = 3.8$，95% 置信区间 $1.2 \sim 11.3$）。结节病患者的一级亲属（兄妹或父母）中结节病的病例数比对照组高 5 倍。结节病患者的一级亲属和二级亲属的患病危险度增加提示遗传因素在结节病发病中的重要作用。

结节病的临床表型提示它是一种多基因遗传病。结节病的各种表型可能是在一个或多个刺激下，由一个以上的基因相互作用的结果。Schürmann 等采用微卫星标记和多位点非参数连锁（NPL）的方法研究家族性结节病相关的基因，分析了来自 55 个家庭 122 名发病的兄弟姐妹的主要组织相容复合物（MHC）区域 7 个 DNA 的多态性，NPL 结果显示与整个 *MHC* 区域连锁，峰值出现在Ⅲ类 *MHC* 区域（D6S1666），提示易感区域在Ⅱ类 *MHC* 基因位点附近[11]。随后他们用225个微卫星标记了63个家族138名结节病患者的兄弟姐妹，发现最高峰值出现在 *MHC*，包括以前报道的 D6S1666[12]。但是研究没有发现与候选基因如血管紧张素转换酶（ACE）以及 *NRAMP1* 基因之间的关系。不过，该研究发现有6个小的峰值分别位于1号、3号（邻近化学趋化因子受体基因 *CCR2* 和 *CCR5*）、7号（邻近 T 细胞受体 B 基因）、9号[邻近转化生长因子（TGF）-β 受体1基因]以及 X 染色体（邻近编码 IL-2 受体 γ 链的基因），对此，进一步研究需要加大标记的密度和增加样本量。

Valentonyte 等应用三相寡核苷酸多态（SNP）分析的方法对家族性结节病和散发结节病病例的6号染色体进行精确定位，发现了类嗜乳脂样蛋白2（*BTNL2*）基因的一个15kb的片段与疾病相关。BTNL2 是免疫球蛋白超家族中的一员，与 B7-1 同源，它作为共刺激分子参与 T 细胞的活化[13]。

（二）易感基因研究

1. 人类白细胞相关抗原基因 位于6号染色体的主要组织相容性复合体（MHC）调节人类免疫系统，是结节病易感基因研究的靶区。人类主要组织相容性抗原即人类白细胞相关抗原（HLA），HLA 表型与结节病的关系研究揭示遗传易感性可以解释不同人种和种族在临床表现和严重程度的异质性（表17-2-1、表17-2-2）[3, 10, 14-19]。

2. 细胞因子基因 细胞因子和化学趋化因子在结节病的发病中发挥重要作用，于是与肉芽肿形成和免疫反应相关的细胞因子和化学趋化因子基因也成为结节病候选基因。这些基因多态性多只是在单个研究人群显示与结节病的关系，没有得到重复验证。有趣的是多个研究证实了肿瘤坏死因子（TNF）-α 基因的遗传变异与结节病的易感性相关[16]。在英国人和荷兰人中 TNF-α₂ 与 Löfgren 综合征相关，TNFα-857T 与严重的病情有关[20-21]。

3. 血管紧张素转换酶基因 大约60%的结节病患者血管紧张素转换酶（ACE）增高，通常提示结节病活动或容易转为慢性。*ACE* 基因的多态性影响血清 ACE 水平，不同 *ACE* 基因型患者的血清 ACE 水平按高低顺序依次是 DD（缺失/缺失）基因型、ID（插入/缺失）基因型和 II（插入/插入）基因型，提示 *ACE* 基因多态性可能与结节病的易感性或活动性或严重程度有关。然而，关于 *ACE* 基因多态性与结节病相关性的研究并没有一致的结果能证实 *ACE* 基因多态性对结节病易感性的影响[22-23]。

总之，结节病的临床表型以及患病的种族差异提示有遗传因素的作用，家族和病例对照研究证实了结节病的遗传易感性。系列结节病的遗传易感基因研究证实与结节病表型关系最为密切的基因位于6号染色体的 MHC 区域。其他候选基因多不具备可重复性，功能的有效性未能得到证实。因此，需要进一步开展结节病（包括家族结节病）的队列研究、精确定义结节病的临床表型以及发展新的技术以描绘出结节病的临床表型和遗传易感性的关系图谱。

表 17-2-1 结节病与 HLA-I 类基因的关系

种族	样本大小（患者/对照）	易感相关	保护相关	表型相关
英国	65	*B8*		
美国白人	174/97	*B8*		
捷克	123/500	*A1, B8, B13*		
意大利	107/510	*B8*		
英国	37缓解/50纤维化/164健康人			*B8* 急性自限
日本	114/478		*B7*	
非洲裔美国人	28/80	*B7*		
斯堪的纳维亚半岛	166/210	*B*07* *B*08*		*A*03* *B*07* *DRB1*15*

表 17-2-2　结节病与 HLA-Ⅱ 类基因的关系

种族	样本大小（患者/对照）	易感相关	保护相关	表型相关
亚裔印度人	56/275	DRB1*11	DRB1*07 DQB1*0201	DRB1*14：重症
美国白人	268/268	DRB1*1101 DRB1*1501 DRB1*1401 DRB1*0402	DQB1*0602	DRB1*0401：眼 DPB1*0101：高钙血症
美国黑人	193/193	DRB1*1101 DRB1*1201 DPB1*0101 DQB1*0502		DRB1*0401：腮腺/唾液腺 DRB3：骨髓
	225/479 直系亲属	DQB1*0602	DQB1*0201	DQB1*0602：重症
斯堪的纳维亚	122/250	DR17(3)		DR17(3)：急性 DR14, DR15：慢性
日本	75/150	DRB1*11(DR5) DRB1*14(DR6) DRB1*08(DR8)	DRB1*0101 DQB1*0501 DPB*0402	
	40/110	DRB1*12, DRB1*14 DRB1*08		
	26/247			DQB1*0601：心脏
	114/478	DRw5, DRw8, DRw52		DR5：轻症 DR8：慢性
英国和荷兰白人	235/568			DQB1*0201：轻症，急性 DQB1*0602：重症
荷兰白人	37Löfgren/88	DRB1*0201-DRB1*03(01)		DQB1*0201-DRB1*03(01)
捷克和意大利白人	233/1010	DR3	DR4	DR3：轻症
德国	78/50			DR4：严重 DR3：Löfgren
	73/199			DR5：慢性
英国白人	189/288	DRB1*12, DRB1*14, DRB1*15, DQB1*0602, DQB1*0301/4	DRB1801, DRB1*04, DQB1*0603-9	
波兰	87/133	DRb1*15, DQB1*0602	DRB1*01, DQB1*05, DQB1*0603-9	
捷克	69/158	DRB1*14, DQB1*02, DQB1*04	DR7	
荷兰	149/418	DRB1*150101/ DQB1*0602		严重

二、环境相关性

（一）结节病是感染性疾病吗？

结节病与结核有着非常类似的病理学、免疫学和流行病学特征，结节病的病理、免疫和临床特征也都提示结节病像感染性疾病。甚至最早认为结节病是感染性疾病，尤其认为是结核的变异。许多微生物包括 EB 病毒、伯氏疏螺旋体（Borrelia burgdorferi）、痤疮丙酸杆菌（Propionibacterium acnes）、结核和其他分枝杆菌等作为结节病的可能病因通过采用培养、RT-PCR、免疫组化，甚至蛋白和基因组学研究过。无论组织样本染色病原学检查还是培养几乎都没有找到一致的病原微生物学证据[1, 15, 24-26]。因此，目前的证据不支持微生物感染在结节病的直接病因作用。尽管如此，一个 meta 分析通过对 58 个病例对照研究，累计逾 6 000 例患者的结节病样本微生物培养或分子生物学检测结果分析其与结节病的病因关系，发现痤疮丙酸杆菌、结核分枝杆菌与结节病存在明显的关系（OR 18.8 & 6.8）[15, 27]。我们曾经用痤疮丙酸杆菌构建出了结节病的纤维化模型[28]。这些微生物或其产物可能通过其抗原特性或佐剂特性引起免疫反应（非感染）产生的病变。总之，新的技术带来的不一样的结果重新燃起了科学家研究微生物感染，甚至肠道菌群在结节病病因中作用的兴趣[29]。

（二）结节病是职业或环境暴露性疾病吗？

结节病的患病和临床表型除了有种族差异外，还有明显的地区差异，提示结节病的发病可能是遗传因素与环境因素相互作用的结果，但是结节病发病的环境因素较遗传因素更难确定。结节病的病理和免疫机制研究强烈提示结节病是对抗原刺激产生的一种细胞免疫反应性炎症。

许多潜在的环境抗原可以诱发细胞免疫反应，形成肉芽肿，类似结节病，如铍病是吸入铍致敏，其他金属粉尘吸入包括铝、钛、锆也可以诱发肉芽肿病变；过敏性肺炎主要是吸入有机粉尘抗原所致；感染性肉芽肿源于结核、非结核分枝杆菌和真菌等感染。无机粉尘和纤维如滑石粉、二氧化硅、玻璃纤维及人造矿物质可以诱发较小特异性的先天免疫反应，促进对可能抗原的免疫反应，被认为是另一类可以引起类结节病的环境暴露抗原。

还有许多研究调查了可能与结节病发病相关的职业和环境暴露因素，包括炼钢工人、医务人员、美军士兵、木材厂的工作人员、沿海和乡村的居民，但是没有相关的因素被证实。为明确结节病病因的 ACCESS 研究[30] 入选了 706 对结节病患者和正常对照，发现结节病与特殊职业如农民，暴露于杀虫剂或发霉环境密切相关，但是研究没有确定哪一种职业和环境因素是最主要的因素，只能提示杀虫剂，从事农业活动和含微生物的气溶胶是患结节病的危险因素。

三、免疫学机制

结节病以受累脏器，尤其是肺脏的非干酪样坏死性肉芽肿为病理特点，病变组织聚集大量激活的 Th1/Th17 型 CD4$^+$T 淋巴细胞和巨噬细胞是其特征性免疫异常表现，这些细胞及其产生的细胞因子和其他介质共同促进肉芽肿形成。对结节病免疫机制异常的认识经历了漫长的过程。早在 1899 年已经认识到结节病的病理改变是非干酪样肉芽肿，1916 年发现结节病患者对结核菌素试验无反应，1941 年开始用 Kveim 试验帮助诊断结节病，直至 20 世纪 70 年代开展的纤维支气管镜检查获得的支气管肺泡灌洗液（BALF）进行检测，进一步认识到肺结节病患者 BALF 中淋巴细胞显著增多，并以 CD4$^+$T 淋巴细胞增加为主，许多细胞因子和化学趋化因子参与调节肉芽肿的形成与发展，20 世纪 90 年代确认 Th1 免疫反应在结节病发病机制中起重要作用[1, 3, 14-19]。后来发现还有一组 Th17 细胞在其中也发挥重要的作用[3, 17, 19, 31-33]。

导致结节病肉芽肿形成的始动因素尚不明确。树突状细胞捕获结节病激发抗原（可能是环境尘埃抗原或微生物），将抗原提呈到适宜 T 细胞，并激活之，促进 Th1 和 Th17 细胞的分化与克隆，激活的 Th1 和 Th17 细胞释放细胞因子，如 γ 干扰素（IFN-γ）、白介素 2（IL-2）和白介素 17（IL-17），激活巨噬细胞，分泌 TNF-α、IL-6、IL-12、IL-18、巨噬细胞炎症蛋白（macrophage inflammatory protein，MIP）、单核细胞趋化蛋白（monocyte chemotactic protein 1，MCP-1），促进巨噬细胞聚集、转化成巨细胞或上皮样细胞，促进肉芽肿形成和维持。同时，调节 T 细胞（Tregs）激活，分泌 IL-10 和 TGF-β，抑制 CD4$^+$ 与 CD8$^+$T 淋巴细胞反应，共同调节肉芽肿和纤维化的形成。

激活的巨噬细胞也可分泌各种纤维原性因子如 TGF-β，促进成纤维细胞增生、胶原合成以及纤维化形成。目前尚无研究能说明为什么仅有少数结节病患者肺部病变持续，并导致纤维化。从 Th1 型向 Th2 型的转换可能是疾病持续进展的重要因素。从 Th1 转换到 Th2 免疫反应，Th2 细胞释放 IL-4 刺激细胞外基质蛋白和化学趋化因子产生，促进成纤维细胞形成和肺纤维化。

虽然结节病的确切病因和发病机制不清楚，

有待进一步研究,但是目前认为结节病是由于遗传易感者受特定的环境暴露刺激,导致受累脏器局部产生增强的 Th1/Th17 细胞免疫反应,从而形成的肉芽肿性疾病。

第三节 肺结节病的诊断进展

90% 以上的结节病都累及到肺脏,自 20 世纪 50 年代以来 X 线胸片一直是诊断肺结节病的主要手段。然而,随着纤维支气管镜检查及其派生的经支气管镜肺活检和支气管肺泡灌洗检查以及胸部 CT 或胸部高分辨率 CT(HRCT)的广泛临床应用,肺结节病的诊断取得了极大的进展。

一、临床表现的多样性

结节病最初从皮肤异常开始被认识,后来认识到实际是一种具有不同临床表现的多脏器受累的疾病。结节病的临床过程表现多样,与起病的急缓和脏器受累的不同以及肉芽肿的活动性有关,还与种族和地区有关[1, 2, 9, 14-19]。

多数结节病表现为亚急性或慢性过程,其中近 50% 无症状。结节病的症状通常能提示受累的特定脏器。90% 以上的结节病累及肺脏,肺部表现常是主要的,不过临床表现比较隐匿,30%～50% 会出现咳嗽、呼吸困难或胸痛,这种胸痛常定位于胸骨后,一般表现为胸部紧缩感,偶尔疼痛较重,难与心脏病引起的疼痛区别。咯

血罕见。气道受累(喉、气管、支气管)导致气道梗阻和支气管扩张。20% 的结节病患者有气道高反应性,可以出现喘鸣音。小于 20% 的患者肺部可以听见爆裂音,杵状指罕见。极少数患者可以累及胸膜,表现为胸腔积液、胸膜增厚或钙化以及乳糜胸或气胸。

除了肺脏之外,结节病累及纵隔淋巴结占 95%～98%,肝脏占 50%～80%,脾脏占 40%～80%,眼睛占 20%～50%,外周淋巴结 30%,皮肤 25%(图 17-3-1,见文末彩图),神经系统 10%,心脏 5%。

由于结节病的肺外累及常见,即使无肺外症状也要常规进行相关检查了解有无临床肺外结节病[7]。

三分之一的结节病患者还有非特异性的全身症状,包括发热(通常是低热,但也有高热达 40℃)、消瘦(通常在症状出现之前的 10～12 周体重下降 2～6kg)、乏力、不适和盗汗。因此,结节病除了组织病理学改变与结核类似外,临床表现也有与结核相似的地方,在诊断结节病时常常需要与结核相鉴别。

少数情况下,结节病也可以急性起病,如 Löfgren 描述的以双侧肺门淋巴结肿大、关节炎和结节性红斑为特征表现,通常伴有发热、肌肉痛、不适,85% 的患者于一年内自然缓解,这种临床综合征被称为 Löfgren 综合征或急性结节病,多见于白人[1, 2, 7, 9, 14, 17-19, 34]。

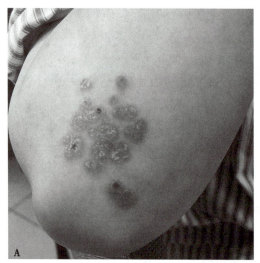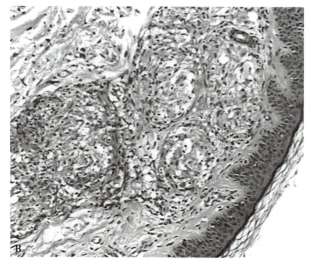

图 17-3-1 结节病的皮肤病变
A. 皮肤结节;B. 皮肤活检病理显示非干酪样坏死的类上皮细胞性肉芽肿(HE×200)

结节病的多系统累及和多样性表现使得结节病患者可能根据其最初的症状就诊于不同的科室，如眼科、皮肤科、风湿免疫科或其他专科。但是，一旦怀疑或确诊为结节病，应该由肺科医生接诊和治疗，因为90%以上有肺脏受累。肺科医生根据临床、影像和病理等特征进行确诊。在随诊的过程中如果需要其他专科的医生会诊，肺科医生再行转诊。

二、Kveim-Siltzbach 皮肤试验作用的蜕变

Kveim 是挪威的皮肤病学家，1941 年他将结节病淋巴结组织匀浆接种于皮内，13 例结节病患者中，12 例出现了类似结节病的丘疹，而这种反应不发生于正常人、结核或寻常狼疮的患者，因此他认为这种丘疹是有别于结核的不明原因所致的特异性损伤。后来 Siltzbach 发展并完善了 Kveim 试验，这个试验也被称为 Kveim-Siltzbach (KS)试验，以纪念他们所做的贡献[1,4,18,35]。一直认为 KS 反应制剂中含有可以引起免疫介导的肉芽肿性炎症反应的抗原，KS 反应的结节病样组织也常作为研究结节病病因和发病机制的工具。然而，迄今为止，引起结节病样反应的特异抗原并没有被证实。在 20 世纪 70 年代纤维支气管镜和支气管肺泡灌洗广泛应用于临床之前，KS 阳性反应曾经作为结节病诊断的重要依据，尤其对于那些没有明确病理检查的结节病疑似者。由于 Kveim-Siltzbach 试验的抗原需要使用结节病患者的淋巴结或脾脏组织制备，难以标准化；不同作者报告的 KS 阳性反应率不一样，且容易造成感染；另外，纤维支气管镜检查和支气管肺泡灌洗等诊断技术的应用已经明显提高了结节病的诊断速度和成功率。因此，KS 试验作为结节病的临床诊断手段已经退出了历史舞台，但是仍然可以作为研究结节病病因和发病机制的方法。

三、不同影像学检查对结节病诊断价值的评价

（一）Wurm 的肺结节病胸部影像分期——结节病诊断发展史上的里程碑

90% 以上的结节病患者都有肺部累及，不同临床表现的结节病患者的胸部影像学的表现不同，

预后也不同。1958 年德国影像科医生 Wurm 根据 X 线胸片的表现将结节病分为 5 期，即 0 期：胸片正常，占 5%～10%；Ⅰ期（图 17-3-2）：双肺门淋巴结肿大，无肺部病变，占 50%；Ⅱ期（图 17-3-3）：双肺门淋巴结肿大伴肺野病变，占 25%；Ⅲ期：肺部间质改变（病变多位于双上肺野），无肺门淋巴结肿大，占 15%；Ⅳ期：肺纤维化，占 5%～10%。这种特征性的影像是否具有诊断特异性呢？研究发现影像结合临床诊断结节病的准确性在不同影像分期是不一样的，Ⅰ期准确率达 98%，Ⅱ期能达到 89%，Ⅲ期 52%，0 期只有 23%[1,36]。对无症状的双肺门淋巴结肿大行纵隔镜检查发现 99.95% 被确诊为 Ⅰ期结节病，极少数病例是结核、霍奇金病或非霍奇金淋巴瘤，因此双侧肺门淋巴结肿大的影像特点对结节病 Ⅰ期具有足够高的准确性，因此，对于无症状淋巴结肿大是否淋巴结活检没有一致意见，但是 EBUS-TBNA 优于纵隔镜检查[37]。

根据胸片诊断结节病时应该注意：①无症状的对称性肺门淋巴结肿大诊断结节病的准确率高，可以不需要组织学证据；②当肺门淋巴结呈非对称性肿大，巨大或伴气管旁淋巴结肿大，应该做活检证实；③典型的 Löfgren 综合征通常不需要活检；④与以前的胸片比较非常重要，以前的胸片可能有轻微的双侧肺门淋巴结肿大而被忽视，后来进展为Ⅱ期结节病，这样的特征性改变足以诊断结节病，无需活检证实。

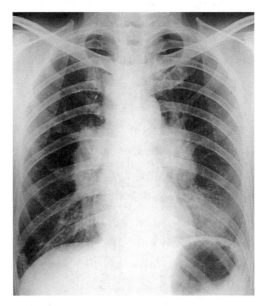

图 17-3-2　结节病Ⅰ期
双侧肺门淋巴结肿大

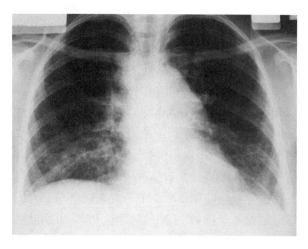

图 17-3-3 结节病Ⅱ期
双侧肺门淋巴结肿大，左侧明显。两肺野可见弥漫分布的小结节影

60%～70% 的结节病患者可能自行缓解，无需治疗。研究发现Ⅰ期肺结节病 55%～90% 可以自然缓解，Ⅱ期 40%～70%，Ⅲ期 10%～30%，Ⅳ期占 0～5%。因此，Ⅲ期以上的结节病多数需要治疗[1,9,36]。

鉴于结节病影像分期对结节病的诊断、决定治疗和判断预后有参考价值，因此，该分期法至今仍被全世界的临床医生广泛采用。然而，这个分期也存在局限性，因为普通胸片往往无法显示早期的病变以及气道和肺实质的受累。在 0 期和Ⅰ期，无肺实质的影像学改变，但是 CT 发现有肺部异常者接近 50%，肺功能异常 20%～30%，超过 80% 的Ⅰ期患者活检示肺脏组织肉芽肿改变[1,36]。

（二）胸部 CT

胸部 CT，尤其胸部高分辨率 CT（HRCT）具有很高的敏感性，能够发现常规胸片不能发现的病变，更清楚地显示病变的性质和分布特点，对于评价结节病的肺实质累及和淋巴结侵犯应该具有重要作用。超过 80% 的结节病患者有胸腔内淋巴结肿大，这些肿大的淋巴结通常位于双侧肺门、右侧气管旁、主肺动脉窗和隆凸下、前纵隔、后纵隔。这些胸内淋巴结肿大可以被胸部 CT 清楚地显示出来，而后前位的胸片只能显示肺门、右侧气管旁和位于主肺动脉窗的淋巴结肿大。HRCT 可以更为清晰地显示结节病的肺实质累及，80%～100% 可见微小结节影，呈淋巴管走行，多位于上 / 中肺和背侧，沿支气管血管束、小叶间隔、叶间裂和胸膜下分布明显（图 17-3-4），

导致叶间裂或支气管血管束呈"串珠状"。其次是支气管血管束不规则增厚，多从肺门向外放射。小结节可以融合形成大结节影或肿块影，罕见空洞形成。这种无数小结节融合形成的大结节通常边界不规则，有一圈细小的卫星结节环绕，形成结节病星系征（sarcoid galaxy sign）。当许多小结节聚集而不融合则形成结节病集合征（sarcoid cluster sign）。12%～38% 可见肺实变影，16%～83% 可见磨玻璃影。马赛克征和气体陷闭，是结节病常见的肺部征象，反映了邻近小气道的肉芽肿所致的气道狭窄（图 17-3-5）。晚期肺纤维化患者可见小叶间隔增厚，结构扭曲变形，牵拉性支气管扩张和蜂窝影[2,9,18,19,38]。双侧肺门淋巴结

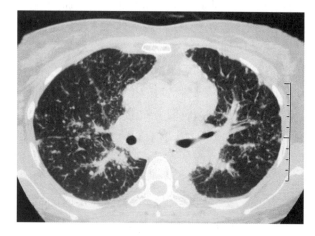

图 17-3-4 结节病的胸部 HRCT 改变
胸部 HRCT 显示许多微小结节沿淋巴管走行，位于支气管血管旁间质，小叶间隔和胸膜下。纵隔和肺门淋巴结肿大

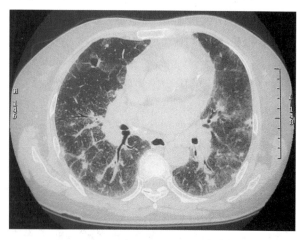

图 17-3-5 结节病的胸部 HRCT 改变
胸部 HRCT 显示两肺散在微小结节影并部分融合，沿淋巴管走行，位于支气管血管旁间质，小叶间隔和胸膜下；斑片磨玻璃影和马赛克征；纵隔和肺门淋巴结肿大

肿大和沿淋巴管走行的微小结节是结节病的重要诊断提示。

为了研究这种高敏感和清晰性的影像与常规胸片相比，是否能更好地早期诊断结节病，判断疾病活动性、疾病的严重程度和对治疗的反应，许多研究评价了 CT 或 HRCT 的表现形式和程度与肺功能的关系，令人遗憾的是这些研究并没有发现 CT 或 HRCT 较常规胸片有明显的优势。试图产生类似 Wurm 胸片分期的结节病 HRCT 评分系统一直没有成功。Oberstein[39] 提出的 HRCT 评分系统包括 6 个方面：支气管血管束增粗或不规则，肺实变 / 磨玻璃改变，肺实质小结节，小叶间隔增厚或线条影，局限性胸膜增厚，淋巴结增大。虽然这个评分系统与 BALF 的中性粒细胞的数量相关，间接反映疾病的严重程度，但是进一步的研究发现在这个评分系统中支气管血管束增粗或不规则、肺实质小结节、小叶间隔增厚或线条影以及局限性胸膜增厚与某些肺功能参数相关，而肺实变 / 磨玻璃改变和淋巴结增大则与肺功能的关系不明显。一般情况下，肺结构破坏、囊性变、牵拉性支气管扩张和细支气管扩张反映纤维化，对治疗的反应差；结节样变、肺实变、磨玻璃样变和小叶间隔增厚或线条影提示肉芽肿性炎症或纤维化或二者的混合，可能对治疗有反应；和其他弥漫性肺实质疾病一样，均一淡薄的磨玻璃样变可能提示急性炎症，对治疗反应好，但是如果磨玻璃样变不均一、质地粗糙、伴有牵拉性支气管扩张和细支气管扩张，更可能反映不可逆的纤维化，对治疗的反应差。由于结节病多变的 CT 表现，尽管有一些 CT 特征可能具有疾病严重性或预后判断意义，但是对于 CT 能否作为结节病预后或治疗反应的判断指标仍然存在争议。

（三）67镓扫描在结节病的临床应用指征

67镓（67Ga）是一种放射性同位素，静脉注射后 90% 与体内的转铁蛋白（transferrin）、铁蛋白（ferritin）及乳铁蛋白（lactoferrin）等结合，随着与之结合的白细胞而聚集于炎症部位。67Ga 这种亲炎症性和选择性吸收的特性使得 67Ga 显像自 20 世纪 70 年代初期以来一直用于临床上炎症病灶的定位诊断。结节病是一种由巨噬细胞和淋巴细胞组成的慢性肉芽肿性炎症性疾病，其中激活的巨噬细胞具有较强摄取 67Ga 的能力，摄取量与巨噬细胞激活或结节病的活动状态有关。因此，通过 67Ga 扫描显像不仅可以发现肺脏的病变，还能够发现胸腔外的脏器受累并提示胸腔外活检的部位，发现没有临床症状的脏器受累情况，判断结节病的活动程度与分布，从而辅助结节病的诊断，并辅助判断预后和对治疗的反应。67Ga 显像提示右侧的气管旁和双侧肺门淋巴结肿大的"λ 征"、泪腺和腮腺肿大的"熊猫征"对结节病具有特征性意义[1, 40]。虽然 67Ga 扫描检出肺结节病的敏感性较高，为 60%～90%，但特异性却较差[4]。因此，67Ga 显像在诊断结节病、评价结节病的活动性和监测结节病治疗效果的价值有限，目前已经不再推荐为结节病的常规检查方法。

（四）PET/CT

PET/CT 也能通过组织对氟脱氧葡萄糖（FDG）的摄取，评价病变组织的代谢状态，确定病变的部位及累及的范围，从而能估计病变的性质，鉴别良恶性病变，与 67Ga 扫描类似，PET/CT 可以评价结节病炎症活动程度和影响范围，发现隐匿的结节病累及灶，如心脏结节病等，提示组织活检部位。PET/CT 对一些有症状而无异常血清炎症指标或影像显示肺纤维化患者的结节病活动性判断更有临床意义，可能提示激素或免疫抑制剂治疗的反应与否[41-43]。与 67Ga 扫描不同的是，PET/CT 具有敏感性高、诊断变异小、耗时少、同位素暴露强度低的优点。但是昂贵的价格和非确定性诊断价值限制了它在结节病临床诊断中的常规应用。

四、纤维支气管镜检查——结节病研究的重要手段

（一）支气管肺泡灌洗检查

支气管肺泡灌洗（bronchoalveolar lavage，BAL）是通过纤维支气管镜获取下呼吸道尤其是肺泡的细胞和生化成分的一种技术。由于通过 BAL 获得的支气管肺泡灌洗液（BALF）的细胞成分变化能够反映肺实质的病理变化，而且相对安全，无严重副作用，因此作为肺脏组织活检的补充得到普遍认可，已经成为间质性肺疾病的常规诊断技术[44]。BAL 可以收集较大面积肺组织的灌洗样本，能较好地反映肺脏的免疫和炎症变化，是研究肺脏免疫和炎症机制的重要临床研究工具。正

是 20 世纪 70 年代开展的支气管肺泡灌洗技术使得收集患者肺泡内免疫细胞和炎症细胞成为可能，极大地促进了对结节病发病机制的认识。

90% 的结节病患者 BAL 表现为以淋巴细胞增高为特点的淋巴细胞性肺泡炎，细胞总数正常或轻度增高，中性粒细胞和嗜酸性粒细胞比例通常正常，没有浆细胞和泡沫样巨噬细胞。但是在结节病晚期或进展期可以有中性粒细胞和肥大细胞增多。10%～15% 的结节病患者 BALF 细胞在正常范围，因此 BAL 细胞分类正常不能除外结节病。在临床上表现为结节病活动的患者，BALF 中淋巴细胞的比例在 20%～80%，平均为 40%；非活动的结节病患者淋巴细胞比例较低，平均为 30%。然而，BALF 中淋巴细胞比例的高低与疾病活动的关系不确切，不是判断结节病活动的可靠指标。

结节病是一个以 CD4 细胞反应为主的肉芽肿性炎症性疾病，BALF 中 CD4/CD8 比值通常增高。进一步研究证实当 BALF 中 CD4/CD8 比值大于 3.5 或 4 对于诊断结节病的特异性高达 94%～96%，敏感性为 52%～59%[1, 18, 45-47]。15% 的患者 CD4/CD8 比值降低。由于 BALF 中淋巴细胞比例增多是非特异表现，CD4/CD8 比值变异度较大，因此关于 BAL 对结节病的诊断价值的争议持续不断。持否定观点的理由是 CD4/CD8 比值的敏感性低，半数病例仍需要活检；持肯定观点的理由是 CD4/CD8 比值特异性高，半数病例能避免组织活检。总之，BAL 是一个相对安全的检查手段，结合影像学呈典型的结节病表现，BALF 中淋巴细胞比例增高伴 CD4/CD8＞3.5 时即可诊断结节病。因此，有关结节病的诊断指南推荐，在没有组织病理学证据时 BALF 有助于支持结节病的诊断[1]。

BALF 显示的淋巴细胞性肺泡炎和 / 或 CD4/CD8 比值能否提示对治疗的反应和预后一直是大家比较感兴趣的课题。Ceuppens 等[48]发现自发缓解的结节病患者随着疾病的好转，BALF 中 CD4/CD8 比值降至正常，而淋巴细胞比例仍高，从而认为 CD4/CD8 比值似乎是更好的预测指标。然而，BALF 中淋巴细胞和 CD4/CD8 比值高的 Löfgren 综合征患者预后良好，这提示 BALF 中淋巴细胞增多的程度和 / 或 CD4/CD8 比值高低对

判断预后没有价值。结节病患者肺泡巨噬细胞激活，释放大量 TNF-α，糖皮质激素或甲氨蝶呤治疗肺结节病 6 个月，患者肺脏功能改善的同时，淋巴细胞 CD4/CD8 比值下降[49]，BALF 肺泡巨噬细胞释放的 TNF-α 水平降低。迄今为止，BALF 淋巴细胞比例的高低或 CD4/CD8 比值高低与疾病活动、预后的关系都没有得到一致的研究结论。BALF 中性粒细胞的增多可能提示疾病的进展，这还需要前瞻性研究的证实。

除此之外，深入进行 BALF 细胞的细胞分子生物学研究可能是确定结节病病因和免疫细胞分子机制的重要途径。

（二）经支气管镜活检

结节病患者的诊断通常需要取得组织病理学证据，斜角肌淋巴结活检或纵隔镜淋巴结活检是过去常用的方法。20 世纪 70 年代中期后，随着不断发展的纤维支气管镜检查技术应用于临床，使得结节病可以通过纤维支气管镜黏膜活检、经支气管镜肺活检术（transbronchial lung biopsy, TBLB）或经支气管冷冻肺活检（transbronchial cryobiopsy, TBCB）、经支气管针吸活检（transbronchial needle aspiration, TBNA）、支气管内超声引导的经支气管针吸活检（endobronchial ultrasound-guided transbronchial needle aspiration, EBUS-TBNA）得到诊断，这些检查的诊断产生率较高、风险很低，成为目前肺结节病的重要确诊手段，尤其是 EBUS-TBNA、TBLB（图 17-3-6，见文末彩图）和冷冻肺活检。由于结节病的肺脏累及不同，这些技术的选择也需根据患者的临床和影像表现而定，否则也影响诊断产生率。如果 CT 显示孤立的纵隔和肺门淋巴结肿大，鉴别诊断主要包括结节病（Ⅰ期）、结核、真菌等感染致淋巴结肿大、淋巴瘤，这种情形下，首选 TBNA 或 EBUS-TBNA 进行纵隔或肺门淋巴结活检，诊断产生率达 87%，而 TBLB 为次选，诊断产生率为 15%～60%[7, 50-53]。对于同时累及胸内淋巴结和肺实质者，需要考虑的鉴别诊断更多，除了淋巴结活检外，BAL、TBLB 或冷冻肺活检可能带来意想不到的结果，如果 TBLB 取材 4～5 块以上，大小合适，诊断的阳性率可达 80%～90%[54]。在进行 EBUS-TBNA 时，进行细胞学快速现场评价（cytologic rapid on-site examination, C-ROSE），TBNA 诊断结节病的细胞学标

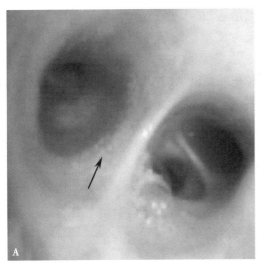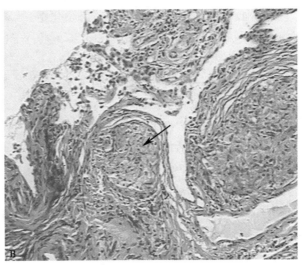

图 17-3-6　肺结节病支气管镜检查

A. 纤维支气管镜检查显示支气管黏膜结节(箭)；B. TBLB 显示类上皮细胞组成的肉芽肿(箭),无干酪样坏死(HE×200)

准包括上皮样肉芽肿、淋巴细胞、束状或栅栏状上皮样组织细胞和多核巨细胞、没有坏死或仅有微小坏死、真菌和抗酸染色阴性。如果不能诊断,再进行 TBLB 是目前比较推崇的方法[55]。如果支气管镜下支气管黏膜显示明显异常如鹅卵石样结节,气道黏膜活检的诊断产生率大于70%,如果镜下支气管黏膜外观正常,则气道黏膜活检只有约30%的诊断产生率[56]。

如果经支气管镜活检或 BAL 无法诊断时,可以选择纵隔镜或外科肺活检。但是,纵隔镜淋巴结活检已经被 TBNA 和 EBUS-TBNA 等检查手段所替代,成为二线检查手段。

五、结节病的诊断标准

目前还没有一个独立的试验可以诊断结节病。虽然结节病的特征性病理改变是非干酪样上皮样细胞性肉芽肿,但是肉芽肿也见于其他疾病,如结核、真菌感染等。因此,结节病的诊断是建立在临床、影像和组织病理学基础之上的排他性诊断。1999 年 ATS/ERS/WASOG[14, 23] 联合制定的结节病的诊断标准如下:①与组织病理相符合的临床和 / 或影像学特征;②组织学显示非干酪样坏死性肉芽肿;③除外能够产生相似的组织学或临床表现的其他疾病。疑似结节病的患者在诊断过程中应着重于解决下列问题:①提供组织学证据;②评价脏器受累的程度和严重性;③评价疾病是否稳定或进展;④评价治疗是否对患者有益。

然而,有些患者拒绝活检或肺功能损害太严重不适宜进行肺活检。无组织学证据时,如果满足下列标准之一,也可以建立结节病的诊断。①有相应的临床或胸部 X 线 / 胸部 CT 征象,而且 BAL 检查显示 CD4/CD8 > 3.5,结节病的诊断多能成立。CD4/CD8 大于 3.5 或 4 对于诊断结节病的敏感性52%~59%,特异性94%~96%[14, 44]。单独根据临床和 / 或影像学资料对结节病诊断的可靠性在结节病 I 期达98%,II 期达89%,III 期为52%,0 期仅 23%。② Löfgren 综合征,即急性结节病。对于临床高度疑诊结节病患者(如 Löfgren's 综合征,无症状双肺门淋巴结肿大等),如果淋巴结取样不能,则需密切临床随访。

对于可疑结节病伴纵隔或肺门淋巴结肿大,优先采用 EBUS-TBNA；对于疑诊心脏结节病,优先使用心脏增强磁共振、经食管心脏超声(transesophageal echocardiography, TEE)、PET/CT 进行确诊或预后判断。对于疑诊结节病合并肺动脉高压,则选用 TEE 和右心导管(right heart catheterization, RHC)发现和确诊。

六、结节病的活动性

结节病活动性的含义是疾病处于非静止期,持续发展的 T 细胞和巨噬细胞炎症以及肉芽肿,疾病仍在进展。结节病的非活动性意味着疾病处于静止期,可能不再进展。长期以来人们希望找到一个敏感而特异的疾病活动判断指标,于是研究了系列血清或 BALF 中的细胞生物和生化指标，血清指标包括 ACE、溶酶（lysozyme）、新蝶呤（neopterin）、可溶性白介素 2 受体（soluble interleukin-2 receptor，sIL-2R）、可溶性细胞黏附分子（soluble intracellular adhesion molecule-1，sICAM-1）、干扰素 γ（interferon γ，IFN-γ）等，BALF 指标包括淋巴细胞增多、T 细胞活性表达标志、CD4/CD8 比值、巨噬细胞释放 TNF-α、胶原酶、Ⅲ型前胶原、玻璃蛋白（vitronectin）、粘连蛋白（fibronectin）、透明质酸等。然而，这些指标中除了血清 ACE 和 sIL-2R 对疾病活动有一定的判断意义外，其他几乎均不足以作为常规的判定指标[36]。此外，PET/CT 是判断结节病炎症活动比较敏感的影像方法，也可以预测治疗获益或复发。有研究显示结节病增高的血清 ACE 和 sIL-2R 水平与 PET/CT 的阳性发现相关[17, 57, 58]。只是昂贵的价格限制了其临床应用。因此，目前评价结节病活动性最好的方法仍然是采取临床观察为主，包括疾病发作的方式、症状恶化或持续存在、皮肤损害的变化，并结合胸部影像和肺功能的改变。

（一）血管紧张素转换酶

结节病患者血清血管紧张素转化酶（serum angiotensin converting enzyme，SACE）水平增高在 1975 年由 Lieberman 首先报道，并在以后的研究中得到了证实。ACE 主要来源于肉芽肿的类上皮细胞，因此血清 ACE 水平反映肉芽肿的负荷，与结节病累及的广泛程度以及肉芽肿的数量相关，可以作为反映结节病活动的生化指标。不同结节病队列显示的血清 ACE 对结节病诊断的敏感性为 41%～100%，特异性为 83%～99%。但血清 ACE 增高也可见于其他情况，如慢性肾脏功能衰竭、石棉沉着病、硅沉着病、铍病、结核、深部真菌感染、麻风病、甲状腺功能亢进、戈谢病等。因此，血清 ACE 增高对于结节病不是一个敏感和特异的生化指标，在结节病的诊断中已经不再具有价值[59]。

急性结节病或 Löfgren 综合征，呈现高度活动，血清 ACE 水平高，预后也好，通常不需要糖皮质激素治疗。进一步研究发现在病情恶化患者和改善患者的初始 ACE 水平没有差异。因此活动或 ACE 水平与预后无关，ACE 水平增高也不意味着一定需要应用糖皮质激素治疗。这样，单

独血清 ACE 水平在结节病的活动性判断或治疗决策方面也缺乏足够的敏感性和特异性。血清 ACE 水平受 ACE 基因型的影响，通过 ACE 基因型校正的血清 ACE 水平是否能更敏感或准确地评估结节病的活动和预后是值得研究的问题。

（二）可溶性白介素 -2 受体

血清可溶性白介素 -2 受体（soluble interleukin-2 receptor，sIL-2R）反映 T 细胞的活动，结节病有肺外脏器受累时伴随着血清 sIL-2R 增高，提示血清 sIL-2R 可能是监测结节病活动和病情严重程度的指标。

第四节　肺结节病治疗的相关问题

一、结节病是否需要治疗

结节病的临床表现、自然病程与预后以及对干预治疗的反应都不完全一样。60%～70% 的结节病患者可以自然缓解，而慢性病程仅占 10%～30%。近半数患者没有症状，不需要针对控制症状的治疗。20%～67% 的门诊患者被认为病情较重需要开始就实行系统治疗[14, 60]。1/3 的患者胸片显示有肺实质病变但是没有症状，经过半年的观察，近半数胸部影像自发改善[61]。然而，对于无症状但胸片显示有肺实质浸润的结节病患者，有研究证实治疗能改变他们的自然病程。因此，结节病是否需要治疗也是学者持续争议的问题。

Gibson 等[61]完成的多中心研究收集了有肺部浸润的肺结节病患者 149 例，入选研究后前 6 个月观察发现 33 例因为症状需要接受泼尼松治疗，58 例显示胸部影像自发吸收。将 58 例在 6 个月观察期间无症状但肺部影像无吸收的患者分配到两个不同的治疗组，随访观察 5 年。长期激素治疗组 27 例，接受泼尼松治疗至少 18 个月；选择性治疗组 31 例，只是在症状或肺功能恶化时使用，实际上只有 6 例接受激素治疗。Hunninghake 等[60]对 91 例过去没有接受治疗的结节病患者进行前瞻性研究，激素治疗只限于出现肺功能损害加重或严重肺外脏器累及的患者，根据入选标准，36 例采取激素治疗，疗程 1 年，其中 22 例保持稳定，16 例临床改善；55 例没有治疗，其中只有 8 例病情加重需要激素治疗，而且治疗反应很好。

这些研究提示治疗可以改善结节病患者的病情或自然预后，但也提示对于结节病患者可以采取观察等待，出现症状或肺功能损害加重时再采取治疗。肺纤维化、合并肺动脉高压、心脏结节病、神经系统结节病以及多脏器受累是结节病预后不良的因素[62-63]。因此，在做出关于结节病的治疗决定时，通常需要考虑下列问题：该患者有症状吗？症状可以通过局部治疗控制吗？有无自发缓解可能性？患者是否显示有重要脏器功能受损或生命危险？患者是慢性病程或有可能转变为慢性？患者是否有药物治疗的相对或绝对禁忌证？故而结节病的治疗需要根据临床表现、受累部位及其严重程度、治疗可能的获益、患者治疗意愿以及基础疾病，制定个体化治疗方案，以改善临床症状、降低器官功能受损、减少复发、提高生活质量及延长生存期。

二、糖皮质激素应用的合理性与临床应用指征

相对于其他药物，糖皮质激素是治疗结节病的首选。激素能够抑制炎症反应，从而减轻结节病患者的症状，促进肺部影像吸收，改善肺功能。自从 20 世纪 50 年代初开始应用到结节病的治疗并取得一定的临床效果后[64]，相继有一系列临床研究观察了激素治疗结节病的疗效，但只有少数几个研究是随机对照试验（RCTs），而且试验设计也存在一些缺陷，入选或排除标准不一，观察时间相对较短或不一致，缺乏严格的质量控制，结果也不完全一致。Paramothayan 等[65]通过系统回顾分析证实了口服糖皮质激素治疗 6～24 个月可以促进结节病的肺部影像吸收，但对肺活量和弥散量的改善程度很小。一个由 Pietinalho[66] 等在芬兰完成的随机双盲安慰剂对照的多中心研究，共纳入 149 例（Ⅰ期 79，Ⅱ期 70）结节病患者（肺功能多正常），治疗组口服泼尼松 3 个月，随后 15 个月每天吸入布地奈德 800μg，2 次 /d，安慰剂组口服安慰剂后，吸入安慰剂。18 个月后开放随访至 5 年，结果发现 18 个月和 5 年后治疗组的 FVC 和 DL_{CO} 优于安慰剂组，安慰剂组有更多的复发需要激素治疗。尽管如此，由于结节病有自然缓解倾向，对糖皮质激素的应用指征、最佳剂量和疗程，对预后的影响等问题还存在着争论，

有待随机对照的前瞻性研究结果的引导。

对于结节病患者，目前推荐系统使用糖皮质激素治疗的适应证包括：①生命或视力受到威胁的脏器受累，如心脏、中枢神经系统或眼部受累；②持续性高钙血症，持续性肾功能不全，严重的肝功能障碍伴门静脉高压或黄疸、脾大或脾功能亢进，严重的乏力和消瘦，皮肤损害或慢性肌病。对于结节病的肺部损害：当出现咳嗽、呼吸困难、胸痛等呼吸系统症状，肺功能障碍严重或逐渐恶化，影像学表现加重时，需要糖皮质激素治疗。治疗肺结节病时，泼尼松的初始剂量为 20～40mg/d，2～4 周后逐渐减量，5～10mg/d 维持 12 个月或以上。停药后的复发率为 16%～74%。对于有复发倾向的患者，应该适当增加糖皮质激素的剂量。有心脏或神经系统损害时往往使用较高的初始剂量，通常采用 1mg/（kg·d）。考虑到激素应用过程中的一些副作用，激素应用必须在评价效益和风险的同时遵从个体化原则。

吸入激素的治疗可以降低气道高反应，减轻咳嗽、气短等呼吸系统症状，尤其适用于气管镜下表现为支气管黏膜多发结节，且不需要给予全身激素治疗的胸内结节病患者。

三、应用细胞毒性药物需要注意的问题

对于结节病患者，目前认为在出现下列情况时可以考虑使用细胞毒性药物，以降低糖皮质激素的剂量，取得更好的治疗效果。①结节病患者不能耐受激素治疗或出现严重副作用；②存在激素抵抗，泼尼松维持量大于 15mg；③慢性结节病复发，病程大于 2 年，停用激素后复发 2 次以上；④肺外损害。然而，并没有足够依据支持免疫抑制剂或细胞毒性药物如甲氨蝶呤等治疗结节病有效，而且可以产生严重的副作用，只有小样本研究显示甲氨蝶呤可能减少激素的用量。因此，综合比较既往关于细胞毒性药物的研究结果，在评价安全性和疗效后，推荐使用甲氨蝶呤，甲氨蝶呤治疗可以改善结节病的不同脏器受累症状，常规剂量为每周 10～25mg，同时补充叶酸，通常需要使用到 6 个月以上显示出治疗效果，而且需要密切监测毒性反应，尤其是有肾功能损害时不建议使用。急性毒性作用包括白细胞减少、胃肠道症状、黏膜溃疡，这些具有剂量相关性。慢性

毒性作用包括肝脏毒性、肺脏毒性和致畸性。其次，可以选用硫唑嘌呤，$2\sim3mg/(kg\cdot d)$，最大剂量150mg/d。一个回顾性队列研究发现甲氨蝶呤和硫唑嘌呤对于降低激素用量和改善肺功能具有相同效果，但是硫唑嘌呤组发生感染的频率更高（35% vs 18%，$p=0.01$）[67]。也可联合吗替麦考酚酯或来氟米特来降低激素用量。氯喹或羟氯喹可以用于结节病伴皮肤累及或高钙血症者。

四、肿瘤坏死因子抑制剂治疗结节病的前景

系列实验与临床研究证实 TNF-α 在结节病的发病与肉芽肿形成中起着非常重要的作用，抑制 TNF-α 可能会对结节病有治疗效果。己酮可可碱被证实可以抑制结节病患者的肺泡巨噬细胞产生 TNF-α。1997 年 Zabel 等[68]报道了己酮可可碱 $25mg/(kg\cdot d)$ 治疗进展期结节病，可以使多数病例得到改善或稳定，起到节省激素剂量或替代激素的作用，但这是一个小样本的非随机对照试验，其结果的可靠性还没有充分资料证实。随着分子生物学的发展，一些针对 TNF-α 的靶向生物治疗制剂也不断出现，如依那西普（Etanercept）和英夫利昔单抗（Infliximab）等，临床研究证明这些药物在类风湿关节炎和强直性脊柱炎等风湿免疫性疾病的治疗中已经显示出较好的前景。但是由于其高治疗失败率，一个应用依那西普治疗进展性肺结节病的小样本Ⅱ期试验被提前终止[69]。英夫利昔单抗的试验结果则相对比较乐观，英夫利昔单抗可以中和 TNF-α，阻止其与细胞表面的 TNF-α 受体结合，抑制 TNF-α 的作用。Baughman 等[70]于 2006 年报告了美国和欧洲结节病研究组关于 Infliximab 治疗伴有肺脏损害的慢性结节病患者的随机对照的临床试验结果，该研究是多中心、随机、双盲、安慰剂对照的Ⅱ期临床试验，来自美国和欧洲 34 个研究中心的 138 名患者按照 1∶1∶1 的比例随机入选安慰剂组、3mg/kg Infliximab 组和 5mg/kg Infliximab 组。三组患者分别于 0、2 周、6 周、12 周、18 周和 24 周通过静脉注射接受安慰剂或不同剂量的 Infliximab 治疗。观察期限为 52 周。研究的主要终点是第 24 周 FVC 占预计值百分比较基线的变化值。次要终点包括圣乔治呼吸问卷（SGRQ）总分、6min 步行试验、Borg 呼吸困难评分，伴有皮肤损害对治疗有反应的患者比例。结果显示，133（95%）名患者完成该项试验。在治疗第 24 周时，Infliximab（3mg/kg 或 5mg/kg）治疗组患者 FVC 的预计值百分比较基线水平平均增高 2.5%，而安慰剂组没有变化（$p=0.038$）。Infliximab（3mg/kg）组 FVC 占预计值% 较基线水平增高 2.8%（与安慰剂组相比，$p=0.041$），与 Infliximab（5mg/kg）组的变化值 2.2%（与安慰剂组相比，$p=0.116$）相似。Infliximab 治疗组与安慰剂组相比，次要终点（SGRQ 总分、Borg 呼吸困难评分、6min 步行试验）均无显著性差异。经统计学预测分析，病情越重的结节病患者应用 Infliximab 治疗可能受益越大。Infliximab 治疗组与安慰剂组相比副作用的总发生率相当，大多数患者对 Infliximab 耐受良好，其中有 4/91（4.4%）名患者发生肺炎。Infliximab 治疗组肺炎的发生率较高，应用 infliximab 存在一定的风险，还需要进一步研究评价其疗效、毒性以及适当的用法，因此目前不推荐作为治疗肺结节病的常规治疗药物。如果不能耐受英夫利昔单抗可以考虑阿达木单抗（Adalimumab）[69]。

总之，结节病是易感个体受一个或多个抗原刺激诱发的一种多系统发生的肉芽肿性疾病，临床表现无特征性，诊断还是依靠临床、影像和病理，并除外其他原因的肉芽肿性疾病，治疗需要个体化决策，因此，结节病是极富有挑战性的疾病，无论病因与发病机制，还是诊断与治疗都需要进一步研究。

（代华平）

参 考 文 献

[1] Hunninghake G W，Costabel U，Ando M，et al. Statement on sarcoidosis. American Thoracic Society/European Respiratory Society/World Association of Sarcoidosis and other Granulomatous Disorders. Am J Respir Crit

Care Med，1999，160：736-755.

[2] Spagnolo P，Rossi G，Trisolini R，et al. Pulmonary sarcoidosis. Lancet Respir Med，2018，6（5）：389-402.

[3] Patterson K C，Chen E S. The Pathogenesis of Pulmonary Sarcoidosis and Implications for Treatment. Chest，2018，153（6）：1432-1442.

[4] Sharma. Definition and history of sarcoidosis//Sarcoidosis. Wouters E.F.M，Eur Respir Mon. 2005，32：1-12.

[5] Rybicki B A，Iannuzzi M C，Frederick M M，et al. Familial aggregation of sarcoidosis. A case control etiologic study of sarcoidosis（ACCESS）. Am J Respir Crit Care Med，2001，64：2085-2091.

[6] Judson M A，Costabel U，Drent M，et al. TheWASOG Sarcoidosis Organ Assessment Instrument：An update of a previous clinical tool. Sarcoidosis Vasc Diffuse Lung Dis，2014，31：19-27.

[7] Crouser E D，Maier L A，Wilson K C，et al. Diagnosis and Detection of Sarcoidosis An Official American Thoracic Society Clinical Practice Guideline. Am J Respir Crit Care Med，2020，201：e26-e51.

[8] 缪景智. 结节病. 北京：科学技术文献出版社，2003.

[9] 中华医学会呼吸病学分会间质性肺疾病学组，中国医师协会呼吸医师分会间质性肺疾病工作委员会. 中国肺结节病诊断和治疗专家共识，中华结核和呼吸杂志，2019，49：685-694.

[10] Du Bois R M，Beirne P A，Anevlavis S E. Genetics. Eur Respir Mon，2005，32：64-81.

[11] Schurmann M，Lympany P，Reichel P，et al. Familial sarcoidosis is linked to the major histocompatibility complex region. Am J Respir Crit Care Med，2000，62：861-864.

[12] Schurmann M，Reichel P，Muller-Myhsok B，et al. Results from a genome-wide search for predisposing genes in sarcoidosis. Am J Respir Crit Care Med，2001，164：840-846.

[13] Valentonyte R，Hampe J，Huse K，et al. Sarcoidosis is associated with a truncating splice site mutation in BTNL2. Nat Genet，2005，37：357-364.

[14] Baughman R P，Culver D A，and Judson M A. A Concise Review of Pulmonary Sarcoidosis. Am J Respir Crit Care Med，2011，183（5）：573-581.

[15] Inaoka P T，Shono M，Kamada M，et al. Host-microbe interactions in the pathogenesis and clinical course of sarcoidosis. J Biom Sci，2019，26：45

[16] Moller D R，Rybicki B A，Hamzeh N Y，et al. Genetic，Immunologic，and Environmental Basis of Sarcoidosis.

Ann Am Thorac Soc，2017，14（Supplement_6）：S429-S436.

[17] Culver D A，Judson M A. New advances in the management of pulmonary sarcoidosis. BMJ，2019，367：l5553.

[18] Iannuzzi M C，Rybicki B A，Teirstein A S. Sarcoidosis. N Engl J Med，2007，357：2153-2165.

[19] Valeyre D，Prasse A，Nunes H，et al. Sarcoidosis. Lancet，2014，383：1155-1167.

[20] Seitzer U，Swider C，Stuber F，et al. Tumour necrosis factor alpha promoter gene polymorphism in sarcoidosis. Cytokine，1997，9：787-790.

[21] Grutters J C，Sato H，Pantelidis P，et al. Increased frequency of the uncommon tumor necrosis factor -857T allele in British and Dutch patients with sarcoidosis. Am J Respir Crit Care Med，2002，165：1119-1124.

[22] Maliarik M J，Rybicki B A，Malvitz E，et al. Angiotensin-converting enzyme gene polymorphism and risk of sarcoidosis. Am J Respir Crit Care Med，1998，158：1566-1570.

[23] McGrath D S，Foley P J，Petrek M，et al. Ace gene I/D polymorphism and sarcoidosis pulmonary disease severity. Am J Respir Crit Care Med，2001，164：197-201.

[24] Brown S T，Brett I，Almenoff P L，et al. ACCESS Research Group. Recovery of cell wall-deficient organisms from blood does not distinguish between patients with sarcoidosis and control subjects. Chest，2003，123：413-417.

[25] Drake W P，Pei Z，Pride D T，et al. Molecular analysis of sarcoidosis and control tissues for Mycobacteria DNA. Emerg Infect Dis，2002，8：1328-1335.

[26] Gazouli M，Ikonomopoulos J，Koundourakis A，et al. Characterization of Mycobacterium tuberculosis complex isolates from Greek patients with sarcoidosis by spoligotyping. J Clin Microbiol，2005，43：4858-4861.

[27] Esteves T，Aparicio G，Garcia-Patos V. Is there any association between sarcoidosis and infectious agents？a systematic review and meta-analysis. BMC Pulm Med，2016，16（1）：165.

[28] Jiang D，Huang X，Geng J，et al. Pulmonary Fibrosis in a Mouse Model of Sarcoid Granulomatosis Induced by Repeated Challenge with Propionibacterium acnes. Oncotarget，2016，7（23）：33703-33714.

[29] Becker A，Vell G，Galata V，et al. The composition of

the pulmonary microbiota in sarcoidosis - an observational study. Respir Res, 2019, 20: 46

[30] Newman L S, Rose C S, Bresnitz E A, et al. ACCESS Research Group. A Case Control Etiologic Study of Sarcoidosis: Environmental and Occupational Risk Factors. Am J Respir Crit Care Med, 2004, 170: 1324-1330.

[31] Ten Berge B, Paats M S, Bergen I M, et al. Increased IL-17A expression in granulomas and in circulating memory T cells in sarcoidosis. Rheumatology (Oxford), 2012, 51: 37-46.

[32] Facco M, Cabrelle A, Teramo A, et al. Sarcoidosis is a Th1/Th17 multisystem disorder. Thorax, 2011, 66: 144-150.

[33] Ramstein J, Broos C E, Simpson L J, et al. IFN-gamma-producing T-helper 17.1 cells are increased in sarcoidosis and are more prevalent than T-helper type 1 cells. Am J Respir Crit Care Med, 2016, 193: 1281-1291.

[34] Karakaya B, Kaiser Y, van Moorsel C H M, et al. Löfgren's Syndrome: Diagnosis, Management, and Disease Pathogenesis. Semin Respir Crit Care Med, 2017, 38: 463-476.

[35] Siltzbach L. The Kveim test in sarcoidosis: a study of 750 patients. JAMA, 1961, 178: 476-482.

[36] Costabel U. Sarcoidosis: clinical update. Eur Respir J Suppl, 2001, 32: 56s-68s

[37] Reich J M, Brouns M C, O'Connor E A, et al. Mediastinoscopy in patients with presumptive stage I sarcoidosis. Chest, 1998, 113: 147-153.

[38] Nunes H, Uzunhan Y, Gille T, et al. Imaging of sarcoidosis of the airways and lung parenchyma and correlation with lung function. Eur Respir J, 2012; 40: 750-765.

[39] Oberstein A, vonZitzewitz H, Schweden F, et al. Non-invasive evaluation of the inflammatory activity in sarcoidosis with high-resolution computed tomography. Sarcoidosis Vasc Diffuse Lung Dis, 1997, 14: 65-72.

[40] Mana J, van Kroonenburgh M. Clinical usefulness of nuclear imaging techniques in sarcoidosis. Eur Respir Mon, 2005, 32: 284-300.

[41] Sobic-Saranovic D, Grozdic I, Videnovic-Ivanov J, et al. The utility of 18F-FDG PET/CT for diagnosis and adjustment of therapy in patients with active chronic sarcoidosis. J Nucl Med, 2012, 53: 1543-1549.

[42] Treglia G, Annunziata S, Sobic-Saranovic D, et al. The Role of 18F-FDG-PET and PET/CT in Patients with

Sarcoidosis: An Updated Evidence-based ReviewAcad Radiol, 2014, 21: 675-684.

[43] Soussan M, Augier A, Brillet P-Y, et al. Functional Imaging in Extrapulmonary Sarcoidosis FDG-PET/CT and MR Features. Clin Nucl Med, 2014, 39: e146Ye159.

[44] Meyer K C, Raghu G, Baughman R P, et al. An official american thoracic society clinical practice guideline: the clinical utility of bronchoalveolar lavage cellular analysis in interstitial lung disease. Am J Respir Crit Care Med, 2012, 185: 1004-1014.

[45] Costabel U, Zaiss A W, Guzman J. Sensitivity and speciality of BAL findings in sarcoidosis. Sarcoidosis, 1992, 9 (suppl. 1): 211-214.

[46] Winterbauer R H, Lammert J, Selland M, et al. Bronchoalveolar lavage cell populations in the diagnosis of sarcoidosis. Chest, 1993, 104: 352-361.

[47] Welker L, Jorres R A, Costabel U, et al. Prediictive value of BAL cell differentials in the diagnosis of interstitial lung disease. Eur Respir J, 2004, 24: 1000-1006.

[48] Ceuppens J L, Lacquet L M, Marien G, et al. Alveolar T-cell subsets in pulmonary sarcoidosis: correlation with disease activity and effect of steroid treatment. Am Rev Respir Dis, 1984, 129: 563-568.

[49] Baughman R P, Lower E E. The effect of corticosteroid or methotrexate therapy on lung lymphocytes and macrophages in sarcoidosis. Am Rev Respir Dis, 1990, 142: 1268-1271.

[50] Trisolini R, Baughman R P, Spagnolo P, et al. Endobronchial ultrasound-guided transbronchial needle aspiration in sarcoidosis: Beyond the diagnostic yield. Respirology, 2019, 24: 531-542

[51] Wong M, Yasufuku K, Nakajima T, et al. Endobronchial ultrasound: new insight for the diagnosis of sarcoidosis. Eur Respir J, 2007, 29: 1182-1186.

[52] Garwood S, Judson M A, Silvestri G, et al. Endobronchial ultrasound for the diagnosis of pulmonary sarcoidosis. Chest, 2007, 132: 1298-1304.

[53] Nakajima T, Yasufuku K, Kurosu K, et al. The role of EBUS-TBNA for the diagnosis of sarcoidosis: comparisons with other bronchoscopic diagnostic modalities. Respir Med, 2009, 103: 1796-1800.

[54] Gilman M J, Wang K P. Transbronchial lung biopsy in sarcoidosis: an approach to determine the optimal number of biopsies. Am Rev Respir Dis, 1980, 122: 721-724.

[55] Plit M L, Havryk A P, Hodgson A, et al. Rapid cytological analysis of endobronchial ultrasound-guided aspirates in sarcoidosis. Eur Respir J, 2013, 42: 1302-1308.

[56] Shorr A F, Torrington K G, Hnatiuk O W. Endobronchial biopsy for sarcoidosis: a prospective study. Chest, 2001, 120: 109-114.

[57] Vorselaars A D, Crommelin H A, Deneer V H, et al. Effectiveness of infliximab in refractory FDG PET-positive sarcoidosis. Eur Respir J, 2015, 46: 175-185.

[58] Vorselaars AD, Verwoerd A, van Moorsel C H, et al. Prediction of relapse after discontinuation of infliximab therapy in severe sarcoidosis. Eur Respir J, 2014, 43: 602-609.

[59] Chopra A, Kalkanis A, Judson M A. Biomarkers in sarcoidosis. Expert Rev Clin Immunol, 2016, 12: 1191-1208.

[60] Hunninghake G W, Gilbert S, Pueringer R, et al. Outcome of the treatment for sarcoidosis. Am J Respir Crit Care Med, 1994, 149: 893-898.

[61] Gibson G J, Prescott R J, Muers M F, et al. British Thoracic Society Sarcoidosis study: effects of long term corticosteroid treatment. Thorax, 1996, 51: 238-247.

[62] Kirkil G, Lower E E, Baughman R P. Predictors of mortality in pulmonary sarcoidosis. Chest, 2018, 153: 105-113.

[63] Walsh S L, Wells A U, Sverzellati N, et al. An integrated clinicoradiological staging system for pulmonary sarcoidosis: a case-cohort study. Lancet Respir Med, 2014, 2: 123-130.

[64] Siltzbach L E. Effects of cortisone in sarcoidosis: a study of thirteen patients. Am J Med, 1952, 12: 139-160.

[65] Paramothayan S, Jones P W. Corticosteroid therapy in pulmonary sarcoidosis: a systematic review. JAMA, 2002, 287: 1301-1307.

[66] Pietinalho A, Tukiainen P, Haahtela T, et al. Early treatment of stage II sarcoidosis improves 5-year pulmonary function. Chest, 2002, 121: 24-31.

[67] Vorselaars A D M, Wuyts W A, Vorselaars V M M, et al. Methotrexate vs azathioprine in second line therapy of sarcoidosis. Chest, 2013, 144: 805-812.

[68] Zabel P, Entzian P, Dalhoff K, et al. Pentoxifylline in the treatment of sarcoidosis. Am J Respir Crit Care Med, 1997, 155: 1665-1669.

[69] Utz J P, Limper A H, Kalra S, et al. Etanercept for the treatment of stage II and III progressive pulmonary sarcoidosis. Chest, 2003, 124: 177-185.

[70] Baughman R P, Drent M, Kavuru M, et al. Infliximab therapy in patients with chronic sarcoidosis and pulmonary involvement. Am J Respir Crit Care Med, 2006, 174: 795-802.

第十八章　急性呼吸窘迫综合征

急性呼吸窘迫综合征（acute respiratory distress syndrome，ARDS）是常见的呼吸急危重症，是造成高致残和致死率以及高社会经济负担的疾病。近些年，随着对其发病机制和病理生理的深入认识，以及呼吸支持治疗技术的改进，ARDS 诊治取得了长足进步，但依然面临严峻挑战。

第一节　急性呼吸窘迫综合征的定义与争议

急性呼吸窘迫综合征最早由 Asbaugh 和其同事在 1967 年提出，他们在 *Lancet* 上报道了一组手术后出现呼吸窘迫的患者，命名为成人呼吸窘迫综合征，有别于新生儿由于肺泡表面活性物质分泌不足导致的出生后呼吸窘迫。综合征的含义是目前发病机制还没有完全阐述，缺乏针对性治疗措施的一组临床症候群，仅为临床表型的描述。由于该综合征临床表现为严重难治性低氧血症，胸部影像表现为弥漫渗出性病变、肺容积缩小、顺应性下降等，曾先后被称为"湿肺、白肺、婴儿样肺"等[1]。随后发现不仅成人可出现该综合征，婴幼儿、儿童也可发生，尤其在肺部感染以后，且由于起病急，进展迅速，最终被正式命名为急性呼吸窘迫综合征。1994 年欧美共识会议首次完整地对 ARDS 的定义进行了阐述，如果符合氧合指数 $PaO_2/FiO_2 \leq 300mmHg$，结合 X 线双肺肺水肿征象，并排除左心衰导致的肺水肿，即可诊断急性肺损伤（acute lung injury，ALI），如果 $PaO_2/FiO_2 \leq 200mmHg$，则可诊断 ARDS[2]。随着对疾病认识的不断深入，治疗措施的不断进步，临床研究发现既往定义存在很大问题，由于定义的模糊和片面，导致临床研究时入选患者存在明显异质性，对死亡率的影响缺乏统一评价。2011年，欧洲急危重症病医学会在柏林召开会议，全

球危重病专家和呼吸病学家重新定义了 ARDS 诊断标准（表 18-1-1），把发病时间（1 周内发病）及呼气末正压（positive end-expiratory pressure，PEEP）水平纳入了评价体系，并根据 PaO_2/FiO_2 水平对 ARDS 进行了危重程度分级，删除了 ALI 的概念[3]。至此，在目前研究领域内，ARDS 的名称和定义逐渐得到公认，临床研究也在此定义下广泛开展。

表 18-1-1　急性呼吸窘迫综合征的柏林定义[3]

急性呼吸窘迫综合征	
时程	已知临床发病或呼吸症状新发或加重后 1 周内
胸部影像学[a]	双肺透亮度减低——不能完全用胸腔积液、肺不张或结节解释
水肿起源	无法用心力衰竭或体液超负荷完全解释的呼吸衰竭。如果不存在危险因素，则需要进行客观评估（如超声心动图）以排除静水压升高型肺水肿
氧合[b]	
轻度	$200mmHg < PaO_2/FiO_2 \leq 300mmHg$，PEEP 或 $CPAP \geq 5cmH_2O$[c]
中度	$100mmHg < PaO_2/FiO_2 \leq 200mmHg$，$PEEP \geq 5cmH_2O$
重度	$PaO_2/FiO_2 \leq 100mmHg$，$PEEP \geq 5cmH_2O$

注：CPAP. 持续气道正压通气；FiO₂. 吸入氧浓度分数；PaO₂. 动脉氧分压；PEEP. 呼气末正压。

[a] 胸片或 CT 扫描

[b] 如果海拔大于 1 000m，需通过以下方式校正：[PaO_2/FiO_2（大气压 /760）]。

[c] 在轻度急性呼吸窘迫综合征患者，可能为无创通气。

当然，柏林定义一发表，也引起了部分学者质疑，说明目前定义还存在不足，如对没有使用 PEEP 的患者如何界定，没有血气分析的场所如何诊断 ARDS，心衰合并 ARDS 如何判定等，有待于进一步完善。ARDS 定义的变迁不仅反映出学术界对 ARDS 的认识是动态和逐步深入的，也反

映了 ARDS 本身病理生理的复杂性。相信 ARDS 的定义会日臻完善，柏林定义能否进一步促进临床研究的入选和疗效评价，仍需要更多观察。

第二节 流行病学与危险因素

ARDS 发病率缺乏全球统计资料，目前相对全面的流行病学资料来源于美国。1999—2000 年美国 ARDS 发病人数为 19 万[4]，2005 年估计年发病率约 58/100 000。2011 年一项在美国 Olmsted 区域 8 年连续随访的流行病学调查结果显示，ARDS 的发病率从最初的 82.4/100 000 降至 38.9/100 000[5]，这与全球 ARDS 的发病率及死亡率下降一致，可能与早期广泛使用无创通气、保护性肺通气策略、院内感染发病下降等有关。国内尚无大规模的流行病学调查资料。一些区域性的 ARDS 流行病学研究结果提示国内 ARDS 的发病率与国外类似。一项 1998—2003 年纳入北京 8 个 ICU 的回顾性研究发现，因 ARDS 而收入 ICU 的比例为 4.5%，病死率在 22%～100% 之间，显示出各个 ICU 之间病死率存在极大差别。2004 年上海地区的一项调查发现 ARDS 年发病率约占 ICU 患者的 2%，死亡率则高达 70%。一项全国 25 个儿科 ICU 的流行病学调查显示，所有收治于 ICU 的患儿中 ARDS 占 1.4%，病死率 61.1%。按照中国和欧美国家整体 ARDS 患病率和病死率的初步估算，我国每年有 67 万 ARDS 患者[6]。

从全球范围看，到 1994 年欧美共识会议之前，ARDS 的整体病死率逐步下降，但 1994 年后至今仍波动在 40%～50%，而某些医学中心，尤其是参与 ARDSnet 临床试验的医学中心，总体病死率出现下降趋势。

ARDS 的危险因素可分为发病和死亡的危险因素（表 18-2-1）。1994 年美欧共识将 ARDS 的危险因素分为直接损伤因素（原发于肺部，直接对肺造成损伤的因素）和间接损伤因素（原发于肺外，通过急性全身炎症反应引发 ARDS）两类。直接损伤因素如肺炎、误吸、肺挫伤、脂肪栓塞、溺水、再灌注损伤等；间接损伤因素则有脓毒症、重度创伤（多发伤）、休克、急性胰腺炎、心肺分流、弥散性血管内凝血、烧伤、输血等。

表 18-2-1 ARDS 相关危险因素

1. 感染	细菌（多为革兰氏阴性需氧杆菌和金黄色葡萄球菌） 真菌和肺孢子菌 病毒 分枝杆菌 立克次体
2. 吸入	胃酸 溺水 碳氢化合物和腐蚀性液体
3. 创伤（通常伴有休克或多次输血）	软组织撕裂 烧伤 头部创伤 肺挫伤 脂肪栓塞
4. 药物和化学品	阿片制剂 水杨酸盐 百草枯（除草剂） 三聚乙醛（副醛，催眠药） 氯乙基戊烯炔醇（镇静药） 秋水仙碱 三环类抗抑郁药
5. 弥散性血管内凝血（DIC）	血栓性血小板减少性紫癜（TTP） 溶血尿毒综合征 其他血管炎性综合征 热射病
6. 胰腺炎	
7. 吸入	来自易燃物的烟雾 气体（NO_2，NH_3，Cl_2，镉，光气，氧气）
8. 代谢性疾病	酮症酸中毒 尿毒症
9. 其他	羊水栓塞 妊娠物滞留体内 子痫 蛛网膜或颅内出血 白细胞凝集反应 反复输血 心肺分流

在直接损伤因素中，肺部感染占很大比例，细菌、病毒、真菌等肺炎均可能引起 ARDS，而且感染导致的 ARDS 病情较重、病死率较高，近年来流感病毒感染导致的重症肺炎和 ARDS 的发生率有上升趋势。Lew 等[7]首次分析了 199 例严重急性呼吸综合征（SARS）患者，发现 ALI/ARDS 的发病率为 23%。曾暴发的甲型 H1N1 流感中，13%～20% 的患者进入 ICU 治疗且大多数达到 ARDS 的

诊断标准,H1N1 在 2009—2010 年成为 ARDS 一个重要病因[8],2013 年 H7N9 禽流感导致的重症感染患者中,70% 存在 ARDS[9]。2019 年 12 月开始出现的新型冠状病毒病(COVID-19)早期的重症患者中有 17%～41.8% 发生了 ARDS[10-13]。除肺部感染以外,引起 ARDS 的常见直接损伤因素还包括误吸和肺挫伤。

间接损伤因素中,脓毒症则最为多见。其他肺外因素如创伤、多次输血、吸入易燃物烟雾等均被证实与 ARDS 的发生有强烈相关性。另外,一些不常见的危险因素,如骨髓及实体器官移植(包括抗排斥药物)、烧伤等也受到了关注。酗酒也是 ARDS 发生的危险因素之一。

研究认为,直接和间接因素所致的 ARDS 可能在致病机制、病理表现、呼吸力学以及对治疗的反应上均有差异。因而分析危险因素不仅有助于 ARDS 的预防和早期诊断,还可能在疾病个体化治疗方面有益。但由于危险因素筛选模型的严格定义,许多与 ARDS 发生有关的危险因素并未得到确证,这还有赖于进一步的流行病学研究。

遗传背景分析也提高了我们对 ARDS 的认识,有助于早期诊断与干预。10 余年来,借助单核苷酸多态性(SNP)、全基因组关联分析(GWAS)、基因组学和生物信息学、蛋白组学等手段,发现某些基因与 ARDS 的发病和死亡有相关性。针对血管紧张素转换酶(ACE)内含子 16 基因插入 / 缺失(I/D)基因型(DD,DI,II)的早期研究发现 DD 型与 ARDS 发病率和死亡率升高均相关,近期系统分析发现 DD 型主要与死亡率增高有关。内皮生长因子 VEGF +936CT 和 +936TT 型的人群对 ARDS 易感,且死亡率也较高[9]。凝血酶原复合物抑制剂 -1(PAI-1)4G 基因型高水平 PAI-1相关,与该类人群肺炎的发生及死亡率升高均密切相关[14]。在吸入性肺炎患者中,持续增高的血浆 PAI-1 可预示 ARDS 的发生。我们研究也发现肺泡灌洗液中 PAI-1 水平增高与铜绿假单胞菌肺炎的病死率及此类患者并发 ARDS 后病死率也密切相关。更大规模的 ARDSnet 数据也显示血液中高 PAI-1、低活化蛋白 C(APC)是 ARDS 的独立预后指标[15]。已发现与 ARDS 发生发展及预后相关的基因有 20 余种,这些基因的产物大多与炎症反应、细胞因子释放、凝血纤溶活性、肺血

管通透性有关,被认为参与 ARDS 的病理生理过程,未来也可能成为干预 ARDS 的潜在靶点。

某些生活习惯和慢性合并症与 ARDS 易感性相关。有研究随访一组脓毒症休克的患者,有糖尿病史患者 ARDS 的发病率偏低,提示糖尿病也许对 ARDS 的发生有保护作用。但新冠疫情相关研究发现糖尿病患者是新冠肺炎的易感人群,糖尿病患者合并新冠肺炎后发生 ARDS 的概率增高(HR 1.37,95% 置信区间 1.03～1.87),病死率也显著上升(HR 1.47,95% 置信区间 1.04～2.08)[16]。肥胖人群 ARDS 的发病率也会降低。相反,吸烟和酗酒的人群易发 ARDS。这些现象说明 ARDS 的发生发展可能与这些生活习惯或合并症有关,而这些患者长期服用药物的作用也不能完全除外。因此这些现象还需进一步证实,其背后隐含的机制也需进一步明确。

从临床研究入手追溯疾病早期的危险因素,寻找疾病发生发展的规律,是现代临床研究的方向,ARDS 的研究也不例外。既然是综合征,提示病因往往是多因素的,非单一因素可以解释和解决的,这是迄今为止对 ARDS 发病的总体认识。临床研究的优点是直接源于临床实践,其缺点是大部分的研究结果是相关性证明,得出的往往不是因果关系。但即使不是因果关系,这些相关性的研究结果为临床预后判断以及开发新的治疗措施提供了重要参考。围绕上述提及的基于遗传背景的研究,如 ACE、PAI-1 等,已经陆续有动物实验证实抑制 ACE、PAI-1 可以改善肺血管的通透性,改善肺损伤。

临床研究主要分为回顾性和前瞻性两大类,前瞻性又可以分为对列和随机对照。大多数的 ARDS 病因学和危险预后评价来源于回顾性研究,因此研究结果具有提示作用,但往往因果关系不确定。在前瞻性研究的基础上,尤其是在 ARDS 高危人群提前收集病史和标本,并对预后进行追踪,能更进一步探索 ARDS 的发病关键因素。

第三节　病因与发病机制

ARDS 经典的病理分期源于 1977 年 Bachofen 和 Weibel 的工作。按照疾病进展可以分为急性期(第一周,图 18-3-1)、亚急性期(7～14d)和慢

性期(两周以后)。急性期也被称为渗出期,主要表现为弥漫性肺泡水肿、出血、透明膜形成,炎症细胞聚集,肺泡上皮破坏脱落等。亚急性期也被称为增生期,主要表现为Ⅱ型肺泡增生,间质成纤维细胞及肌成纤维细胞增生。慢性期也叫纤维化期,表现为胶原纤维增生,小动脉肌层及固有层增厚,间质蜂窝样改变。实际上从临床角度出发,还可以继续进行更细地划分,包括 ARDS 前期、初始期、炎症反应期、危重期、缓解期和修复纤维化期。这样划分更有利于精细化临床治疗。

ARDS 的典型病理生理改变是肺毛细血管通透性增高导致的肺不均一性损伤和继之发生的肺间质和肺泡水肿(图 18-3-1,见文末彩图),存在肺泡上皮、肺毛细血管的屏障破坏,肺透明膜形成。

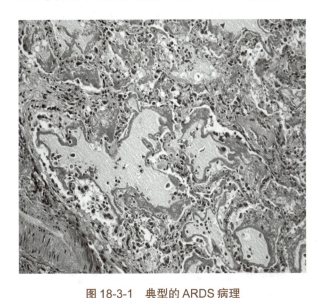

图 18-3-1　典型的 ARDS 病理
可见肺泡腔内透明膜,肺泡水肿,间质增厚,炎症细胞浸润,肺血管充血和出血

肺血管内皮细胞是一群异质性的具有多种功能和代谢活性的细胞。肺作为一个与外界相通的器官,其肺血管内皮细胞较一般内脏血管细胞承受更多的外来刺激,包括抗原、吸入颗粒、病原微生物等;而且肺循环具有低压高容特性及肺通气造成的间质压力变化,使肺微血管处于一个压力、容积、流速、完整性等各因素平衡的环境中。任何一方的偏向变化,尤其微血管通透性改变都可以显著改变肺的病理和病理生理状态,出现间质的水肿,肺泡水肿液聚集,严重影响气体交换。

肺损伤的核心之一是各种因素造成肺泡上皮及肺血管内皮形态和功能的变化,继之出现通透

性升高诱发不均一的肺血管渗出性变化。这一过程中有很多因素参与,包括肺微血管(主要是毛细血管)保护性因素的代偿和失代偿,炎症因子的释放,细胞肿胀,细胞损伤、凋亡、脱落,血管内凝血纤溶机制的紊乱,肺血管和循环内皮祖细胞的定植、分化、增生和内皮屏障的修复等,均参与损伤和修复的动态变化过程。表 18-3-1 列举了肺微血管屏障功能维护的主要因素。

表 18-3-1　导致肺血管内皮通透性增加和肺血管内皮保护的机制

肺血管内皮稳定因素	机制
Robo4-SLIT2	抑制 VEGF,增强钙黏蛋白表达,阻止细胞迁移
Ang-1	抑制 VEGF
微泡(micro vesicles)	细胞膜自我修复,生长因子释放
整合素(integrin)	固定细胞与基底膜
S1P	增强局部黏附分子,重排细胞间连接
脂联素(adiponectin)	脂联素具有抗炎活性,保护费血管内皮细胞
Prdx6,SOD	抗氧化自由基,保护内皮细胞膜和细胞器
活化蛋白 C (activated protein C)	减少细胞间裂隙
高分子量透明质酸 (HMW-hyaluronan)	通过小窝蛋白富集区紧密连接细胞
肺血管内皮通透性增高因素	**机制**
PAI-1	整合素激活内吞,细胞肌动蛋白激活
TLR-NFκB	释放细胞因子,激活
VEGF	细胞迁移爬行增强,血管再生,有时有保护作用
TF	启动外源性凝血途径
ACEⅡ	收缩血管,增加通透性
内皮素(endothelin-1)	收缩血管,增加通透性
NO	产生自由基

在急性肺损伤发生发展和转归过程中存在上述各因素的不同程度的反应和相互作用。

肺损伤早期,肺血管内皮细胞损害后出现肺血管通透性增加,血管内成分渗出,间质水肿(一般间质水肿超过 500ml),肺泡水肿。间质水肿一

且突破肺泡上皮屏障，出现肺泡水肿，肺的重量会迅速上升，而临床上由于肺泡水肿的出现，缺氧会迅速加重，肺泡陷闭，肺内分流增加，如果陷闭的肺泡不能很快张开，缺氧难以纠正，继之诱发多器官功能衰竭。随着肺血管和肺泡上皮通透性增强，炎症细胞（中性粒淋巴及单核细胞）迅速向肺内聚集，尤以中性粒细胞为著。炎症细胞动员、迁移、活化同时释放大量炎症因子和细胞因子、蛋白酶，包括上述组织因子及 PAI-1、TNF-α、IL-6、IL-8、MIP-2 等，进一步损害肺组织，同时激活凝血纤溶途径，早期出现高凝血症，肺血管内微血栓形成，加重肺内通气血流比失调，生理无效腔增加，氧合功能恶化。由于重力作用，渗出的液体聚集于重力依赖区，导致肺的上部过度通气，肺的底部和背部通气减少，出现通气血流比失调。肺部出现生理无效腔增加，分流增加，通气血流比失调以及弥散面积减少，弥散距离增加，这些病理生理改变的后果主要是氧合功能减退，出现低氧血症。加上患者肺顺应性减退，呼吸急促，呼吸肌耗氧增加，也进一步加重了低氧血症。（图 18-3-2）

由于肺泡上皮的破坏、通透性增加，肺泡内的液体转运从肺泡腔内转运到间质后，部分又反流到肺泡腔。临床研究发现肺泡液体转运强的患者预后较好，说明了两个问题，一是肺泡上皮的屏障功能破坏较少，二是主动的液体转运减轻了肺泡腔内液体的潴留，减少了肺泡生理无效腔，改善了氧合功能。

如果在急性渗出期和增生期，患者病情得到缓解，则出现肺血管内皮和肺泡上皮修复，肺间质内渗出液重吸收，渗出的纤维蛋白聚合物重新分解吸收，肺组织结构会出现重构，部分可遗留肺纤维化改变。

肺损伤的发生是复杂的过程。如果患者发生 ARDS 的病因是由于不同类型的感染，那么在肺内炎症反应、血管渗出水肿的同时，感染本身也参与了这个过程，如细菌毒素释放对肺血管和上皮屏障破坏、细菌入血、感染中毒性休克发生等。

机械通气相关的反复机械牵张对已经遭到损伤的肺血管内皮和肺泡上皮造成二次打击，加重肺损伤。因此在 ARDS 发病机制的研究中曾经出现过气压伤、容积伤、生物伤等概念，归根到底是 ARDS 发病的复杂性和多因素特性。

被证实与肺损伤和 ARDS 发病相关的多个信号传导通路包括 TLR-4、DAMP、PAMP、PI3K-AKT、NF-κB、RhoA- 整合素、Ang-Ⅰ、尼古丁受体 α7 等均可介导肺炎症反应，以及氧化自由基的产生等。针对上述作用机制也设计了多种细胞和动

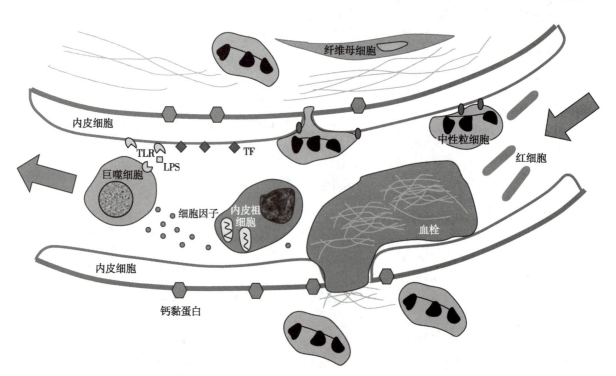

图 18-3-2　肺损伤时肺血管内外细胞、炎症因子、微血栓形成和血管外的纤维蛋白沉积

物的实验,在大多数动物实验中得到了阳性的实验结果。但基于动物实验的研究结果在临床试验中并未得到理想效果,基主要原因是 ARDS 动物模型与复杂的临床实际病理生理情况以及治疗措施存在较大差距。

第四节 临床诊断

ARDS 是一种临床综合征,诊断主要依据临床表现、胸部影像学检查和动脉血气分析(表 18-1-1)。

一、病史与临床征象

通常有相应危险因素,急性呼吸困难,呼吸急促(往往大于 25 次/min),严重者口唇发绀,神志改变,甚至昏迷。触觉语颤可有增强,叩诊肺实变征,肺部听诊可闻及湿啰音,双下肺为主。

二、实验室检查

根据 ARDS 发病因素的不同,实验室检查差异较大,存在感染时可出现中性粒细胞数上升,CRP 增高,在细菌感染时也可见 PCT 升高。部分患者肺水肿发展迅速时,可导致白蛋白漏出增加,短时间内可造成血白蛋白减低。全身和肺内渗出的增加可导致血细胞比容增高,这往往是全身毛细血管渗出、血容量减少的征象。肝功能可变现为肝酶短暂升高,肾功能提示肌酐及尿素氮升高。出现多器官功能衰竭时上述指标持续增高。

三、胸部放射影像检查

X 线或胸部 CT 可以判断肺水肿程度。由于床旁片的局限性,不易观察肺水肿的分布。

肺水肿主要有两种类型:毛细血管静水压增高导致的压力性肺水肿和毛细血管通透性增高导致的渗出性肺水肿。压力性肺水肿主要见于左心衰,而渗出性肺水肿主要见于 ARDS。临床上根据基础疾病和症状体征可以进一步区分。左心衰患者多有慢性心脏病史,端坐位呼吸困难,咳粉红色泡沫痰。影像学表现心影增大,肺水肿以肺门为主。而 ARDS 患者往往没有心影增大,肺水肿典型的表现为双侧弥漫性斑片状浸润影伴磨玻璃影,外带多受累,CT 上出现不均质性,早期间质水肿非重力依赖性分布,后期肺泡水肿往往出现重力依赖性分布。通过 CT 可以随访肺复张后的肺水肿程度及分布。(图 18-4-1)

四、床旁超声检查

由于 X 线和 CT 影像检查有辐射及设备的问题,临床不能频繁进行 X 线检查。B 型超声具有可移动性、安全、可反复检查的优势,并可以有效区分肺间质水肿、肺泡水肿、气胸、胸腔积液等,目前已经较广泛用于 ARDS 的肺水肿的监测和指导 PEEP 设置。B 超测定判断肺水肿程度和类型与 CT 检查有较好的相关性。同时,心脏超声也有利于判断心脏功能,帮助鉴别肺水肿的原因。

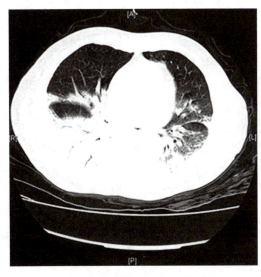
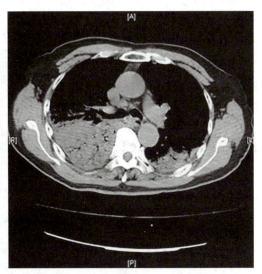

图 18-4-1 ARDS 患者胸部 CT

五、血气分析

早期往往表现为低氧血症，CO_2 偏低，出现呼吸性碱中毒，若缺氧不能纠正，pH 下降，出现呼吸性碱中毒和代谢性酸中毒；若继续加重，出现 CO_2 潴留，提示已经到了危重阶段。测定血气分析需要同时记录吸氧浓度和呼吸支持水平。

可通过床旁测定肺内分流、肺泡生理无效腔。ARDS 患者的分流往往大于 15%～20%，甚至 30% 以上。由于肺泡生理无效腔与患者预后相关，测定这些指标有利于对肺内病理生理的认识。ARDS 患者肺内生理无效腔可大于 0.5 甚至 0.6。

六、呼出气 CO_2 检测

呼出气 CO_2 的检测可用于判断肺内生理无效腔，肺的血流及机体的代谢。ARDS 时由于肺内病变或出现肺栓塞时潮气末 CO_2 降低，动脉 CO_2 分压增高，出现 VD/VT 的增加（正常 VD/VT 0.13～0.35）。在管道脱落时呼出气 CO_2 也出现降低。在寒战、发热、术前术后、疼痛、紧张时代谢增加，呼出气 CO_2 出现增高。

七、呼吸力学测定

ARDS 的呼吸力学检测包括呼吸系统顺应性、机械通气时的气道峰压、平台压平均压、驱动压、跨肺压、气道阻力、气道闭合压（P 0.1）等检测。这些参数的测定可以指导机械通气参数的设置。由于 ARDS 时肺实变，肺的顺应性降低。机械通气时，若容量控制通气，在正常潮气量时气道平台压、驱动压和平均压增高。目前 ARDS 的通气主张小潮气量通气，避免肺的过度扩张通过剪切力进一步损伤肺组织，引起及加重呼吸机相关肺损伤。通过测定呼吸频率、气道闭合压（P 0.1）和呼吸肌做功有助于判断撤机的合适时机。

八、血流动力学检查

正压通气与自主呼吸相比，对循环系统的影响较大，包括静脉回心血量、右心功能、前后负荷的变化。整体上正压通气可以改善氧合，但同时 PEEP 和正压通气的存在会影响心输出量的变化。ARDS 机械通气不是单纯考虑氧合的问题，还要综合机械通气对血流动力学的影响，评估对氧运

输的作用，尤其是患者合并休克、低血压或血容量不足的时候。利用肺动脉漂浮导管（现在临床应用也很少）和心脏超声可以评估右心功能的变化，还包括肺动脉压力、肺毛细血管楔压、肺血管阻力的变化等，还可以指导静脉补液。

早期通过染料稀释法测定肺水肿的程度，由于需要右心导管，操作复杂，目前临床应用较少。为区分肺水肿类型，在危重患者可进行右心导管检查，测定中心静脉压和肺动脉楔压，指导补液。

第五节　临床治疗进展

ARDS 治疗研究进展伴随着对其病理生理的逐步认识。近期对 ARDS 表型的研究提示 ARDS 可分为高炎症型和低炎症型两大类[17]。高炎症型指的是炎症因子释放导致血清浓度较高者，使用血管活性药物比例高，血清碳酸氢根离子浓度较低，往往合并脓毒症，其毛细血管的通透性较高，其病死率较高，预后较差，对 PEEP 的反应较差，这类患者过量补液出现病死率增加；低炎症型则是相反，各类炎症因子的水平较低，并发症较少。

ARDS 早期即观察到缺氧，但单纯吸氧并不能改善缺氧，进一步研究发现肺泡水肿和肺顺应性下降，机械通气因此很快用到临床。正压通气加上吸氧很快部分纠正了缺氧，也抢救了部分患者的生命，但后来发现 ARDS 的死亡率仍然较高，部分患者在机械通气短暂改善后又出现加重。20 世纪 70 年代出现的胸部断层扫描很快用于 ARDS 的研究，并发现 ARDS 的缺氧是由于通气 / 血流比例的失调、肺内损伤的不均匀、肺泡的陷闭等原因。由于重力影响，平卧的患者背部液体沉积，肺实变加重，而机械通气对此部分肺脏没有能够很好地扩张。因此提出了呼气末正压通气的通气策略。PEEP 的使用是 ARDS 治疗的一个里程碑，应用 PEEP 后不仅改善了通气血流比例失调，进而改善氧合，而且维持肺泡开放减轻了反复肺泡开合造成的剪切伤[18]。PEEP 到底要用到什么水平，在领域内也引起了争论，包括 ARDSnet 进行的 PEEP 水平的对照研究[19]。有学者提出了最佳 PEEP 的概念，认为理想的 PEEP 是位于压力 - 容积曲线下拐点上方 2cmH_2O 压力

（图 18-5-1）。但过高的 PEEP 可能对血流动力学造成不良影响。有学者提出了根据氧运输量来决定 PEEP 的大小。ARDSnet 协作组提出可以根据肺的病理生理变化和吸入氧浓度动态调节 PEEP，使得氧分压维持在 60mmHg 的最低 PEEP 水平。目前认为 PEEP 至少在 5～10cmH$_2$O 以上，肺复张手法时可以短时间（10～30 秒）内达到 30～40cmH$_2$O，由于有导致气胸的风险，以及改善氧合和降低病死率方面无确切证据，目前临床应用较少。目前尚未有研究明确证实不同的 PEEP 对死亡率的影响，但应用 PEEP 已经是治疗的常规。电阻抗成像（electrical impedance tomography，EIT）通过断面成像可协助 PEEP 的滴定和选择。

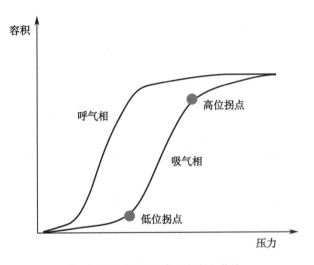

图 18-5-1　呼吸系统压力容积曲线

有关机械通气，除了 PEEP 的设置，另外一个就是潮气量的大小。根据肺容积损伤机制，降低机械牵张的幅度可以在改善氧分压的同时减少机械通气导致的肺损伤。因此 ARDSnet 协作组进行了一个较大规模的临床试验，证实了 6ml/kg 理想体重的潮气量较常规潮气量降低病死率 9% 左右[19]。这是首个治疗 ARDS 出现阳性结果的临床试验。围绕小潮气量通气，曾提出了允许性高碳酸血症概念[20]，但由于 CO$_2$ 分压升高出现肺血管阻力增加，目前已经不再允许出现。如果 ARDS 患者出现二氧化碳分压过高，可以采用 CO$_2$ 去除装置。机械通气最重要的是减少脆弱肺泡的过度牵张、容积伤、生物伤和"机械能"。可应用 EIT 技术协助滴定 PEEP，减少呼吸机相关肺损伤。

既然肺损伤分布不均匀，改善肺通气的位置，

如俯卧位通气，也许可以改善肺损伤。近期的一项研究发现俯卧位通气可以显著降低 ARDS 的病死率[21]。目前指南针对重度 ARDS（PaO$_2$/FiO$_2$＜150mmHg）患者均建议实行俯卧位通气，每天最好大于 18 小时，但实施的单位需要注意技术上的可行性和所在单位的条件、护理的能力等。近期的一些观察也发现，轻中度 ARDS 实施俯卧位通气对氧合也有改善作用，每天俯卧位通气时间尽量维持在 12 小时左右。

ARDS 患者低氧的主要病理生理基础是通气血流比例失调，因此有人提出吸入一氧化氮（NO）可以选择性扩张通气较好部位的肺血管来改善肺损伤，虽然部分临床研究提示可短暂改善氧合，但对于病死率没有显著的影响，目前并不推荐 ARDS 的治疗，只用于小儿的重症肺动脉高压和小儿的呼吸窘迫综合征的治疗[22]。

在机械通气的呼吸支持策略上，有关有创和无创通气的选择也存在争议。目前较为一致的看法是早期使用无创改善氧合对减少患者的机械做功是有益处的，但需要密切监测，在不能维持有效氧合时迅速转为有创机械通气。无创通气转为有创通气的指征把握非常重要，延误时机会增加 ARDS 的病死率。无创通气治疗 1～2 小时后如果低氧血症和全身情况得到改善，可以继续无创通气，否则需要改为有创机械通气。一旦无创通气失败，患者病死率高达 60%～70%。预测无创通气治疗 ARDS 失败的高危因素包括①年龄大于 58 岁；②感染性休克；③代谢性酸中毒；④病原学诊断不明；⑤外科术后并发急性肾功能不全和心肌梗死；⑥基础 PaO$_2$/FiO$_2$＜140mmHg；⑦无创正压通气（NPPV）治疗后 PaO$_2$/FiO$_2$＜175mmHg，呼吸频率＞25 次/min，pH＜7.37；⑧NPPV 时出现高通气需求，分钟通气量＞14L/min，潮气量＞500ml。大部分 ARDS 患者需要接受气管插管进行有创机械通气治疗，但需要注意的是呼吸机相关肺炎的发生。

机械通气的模式：一般以辅助通气、容量或压力控制为主，减少患者做功，减少氧耗。反比通气、气道压力释放通气、比例辅助通气、双水平气道正压通气等先后用于 ARDS 的治疗，疗效无显著差异。缺氧明显，人机配合欠佳时可考虑镇静，采用控制模式。

其他的通气策略，包括高频通气、液体通气等不同通气模式尚未有明确的证据可以降低ARDS的死亡率。

替代治疗如ECMO在ARDS患者可迅速改善氧合，完全或部分替代肺的功能，把机械通气的参数下调，让损伤的肺脏"休息"。在吸纯氧，PEEP高达20cmH$_2$O以上，还不能短时间内改善氧合时，PaO$_2$/FiO$_2$比值小于100mmHg超过24小时，需要应用ECMO，甚至加用血透和血滤的装置，在改善氧合的同时滤过炎症因子[23, 24]。但ECMO使用的时机需要在参照国内外专家共识的基础上个体化处理。一般情况下ECMO用于ARDS的挽救性治疗，但临床发现虽然可以短时间内改善缺氧的状况，却对病死率没有明显影响，而且费用昂贵。有限的临床使用发现早期应用ECMO预后较好，但如前所言，早期使用的机会并不常见。

除了机械通气和氧疗，ARDS的治疗还包括液体的出入量和电解质的平衡、蛋白的补充、营养的改善以及基础疾病的治疗等。在ARDS的渗出期，适当控制液体入量可以改善肺水肿的程度，减少机械通气时间。在较重的ARDS患者，如果出现蛋白丢失，合并休克，则需要积极补充白蛋白和扩容，改善脏器的循环功能。如果能够

建立合适的血流动力学监测，可以有效协助容量的调控。可以应用重症超声协助判断肺水肿和血容量，基本上在血流动力学稳定时尽量减少液体入量；在血流动力学不稳定时，保持有效血供尤其重要。回顾ARDS死亡的原因，大部分是多器官功能衰竭，因此，维持脏器功能稳定，尤其循环和肾脏功能在ARDS的治疗中不可忽视。ARDS的诊治流程如图18-5-2与图18-5-3所示。

皮质激素治疗肺损伤存在很大的争议[18]。有关糖皮质激素治疗ARDS的临床研究也有多项，目前系统综述并不支持激素降低ARDS死亡率的观点。在流感病毒导致的肺损伤和ARDS中，早期使用激素反而导致病死率上升，原因可能与流感或其他病毒感染早期，病毒复制为主，使用糖皮质激素不但看不到抑制炎症反应带来的治疗效果，反而因为抑制了淋巴细胞的功能，延长了病毒的复制时间，甚至引起后期病情的加重。目前认为在炎症暴发期，或病情由轻中度转至重度前窗口期内，小至中等剂量短疗程的皮质激素（0.5～1mg/kg，3～5d）使用可以改善肺内的炎症反应，减少转至重度的概率，在ARDS的患者可改善ARDS的症状，更具体的应用时间和强度、适用的临床类型等还需要积累更多的循证医学研究证据。新冠肺炎期间，使用小剂量糖皮

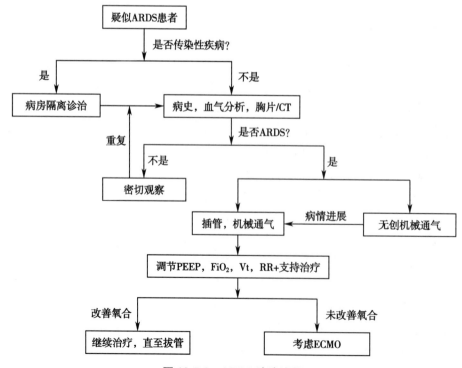

图18-5-2 ARDS诊治流程

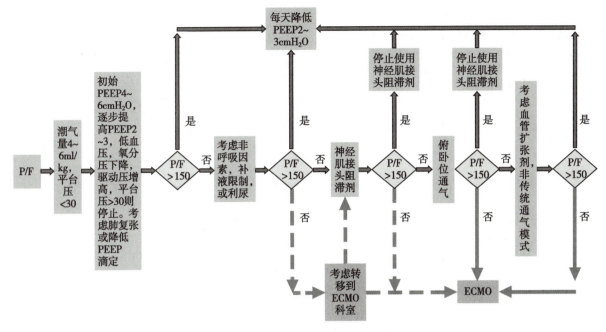

图 18-5-3　重症 ARDS 治疗流程图 - 兼顾改善氧合及生存

质激素（甲强龙，地塞米松等）治疗症状较重的 COVID-19 患者尤其是并发 ARDS 的患者可降低其病死率[25-27]。病毒性感染尤其是 COVID-19 的患者，在血中 D- 二聚体升高时，如果没有特别禁忌证，建议给予低分子肝素或普通肝素抗凝治疗。药物治疗中非甾体抗炎药、抗氧化药物、前列环素、抗内皮素、抗 IL-6、TNF-α 等，到目前为止尚未能有效降低死亡率，目前不推荐临床上使用。

第六节　目前治疗的困境与原因

谈到 ARDS 的治疗，在其 50 余年的研究过程中，先后经历了几个历史阶段，包括氧疗、机械通气、PEEP、保护性肺通气等。ARDS 的治疗往往伴随着对本病病理生理的深刻认识。到目前为止，已经认识到肺血管通透性增加、炎症因子释放失控、氧化自由基大量产生、炎症细胞肺内聚集和活化、凝血纤溶平衡紊乱、肺泡上皮脱落、肺泡液体清除功能受抑制、肺内分流增加、机械通气的剪切伤等都参与了肺损伤以及后期的肺纤维化的病理生理过程。因此，在这一复杂的系统中，最关键的因素和信号转导通路还没有发现，单纯作用于某一靶点的药物和治疗措施不太可能逆转 ARDS 发生和发展的趋势。另外，目前实验室所用的动物模型，包括磷酸脂多糖（LPS）、细

菌、油酸、大潮气量机械通气、盐酸吸入、腹腔感染、高氧吸入、博来霉素肺内滴入等，在模拟临床 ARDS 尚且存在各自的局限性。因此，动物实验与临床应用仍存在一定距离。除此之外，ARDS 死亡的原因主要是多器官功能衰竭，包括肾功能、肝功能、血液系统、神经系统等。即使保住了肺的功能，如果其他脏器的衰竭不可逆转，最后导致的还是死亡。因此，ARDS 的治疗不单纯是呼吸衰竭的治疗，而是 ICU 内重症监护的治疗，需要有一个全局的观念，成功的 ARDS 的抢救与机械通气的选择和实施、抗生素的选择、液体出入量的控制、基础疾病的治疗等都有重要的关系。ARDS 是需要动态观察，综合处理。

不过，我们对 ARDS 的治疗也要有信心。这几年来有关 ARDS 的治疗出现了许多新的方法，其中有较多具有相当的治疗前景。

既然 ARDS 的核心病理改变是炎症反应的失控和肺血管内皮和肺泡上皮屏障功能的损害，兼顾上述的病理生理改变并且可修复屏障的损伤是研究的方向，如干细胞和上皮生长因子 KGF。干细胞不仅可以调控炎症反应的强度；还可以释放生长因子促进内皮和上皮的修复；分泌抗微生物多肽，参与细菌的灭活；直接促进免疫细胞的吞噬；改善血管内的高凝状态；通过转移线粒体促进肺泡上皮的修复等多位点多靶向的作用。正

因为其作用的广泛性,修复组织的强大功能,以及肺损伤修复本身即是依靠肺内干细胞的增生来完成,因此干细胞治疗肺损伤和 ARDS 有非常光明的应用前景。到目前为止,干细胞(不管动物来源的还是人体来源的)在各种肺损伤的动物模型中都显示出降低肺损伤程度、改善生存的作用。目前经 FDA 批准,首例干细胞治疗 ARDS 的临床研究已经完成,预计 2～3 年内即可获知干细胞治疗 ARDS 的疗效,KGF 也具有强大的修复作用[28-31],由于 KGF 在动物实验中大多是预先给药,在损伤后给药的作用尚需观察。目前 KGF 治疗肺损伤和 ARDS 的临床研究已经进入Ⅱ期,期待近年内会有明确的结论。

（宋元林）

参 考 文 献

[1] Ashbaugh D G, Bigelow D B, Petty T L, et al. Acute respiratory distress in adults. Lancet, 1967, 2(7511): 319-323.

[2] Bernard G R, Artigas A, Brigham K L, et al. The American-European Consensus Conference on ARDS: definitions, mechanisms, relevant outcomes, and clinical trial coordination. Am J Respir Crit Care Med, 1994, 149(3 pt 1): 818-824.

[3] Acute Respiratory Distress Syndrome: The Berlin Definition of ARDS. JAMA, 2012, 307(23): 2526-2533.

[4] Rubenfeld G D. Incidence and outcomes of acute lung injury. N Engl J Med, 2005, 353(16): 1685-1693.

[5] Malinchoc M, Car tin- Ceba R, Venkata C V, et al. Eight-year trend of acute respiratory distress syndrome: a population- based study in Olmsted County, Minnesota. Am J Respir Crit Care Med, 2011, 183(1): 59- 66.

[6] Song Y L, Xu F, Seeley E, et al. Acute Respiratory Distress Syndrome: Emerging Research in China. Am J Respir Critical Care Medicine, 190(10): 1090-1092, 2014.

[7] Lew T W, Kwek T K, Tai D, et al. Acute respiratory distress syndrome in critically ill patients with severe acute respiratory syndrome. JAMA, 2003, 290(3): 374-380.

[8] Gao H N, Lu H Z, Cao B, et al. Clinical Findings in 111 Cases of Influenza A(H7N9)Virus Infection. N Engl J Med, 2013, 368(24): 1-9.

[9] Zhai R, Gong M N, Zhou W, et al. Genotypes and haplotypes of the VEGF gene are associated with higher mortality and lower VEGF plasma levels in patients with ARDS. Thorax, 2007, 62(8): 718-722.

[10] Wang D. Clinical Characteristics of 138 Hospitalized Patients With 2019 Novel Coronavirus-Infected Pneumonia in Wuhan, China. JAMA, 2020. 323(11): 1061-1069.

[11] Zhou F. Clinical course and risk factors for mortality of adult inpatients with COVID-19 in Wuhan, China: a retrospective cohort study. The Lancet, 2020, 395(10229): 1054-1062.

[12] Chen N. Epidemiological and clinical characteristics of 99 cases of 2019 novel coronavirus pneumonia in Wuhan, China: a descriptive study. The Lancet, 2020, 395(10223): 507-513.

[13] Wu C. Risk Factors Associated With Acute Respiratory Distress Syndrome and Death in Patients With Coronavirus Disease 2019 Pneumonia in Wuhan, China. JAMA Intern Med, 2020, 180(7): 934-943.

[14] Madách K, Aladzsity I, Szilágyi A, et al. 4G/5G polymorphism of PAI-1 gene is associated with multiple organ dysfunction and septic shock in pneumonia induced severe sepsis: prospective, observational, genetic study. Crit Care, 2010, 14(2): R79.

[15] Ware L B, Matthay M A, Parsons P E, et al. The National Heart L. Pathogenetic and prognostic significance of altered coagulation and fibrinolysis in acute lung injury/acute respiratory distress syndrome. Crit Care Med, 2007, 35(8): 1821-1828.

[16] Chen X. Coagulopathy is a major extrapulmonary risk factor for mortality in hospitalized patients with COVID-19 with type 2 diabetes. BMJ Open Diabetes Res Care, 2020, 8(2): e001851.

[17] Calfee C S, Delucchi K, Parsons P E, et al. Subphenotypes in acute respiratory distress syndrome: latent class analysis of data from two randomized controlled trails. Lancet respiratory medicine, 2014, 2(8): 661-620.

[18] Network. TNHLaBIACT. Higher versus lower positive

end-expiratory pressure inpatients with the acute respiratory distress syndrome. N Engl J Med, 2004, 351(4): 327-336.

[19] Amato M B P, Barbas C S V, Medeiros D M, et al. Effect of a protective-ventilation strategy on mortality in the acute respiratory distress syndrome. N Engl J Med, 1998, 338: 347-357.

[20] Hickling K G, Walsh, J, Henderson S, et al. Low mortality rate in adult respiratory distress syndrome using low-volume, pressure-limited ventilation with permissive hypercapnia: a prospective study. Crit Care Med, 1994, 22: 1568-1578.

[21] Guérin C, Reignier J, Richard J C. Prone Positioning in Severe Acute Respiratory Distress Syndrome. N Engl J Med, 2013, 368: 2159-2168.

[22] Ferguson N D. Inhaled nitric oxide for the acute respiratory distress syndrome. BMJ, 2007, 334: 757-758.

[23] Boz˙ena Seczyn′ ska, Wiesław Królikowski, Ilona Nowak, et al. Continuous Renal Replacement Therapy During Extracorporeal Membrane Oxygenation in Patients Treated in Medical Intensive Care Unit: Technical Considerations Therapeutic Apheresis and Dialysis, 2014, 18(6): 523-534.

[24] Shi P, Chi H E. Acute lung injury/acute respiratory distress syndrome (ALI/ARDS): the mechanism, present strategies and future perspectives of therapies. J Zhejiang Univ Sci B, 2007, 8(1): 60-69.

[25] Peter J V, John P, Graham P L, et al. Corticosteroids in the prevention and treatment of acute respiratory distress syndrome (ARDS) in adults: meta-analysis. BMJ, 2008, 336: 1006-1009.

[26] Group WHOREAfC-T W, Sterne J A C, Murthy S, et al. Association Between Administration of Systemic Corticosteroids and Mortality Among Critically Ill Patients With COVID-19: A Meta-analysis[J]. JAMA, 2020, 324(13): 1330-1341.

[27] Group R C, Horby P, Lim W S, et al. Dexamethasone in Hospitalized Patients with Covid-19 - Preliminary Report[J]. N Engl J Med, 2020, 5(4): 1-3.

[28] Gupta N, Su X, opov B, et al. Intrapulmonary delivery of bone marrow derived mesenchymal stem cell improves survival and attenuates edotoxin-induced acute lung injury in mice. J Immunol. 2007, 179(3): 1855-1863.

[29] Krasnodembskaya A, Song Y, Matthay M A, et al. Antibacterial Effect of Human Mesenchymal Stem Cells is Mediated in Part from Secretion of the Antimicrobial Peptide LL-37. Stem Cells, 2010, 28(12): 2229-2238.

[30] O'Kane C M, Thickett D R, McAuley D. Keratinocyte growth factor in acute lung injury-A work in progress. Crit Care Med, 2009, 37(3): 1813-1814.

[31] Ulrich K, Stern M, Goddard M E, et al. Keratinocyte growth factor therapy in murine oleic acid-induced acute lung injury. Am J Physiol Lung Cell Mol Physiol, 2005, 288(6): L1179-1192.

第十九章 肺 癌

肺癌在诊断与治疗上极具挑战性，严重威胁民众的生命与健康。其致病因素众多，但吸烟仍是肺癌最重要的致病因素。肺癌早期缺乏特异的临床症状，所以肺癌的早期诊断、早期治疗是我们面临的重要课题。肺部 CT 是目前肺癌筛查的主要手段，同时介入肺脏病学新技术、液体活检技术、影像组学技术的发展将是未来肺癌诊断的新方向。孤立性肺结节是早期肺癌的主要影像学表现，肺结节的检出与临床处理策略已成为肺癌精准诊疗的重要环节。随着对肺癌基因组学、转录组学、蛋白质组学的不断认识，肺癌的诊断已由病理分型向分子分型转变，基于分子靶点的个体化精准诊疗逐渐应用于临床，肺癌的治疗也由传统化学治疗转向以靶向治疗与免疫治疗为主的综合治疗方案。同时肺癌患者的全程管理理念从早期筛查、精准诊断、综合治疗、监测随访等方面为改善肺癌预后提供了积极的帮助。

第一节 肺癌筛查与早期诊断新技术

肺癌是全球最常见的恶性肿瘤，其发病率和死亡率均居全球各类恶性肿瘤之首。近年来，全球肺癌的发病和死亡人数呈明显上升趋势。数据显示，2018 年全球新发肺癌患者达 209 万人，占当年新发恶性肿瘤总数的 11.6%，死于肺癌的患者达 176 万人，占恶性肿瘤死亡总数的 18.4%[1]。据国家癌症中心 2019 年全国癌症报告，2015 年中国新发癌症 392.9 万人，其中新发肺癌患者约 78.7 万人，肺癌死亡患者约 63.1 万人，同样居中国各类恶性肿瘤之首。由于大部分肺癌患者在确诊时已经是晚期，全球的肺癌 5 年生存率在 18.1%，而我国肺癌的五年生存率仅为 16.1%，远远低于乳腺癌、宫颈癌及结肠癌等其他恶性肿瘤，而早期肺癌患者接受根治性手术治疗后，5 年生存率可

达 74%～92%。因此降低肺癌的死亡率的关键是对肺癌高危人群进行筛查，做到早期诊断和早期治疗，减轻肺癌所造成的社会经济负担。

一、肺癌的高危因素

肺癌的高危因素包括吸烟（包括二手烟）、年龄、职业性致癌物质的暴露（砷、铬、石棉、镍、镉、铍、二氧化硅、柴油废气、煤油烟等）、氡的暴露、既往恶性肿瘤病史（如淋巴瘤、吸烟相关恶性肿瘤、膀胱癌及头颈部肿瘤等）、肺癌家族史、肺部相关疾病史（慢性阻塞性肺疾病、肺纤维化）等。目前吸烟仍然是肺癌最重要的发病因素。2020 年国家卫生健康委员会《中国吸烟危害健康报告》指出，目前中国吸烟人群逾 3 亿，青少年吸烟比例逐渐增高，另有约 7.4 亿不吸烟人群遭受二手烟的危害[2]。吸烟的剂量与肺癌发病显著相关，相对于不吸烟者，吸烟者的肺癌相对风险升高将近 20 倍。肺癌发生的高峰期往往滞后于吸烟高峰期，开始吸烟年龄越小、每日吸烟量越大、持续时间越长，引起肺癌的相对危险度越大，同样戒烟可减低肺癌的发病风险。环境因素同样是肺癌发病的危险因素，长期接触砷、铬、石棉、镍、镉、铍、二氧化硅、柴油、废气、煤烟、烟尘及其化合物更易罹患肺癌。对于发达国家的非吸烟人群而言，氡是仅次于被动吸烟的室内致肺癌发生因素。

二、肺癌高危人群的筛选

对肺癌进行筛查，首先要确定筛查对象，即肺癌高危人群。不同的实验研究、学术机构及实验报道中所划定的高危人群标准亦不尽相同。美国国立综合癌症网络（NCCN）指南建议按风险状态划分高危人群，主要分为以下 3 组：

1. **高危组** 年龄 55～77 岁，吸烟史≥30 包·年，戒烟史 <15 年；或年龄≥50 岁，吸烟史≥20 包·年，

另外具有至少一条除被动吸烟之外的高危因素。

2. **中危组**　年龄≥50 岁，吸烟史或被动吸烟接触史≥20 包·年，无其他高危因素。

3. **低危组**　年龄 <50 岁和吸烟史 <20 包·年。

NCCN 指南建议高危组进行肺癌筛查，不建议低危组和中危组进行低剂量 CT 筛查。我国肺癌低剂量螺旋 CT 筛查指南则建议参加年度性 LDCT 筛查的个体为 50～74 岁之间的吸烟者，至少有 20 包·年吸烟史，如已经戒烟则戒烟时间不得超过 5 年。如果某些高发地区有其他重要的肺癌高危因素也可作为筛选高危人群的条件。

三、肺癌筛查和早期诊断的方法

（一）影像学检查

1. **胸部 X 线(chest X-ray，CXR)**　CXR 是最早用于肺癌早期诊断的方法。自 20 世纪 50 年代起全球开展了多个关于 CXR 用于肺癌筛查研究，CXR 筛查可检出更多的早期肺癌，可使更多的肺癌患者接受手术治疗，CXR 筛查组患者的生存时间也较对照组长，但死亡率（筛查研究终点的"金标准"）并未明显下降。新近发表的 PLCO 研究结果仍然令人失望，每年一次 CXR 筛查未能提高肺癌的检出率、降低肺癌的死亡率[3]。此外，Meta 分析发现更频繁的 CXR 筛查使肺癌的死亡风险比低频率的 CXR 筛查增加 11%。因此，目前不推荐将 CXR 用于肺癌的早期诊断和筛查。从技术角度分析，CXR 为胸部多种组织结构的重叠显像、分辨率低，难以发现早期肺癌的小病变。

2. **低剂量螺旋 CT(low dose computed tomography，LDCT)**　CT 技术的发展使胸部成像质量取得飞跃式发展。胸部 CT 较 CXR 分辨率更高，可发现更多更小的病变，因此可以提高早期肺癌诊断率，使更多的早期肺癌患者可接受根治性手术治疗，从而降低肺癌死亡率。2018 年世界肺癌大会数据表明，根据美国国家肺癌筛查试验（national lung screening trial，NSLT）数据，与对照组相比，LDCT 可以降低肺癌死亡率 20%；欧洲筛查规模最大的荷兰 - 比利时肺癌筛查（NELSON）试验结果表明，LDCT 降低肺癌 25% 的死亡率[4]。

3. **计算机辅助诊断(computer aided diagnosis，CAD)**　随着 CT 的广泛应用，放射科专家读片的工作量大大增加，存在漏诊和过度诊断的风险，特别是小的无相对恶性特征的肺结节（pulmonary nodules）病灶。CAD 通过计算机对医学影像图像的处理，可为早期肺癌诊断提供高效简捷的自动化分析工具，辅助影像科医师发现和分析病灶，降低早期肺癌筛查中专业人员工作量，提高 CT 诊断准确性。

应用 CAD 检测肺结节的敏感性为 44%～100%，且敏感性随层厚的增加而下降，随重建间隔的减小而升高。肺结节的位置也影响敏感性，根据结节的位置将结节分为孤立肺结节、胸膜旁肺结节和血管旁肺结节。CAD 系统对于孤立肺结节最敏感，血管旁肺结节次之，胸膜旁肺结节敏感性最低。结节越大，CAD 系统的敏感性越高，反之，结节越小，敏感性越低。多个研究表明 CAD 可显著提高放射科专家检测包含实性成分肺结节的敏感性，但对于纯磨玻璃样结节（pure ground-glass nodules，pGGN）的敏感性则远低于放射科专家。

4. **正电子发射计算机断层显像(positron emission computerized tomography and computer tomography，PET-CT)**　PET-CT 将反映肿瘤代谢能力的 PET 与可高分辨显示组织结构的 CT 有机结合在一起，可用于 CT 发现的肺结节的良恶性鉴别。研究显示 PET-CT 诊断早期恶性孤立性肺结节（solitary pulmonary nodule，SPN）的敏感性为 91.7%、特异性 82.3%，显著优于 CT，有助于提高肺癌的早期诊断率。但昂贵的检查费用、较大的辐射剂量使 PET-CT 的应用存在一定限制，在临床上仅作为胸部 CT 阳性发现的后续处理选项。

5. **影像组学技术(radiomics)**　影像组学最早在 2012 年由荷兰研究者 Lambin 提出[5]，是指从 CT、MRI、PET-CT 等的影像中挖掘定量的特征数据，通过对大量数据的分析，筛选最有价值的数据特征，用于疾病定性、预测病变情况及肿瘤行为。影像组学的出现，能无创地鉴别病灶良恶性、评估疗效等，既能提高诊断精确度又可以一定程度上减轻医生工作负担，在临床上将会逐渐普及。

影像组学通过影像采集、影像分割、兴趣区提取数据与筛选、建立模型及构建分类器、建立数据库以上 5 个步骤来完成。肺部影像采集和影像分割是通过标准化的临床印象数据库,并对其中的结节部分进行分割,将肺结节与正常肺组织分隔开。通过计算机提取肺结节的影像学特征,包括形态特征、强度特征及纹理特征,其中每一部分都有包括丰富的内容。基于提取及筛选出来的影像组学特征,运用机器学习的方法建立模型实现预测疾病。

影像组学在肺癌中的应用包括鉴别结节的良恶性、是否具有侵袭性,甚至可以确定病理分型、结节基因突变状态及疗效预测。相对于传统影像上形态学的改变,应用影像组学的特征不但能提高诊断准确率,还能提供附加的传统影像特征无法提供的信息,因此影像组学的发展对肺癌的评估具有广阔的应用前景。

(二)痰细胞学

在肺癌筛查方法中,痰细胞学(sputum cytology)检测是最传统也是最早的手段,从1930年沿用至今。其不仅可以对肿瘤进行病理分型,还具有特异性高、取材方便简单、无创等优点。20世纪70年代开始全球开展了4个关于痰细胞学联合CXR用于肺癌筛查的大型随机对照研究,结果发现痰细胞学联合CXR筛查可提高早期肺癌检出率、肺癌手术率,但未能使死亡率明显降低。因此目前亦不推荐将痰细胞学(或联合CXR)用于肺癌的早期诊断和筛查。近年来基液细胞学也应用于痰细胞学检查,它除去了黏液、红细胞、杂质等非有效成分,提高了肿瘤细胞阳性检出率。

(三)生物标志物

低剂量CT筛查能降低肺癌的死亡率,但较高的检查成本和假阳性率仍阻碍了低剂量CT在肺癌筛查领域的大规模应用。随着分子诊断和基因组学的发展,许多肺癌生物标志物的出现弥补了低剂量CT筛查肺癌的不足。

1. 肿瘤标志物及蛋白质组学　肿瘤标志物是肿瘤发生发展过程中,由肿瘤细胞本身产生或是机体对肿瘤细胞反应而产生的物质,在肿瘤组织中的含量明显升高。目前血清肿瘤标志物主要有癌胚抗原(CEA)、细胞角质蛋白19片段抗原21-1(CYFRA21-1)、神经元特异性烯醇化酶(NSE)、胃泌素释放肽前体(proGRP)和鳞状上皮细胞癌抗原(SCC),已广泛应用于临床。其中CEA在肺腺癌患者血清中的含量较高;CYFRA21-1和

SCC在鳞状细胞癌患者血清中的含量较高。NSE及proGRP在小细胞肺癌的敏感性和特异性相对较高。蛋白质组学是通过比较正常细胞和肺癌细胞内蛋白质的表达,对有差异的表达进行定量分析,筛选与肿瘤相关的生物标志物。近几十年来,随着蛋白质组学技术的提高,发现了许多与肺癌相关的血清蛋白生物标志物,包括过氧化物歧化酶、热休克蛋白20、胸腺素、超氧化物歧化酶2、硒绑定蛋白1、巨噬细胞迁移抑制因子等,但目前应用于临床还需进一步评价。

2. 肿瘤相关抗原自身抗体检测　肿瘤相关抗原(tumor associated antigen,TAA)仅在肿瘤细胞表达,可诱发免疫反应、产生自身抗体。目前发现的肺癌相关的抗原主要包括p53、NY-ESO-1、CAGE、GBU 4-5、SOX2、HuD和MAGEA1。单个自身抗体诊断肺癌特异性不高,因此需采取多个抗体联合或者自身抗体谱来提高敏感性和特异性。

3. 呼出气组学(breathomics)　人体呼出气体检测通过特定方法(在线或离线)和仪器,对人体的呼出气进行采样并分析,以发现与疾病相关的特定的呼出气生物标志物成分。肿瘤细胞的生长可引起蛋白表达的改变,进而造成细胞膜过氧化并释放可挥发的有机化合物(VOC)。在正常生理情况下,VOC的释放剂量较低,但是在病理情况下,VOC的产生和释放限制增加。因此,测量异常的VOC,可以用来筛查肺癌。利用气相色谱联合质谱分析可检测到多种呼出气标志物。目前主要的呼出气体标本包括:烷烃、醛、酮、醇、烯烃和苯衍生物。目前用VOC筛查肺癌的敏感性为70.0%~100%,而特异性为71.7%~100%。呼出气凝聚液在早期肺癌检测方面仍面临许多挑战,如应用于临床前需要验证对肺癌诊断有价值的可挥发有机化合物的种类,并规范其检测方法。此外,患者因素(如人口学特征、营养状态、吸烟、口或鼻呼吸方式、用药情况、非呼吸系统慢性疾病等)、环境因素(如周围环境中的可挥发有机化合物、温度、湿度等)、气体收集储存和分析技术的不同都会影响呼出气凝聚液中可挥发有机化合物的检测结果,因此呼出气凝聚液分析技术尚未应用于临床肺癌筛查研究。

4. 微小核糖核酸(miRNA)检测　MicroRNA

（miRNA）是一类微小非编码 RNA，能通过影响信使 RNA（mRNA）的稳定性发挥调节基因表达的功能。miRNA 在肺癌等多种肿瘤中异常表达，可在支气管组织、痰或血液标本中检测到。目前与肺癌相关 miRNA 包括 miR-21、miR-17-92、miR-221/222、let-7 家族、miR-34 家族和 miR-200 家族。一项纳入 28 篇文章、共 2 121 名非小细胞肺癌患者的荟萃分析表明，miRNA 在肺癌诊断中，总体敏感性为 75%，特异性为 79%。miRNA 有望成为肺癌的辅助诊断方法。

5. DNA 甲基化（DNA-methylation）检测 DNA 甲基化是一种重要的表观遗传修饰，最常见的是甲基结合到胞嘧啶碱基形成 5- 甲基胞嘧啶，发挥调控基因表达的作用。致癌基因的超甲基化和抑癌基因的低甲基化会影响癌细胞的基因表达。在一项对照研究中，共纳入 43 例 IA 期肺癌与 42 例对照者，发现用血清中 *CDO1*、*HOXA9*、*AJAP1*、*PTGDR*、*UNCX* 和 *MARCH11* 6 个基因的甲基化预测肺癌，其准确性为 72.1%，特异性为 71.4%[6]。目前 DNA 甲基化检测在早期肺癌诊断方面的应用还需要解决如生物标志物选取的一致性、检测方法的准确性等问题，有待更多大规模临床研究结果进行验证。

（四）介入肺脏病学新技术

对于中央型肺癌的诊断，过去主要通过痰细胞学、传统白光支气管镜（WLB）诊断，但诊断敏感性低且多为晚期肺癌。介入肺脏病学新技术的发展，包括荧光支气管镜、窄谱成像支气管镜、超声支气管镜、荧光共聚焦显微支气管镜、光学相干断层成像等为中央型肺癌的早期诊断带来了希望。

1. 荧光支气管镜（AFB） AFB 利用癌变组织与正常组织之间的自身荧光差异来识别早期癌变。在波长为 442nm 的蓝光激发组织时，正常支气管黏膜呈绿色荧光，癌前病变呈棕色，肿瘤组织呈红色，通过色彩的差异来判断病变组织具有较高的敏感性。已有较多的研究证实 AFB 较 WLB 提高肺癌特别是癌前病变的诊断率。meta 分析表明，AFB 结合白光支气管镜诊断肺癌的敏感性和特异性分别为 90% 和 56%，而 WLB 为 66% 和 69%，AFB 在癌前病变的诊断方面明显优于 WLB。

2. 窄谱成像支气管镜（NBI） NBI 利用蓝光（415nm）和绿光（540nm）照射支气管黏膜，利用组织的光吸收特性和散射特性，使不同组织层次的血管展现出来。一项比较 WLB 和 NBI 在诊断肺癌的准确率的 meta 分析中，共纳入 6 项研究，578 例患者，结果表明 NBI 的敏感性和特异性分别为 86%（95% 置信区间 83%～88%）和 81%（95% 置信区间 77%～84%），而 WLB 的敏感性和特异性分别为 70%（95% 置信区间 66%～74%）和 66%（95% 置信区间 62%～70%）。

3. 经支气管镜腔内超声（EBUS） EBUS 是将超声探头（USP）通过支气管镜进入气管、支气管管腔，通过实时超声扫描，获得气管、支气管管壁各层次以及周围相邻脏器、血管的超声图像，可用于判断黏膜下、管壁内、气道外周病灶的异常变化以及定位周围型病灶。根据超声探头不同，EBUS 分为径向探头（RP）EBUS 和凸面探头（CP）EBUS 两种。

RP-EBUS 拥有 360° 观察能力、外径达到 1.4mm 的超声探头，可用来定位外周肺部病变及气管内病变的深度。系统性回顾及 meta 分析表明 RP-ENUS 对于外周肺部病变的诊断敏感度可达到 70.6%（95% 置信区间 68%～73.1%）[7]。

CP-EBUS 的超声探头和镜体远端融合，顶端外径 6.9mm，有多普勒模式，可观察病灶的血供及其周围的血管情况，可进行实时监控下的病灶活检，明显提高了穿刺的准确性和安全性，主要用于大气道壁及其周围病灶的观察和活检、判断早期肺癌是否存在淋巴结转移，其淋巴结分期的准确性明显优于 CT 及 PET-CT，对后续治疗方案的制定有重要意义。

4. 荧光共聚焦显微内镜（FCFM） FCFM 应用共聚焦显微镜成像原理，使用一根可弯曲的光纤探头（直径 1mm）替代了共聚焦显微镜的物镜，对支气管黏膜结构进行扫描，获得对活组织的断层图像，然后利用计算机将断层图像综合成三维图像。图像可放大 1 000 倍，组织探测深度至 50μm，可实时、分层观察黏膜，发现早期病变。FCFM 检查前需先行 WLB 和 AFB，并需要使用荧光对比剂以增强成像对比效果。Thiberville 等研究发现 FCFM 信号主要来源于气道上皮的基底膜区，并确认了在不同水平位置的支气管上皮普遍存在 5 种不同的 FCFM 图像表现。对 29 例存在肺癌高危因素的患者进行 FCFM 和 AFB 检查对比,发现不典型增生、原位癌和浸润癌患者的 FCFM 图像主要表现为网状纤维组织的破坏和结构紊乱,结果表明 FCFM 可很好地用于癌前病变的诊断[8]。该检查目前仍处于前期研究阶段,用于肺癌早期诊断的价值有待进一步验证。

5. 光学相干断层成像(OCT) OCT 可以提供细胞水平的组织表面及组织下图像,利用干扰仪收集并分析不同组织深度产生的反射光以及反向反射光的干扰图像。对这些图像重新解码便可形成高分辨图像。OCT 图像空间分辨率 10μm,最大穿透深度 2～3mm,纵向和横向分辨率可以达到 5～30μm。Lam 等在 AFB 引导下进行 OCT,检测 138 例重度吸烟志愿者和 10 例肺癌患者,得到 281 幅 OCT 图像和相应的支气管活检资料。组织病理发现 145 例正常 / 过度增生,61 例化生,39 例轻度异型增生,10 例中度异型增生,6 例重度异型增生,7 例原位癌(CIS),13 例浸润癌。上皮测量显示浸润癌的厚度与 CIS 明显不同($p=0.004$),异型增生与化生及过度增生也有明显差异($p=0.002$)[9]。研究结果表明,OCT 与 AFB 结合应用,可以发现支气管癌前病变,并作为一种非活检手段监测癌前病变的演变过程。该技术目前仍处于前期研究阶段,用于肺癌早期诊断的价值有待进一步验证。

6. 电磁导航纤维支气管镜(ENB) ENB 分两步进行:术前计划和术中操作。术前计划采集患者的影像学数据然后上传到规划主机,医生根据数据勾画目标靶区,再沿着相应的支气管勾画出相应的节点,以模拟的气管镜检查动画便可以显示出规划的形成路径,能够让操作者清晰地观察到通向病变的支气管顺序。一项多中心、前瞻性的 NAVIGATE 研究表明,对于肺外周病变,ENB 的活检成功率可达 94.4%(910/964),ENB 引导下气胸发生率为 4.9%(49/1 000)[10]。ENB 检查技术已经受到越来越多的关注,但 EBN 最大的缺点是检查费用昂贵。

提高肺癌的早期筛查及早期诊断成功率是降低肺癌死亡率的重要手段。目前肺癌 LDCT 筛查获益已得到随机对照试验研究的证实。其他的早期筛查及早期诊断手段对肺癌死亡率的影响暂未明确。介入肺脏病学新技术、生物标志物、影像组学等仍将是未来肺癌早期诊断的重要发展方向。

(陈良安)

参 考 文 献

[1] Bray F, Ferlay J, Soerjomataram I, et al. Global cancer statistics 2018: GLOBOCAN estimates of incidence and mortality worldwide for 36 cancers in 185 countries. CA Cancer J Clin, 2018, 68(6): 394-424.

[2] 中华人民共和国卫生部. 中国吸烟危害健康报告. 北京: 人民卫生出版社, 2012.

[3] Oken M M, Hocking W G, Kvale P A, et al. Screening by chest radiograph and lung cancer mortality: the Prostate, Lung, Colorectal, and Ovarian(PLCO) randomized trial. JAMA, 2011, 306(17): 1865-1873.

[4] Benzaquen J, Boutros J, Marquette C, et al. Lung Cancer Screening, Towards a Multidimensional Approach: Why and How. Cancers(Basel), 2019, 11(2): 212.

[5] Lambin P, Rios-Velazquez E, Leijenaar R, et al. Radiomics: extracting more information from medical images using advanced feature analysis. Eur J Cancer, 2012, 48(4): 441-446.

[6] Ooki A, Maleki Z, Tsay J J, et al. A Panel of Novel Detection and Prognostic Methylated DNA Markers in Primary Non-Small Cell Lung Cancer and Serum DNA. Clin Cancer Res, 2017, 23(22): 7141-7152.

[7] Ali M S, Trick W, Mba B I, et al. Radial endobronchial ultrasound for the diagnosis of peripheral pulmonary lesions: A systematic review and meta-analysis. Respirology, 2017, 22(3): 443-453.

[8] Thiberville L, Moreno-Swirc S, Vercauteren T, et al. In vivo imaging of the bronchial wall microstructure using fibered confocal fluorescence microscopy. Am J Respir Crit Care Med, 2007, 175(1): 22-31.

[9] Lam S, Standish B, Baldwin C, et al. In vivo optical coherence tomography imaging of preinvasive bronchial lesions. Clin Cancer Res, 2008, 14(7): 2006-2011.

[10] Khandhar S J, Bowling M R, Flandes J, et al. Electromagnetic navigation bronchoscopy to access lung lesions in 1,000 subjects: first results of the prospective, multicenter NAVIGATE study. BMC Pulm Med, 2017, 17(1): 59.

第二节　肺结节的临床处理策略

恶性肿瘤中肺癌的死亡率最高，虽然肺癌的治疗方法在不断进步，但是总的治愈率仍仅有 10% 左右[1]。肺癌早期缺乏特异的临床表现，影像学上主要表现为肺结节[2]。孤立性肺结节（SPN）是指肺实质内直径≤3cm 的圆形或类圆形的密度增高影，周围被正常肺组织包围。如果能及时发现并准确判断肺结节性质，可显著改善肺癌预后，大幅降低肺癌的死亡率[3]。但是，临床工作中，如何既能够不漏诊恶性病变，又能避免过度诊断，仍是需要仔细权衡的问题。

肺结节的检出是其临床处理策略的重要环节。低剂量 CT 的应用可显著提高 SPN 的检出率，从而提高早期肺癌的诊断率[4]。在国际早期肺癌行动计划（I-ELCAP）研究中，应用低剂量 CT，SPN 在有吸烟史的肺癌高危人群中的检出率为 13.26%，普通体检人群 SPN 的检出率为 5.31%。中国人民解放军总医院一项肺结节的流行病学调查显示，在 19 000 例常规体检人群中，肺结节的发生率为 16.9%，仅发现高龄是肺结节的高危因素，并未发现性别、吸烟史是 SPN 的高危因素，提示肺结节的筛查对象不仅仅局限于有吸烟史的人群，在我国肺癌发病率持续攀升的时期，更广泛的 SPN 筛查有利于减少漏诊。NLST 研究将 SPN 的检出阈值设定为最大径≥4mm，而最后的研究发现，将阈值上调至 6mm 或 8mm 可显著降低假阳性率，但并未影响 SPN 检出的敏感性。美国放射学会肺部 CT 筛查报告与数据系统（Lung-RADS）将 SPN 的检出阈值调整为 6mm。研究证实[5]，Lung-RADS 对肺内结节进行分类明显降低了筛查的假阳性率，减少了肺内低风险结节的筛查，应用 Lung-RADS 分类对于肺内结节筛查具有良好的性能。

一、肺结节的影像评估

（一）肺结节的 CT 影像评估

目前，肺结节的无创评估主要依赖影像检查。肺部 CT 影像可清晰地描述肺结节的形态特征，亦可以用于判断结节与周围组织关系。

1. SPN 的大小　SPN 的大小是评估其性质的重要特征之一。研究报道，结节的直径越大其恶性概率越大，直径 3～5mm 的 SPN 恶性发生率仅为 1%，5～10mm 的 SPN 的恶性发生率升至 23%。目前，CT 影像中应用直径来评估结节大小的方法广泛使用，其测量简单易行。然而，直径是平面图像中的二维测量，不能完全客观反映 SPN 的立体形态。荷兰 - 比利时肺癌筛查研究（NELSON）是首个用体积评估 SPN 大小以决定处置决策的大型研究，研究中体积 50～500mm^3 或体积倍增时间（VDT）在 400～600d 的 SPN 被评估为高风险，建议短期内低剂量 CT 复查，体积评估的假阳性率（1.7%）显著低于 NLST 中最大直径评估的假阳性率（26.6%）。为了降低在肺结节筛查和评估中单纯使用最大直径带来的较高的假阳性率，Lung-RADS 建议，应用最大直径评估圆形结节，平均直径用于评估非圆形结节，直径 4～6mm 的结节为恶性低风险，6～8mm 为不确定性 SPN，需要 6 个月复查随访，而 8～15mm 为恶性高危 SPN，需要 3 个月复查，如果 SPN 直径增长 1.5mm 而非 NLST 中的直径增长 10%，结节将被纳入更高危一级进行处置。多数的 SPN 并非均质，一维、二维、三维立体的测量都难以详尽描述 SPN 的大小，而质量（MASS）则考虑到了 SPN 的密度并非均质的因素，MASS＝M＝V×（Amean＋1 000），V 为体积，Amean 为平均密度。对于 SPN 的评估能力也得到越来越多的认可。一项针对磨玻璃肺结节（GGNs）的研究发现，将肺结节的 MASS 为 254.87g 设定为鉴别诊断 MIA 和 IA 的 cut-off 值，其敏感性为 84.52%，特异性为 88.71%，准确率 86.30%，AUC 达 93.6%，高于直径和体积。

2. SPN 的增长　SPN 的性质决定了其生物学行为，即良性结节不增长或短时间内快速增长，比如急性感染性病灶，而低度恶性结节缓慢增长，高度恶性结节增长较快。倍增时间（volume doubling time，VDT）则是用来评估 SPN 增长速度的指标，研究发现 VDT 是判断 SPN 良恶性的独立危险因素，大多数恶性结节的 VDT 在 20～400d 之间，而良性结节的 VDT 小于 20d 或大于 400d。当然也有少见的情况需要警惕，比如肺癌性质的 SPN 由于其滋养血管栓塞会导致其体积明显缩小，或肿瘤破裂出血，短期内病灶快速增大，VDT 也会小于 20d，还有一些浸润性行为非常惰性的早期肺癌，可以数年无明显增长。Ko J P 等的研究发现，恶性 SPN 并非匀速生长，直径 > 10mm 的恶性结节的体积生长曲线先平缓再陡直，建议延长 SPN 的随访时间，以发现早期惰性的恶性病灶。

3. SPN 的密度纹理　CT 影像中肺结节的密度纹理与其良恶性的性质关系密切，目前主要应用 CT 值来量化描述对象的密度纹理，其单位为 HU。Khan AN 等的研究发现，SPN 的密度为钙化密度，提示其恶性风险很低。CT 值大于 175HU 为钙化密度成分，钙化在结节内部的分布情况亦与 SPN 性质相关，弥漫性钙化且钙化体积占结节 10% 以上，提示 SPN 为感染后遗留的肉芽肿性结节。相反，钙化在结节内呈偏心分布的情况，不能除外恶性，原发性腺癌中有 10% 有此征象。结节内含有脂肪成分大于 0.3% 提示良性可能，常见于错构瘤和脂肪瘤。

根据结节在 CT 显影中的密度，可将其分为磨玻璃结节（非实性结节）、部分实性结节、实性结节。ELCAP 研究证实 SPN 的密度评估其性质的价值与 SPN 的大小形态同等重要，实性结节恶性概率 7%，混合密度结节恶性概率 35%，纯磨玻璃结节恶性概率 63%。Li F 等的研究报道，直径 6～20mm 的磨玻璃结节中，65% 为恶性病变，Fleischner 指南建议直径大于 5mm 的纯磨玻璃结节需要每 3～6 个月一次 CT 的紧凑复查，如病灶不变或实性成分维持在 <6mm，需每年复查 CT，满 5 年。2018 年版《肺结节诊治中国专家共识》则建议直径大于 5mm 的纯磨玻璃结节在 3 个月随访胸部 CT，随后行胸部 CT 年度随访，若直径超过 10mm 需非手术活检和 / 或手术切除。结节的密度变化也对于结节性质判断有重要价值，在随访过程中，磨玻璃结节出现实性成分或者混合密度结节中实性成分增多，SPN 为恶性的风险明显增大，多个指南均建议外科处置。

肺结节中含有空气密度部分的常见原因为：尚未被肿瘤细胞占领的含气肺泡腔，这种在早期癌中常见，多为空泡形态；形成原因是近端受压，远端小支气管或肺泡腔扩张；还有一种常见原因为小灶坏死并从支气管引流，留下无填充物的肺泡腔，这种情况在肺腺癌、肺结核、真菌感染等

情况均可见。结节中空泡征多见于肺腺癌。结节中空洞的壁厚与 SPN 性质有相关性，壁厚小于 4mm 时病变多为良性，而大于 4mm 时，恶性概率显著增加，研究报道，空洞壁厚 5～15mm 的结节中 50% 为恶性病变，而壁厚大于 16mm 且空洞内壁不规则是恶性病变的特征性表现。

4. 结节形态　结节的外围轮廓形态与其性质是否为恶性相关。以往已经证实二维描述中，结节边缘呈分叶形态或短毛刺形态提示结节为恶性。近年，更多的研究关注结节的三维立体形态，一项研究发现，如果直径小于 10mm 的 SPN，它的三维立体形态为盘形，即 3D ratio > 1.78，其良性概率为 100%，球形结节的恶性概率显著高于盘形结节。

5. 肺结节相关血管情况　肺结节相关血管情况与肺结节性质有密切相关性。经典理论为张国桢提出的"肿瘤微血管移动 - 联通征"，即在 CT 影像中，恶性肺结节在处于癌前病变的不典型增生阶段时，结节可无相关微血管，当结节处于原位癌阶段，肿瘤病灶周围可见有 <2mm 的微小血管生成，移动进入肿瘤，在结节为微浸润或浸润性癌阶段，在结节周围血管增粗，在结节内部联通呈网络，现阶段，上述情况主要以增强 CT 检查影像为主。陈良安等的一项研究发现，量化的结节相关微血管信息（支数、迂曲度、平均密度、体积）可以用于结节的良恶性鉴别及病理类型区分，上述微血管影像特征参数可从薄层平扫 CT 中识别和提取。

6. 位置、个数　以往的研究发现，结节位于右肺上叶，其恶性概率高于其他所在肺叶，近年的研究发现，结节所在肺叶与其良恶性的相关性不大，尤其早期（IA）肺癌的肺叶分布无明显规律。结节数量与结节性质有一定相关性，但其特异性不足，多发微小结节多见于良性或肺外恶性疾病的转移灶。

（二）增强 CT 与动态增强 CT

增强 CT 后病灶 CT 值的变化主要与病灶内血管情况相关，以往研究认为肺癌的 CT 增强强化值为 20～60HU，然而许多更深入的研究发现，这一评估结节方法不够准确，会对早期低侵袭性肺癌漏诊，而对于一些炎性、肉芽肿性病灶，由于其内亦有丰富的微血管，仅从 CT 值变化评估易

造成假阳性。

新近研究发现动态增强的诊断价值优于普通增强扫描。不同性质结节血管在增强后某一时相的清除率不同，良恶性的 SPN 的 20min 清除值分别为（38.9±26.5）HU、（17.4±18.2）HU，20min 清除率分别为（39.3±25.9）%、（21.1±20.7）%。故动态增强扫描可以更好地鉴别出良恶性，尤其是早期低度恶性和良性结节的鉴别诊断。

（三）能谱 CT 成像

能谱 CT 成像是 CT 领域较新的技术，其原理为通过高低电压的瞬时切换而获得两组同一物质对 X 线吸收后投影数据。CT 能谱成像可提供直方图、散点图 HU 衰减曲线图等定量指标和分析工具，较常规 CT 可以提供更多影像信息。研究发现恶性肺结节碘基值明显高于良性结节，在 40~80keV 能量点，恶性结节 CT 值显著高于良性结节，keV 值越小，良恶性结节 CT 值差异越大。

二、风险预测模型对肺结节的评估

目前，美国胸科医师学会（ACCP）、英国胸科协会、《肺结节诊治中国专家共识》均推荐应用多参数模型对结节恶性风险进行评估。对于 SPN 性质的判断纳入多因素的分析较单因素分析更为全面，许多研究机构在大量放射影像资料及临床信息积累基础上，进行了多元 logistics 回归分析，构建了肺结节风险预测模型。Mayo Clinic 模型是判断结节的经典模型，构建该模型的临床资料来源于 X 检出有肺结节（直径 44~30mm）的 629 例患者，模型参数纳入 SPN 直径、有无毛刺征、病灶是否位于上叶三个影像征象以及年龄、吸烟史、既往史三个临床因素，该模型 AUC 为 0.832 8，随后的研究发现其对恶性病灶的诊断准确率与医师阅片判断无统计学差异。该模型构建病例来源 65% 为良性病变，恶性病变占 35%，故本模型对良性病灶的判断更为准确，而对于非常早期或低度恶性的肺癌诊断率低。VA 模型的构建纳入了 532 例患者，恶性病例经病理确诊，良性病例通过随访 2 年，病灶稳定而确认，该模型纳入了结节直径、吸烟史、戒烟时间、年龄 4 个因素，其 AUC 为 0.79。北大模型是目前评价较高的模型，在数据多因素分析阶段，发现结节边界清楚、含有钙化是 SPN 为肺癌的保护性因素，故

该模型新增了结节是否边界清楚、是否含有钙化纳入计算，该模型做了 62 例患者的外部验证，其 AUC 为 0.888，高于 Mayo Clinic 模型和 VA 模型的 0.747 和 0.707。一些临床研究对经典模型的诊断能力进行了验证，由于建模样本构成不同，模型各有利弊，Mayo Clinic 模型对于样本的恶性程度有低估情况，而 VA 模型病例来源中 54% 为恶性，其对外部验证样本的恶性高估多于 Mayo Clinic 模型，北大模型总体评价较好。

三、人工智能技术在肺结节处置中的应用

近年计算机技术的发展和深度学习技术的发展，使人工智能（artificial intelligence，AI）逐渐被应用于医学研究和实践。AI 在肺结节诊断中发挥了其图像识别和深度学习神经网络的强大功能。首先，计算机技术可以高效准确地识别和检出肺结节，在准确性方面不劣于影像专业人员的人工识别，而效率显著高于人工。AI 技术对肺结节的判断是在高通量数据积累的基础上，建立了诊断模型，将模型内置于 AI 设备。AI 技术通过识别、检出、分割、测量、计算 5 个重要步骤可实现肺结节的无创诊断及指导临床策略。目前，较多专业组织或研究者在进行 AI 技术的研发及推广，高通量基础数据的共享和图像识别、测量、模型的标准化是 AI 真正应用于肺结节临床策略的必要条件。

肺结节的诊断与临床处置策略始终是临床与科研工作的重点和难点，我们力求应用各种方法、技术手段准确描述出 SPN 的病理学、分子生物学等微观征象，实现无创精准诊断，这需要多学科的共同参与、大数据积累及分析以及标准化平台的构建及验证。

（陈良安）

参 考 文 献

[1] Herbst R S, Morgensztern D, Boshoff C. The biology and management of non-small cell lung cancer[J]. Nature, 2018, 553（7689）: 446.

[2] Detterbeck F C, Boffa D J, Kim A W, et al. The Eighth Edition Lung Cancer Stage Classification[J]. Chest,

2017，151（1）：193-203.

[3] Macmahon H，Naidich D P，Goo J M，et al. Guidelines for Management of Incidental Pulmonary Nodules Detected on CT Images: From the Fleischner Society 2017[J]. Radiology, 2017, 284（1）：161659.

[4] 中华医学会呼吸病学分会肺癌学组，中国肺癌防治联盟专家组. 肺部结节诊治中国专家共识 [J]. 中华结核和呼吸杂志，2018，41（10）：763-771.

[5] 李丹，周宏，赵衡，等. Lung-RADS 在肺部结节筛查中的性能评价 [J]. 实用放射学杂志，2019，12（1）：00273-00273.

第三节　肺癌液体活检及临床应用

精准医疗的目标是提高疾病诊断和治疗水平。近年来，随着对肺癌基因组、转录组、蛋白质组学的不断探索与认识，对肺癌的诊断由病理分型向分子分型转变，基于分子靶点的个体化精准诊疗显著改善了患者的预后。但是基于组织活检进行分子分型，由于检测的有创性和较差的患者依从性使得其临床应用受限。因此，以非侵入性可重复取样来获取疾病相关分子信息为特点的液体活检在肺癌精准诊疗领域得到越来越多的关注与应用。

一、液体活检的概念与分类

广义的液体活检指的是分析人体的体液样本来获取疾病信息。在肺癌诊疗领域，液体活检指的是利用肿瘤或其转移灶释放到血液循环或其他体液（脑脊液、尿液、痰液、胸水等）中的循环肿瘤 DNA（circulating tumor DNA，ctDNA）、循环肿瘤细胞（circulating tumor cell，CTC）、外泌体（exosome）等来指导肺癌的精准诊疗。

液体活检的发展经历了漫长的时期，大致可以分为 3 个阶段。第一阶段（1896—1989 年），1896 年 Ashworth 发现循环肿瘤细胞（CTC）存在于转移性肿瘤患者外周血中，1948 年法国科学家 Mendel 和 Metais 在健康人外周血中发现循环游离 DNA（circulating cell-free DNA，cfDNA）的存在，随后于 1977—1989 年，研究者们发现肿瘤患者外周血中 cfDNA 含量高于健康人并部分来源于肿瘤细胞，开启了以 CTC 和 cfDNA 检测为代表的液体活检在人体疾病研究中的新纪元。第二阶段（1990—2005 年）肿瘤患者外周循环中的肿瘤相关 cfDNA（ctDNA）、CTC 等被逐渐用于驱动基因（如 *KRAS*、*TP53* 等）突变等肿瘤相关分子检测，为液体活检技术后续应用于临床实践打下坚实的基础。第三阶段（2005 年至今），随着高灵敏度检测方法的不断发展尤其是近年来高通量测序技术的普及，成熟的液体活检技术不断应用于肿瘤诊疗的临床实践中，使更多的肿瘤患者从中获益。

液体活检标本来源包括外周血、尿液、脑脊液、胸水、痰液等诸多的体液样本，其中以血液样本最为常见。随着分子生物学的发展和检测技术的不断进步，除 CTC 和 ctDNA 以外，来自外周循环的外泌体、肿瘤教育血小板（tumor educated platelets，TEP）、循环肿瘤 RNA（ctRNA）不断被证实含有肿瘤相关信息，可用于肿瘤液体活检指导临床实践。

1. **循环肿瘤 DNA**　循环肿瘤 DNA（ctDNA）是外周循环中来源于肿瘤细胞的游离 DNA 成分。关于其来源，有两种假说：一是外周循环中的肿瘤细胞主动分泌的片段化的游离 DNA，二是肿瘤细胞凋亡和坏死后被动释放的 DNA 片段。正常细胞也会以上述相同机制释放 DNA 片段入血，外周循环中的胞外 DNA 片段统称为循环游离 DNA（cfDNA）。研究证实，正常人外周血 cfDNA 含量远少于肿瘤患者，且随着肿瘤分期越晚，cfDNA 浓度越高。但在大多数患者中真正含有肿瘤信息的 ctDNA 仅占整体 cfDNA 的很少部分，部分患者中占比小于 0.1%。应用灵敏度高的检测方法检测外周循环中的 ctDNA 甲基化以指导肺癌早期诊断，还可进行肿瘤分子分型的伴随诊断以指导临床治疗方案的选择以及预后评估，给肺癌诊疗提供了精准无创的手段。

2. **循环肿瘤细胞**　循环肿瘤细胞（CTC）是原发肿瘤组织或转移灶释放到外周循环中的肿瘤细胞，单独存在或成簇存在。研究普遍认为 CTC 在外周血中的含量很低，因此需要高度敏感和特异的富集和分离方法进行捕捉和检测。目前 CellSearch 系统是 FDA 唯一批准的可用于临床检测 CTC 的平台，受检者 7.5ml 外周血中上皮细胞黏附分子（epithelial cell adhesion molecule，

EpCAM）表达阳性而CD45表达阴性的有核完整细胞即可判定为CTC。研究证实CTC可用于肺癌早期筛查，且灵敏度高于普通的肿瘤标志物如CEA等。还可用于肺癌分子分型指导临床诊疗，且其联合ctDNA进行分子检测，可以发现更多的驱动基因突变，让更多的患者接受精准靶向治疗。并且CTC数目还与患者的预后相关，根据患者治疗前的7.5ml外周血中的CTC数目能够评估包括化疗、放疗、手术治疗等多种治疗方式的预后。

3. 循环肿瘤外泌体 循环肿瘤外泌体是由肿瘤细胞分泌到外周循环中的直径在30～100nm之间的胞外囊泡。外泌体包膜完整，能够稳定包含于其内的大量DNA、RNA和蛋白质分子。外泌体在肿瘤的血管生成、远处转移、免疫抑制、治疗应答方面发挥重要作用。研究表明，来源于循环肿瘤外泌体中的DNA和RNA分子进行驱动基因检测，诊断价值高于cfDNA，能够检出更多的驱动基因突变。近年来，诸多研究还发现肿瘤可以通过外泌体介导和传递药物耐药机制，为肿瘤耐药后的治疗提供新靶点[1]。

4. 其他液体活检检测类别 液体活检除了常见的ctDNA、CTC和exosome以外，还包括循环肿瘤RNA（circulating tumor RNA，cfRNA）、肿瘤教育血小板等。循环肿瘤RNA主要包括mRNA和ncRNA（miRNA，lncRNA，cirRNA）。其中，mRNA可用于驱动基因检测特别是融合基因 *EML4-ALK* 的检测，miRNA分子可用于提高肺癌早诊率，且与肿瘤耐药及远处转移相关。而由肿瘤细胞传递肿瘤相关生物分子至血小板后形成的肿瘤教育血小板，其携带的相关核酸分子可以促进肿瘤的发生、免疫逃逸及远处转移等，来源于肿瘤教育血小板的mRNA图谱可以区分健康人群与多种癌症患者，精准定位原发肿瘤的部位，同时还可根据肿瘤教育血小板携带的RNA图谱鉴别驱动基因的存在以指导临床诊疗。

二、液体活检在肺癌诊疗中的应用

1. 肺癌的早期筛查 肺癌是全世界癌症相关患病率和致死率的主要病因，大多数肺癌确诊时已处于晚期，总体五年生存率只有18%[2]，肺癌早诊对改善患者的预后至关重要，而安全无创的液体活检在肺癌早诊中能发挥巨大优势。研究表明，癌症患者的血浆cfDNA水平高于健康对照组，但由于早期肿瘤释放入血的ctDNA检测量较少，使得检测ctDNA中的驱动基因突变进行肺癌早期诊断仅具有50%的灵敏度。检测cfDNA中的甲基化改变同样可用于肺癌的早期诊断[3]，而基于抗原-抗体级联反应使得肿瘤相关抗体蛋白在早期肺癌患者外周血中含量丰富。研究证明，包括cfDNA中的16个驱动基因突变和8种循环肿瘤相关蛋白的组合[癌胚抗原（CEA），癌抗原125（CA-125），癌抗原19-9（CA19-9），肝细胞生长因子（HGF），金属蛋白酶组织抑制剂1（TIMP-1）蛋白水平，促乳糖素（PRL），骨桥蛋白（OPN）和髓过氧化物酶（MPO），称为Cancer SEEK]，不仅能够诊断出多种相对早期的肿瘤（早期肺癌诊断的灵敏度为60%），而且能够有效区分原发癌症的部位[4]。

CT扫描是肺癌早筛的有效方法，能够降低20%的全因死亡率。然而，较高的假阳性率和辐射暴露限制了其临床应用。随着非侵入性生物标志物在肺癌早期筛查中的广泛应用，其与CT筛查的联合比单独应用CT扫描更有价值。从TCGA数据库筛选的miRNA分子组合（miR-126，miR-210，miR-205-5p）区分肺癌患者和健康人群的灵敏度为81.2%，联合CT扫描测得的肺结节大小可使整体灵敏度上升到89.9%。而包含7个自身抗体（7-AABs）在内的抗体组合诊断早期肺癌具有61%的灵敏度和90%的特异度，显著高于传统的生物标志物CEA等。并且与单独CT扫描或7-AABs组相比，CT扫描和7-AABs联合显著提高了早期肺癌诊断的阳性预计值（69.0% vs 85.2% vs 95.0%，$p < 0.001$）。

2. 肺癌术后复发与转移监测 早期肺癌患者手术后存在复发风险，因此需要定期术后随访。应用影像学手段监测复发一方面存在放射性伤害，另一方面不易监测微小转移病灶。采用液体活检可以安全有效地评估预后和监测复发。手术前在外周血中检出CTC与未检出CTC的患者相比，术后的无病生存期（disease-free survival，DFS）更短。无论是外周静脉血检出CTC还是肺静脉检出CTC都是肺癌术后复发的危险因素[5]。肺癌术后患者动态监测ctDNA中驱动基因变化可以预测术后复发。Jamal-Hanjani 等研究了 24 名早期肺癌术后患者动态监测 ctDNA 中驱动基因的变化，其中 14 名术后复发的患者有 13 名在监测过程中出现了两个以上驱动基因的突变。而未出现复发的 10 名患者中只有 1 名患者监测到两个以上的突变。因此，血浆 ctDNA 检测驱动基因突变进行肺癌术后复发预测的灵敏度和特异度分别为 93% 与 90%，并且可早于影像学进展 70d 被发现。研究表明 ctDNA 甲基化程度也与早期肺癌术后复发相关，HOXA9 启动子高度甲基化的患者术后预后差，复发时间更短。

3. **肺癌分子靶向治疗的靶点选择与耐药监测**　采用组织活检的方法进行驱动基因突变检测是公认的"金标准"，而液体活检也可以对基因突变进行有效检测，以便在组织活检不可获得时对患者进行精准的诊疗。目前采用灵敏度较高的 ARMS 方法来定量检测晚期 NSCLC 患者 ctDNA 中的基因突变可获得与组织相比高达 80% 以上的一致性。随着检测技术的不断进展，ctDNA 和肿瘤组织 DNA 在基因检测方面的一致性逐渐增加。与组织活检相比，通过 ddPCR 检测 ctDNA 中基因突变的一致性可达 90% 以上[6]。随着高通量测序技术的进展与普及，不仅能够检出更多的低频突变基因，还能覆盖诸多少见和未知突变，提高了液体活检进行驱动基因检测的效率。除了与组织活检相比具有较高的一致性以外，ctDNA 还能检测到组织无法检出的驱动基因突变。例如 T790M 可以在一代 EGFR-TKI 耐药且组织 T790M 阴性的患者血浆中检出，且无论血浆还是组织检出 T790M 的患者，接受奥希替尼治疗后能获得相同的无疾病进展生存期（progression-freesurvival, PFS）（9.3 个月）。肿瘤异质性使得单次组织活检无法覆盖肿瘤基因谱全貌，而基于全身体液循环的液体活检能从一定程度上弥补其不足。

众所周知，靶向治疗后不可避免会出现耐药，耐药后的再活检是明确下一步诊疗的基石，但活检的有创性使得耐药后再活检极其困难。而液体活检不仅能实现无创可重复检测，并且能够在影像学进展前就检出耐药基因的存在。与组织活检相比，液体活检检测 T790M 突变的灵敏度 70%～83%[7]，并且能够早于影像学进展 2 个月就检出 T790M 的存在。三代 EGFR-TKI 奥希替尼的耐药基因 EGFR C797S 也是通过耐药后患者的血浆 ctDNA 检测被发现。除 EGFR C797S 以外，液体活检还检出许多其他三代 EGFR-TKI 耐药基因如 EGFR G796X/C797X，EGFR L792X 和 EGFR L718X/G719X 以及 BRAF V600E[8]。随着晚期非小细胞肺癌患者接受多线治疗越来越常见，液体活检为多线耐药后无法耐受组织活检的患者提供了下一步诊疗机会。

4. **免疫治疗的疗效评估**　近年来，免疫治疗在多种恶性实体瘤中取得了巨大成功，特别是对于 NSCLC 来说，它不仅彻底改变了 NSCLC 的治疗策略，而且延长了晚期患者的生存期。然而，在未经选择的非小细胞肺癌患者中，免疫治疗的客观缓解率（ORR）仅保持在 20% 或更低。如何通过正确的生物标志物来选择适合免疫治疗的患者成为如今免疫治疗领域的热点。肿瘤细胞 PD-L1 蛋白的表达被认为与免疫治疗的疗效相关，然而基于组织活检进行肿瘤细胞 PD-L1 表达检测在临床实践中因活检的有创性使得其应用受限，研究证实外周血 CTC 同样可以进行 PD-L1 的检测。CTC 上 PD-L1 的表达与肿瘤组织细胞 PD-L1 的表达一致性为 45.4%，但关于 CTC 上 PD-L1 的表达与免疫治疗的预后相关性存在争议[9]。

除了 PD-L1 的表达以外，肿瘤突变负荷（TMB，每百万个碱基中被检测出的体细胞基因突变总数）可能是另外一个与免疫治疗预后相关的分子标志物。CheckMate-026 研究证实了高 TMB（tTMB）与纳武单抗在 NSCLC 一线治疗的良好预后相关。在组织获取困难的情况下，血浆 ctDNA 同样可用于 TMB（bTMB）评估，指导免疫治疗预后。POPLAR 与 OAK 研究证实，bTMB 与 tTMB 相关，且 bTMB≥16 的 NSCLC 患者二线接受阿替利珠单抗治疗的 PFS 更长[10]。液体活检进行 bTMB 检测为免疫治疗提供了一种新的疗效预测方法。

三、展望与挑战

1. **检测样本的多样性**　包含血液样本在内的多种体液样本可以用于液体活检指导肺癌患者的临床诊疗。当以组织检测结果作为参考时，尿液 ctDNA 检测 EGFR 突变的灵敏度与血浆类似。联合血浆、尿液和痰液可以提高液体活检进行驱动基因检测的灵敏度与一致性。脑脊液 ctDNA 和 CTC 的应用，解决了肺癌脑转移患者难以取得病灶进行驱动基因检测的难题。与外周血 ctDNA 和脑脊液 CTC 相比，脑脊液 ctDNA 检测到的驱动基因突变数目和突变频率更高。而肺癌胸腔转移患者的胸水 ctDNA 检测到的驱动基因数目和频率均要高于血浆 ctDNA。因此，在应用液体活检指导临床诊疗时，应充分结合患者临床特征，选择最合适的体液样本进行检测。

2. **检测技术的先进性** 目前多种检测手段用于液体活检，无论采用何种方法，灵敏度都是首要考虑的因素，目前常用且灵敏的检测方法有 ARMS（1%）、ddPCR（0.01%）和 NGS（0.1%）。除此之外，覆盖的分子谱是另一个需要考虑的因素。众所周知，ARMS 和 ddPCR 只能检出已知突变位点，商品化的试剂盒只能检测 cfDNA 中 *EGFR* 基因包括 19 外显子缺失、21 外显子点突变和 20 外显子 T790M 耐药突变等在内的已知位点。然而广谱的肿瘤驱动基因检测尤其是耐药基因检测，需要尽可能多地覆盖驱动基因的已知和未知突变位点，尤其是与治疗靶点 *EGFR* 等基因突变同时存在的其他共突变基因，如 *CTNNB1*、*PIK3CA* 和 *TP53* 等，影响靶向治疗后的生存期，且免疫治疗预后相关标志——TMB 的检测同样需要覆盖广谱的基因突变谱，高通量二代测序能同时满足上述检测需求而应用广泛。

总的来说，液体活检不仅与组织活检一致性高，能够在组织活检不可获得时替代其进行分子检测，同时还能弥补组织活检因肿瘤异质性导致的不足。在肺癌早期诊断、术后复发监测、靶向治疗全程管理、免疫治疗疗效评估方面发挥着重要作用。

（陈良安）

参 考 文 献

[1] Cui S, Cheng Z, Qin W, et al. Exosomes as a liquid biopsy for lung cancer. Lung Cancer, 2018, 11646-11654.

[2] Allemani C, Weir H K, Carreira H, et al. Global surveillance of cancer survival 1995-2009: analysis of individual data for 25, 676, 887 patients from 279 population-based registries in 67 countries (CONCORD-2). Lancet, 2015, 385 (9972): 977-1010.

[3] Shen S Y, Singhania R, Fehringer G, et al. Sensitive tumour detection and classification using plasma cell-free DNA methylomes. Nature, 2018, 563 (7732): 579-583.

[4] Cohen J D, Li L, Wang Y, et al. Detection and localization of surgically resectable cancers with a multi-analyte blood test. Science, 2018, 359 (6378): 926-930.

[5] Crosbie P A, Shah R, Krysiak P, et al. Circulating Tumor Cells Detected in the Tumor-Draining Pulmonary Vein Are Associated with Disease Recurrence after Surgical Resection of NSCLC. J Thorac Oncol, 2016, 11 (10): 1793-1797.

[6] Sacher A G, Paweletz C, Dahlberg S E, et al. Prospective Validation of Rapid Plasma Genotyping for the Detection of EGFR and KRAS Mutations in Advanced Lung Cancer. JAMA Oncol, 2016, 2 (8): 1014-1022.

[7] Reckamp K L, Melnikova V O, Karlovich C, et al. A Highly Sensitive and Quantitative Test Platform for Detection of NSCLC EGFR Mutations in Urine and Plasma. J Thorac Oncol, 2016, 11 (10): 1690-1700.

[8] Zhang Q, Zhang X C, Yang J J, et al. EGFR L792H and G796R: Two Novel Mutations Mediating Resistance to the Third-Generation EGFR Tyrosine Kinase Inhibitor Osimertinib. J Thorac Oncol, 2018, 13 (9): 1415-1421.

[9] Guibert N, Delaunay M, Lusque A, et al. PD-L1 expression in circulating tumor cells of advanced non-small cell lung cancer patients treated with nivolumab. Lung Cancer, 2018, 120108-120112.

[10] Gandara D R, Paul S M, Kowanetz M, et al. Blood-based tumor mutational burden as a predictor of clinical benefit in non-small-cell lung cancer patients treated with atezolizumab. Nat Med, 2018, 24 (9): 1441-1448.

第四节 肺癌分子靶向治疗

一、EGFR-TKI

（一）EGFR 分类、信号通路及功能

人类的 *EGFR* 基因定位于 7 号染色体的 7p11.2 上，由 28 个外显子组成，编码了 170kD 的糖蛋白。EGFR 是一种跨膜蛋白，分为胞外区、跨膜

区和胞内区三部分。胞内区则含有 C- 末端调节结构域和酪氨酸激酶结构域。EGFR 在未被激活时,各亚家族成员以单体形式存在。当配体与 EGFR 的细胞外区域结合后,引起 EGFR 亚家族成员自身的同源二聚化或成员之间的异源二聚化,从而导致受体细胞内区的酪氨酸激酶自身磷酸化,以及下游的信号转导通路的激活。

EGFR 的信号转导通路:

1. PI3K 途径 研究显示,50%～70% 的 NSCLC 中存在磷酸化的 AKT 的过表达,提示 PI3K/AKT 信号通路的异常激活在 NSCLC 中较为常见。PI3K 突变热点主要集中在外显子 9 的螺旋区(E542 和 E545)和外显子 20 的激酶区(H1047)。对 82 例 NSCLC 的手术标本分析显示,PI3K 蛋白表达与非小细胞肺癌的组织学类型有关,肺腺癌中的表达显著高于肺鳞癌,PI3K 和 AKT 的高表达可能与肺腺癌的恶性程度有关。晚期 NSCLC 中 PI3K 和 AKT 的过度表达是 NSCLC 独立的预后不良因素[1-2]。PI3K/AKT 通路的持续活化与 NSCLC 的上皮间质化(EMT)密切相关,EMT 促进肿瘤的侵袭转移能力。PI3K/AKT 调控 VEGF 和缺氧诱导因子 1(HIF-1)的表达,促肿瘤血管生成。PI3K/AKT 信号通路还能上调肿瘤坏死因子(TNF)表达,促进内皮细胞迁移,调节肿瘤新生血管生成。

目前 PI3K 抑制剂的开发是抗癌新药研究的热点,2006 年第一个新型 PI3K 抑制剂 NVP-BEZ235 进入临床试验后,有 20 多种新型 PI3K 抑制剂因其较好的抗肿瘤作用而处于临床试验阶段。根据作用机制的不同,将 PI3K 抑制剂分为三大类:广谱型 PI3K 抑制剂(作用于 I 类 PI3K 的四种亚型),亚型特异性 PI3K 抑制剂和 PI3K/mTOR 的双靶点抑制剂。其中用于肿瘤治疗的主要是 PI3Kα 抑制剂和 PI3Kδ 抑制剂[3-5]。

PI3K 信号通路是我国重大专项治疗肿瘤靶向的研发方向之一,因此,PI3K 是很有发展前景的癌症治疗靶点。前期的研究显示 PIK3CA 基因的突变或者 PETN 基因的缺失是预测 PI3K 抑制剂疗效的相关指标,但基因状态是否直接影响 PI3K 抑制剂的疗效还不确定。KRAS 或 BRAF 基因的突变也可能导致对 PI3K 抑制剂的耐药产生,因此,寻找 PI3K 抑制剂临床获益的生物标志物

是未来的研究方向。单药的 PI3K 抑制剂的抗肿瘤活性有限,PI3K 抑制剂与其他治疗手段或者靶向药物的联合使用的治疗模式是未来的研究方向,对其安全性和毒性作用还需要深入地探讨,在疗效和毒性之间找到一个平衡点。

2. STAT 途径 Janus 激酶 / 信号转导与转录激活子(the janus kinase/signal transducer and activator of tran-scriptions,JAK/STAT)信号通路是众多细胞因子信号转导的共同途径,广泛参与细胞增殖、分化、凋亡以及炎症等过程,可以通过负调节因子与其他信号通路相互作用、STATs 共价修饰等多种途径进行调节。EGFR 酪氨酸激酶抑制剂(tyrosine kinase inhibitor,TKI)使 STAT3 不能被激活,促使肿瘤细胞凋亡。研究发现,磷酸化 EGFR 与 STAT3 的表达水平有明显的相关性,而且 STAT3 的表达水平与癌细胞的凋亡呈负相关,提示磷酸化 STAT3 的表达水平可作为是否使用 EGFR-TKI 治疗的一个指标。就目前而言,处于临床研究的 STAT3 抑制剂很少,大部分还是处于临床前研究。

(二)EGFR 的突变位点

1. EGFR 常见突变 EGFR 是人类表皮生长因子受体(HER)家族成员之一,广泛分布于哺乳动物上皮细胞、成纤维细胞、胶质细胞、角质细胞等细胞表面,EGFR 信号通路对细胞的生长、增殖和分化等生理过程发挥重要的作用。然而,当 EGFR 发生突变时,导致 EGFR 信号通路的持续激活,从而导致细胞异常增殖。EGFR 基因的常见突变位点发生在 18、19、20 和 21 号外显子上,其中 19 号外显子的非移码缺失(简称 19 缺失)突变约占 45%,21 号外显子的 L858R 点突变约占 40%,这两种突变被称为常见突变。其他的突变被称为罕见突变(非经典突变)。

目前,针对 EGFR 突变开发的靶向药物有:第一代 EGFR-TKI,包括吉非替尼、厄罗替尼、埃克替尼;第二代不可逆 EGFR-TKI,包括阿法替尼、达克替尼;第三代 EGFR-TKI 对 T790M 的选择性更高,临床效果更佳且毒性更小,包括奥希替尼和阿美替尼[6-8]。这些靶向药物的作用机制不尽相同,因此,针对不同 EGFR 突变类型的肺癌患者,在临床上往往采用不同的 EGFR 靶向药物进行治疗,比如针对 19 缺失、L858R 突

变,国内外指南均推荐一线首选奥希替尼,其中 GioTag 研究提示 19 缺失突变患者也可以优选二代 EGFR-TKI,阿法替尼序贯奥希替尼的治疗顺序可能是一种可行和有效的治疗策略。对于存在 T790M 突变的患者,则首选奥希替尼治疗。因此,在临床应用中,对 EGFR 基因突变位点进行全面的筛查至关重要[9]。

2. EGFR 罕见突变 部分非小细胞肺癌患者(10%)EGFR 隐藏有罕见突变。关于这些罕见突变对 EGFR-TKI 的敏感性数据很少。目前认为罕见突变对一代 EGFR-TKI 的治疗反应并不理想,部分对二代 TKI 阿法替尼敏感。一项对 EGFR-TKI 治疗携带 EGFR 罕见突变的进展期非小细胞肺癌的回顾性分析显示,一代 EGFR-TKI 治疗某些少见 EGFR 突变类型的 NSCLC,如 G719X、L861Q、S768I,也有较好疗效;而对伴 G719X/L861Q/S768I 复合突变(两种突变同时存在)的 NSCLC 来说,一代、二代 EGFR-TKI 治疗与经典突变者的疗效相当,优于单一少见突变的疗效。对伴 T790M 和 20ins 的 NSCLC,一代、二代 EGFR-TKI 的疗效不佳。其他罕见突变如 P723S/V689M/R831H 等因突变率低,目前仅有个案报道,且疗效不尽相同[10]。对于 S768I、L861Q、G719X 和 20ins 等非经典突变肺癌患者,一线首选二代 EGFR-TKI,目前仍主要推荐阿法替尼。(图 19-4-1)

(三) EGFR-TKI 的耐药机制

迄今为止,NSCLC 患者 EGFR-TKI 获得性耐药机制研究已有定论。耐药突变是所有生物的共同特性——趋利避害。EGFR-TKI 耐药分为 4 类,包括:①出现耐药突变,如 T790M 突变;②旁路激活,如 c-MET 扩增;③表型改变,如腺癌向小细胞肺癌转化,上皮细胞向间叶细胞转化(epithelial to mesenchymal transformation,EMT);④下游信号通路激活,如通过 MAPK1 扩增直接激活下游增殖信号通路产生 EGFR-TKI 的获得性耐药[11]。

二、EML4-ALK 融合基因抑制剂

EML4-ALK 基因重排 2007 年在 NSCLC 中被首次发现,并很快被确定为肺腺癌驱动基因。其特点是在不吸烟、年轻患者,尤其是黏液性腺癌中发生率较高,但总体上仅占非小细胞肺癌的 4%～7%[12]。由于是先发现基因异常,再研发药物,所以 ALK 的治疗进展非常迅速。一代 ALK 抑制剂克唑替尼以明显的 PFS 优势在 2011 年被美国 FDA 批准作为 ALK 基因融合型 NSCLC 的一线治疗方案。此后克唑替尼的多种耐药机制也逐渐明确,如二次突变的 ALK 酪氨酸激酶结构域(最常见的是 L1196M 突变),ALK 拷贝数增加,以及旁路激活(如 EGFR 和 KRAS 突变)等。这促使了针对克唑替尼耐药的 NSCLC 的二代(塞

EGFR突变位点	第一代EGFR靶向药物		第二代EGFR靶向药物		第三代靶向药物
	吉非替尼	厄洛替尼	阿法替尼	达克替尼	奥希替尼
18缺失	−	±	+	±?	±?
E709X	±	±	++	+?	±?
G719X	±	±	++	+?	+?
19缺失	++	++	+++	++	++
19插入	+	+	++	?	?
20插入	±	±	±?	?	+?
S768I	±	±	+	?	±?
T790M	−	−	−	−	++
L858R	++	++	+	++	++
L861Q	±	±	+	?	±?

图 19-4-1 三代 EGFR 靶向药物突变位点

瑞替尼、阿来替尼、布加替尼)、三代(劳拉替尼)ALK 抑制剂的快速发展,其不仅对克唑替尼耐药患者有较好疗效,在 ALK 阳性的 NSCLC 一线治疗中也有不逊的表现。如塞瑞替尼对初治和克唑替尼治疗失败的患者的客观缓解率(ORR)分别为 66% 和 55%。

在 ALK 阳性 NSCLC 的一线治疗上,全球多中心、随机、头对头的Ⅲ期 ALEX 研究结果显示,阿来替尼一线治疗 ALK 阳性 NSCLC 患者的中位 PFS 达到 34.8 个月,显著优于克唑替尼的 10.9 个月(HR = 0.43,$p < 0.000\ 1$)及其他现有的 ALK-TKI 治疗方案,同时具有更好的安全性。此外,不论患者基线是否合并中枢神经系统转移,阿来替尼均显示出 PFS 的获益,同时阿来替尼可更有效地延缓脑转移的发生和进展。包括 NCCN 指南、CSCO 指南、ESMO 指南等国内外权威指南一致推荐阿来替尼作为 ALK 阳性 NSCLC 患者的一线优先选择。

三代 ALK/ROS-1 抑制剂劳拉替尼(PF-06463922)已经强势来袭,药效相较一代 ALK 抑制剂而言,拥有更强的血脑屏障通过能力,对克唑替尼耐药的 ALK 阳性 NSCLC 有很好的治疗效果。其最大的优势还在于能够克服大部分已知的继发耐药突变类型。2017 ASCO 上报道了一项Ⅰ/Ⅱ期临床研究,劳拉替尼在多种 ALK-TKI 治疗后耐药的 NSCLC 患者中显示出 25%～30% 的有效率,如果仅仅是克唑替尼耐药则有 57% 的有效率。对多种 ALK-TKI 耐药后的脑转移患者仍有 40%～57% 的有效率[13]。2020 年 ESMO 大会上,劳拉替尼对比克唑替尼一线治疗晚期 ALK 阳性 NSCLC 的Ⅲ期 CROWN 研究揭晓,与克唑替尼相比,劳拉替尼一线治疗 ALK 阳性晚期 NSCLC 带来了有临床及统计学意义的 PFS、ORR、IC-ORR 获益,也可被考虑为新的一线治疗手段。

三、ROS-1 基因融合

ROS-1 基因融合在 NSCLC 中发生率低,据统计,占肺癌基因突变的 1% 左右。ROS-1 基因融合多见于年轻、不吸烟或少吸烟肺癌人群。目前没有专门针对 ROS-1 融合基因突变的靶向药物,由于其激酶域与 ALK 非常相似,故克唑替尼治疗有效。2014 年 Shaw 等人报道 PROFILE1001 研究中克唑替尼治疗 ROS-1 基因重排的 NSCLC 患者,ORR 可达 72%,中位 PFS 19.2 个月,因此,2016 年 NCCN 批准克唑替尼作为 ROS-1 基因融合的一线治疗。全球关于 ROS-1 阳性最大样本量的Ⅱ期 OO-1201 研究结果也充分证明了克唑替尼的疗效(有效率 68.9%)。此外,2016 WCLC 上也报道了二代和三代 ALK 抑制剂治疗的初步结果。韩国的Ⅱ期研究表明塞瑞替尼治疗 ROS-1 融合基因阳性 NSCLC 患者有效率 62%,中位 PFS 10 个月,尤其对于未经过克唑替尼治疗的患者,可获得 20.7 个月的 PFS。而劳拉替尼也有 50% 的有效率和 7 个月的 PFS。近来,相关研究正在探索新型 ROS-1 抑制剂如 Foretinib 表现出对 ROS-1 激酶的高活性,其具体作用还需进一步研究证实[14, 15]。

四、RET 基因融合

RET 基因融合多见于肺腺癌中,至今所报道的 RET 基因融合都只见于肺腺癌中,中国人中的发生率约为 1.6%。已报道的两个 RET 融合基因为 CCDC6 和 KIF5B。普拉提尼是国内首个获批上市的选择性 RET 抑制剂,用于既往接受过含铂化疗的 RET 阳性局部晚期或转移性非小细胞肺癌患者。全球性Ⅰ/Ⅱ期 ARROW 研究显示,普拉替尼治疗经治 RET 阳性非小细胞肺癌患者 ORR 为 66.7%,DCR 为 93.9%;初治患者 ORR 为 80%,DCR 为 86.7%。此外,多靶点 TKIs 如凡德他尼、索拉非尼、舒尼替尼、卡博替尼等治疗敏感有效。

卡博替尼,一种针对 RET 基因和 VEGFR-2 的小分子激酶抑制剂,Ⅱ期临床试验数据显示治疗 RET 融合有效率 38%,中位 PFS 7 个月(2015 ASCO)。与其他融合基因不同的是,RET 的不同融合位置治疗效果不一样:LURET 研究中,34 例患者接受了凡德他尼治疗,CCDC6 亚型的治疗效果明显优于 KIF5B 亚型,有效率分别为 83% 和 20%,中位 PFS 分别为 8.3 个月和 2.9 个月。

五、MET 基因异常

MET 通路异常较为复杂,包括基因突变、扩增、蛋白过表达,且 MET 异常可在诊断时就存在(原发性,发生率低,约 3%),也可能在 EGFR-TKI 治疗后出现(继发性,发生率将近 1/3),目前

认为 *MET* 异常与预后不良有关，尤其继发 *MET* 异常是 EGFR-TKI 耐药原因之一，但哪一种异常能够作为治疗的预测指标尚无共识。MET 抑制剂也种类繁杂，包括非选择性抑制剂（如克唑替尼、卡博替尼、Tivantinib、Foretinib 等多靶点小分子 TKI）以及专门针对 MET 的选择性抑制剂，包括单克隆抗体（如 MSC2156119，赛沃替尼，INC280，AMG337，Volitinib 等）和小分子 TKI（如 Rilotumumab，LY2875358，Onartuzumab，ABT-700 等）[16]。

六、血管靶向药物治疗

肿瘤的生长及存活依赖血管形成，通过抑制周围的新生血管即可抑制肿瘤生长。目前血管靶向药物为止可分为三大类：第一类是以贝伐珠单抗为代表的大分子抗体；第二类是以重组人血管内皮抑制素为代表的蛋白质；第三类是以安罗替尼、舒尼替尼为代表的小分子化合物，分子量很小[17]。

（胡成平）

参考文献

[1] Peng S，Wang R，Zhang X，et al. EGFR-TKI resistance promotes immune escape in lung cancer via increased PD-L1 expression. Mol Cancer，2019，18（1）：165.

[2] Yang J，Nie J，Ma X，et al. Targeting PI3K in cancer：mechanisms and advances in clinical trials. Mol Cancer，2019，18（1）：26.

[3] Zhao ZQ，Yu ZY，Li J，et al. Gefitinib induces lung cancer cell autophagy and apoptosis via blockade of the PI3K/AKT/mTOR pathway. Oncol Lett，2016，12（1）：63-68.

[4] Tan CS，Gilligan D，Pacey S. Treatment approaches for EGFR-inhibitor-resistant patients with non-small-cell lung cancer. Lancet Oncol，2015，16（9）：e447-e459.

[5] Wu YL，Zhang LI，Trandafir L，et al. Phase I Study of the Pan-PI3K Inhibitor Buparlisib in Adult Chinese Patients with Advanced Solid Tumors. Anticancer Res，2016，36（11）：6185-6194.

[6] Soria JC，Ohe Y，Vansteenkiste J，et al. Osimertinib in Untreated EGFR-Mutated Advanced Non-Small-Cell Lung Cancer. N Engl J Med，2018，378（2）：113-125.

[7] Ramalingam SS，Vansteenkiste J，Planchard D，et al. Overall Survival with Osimertinib in Untreated，EGFR-Mutated Advanced NSCLC. N Engl J Med，2020，382（1）：41-50.

[8] Mok TS，Wu YL，Ahn MJ，et al. Osimertinib or Platinum-Pemetrexed in EGFR T790M-Positive Lung Cancer. N Engl J Med，2017，376（7）：629-640.

[9] Hsieh YY，Fang WT，Lo YW，et al. Comparing the effectiveness of different EGFR-TKIs in patients with EGFR mutant non-small-cell lung cancer：A retrospective cohort study in Taiwan. Int J Cancer，2020，147（4）：1107-1116.

[10] Du W，Wo Y，Lu T，et al. A Review of EGFR-TKIs Therapy of Non-small Cell Lung Cancer with Uncommon EGFR Mutations. Zhongguo Fei Ai Za Zhi，2019，22（9）：590-599.

[11] Lindeman NI，Cagle PT，Aisner DL，et al. Updated Molecular Testing Guideline for the Selection of Lung Cancer Patients for Treatment With Targeted Tyrosine Kinase Inhibitors：Guideline From the College of American Pathologists，the International Association for the Study of Lung Cancer，and the Association for Molecular Pathology. Arch Pathol Lab Med，2018，142（3）：321-346.

[12] Pacheco JM，Gao D，Smith D，et al. Natural History and Factors Associated with Overall Survival in Stage Ⅳ ALK-Rearranged Non-Small Cell Lung Cancer. J Thorac Oncol，2019，14（4）：691-700.

[13] Shaw AT，Solomon BJ，Besse B，et al. ALK Resistance Mutations and Efficacy of Lorlatinib in Advanced Anaplastic Lymphoma Kinase-Positive Non-Small-Cell Lung Cancer. J Clin Oncol，2019，37（16）：1370-1379.

[14] Lee J，Park CK，Yoon HK，et al. PD-L1 expression in ROS1-rearranged non-small cell lung cancer：A study using simultaneous genotypic screening of EGFR，ALK，and ROS1. Thorac Cancer，2019，10（1）：103-110.

[15] Wu YL，Yang JC，Kim DW，et al. Phase II Study of Crizotinib in East Asian Patients With ROS1-Positive Advanced Non-Small-Cell Lung Cancer. J Clin Oncol，2018，36（14）：1405-1411.

[16] Drilon A，Cappuzzo F，Ou SI，et al. Targeting MET in Lung Cancer：Will Expectations Finally Be MET？. J Thorac Oncol，2017，12（1）：15-26.

[17] 晚期非小细胞肺癌抗血管生成药物治疗中国专家共识（2020版）. 中华肿瘤杂志，2020，42（12）：1063-1077.

第五节 肺癌免疫治疗

一、肿瘤免疫治疗机制

肿瘤免疫治疗旨在通过激活或重新激活机体免疫系统，杀死或控制肿瘤细胞。免疫系统是一个包含固有免疫系统和适应性免疫系统的复杂系统。固有免疫始于物理屏障（皮肤，黏膜），涉及免疫细胞（巨噬细胞、NK 细胞、中性粒细胞等）的非特异性防御；而适应性免疫则是 T 细胞和 B 细胞通过各自表达的 T 细胞受体（TCR）和 B 细胞受体（BCR）识别抗原，激活免疫应答（包括细胞免疫应答和体液免疫应答），实现特异性防御。肿瘤免疫主要依赖于适应性免疫应答。

（一）肿瘤免疫监视和免疫逃逸

理论上，所有的肿瘤均可被机体免疫系统清除。肿瘤发生过程中，微小肿瘤一旦形成，其表达的异常蛋白将产生所谓的"新抗原"，而该新抗原可以被免疫系统识别，并激活适应性免疫清除肿瘤，即肿瘤免疫监视。但事实上，许多肿瘤在进化过程中，可以通过多种机制逃脱并逃避免疫监视。而免疫检查点是肿瘤细胞免疫逃逸的关键机制之一。

（二）免疫检查点

免疫检查点是维持免疫平衡的重要调控机制，是免疫系统的"刹车"。当免疫检查点被激活时，免疫系统可以维持平衡状态，避免免疫系统过度杀伤组织细胞；但如果肿瘤细胞增加免疫检查点信号，免疫系统则会被抑制，从而实现免疫逃逸。其中 CTLA-4、PD-1/PD-L1 信号转导通路是肿瘤免疫逃逸最重要的负性免疫检查点机制。T 细胞 CTLA-4 与抗原呈递细胞（APC）B7 分子配接，从而降低 T 细胞活化水平，抑制 T 细胞增殖。T 细胞 PD-1 与肿瘤细胞 PD-L1/L2 配接，从而抑制活化 T 细胞的增殖；而 T 细胞 PD-1 与肿瘤细胞 PD-L1 的配接，还可抑制 IL-2 的分泌，从而抑制 T 细胞的活化。应用抗体阻断 CTLA-4，PD-1/PD-L1 信号转导通路可以纠正这种平衡，解除 T 细胞活化和增殖抑制，使肿瘤特异性 T 细胞处于活化状态，促进增殖，从而使得免疫系统能够重新建立对肿瘤的控制。目前许多免疫检查点抑制剂已经应用于临床实践，多种药物正处于临床试验和研发阶段[1]。

（三）肿瘤免疫治疗分类

总体来看，肿瘤免疫治疗可以按照以下方式分类：主动刺激免疫系统或被动改变免疫系统信号或细胞群；以及治疗靶向特异性（已知抗原靶标）或非特异性刺激免疫系统（图 19-5-1）。免疫检查点抑制剂（ICIs）属于被动特异性免疫治疗一类。

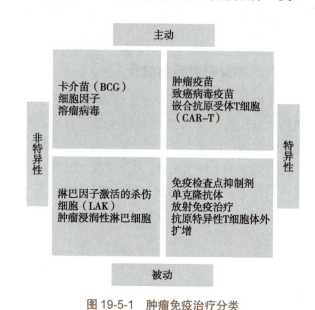

图 19-5-1 肿瘤免疫治疗分类

二、肺癌免疫治疗进展

肺癌免疫治疗在近些年取得突破性进展的药物主要集中于免疫检查点抑制剂，即程序性死亡因子 -1（programmed death-1，PD-1）和细胞毒 T 淋巴细胞抗原 -4（cytotoxic T lymphocyte associated protein-4，CTLA-4）两类。（图 19-5-2）

（一）PD-1/PD-L1 抑制剂

PD-1/PD-L1 抑制剂用于早期及局晚期肺癌治疗：PACIFIC 研究是首个评估 PD-L1 抑制剂用于不可切除的Ⅲ期 NSCLC 患者疗效的随机对照Ⅲ期临床研究。2020 ESMO 上公布的 PACIFIC 研究随访结果显示，Ⅲ期不可切除 NSCLC 患者同步放化疗之后加用度伐利尤单抗（Durvalumab）维持治疗可提高患者 PFS（17.2 个月 vs 5.6 个月）及 OS（47.5 个月 vs 29.1 个月），4 年 OS 率显著提高（49.6% vs 36.3%）。NCCN 指南也推荐度伐利尤单抗作为同步放化疗后的维持治疗，免疫治疗作为低毒长效的维持治疗方式将成为未来发展的

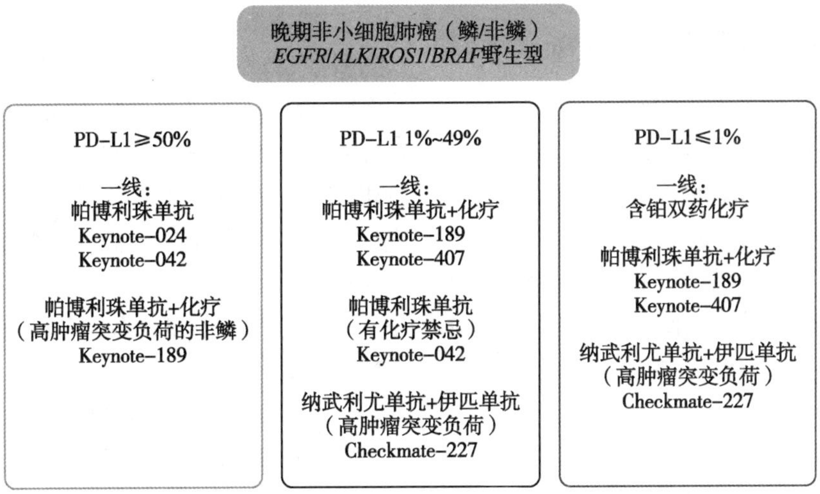

图 19-5-2 免疫检查点抑制剂在晚期非小细胞肺癌治疗中的应用

趋势。目前还有 PEARLS 及 ANVIL 等多个免疫新辅助 / 术后巩固试验在进行,免疫治疗在早期肺癌中的治疗地位将逐渐明确[1]。

PD-1/PD-L1 抑制剂用于晚期肺癌一线治疗:2017 年美国临床肿瘤学会(ASCO)上公布的 Keynote-024 研究确定了 PD-1 抑制剂帕博利珠单抗(Pembrolizumab)在晚期 NSCLC 一线治疗中的地位。对于肺癌组织 PD-L1 高表达(≥50%)人群,帕博利珠单抗一线治疗后进展人群较一线化疗组进展后交叉至免疫治疗组人群的 PFS 与 OS 均明显延长。2019 年 Keynote-042 研究更是将帕博利珠单抗在晚期 NSCLC 一线治疗中的适应人群扩大到 PD-L1 低表达(≥1%)的患者,并进一步奠定了帕博利珠单抗单药在 PD-L1 高表达、无驱动基因 NSCLC 人群中作为一线治疗的地位。Keynote-189 研究探索晚期初治非鳞 NSCLC 患者(无 EGFR/ALK 突变)帕博利珠单抗联合培美曲塞 + 卡铂化疗对比培美曲塞 + 卡铂化疗。结果显示无论 PD-L1 有无表达,帕博利珠单抗联合化疗组 PFS、OS 均明显优于化疗组,且 PD-L1 高表达组优势最为明显。Keynote-407 研究探索晚期初治肺鳞癌患者帕博利珠单抗联合铂类 + 紫杉醇或白蛋白紫杉醇化疗对比铂类 + 紫杉醇或白蛋白紫杉醇化疗。结果显示帕博利珠单抗联合化疗组 PFS、OS 均明显优于化疗,但获益程度与 PD-L1 表达相关性不明显。IMpower-150 研究中 PD-L1 抑制剂阿替利珠单抗(Atezolizumab)+ 贝伐珠单抗 + 卡铂 + 紫杉醇的 4 药方案(ABCP)在无进展生存期(PFS)和总生存期(OS)对比贝伐珠单抗 + 卡铂 +

紫杉醇的 3 药方案(BCP)均有显著的提高[1]。

在小细胞肺癌方面,IMpower-133 研究对比了 PD-L1 抑制剂阿替利珠单抗联合依托泊苷 + 卡铂(EP),与 EP 的一线疗效。结果显示,联合组的中位 PFS 延长了 0.9 个月(5.2 个月 vs 4.3 个月),中位 OS 延长了 2 个月(12.3 个月 vs 10.3 个月)[1]。

PD-1/PD-L1 抑制剂用于晚期肺癌二线治疗:基于数个经典 Ⅲ 期临床试验包括 Checkmate-017/057、Keynote-010、OAK,美国 FDA 已批准纳武利尤单抗(Nivolumab)、帕博利珠单抗以及阿替利珠单抗单药应用于晚期 NSCLC 治疗中的二线适应证[1]。2018 年中国 CFDA 也批准了纳武利尤单抗单药应用于晚期 NSCLC 二线治疗。

(二)CTLA-4 抑制剂

目前 CTLA-4 抑制剂单药在晚期肺癌治疗数据有限,有生存获益的方案为 CTLA-4 抑制剂(Ipilimumab)联合 PD-1/PD-L1 抑制剂。CTLA-4 和 PD-1/PD-L1 作用机制不同,双免疫检查点联合治疗可能存在协同增强抗肿瘤的作用,是潜在的临床获益方案。Checkmate-227 研究探索了含铂双药化疗与纳武利尤单抗或纳武利尤单抗 + 伊匹单抗(Ipilimumab)或纳武利尤单抗 + 含铂双药化疗在未经化疗的晚期或复发性 NSCLC 患者的疗效及安全性。结果显示与含铂双药化疗相比,无论 PD-L1 表达水平高低,纳武利尤单抗联合伊匹单抗一线治疗晚期 NSCLC 明显延长高肿瘤突变负荷(TMB)患者(≥10mut/mb,FoundationOne CDx)的 PFS;且根据对 OS 的中期分析,数据监测委员会建议研究继续进行[1]。

三、肿瘤免疫治疗生物标志物

生物标志物分预测性生物标志物（predictive biomarker）与预后性生物标志物（prognostic biomarker）。预测性生物标志物能协助判断治疗的有效性，可为临床实践提供指导。而预后性生物标志物是与患者所接受治疗无关的生存指标，并不能预先判断治疗有效性。因此本文中肿瘤免疫治疗生物标志物主要指预测性生物标志物。

（一）PD-L1

多项研究显示，无论是免疫单药还是免疫联合治疗，PD-1/PD-L1 抑制剂疗效与 PD-L1 表达水平密切相关，PD-L1 表达也成为了肿瘤患者接受免疫治疗简单可行地筛选优势人群的生物标志物。然而，由于 PD-L1 的生物学特性，使得 PD-L1 作为生物标志物也面临一定的挑战。比如肿瘤微环境（tumor microenvironment，TME）存在异质性，同一个病灶不同位置，或不同病灶之间 PD-L1 表达有可能不同，仅根据一次活检组织 PD-L1 表达代表肿瘤整体的 PD-L1 表达情况是存在问题的。此外，PD-L1 的表达是可诱导、动态变化的，即在治疗的不同阶段，或不同的治疗方式可能会影响肿瘤 PD-L1 的表达[2]。

（二）肿瘤突变负荷

肿瘤突变负荷（tumor mutation burden，TMB）是指肿瘤基因组中去除胚系突变后的体细胞突变数量。肿瘤 TMB 越高，则肿瘤产生的新抗原越多，T 细胞反应和抗肿瘤反应越强。其中，在黑色素瘤、肺癌、膀胱癌和胃肠道肿瘤中，TMB 表达最高。多项研究表明，PD-1/PD-L1 抑制剂在多种瘤种的疗效均与 TMB 呈正相关，TMB 表达水平越高，PD-1/PD-L1 抑制剂的治疗效果越好。进一步分析显示，高 TMB 与免疫治疗应答强烈相关，高 TMB 是免疫治疗应答的生物标志物。但 TMB 作为预测标志物还有很多问题，如 TMB 的检测由于依赖基因测序，目前成本还是要高于 PD-L1 检测；其次不同平台的检测标准不统一；再者标本存放时间对 TMB 的结果判断也会有一定的影响[2]。

研究 TMB 与 PD-L1 是肿瘤免疫治疗的独立生物标志物，TMB 和 PD-L1 表达无相关性或相关性弱。但 TMB 与 MSI 是肿瘤免疫治疗的重叠标志物，MSI-H 是高 TMB（≥20mut/Mb）的子集。大多数 MSI-H 的样本同时表现为高 TMB（83%），而仅 16% 的高 TMB 样本表现为 MSI-H。这两种表型同时出现与肿瘤类型高度相关，高 TMB 和 MSI-H 可同时出现在胃肠道肿瘤中，但在伴高 TMB 的黑色素瘤、肺癌和鳞状细胞癌中 MSI-H 并不常见[2]。

（三）错配修复缺陷/高微卫星不稳定（dMMR/MSI-H）

高微卫星不稳定（MSI-H）和错配修复缺陷（dMMR）是两种不同检测方法所产生的结果，但由于其代表的临床指导意义非常类似，MSI-H 目前被认为等同于 dMMR。肿瘤组织 MSI-H 或者 dMMR，代表肿瘤细胞存在较多突变而表达相当多的新抗原，这使得肿瘤很容易被免疫系统所识别，进而被激活的免疫系统杀伤。在结直肠癌中，纳武利尤单抗已被 FDA 获批用于标准化疗进展后的 dMMR/MSI-H 型转移性结直肠癌（mCRC）患者。但由于肺癌中 MSI-H 或 dMMR 的患者非常少，这一生物标志物用于预测肺癌的免疫治疗效果可行性较差[2]。

（四）肿瘤浸润淋巴细胞

肿瘤浸润淋巴细胞（tumor infiltrating lymphocyte，TIL）是指那些进入到肿瘤中的淋巴细胞，当存在大量的肿瘤浸润淋巴细胞时，表明机体启动了对抗肿瘤的免疫反应。对 TIL 的检测与评价可预测肿瘤免疫治疗的效果。研究表明 TIL 的数量与肿瘤免疫治疗效果相关，当肿瘤组织中有丰富的 TIL 时免疫治疗的响应率较高。除数量外，TIL 的质量也是预测免疫治疗疗效的有效指标，最新研究发现仅一小部分 CD8+ TIL 细胞群体靶向突变相关癌症抗原；而大量的 CD8+ TIL 对肿瘤无关的抗原具有特异性，对肿瘤细胞却不具备识别杀伤功能。这些细胞被称为旁观者 TIL，其特征为不表达 CD39。部分肿瘤（如 EGFR 突变型非小细胞肺癌）的 CD8+ TIL 极低频率地表达 CD39 与这些患者对免疫治疗的较差反应率差相关联，提示 TIL 是否表达 CD39 是肿瘤免疫治疗的潜在生物标志物[2]。

（五）肿瘤免疫分型

肿瘤免疫微环境（TiME）的异质性与复杂性导致不同患者对肿瘤免疫治疗反应的差异，使得组合不同的免疫治疗生物标志物综合评价 TiME，预测肿瘤免疫治疗疗效成为可行的方案。根据不同免疫治疗生物标志物的组合，我们能把肿瘤分成不同的免疫分型，并指导临床选择不同的免疫治疗策略。

四、肿瘤免疫治疗特征

不同于传统肿瘤治疗的作用机制让肿瘤免疫治疗产生了独有的特征。在疗效上，肿瘤免疫治疗有应答持久、长期生存的特征；在应答模式上，肿瘤免疫治疗则有非常规的延迟反应、超进展与假性进展；而在毒副作用上，肿瘤免疫治疗也有其独特的不良反应。

（一）应答持久，长期生存

抗肿瘤免疫应答是一个不断重复循环的过程，它可以随着时间的增长，不断地增强和扩大，而且 T 细胞会进一步记忆肿瘤抗原，转换为成熟的记忆 T 细胞，即使在肿瘤抗原刺激不存在的情况下，也能杀伤肿瘤细胞。持久的识别和免疫记忆使抗肿瘤免疫应答持续存在，从而带来长期生存获益。

应答持久：CA209-003 研究中有 75% 的患者在纳武利尤单抗治疗之后未接受任何治疗，在最后一次随访时仍未进展。CheckMate 017 研究中，使用纳武利尤单抗的鳞状 NSCLC 患者的 3 年中位缓解时间（DoR）为 25.2 个月，且随访 3 年时，26% 患者仍在持续缓解中。

CheckMate 057 研究中，随着随访时间延长，使用纳武利尤单抗的非鳞状 NSCLC 患者的 DoR 延长（1 年时 DoR 为 17.2 个月，3 年时 DoR 增长为 18.3 个月），且随访 3 年时仍有 23% 的患者产生持续的疗效。CheckMate 003/Keynote-010 研究均表明：PD-1 抑制剂治疗 2 年后停药，大部分患者仍在持续应答。应用纳武利尤单抗联合伊匹单抗治疗黑色素瘤的 CheckMate 069 研究表明，即使由于毒性反应等原因停药，治疗反应仍可持续一段时间[3]。

长期生存：目前已经有很多临床研究进一步体现了 ICIs 应答持久和长期生存的特点，免疫治疗的临床试验的生存曲线都呈"长尾巴"状，而且未出现进展的患者维持时间较长。目前肺癌免疫治疗随访时间最长的生存数据来自纳武利尤单抗的 CA209-003 研究，其 5 年随访结果显示，纳武利尤单抗单药治疗经治晚期 NSCLC 患者的 5 年生存率高达 16%，相对于传统治疗提高了 3 倍。另外，还有纳武利尤单抗全球 Ⅲ 期临床研究——CheckMate017/057 的 3 年随访结果显示，鳞状、非鳞状的晚期 NSCLC 患者二线使用纳武利尤单抗的 3 年生存率分别可达到 16% 和 18%。Keynote-001 研究的 4 年随访结果显示，PD-1 抑制剂帕博利珠单抗与多西他赛相比，可提高经治晚期 NSCLC 患者的 4 年生存率。而且该研究中还有 101 例患者接受了一线治疗，其一线、后线治疗的预估 4 年生存率分别为 27.2% 和 16.4%，PD-L1 表达阳性的 NSCLC 患者，无论初治还是后线，均可从帕博利珠单抗治疗中显示出 OS 获益[4]。

（二）非常规应答模式

肿瘤传统治疗后会出现三种肿瘤体积或径线变化形式：肿瘤体积或单径不断缩小（疾病缓解 CR/PR）、肿瘤长大（疾病进展 PD），以及肿瘤体积或径线无明显变化（疾病稳定 SD）。肿瘤免疫治疗在以上常规应答模式之外，还存在非常规应答模式。

1. **延迟反应**　临床上将治疗 12 周后出现的治疗反应划归为延迟反应。化疗药物效应发挥迅速，在临床上给予 1~2 周期化疗药物后看到的临床疗效可以直接预测完成全部化疗方案后的治疗效果。而由于免疫治疗独特的作用机制，其在治疗后部分患者不会立即诱导可测量到的肿瘤缩小，而需要数周到数月才起效。但总体来说，免疫治疗发生延迟反应的比例较低，比如 CheckMate 017/057、Keynote-001 研究显示，从整体来看，免疫治疗起效的时间与化疗基本相当，均值为 2.2 个月左右。

2. **超进展**　超进展（hyperprogression，HP）被定义为肿瘤反常的加速生长，即治疗后第一次评价时进展，或至治疗失败时间（TTF）< 2 个月；肿瘤体积增加 > 50%；肿瘤增长速度（TGR）增加 > 2 倍。免疫治疗后疾病超进展的发生率为 9%~29%，但超进展不仅仅发生于免疫治疗。值得注意的是当患者出现超进展后，预后极度不良，中位生存时间仅为 2~5 个月。

预判以及及早发现肿瘤超进展的发生，具有重要的临床意义。研究显示老年患者（≥65 岁）超进展的发生率明显高于年龄＜65岁的患者,这可能与老年患者免疫细胞、趋化因子、吞噬功能及胞内抗原的杀伤能力减弱等相关,但具体机制不明。超进展的发生与局部复发转移有关,局部复发转移的患者发生超进展的比例显著高于未发生复发转移的患者。进一步探索发现 MDM2/MDM4 扩增、EGFR 扩增和位于11q13位点的一些基因如 CCND1、FGF3/4/19 等扩增可能是潜在的预测超进展发生的分子标志物,这些基因变异与 PD-1/PD-L1 抑制剂治疗后超进展有关,但具体机制尚不明确。此外,ctDNA 在血液中的含量与肿瘤负荷大小有高度相关性,可作为肿瘤负荷及药物反应的特异性标志物,相比蛋白标志物、影像学等指标在特异性、灵敏性上有优势[5]。

3. 假性进展 免疫治疗后一部分患者放射学检查后可能会观察到肿瘤病灶大小初步增加或出现新的病灶,通过活检证实为坏死或炎性细胞浸润伴随肿瘤负荷的减少,随后继续治疗病灶缩小,这种非传统的临床反应被认为是假性进展。假性进展在免疫治疗中并不算常见。一项对接受 PD-1 抑制剂的晚期 NSCLC 患者的3年回顾性研究发现,在228例患者中有50例发生假性进展。OAK 研究中有3.6%患者发生假性进展,在进展后继续接受阿替利珠单抗治疗的患者中有7%靶病灶持续退缩(进展后缩小≥30%),49%的患者在继续使用阿替利珠单抗后靶病灶稳定。

假性进展最直接的证据来自再次活检:PD 的增大病灶是肿瘤细胞增殖;而假性进展则是 T 细胞的浸润,但肿瘤细胞减少。间接证据则包括:临床判断、液体活检,以及分子影像技术等。我们可以从体力状况、系统症状、肿瘤增大症状、肿瘤大小(基线、新病灶、活检)等方面鉴别疾病进展(PD)和假性进展。如影像学发现肿瘤病灶增大,但患者的 PS 评分没有下降、症状也没有加重甚至好转,则有可能是假性进展。而 ctDNA 的动态监测也能间接提供是否存在假性进展:当病灶 PD 同时 ctDNA 突变基因明显减少或清除,则提示可能为假性进展。而区分肿瘤细胞与淋巴细胞的分子影像技术将是鉴别假性进展的直观、无创的手段。

(三)免疫相关副反应

免疫相关副反应(irAE)是指由免疫治疗引起免疫相关的不良反应。irAE 在反应谱、发生率、发生时间、缓解时间等方面与传统的肿瘤治疗存在差异。

irAE 与传统化疗的不良反应谱不同:免疫检查点抑制剂的毒性多发生于胃肠系统、肌肉关节系统、心血管系统、呼吸系统、神经系统、内分泌系统和血液系统,肝脏、肾脏、皮肤、眼睛等器官也会出现相应毒性,是以脏器表现为主导。以阿替利珠单抗为例,多发的 irAE 为食欲下降、吞咽困难、恶心、腹泻、发热、关节骨骼痛、失眠、肺炎、甲状腺功能减退;最常见的3级或4级 irAE 有吞咽困难、肺炎、关节骨骼痛等。而传统化疗多西他赛多发的不良反应则为脱发、恶心、腹泻、无力、食欲下降、吞咽困难、发热、关节痛、肌痛、中粒细胞减少、周围神经病变、外周感觉神经病变、发热性中性粒细胞减少。

irAE 的整体发生率低于化疗、耐受性良好:POPLAR 研究显示,阿替利珠单抗治疗相关 irAE 发生率为67%,而多西他赛则为88%;CheckMate 017/057 研究中,纳武利尤单抗治疗相关 AE 发生率分别为58%和69%,而多西他赛则为86%～88%;Keynote-010 研究中,不同剂量的帕博利珠单抗治疗相关 AE 发生率分别为63%和66%,而多西他赛则为81%。整体的3级或4级 AE,免疫检查点抑制剂为7%～13%,而多西他赛则达到35%～55%。

irAE 在不同系统的发生时间、缓解时间不同,且大部分 irAE 是可逆的:irAE 多在治疗1～6个月内发生,但不同部位的 irAE 的发生时间不同,例如帕博利珠单抗的毒性出现的先后顺序为肝脏＞肺炎＞肠炎＞甲减＞甲亢＞严重皮肤毒性,伊匹单抗的皮肤毒性通常用药后2～3周开始出现、胃肠道毒性通常用药后5周左右出现、肝脏和内分泌毒性通常用药后6～7周出现。此外,irAE 在不同系统的缓解时间也不同。例如在纳武利尤单抗的 irAE 中,胃肠和肝脏毒性缓解时间较快(缓解只需2周左右),内分泌事件需要的缓解时间较长,可能需要20.6周左右。大部分 irAE 是可逆的,暂停给药后随着时间逐渐缓解,也可应用糖皮质激素或免疫抑制剂控制。

(胡成平)

参 考 文 献

[1] Ribas A，Wolchok JD. Cancer immunotherapy using checkpoint blockade. Science，2018，359（6382）：1350-1355.

[2] Galluzzi L，Chan TA，Kroemer G，et al. The hallmarks of successful anticancer immunotherapy. Sci Transl Med，2018，10（459）：eaat7807.

[3] Galon J，Bruni D. Approaches to treat immune hot，altered and cold tumours with combination immunotherapies. Nat Rev Drug Discov，2019，18（3）：197-218.

[4] Sharma P，Hu-Lieskovan S，Wargo JA，et al. Primary，Adaptive，and Acquired Resistance to Cancer Immuno-therapy. Cell，2017，168（4）：707-723.

[5] Champiat S，Ferrara R，Massard C，et al. Hyperprogres-sive disease: recognizing a novel pattern to improve patient management. Nat Rev Clin Oncol，2018，15（12）：748-762.

第六节　肺癌全病程管理

肺癌的全病程管理是从患者首次诊断肺癌开始的整个生存期间医护人员与患者互动的信息获取、问题提呈与干预处理、信息归档的系统措施[1-2]。不同于门诊的初诊和住院期间的诊断和综合治疗，全病程管理的核心内容是信息。这是一个看似简单，实则复杂而长期的与诊治相关的举措，需要依托一个可行的信息系统。这期间医护人员与患者常需进行一个长达几个月、几年、甚至于10年以上互动活动。

诊断肺癌以后，患者的生存时间和生活质量均与治疗干预密切相关，而全程的治疗是一个复杂而充满变数的系统措施，需要科学的全病程管理，才能有可能达成最佳结果。在这一全程管理中，医护人员与患者互动模式优于医护人员单向的管理模式，患者参与全病程管理，可以更充分地了解疾病的诊治流程及诊治模式，可以更好地学习相关的科普知识，变被动的接受治疗为积极主动的参与治疗。通过互动的病程管理，患者可以更积极主动的就自身遇到的问题和疑惑提出咨询，并获得解答，从而提升自我照顾能力。依靠全病程管理的系统，医护人员能够快速了解患者的基本信息、治疗方案及治疗反应，并能通过全病情管理系统了解患者诊治历史、病情动态，做出必要的风险预判和制定应对预案。依靠全病程管理的系统数据，科研人员可以查询和收集疾病诊断和治疗信息，从而对现有的诊治模式、诊治方案进行评估和再评估，提出更加合适的诊治策略。因此，依靠一个优良的全病程管理系统，患者、临床医疗、科研三方均有可能获益。

一、数据库的建立与维护

肺癌的全病程管理可分为数据库的建立与维护、治疗管理、随访管理三个主要部分[2-3]。依托网络平台和电脑软件建立数据库是全病程管理的基础。为了数据库有利于患者、医护人员及科研支持的需要，须满足以下基本条件：

1. 数据库的建立　在肺癌的全病程管理中，网络平台和数据库是关键。数据库信息必须具有完备、精确、简便的特点。完备的数据库应当包括公共信息与患者的个体信息板块。公共信息部分可根据需要设置适当的宣传和指引资讯，配备适当的科普知识。个体信息部分应当包括①基本信息：患者姓名、性别、年龄、民族、地址、工作、经济环境与生活环境、吸烟状况，以及既往疾病史、家族史等。②诊断信息：患者获得诊断的时间和方法，以及病理诊断、临床分期、分子病理信息等。③治疗信息：患者所接受的治疗方案，对治疗的反应，不良反应情况等。④咨询信息：患者的咨询提问及医护人员的回复等。⑤随访信息：患者获得诊断和接受治疗以后各个时期的状况及疗效评分记录，以及在院外所发生的与病情相关的信息记录，包括医护人员的定期随访情况以及患者非定期随诊的病情信息等记录。

2. 数据库的维护　全病情管理数据库运行必须依托一个专业网络平台，并且有专业信息人员进行管理和维护。电脑软件数据库必须经常测试和维护，以便于患者随时访问和查询，医护人员可以随时访问和工作。并在必要时将患者相关的治疗情况与全病和管理数据库链接，以便于查阅关联数据或资料。

3. 数据库的访问　数据库必须同时具备可访问功能和数据保护功能。数据库运行和维护应当便于患者和医护人员凭身份和权限访问。同时患者的相关信息得到保护，除了公共信息之外，其他无关人员不能随意访问患者的个人信息。全病程管理网站的访问必须区分权限，不同身份访问具有不同的权限。公共信息部分如宣传、指引资讯及科普知识等板块对公众开放，公众均可随意访问浏览。申请参加全病程管理患者和相关医护人员应先行注册，取得有效账号后方能登录查询。数据库平台对访问者进行身份识别，不同身份人员可以访问的数据须有所区别。患者可以查询本人有关的信息，包括疾病的诊断信息、治疗史等，患者登录后可以在线咨询，也应当可以查阅以往所遇问题的解决方案等。医护人员登录后回复患者的咨询问题，亦可根据诊治和科研需要查询数据库资料，包括能够关联查询患者的诊断和治疗相关联的诊治资料等。

二、治疗期间的管理

肺癌的治疗常涉及治疗方案、医疗法规、医学伦理、社会心理等多方面因素，进行规范化管理是非常必要的。

1. 治疗管理　肺癌是一种常见病，基础研究和临床研究投入都很大，诊断技术、检查方法、治疗方案的修正更新很快。关于如何进行规范化治疗，国际、国内均有较详细肺癌的指南。对于医务人员来说，规范的诊断和治疗均有据可循。然而，目前肺癌的治疗仍很复杂，所有的治疗均不是短时间行为，时间跨度大，患者对治疗反应个体差异很大，病情进展的个体差异也很大。医护人员需要了解的资料如患者体质状况、社会关系、家庭情况、经济情况等均须患者提供。每一种治疗方案也都需要一定的物质和精力上的支撑。患者的认可和依从性对于治疗的顺利进行和预后影响很大。因此，在治疗过程中，医生应当积极寻求与患者的互动。只有患者对治疗方案有充分的理解和认可，并且了解和掌握治疗的注意事项，才能更好地接受和配合治疗，取得更好的治疗效应[3]。合理的做法是医生与患者共同完成治疗方案的制定，可以是医生根据患者的病情预提多种可行的治疗方案，并按期有效概率和风险进行选择排序，并向患者做出解释和说明，由患者做出最终的选择。

2. 知情权管理　知情权规则是国际通用规则[4-5]。由于国情的影响，目前国内肺癌患者的知情权有时会成为诊断和治疗过程中难以解决的问题。患者的家人、亲友出于对患者的关切或其他目的，常会提出对患者隐瞒甚至做假的要求[5]，也有医护人员出于对患者心理承受能力的担忧，做出隐瞒真实病情的决定。在知情权受到干扰时，主治医生应当明确医疗法规和伦理标准是肺癌全病情管理必须遵循的基本原则。①首先，我国新的医疗法规已有明文规定，医生应当向患者和亲属告知病情，不得隐瞒真实病情。②当患者的疾病已成为生存的大问题的时候，是选择延长生存的机会，还是放弃？只能由患者在充分了解真实病情的情况下做出决定。不具备民事能力的患者才能由其监护人做出决定。医护人员及其他人员均无权做出放弃治疗的决定。③肺癌的诊断涉及有创伤性检查，肺癌的治疗方法和治疗药物也常具有创伤性和毒副作用。是选择承担风险进行诊治或者放弃？只能由患者本人充分了解这些诊治技术的目的、意义以及可能发生的风险后做出决定。④患者了解自身的基本病情，才能更好地配合诊断和治疗。⑤患者对诊断和治疗有比较客观认识，其期望值更符合实际，才能尽可能避免猜忌，从而提高依从性。总之，隐瞒真实病情既不合法、也不合理。至于如何告知、何时告知，医护人员应当根据实际情况和患者心理状况做出合适的安排，以最有利于患者的病情为基本原则。

3. 隐私权管理　健康问题属于个人隐私，医务人员在诊治疗过程中应当尊重和保护患者的隐私。患者的个人信息和有关疾病的信息，除了其授权代理人和相关的医护人员外，其他人员无权查阅。医护人员和全病程管人员均不得泄露患者的个人信息和隐私。医护人员在诊治和随访过程应当注意：①医护在诊治过程中要注意保护患者的隐私，在涉及个人隐私的检查和治疗时要尽量注意忽略患者隐私的情况发生，例如注意是否有无关人员在场等。②他人查询患者的病情及个人信息时，应当事先得到患者的授权许可。当遇到未经患者授权许的人员查询患者的病情时，无论是否为患者的亲友，医护人员不应告知。对于电话查询患者的病情，无论对方是否亲属和朋友，除非患者本人辨明身份并知情同意外，医护人员亦不应告知之。③保护患者的隐私，还应当包括医护人员或参与全病程管理的其他人员不得在公共场合谈论患者病情等。

三、随访管理

肺癌的全病程管理要求肺癌的随访应当是自获得诊断开始的整个生存期间的全程随访。包括医护人员的跟踪随访和患者主动随诊两个方面。医护人员在患者首次诊断时即应建议患者参加全病情管理，并将个人基本信息、疾病信息等录入管理数据库。参加全病程管理的患者应当留下准确的通信方式和备用通信方式，以备医护人员能随时联系。医护人员应当做定期和不定期信息跟踪，以了解患者的生存状况及与疾病相关的其他信息，并录入数据库。除此之外，患者还应当主动随诊，包括定期随诊、不定期随诊以及相关问题咨询。

1. 定期随诊 第一阶段治疗完成时，患者即进入随访期。医护人员应帮助患者制定随诊计划。国际、国内的肺癌指南均有随诊方案的建议。在指南里，随诊时间和随诊时检查项目都有资料依据供参考。但指南上随访建议不应成为机械的教条，医生应当根据患者临床分期、病理类型、治疗方案、年龄、一般状况等具体病情制定随诊计划。晚期、癌细胞分化程度低的患者进展快，随诊间期宜短。早期、癌细胞分化程度高的患者进展时间较长，随诊间期可以长一些。接受不同治疗方案的患者，无疾病进展时间也存在较大的差别，制定随诊计划也应考虑在内。随着新技术、新治疗的不断开发应用，治疗效应也在不断变化。因此，随诊间期的长短并非固定不变。拟定随诊计划时，也应遵照个体化原则。

2. 按需随诊 肺癌患者的随诊除了定期随诊外，还必须辅以按需随诊。参照肺癌的指南，根据每个肺癌患者的临床分期、病理类型、癌细胞的恶性程度、体质状况等拟定的随诊计划也不一定很完善。患者所接受的治疗和对治疗的反应可能存在较大的差异。最合适的个体化随诊计划也可能存在变数，患者不应机械地执行随诊计划。合理做法应当是根据本次随诊时患者症状、体征、检查结果、体质状况等拟定下次随诊的时间。如果随诊时发现任何疾病进展的迹象，应当建议短期内复诊，而不应拘禁于原定的随诊间期。以免由于随诊时间过长导致疾病过度进展影响后续治疗、甚至失去后续治疗的机会。另外，当患者自己感受到病情发生变化时，不管是否随诊时间到期，都应立即复诊。

（胡成平）

参 考 文 献

[1] LoPresti MA, Dement F, Gold HT. End-of-Life Care for People With Cancer From Ethnic Minority Groups: A Systematic Review. Am J Hosp Palliat Care, 2016, 33(3): 291-305.

[2] Sulmasy LS, López AM, Horwitch CA. Ethical Implications of the Electronic Health Record: In the Service of the Patient. J Gen Intern Med, 2017, 32(8): 935-939.

[3] 田珺，袁湘钰，彭小玉. 全病程管理模式在肺癌化疗患者中的应用. 上海护理, 2021, 21(01): 44-46.

[4] 姚晚侠，李义，姚明. 维护癌症患者知情同意权中伦理问题的质性研究. 中国医学伦理学, 2009, 22(05): 114-116.

[5] 楼建华，朱海英，徐红，等. 护理人员应对家属要求不告知癌症患者病情的伦理思考及策略. 中华护理杂志, 2010, 45(10): 940-942.

第二十章　睡眠呼吸疾病

睡眠呼吸疾病（sleep related breathing disorders，SRBD）是一组以睡眠中呼吸功能异常为主要表现的呼吸疾病，可伴或不伴日间呼吸功能障碍。常见的 SRBD 包括阻塞型与中枢型睡眠呼吸暂停综合征、睡眠低通气疾病、睡眠低氧疾病及鼾症等。患者可以同时罹患两种或以上的 SRBD，如肥胖低通气综合征合并阻塞型睡眠呼吸暂停（OSA）等，合并两种或以上的 SRBD 患者的并发症发生率更高，预后更差，病死率更高。

第一节　睡眠呼吸疾病概述

谈及睡眠呼吸疾病至少要追溯到 1955 年，那一年 Auchincloss 最先报告了一例肥胖、心衰及呼吸酸中毒，伴有不正常呼吸的病例 [1]。因为患者很多临床特征与狄更斯"匹克威克外传"中的一个男孩相同，因此作者称其为"Pickwickian Syndrome"[2]。用现今视角来看这个病例，应该说是肥胖低通气综合征伴发阻塞型睡眠呼吸暂停病例最早的描述。自 20 世纪 70 年代阻塞型睡眠呼吸暂停综合征（obstructive sleep apnea syndrome，OSAS）作为一种综合征被命名 [3] 以来，睡眠呼吸疾病作为一个疾病领域便应运而生。1999 年美国睡眠学会首次提出了"睡眠呼吸疾病"的疾病命名，之后一段时间里尽管有了这类疾病的名称，临床上还只把 OSAS 作为睡眠呼吸疾病，甚至把睡眠呼吸疾病当作睡眠呼吸暂停的代名词。其实睡眠呼吸暂停只是睡眠呼吸疾病中一部分疾病，还包括睡眠低通气和睡眠低氧性疾病等多种疾病和很多与呼吸相关的疾病。

2005 年的国际睡眠疾病分类 [4] 中将阻塞型睡眠呼吸暂停综合征、中枢型睡眠呼吸暂停综合征、中枢型肥胖低通气综合征三种疾病作为睡眠疾病中的一个章节，而并非对睡眠呼吸疾病进行

分类的。睡眠呼吸障碍或疾病在国际睡眠疾病分类中被分在第八类睡眠疾病，疾病编号为 ICSD 2。睡眠呼吸疾病涵盖多种不同的疾病类型，其中 OSAS 是睡眠呼吸疾病最主要的疾病。部分患者具有与 OSAS 相近的临床症状，睡眠中有轻度低通气但没有低氧，微觉醒（arousal）次数等于或大于每小时 10 次。这种睡眠呼吸异常的发生主要与睡眠中上气道阻力增高有关，被称为上气道阻力综合征（upper airway resistance syndrome，UARS）。其次是中枢型睡眠呼吸暂停综合征（central sleep apnea syndromes，CSAS），包括陈 - 施呼吸型中枢型睡眠呼吸暂停（central sleep apnea due to Cheyne-Stokes breathing pattern），高原间歇性呼吸型中枢型睡眠呼吸暂停（central sleep apnea due to high-altitude periodic breathing）、药物或医源性中枢型睡眠呼吸暂停（central sleep apnea due to medical condition or drug）和原发性婴儿呼吸暂停（primary sleep apnea of infancy）。CSAS 患者表现为日间嗜睡、疲倦、夜间频繁觉醒，睡眠监测存在中枢型睡眠呼吸暂停或低通气。发病机制主要与中枢呼吸调节异常和体内 CO_2 水平过低对呼吸的抑制有关，如病因不明则为原发性 CSAS，伴有充血性心力衰竭的患者多表现为陈 - 施呼吸。高原性或药物导致的 CSAS，在解除病因后会恢复正常睡眠呼吸状态。另一类睡眠呼吸障碍疾病为睡眠相关低通气或低氧综合征（sleep related hypoventilation/hypoxaemic syndrome），包括特发性中枢性肺泡低通气综合征（idiopathic central alveolar hypoventilation syndrome）、先天性中枢性肺泡低通气综合征（congenital central alveolar hypoventilation syndrome）和由于下气道阻塞、神经肌肉和胸壁疾病、肺实质和肺血管病变引发的睡眠低通气 - 低氧综合征等。这一类疾病的特点是不但存在睡眠低氧血症，还因为肺泡通气不

足,伴有睡眠中 CO_2 增高。然而,在众多的睡眠呼吸障碍疾病中患病率最高的还是睡眠呼吸暂停综合征。因此在不同场合和不同文献提到睡眠呼吸障碍时主要是指睡眠呼吸暂停综合征,包括阻塞型和中枢型睡眠呼吸暂停。

2014 年发布的国际睡眠疾病分类(第 3 版)[5]颁布了睡眠呼吸疾病的新命名和分类标准,强调和突出了睡眠呼吸疾病的分类和命名,将睡眠呼吸疾病单独列为一大类疾病,并分为四个大的疾病类别和两个独立的睡眠症状。同时根据疾病的特点对每一类疾病进行了分型,确定了严格的诊断与鉴别诊断的标准。明确了睡眠呼吸疾病包括阻塞型睡眠呼吸暂停疾病(obstructive sleep apnea disorders,OSAD)、中枢型睡眠呼吸暂停综合征(CSAS)、睡眠相关低通气综合征(sleep related hypoventilation syndrome)、睡眠相关低氧疾病(sleep related hypoxemia disorder)以及单独症候群和正常变异五大类。

第一大类 OSAD 中分为成人和儿童阻塞型睡眠呼吸暂停 2 种疾病类型,此次疾病分类将阻塞型睡眠呼吸暂停作为一种疾病,而不再称为综合征。诊断条件中包括了便携式睡眠监测判定标准,同时将多系统合并症和呼吸努力相关觉醒次数也列入诊断条件。目前多数文献和专著多将OSAD 称为阻塞性睡眠呼吸暂停(OSA)。

第二大类 CSAS 分为 8 种不同类型:①伴潮式呼吸的中枢性呼吸暂停(central sleep apnea with Cheyne-Stokes breathing);②不伴潮式呼吸的系统性疾病引发的中枢性呼吸暂停(central sleep apnea due to a medical disorder without Cheyne-Stokes breathing);③高海拔周期性呼吸致中枢性呼吸暂停(central sleep apnea due to high altitude periodic breathing);④药物或毒物致中枢性呼吸暂停(central sleep apnea due to a medication or substance);⑤原发性中枢性呼吸暂停(primary central sleep apnea);⑥婴儿原发性中枢性呼吸暂停(primary central sleep apnea of infancy);⑦早产儿原发性中枢性呼吸暂停(primary central sleep apnea of prematurity);⑧治疗相关中枢性呼吸暂停(treatment-emergent central sleep apnea)等。鉴于 CSAS 是多种病因导致的同一临床症状和表现,在新的分型中依然把 CSAS 作为一个综合征来命名。CSAS 的发病因素较多,基于病因和发病特点分型更便于从源头进行诊治。

第三大类是睡眠相关低通气疾病(sleep related hypoventilation disorders)分为 6 种不同分型:①肥胖低通气综合征(obesity hypoventilation syndrome,OHS);②先天性中枢性肺泡低通气综合征(congenital central alveolar hypoventilation syndrome);③迟发型中枢低通气伴下丘脑功能障碍(late-onset central hypoventilation with hypothalamic dysfunction);④特发性中枢性肺泡低通气(idiopathic central alveolar hypoventilation);⑤药物或毒物性睡眠低通气(sleep related hypoventilation due to medication or substance);⑥疾病相关性睡眠低通气(sleep related hypoventilation due to a medical disorder)。睡眠相关性低通气疾病是一组睡眠肺泡通气不足引起动脉血 CO_2 增高的疾病,除肥胖低通气综合征需存在日间肺泡低通气($PaCO_2 > 45mmHg$,$1mmHg = 0.133kPa$)外,其他睡眠低通气疾病可无日间 $PaCO_2$ 增高,若存在日间低通气则提示睡眠低通气的程度更为严重。疾病相关性睡眠低通气与很多呼吸疾病有关,涉及范围很广。

第四大类睡眠相关性低氧疾病(sleep related hypoxemia disorder)目前尚无具体分型,特指由系统性疾病或神经疾病导致的睡眠低氧性疾病,可继发于气道疾病、肺实质疾病、胸壁疾病、肺血管疾病和神经肌肉等多种与呼吸相关的疾病。

第五大类单独症候群及正常变异,包括打鼾(snoring)和睡眠呻吟(catathrenia)。鼾症的最终确诊要通过多导生理记录仪睡眠呼吸监测排除呼吸暂停、低通气(hypopnea)和呼吸努力相关觉醒及其他肺泡低通气疾病。夜间呻吟是一种睡眠相关的单调呻吟声音,常发生在快动眼睡眠期(REM),表现为一次深的吸气之后伴随长的呼气发出单调的呻吟声,其临床意义尚不清楚。

睡眠呼吸疾病是临床医学及呼吸病学中一个新的领域,这个领域的创立是临床医学对于睡眠状态呼吸异常疾病认识的深化和提高。睡眠呼吸疾病诊治的临床价值不仅在于解决睡眠状态的呼吸障碍,更在于一些疾病诊治阶段的前移。因为无论睡眠呼吸暂停还是睡眠低通气或睡眠低氧性疾病都可以称为"源头疾病",长期的睡眠低通气或低氧,与睡眠结构紊乱会发生多种系统性疾病,如心脑血管疾病、代谢紊乱疾病和神经精神疾病等。睡眠呼吸疾病患者是一个庞大的患者群体,是一个必须认真对待和保护的人群。需要让更多的患者和医生知道和了解睡眠呼吸疾病,及时诊断和治疗这个疾病,消除疾病对健康和生命的威胁。

第二节 睡眠呼吸疾病的诊断与治疗进展

睡眠呼吸疾病患病率高、对健康与生命危害很大,是近年临床关注和研究的重点和热点。整体睡眠呼吸疾病的发展是以对睡眠呼吸疾病认识的深化和诊治水平的不断提高为主导。随着诊治技术的快速发展和临床诊治经验的不断积累,近年睡眠呼吸疾病临床的诊治工作水平有了很大提高,特别是睡眠实验室外的睡眠监测和无创通气模式的创新和发展使这些疾病的治疗效果和患者对治疗的依从性在不断提高。鉴于现有的临床和文献普遍将阻塞型睡眠呼吸暂停疾病依然称为阻塞型睡眠呼吸暂停综合征,本文中的 OSAS 实际指阻塞型睡眠呼吸暂停疾病。

一、阻塞型睡眠呼吸暂停综合征的诊断与治疗进展

(一) OSA 的临床与实验室诊断

OSA 的诊断基于病史、症状与体征及对睡眠期间呼吸模式和血氧水平的监测。他人目击的睡眠中打鼾、窒息和呼吸中断,夜间出汗、晨起头痛、日间嗜睡、疲劳等为常见症状,包括并发症如高血压、肺动脉高压、心律失常、脑卒中、糖尿病和代谢综合征以及发生过交通事故等。另外,高体重指数(BMI)、颅面结构异常、颈粗、双下颌、鼻塞、扁桃体/腺样体肥大、舌体肥大、软腭下垂等是诊断 OSA 重要体征。

夜间多导睡眠图(PSG)监测是实验室诊断 OSA 的"金标准"[6],广泛用于睡眠呼吸疾病的诊断。由于 PSG 监测存在需要足够空间、费用较贵和耗费人力较多等条件的局限性,便携式实验室外的家庭监测有了很快的发展。睡眠中心外监测(out of center sleep testing, OCST)[7] 通常是指在无人照看情况下,监测气流、呼吸努力、氧

饱和度、脉率和体位等指标对 OSAS 进行实验室外的诊断,常用和符合临床要求的便携式装置属于美国睡眠学会睡眠监测技术分类中的Ⅲ级。OCST 适应证:经医生认真评价后,高度怀疑中重度 OSAS;OSAS 和鼾症术前评估;行动不便、安全问题或严重疾病而无法进行实验室 PSG 监测;口腔矫治器治疗后;上气道手术后;减重治疗后。OCST 不适用情况:合并其他严重疾病(中重度肺部疾病、神经肌肉疾病或充血性心力衰竭);怀疑合并其他睡眠疾病(CSAS、周期性肢体运动障碍、失眠、异态睡眠、昼夜节律障碍或发作性睡病);无症状人群的筛查。OCST 的 OSA 诊断标准满足(A+B)或 C 标准 [5]:

A. 出现以下一项或一项以上:①患者主诉嗜睡、睡眠不解乏、疲倦或失眠;②患者睡眠中因气短、喘息和窒息而憋醒;③床伴或他人转述患者睡眠中出现习惯性打鼾、呼吸中断或二者皆有;④患者已确诊高血压、心境障碍、认知功能障碍、冠心病、脑卒中、充血性心力衰竭、心房纤颤或 2 型糖尿病。

B. OCST 每小时监测时间内阻塞型呼吸事件(阻塞型和混合型呼吸暂停低通气)占优势且达到 5 次或以上。

C. OCST 每小时监测时间内阻塞型呼吸事件(阻塞型和混合型呼吸暂停、低通气)占优势且达到 15 次或以上。

近年来 OCST 监测技术在快速进步和发展,目前几种更方便、更舒适、更经济和准确的睡眠监测技术正在研究过程中,包括便携式测声仪、床垫类设备、遥感和声学技术的应用。睡眠中心外的便携式睡眠监测技术的临床应用是 OSAS 临床诊断设备的一大进步,正在可能成为具有适应证患者诊断 OSAS 的主要工具,在 OSAS 诊断中发挥越来越重要的作用。

(二) OSA 的临床分型与个体化诊断与治疗

疾病的诊断是治疗的基础,OSAS 的临床诊断分型是实现精准治疗和治疗个体化的前提。由于 OSA 的发病机制、临床表现与对治疗反应的不同,个性化治疗方法正在成为临床关注的热点和努力的目标。个体化治疗是以个体化诊断为前提的,需要从临床表现、发病机制、合并症情况和对不同治疗的反应等方面的特点进行临床分型。之

后根据 OSA 具体的疾病分型进行针对性治疗。国内外多个基于临床证据的指南正在指导 OSA 的诊断和治疗向更加规范和个体化发展。最初的临床分型是基于单一参数：如根据性别差异分为男性或女性 OSA；根据睡眠时相分 REM 相关 OSA 和 NREM 相关 OSA；根据人群分型如绝经后女性 OSA，老年 OSA 以及体位相关 OSA；根据病情严重程度划分过轻中重等。这种简单的分型对治疗有一定指导意义，但远不能满足精准化和个体化治疗的需要。

近期研究推出基于临床症状的 OSA 分型[8]：

1. **失眠型** 以夜间失眠或睡眠维持困难为主要症状，可无白天嗜睡。

2. **症状轻微型** 无明显 OSA 症状，ESS 评分在正常范围，但心血管并发症的患病率最高。

3. **日间嗜睡型** 典型的日间嗜睡症状，ESS 评分高，但该组患者心血管并发症较少。

合并失眠的 OSA 患者 CPAP 依从性不佳，需要进行失眠的认识行为治疗。症状轻微型患者缺乏典型 OSA 症状，应注意此亚型的早期筛查，尽早治疗。日间嗜睡型患者是交通事故等职业风险的高发人群，应积极给予治疗，对于 CPAP 治疗后仍有残余嗜睡者，可加用莫达芬尼改善嗜睡。

基于发病机制的 PALM 临床分型[9]，以发病机制不同（包括结构和非结构因素）将 OSA 分为高临界闭合压（Pcrit），低觉醒阈值（arousal threshold），高环路增益（loop gain）和上气道扩张肌的功能（dilator muscle function）异常 4 种类型，成为 OSA 临床分型研究关注的热点。最新研究[6]还报道了基于 PSG 参数聚类分析后将患者分为高呼吸暂停/低通气比值与重度低氧组、高呼吸暂停/低通气比值与长呼吸事件间期和低高呼吸暂停/低通气比值 3 种类型。

个体化诊断是精准治疗的基础，根据患者 OSA 发病机制不同而确定相应的治疗方案是对现有以睡眠呼吸暂停低通气指数（AHI）、症状、共病等进行分类的重要补充，使之能针对每一位患者制定个性化治疗。下面是根据 PALM 分型的个体化治疗 OSA 的方案[10]：

1. **高临界闭合压型（上气道狭窄/塌陷）** 持续气道正压通气（CPAP）仍然是治疗 OSA 的一线和最有效的方法。口腔矫治器作为 CPAP 的替代品或 CPAP 失败后的二线治疗。减肥治疗属于治疗目标，包括生活方式的改变、药物和外科减肥手术。其他治疗失败后，上气道手术作为补救措施，可以作为治疗的辅助手段。

2. **上气道扩张肌功能异常型** 刺激舌下神经支配舌体内外的肌肉可以改善睡眠时上呼吸道狭窄和阻塞，成功治疗可能取决于患者的 Pcrit、咽形态和气道塌陷部位，有三分之一患者治疗无效。咽部肌肉训练可以减少打鼾和 AHI，改善日间嗜睡程度。改善上气道扩张肌功能的药物可能成为新的治疗措施，试验尚在进行中。

3. **低觉醒阈值型** 以提高唤醒阈值为治疗目标，如右佐匹克隆（Eszopiclone）、佐匹克隆（Zopiclone）和曲唑酮（Trazodone）等药物，可提高觉醒阈值和减少 AHI。唑吡坦具有明显的增强上气道扩张肌活动的作用，具有较好的临床潜在价值。

4. **高环路增益型** 治疗以降低高环路增益为目的，可选择氧疗，使高环路增益患者的环路增益降低约 50%，进而减低 AHI，临床疗效并不一致。心衰伴高环路增益患者需要 CPAP 治疗。乙酰唑胺可使患者的环路增益降低约 40%。

5. **综合治疗** 不同 PALM 分型的致病因素相互影响，治疗时要充分考虑致病因素的主次和严重程度的不同，一种或多种不同方法的联合治疗具有很好的临床效果和潜力。OSA 发病的关键因素是上气道解剖与功能性异常，针对这一特点扩大咽腔和降低上气道临界压是需要首先考虑的治疗靶点。除此之外至少有三种非解剖因素与 OSA 发病有关，包括高环路增益、低觉醒阈值和上气道扩张肌功能损害，其治疗措施有不同方面的侧重。尽管应用 PALM 分型的治疗有不同针对性的治疗方法，总的来说，单独应用这些方法在降低 OSA 严重程度方面不如 CPAP 有效。采用靶向表型治疗 CPAP 结合非 CPAP 治疗（减肥）和药物（乙酰唑胺和/或曲唑酮）的联合治疗可显著降低 AHI，并改善日间症状。

二、中枢型睡眠呼吸暂停综合征的诊断与治疗进展

CSAS 是由于呼吸驱动缺乏或异常所致的通气功能障碍，表现为夜间反复出现的呼吸减弱或中断。PSG 诊断标准：中枢型呼吸暂停/低通气

指数≥5 次 /h；中枢型呼吸暂停和低通气事件占所有呼吸暂停低通气事件的 50% 以上；伴或不伴陈 - 施呼吸。

CSAS 的诊断需要 PSG 监测结果，便携式睡眠监测不适合也不能够做出诊断。通常诊断中枢性呼吸事件是以胸腹运动的一致性减弱和消失为标准，更严格与可靠的诊断需要进行睡眠食管内压的监测，依据食管内压的减弱或消失来定义中枢性低通气或呼吸暂停。诊断 CSAS 后患者需要做动脉血气分析、经皮或呼气末 CO_2 监测，以明确是否伴有高碳酸血症。

CSAS 根据病因不同被分为 8 种类型，包括：伴陈 - 施呼吸的 CSA、不伴陈 - 施呼吸的 CSA、高原性周期性呼吸的 CSA、药物或毒品导致的 CSA、原发性 CSA、治疗相关的 CSA、婴儿原发性 CSA 和早产儿原发性 CSA 等。病因诊断和分型是 CSAS 治疗的前提，根据病因治疗 CSAS 是治疗的依据和基础。CSAS 的治疗依然要遵循精准医学和治疗个体化原则，既强调单一治疗的合理选择，还要充分考虑多种综合治疗的有效性。中枢型睡眠呼吸暂停的治疗措施[11]如下：

1. 病因治疗 充血性心力衰竭患者需要针对心衰的药物治疗、药物或毒品相关性 CSA 需要戒毒或停药、高原性中枢性呼吸暂停可返至低海拔地区、治疗后呼吸暂停可适当减低 CPAP 治疗压力、呼吸中枢不稳定伴焦虑患者可应用相关药物治疗。

2. 无创通气治疗 治疗前需要区别患者伴高碳酸血症（呼吸中枢抑制），还是不伴高碳酸血症甚至低碳酸血症（呼吸中枢不稳定）。伴高碳酸血症患者需要选用具有改善通气功能的双水平气道正压通气 -ST 模式（BPAP-ST），非高碳酸血症患者可选用 CPAP 治疗。如压力滴定时治疗引起二氧化碳增高的患者需要更换双水平气道正压通气（BPAP）模式，对于呼吸驱动不稳定伴低碳酸血症患者可以应用 CPAP 及适应性伺服通气（ASV）模式。通常 BPAP（S/ST 模式）和 CPAP 可以治疗多种不同类型 CSAS。ASV 用于充血性心力衰竭伴中枢型睡眠呼吸暂停（左室射血分数 >45% 者）、治疗相关睡眠呼吸暂停等类型 CSA，不适合用于合并高碳酸血症患者。

3. 吸氧 对 CSA 伴低碳酸血症患者吸氧可以改善心力衰竭患者的 CSA、降低心率、降低心交感神经活性、减轻白天嗜睡和晨起头痛等。对伴高碳酸血症患者给氧则会削弱呼吸的驱动作用，可能导致严重的呼吸暂停和低血氧，氧疗只能在无创通气治疗无效时与无创通气治疗联合使用。

4. 镇静剂及乙酰唑胺 唑吡坦、右佐匹克隆都可以减少患者的觉醒、稳定睡眠、改善 CSA。乙酰唑胺可用于治疗高原性呼吸暂停和不伴陈 - 施呼吸的 CSA，它可以减少外周化学感受器对低氧的反应，减低环路增益，减少觉醒导致的过度通气反应。

5. 膈神经刺激术 该装置可在睡眠中对膈神经进行刺激，以减轻或消除 CSA。中重度 CSAS 患者治疗后 AHI 和中枢呼吸暂停指数症状和生活质量持续改善。

6. 体位治疗 心力衰竭合并陈 - 施呼吸患者，侧卧睡眠可改善患者 CSA 的程度，并升高心脏射血分数。

三、睡眠低通气疾病的诊断与治疗进展

睡眠低通气疾病是一类睡眠中通气不足或通气障碍的睡眠呼吸疾病，这一类疾病可以发生在日间低通气疾病的早期，也可以是日间低通气的夜间加重，还可以是仅发生在夜间的低通气疾病。美国睡眠医学学会（AASM）关于睡眠低通气的诊断标准[5]：与清醒仰卧位相比，动脉 CO_2 分压升高 10mmHg 至 >50mmHg 水平≥10min。除肥胖低通气综合征需要满足日间低通气（$PaCO_2$ > 45mmHg）外，可无日间低通气，一旦出现日间低通气提示睡眠低通气程度更为严重。低通气通常与长期的动脉血氧饱和度（SaO_2）降低有关，SaO_2 低于 90%，>5min 且最低点为 85% 时很可能存在高碳酸血症，需要进一步的诊断。醒后 HCO_3^- 水平升高表明，即使清醒时 $PaCO_2$ 在正常范围内，也可能存在睡眠低通气。因此睡眠与清醒状态的动脉血气分析和睡眠中持续 CO_2 监测是诊断睡眠低通气的最重要与最可靠的实验室指标。

睡眠低通气疾病根据病因被分为 6 个类型，包括肥胖低通气综合征、先天性中枢性肺泡低通气综合征、迟发型中枢低通气伴下丘脑功能障碍、特发性中枢性肺泡低通气、药物或毒物性睡眠低通气及疾病相关的睡眠低通气。其中肥胖低

通气综合征较为常见，而先天性中枢性肺泡低通气综合征、迟发型中枢低通气伴下丘脑功能障碍多发生在儿童，药物或毒物性睡眠低通气与药物或毒物有因果关系，特发性中枢性肺泡低通气是一个排除性诊断，即找不到病因的睡眠低通气疾病，疾病相关的睡眠低通气与呼吸和全身多种疾病相关联，如慢性阻塞性肺疾病（COPD）、神经肌肉疾病及胸廓畸形等。

目前治疗睡眠低通气综合征最常用与最可靠的方法是无创正压通气。治疗通过增加通气支持、提高通气量来达到改善睡眠低通气的目的。无创通气不仅改善睡眠低通气，还可以提高患者的生活质量和生存率。睡眠低通气的发病机制包括限制性低通气（肥胖、胸廓畸形等）、慢性阻塞性低通气（如 COPD）和中枢及神经肌肉功能障碍性低通气（特发性、先天性、神经肌肉相关性和药物抑制性）等。治疗睡眠低通气疾病需要根据不同发病机制与不同疾病严重程度选择呼吸机的类型、通气模式和相应的压力设定，在压力滴定时需要参考持续监测 CO_2 指标。对中重度 CO_2 潴留患者 BPAP 呼吸机为首选，存在中枢性呼吸障碍患者需要应用 ST 模式。

睡眠呼吸疾病作为一种慢性多系统疾病需要多学科和多层次的管理方法。社区初级保健医生至关重要，发挥着早期发现患者和患者家庭长期治疗管理者的作用。不同领域的专家需要从心血管疾病、脑血管疾病、代谢与内分泌疾病、神经心理疾病等多个疾病角度关注睡眠呼吸疾病，实施对这个疾病的综合管理和治疗。还要组成一个以团队为基础的监护模式，包括护士从业人员、睡眠技术人员、全科医生和睡眠医生，以保证患者及时、准确诊断和精准性治疗，且不断提高治疗效果和患者对治疗的依从性。

第三节　无创正压通气治疗睡眠呼吸疾病的规范应用

无创通气技术的发展为睡眠呼吸疾病治疗提供了有力的保障，已成为绝大多数睡眠呼吸疾病患者的首选和主要治疗手段，在睡眠呼吸疾病的治疗领域发挥着越来越重要的作用。为此，中华医学会呼吸病学分会睡眠呼吸障碍学组参考近年

国外指南和专家共识，发表了《睡眠呼吸疾病无创正压通气临床应用专家共识（草案）》和《家庭无创正压通气临床应用技术专家共识》等指导性文件。首先，文件提出家庭无创通气的规范应用和可行的临床路径。同时从技术角度阐述了不同无创通气呼吸机的基本分类、各通气模式的临床适应证，定义了不同睡眠呼吸疾病应该选择的呼吸机类型、模式和参数设定等，纠正了无创通气应用中的模糊认识。其次，明确了无创通气治疗是一种医疗行为，应用无创通气治疗者需要法定的医疗资质和必要的培训背景。严格遵循无创通气应用的临床路径，推进压力滴定为基础的处方管理和配置呼吸机，及患者家庭治疗全过程的监管与指导。

一、无创通气呼吸机通气模式分类及适应证[12-14]

（一）CPAP 适应证

OSA、OSA 合并充血性心力衰竭、OSA 合并慢性阻塞性肺疾病（COPD）即重叠综合征、部分肥胖低通气综合征（OHS）和治疗相关性中枢型睡眠呼吸暂停。

（二）自动持续正压通气（APAP）适应证

不能耐受高压力 CPAP 的 OSA、体位性或 REM 睡眠相关 OSA、饮酒和 / 或服用影响上气道肌肉张力药物等导致阻塞型呼吸事件变化不定的 OSA。APAP 不适于充血性心力衰竭、肺部疾病、非阻塞型呼吸事件所致夜间低氧及伴中枢型呼吸暂停的中重度 OSA。APAP 可以对符合适应证的中重度 OSA 进行非 PSG 下无人工值守的自动压力滴定。

（三）BPAP 适应证

（1）BPAP-S 模式：CPAP 压力 $\geq 15cmH_2O$ 仍不能消除阻塞型事件或不能耐受高 CPAP 压力的 OSA、不同类型的 CSA 及 OSA 合并 CSA。还可用于具有足够自主呼吸能力的睡眠低通气疾病，包括神经肌肉疾病（NMD）、限制性胸廓疾病（RCWD）、OHS、COPD 及 COPD 伴 OSA 的重叠综合征等。

（2）BPAP-ST 模式：主要用于呼吸中枢驱动减低、呼吸肌疲劳或收缩无力而需要辅助通气的睡眠低通气疾病。BPAP-ST 模式还可用于 CPAP

治疗失败，特别是伴 CO_2 升高的 CSAS。

（四）自动双水平气道正压通气（auto-BPAP）适应证

适用于对压力敏感或对 CPAP 和 BPAP 的高压力不耐受的 OSA。不适于 CSAS 和睡眠低通气疾病及伴有心肺疾病的 OSA。

（五）ASV 适应证

左心室射血分数 >45% 的充血性心力衰竭伴 CSA 或陈 - 施呼吸、不伴高碳酸血症的不同类型 CSAS 包括治疗相关 CSA 和阿片类药物所致 CSA 等。

（六）容积保障压力支持通气（VAPSV）适应证

主要用于治疗重度、进展性睡眠低通气疾病，如重度 COPD、NMD 或 OHS 等。与 BPAP-ST 相比可保证有效通气量、降低动脉二氧化碳分压（$PaCO_2$）、改善 CO_2 潴留。不适合治疗呼吸状态不稳定和非高碳酸血症性睡眠呼吸障碍，如中枢驱动不稳定性 CSA 与心衰伴陈 - 施呼吸等。

（七）无创正压通气治疗的相对禁忌与禁忌证

无创通气治疗的适应证广泛，临床医师应根据患者的具体情况，权衡利弊，确定禁忌证或相对禁忌证，对下面几种情况需慎重或禁止应用：①X 线胸片或胸部 CT 发现肺大疱；②气胸或纵隔气肿；③血压明显降低（血压 <90/60mmHg）；④急性心肌梗死患者血流动力学不稳定；⑤脑脊液漏，颅脑外伤或颅内积气；⑥急性中耳炎、鼻炎、鼻窦感染未控制；⑦青光眼等。

二、无创通气治疗睡眠呼吸疾病临床路径 [12]

睡眠呼吸疾病的无创通气治疗是一个科学与严谨的医疗行为，关系到患者长期治疗的效果、健康和生命的安全，必须需要严格遵照临床路径进行。具体临床路径分六个步骤。

第 1 步：根据病史、症状、查体发现和常规实验室检查初步确定睡眠呼吸疾病的分类，同时判断是否存在合并症、类型及严重程度。

第 2 步：根据初步疾病分类进行整夜睡眠呼吸监测，拟诊睡眠低通气疾病或存在高 CO_2 可能者，需要在睡眠呼吸监测同时进行睡眠期 CO_2 监测，包括血气分析，经皮或呼气末 CO_2 监测，为获得连续数据。

第 3 步：确定为睡眠呼吸暂停综合征，要进一步区分 OSA、CSAS、睡眠低通气疾病或睡眠低氧疾病，确定其严重程度并明确疾病分型。

第 4 步：根据睡眠疾病的具体诊断、疾病分型和严重程度进行无创通气治疗的压力滴定。滴定前需要确定呼吸机类型和通气模式，压力滴定应在 PSG 监测下进行，还需明确是否需同步 CO_2 水平监测（经皮或呼气末 CO_2 水平监测）。睡眠呼吸暂停患者主要监测指标为 AHI、最低和平均动脉血氧饱和度，重度睡眠呼吸暂停患者和睡眠低通气患者需要根据患者 CO_2 水平进行压力滴定。重度低氧患者在充分压力支持下依然不能消除低氧血症者需要酌情给予氧疗，以保持血氧饱和度达到 90% 以上，需注意避免因过度氧疗引起 CO_2 潴留。

第 5 步：压力滴定后需要拟定无创通气治疗处方，应包括呼吸机类型、通气模式、CPAP 或 BPAP 治疗压力水平、是否需要备用频率、备用频率具体数值、适合的连接装置、是否给氧以及给氧浓度等指标。

第 6 步：患者接受根据处方参数进行无创通气治疗后的 1 周内需进行疗效随访，并及时解决患者治疗中存在的问题。3 个月内确定患者得到安全有效的治疗后，每半年或 1 年应进行规律随访。

三、常见睡眠呼吸疾病无创通气治疗指征与呼吸机模式选择 [12-16]

（一）阻塞型睡眠呼吸暂停低通气综合征

无创通气应用适应证：①中、重度 OSA（AHI≥15 次 /h）；②轻度 OSA（5 次 /h≤AHI<15 次 /h）症状明显，如日间嗜睡、认知障碍及抑郁等，合并或并发心脑血管疾病、糖尿病等；③OSA 患者围手术期治疗；④手术如悬雍垂腭咽成形术（UPPP）或口腔矫治器等治疗失败的 OSA 患者；⑤OSA 合并 COPD 即"重叠综合征"患者。

呼吸机模式选择：①CPAP 为首选治疗模式，包括合并心功能不全者。②APAP 适用于不耐受 CPAP 者、饮酒后，体位及 REM 相关 OSA、OSA 合并心衰、持续减重的患者等。③BPAP 适用于治疗压力超过 15cmH_2O，或者不能接受或不适应 CPAP 者，及合并 COPD 或肥胖低通气综合征的患者。

（二）中枢型睡眠呼吸暂停综合征

无创通气应用适应证：各种类型 CSA，包括充血性心力衰竭合并 CSA、原发性 CSA、治疗相关 CSA、肾功能不全所致 CSA 和其他类型 CSA。

呼吸机模式选择：

（1）CPAP：充血性心力衰竭（CHF）合并 CSA、终末期肾功能不全患者在透析过程中选择应用、原发性 CSA。

（2）BPAP（S/ST）：CHF 合并 CSA、治疗相关 CSA 及其他类型 CSA。

（3）ASV：充血性心力衰竭伴 CSA、治疗相关 CSA 和其他类型 CSA。不适合用于合并高碳酸血症患者。

（三）常见睡眠相关低通气疾病

1. 肥胖低通气综合征

（1）无创通气应用指征：①出现日间高碳酸血症，$PaCO_2 > 45mmHg$；②无上气道阻塞的情况下表现为睡眠时血氧饱和度持续较低；③消除了阻塞性事件后夜间比日间 CO_2 水平仍升高 >8mmHg。

（2）呼吸机模式选择：①BPAP 模式是首选治疗；②轻症者可选择 CPAP 作为初始治疗，短期内评价疗效，及时调整无创通气模式；③多数患者需使用 BPAP（S/ST）或 VAPSV 治疗，部分患者 BPAP 治疗稳定后可切换为 CPAP 长期家庭治疗；④必要时给予氧疗；⑤合并 OSA，选择 BPAP 治疗，既维持睡眠期上气道通畅，又保证需要的通气量。对于极重症危及生命且无创通气无效的患者，仍需有创机械通气治疗。

2. 神经肌肉疾病

（1）无创通气应用指征：①明显的呼吸困难；②日间高碳酸血症；③有睡眠呼吸暂停的临床症状及睡眠呼吸监测证实存在睡眠呼吸疾病；④用力肺活量（FVC）< 预计值 50%；⑤最大吸气压（PImax）< $40cmH_2O$；⑥如果呼吸肌未达休息状态 10min 或更长，与 SpO_2 低于 90% 的时间达到或超过 5min，或潮气量 <6～8ml/kg，需要增加压力。

（2）呼吸机模式选择：推荐使用 BPAP-S 与 BPAP-ST 模式，需要注意以下事项：①应用 BPAP-S 模式，需要确认患者能够在睡眠中持续触发呼吸机。若直立位较卧位肺活量明显下降、吸气肌力 < 预计值 40% 或膈肌测试提示存在膈肌功能减弱，此时需采用 ST 模式；②应用前分别进行 IPAP 与 EPAP 压力滴定以提供足够的通气支持；③通过 EPAP 滴定来防止上气道阻塞，EPAP 水平不宜超过患者的需求，尤其对于肌无力患者；④防止患者微弱吸气努力时触发 IPAP 和呼吸交换，应注意减少面罩漏气；⑤需设置 ST 模式时，初始频率可基于安静、清醒放松时自主频率设定。

3. 胸廓限制性疾病

（1）无创通气应用指征

1）症状与体征：日常活动时气短与端坐呼吸；失眠、多梦、频繁微觉醒；夜间或晨起头痛；日间疲劳、困倦、嗜睡、乏力；认知功能下降、食欲不振和体重减轻。出现并发症如呼吸道感染及肺心病的临床体征。

2）具有明确的胸壁异常及肺容量或吸气压降低的临床诊断。

3）清醒时 $PaCO_2 \geq 45mmHg$，或 PSG 显示夜间低通气或 SpO_2 持续下降的证据，经皮 CO_2（$TcCO_2$）升高或夜间 $PaCO_2$ 比日间升高 $\geq 8mmHg$，或整夜 $TcCO_2 > 50mmHg$ 的时间大于总睡眠时间（TST）的 50%。

4）需要排除单纯 OSA（即没有低通气证据），如果存在明显的 OSA，应行无创通气压力滴定。

（2）呼吸机模式选择：推荐使用 BPAP-S 与 BPAP-ST 模式，需要注意以下事项：①初始可行 BPAP-S 模式滴定改善低通气状态；②压力滴定需兼顾吸气压（IPAP）和呼气压（EPAP），EPAP 防止上气道阻塞造成肺通气不足，吸气压按需可升到 $25cmH_2O$ 甚至更高；③确保 IPAP 与 EPAP 差值，确保足够的通气量；④如果自主呼吸不能触发呼吸机，模式应该从 S 变为 ST；⑤若血氧饱和度 $\leq 88\%$ 的时间超过总睡眠时间的 30%，应增加氧疗。

4. COPD 合并 / 不合并 OSA

无创通气应用指征：①不推荐稳定期 COPD 广泛应用无创通气治疗，需系统评价以确保其他治疗措施皆不能保证疗效时采用；②清醒静息状态下 $PaCO_2 \geq 50mmHg$；③症状符合睡眠呼吸障碍，且对生活质量造成不良影响或继发于低氧血症的并发症（如：肺动脉高压，心力衰竭）；④ PSG 显示夜间低通气 / 氧饱和度下降无法纠正或仅靠长期氧疗（LTOT）病情进展（基于 CO_2 测量）；⑤高碳酸血症呼吸衰竭反复住院需要机械通气治疗的

COPD 患者，能耐受无创通气治疗且效果很好。

呼吸机模式选择：①重叠综合征需无创通气治疗者，BPAP 为首选治疗，必要时联合氧疗。CPAP 适用于无 CO_2 潴留者、COPD 心功能不全患者及部分无条件应用 BPAP 者。②VAPSV 模式适用于重度 COPD 或病情进展者。③ASV 不适合治疗 COPD。

第四节 睡眠呼吸疾病的研究方向和选题

睡眠呼吸疾病的研究基本上以 OSA 作为主要的研究对象，包括流行病学、临床和基础研究等。已有研究一致认为 OSA 是心脑血管与代谢疾病的独立危险因素，包括高血压、冠心病、心律失常、代谢紊乱和认知功能障碍等。OSA 的主要病理生理特点是间歇性低氧和睡眠结构紊乱，临床和基础研究的热点多集中在间歇低氧（IH）的系统性损害及其机制。睡眠呼吸暂停间歇低氧模式具有正常氧和低氧交替出现、发生频率高、低氧程度严重、血氧变化幅度大等特点。不同于以往常见的持续性低氧，机体对不断变化的低氧难以适应且损伤程度严重。需要强调的是此种间歇低氧不但可以使交感神经兴奋性持续增强，还启动和促进了全身性氧化应激和炎性反应。交感神经活动的增加与氧化应激和炎症过程激活之间的相互作用是 OSA 的心血管、神经认知和代谢合并症的病理生理学基础。

一、间歇低氧系统性损伤与修复机制的研究

（一）间歇低氧与高血压

高血压是 OSA 最常见的心血管合并症，在间歇低氧研究范畴中，高血压的发生机制研究得最多、最深入。1972 年 Fletcher[17] 首次发现暴露于间歇低氧 3 周的大鼠可以发生高血压，这一结果在健康人、大鼠和小鼠间歇低氧暴露实验中都得到证实。研究证实间歇低氧引发的交感神经兴奋性增强在血压升高中发挥重要作用。交感神经兴奋性增强是全身性和系统性的，包括颈动脉体和主动脉体的氧敏感细胞对间歇低氧的过度反应及脑干孤束核神经与其他大脑区域参与。研究发现

下丘脑室旁核的化学感受器激活促使副交感神经活动减低和交感神经张力增强的平衡发生改变，导致心动过速、压力反射敏感性降低、血压升高和心血管风险增加[18-20]。机体发生的氧化应激反应与炎症反应在血管收缩中起到重要作用，同时伴有血管紧张素Ⅱ和内皮素Ⅰ等缩血管物质水平升高与一氧化氮等扩血管物质水平减低。间歇低氧会减弱机体的血压调节功能，特别是降压功能，在血压异常升高时无法调节和稳定血压[21-22]。除了间歇低氧因素外，睡眠结构紊乱也可以引起交感神经兴奋性增强与血压的升高，与间歇低氧复合作用的存在高血压发生的可能性会更高。

（二）间歇低氧与代谢疾病

慢性间歇低氧可导致代谢综合征，包括 2 型糖尿病、胰岛素抵抗、血脂异常和肥胖。研究证实间歇性暴露 12 周的肥胖小鼠空腹血清胰岛素水平呈时间依赖性增加及葡萄糖耐量恶化成为胰岛素抵抗增加的基础。其主要因素仍然是交感神经过度活动增强，儿茶酚胺水平的升高引起高血糖和高胰岛素血症，并促进胰岛素抵抗[23]。此外，交感神经系统的激活还可刺激脂肪细胞释放炎症介质如白细胞介素 -6、肿瘤坏死因子 -α 和瘦素等，引起脂类代谢紊乱。

（三）间歇低氧与认知功能障碍

OSA 引起的神经心理效应包括记忆、注意力和执行功能障碍。这些异常与间歇低氧导致的认知功能相应的大脑区域的形态或功能改变相吻合。尽管睡眠结构紊乱可能导致认知功能障碍，但研究支持单独间歇低氧在 OSA 认知功能障碍中起关键作用。动物实验显示，暴露于实验性间歇低氧与时间相关的神经退行性改变有关，包括大脑涉及学习、注意力和记忆区域的神经递质系统的改变。间歇低氧动物模型显示间歇低氧导致海马 CA1 区域的细胞损伤和诱导海马功能障碍，其机制包括谷氨酸释放、载脂蛋白 E 和一氧化氮的减少，最突出的表现为氧化应激诱导与炎症反应造成的海马细胞的凋亡[24]。

（四）间歇低氧与肿瘤

OSA 与肿瘤的关系起源于西班牙一项 OSA 患者患癌症的风险增加的流行病学研究，后来其发生机制在动物实验中得到了证实。间歇低氧作用于氧化还原敏感转录因子，如低氧诱导因

子-1、核转录因子激活蛋白-1、金属蛋白酶、肿瘤相关巨噬细胞、血管内皮生长因子等，这些因子在血管生成、基因修饰、细胞分化增殖的不同阶段及肿瘤相关干细胞的形成中发挥着关键作用。间歇低氧还可能通过增加交感神经张力和诱导的免疫功能改变来增强实体肿瘤的增殖和侵袭性[25]。

研究一致认为 OSA 模式间歇低氧与系统性损伤的发病相关，特别是心脑血管疾病和代谢疾病，且损害程度随间歇低氧程度加重而增加。那么解除了间歇低氧是否会改善和修复系统性损伤？临床研究结果并不符合研究者的预期。以高血压为例，尽管有治疗 OSA 血压显著下降甚至停服降压药的病例，但是大规模的临床研究显示，规范的治疗 OSA 对合并高血压患者的血压降低幅度非常有限，仅在 2～4mmHg 间，顽固性高血压效果会好一些，也很难使血压降至正常。规范的治疗 OSA 同样也不能使心血管事件的发生与死亡率的下降[26]。这给研究提出了一个非常重要和让研究者不能释怀的问题，为什么除去间歇低氧和改善了睡眠结构不能有效缓解与修复损伤？是什么机制造成这样结果？从研究的视角需要回答间歇低氧的损害是否可逆？是否可以改善或修复？如何改善和修复？获取这些问题的答案还需要更多的损伤与修复机制的研究和损伤干预措施的研究。今后很长一段时间，关于 OSA 系统损伤修复机制的研究会成为研究的主导方向。因为研究结果是指导临床工作和防治 OSA 系统性损伤迫切需要的。

二、间歇低氧可能有益

在研究间歇低氧有害的同时，不断可以听到间歇低氧可能有益的声音。这是一个非常有意思的命题，即有可能让间歇低氧变害为利，利用间歇低氧预防和治疗损伤和疾病。实验显示轻度、低频率和短期间歇低氧模式可能诱发细胞、组织和器官水平上的保护性和适应性机制，这种保护机制是对间歇低氧刺激的积极适应。其机制包括预处理作用，在机体损伤阈值附近和/或以下施加潜在有害刺激的过程，伴随的运动训练，长期促进心血管和神经血管的保护作用。与长期严重缺氧的小鼠相比，每天只暴露一次的小鼠存活时间更长，在肺、脑和心肌水平的细胞和组织损伤更小。每天持续 1～2h、3～10 次/h 间歇低氧短期暴露可增强呼吸肌收缩力和呼吸强度，这种现象称为长期促进作用。短期缺氧提高了呼吸运动神经元内对缺氧敏感的促生长因子，包括舌下神经和膈肌运动输出，从而增加了膈肌、舌下或颈动脉窦神经放电。适度间歇低氧增强内皮祖细胞的功能和数量，促进冠状动脉血管的生成和发展。短时间间歇低氧暴露可以增加冠状动脉血流和心肌对缺血抵抗力的提高，以改善心肌收缩力和心脏收缩功能。还可以诱导机体抗氧化蛋白水平和抗炎抗氧化能力提高，对抗机体过度的炎症和氧化应激反应[27-28]。

睡眠呼吸暂停模式间歇低氧的损伤及修复机制是一个非常广阔的研究领域。研究可在多个层面开展，包括流行病学研究的深入、临床研究尤其是预防、改善和修复间歇低氧系统性损害方面，动物实验是基础研究的主要手段，研究非常有可能在发病机制和修复机制及措施研究中有新的斩获。在睡眠呼吸疾病领域中，执着的追求者一定会有重要或重大的发现，以推进临床睡眠呼吸疾病治疗学的发展。

（陈宝元）

参 考 文 献

[1] Auchincloss J H. Cooke. Renzettiad. Clinical and physiological aspects of a case of obesity, polycythemia and alveolar hypoventilation. J Clin Invest, 1955 34(10): 1537-1145.

[2] Burwell C S. The care of the patient. N Engl J Med, 1956, 254(20): 944-947.

[3] Guilleminauh C, Tilkian A. Dement W C. The sleep apnea syndromes. Annu Rev Med, 1976, 27: 465-484.

[4] Amerrican Academy of Sleep Medicine. International Classification of Sleep Disorders: Diagnostic and Coding Manual, 2nd ed. Westchester: American Academy of Sleep Medicine, 2005.

[5] American Academy of Sleep Medicine. International Classification of Sleep Disorders. 3rd ed. Darien: American Academv of Sleep Medicine, 2014.

[6] Grigg-Damberger M M. The AASM Scoring Manual four years later. J Clin Sleep Med, 2012, 8(3): 323-332.

[7] Miller J N, Schulz P, Pozehl B, et al. Methodological strategies in using home sleep apnea testing in research and practice. Sleep Breath, 2018, 22(3): 569-577.

[8] Ferreira-Santos D, Pereira Rodrigues P. Phenotyping Obstructive Sleep Apnea Patients: A First Approach to Cluster Visualization. Stud Health Technol Inform, 2018, (255): 75-79.

[9] Osman A M, Carter S G, Carberry J C. et al. Obstructive sleep apnea: current perspectives. Nat Sci Sleep, 2018, (10): 21-34.

[10] Nakayama H, Kobayashi M, Tsuiki S, et al. Obstructive sleep apnea phenotypes in men based on characteristics of respiratory events during polysomnography. Sleep Breath, 2019, 23: 1087-1094.

[11] Abraham William T, Pleister A, Germany R. Identification and Treatment of Central Sleep Apnoea: Beyond SERVE-HF. Card Fail Rev, 2018, 4(1): 50-53.

[12] 中华医学会呼吸分会睡眠呼吸障碍学组. 睡眠呼吸疾病无创气道正压通气临床应用专家共识(草案). 中华结核和呼吸杂志, 2017, 41(9): 667-677.

[13] 中华医学会呼吸分会睡眠呼吸障碍学组. 家庭无创正压通气临床应用技术专家共识. 中华结核和呼吸杂志, 2017, 41(7): 481-493.

[14] Seyfi S, Amri P, Mouodi S. New modalities for non-invasive positive pressure ventilation: A review article. Caspian J Intern Med, 2019, 10(1): 1-6.

[15] Berry R B, Chediak A, Brown L K, et al. Best clinical practices for the sleep center adjustment of noninvasive positive pressure ventilation(NPPV) in stable chronic alveolar hypoventilation syndromes. J Clin Sleep Med, 2010, 6(5)491-509.

[16] McKim D A, Road J, Avendano M, et al. Home mechanical ventilation: a Canadian Thoracic Society clinical practice guideline. Can Respir J, 2011, 18(4): 197-215.

[17] Fletcher E C. Sympathetic activity and blood pressure in the sleep apnea syndrome. Respiration, 1997, 64(1): 22-28.

[18] Seravalle G, Mancia G, Grassi G. Sympathetic Nervous System, Sleep, and Hypertension. Curr Hypertens Rep, 2018, 20(9): 74-81.

[19] Shell B, Faulk K, Cunningham J T. Neural Control of Blood Pressure in Chronic Intermittent Hypoxia. Curr Hypertens Rep, 2016, 18(3): 19-25.

[20] Dergacheva O, Dyavanapalli J D, Pinol R A, et al. Chronic intermittent hypoxia and hypercapnia inhibits the hypothalamic paraventricular nucleus neurotransmission to parasympathetic cardiac neurons in the brainstem. Hypertension, 2014, 64(3): 597-603.

[21] Oyarce M P, Iturriaga R. Contribution of Oxidative Stress and Inflammation to the Neurogenic Hypertension Induced by Intermittent Hypoxia. Front Physiol, 2018, 9: 893-898.

[22] Gras E, Belaidi E, Briancon-Marjollet A, et al. Endothelin-1 mediates intermittent hypoxia-induced inflammatory vascular remodelling through HF1-activation. J Appl Physiol, 2016, 120(4): 437-443.

[23] Mesarwi O A, Sharma E V, Jun J C, et al. Metabolic dysfunction in obstructive sleep apnea: A critical examination of underlying mechanisms. Sleep Biol Rhythms, 2015, 13(1): 2-17.

[24] Nair D, Ramesh V, Li R C, et al. Growth hormone releasing hormone(GHRH) signaling modulates intermittent hypoxia-induce oxidative stress and cognitive decline in mouse. J Neurochem, 2013, 127(4): 1-4.

[25] Almendros I, Montserrat J M, Ramírez J, et al. Intermittent hypoxia enhances cancer progression in a mouse model of sleep apnoea. Eur Respir J, 2012, 39(1): 215-217.

[26] Abuzaid A S, Ashry H S, Elbadawi A, et al. Meta-Analysis of Cardiovascular Outcomes With Continuous Positive Airway Pressure Therapy in Patients With Obstructive Sleep Apnea. Am J Cardiol, 2017, 120(4): 693-699.

[27] Reinke C, Stevans-Fonti S, Drager L F, et al. Effects of different acute hypoxic regimens on tissue oxygen profiles and metabolic outcomes. J Appl Physiol, 2011, 111(3): 1881-1890.

[28] Verges S, Chacaroun S, Godin-Ribout D, et al. Hypoxic conditioning as a new therapeutic modality. Front Pediatr, 2015, 22(3): 58.

第二十一章 慢性咳嗽的诊治及发病机制

咳嗽是呼吸内科最常见的主诉，常按病程分为急性咳嗽[<3周]，亚急性咳嗽[3~8周]，慢性咳嗽[≥8周]。急性咳嗽和亚急性咳嗽多有自限性，而慢性咳嗽可持续数月至数年，是临床诊治的难点。慢性咳嗽常分为两类：一类为X线胸片有明确病变者，如肺炎、肺结核、肺癌等；另一类为X线胸片无明显异常，以咳嗽为主要或唯一症状者，即通常所说的慢性咳嗽。1977年美国Irwin教授发表了第一篇关于慢性咳嗽诊疗的综述，拉开了近代咳嗽系统研究的序幕。中国慢性咳嗽研究起步较晚，但在临床与基础研究、指南制定推广方面均取得了显著进步。继美国、欧洲后，2005年制定了第一版的中国咳嗽指南[1]，2016年公布了首次采用循证医学方法制定的咳嗽诊治指南[2]。作为一个严重的公共卫生问题，咳嗽日益受到各国的重视，日本、澳大利亚、德国、韩国相继制定了咳嗽的诊治指南。

第一节 咳嗽流行病学

一、咳嗽的患病率

咳嗽的患病率存在显著的地区差异，全球成人慢性咳嗽的平均患病率为9.6%，其中大洋洲为18.1%，欧洲为12.7%，美国为11.0%，亚洲为4.4%，非洲为2.3%[3]。国内关于慢性咳嗽的流行病学调查研究开展较晚，2006年广州地区1 087名大学生咳嗽的现场调查显示，该群体咳嗽患病率为10.9%，其中急性咳嗽患病率为7.6%，慢性咳嗽患病率为3.3%[4]。因慢性咳嗽好发于中老年人，预计在社区流行病学调查中慢性咳嗽的患病率会更高。但目前尚缺乏全国性慢性咳嗽流行病学的研究数据。

国内外研究表明慢性咳嗽的常见病因为咳嗽变异性哮喘（cough variant asthma，CVA）、嗜酸性粒细胞性支气管炎（eosinophilic bronchitis，EB）、上气道咳嗽综合征（upper airway cough syndrome，UACS）、胃食管反流性咳嗽（gastroesophageal reflux cough，GERC）、变应性咳嗽（atopic cough，AC）[5]。UACS尚不清楚是由鼻后滴流直接刺激还是炎症介质刺激上呼吸道咳嗽感受器所致。

我国CVA和EB占慢性咳嗽患者比例（40.5%~56.6%）远高于欧美国家（21.0%~40.0%），推测可能与空气污染有关，有待于进一步研究。虽然早期研究显示我国GERC比例（1.2%~7.9%）明显低于欧美地区（5%~40%），随着近年来我国胃食管反流相关疾病患病率的升高，GERC比例有上升趋势。临床研究发现某些慢性咳嗽患者具有特应质，但诱导痰嗜酸性粒细胞正常，无气道高反应性，抗组胺药物及糖皮质激素治疗有效，中国咳嗽指南将此类咳嗽定义为AC。

二、咳嗽的危险因素

寒冷、吸烟、不良饮食习惯、接触变应原可增加咳嗽患病风险，欧美国家研究表明年长、女性也为咳嗽患病的危险因素，而环境污染对咳嗽患病的促进作用日益受到各国研究者的关注。

1. 寒冷 冬季是呼吸道疾病的发病高峰期，调查显示20%的咳嗽在冬季发作。一方面是寒冷对气道的直接刺激所致，另一方面也与寒冷季节呼吸道病毒容易繁殖传播有关。

2. 环境污染 已有多项研究显示环境污染可增加慢性咳嗽的患病风险。在伦敦进行的一项随机交叉研究发现，即使是短时间步行于交通污染物较多的街道，也会增加稳定期慢性阻塞性肺疾病（chronic obstructive pulmonary disease，COPD）患者的咳嗽次数。空气污染可能通过提高咳嗽反射敏感性以及诱导气道非过敏性嗜酸性粒细胞炎症引发咳嗽症状。空气质量的提高与慢性咳嗽患病率下降呈负相关。我们发现，暴露于真实世界隧道环境的豚鼠咳嗽敏感性显著升高，同时，其支气管肺泡灌洗液和肺组织的嗜酸性粒细胞浸润明显，提示机动车尾气污染物可能通过诱发非过敏性嗜酸性粒细胞炎症而引起嗜酸性粒细胞相关性慢性咳嗽[6]。这也可能是我国嗜酸性粒细胞相关性慢性咳嗽患者所占比例明显高于欧美国家的潜在原因。

3. 吸烟　吸烟及暴露于烟草环境均为咳嗽的危险因素。丹麦一项纳入 14 669 名受试者的流行病学调查显示，现时吸烟者的慢性咳嗽患病率为 8%，显著高于非吸烟者（患病率 3%）。但大多数就诊于咳嗽专病门诊的慢性咳嗽患者并无吸烟史。这一现象可能是因为仅有咳嗽症状的吸烟者常认为咳嗽症状与吸烟习惯有关，较少会因此就诊，而多数发展为 COPD 的吸烟者因伴气促等症状才会就诊于呼吸专科门诊。另外有研究还显示，吸烟患者的咳嗽敏感性较正常人降低。

4. 年龄与性别　欧美的研究发现因慢性咳嗽就诊的患者以中老年女性为主，一方面由于咳嗽症状对女性影响较大且女性咳嗽敏感性较高，另一方面可能由于慢性咳嗽的常见病因，如胃食管反流相关疾病好发于老年所致。我国的研究显示慢性咳嗽患者平均年龄为 40 岁，虽女性咳嗽敏感性高于男性，但因慢性咳嗽就诊的患者无明显的性别差异。我国慢性咳嗽患者的年轻化及无性别差异等特征仍有待进一步研究。

5. 饮食习惯　长期进食高脂或刺激性食物，会造成食管下段括约肌松弛，出现胃食管反流。欧美国家的胃食管反流病的发生率显著高于亚洲国家，这与欧美国家长期高脂饮食和喝咖啡有关。而调整生活方式，包括低脂饮食和减肥，则能降低胃食管反流病的发生率。也有文献报道部分慢性咳嗽患者存在维生素 D 和 / 或铁等微量元素的缺乏。

6. 变应原　有证据显示部分夜间咳嗽与室内接触猫毛等变应原有关。花粉、尘螨以及职业性接触化学制剂等都可能诱发 EB、CVA 等变应性疾病。

三、咳嗽的影响

1. 经济负担　据统计，2016 年我国感冒止咳药物的年销量位居零售药店榜首，销售额近 400 亿元。保守估计全球每年用于治疗咳嗽的费用高达数十亿美元。

2. 生活质量　慢性咳嗽严重影响着患者的生理、心理和社会功能。美国纽约一项调查显示有 53% 的慢性患者伴有抑郁症状。慢性咳嗽与 COPD 患者生活质量受影响程度类似，在咳嗽缓解后其心理状况也得到了明显改善。我们一项针对慢性咳嗽患者生活质量的调查显示，患者平均病程长达 4 年，并因此误工误学，许多患者因咳嗽而明显感到尴尬或厌烦。

3. 并发症　咳嗽可引起心血管、消化、泌尿、肌肉骨骼、神经、呼吸等多系统的并发症[7]。研究显示女性慢性咳嗽患者中高达 51.7% 因咳嗽而出现尿失禁情况，此外，咳嗽晕厥、高血压、胃食管反流、肋骨骨折、膈肌损伤、晕厥、头痛、喉头水肿、声嘶等也屡见报道。

第二节　慢性咳嗽的外周与中枢调控

咳嗽是一个复杂的神经反射，从咳嗽感受器、传入神经、咳嗽中枢、传出神经到相关呼吸肌，任何一个环节发生改变或功能失常，都会使咳嗽过程部分或完全发生障碍[8]。脑卒中及帕金森综合征等患者，因中枢性损伤影响了咳嗽反射敏感性使得气道反射防御功能下降，容易导致反复的吸入性肺炎。反过来，如果传入神经的敏感性或者咳嗽中枢神经元兴奋性增高，就会导致咳嗽敏感性增高，使机体对无害或轻微的刺激产生不当的过频、过剧的咳嗽，许多呼吸系统疾病都会引起这种情况。

一、咳嗽的外周调控机制

（一）炎症介质

在气道炎症存在的情况下，炎症介质不仅可以直接刺激活化气道黏膜中的咳嗽感受器，部分还可易化咳嗽感受器，造成咳嗽可塑性改变，使其可被正常的阈下刺激所激活。

1. 前列腺素类物质（ prostaglandins，PGs ）　PGs 是花生四烯酸经环氧化酶催化代谢生成的二十烷酸类炎症介质，能增加快适应感受器（rapidly adapting receptor，RAR）及 C 纤维（C-fiber）对机械和化学刺激的敏感性，在咳嗽发病中发挥重要作用。

2. 缓激肽（bradykinin，BK）　缓激肽是含有 9 个氨基酸的肽类炎症介质，主要通过结合细胞膜上 G 蛋白耦联的 BK1、BK2 受体发挥作用，刺激呼吸道胆碱能和感觉神经末梢，诱发咳嗽、促进呼吸道黏液分泌和黏膜水肿等。

3. 组胺（histamine）　分布在气管的组胺受体主要是 H_1 受体，它的激活导致迷走神经元去极化，从而引起毛细血管通透性增加、气道黏膜水肿、平滑肌痉挛等一系列反应，从而间接刺激 RAR 纤维诱发咳嗽。组胺也可增加气道传入 C 纤维对化学刺激的敏感性，在咳嗽的发病中起到一定作用。

4. 速激肽（tachykinin）　速激肽是一类羧基端为 Phe-X-Gly-Leu-Met-NH2 的神经肽，包括 P 物质（substance P，SP）、神经激肽 A、神经激肽 B 等。降钙素基因相关肽（calcitonin gene-related peptide，CGRP）是另一种含有 37 个氨基酸的神经肽，它与速激肽共存于气道黏膜上皮 C 纤维中。多种因素可以刺激肺 C 纤维释放神经肽物质作用于多种效应细胞，包括气道黏膜腺体、平滑肌、胆碱能神经节、炎症细胞等，引起神经源性炎症，参与咳嗽与哮喘等的发病。

（二）神经营养因子

神经营养因子是参与咳嗽反射可塑性改变的重要介质。呼吸道相关的神经营养因子主要有神经生长因子（nerve growth factor，NGF）、脑源神经营养因子（brain-derived neurotrophic factor，BDNF）。NGF 由感觉神经元以及神经元的靶组织（气道上皮及炎症细胞等）产生，被神经元的轴突末梢摄取，逆运行运输到胞体，为这些神经元的存活和维持所必需。神经元在炎症条件下或受到伤害时也可异常表达 NGF。炎症条件下非神经细胞也可以产生大量 NGF，包括巨噬细胞、T 细胞、肥大细胞、成纤维细胞、平滑肌细胞等。NGF 受体广泛表达于外周及中枢神经系统的神经元，同时这些受体也表达于非神经元细胞，包括免疫细胞、肌细胞和上皮细胞。炎症条件下 NGF 受体表达上调。

NGF、BDNF 能刺激 SP、CGRP 的前体 mRNA 编码表达、增加神经传导速度及敏感性。Hunter

对豚鼠经气道给予 NGF 后，神经元的表型可发生转换，颈静脉神经节与结状神经节不表达 P 物质的神经元中分别有 10% 与 30% 转变为 SP 免疫阳性，从而使产生 P 物质的神经元数量大大增加。

另有研究发现气道内灌注 NGF 可诱导呼吸道迷走神经元 SP 及神经激肽 A（neurokinin A，NKA）的表达。其可逆行至感觉性神经元胞体（$C_7 \sim T_5$ 段脊神经节、结状神经节），进而促进神经肽的合成，合成的神经肽一方面经由感觉神经末梢分泌至下呼吸道，进一步加重下呼吸道的炎症反应；另一方面沿感觉神经节的中枢突进入 $C_7 \sim T_5$ 段脊髓后角和孤束核区，使这些由内脏传入二级站的中枢部位的神经肽含量升高，参与炎症反应的中枢调节。

（三）气道结构

1. 气道上皮　感染及炎症常导致气道上皮受损、脱落，导致上皮下的神经末梢暴露，容易接受物理或化学的刺激，引起咳嗽。同时，各类型的伤害刺激信号也通过 C 纤维介导的轴索反射，造成神经肽释放及气道神经源性炎症，构成咳嗽高敏状态的促动因素。杯状细胞的异常增生也会导致气道黏液分泌增多，直接刺激机械感受器，引起咳嗽。感染后咳嗽具有自愈的倾向，咳嗽一般在 3～8 周内逐渐消失，其病程的特点也与气道上皮修复的时间相对应。

2. 细胞外基质　胞外基质不仅提供细胞外的网架，赋予组织以抗压、抗张力的机械性能，还与组织及细胞一系列生理功能有关。对于气道黏膜而言，疾病过程或任何因素导致其构成特征发生改变，都会直接影响镶嵌于其中的感觉神经末梢（尤其是对机械刺激敏感的 RAR）。在临床研究中，间质性肺疾病患者对辣椒素的咳嗽敏感性明显升高，吸入 P 物质和缓激肽可直接诱发咳嗽（正常人则不然）。推测肺间质炎症以及纤维化可引起气道感觉神经末梢的咳嗽感受器敏感性改变，引起咳嗽。

二、咳嗽的中枢调控机制

咳嗽反射弧的中枢是调控咳嗽的关键部位。咳嗽是受中枢调控的呼吸运动，依照调控中枢水平不同，分为两种咳嗽模式：反射性咳嗽是受脑干水平的神经调节网络调控；而脑干以上水平、包含皮质在内的咳嗽高级神经调节网络则参与了自发性咳嗽（亦称之为随意性咳嗽）的调控。故存在自主意识活动的人类咳嗽包含了脑干神经网络的反射性调节机制与皮质随意控制相结合的复杂机制。

（一）反射性咳嗽的神经网络调节及门控机制

反射性咳嗽大部分是由与咳嗽感受器相联系的迷走神经传入冲动在脑干水平进行整合而产生的。免疫组化研究已证实延髓、脑桥、中脑，包括小脑的神经元相互作用形成活跃的脑干神经网络。该网络内神经元，经由复杂的突触联系，形成神经元之间紧张性活动状态，将感觉传入信息与运动传出冲动相互整合，最终传出冲动经由膈神经等，到达呼吸肌，产生咳嗽样运动。脑干神经网络内的孤束核群、包氏复合体 - 腹侧呼吸组、中缝核群、脑桥呼吸组及小脑，这些脑干中重要核团相互联系的通路及递质活动目前研究报道比较少，还有待进一步研究。

（二）自发性咳嗽的高级网络调控

由脑干神经网络整合产生的反射性咳嗽主要是用于清除气道刺激物，维持气道通畅的防御反应，在去大脑或麻醉动物实验中即可产生。自发性咳嗽以及对咳嗽的抑制则是来自于脑的高位中枢[9]。随意运动的设计与发动是一个复杂的过程，涉及皮质多个区域，至今仍不十分清楚。

利用功能影像学检测手段——血氧水平依赖性功能磁共振成像（blood oxygenation level dependent functional magnetic resonance imaging, BOLD fMRI）发现，健康成人行咳嗽激发试验时雾化吸入生理盐水及梯度浓度的辣椒素溶液，在大脑的额下回、中央回、扣带回等区域，反应活动明显增强，表明这些区域在咳嗽调控过程中有着重要的作用[10]。

利用 BOLD fMRI 观察健康成人经辣椒素引起咳嗽时大脑功能的改变，可将调控咳嗽感觉运动的皮质高位中枢（包括广泛存在于皮质和皮质下的感觉、运动、前运动中枢以及边缘系统）综合为"感觉""认知"和"运动"等模块[11]。三个模块相互联系构成一个高级调控回路。感觉模块接受来自气道的上传信号，并记录信号的感觉特征（感觉的强度和性质）和空间特征（刺激存在的位置）。结果显示初级躯体感觉皮质（第一体表感觉代表区）和前脑岛在感觉特征中起重要作用。而后顶叶皮质和背外侧前额皮质则记录分析空间特征。另外，人所感受到的刺激强度不仅取决于气道刺激的本身强度，也受个人的情绪、注意力等的影响。咳嗽冲动（urge-to-cough）就是感受上气道存在的刺激并且产生咳嗽意图，这种咳嗽冲动可以认为是肺内感觉机制之一，这种感觉机制是产生气道感觉的基础，也是不同情况下呼吸行为改变的基础。鉴于咳嗽存在很大成分的主动行为，所以未来咳嗽的治疗可能以咳嗽冲动的机制为基础。

咳嗽冲动的产生也需要眶额皮质、扣带回皮质和其他边缘系统（认知模块）参与，这些与形成人体对刺激物的综合感觉具有重要的作用。实际上哮喘或慢性咳嗽等慢性呼吸系统疾病的患者都有不同程度的情绪异常，包括焦虑、抑郁等，这与脑内感觉模块和认知模块共同作用有关。但目前有关对气道刺激物的情感认知过程了解还很少。另外，Mazzone 也强调现在发现与气道刺激认知有关的脑区与其他内脏感觉的脑区相似，所以推测不同感觉的产生是因为这些认知脑区在不同性质的外周刺激下，不同核团的功能活动有强弱之分，及发生活动的先后顺序不同。

自发性咳嗽与许多脑区的功能活动有关，包括感觉运动皮质、辅助运动区和小脑的活动。后岛叶和后扣带回的功能活动特征可以区分随意性咳嗽和刺激引起的反射性咳嗽。自发咳嗽与反射性咳嗽的不同还存在于脑干水平，反射性咳嗽时延髓神经元活动水平增高，而在自发咳嗽发生时较少有脑干神经元参与。这证明了皮质脊髓束引起的随意运动与自发咳嗽有关，而并非与皮质运动冲动传递至延髓呼吸调控回路有关。当人气道受到刺激而主动抑制其咳嗽产生时，脑内出现了独特的功能活动模式，活动区域包括前脑岛、辅助运动区和右侧额下回。右侧额下回以及前辅助运动区、前额皮质、基底神经核组成了抑制咳嗽的脑功能活动网络。目前的研究结果可以说明与气道疾病有关的咳嗽确实是与脑内神经网络的异常活动有关，未来的药物研发以及治疗可能以此为基础。

第三节　咳嗽程度与咳嗽
敏感性的评估

准确判断患者的咳嗽程度,对了解患者的病情、治疗效果具有重要意义。目前临床主要通过询问患者咳嗽症状及生活质量进行评价,常难以客观反映患者的病情,特别是对夜间咳嗽和儿童咳嗽影响更大。近年国内外开始研究咳嗽频率及咳嗽强度的监测,有望为咳嗽程度的判断提供比较客观的检测方法。目前临床上主要有如下方法界定咳嗽的严重程度:咳嗽症状积分(cough score)、视觉模拟评分(visual analogue scale,VAS)、咳嗽生活质量测评、咳嗽频率监测、咳嗽激发试验。

一、咳嗽症状积分

由患者根据自己每天的症状,对照积分表(表 21-3-1)进行判断。不论在成人或儿童中,日间的咳嗽症状积分与咳嗽次数呈明显相关,操作方便,临床应用广泛。咳嗽症状积分是相对主观的分级指标,有时每级的界定不能严格区分,夜间症状积分有时不能准确反映患者的咳嗽病情。

表 21-3-1　咳嗽症状积分表

分值	日间咳嗽症状积分	夜间咳嗽症状积分
0	无咳嗽	无咳嗽
1	1 至 2 阵短暂咳嗽	仅在清醒或将要入睡时咳嗽
2	2 阵以上短暂咳嗽	因咳嗽导致惊醒 1 次或早醒
3	频繁咳嗽,但不影响日常活动	因咳嗽导致夜间频繁惊醒
4	频繁咳嗽,影响日常活动	夜间大部分时间咳嗽
5	严重咳嗽,严重影响日常活动	严重咳嗽不能入睡

二、视觉模拟评分

VAS 评分系统具有两个特点:一是由患者自己对咳嗽程度进行评分;二是采用线性计分法,即作自 0~10 为标记的刻度直线,0 刻度表示无症状,10 刻度表示症状最重,由患者根据自己的感受在直线上划记相应刻度以表示咳嗽的程度(亦可采用从 0~100mm 标记)。与症状等级评分

相比,VAS 的评分等级划分更细,更适用于治疗前后的纵向比较,许多研究表明 VAS 评分为治疗前后咳嗽改善的敏感指标。但患者间进行横向比较时,由于受到患者的主观感觉和耐受能力等因素影响,VAS 同样无法避免由此产生的偏倚。

三、咳嗽生活质量测评

咳嗽尤其是慢性咳嗽,对患者的生活质量会造成不同程度的影响。既往由于缺乏专门针对咳嗽对生活质量影响的问卷,学者只能参考 SGRQ 综合问卷进行一定的评价。2002 年 French[12] 等首先建立了咳嗽生活质量问卷表(cough specific quality of life questionnaire,CQLQ),对慢性咳嗽进行临床评价,包括生理、心理等 6 个领域的 28 个项目。Birring 也建立了一个莱切斯特咳嗽问卷(Leicester cough questionnaire,LCQ),包括咳嗽对生理、心理及社会影响三方面,内有 19 个项目,每个项目下有 7 个不同的等级,患者按实际填写等级后,可算出总分值。LCQ 总分与咳嗽症状积分有很好的相关性,与咳嗽敏感性也有较好的相关性。LCQ 的重复性比较好,适宜于对治疗效果的监测[13]。

四、咳嗽频率监测

理论上,客观记录患者的咳嗽频率及剧烈程度是判断咳嗽病情及疗效的理想方法。咳嗽监测仪可以准确记录患者睡眠期间咳嗽的情况,而不受患者觉醒状态的影响。另外,不仅咳嗽的次数可以记录,而且咳嗽的持续时间、密度、时相、深度等也可以测定。对这些参数进行分析,还有可能为不同咳嗽病因的诊断与鉴别诊断提供依据。

国外研究记录咳嗽声音信号的监测仪已有多年历史,但结果不理想。其中一个主要问题是如何区别咳嗽声音与自身讲话及周围环境的噪声,还有些咳嗽记录仪体积很大,患者不能随身携带。由于咳嗽动作的产生必然有呼吸肌特别是膈肌的收缩,所以同时记录膈肌肌电信号应能有效区别周围环境的噪声,但由于大笑、打喷嚏亦会同时产生膈肌的收缩,在分析信号波形时如何区别这些非特异性信号仍有待解决。随着微电子和电脑技术的发展,国外已成功研制能准确记录患者咳嗽的便携式频率监测仪,但价格极为昂贵。

五、咳嗽激发试验

咳嗽反射的敏感性（cough reflex sensitivity，CRS），简称咳嗽敏感性，是指机体在受到外界刺激（包括化学、机械、冷、热等）作用时，呈现出来的咳嗽冲动及咳嗽动作的程度，反映了机体对相应的刺激或伤害因素的反应程度。咳嗽敏感性的测定不仅是研究咳嗽机制的工具，对药物研究、病情评估及疗效评价亦具有重要作用。咳嗽敏感性测定广泛应用于研究各类镇咳新药的药理学特性，是判断镇咳疗效的重要工具；在临床诊疗以及临床试验过程中，仅根据患者主诉判断咳嗽程度，主观因素影响较大，而咳嗽敏感性可作为一个客观的评估工具。不同咳嗽病因的咳嗽敏感性也存在一定差异，可能有助于诊断与鉴别诊断。咳嗽敏感性增高见于 EB、CVA、AC、ACEI 性咳嗽等[14]。多数研究发现哮喘的咳嗽敏感性与正常人相比无明显差异，但如果哮喘患者仅以干咳为主要症状时，其咳嗽敏感性增高。

通常用咳嗽激发试验评估咳嗽敏感性，通过给予特定刺激，诱发机体产生咳嗽，根据刺激因素的强度（如频率、剂量、浓度等）及咳嗽情况，判断咳嗽敏感性。机械与化学因素均可刺激气道的感觉神经末梢，引起神经冲动与咳嗽。机械刺激多限于动物实验中，应用最广泛的当为化学刺激，在各类型的化学刺激物中，应用最成熟的刺激物为辣椒素，其次为柠檬酸，亦有研究采用肉桂醛开展咳嗽激发试验。激发试验通过雾化方式使受试者定量吸入浓度呈梯度增加的刺激物气溶胶，刺激咳嗽感受器，诱发产生咳嗽。不同年龄的健康人咳嗽敏感性没有显著差异。健康人群中女性的咳嗽敏感性比男性高。身高、体重和肺功能状态均和咳嗽阈值没有显著关联。吸烟者的咳嗽敏感性反而低于非吸烟者。

第四节 咳嗽检查室的建立

咳嗽病因复杂且涉及面广，特别是胸部影像学检查无明显异常的慢性咳嗽，如 EB、CVA 等常见病因的临床表现缺乏特征性，体格检查无异常发现，诊断主要依靠临床检查。检查手段除了传统的胸部影像学、肺功能、纤维支气管镜等呼吸系统疾病常规检查外，近年也陆续开展一些与慢性咳嗽病因诊治密切相关的检查项目，如诱导痰细胞学检查、咳嗽激发试验、24h 食管 pH- 阻抗监测、呼出气一氧化氮等。不同的检查项目有各自的实验室布局、软硬件及质控要求，建立咳嗽检查室有利于这些特殊项目的有效开展和管理。合理的环境布局规划、熟练的医技人员和相应仪器设备的配置、完备的操作指引和质控要求、正常参考值范围建立等要素都是一个实验室建立所必备的条件。

一、咳嗽检查室的实验室布局和硬件配置

（一）诱导痰细胞学检查（图 21-4-1，见文末彩图）

1. 实验室空间布局 由于需要对痰标本等具有生物安全危害的人体体液标本进行收集和处理，需要按照二级实验室的要求进行布局设置，设立雾化区、操作区和清洁区。

（1）雾化区：在患者进行高渗盐水雾化诱导及留取鼻分泌物等气道分泌物标本的区域，需要为每个患者设立单独的雾化间，减少患者间的相互影响、降低院内感染的可能性。雾化间内设置抽气装置、水龙头和水槽，便于患者漱口及咳痰。

（2）操作区：标本处理区域，需要摆设生物安全柜、标本处理相关仪器和实验水槽等。

（3）清洁区：检测人员阅片区域。放置显微镜、临床资料等。

2. 仪器设备

（1）雾化：超声雾化器等雾化源。

（2）标本处理：二级生物安全柜、水浴箱、振荡器、离心机、细胞涂片机、光学显微镜、细胞计数器和移液器等。

（3）应急抢救设备：氧气驱动雾化吸入装置、血氧饱和度监测仪、肺流量计或峰流速仪等。

3. 试剂与药物

（1）雾化用的高渗盐水[3% NaCl 或 4.5% NaCl（质量浓度，g/100ml）]。

（2）抢救用药物：沙丁胺醇或其他短效 β_2 激动剂、异丙托溴铵气雾剂、普米克令舒雾化液、可必特雾化液等。

（3）痰液裂解剂：0.1%（质量浓度，g/100ml）二硫苏糖醇（dithiothreitol）。

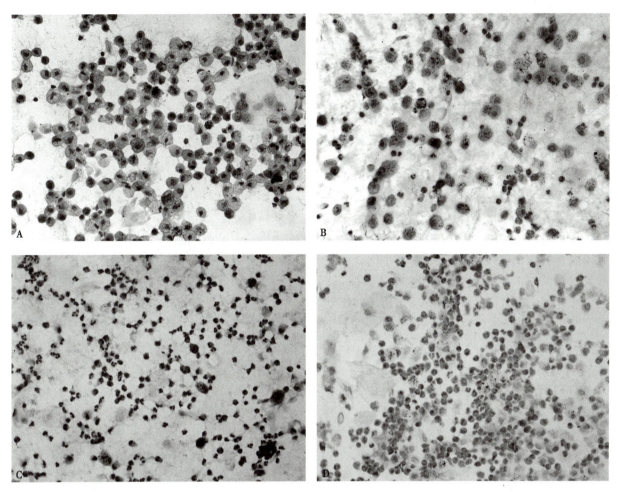

图 21-4-1 痰细胞涂片
A. 正常人；B. EB 患者；C. CVA 患者；D. 典型哮喘患者

（4）细胞染液：苏木素 - 伊红染液或瑞士 - 吉姆萨染液或 Diff-Quick 染液等。

4. 正常参考值范围 正常人的诱导痰细胞总数为 $(2.1\sim4.8)\times10^6/g$，炎症细胞中主要以巨噬细胞（$39.3\%\sim71.3\%$）和中性粒细胞（$21.7\%\sim37.3\%$）为主，淋巴细胞（$0.4\%\sim3.0\%$）较少见，嗜酸性粒细胞（$0\sim0.3\%$）缺乏或数量极少。国内一项大样本研究显示国人的嗜酸性粒细胞比例参考值范围（95% 置信区间的上限值）为 $0\sim2.0\%$[15]。但嗜酸性粒细胞比例随年龄增长而增加，60 岁以上老人的痰嗜酸性粒细胞比例最高，参考值范围为 $0\sim2.5\%$。因此将国人的诱导痰嗜酸性粒细胞比例的异常值定义为 $\geqslant2.5\%$ 比较合适。

（二）咳嗽激发试验

咳嗽激发试验是利用化学性刺激作用于气道咳嗽感受器，引起神经冲动，诱发机体产生咳嗽。通过比较刺激因素的强度（浓度、剂量等）或者咳嗽反应情况（次数、出现时间等），评价咳嗽敏感性的高低。

1. 实验室空间布局 咳嗽激发试验需要的空间不大，不小于 $3m^2$ 的独立空间即可，但室内需要空气流通，温度、湿度应相对恒定，以满足肺功能仪的使用要求。

2. 仪器设备 需要采用肺功能仪、定量雾化吸入装置及校正用的标准定标筒。

3. 试剂与配制 辣椒素（capsaicin）是目前应用最广泛的非酸性刺激物。研究者可根据研究目的的选择不同的激发物，如柠檬酸、肉桂醛、异硫氰酸烯丙酯等。激发剂最好在试验前进行新鲜配制，一般配制成 $5\sim11$ 种梯度浓度的激发液，并以配制的溶剂（生理盐水或乙醇溶液）作为基础对照。

4. 吸入方法 分为潮式呼吸法和定量吸入法。潮式呼吸法通常使用超声或射流雾化装置持续吸入刺激物溶液。其设备简单,易于普及。但潮式呼吸法存在吸入的剂量难以精确定量的缺陷,同时雾化吸入时间较长、吸入量较大,在中途可因咳嗽中止,影响咳嗽次数记录。定量吸入法采用吸气流速触发的定量雾化装置,基本克服了潮式呼吸法的弊端[16]。

5. 咳嗽阈值　反映咳嗽敏感性的指标有 C2 和 C5,将引起受试者咳嗽 2 次到 4 次的刺激物的浓度称为 C2,同理,引起咳嗽达到 5 次的浓度称为 C5。由于 C5 的重复性和对比性更好,一般将 C5 作为咳嗽的阈值。近年也有学者提出 E_{max}(任何浓度诱发的最大咳嗽反射次数)和 ED_{50}(诱发最大咳嗽反射浓度的一半)评价咳嗽敏感性,认为其能提供更多有关疾病表型和机制的信息,但重复性和与其他咳嗽评估工具的关系有待进一步研究。

(三) 24h 食管 pH-阻抗监测

24h 食管 pH-阻抗监测是诊断 GERC 最为有效的方法,亦可用于 GERC 的疗效评估和发病机制研究。24h 食管 pH-阻抗监测属于消化科的常规检测项目,相关实验室布局及配置可参考消化科相关书籍,在此不做详细阐述。下面对监测指标进行介绍:

1. DeMeester 积分　DeMeester 积分为反映食管总体酸暴露程度指标,国际上通常以≥14.7 作为异常酸反流判断标准,而国内根据国人基础值推荐以≥12.7 作为异常酸反流诊断标准[17]。理论上 DeMeester 积分越高表明食管内酸反流程度越重,酸反流为咳嗽病因的可能性越大。但 DeMeester 积分高并不能说明酸反流与咳嗽之间一定存在因果关系,也不能反映患者非酸反流的程度。

2. 症状相关概率(symptom association probability, SAP)　症状相关概率是指咳嗽与胃食管反流事件间存在假设因果关系的可能性并非偶然因素引起的概率。国际上通常以≥95% 作为 SAP 阳性判断标准,而国内研究显示 SAP≥80% 为阳性标准较合适[2]。SAP 数值越高表明胃食管反流为慢性咳嗽病因的可能性越大。

二、咳嗽检查室的人员配置与职责

咳嗽实验室的检查项目如诱导痰细胞学检查

需要对患者的通气情况及当前症状进行评估以决定患者是否适合进行高渗盐水雾化诱导,当患者出现胸闷、气促、哮喘急性发作等突发医疗事件时,也需要医护人员及时采取抢救措施,因此最好能配备呼吸专业的医护人员。

技术人员则需要负责检查及检测项目的常规操作、临床报告的发放、实验仪器的清洁保养和消毒等工作。

医技人员上岗前均需进行实验室检查项目的专业技术、突发医疗事件应急预案与处理流程和实验室安全培训,符合要求后方可上岗。

三、咳嗽检查室的卫生学及感染预防与控制

患者进行高渗盐水雾化诱导时会呼出大量雾化气体,另外咳嗽敏感性检测以及呼出气一氧化氮检测也要求患者反复完成深呼气与吸气动作,检查过程常常引起患者咳嗽。故患者在检查过程中会产生大量夹杂了痰液、飞沫及病原体的气溶胶,大量带有传染性病原体的气溶胶颗粒在室内聚集,会提高交叉感染的风险性。因此实验室的雾化间需要设置单间,并配有独立抽风装置;操作区域的场地不宜过于狭小,且应有良好的通风和消毒设备,如排气扇、空气消毒机、紫外灯等。

检查过程中,每完成一位患者人员的检查都应对检测仪器表面及桌面进行酒精擦拭消毒、洗手及更换手套。每天结束检查后要清洗与消毒仪器,重复使用的雾化机配件、定量吸入装置的接口、管道、阀门等部件应定期清洗、消毒或灭菌。

四、质量控制及注意事项

质量控制是避免检查结果误差、保证检查结果准确性的必要措施。

诱导痰细胞学检查操作较繁复、手工步骤多,质量控制是关键。①合格的痰标本是关键:患者咳出的痰标本中常混杂有大量唾液,需要在倒置显微镜下用镊子收集炎症细胞密集的痰栓,去除口腔鳞状上皮较多的唾液标本;②痰标本应立即处理为佳,无法即时处理应存放于 4℃ 环境中,不要超过 3h;③痰液裂解孵育过程应严格按照操作规程,减少对细胞的破坏;④细胞制片

时应注意细胞密度不要太密或太稀，影响阅片；⑤染色效果不佳会影响对细胞的准确判断；⑥细胞分类时应由熟练的技术人员计数 400 个以上的炎症细胞，再由另一技术人员进行结果复核，确保结果的准确性。

第五节　咳嗽动物模型

动物实验对于研究人类疾病的病因、发病机制、病理生理、临床前药物试验等均有极其重要的意义。复制咳嗽动物模型可以对咳嗽反射的发生、调控机制进行基础研究，为研究慢性咳嗽发病机制和开发新型镇咳药物提供实验工具。

一、实验动物的选择

在肺组织的结构以及气管、支气管的神经支配方面，咳嗽模型动物越近似人类越好。目前用于建立咳嗽模型的动物主要有豚鼠、小鼠、兔、猫、狗、猪等。

豚鼠的咳嗽反射容易被激发、免疫系统发达，容易建立咳嗽模型，且豚鼠咳嗽的声音辨识度较高，而且对柠檬酸、辣椒素等化学刺激产生的咳嗽反射与人类十分相似，是近年来咳嗽反射及咳嗽新药药理研究最常用的动物。过去通常认为小鼠的咳嗽反射不敏感，与人类咳嗽反射差异较大，不是咳嗽模型的理想动物。近年，研究人员通过结合小鼠呼吸气流的波形以及监测所产生的声音，判定出小鼠能产生咳嗽，并进一步证实了化学刺激能够引起小鼠咳嗽的产生。

二、诱导咳嗽常用的刺激方法

常用的诱导咳嗽的方法有机械刺激法和化学刺激法。

（一）机械刺激法

通过有髓鞘的迷走 Aδ 传入纤维引起咳嗽。例如有人用兔的胡须或聚乙烯管的机械刺激，可诱导豚鼠气道和喉部咳嗽反射的发生。也有用电刺激引发咳嗽报道。机械刺激法一般只能在麻醉状态下进行。

（二）化学刺激法

采用化学物质（咳嗽刺激剂）刺激呼吸系统引发咳嗽，是比较常用的方法。常用的咳嗽刺激剂

有辣椒素、柠檬酸、异硫氰酸烯丙酯（AITC）、肉桂醛、二氧化硫和氨水等。辣椒素刺激含神经肽的无髓鞘的化学敏感性 C- 纤维传入神经，其作用的分子靶点为瞬时受体电位香草素 1（TRPV1），柠檬酸则除了刺激 C- 纤维上的 TRPV1 受体，也刺激 Aδ 传入纤维末端。AITC 可以特异性激活迷走 C- 纤维上的瞬时受体电位锚蛋白 1（TRPA1）受体，引起咳嗽的产生。

三、常用动物咳嗽模型的建立方法

（一）单纯咳嗽模型

单纯咳嗽模型是指直接通过刺激物刺激而制备的咳嗽模型，此类模型常被用于研究咳嗽反射的发生机制、咳嗽新药的研发等。

1. 化学刺激物诱导的咳嗽模型　常用的咳嗽刺激剂及应用浓度参考表 21-5-1。

这类模型是最为常用的单纯咳嗽模型，目前主要应用于：①咳嗽反射的发生机制研究；②血管紧张素转换酶抑制剂诱发咳嗽的发生机制的研究；③咳嗽新药的研发等。

2. 机械刺激诱导的咳嗽模型　在麻醉状态下，可直接予异物或电刺激等诱发建立咳嗽模型。曾有研究利用异物刺激建立猫支气管炎症模型，继而机械刺激引发咳嗽，研究发现气管的局部炎症可改变气道感觉传入神经元的表型和兴奋性，使咳嗽传导途径发生可塑性变化，同时参与咳嗽反射发生的中枢控制器可保护性抑制咳嗽的发生。

（二）与咳嗽有关的主要疾病动物模型

慢性咳嗽常见病因如 EB、CVA、GERC、AC 等均有相应的动物模型制备研究报道，为上述疾病的发病机制研究提供了有效的工具。

1. EB 动物模型　虽然关于 EB 某些阶段的形态及病理生理改变并不十分清楚，但无可否认的是，建立的 EB 模型必须能重现人类 EB 的重要病理生理特征。我们通过 OVA 腹腔致敏及 OVA 滴鼻激发成功建立 EB 小鼠模型，具有咳嗽为主要或单一症状、无气道高反应性、存在嗜酸性粒细胞性气道炎症且激素治疗有效等特征。

2. GERC 动物模型　以往文献曾报道的狗、兔或大鼠等胃食管反流模型，多通过贲门成形、全胃切除 + 食管 - 空肠吻合术等手术建立，手术复杂，术后死亡率高，模型建立困难。我们利用重复

表 21-5-1 常用的化学激动剂及应用浓度

激动剂类别	常用浓度	采用动物
TPRA1		
丙烯醛（acrolein）	10～100mmol/L	豚鼠
异硫氰酸丙烯酯（AITC）	0.3～30mmol/L	豚鼠
肉桂醛（cinnamaldehyde）	10～30mmol/L	豚鼠
TRPV1		
辣椒素（capsacin）	0.01～10mmol/L	豚鼠、小鼠
柠檬酸（citric acid）	0.05～0.8mol/L	豚鼠、小鼠
TRPV4		
GSK1016790a	30μg/ml	豚鼠
柠檬酸（citric acid）	0.4mol/L	豚鼠
其他咳嗽激发物		
PGE2	0.03～0.3mmol/L	豚鼠
缓激肽	0.3～10mg/ml	豚鼠
氨水（NH_3）/氢氧化铵	13%～25% 体积浓度	小鼠

酸灌注的方法模拟人胃食管反流，成功建立了豚鼠 GERC 模型，成功复制了伴有气管、支气管黏膜炎症的豚鼠反流性食管炎模型，为探讨反流相关性呼吸系统疾病的发病机制提供了研究工具。

3. 咳嗽高敏感动物模型 根据咳嗽高敏综合征（cough hypersensitivity syndrome，CHS）的定义，在构建动物模型时应该尽量与其病理生理学改变类似，即在较低水平的温度、机械以及化学刺激时即可表现出较为显著的咳嗽高敏感性，但以非特异性气道炎症为主或无明显的肺部炎症改变。流行病学研究已经提示了空气污染、病毒感染是慢性咳嗽的危险因素，而且利用臭氧、二氧化硫、香烟烟雾以及病毒感染构建的动物模型已有报道。制备 CHS 模型所采用的动物包括豚鼠、兔子（表 21-5-2）。

四、动物咳嗽的记录与判断

由于缺乏主诉，动物（尤其是小型动物）的咳嗽症状需要实验者作出准确地判断，并与打喷嚏、呼气反射、叹气等鉴别。不同动物的咳嗽症状存在不同的特点，实验者需要根据电生理、呼吸波形和声音的改变进行综合判断。一般来说，典型的咳嗽都应该是在深吸气后主动用力呼气，并伴爆震声，并同时满足以下三个条件：①动物咳嗽时具有特征性体位的改变：以豚鼠为例，咳嗽时，有伸出前脚、颈部伸向前、张口等特征性体位的出现；②动物咳嗽出现的特殊声音；③咳嗽时流速-时间曲线出现特征性的改变。

以豚鼠为例，动物咳嗽监测系统设置方法如下：豚鼠置于体描箱内，数据通过体描箱侧壁的

表 21-5-2 咳嗽高敏感动物模型的构建

造模所用刺激物	造模方法	所选动物
空气污染物		
臭氧	2～3mg/m³，暴露 1h	兔子、豚鼠
二氧化硫	1 000mg/m³，每天暴露 3h，连续 4d	豚鼠
香烟烟雾	1～5 支香烟，每天暴露 30～35min，暴露 2～10d	豚鼠
病毒		
副流感病毒	豚鼠轻度麻醉，取仰卧位，左右鼻孔交替滴入 150μl 含有 PIV-3 病毒的溶液（病毒滴度为 $2×10^5$PFU/ml）	豚鼠（SPF 级别）
呼吸道合胞病毒	动物经乙醚麻醉后，两侧鼻孔分别缓慢滴入 75μl 病毒液（病毒滴度为 $3.72×10^5$PFU）	豚鼠（SPF 级别）

流量传感器收集,经前置放大器传送至计算机,监测咳嗽发生时流速-时间曲线的改变。监测咳嗽声波的麦克风置于体描箱内,咳嗽声经放大传送至计算机。另外,还可根据实验设计,在体描箱上配置雾化和/或局部气管内注射咳嗽刺激剂的端口(图21-5-1)。

由于小鼠生理解剖结构微小,声音信号极为微弱,小鼠咳嗽检测较为困难。陈莉延等通过与

Buxco 公司合作,在豚鼠咳嗽检测方法的基础上开发出 Finepointe(FP)小鼠咳嗽检测软件,该软件通过 Buxco 无创肺功能检测系统体描舱,使用辣椒素雾化激发,观察小鼠腹部运动情况,记录异常呼吸波形,并同时使用微型麦克风监测小鼠的咳嗽声音,从而建立了一种新的、接近自然情况且比较成熟的小鼠咳嗽检测方法(图21-5-2,见文末彩图)。

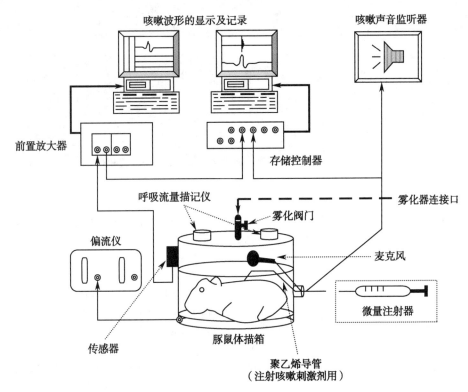

图 21-5-1 豚鼠咳嗽检测实验仪器结构图

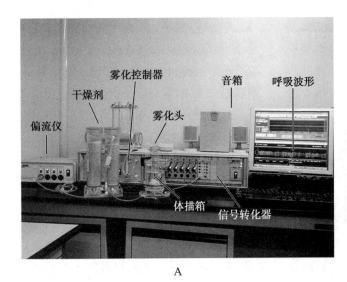
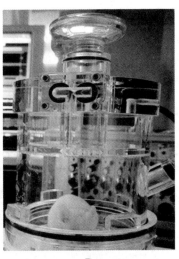

A B

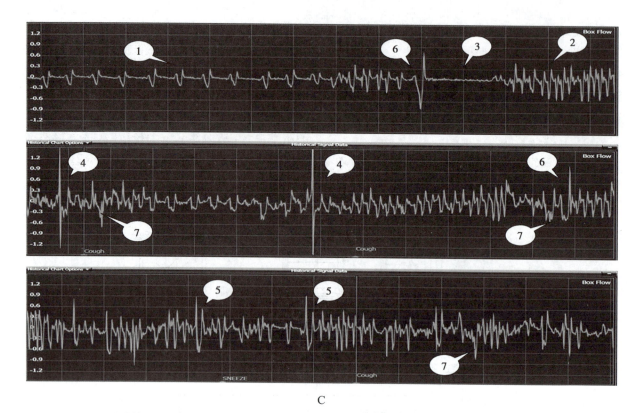

C

图 21-5-2　小鼠咳嗽检测仪器

A. 小鼠咳嗽检测仪器；B、C. 通过 Fionepoint 软件自动声音监测及呼吸波形分析结合人工质控方式，分辨出 7 种小鼠呼吸波形：1. 平静呼吸；2. 急促呼吸；3. 屏气；4. 典型咳嗽；5. 不典型咳嗽；6. 深吸气；7. 甩头。根据波形的不同，由软件自动计数小鼠咳嗽次数

第六节　慢性咳嗽常见病因的诊治

一、常见病因分布

在专病门诊诊治的患者中，欧美早期研究表明慢性咳嗽的常见病因为上气道咳嗽综合征（upper airway cough syndrome，UACS）、支气管哮喘和 GERC，这三种病因占慢性咳嗽病因的 67%～94%。近年来有报道 EB 亦是慢性咳嗽的重要原因。欧美研究者报道胃食管反流占慢性咳嗽病因相当大的比例[18-19]，高达 20%～41%，而日本慢性咳嗽患者中胃食管反流所占比例极低（0.5%）。因此，病因分布的差别可能与病例来源、种族、地域、生活习惯或诊断方法不同等因素有关。

笔者在 2006 年的慢性咳嗽病因诊断研究显示，EB 为首位原因（22%），其他常见病因包括 UACS（17%）、CVA（14%）、GER（12%）等[20]。2010 年的全国慢性咳嗽病因流行病学调查进一步证实，EB 是慢性咳嗽的常见病因。根据近年来国内的研究结果，我国的《咳嗽的诊断与治疗指南（2015）》首次将 EB 和 AC 列入慢性咳嗽的常见病因当中。

二、嗜酸性粒细胞性支气管炎

（一）定义

嗜酸性粒细胞性支气管炎是 Gibson 于 1989 年首先定义的一种疾病，临床上表现为刺激性干咳或咳少许黏痰，肺通气功能正常，无气道高反应性（airway hyper reactivity，AHR），呼气流量峰值（peak expiratory flow，PEF）变异率正常，诱导痰嗜酸性粒细胞（Eos）增高，糖皮质激素治疗效果良好。近年来国内外研究表明，EB 占慢性咳嗽病因的 13%～22%，是慢性咳嗽的一个重要原因。

（二）病因和发病机制

EB 的病因可能与过敏因素有关，如尘螨、花粉、蘑菇孢子等。还有一些零散报道因职业性接触某些化学试剂或化学制品致病，如乳胶手套、丙烯酸盐、苯乙烯等。日本 Ogawa 等报道 1 例 EB，系由于应用抗类风湿性关节炎的抗氧化剂布西拉明（bucillamine）所致。

EB 与哮喘的气道炎症很类似，包括嗜酸性粒细胞、淋巴细胞和肥大细胞等炎症细胞浸润，存在气道重塑，IL-5、IL-4、白三烯、组胺等炎性介质水平增高。为何 EB 患者存在类似哮喘的嗜酸性粒细胞性炎症却缺乏气道高反应性，机制并未完全明确，可能与气道炎症的严重程度、分布的类型、部位以及气道重塑的差异有关。如哮喘患者气道平滑肌肥大细胞浸润水平显著高于 EB 患者，EB 患者的嗜酸性粒细胞浸润多集中在中心气道等。

（三）病理变化

近 10 年来，诱导痰检查的开展为气道炎症的评估提供了有利条件。诱导痰细胞学检查显示嗜酸性粒细胞比例多在 10% 左右，个别高达 80% 以上。我们的初步研究发现，支气管黏膜活检显示黏膜除了嗜酸性粒细胞浸润增加，同时存在淋巴细胞、肥大细胞等多种炎症细胞浸润和基底膜增厚，但增厚的程度明显低于 CVA 和典型哮喘（图 21-6-1～图 21-6-4，见文末彩插）。支气管肺泡灌洗液（bronchoalveolar lavage fluid，BALF）细胞学检查结果不一，EB 似乎以中心气道嗜酸性粒细胞炎症为主，BALF 无明显 Eos。Brightling 等发现哮喘患者气道平滑肌肥大细胞浸润数量明显增加，这可能是导致 EB 与哮喘不同临床表现的一个重要机制，但国内的研究并未发现这种差别[21-22]。

（四）临床表现

主要为慢性刺激性咳嗽，常是唯一的临床症状，干咳或咳少许白色黏液痰，多为白天咳嗽，少数伴有夜间咳嗽。患者对油烟、灰尘、异味或冷空气比较敏感，常为咳嗽的诱发因素。患者无气喘、呼吸困难等症状。

（五）辅助检查

诱导痰细胞学检查嗜酸性粒细胞≥2.5%，多

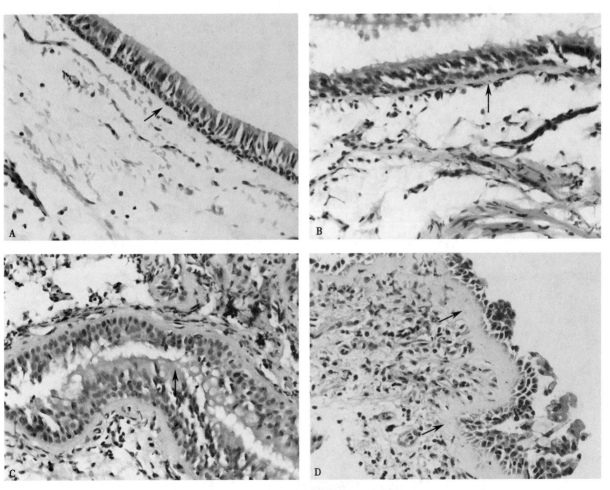

图 21-6-1　支气管黏膜基底膜 HE 染色

A. 正常人；B. EB 患者；C. CVA 患者；D. 典型哮喘患者

数在 10%~20%。FeNO 检测诊断 EB 的敏感性较低,增高(FeNO>32ppb)提示嗜酸性粒细胞性相关慢性咳嗽(如 EB 或 CVA)[23]。外周血象正常,少数患者嗜酸性粒细胞比例及绝对计数轻度增高。多数患者外周血总 IgE 增高,部分患者变应原皮试阳性。胸部 X 线检查无异常发现。肺通气功能正常,支气管扩张试验、组胺或乙酰甲胆碱激发试验阴性,气道峰流速变异率正常。

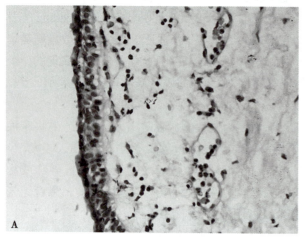
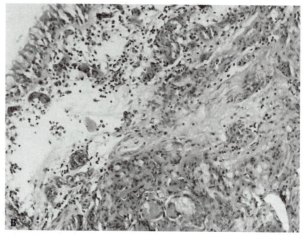

图 21-6-2　EB(A)和 CVA(B)患者支气管黏膜固有层嗜酸粒细胞浸润情况(HE 染色)

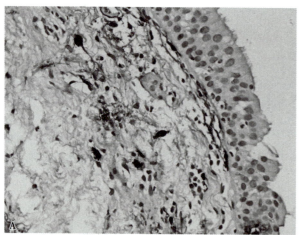
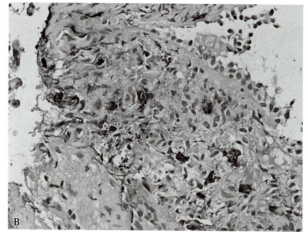

图 21-6-3　EB(A)和 CVA(B)患者支气管黏膜固有层肥大细胞浸润情况(DAB 染色)

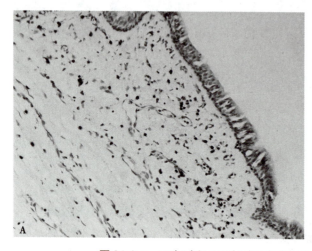
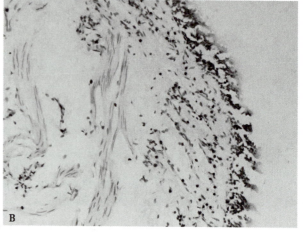

图 21-6-4　EB(A)和 CVA(B)患者支气管黏膜固有层淋巴细胞浸润情况(DAB 染色)

（六）诊断

EB 临床表现缺乏特征性，部分患者临床表现类似 CVA，体格检查无异常发现，痰嗜酸性粒细胞增高是主要诊断依据。EB 的诊断必须结合病史、诱导痰（或支气管肺泡灌洗液）嗜酸性粒细胞计数、气道反应性测定和激素治疗是否有效等临床特点综合判断，具体标准如下：

1. 慢性咳嗽，表现为刺激性干咳或伴少量黏痰。

2. X 线胸片正常。

3. 肺通气功能正常，无气道高反应性，呼气峰流速平均周变异率正常。

4. 痰细胞学检查嗜酸性粒细胞比例≥2.5%。

5. 排除其他嗜酸性粒细胞增多性疾病。

6. 口服或吸入糖皮质激素有效。

（七）治疗

EB 对糖皮质激素治疗反应良好，治疗后咳嗽很快消失或明显减轻。建议首选 ICS 治疗，持续应用 8 周以上。初始治疗可联合应用泼尼松口服 10～20mg/d，持续 3～5d。如果小剂量糖皮质激素无效，应注意是否存在嗜酸性粒细胞增高有关的全身性疾病，如嗜酸性粒细胞增多综合征、嗜酸性肉芽肿性多血管炎等。

（八）预后

半数以上的 EB 患者治疗缓解后会复发，合并鼻炎和持续性嗜酸性粒细胞炎症是复发的危险因素[24]。国外报道少数 EB 患者可发展为慢性气道阻塞性疾病（哮喘或慢阻肺）。中国对 EB 患者的长期随访研究结果显示其肺功能保持稳定，表明 EB 不是慢性气道阻塞性疾病的前期阶段，而是独立疾病[24]。

三、咳嗽变异性哮喘

（一）定义

CVA 是哮喘的一种特殊类型，咳嗽是其唯一或主要临床表现，无明显喘息、气促等症状或体征，但存在气道高反应性。CVA 是慢性咳嗽的最常见病因，国内多中心调查结果显示约占慢性咳嗽原因的三分之一。有些哮喘患者肺功能已有明显下降，但咳嗽仍为唯一症状或主要症状，也有部分典型哮喘患者在喘息症状缓解后，咳嗽成为主要症状。

（二）临床表现

主要表现为刺激性干咳，通常咳嗽比较剧烈，夜间及凌晨咳嗽为其重要特征。感冒、冷空气、灰尘及油烟等容易诱发或加重咳嗽，但其他原因的慢性咳嗽也同样存在这些诱发因素。

（三）辅助检查

由于症状的特征性是相对的，支气管激发试验是诊断 CVA 的关键指标。但需要注意的是，抗组胺药物、采用的激发剂、操作方法、患者配合程度等因素均会影响 AHR 的检查结果。

近年 GINA 指南推荐使用平均日变异率作为判定指标，成人阳性判断标准为平均日内变异率（监测 1～2 周的平均日变异率）>10%，儿童平均日内变异率（监测 1～2 周的平均日变异率）>13%，则提示存在可逆的气道阻塞。

支气管舒张试验对 CVA 的诊断意义不大，因为舒张试验阳性的患者，通常都有比较明显的通气功能下降和气喘症状。

CVA 患者诱导痰嗜酸性粒细胞也常见增多。但要注意，临床上亦有相当部分典型哮喘和 CVA 患者的痰嗜酸性粒细胞比例在正常范围内，而中性粒细胞比例增高或正常。我国咳嗽指南根据研究也指出，FeNO > 32ppb，提示存在激素敏感相关慢性咳嗽（EB 或 CVA）可能。

（四）诊断

CVA 的诊断标准如下：

1. 慢性咳嗽，常伴有明显的夜间刺激性咳嗽。

2. 支气管激发试验阳性，或 PEF 平均日变异率 >10%，或支气管舒张试验阳性。

3. 抗哮喘治疗有效。

应根据慢性咳嗽病史及特点、支气管激发试验和抗哮喘治疗的疗效综合分析做出诊断。支气管舒张剂治疗有效缓解咳嗽是 CVA 的一个重要临床特征，但仍有部分（约 30%）哮喘患者对单纯支气管舒张剂治疗反应不佳，不建议将支气管舒张剂治疗有效作为一条诊断标准。但 PEF 平均变异率可作为一条诊断标准。诱导痰嗜酸性粒细胞增高和 FeNO 增高有助于 CVA 的诊断。

（五）治疗

咳嗽变异性哮喘治疗原则与典型支气管哮喘治疗相同。糖皮质激素联用吸入 β_2 受体激动剂缓解急性症状是最为有效的治疗方法。多数患者吸入小剂量至中等剂量糖皮质激素即可获得显著疗效,很少需要大剂量口服激素治疗。治疗时间为不少于6～8周。白三烯受体拮抗剂治疗CVA有效,能够减轻患者咳嗽症状、改善生活质量并减缓气道炎症。30%～40%的CVA会向典型哮喘方向发展,长期吸入糖皮质激素治疗可能有助于预防典型哮喘的发生。

四、上气道咳嗽综合征

(一)定义

UACS是耳鼻咽喉等上气道疾病引起的慢性咳嗽,是由慢性咳嗽、上气道典型临床表现和基础病共同构成的综合征。

以往将鼻部疾病引起的慢性咳嗽称之为鼻后滴漏综合征(PNDS)。之所以采用PNDS这个诊断术语,是因为急或慢性鼻炎和鼻-鼻窦炎,可有较多分泌物产生并流向鼻后部和咽喉部,引起局部炎症性和刺激性反应。由于PNDS涉及多种基础疾病,无特异的临床症状和体征,诊断标准复杂,有些患者不一定完全符合这些标准。相当部分鼻部疾病引起的咳嗽并无鼻后滴流感、鹅卵石样征,因此有的学者直接采用鼻炎/鼻窦炎作为慢性咳嗽的病因诊断,而不用PNDS的术语。鼻炎/鼻窦炎作为慢性咳嗽的病因诊断容易掌握,但是未能包括引起慢性咳嗽的其他鼻咽部疾病,如慢性咽喉炎、慢性扁桃体炎、鼻后腺体增生等。美国2006年版的咳嗽指南提出了新的诊断名词"上气道咳嗽综合征"(upper airway cough syndrome, UACS),取代原有的PNDS,优点是涵盖的范围更大,缺点是诊断标准更难以把握,我国科学技术名词审定委员会也于2018年规范了该名词的使用。

(二)临床表现

除咳嗽、咳痰外,可表现为鼻塞、鼻腔分泌物增加、频繁清嗓、咽后黏液附着及鼻后滴流感。变应性鼻炎还表现为鼻痒、喷嚏、水样涕及眼痒等。鼻-鼻窦炎常有鼻塞和脓涕等症状,也可伴有面部疼痛/肿胀感和嗅觉异常等。变应性鼻炎的鼻黏膜主要表现为苍白或水肿,鼻道及鼻腔底可见清涕或黏涕。非变应性鼻炎的鼻黏膜多表现为肥厚或充血样改变,部分患者口咽部黏膜可呈鹅卵石样改变或咽后壁附有黏脓性分泌物。

引起UACS的基础疾病包括变应性鼻炎、非变应性鼻炎、血管运动性鼻炎、感染性鼻炎、普通感冒和副鼻窦炎等。伴有大量痰液的上气道咳嗽综合征最常见病因是慢性鼻窦炎。血管运动性鼻炎的特征是随气温改变,鼻腔有时会产生大量稀薄水样分泌物。

(三)辅助检查

慢性鼻窦炎的影像学检查征象为鼻窦黏膜增厚、鼻窦内液平面等。咳嗽具有季节性提示与接触特异性变应原(例如花粉、尘螨)有关,变应原检查有助于诊断。慢性鼻窦炎涉及多种类型,如病毒性、细菌性、真菌性和过敏性鼻窦炎,部分合并鼻息肉。怀疑鼻窦炎时,首选CT检查,必要时行鼻内镜、变应原和免疫学检查等。

(四)诊断

UACS涉及鼻、鼻窦、咽、喉等多种基础疾病,症状及体征差异较大且多无特异性,因此,必须综合病史、体征及相关检查,在除外合并下气道疾病、GERC等复合病因的情况下针对基础疾病进行治疗,咳嗽得以缓解,诊断方能确定。诊断标准如下:

1. 发作性或持续性咳嗽,以白天为主,入睡后较少。

2. 有鼻部和/或咽喉疾病的临床表现和病史。

3. 辅助检查支持鼻部和/或咽喉疾病的诊断。

4. 针对病因治疗后咳嗽可缓解。

(五)治疗

依据导致UACS的基础疾病而定。

1. 病因治疗

(1)对于非变应性鼻炎以及普通感冒,治疗首选第一代抗组胺药和减充血剂,大多数患者在初始治疗后数天至2周内起效。

(2)变应性鼻炎患者首选鼻腔吸入糖皮质激素和口服第二代抗组胺药治疗。若无第二代抗组胺药,第一代抗组胺药亦有同样效果,但嗜睡等不良反应较明显。白三烯受体拮抗剂治疗过敏性鼻炎有效。症状较重、常规药物治疗效果不佳的变应性鼻炎,特异性变应原免疫治疗可能有效,但起效时间较长。

(3)慢性鼻窦炎

1)细菌性鼻窦炎多为混合感染,抗感染是重要治疗措施。抗菌谱应覆盖革兰氏阳性菌、阴性菌及厌氧菌，急性发作者不少于 2 周，慢性患者建议酌情延长使用时间。常用药物为阿莫西林 / 克拉维酸、头孢类或喹诺酮类。

2）长期低剂量大环内酯类抗生素对慢性鼻窦炎的治疗作用证据有限，不建议作为常规治疗。

3）联合鼻吸入糖皮质激素，疗程 3 个月以上。推荐鼻用激素治疗伴有鼻息肉的慢性鼻窦炎，可避免不必要的手术。对于合并鼻息肉的慢性鼻窦炎患者，口服激素序贯局部鼻吸入激素的治疗效果优于单用鼻吸入激素治疗。内科治疗效果不佳时，建议咨询专科医师，必要时可经鼻内镜手术治疗。

2. 对症治疗

（1）局部减充血剂可减轻鼻黏膜充血水肿，有利于分泌物的引流，缓解鼻塞症状，但不宜长期应用，需要警惕其导致药物性鼻炎的不良反应。鼻喷剂疗程一般 <1 周，建议联合第一代口服抗组胺药和减充血剂，疗程 2～3 周。

（2）黏液溶解剂（羧甲司坦 / 厄多司坦）治疗慢性鼻窦炎可能获益。

（3）生理盐水鼻腔冲洗作为慢性鼻窦炎及慢性鼻炎的辅助治疗措施，安全性佳，但其有效性仍有待进一步证实。避免或减少接触变应原有助于减轻变应性鼻炎的症状。

五、胃食管反流性咳嗽

（一）定义

因胃酸和其他胃内容物反流进入食管，导致以咳嗽为突出表现的临床综合征，属于胃食管反流病的一种特殊类型。仅部分胃食管反流性疾病有咳嗽的症状，咳嗽与反流的程度不成正比。

（二）发病机制

发病机制涉及微量误吸、食管 - 支气管反射、食管运动功能失调、自主神经功能失调与气道神经源性炎症等，目前认为食管 - 支气管反射引起的气道神经源性炎症起着主要作用。我们通过 24h 食管 pH- 阻抗监测发现，GERC 患者大多数只是远端反流（低位反流），为何远端反流会引起咳嗽？近年来研究表明 GERC 可能是通过食管 - 气管神经反射诱发气道神经源性炎症的结果，表现为诱导痰细胞及上清神经肽如 P 物质表达水平增高，咳嗽敏感性亦相应增高（图 21-6-5，见文末

彩图）[25]。除胃酸反流以外，部分患者还与弱酸或弱碱等异常非酸反流（如胆汁反流）有关。

（三）临床表现

除咳嗽外，40%～68% 的 GERC 患者可伴反酸、胸骨后烧灼感及嗳气等典型反流症状，但也有不少患者以咳嗽为唯一的表现。咳嗽大多发生在日间和直立位以及体位变换时，干咳或咳少量白色黏痰。进食酸性、油腻食物容易诱发或加重咳嗽。

（四）辅助检查

24h 食管 pH- 阻抗监测是目前诊断 GERC 最为有效的方法，其特异性和敏感性高达 92% 以上，但不能诊断非酸性胃食管反流。对于非酸性反流或胆汁性反流的诊断，食管吞钡检查可能具有一定的价值，确诊还有赖于胆汁反流监测和食管腔内阻抗检查方法的开展。

钡餐检查和胃镜检查对胃食管反流性咳嗽的诊断价值有限，敏感性与特异性均不高，且不能确定反流和咳嗽的相关关系。当怀疑患者有局部解剖结构异常、裂孔疝、食管狭窄和溃疡时，钡餐检查仍有一定价值。

（五）诊断标准

1. 慢性咳嗽，以白天咳嗽为主。

2. 24h 食管 pH- 多通道阻抗监测 DeMeester 积分 ≥12.70，和 / 或 SAP≥80%，症状指数 ≥45% 可用于 GERC 的诊断。

3. 抗反流治疗后咳嗽明显减轻或消失。

24h 食管 pH- 阻抗监测正常不能排除 GERC，因为患者可能存在非酸或弱酸反流，或间歇性反流。对于没有条件进行 24h 食管 pH- 多通道阻抗监测的慢性咳嗽患者，如果①有明显的进食相关性咳嗽，如餐后咳嗽、进食咳嗽等；②伴有典型的胸骨后烧灼感、反酸等反流症状或胃食管反流病问卷（GerdQ）≥8 分；③排除 CVA、UACS、EB 等慢性咳嗽的常见原因，或按这些疾病治疗效果不佳时应考虑 GERC 的可能，可进行诊断性治疗。抗反流治疗后咳嗽消失或显著缓解，可以诊断胃食管反流性咳嗽。

推荐采用 PPI 试验：服用标准剂量质子泵抑制剂（如奥美拉唑 20～40mg，2 次 /d），诊断性治疗时间不少于 2 周。抗反流治疗后咳嗽消失或显著缓解，可以临床诊断 GERC。相比于 24h 食管

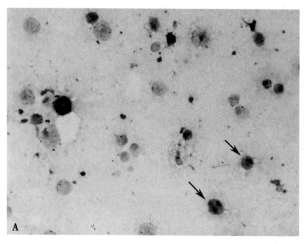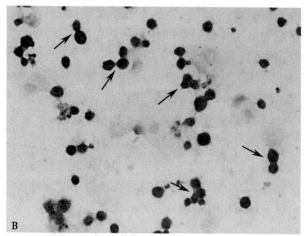

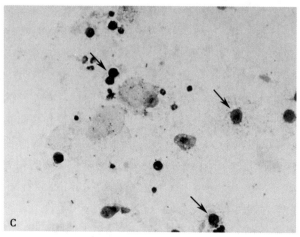

图 21-6-5 痰细胞 SP 表达水平(DAB 染色)
A. 正常人;B. GERC 患者;C. GERD 患者

pH- 多通道阻抗监测等检查更经济简单,但特异性较低。

（六）治疗

1. **调整生活方式** 体重超重患者应减肥,避免过饱和睡前进食,避免进食酸性、辛辣和油腻食物,避免饮用咖啡、酸性饮料及吸烟,避免剧烈运动。

2. **制酸药** 推荐抗酸疗法作为 GERC 的标准治疗方法。常选用质子泵抑制剂或 H_2 受体拮抗剂,其中质子泵抑制剂的抑酸效果和症状缓解速度更佳,但需餐前半小时或 1 小时服用,治疗疗程至少 8 周。

3. **促胃动力药** 大部分 GERC 患者有食管运动功能障碍,建议在制酸药的基础上联合促胃动力药。

4. 经上述治疗效果欠佳时,应考虑治疗药物的剂量及疗程是否足够,或是否存在复合病因。

5. 难治性 GERC 可使用巴氯芬治疗,但存在着一定程度的嗜睡、困倦等不良反应。

6. 少数内科治疗失败的严重反流患者,抗反流手术治疗(主要为经腹腔镜胃底黏膜折叠术)或内镜治疗可能有效。

六、变应性咳嗽

（一）定义

变应性咳嗽是由 Fujimura 等于 1992 年首次提出并且定义的一种疾病诊断,在我国慢性咳嗽病因的流行病学调查中占 13.2%。临床上某些慢性咳嗽患者,具有特应质,痰嗜酸性粒细胞正常,无气道高反应性,糖皮质激素及抗组胺药物治疗有效,将此类咳嗽定义为变应性咳嗽。我国所定义的变应性咳嗽与日本学者的定义区别在于除外了嗜酸性粒细胞性支气管炎这一部分。

（二）发病机制

变应性咳嗽病因目前仍未明确。推测可能一

方面与环境暴露刺激或吸入变应原如螨虫、蘑菇芽孢（真菌）等致使咳嗽反射敏感性增加有关；另一方面非嗜酸性粒细胞气道炎症，如中性粒细胞可能参与变应性咳嗽的发病。

（三）临床表现

刺激性干咳，多为阵发性，白天或夜间均可咳嗽，油烟、灰尘、冷空气、讲话等容易诱发咳嗽，常伴有咽喉发痒。

（四）辅助检查

外周血中嗜酸性粒细胞比例、血清总 IgE 或特异性 IgE 水平升高、皮肤变应原点刺试验阳性。通气功能正常，无气道高反应性。诱导痰细胞学检查嗜酸性粒细胞比例正常。FeNO 水平显著低于 CVA 和 EB 患者。

（五）诊断标准

1. 慢性咳嗽，多为刺激性干咳。
2. 肺通气功能正常，支气管激发试验阴性。
3. 诱导痰嗜酸性粒细胞不增高。
4. 具有下列指征之一：①有过敏性疾病史或过敏物质接触史，②变应原皮试阳性，③血清总 IgE 或特异性 IgE 增高。
5. 糖皮质激素或抗组胺药治疗有效。

（六）治疗

糖皮质激素或抗组胺药物治疗有效。吸入糖皮质激素治疗 4 周以上，初期可短期口服糖皮质激素（3～5d）。

七、慢性咳嗽的其他病因

如上所述，慢性咳嗽的常见病因主要为咳嗽变异性哮喘（CVA）、UACS、EB、AC、GERC，这些病因占了慢性咳嗽的 70%～95%。另外还有 20%～30% 的慢性咳嗽由其他病因所致，虽然比例不高，但病因种类繁多，中国咳嗽指南主要列出了慢性支气管炎、支气管扩张症、气管支气管结核、血管紧张素转换酶抑制剂和其他药物诱发的咳嗽、支气管肺癌、心理性咳嗽等。

表 21-6-1 列举了一些国内外文献报道的慢性咳嗽少见和罕见病因。

第七节　慢性咳嗽的研究热点及展望

一、γ 干扰素在咳嗽高敏感性中的作用 [26]

临床上有部分慢性咳嗽患者在进行了全面检查、治疗之后，病因仍无法明确，对目前的常规治疗无效，咳嗽高敏感性是此类患者的重要特征。既往将这一类咳嗽归类为不明原因慢性咳嗽，近年称之为咳嗽高敏综合征（cough hypersensitivity syndrome，CHS），此类患者是临床诊治的难点。CHS 经常以上呼吸道病毒感染作为发病的启动因素，人体针对病毒感染出现迟发型变态反应，而迟发型变态反应过程中产生的核心细胞因子 γ 干扰素（interferon-γ，IFN-γ）在 CHS 发病中是否存在作用？赖克方团队对 IFN-γ 对 CHS 的影响以及其可能机制进行了深入探讨，发现 IFN-γ 气管内滴注增加了豚鼠对柠檬酸的咳嗽敏感性；IFN-γ 可能通过 JAK/STAT-PKA-AMPA 信号通路引起迷走神经元钙离子内流，使膜电位出现去极化改变，从而提高咳嗽敏感性；当膜电位去极化程度达到快钠通道的阈电位时，就会产生动作电位。该动作电位的形成可能与咳嗽反射存在直接联系。该研究首次提出 IFN-γ 是提高咳嗽敏感性的分子基础，揭示了病毒感染引起咳嗽的部分机制和 CHS 的关键致病因素。

表 21-6-1　慢性咳嗽少见和罕见病因

上气道疾病	声门下多形性腺瘤、声门下黏膜相关淋巴组织结外边缘区淋巴瘤、喉癌、会咽发育不全、舌根异位涎腺、扁桃体肿大、悬雍垂过长、阻塞型睡眠呼吸暂停（obstructive sleep apnea，OSA）
气管疾病	气管支气管软化症、骨化性气管支气管病、复发性多软骨炎、巨气管支气管症、气管狭窄、支气管内错构瘤、气管憩室、支气管异物、气管腺样囊性癌、气管支气管淀粉样变、支气管结石
肺部疾病	肺泡微结石症、肺间质纤维化、肺泡蛋白沉积症、肺淋巴管平滑肌瘤病、朗格汉斯细胞组织细胞增生症
纵隔疾病	心脏副神经节瘤、心包囊肿、胸腺瘤、创伤后假性主动脉瘤、心律失常及左心功能不全、食管囊肿、食管肿瘤、霍奇金淋巴瘤、纵隔脂肪过多症
其他	颈椎病、肝海绵状血管瘤、迷走神经内球瘤、乳糜泻、舌下异位甲状腺、外耳道耵聍、胸膜子宫内膜异位症

二、咳嗽的中枢调控机制 [27-28]

咳嗽是一个复杂的神经反射，而中枢神经系统是调控咳嗽反射的重要环节。先前关于咳嗽中枢调控机制的研究主要集中于脑干区域，证实了延髓孤束核等核团是咳嗽调控的关键部位，阐明了延髓、脑桥等部位在反射性咳嗽中的重要作用。随着脑功能成像、神经环路标记技术等的发展，发现脑干以上区域在咳嗽（主要是自发性咳嗽）的作用。通过功能磁共振成像，发现大脑皮质、丘脑等高级脑区及核团参与了咳嗽抑制、咳嗽冲动等不同咳嗽行为的调控，表明咳嗽不仅仅是由基本生命中枢（脑干）参与的一种反射性活动，更是由高级中枢参与的一种随意性调节活动。关于咳嗽中枢机制的研究热点已逐渐转向高级脑区，为今后心因性咳嗽、难治性胃食管反流性咳嗽等不明原因的慢性咳嗽机制研究和止咳药物的研发提供理论依据。

三、延髓中枢对胃食管反流诱发的气道神经源性炎症的调控作用

胃食管反流是慢性咳嗽的常见原因。国内外对于胃食管反流性咳嗽发病机制的观点主要集中于反流（reflux）与反射（reflex）理论，但前期研究发现单纯的反流理论不足以解释所引起的气道神经源性炎症。越来越多证据显示食管 - 支气管反射介导的气道神经源性炎症在 GERC 的发病中具有重要作用，但其是否涉及神经中枢的调控尚不明确。包含孤束核、迷走神经背核在内的延髓迷走复合体等核团是重要的咳嗽调控中枢，也是支配气道感觉神经传入的终末区域，因此上述咳嗽调控中枢极有可能参与了胃食管反流诱发的气道神经源性炎症的调控。最新研究采用胃食管反流豚鼠模型，通过脑功能成像、免疫荧光等技术，发现经食管酸灌注的豚鼠其延髓孤束核、迷走神经背核、中间网状核、外侧网状核等区域神经元活动性标志物 Fos 表达明显增多，同时脑内神经递质 SP 表达也在这几处核团明显增加。研究通过神经示踪技术证实了食管 - 延髓中枢 - 气道的神经环路，其中迷走复合体在胃食管反流诱发的气道炎症中起着重要的作用。本研究对阐明胃食管反流所诱发的气道神经源性炎症的中枢调控作用和途径具有重要意义，有望为胃食管反流性咳嗽乃至反流相关的重症哮喘的治疗提供新的靶点。

四、EB/CVA 的治疗及其与典型哮喘的关系

糖皮质激素是嗜酸性粒细胞性支气管炎的有效治疗药物，但治疗剂量和治疗时间尚不明确。一些文献报道吸入中等剂量糖皮质激素，持续 2～4 周，有些还联合口服激素治疗 1～2 周。从我们自身的临床观察发现，少数患者可能需要更长的治疗时间，但具体应治疗多长时间，现有的研究及国内外咳嗽诊治指南中均未明确指出。关于 EB 的 ICS 治疗剂量，目前尚无统一定论，国外报道多采用中等剂量 ICS（如 BUD，400μg/ 次，2 次 /d），我们的研究显示小剂量 ICS（BUD，200μg/ 次，2 次 /d）能有效控制 EB 患者的咳嗽症状和气道炎症，治疗 4 周即可显著改善 EB 患者的咳嗽症状及气道炎症，但复发率高，规律使用 ICS 16 周更有利于减少 EB 患者的复发。

关于 CVA 的治疗疗程，中外咳嗽指南提出 CVA 患者予 ICS 治疗的时间不能少于 8 周，但却没有提出具体的治疗疗程，CVA 患者是否与典型哮喘一样需要长期使用激素治疗、能否停药及停药的指征，至今仍未有统一共识，有研究指出 CVA 患者长期应用激素治疗可有效遏制其进展为典型哮喘。Fujumura 发现长期使用 ICS 治疗可使 CVA 患者转化为典型哮喘的比例显著下降。但同时，在这个研究中，相当部分患者亦不会向典型哮喘方向转变。因此哪些患者容易向典型哮喘方向发展仍需进一步研究。

尽管指南提出 CVA 患者吸入小剂量 ICS 即可，但临床上仍有一些患者应用小剂量 ICS 治疗无效。有研究显示 CVA 的气道炎症和典型哮喘类似，包括诱导痰嗜酸性粒细胞水平和嗜酸性粒细胞阳离子蛋白水平等，我们研究发现有些 CVA 患者其诱导痰嗜酸性粒细胞比例甚至比普通典型哮喘还要高，对一些气道炎症较重的 CVA 患者，小剂量 ICS 不能有效控制气道炎症。日本研究显示混合性气道炎症和嗜酸性气道炎症的 CVA 患者对小剂量 ICS 并不敏感，然而这与经典哮喘中以嗜酸性气道炎症为主的患者大多对激素治疗敏

感相矛盾。对于这类患者，ICS 的最佳治疗剂量及维持剂量仍是需要探讨的问题。

嗜酸性粒细胞性支气管炎与支气管哮喘有着类似的嗜酸性粒细胞为主的气道炎症甚至气道重塑，但为何嗜酸性粒细胞性支气管炎缺乏气道高反应性有待于进一步研究。

五、新的咳嗽靶点——治疗难治性慢性咳嗽的新希望 [29-31]

近年，一些分子靶向药物如 TRPV1 受体拮抗剂、P2X3 受体拮抗剂、选择性大麻素受体激动剂（CB2 agonist）、钾离子通道开放剂（maxi-K⁺ channel）等作为镇咳药物研发的重点，目前处于动物研究及临床试验阶段。

TRPV1 受体拮抗剂能通过阻断辣椒碱、质子（pH5）等激活 TRPV1 的效应，阻断咳嗽信号转导的作用，从而产生止咳效果。Khalid 等在一项双盲、对照试验中应用口服 TRPV1 受体拮抗剂 SB-705498（600mg）治疗不明原因慢性咳嗽患者，初步结果显示 SB-705498 虽然可以在服用 2 小时后显著降低患者对辣椒素的咳嗽敏感性，但是 24 小时的客观咳嗽频率并没有获得显著的改善。受试者自述咳嗽严重程度，咳嗽冲动和咳嗽相关生活质量均未见改善。该研究首次证实，TRPV1 的激活可能并非自发性咳嗽频率的决定性因素。不应单纯采用咳嗽敏感性下降评估镇咳药物的疗效。

ATP 作为一种神经递质，广泛存在于中枢和外周神经系统。由损伤细胞或炎症组织释放到细胞外的 ATP 可激活初级传入神经元上的 P2X 和 P2Y 受体，进而引起疼痛。P2X 受体中的 P2X3 亚单位高度选择性表达于感觉神经元，包括支配咳嗽反射的迷走传入神经元。近年来有学者提出慢性咳嗽是一种神经性疾病，随后这个概念受到广泛认同。迷走传入神经的高敏感性是慢性咳嗽的一个特征，在患者身上则表现为咳嗽高敏感性，因此与咳嗽相关的感觉受体可作为治疗慢性咳嗽的潜在靶点。随后，Fowles 等发现慢性咳嗽患者吸入 ATP 后咳嗽敏感性增高，提示位于 ATP 的下游信号通路的 P2X3 受体可能在咳嗽高敏感的发生中起到重要作用。在动物实验方面，Kamei 等发现豚鼠吸入 ATP 后，对柠檬酸的咳嗽

反射增强；Bonvini 等在研究 TRPV4-ATP-P2X3 通路时，发现 TRPV4 受体激活可引起迷走传入感觉神经的敏感性增高，而 TRPV4 和 P2X3 受体的拮抗剂皆可抑制该现象。这些研究表明，P2X3 受体激活在咳嗽高敏感性的发生中起重要作用。Abdulqawi 等进行的一项随机、双盲、安慰剂对照临床试验表明，应用 P2X3 受体拮抗剂（AF-219）可显著减少慢性咳嗽患者的咳嗽频次，显示 P2X3 受体拮抗剂在治疗慢性咳嗽高敏综合征方面前景广阔，但仍需更多的临床试验来证实。

六、咳嗽的中药研究 [32-35]

中医辨证论治咳嗽的历史悠久，咳嗽的治法方药历代均有论述，并逐渐成熟，临床上有顽固性慢性咳嗽予中药治疗后缓解的例子。中医讲究辨证论治，咳嗽治疗应分清外感内伤、邪正虚实。外感咳嗽，多为实证，应祛邪利肺，按病邪性质分风寒、风热、风燥论治。内伤咳嗽，多属邪实正虚。标实为主者，治以祛邪止咳；本虚为主者，治以扶正补虚。并按本虚标实的主次酌情兼顾。同时除直接治肺外，还应从整体出发，注意治脾、治肝、治肾等。辨证分型是中药治疗的依据，但现今尚无统一的辨证标准，同一疾病可以有不同的辨证分型，不同中医师对同一症候的辨证也有不同，由于对于"病""证"的指征不明确，影响中药方剂及中成药的有效使用。

除了中药方剂外，也常使用中成药治疗咳嗽，用于治疗咳嗽的中药组方和成药品种繁多，初步统计目前市面上的咳嗽相关中成药多达 300 余种。但现有的中成药多停留在对症治疗的层面上，尚缺乏针对咳嗽病因的中药方或中成药。市面上有些治疗咳嗽的中成药含有罂粟碱或可待因等成分，具有成瘾性及中枢抑制等副作用。目前的中医中药疗法，多数缺乏严格的循证医学验证，需要我们采用现代医学与中医结合的手段，去伪存真，挖掘出一些指征明确、疗效肯定的咳嗽中药组方或单体。近年来有诸多研究发现多种中药单体成分有治疗咳嗽的作用，这些单体有效成分按照结构类型主要分为生物碱、挥发油、三萜、皂苷、植物甾醇、黄酮、香豆素、木脂素、多糖、苯乙烯类、氰苷、有机酸及酚酸类等。如有研究发现

细辛挥发油中的甲基丁香酚、细辛脂素等具有显著的镇咳活性；另有研究证实中药五味子及细辛的醇提物及从中分离得到的木脂素类具有明显的止咳、抗炎、抗氧化活性，大剂量组止咳活性接近可待因的水平；此外，中药多糖类成分的止咳活性近年来也逐渐被发现，如印度学者Nosalova等研究发现光果甘草、鸭嘴花和诃子等中药的多糖能够降低急性咳嗽豚鼠的咳嗽次数，国内学者研究发现中药五味子和细辛的多糖类成分能够显著降低香烟烟雾诱导的慢性咳嗽豚鼠的咳嗽次数及气道炎症，急性咳嗽豚鼠实验表明五味子多糖能够发挥比可待因更加稳定的镇咳活性。

七、咳嗽相关检查技术的开展与完善[36-37]

（一）诱导痰细胞检测方法的开展与质控

诱导痰细胞检测作为一种无创、安全和可靠的气道炎症评价方法正日益受到重视，在慢性咳嗽的病因诊断中发挥了重要作用，痰嗜酸性粒细胞增高是EB诊断的主要指标。诱导痰检查并不需要复杂的技术和昂贵的专属设备，但目前国内临床开展该项目的单位很少，这方面工作有待加强。另外由于该项目手工操作步骤较多，因此质量控制是结果准确与否的关键，同时，如何将标本处理自动化、阅片智能化均为未来研究的重点。

（二）咳嗽高敏感性的检测及干预

咳嗽激发试验是咳嗽敏感性检测的主要手段，但迄今为止，该试验的操作规范尚未统一，各单位采用的激发药物、激发方式各异，试验结果比较起来相对困难，而咳嗽阈值的正常值亦未建立。目前最常用的激发剂辣椒素是TRPV1的激动剂，咳嗽患者咳嗽敏感性增高与TRPV1表达或功能上调密切相关，但体内存在多种TRP亚型如TRPA1、TRPM8等，单一的化学激发剂不能激活所有受体。目前，C2、C5是咳嗽激发试验的判断指标，但近年研究发现C2、C5与24小时动态咳嗽监测所记录的自发性咳嗽频率的相关性较弱，且在健康人与咳嗽患者间存在较大重叠。近年，有学者提出E_{max}（任何浓度诱发的最大咳嗽次数）、ED_{50}（诱发最大咳嗽次数浓度的一半）、诱导咳嗽冲动的浓度（urge-to-cough，UTC）作为评价咳嗽敏感性的指标具有更好的优势，但具体效果还有待临床继续观察研究。

（赖克方）

参 考 文 献

[1] 中华医学会呼吸病学分会哮喘学组. 咳嗽的诊断与治疗指南（草案）[J]. 中华结核和呼吸杂志，2005，28（11）：738-744.

[2] Lai K，Shen H，Zhou X，et al. Clinical Practice Guidelines for Diagnosis and Management of Cough-Chinese Thoracic Society（CTS）Asthma Consortium[J]. J Thorac Dis，2018，10（11）：6314-6351.

[3] Song W J，Chang Y S，Faruqi S，et al. The global epidemiology of chronic cough in adults：a systematic review and meta-analysis[J]. Eur Respir J，2015，45（5）：1479-1481.

[4] 陈如冲，赖克方，刘春丽，等. 广州地区1 087名大学生咳嗽的流行病学调查[J]. 中华流行病学杂志，2006，27（2）：123-126.

[5] Lai K，Chen R，Lin J，et al. A prospective，multicenter survey on causes of chronic cough in China[J]. Chest，2013，143（3）：613-620.

[6] Fang Z，Huang C，Zhang J J，et al. Traffic-related air pollution induces non-allergic eosinophilic airway inflammation and cough hypersensitivity in guinea pigs[J]. Clin Exp Allergy，2019，49（3）：366-377.

[7] 赖克方. 慢性咳嗽[M]. 第2版. 北京：人民卫生出版社，2019.

[8] Mazzone S B，Undem B J. Vagal Afferent Innervation of the Airways in Health and Disease[J]. Physiol Rev，2016，96（3）：975-1024.

[9] Driessen A K，McGovern A E，Narula M，et al. Central mechanisms of airway sensation and cough hypersensitivity[J]. Pulm Pharmacol Ther，2017，47：9-15.

[10] Leech J，Mazzone S B，Farrell M J. Brain activity associated with placebo suppression of the urge-to-cough in humans[J]. Am J Respir Crit Care Med，2013，188（9）：1069-1075.

[11] Mazzone S B，McGovern A E，Yang S K，et al. Senso-

rimotor circuitry involved in the higher brain control of coughing[J]. Cough, 2013, 9(1): 7.

[12] French C T, Irwin R S, Fletcher K E, et al. Evaluation of a cough-specific quality-of-life questionnaire[J]. Chest, 2002, 121(4): 1123 -1131.

[13] Birring S S, Prudon B, Carr A J, et al. Development of a symptom specific health status measure for patients with chronic cough: Leicester Cough Questionnaire (LCQ)[J].Thorax, 2003, 58(4): 339-343.

[14] 陈如冲, 刘春丽, 罗炜, 等. 慢性咳嗽常见病因之间咳嗽敏感性的差异 [J]. 中国呼吸与危重监护杂志, 2013, 12(4): 384-389.

[15] Luo W, Chen Q, Chen R, et al. Reference value of induced sputum cell counts and its relationship with age in healthy adults in Guangzhou, Southern China[J]. Clin Respir J, 2018, 12(3): 1160-1165.

[16] 陈如冲, 赖克方, 刘春丽, 等. 辣椒素咳嗽激发试验方法的建立及其安全性评价 [J]. 中华结核和呼吸杂志, 2005, 28(11): 751-754.

[17] 高萍, 许国铭, 邹多武. 50 名正常中国成人食管 24 小时 pH 监测结果分析 [J]. 中华消化杂志, 1996, 16(1): 32-34.

[18] Irwin R S, Curley F J, French C L. Chronic cough: the spectrum and frequency of causes, key components of the diagnostic evaluation, and outcome of specific therapy[J]. Am Rev Respir Dis, 1990, 141(3): 640-647.

[19] Gibson P G, Fujimura M, Niimi A. Eosinophilic bronchitis: clinical manifestations and implications for treatment[J]. Thorax, 2002, 57(2): 178-182.

[20] 赖克方, 陈如冲, 刘春丽, 等. 不明原因慢性咳嗽的病因分布及诊断程序的建立 [J]. 中华结核和呼吸杂志, 2006, 29(2): 96-99.

[21] Brightling C E, Bradding P, Symon F A, et al. Mast cell infiltration of airway smooth muscle in asthma[J]. N Engl J Med, 2002, 346(22): 1699-1705.

[22] 罗炜, 赖克方, 陈如冲, 等. 嗜酸粒细胞性支气管炎气道炎症病理特征的探讨 [J]. 中国病理和生理杂志, 2006, 22(5): 943-947.

[23] Yi F, Chen R C, Luo W, et al. Validity of Fractional Exhaled Nitric Oxide in Diagnosis of Corticosteroids Responsive Cough[J]. Chest, 2016, 1499(4): 1042-1051.

[24] Lai K, Liu B, Xu D, et al. Will nonasthmatic eosinophilic bronchitis develop chronic airway obstruction?:

A prospective, observational study[J]. Chest, 2015, 148(4): 887-894.

[25] 刘春丽, 赖克方, 陈如冲, 等. 胃食管反流性咳嗽患者气道黏膜及分泌物中神经肽的变化 [J]. 中华结核与呼吸杂志, 2005, 28(8): 520-524.

[26] Deng Z, Zhou W, Sun J, et al. IFN-γ Enhances the Cough Reflex Sensitivity via Calcium Influx in Vagal Sensory Neurons[J]. Am J Respir Crit Care Med, 2018, 198(7): 868-879.

[27] McGovern A E, Driessen A K, Simmons D G, et al. Distinct brainstem and forebrain circuits receiving tracheal sensory neuron inputs revealed using a novel conditional anterograde transsynaptic viral tracing system[J]. J Neurosci, 2015, 35(18): 7041-7055.

[28] Keller J A, McGovern A E, Mazzone S B. Translating Cough Mechanisms Into Better Cough Suppressants[J]. Chest, 2017, 152(4): 833-841.

[29] Abdulqawi R, Dockry R, Holt K, et al. P2X3 receptor antagonist(AF-219)in refractory chronic cough: a randomised, double-blind, placebo-controlled phase 2 study[J]. Lancet, 2015, 385(9974): 1198-1205.

[30] Khalid S, Murdoch R, Newlands A, et al. Transient receptor potential vanilloid 1(TRPV1)antagonism in patients with refractory chronic cough: A double-blind randomized controlled trial[J]. Journal of Allergy and Clinical Immunology, 2014, 134(1): 56-62.

[31] Bonvini S J, Birrell M A, Grace M S, et al. Transient receptor potential cation channel, subfamily V, member 4 and airway sensory afferent activation: Role of adenosine triphosphate[J]. J Allergy Clin Immunol, 2016, 138(1): 249-261.

[32] Zhong S, Nie Y C, Gan Z Y, et al. Effects of Schisandra chinensis extracts on cough and pulmonary inflammation in a cough hypersensitivity guinea pig model induced by cigarette smoke exposure[J]. Journal of Ethnopharmacology, 2015, 165: 73-82.

[33] Nosalova G, Fleskova D, Jurecek L, et al. Herbal polysaccharides and cough reflex[J]. Respir Physiol Neurobiol, 2013, 187(1): 47-51.

[34] Zhong S, Liu X D, Nie Y C, et al. Antitussive activity of the Schisandra chinensis fruit polysaccharide (SCFP-1)in guinea pigs models[J]. Journal of Ethnopharmacology, 2016, 194: 378-385.

[35] 赖克方, 刘晓东, 钟伯年, 等. 细辛总木脂素提取物及其提取方法和在制备减轻或抑制咳嗽药物中的用

途：中国，ZL 201410114814.8 [P]. 2017-02-22.

[36] Hilton E C，Baverel P G，Woodcock A，et al. Pharmacodynamic modeling of cough responses to capsaicin inhalation calls into question the utility of the C5 end point[J].

J Allergy Clin Immunol，2013，132（4）：847-855.

[37] Dicpinigaitis P V，Rhoton W A，Bhat R，et al. Investigation of the urge-to-cough sensation in healthy volunteers[J]. Respirology，2012，17（2）：337-341.

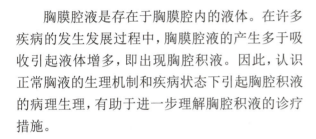

第二十二章　胸腔积液

　　胸膜腔液是存在于胸膜腔内的液体。在许多疾病的发生发展过程中，胸膜腔液的产生多于吸收引起液体增多，即出现胸腔积液。因此，认识正常胸液的生理机制和疾病状态下引起胸腔积液的病理生理，有助于进一步理解胸腔积液的诊疗措施。

第一节　胸膜腔液体交换的生理和病理生理

一、胸膜腔液的生理平衡

　　胸膜腔是肺和胸壁之间的联结系统，是呼吸系统结构的重要组成部分。在人体中，胸膜腔由肺实质表面的脏胸膜和覆盖胸壁、膈膜和纵隔的壁胸膜所界定。而脏胸膜和壁胸膜在肺门处反折汇合，将胸腔分成两个不相邻的密闭空间。

　　研究胸膜时，不仅应考虑胸膜腔的作用，更要考虑胸膜在维持正常胸膜腔液的动态平衡中起着重要的作用。胸膜由单层间皮细胞及其所覆盖的疏松的、不规则的结缔组织所组成。胸膜从内到外可分为 5 层结构：单层间皮细胞层、基底层、浅表弹性纤维层、疏松结缔组织层、深部弹性纤维层。脏、壁胸膜有显著不同的特点：①厚度上，脏胸膜比壁胸膜薄，且不同部位厚薄不均，胸腔顶部比基底部薄，这是肺大疱形成和自发破裂的解剖基础，一旦发生破裂将产生自发性气胸。壁胸膜厚度在不同部位则无明显差异。②与毛细血管距离不同，在脏胸膜，毛细血管距离间皮细胞达 18～56μm，而在壁胸膜则仅有 10～12μm，这提示液体与大分子更容易通过壁胸膜进入胸膜腔[1]。③血供不同，壁胸膜由体循环供血，其中，肋间动脉分支供应肋胸膜，心包膈动脉供应纵隔胸膜，膈上动脉和肌膈动脉供应横膈胸膜；静脉回流则通过肋间静脉。脏胸膜在不同物种中血供来源不同。人类脏胸膜属于厚胸膜，由体循环的支气管动脉供血，回流静脉则为肺静脉。④淋巴回流不同，壁胸膜上分布有大量淋巴管微孔（stomas），直径在 2～6μm，在纵隔胸膜、肋隙胸膜底部最为密集。胸液通过微孔进而汇入淋巴管道进行引流。相反，脏胸膜没有微孔存在。⑤神经支配方面，脏胸膜上无疼痛感受神经；而壁胸膜中，肋胸膜和横膈周围主要由肋间神经支配，横膈中央则由膈神经支配，相应部位如果出现炎症或者其他刺激，前者表现为邻近胸壁疼痛，后者则为同侧肩部疼痛。因此，胸膜病变所引起的胸痛提示壁胸膜受累[2]。然而，目前胸膜具体的生理机制尚未明确。一种理论认为，胸膜是一种弹性浆膜，可以随着呼吸而改变肺的形状，而另一些理论则认为，在功能性残余容量时略负的胸膜压力可通过维持正的跨肺压力防止肺不张[3-4]。

　　据估计，每千克体重大约有 0.26ml 的液体存在于胸膜腔内[4-6]。正常的胸液中含有多种由内皮细胞分泌的活性物质，包括富含透明质酸的糖蛋白、一氧化氮和转化生长因子 β 等[2]，而仅有少量细胞，如巨噬细胞、间皮细胞和淋巴细胞等。与机体其他的间质腔相似，胸液处于生成 - 吸收的动态平衡之中[7]。既往认为液体从壁胸膜滤过进入胸膜腔，脏胸膜以相仿的压力将胸液回吸收。但是，自从 20 世纪 80 年代以后，发现壁胸膜间皮细胞间存在的淋巴管微孔，在胸腔内注入特殊物质之后，其将通过微孔进入壁胸膜淋巴管吸收，使人们对胸液的产生和吸收的机制达成共识[8]。现认为，胸液主要产生和吸收在壁胸膜表面[3, 9]，并依赖于壁胸膜和脏胸膜与胸膜腔之间的静水压和渗透压的平衡。由于壁胸膜上的静水压高于脏胸膜，且两者的渗透压相近，所以胸液主要是由壁胸膜产生，而胸水吸收主要通过淋巴管（图 22-1-1）。

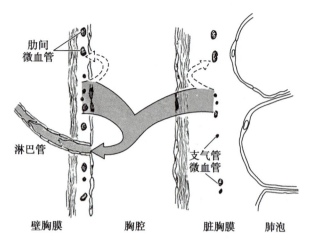

肋间
微血管

淋巴管

支气管
微血管

壁胸膜　　　　胸腔　　　脏胸膜　　肺泡

图 22-1-1　胸腔内液体的产生和吸收

壁胸膜和脏胸膜对胸液形成的调节作用遵循 Starling 定律。即液体流动 = 滤过系数 K ×[（平均毛细血管静水压 − 胸膜腔负压）− 蛋白反射系数 σ ×（血浆胶体渗透压 − 胸腔胶体渗透压）][10]。在壁胸膜，毛细血管的静水压约为 30cmH_2O，胸膜腔内压约为 −5cmH_2O；血浆中胶体渗透压为 34cmH_2O；正常情况下，胸腔内少量的胸液胶体压为 5cmH_2O。因此，对于壁胸膜而言，产生的净压力为 30 −（−5）−（34 − 5）= 6cmH_2O，胸液从壁胸膜的毛细血管进入胸腔。对于脏胸膜，情况类似，但由于毛细血管通过肺静脉回流，压力为 24cmH_2O，故净压力约为 0。另外，由于毛细血管距离脏胸膜表面更大，滤过系数在脏胸膜更小，故净梯度在脏胸膜接近于 0[11]（图 22-1-2）。

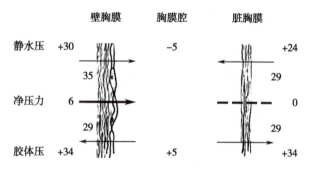

	壁胸膜	胸膜腔	脏胸膜
静水压	+30	−5	+24
	35		29
净压力	6		0
	29		29
胶体压	+34	+5	+34

图 22-1-2　胸液形成过程中各种压力的作用

二、胸腔积液的病理生理

正常情况下，胸腔积液在胸膜腔中量少，在呼吸运动时起润滑作用。而随着胸膜液体的产生增多，淋巴管的流速最多可增至约 20 倍[9]。因此，只有当产生的液体明显超过淋巴管的吸收能力时，

即液体产生增加或 / 和吸收减少，才会出现具有临床意义的胸腔积液。结合上述 Starling 定律，从以下方面叙述胸腔积液形成的影响因素：

1. 液体产生增加

（1）毛细血管压增加：由于毛细血管和小动脉具有自我调节的能力，动脉压的升高一般不影响微血管的压力，但全身静脉压升高可通过增加微血管压力而引起胸腔积液。此过程中，如果血管渗透性不变，微血管静水压增加则可形成低蛋白质浓度的滤液，即漏出液。在充血性心力衰竭患者，胸腔积液量与肺水肿严重程度密切相关，且与肺静脉压力相关性比体循环静脉压力相关性更大。在肺动脉高压所致的右心衰竭中，即使在肺动脉楔压正常时，胸液也可发生。这主要是由于壁胸膜毛细血管压增加引起。在高渗透性肺水肿，肺间质液体积聚，也可引起胸腔积液。疾病状态下，脏胸膜下间质压力增高，胸液也可从脏胸膜进入胸腔[12]。肺间质是多种疾病状态下胸腔积液的重要来源，各种原因所致的肺水肿均可造成液体在胸腔中的积聚。

（2）胸膜腔内压降低：胸膜腔内压可通过降低微血管周围的压力从而增强微血管屏障对蛋白质分子的过滤能力。胸液积聚增多，直到压力平衡恢复。因此，胸膜腔内压降低是肺不张导致胸腔积液形成的主要原因[10]。

（3）毛细血管通透性增加：胸液流动增加可能是由于滤过系数 k 增加或蛋白反射系数降低所致。当血管内皮屏障受到破坏时，微血管对液体中蛋白质分子等物质通透性增高，而液体的吸收并不能改变胸液的蛋白质浓度，所以具有高蛋白质浓度的胸膜液体源于通透性增加的区域，如感染 / 免疫性炎症和肿瘤等。

（4）血浆胶体渗透压降低：低蛋白血症可降低血浆渗透压而增加液体流动，而胸腔积液患者血清白蛋白浓度的进一步降低又可引起更多的积液形成，即低蛋白血症可降低积液形成的阈值。因此，在伴有肺炎性胸腔积液的患者中，大量积液患者的血清白蛋白平均浓度低于积液较少的患者[13]。

2. 液体吸收减少　细胞因子和炎症产物、内分泌异常、辐射或药物引起的伤害、癌症对淋巴管的浸润和解剖异常等多种因素可抑制淋巴管对液体的吸收功能。然而，某些情况下即使淋巴管

自身功能正常，机体也可因为受到外在因素的抑制而导致胸腔积液的发生，包括淋巴管的机械压迫、淋巴孔的阻塞和淋巴管中可用液体减少等。

3. 其他潜在发病机制

（1）腹腔：胸腔与腹腔之间没有直接的淋巴通道，正常条件下两者液体并不相通。但由于胸腔本身压力低于腹腔，当腹腔液体增加，同时膈肌存在通路时，腹水将进入胸腔。肝脏疾病相关的胸腔积液、Meigs' 综合征、腹膜透析相关胸腔积液均通过该机制产生。

（2）胸导管或血管破裂或淋巴管阻塞：胸导管破裂时，其内的淋巴液在胸腔积聚，形成乳糜性胸腔积液，每天积液产生量可超过 1 000ml。而如果大血管由于肿瘤或外伤导致破裂，血液可迅速在胸腔中聚集，形成血胸。淋巴管阻塞时如癌性淋巴管炎可产生积液。

三、胸腔积液的常见病因

一方面，在某些特定的情况下，胸腔积液的病因和病理过程紧密联系，是一种独立的疾病，如结核性胸膜炎、脓胸等；另一方面，胸腔积液又是不同疾病的临床表现之一，几乎各个系统疾病均可引起（表 22-1-1）。一般而言，常见疾病引起

的胸腔积液，患者多出现疼痛、干咳或气促的症状，这些症状具有一定的临床提示意义。胸腔积液伴有胸痛通常提示胸腔积液是渗出性，钝痛提示恶性胸膜疾病，胸痛通常提示疼痛部位壁胸膜受累。但由于肋间神经也分布于腹部，胸膜炎症也可表现为腹痛，而受膈神经支配的横膈中央胸膜受累时，可表现为同侧肩胛区疼痛。干咳可能与胸膜炎症刺激、胸腔积液引起肺压缩进而导致支气管壁相互接触，诱发咳嗽反射有关。呼吸困难则与大量胸液占据胸腔容量引起肺功能降低、横膈运动障碍、心室输出量减少有关。

四、胸腔积液的影响作用

1. 对胸腔压力的影响 胸膜腔内正常条件下是负压，当液体积聚时，胸膜腔内压可由负压转为正压，胸腔穿刺引流时胸腔压力将下降，但胸腔积液量与胸腔压力并非呈正相关[14]。临床上胸穿引流时测量胸膜腔压力变化对积液引流有指导意义，把单位胸液引流量所引起的胸腔压力变化定义为胸腔弹性指数，此指数约为每抽液 1L 可使胸腔压力减少 $15cmH_2O$。然而，在肺萎陷患者，该值可升到超过 $25cmH_2O$。如果胸液引流过程中胸腔压力在 $-20cmH_2O$ 以上，并且患者没

表 22-1-1 胸腔积液的主要病因

	疾病
漏出性胸腔积液	充血性心力衰竭、肝硬化、肾病综合征、上腔静脉阻塞、尿胸、腹膜透析、肾小球肾炎、黏液水肿、脑脊髓液漏入胸腔、低蛋白血症、结节病等
渗出性胸腔积液	
肿瘤性疾病	肺癌、乳腺癌、淋巴瘤、各部位转移瘤、胸膜间皮瘤等
感染性疾病	结核、细菌、真菌、寄生虫、病毒感染等
胃肠道疾病	胰腺疾病、膈下脓肿、肝脓肿、脾脓肿、食管穿孔、腹腔手术后、膈疝、内镜下静脉曲张硬化剂治疗后、肝移植术后等
心脏疾病	冠脉搭桥术后、心脏损伤后综合征（Dressler's 综合征）、心包疾病等
血管疾病	肺栓塞、脓毒性肺栓塞、Lemierre 综合征等
妇产科疾病	卵巢过度刺激综合征、产后胸腔积液、Meigs' 综合征、子宫内膜异位症、月经期血气胸、胎儿胸腔积液等
风湿性疾病	类风湿性胸膜炎、系统性红斑狼疮、药物诱发狼疮、嗜酸性肉芽肿性多血管炎（Churg-Strauss 综合征）、肉芽肿性多血管炎（Wengener 肉芽肿）、贝赫切特病、系统性硬化病、干燥综合征等
药物相关	呋喃妥因、丹曲林、美西麦角、达沙替尼、白介素 -2、丙卡巴肼、甲氨蝶呤、氯氮平、胺碘酮等
其他	石棉暴露、肺移植术后、骨髓移植术后、黄甲综合征、结节病、尿毒症、肺萎陷、溺水、淀粉样变性、放射治疗、电击伤、纵隔囊肿破裂、惠普尔病（Whipple disease）、髓外造血、急性呼吸窘迫综合征、血胸、乳糜胸、医源性胸腔积液（如锁骨下静脉穿刺置管穿破）等

有胸闷及严重咳嗽等症状，胸腔积液引流是安全的。Light 曾经在此条件下多次为患者引流大于 5 000ml 胸腔积液，患者无相关并发症出现。此外，胸腔压力测量还可以预测胸膜粘连的效果，如果胸液引流后胸腔压力急剧下降，提示脏、壁胸膜无法很好粘连在一起，胸膜粘连术效果差[14-15]。

2. 对肺功能的影响 胸腔积液多数继发于肺炎、癌症等多种疾病，故患者的肺功能受到其他因素的影响。大多数研究认为，无论是漏出液还是渗出液，肺容积与胸腔积液之间几乎没有相关性[16]。虽然引流积液可一定程度上改善 FEV_1 和 FVC，但其增加幅度的变异较大，且通常与引流量无关[17]。有研究显示，如抽取 1 000ml 胸液，FVC、FEV_1 可升高约 200ml，TLC 改善较前两者更明显[18-19]，原因可能是大量胸腔积液下肺叶压迫性肺不张，解除压迫后肺复张，TLC 增加值大于该肺叶 VC，而 FVC 的改变则与胸膜腔内压有关。胸腔积液对肺弥散功能没有本质影响。

3. 对膈肌的影响 胸腔积液由于静水压力作用于同侧膈肌，对横膈的功能有显著的不良影响[20]，且横膈的移位可能是容纳积液的主要机制。临床上通常可分为三种情况：

（1）横膈膨隆型：横膈形态未有明显改变，这种情况下即使胸腔积液量大，患者也可无明显症状。

（2）横膈平坦型：横膈受压后形态改变，并且不能随呼吸而运动；患者可有呼吸困难，且经过胸液引流后临床症状可得到明显改善。

（3）横膈反向型：横膈随着呼吸运动出现矛盾运动，患者通常有严重呼吸困难，胸液引流后症状可显著改善[21]。

4. 对心脏的影响 中、少量积液及其引流通常不会引起血流动力学的明显变化，而大量积液虽然一般不会减少休息时的心输出量，但可限制其在运动时的升高[22]，尤其在积液快速增多时可能导致心脏压塞和心室舒张期塌陷。犬双侧胸腔注入高达 40ml/kg 的生理盐水后，肺动脉压和中心静脉压均随胸腔积液量增加而增加[23]。临床上也较少报道关于大量胸腔积液引起患者心输出量明显下降，表现为低血压、体循环衰竭，而在胸液引流后症状体征明显改善[24-26]。

5. 对血气的影响 胸腔积液患者通常存在血气的异常，而胸腔积液引流对动脉血气的改善影响有限。动物实验表明，在一定量的胸腔积液以内，动脉氧分压仅有少量的下降，CO_2 分压保持稳定；而当胸腔积液总量超过 30ml/kg 后，PaO_2 迅速下降，并出现 $PaCO_2$ 上升。胸腔积液解除后，血气迅速恢复正常。临床上大量胸腔积液可引起患者低氧血症，常导致难以纠正的低氧，胸腔引流能提高肺的顺应性，改善氧合[27]。这种低氧血症的机制可能与胸腔积液引起的局部肺不张，继而导致动静脉分流有关[28]。

6. 对运动耐量的影响 胸腔积液患者最常见表现为运动耐量下降，理论上积液引流后能够明显改善运动耐量。目前仅有两项关于胸腔积液及其引流对运动能力影响的研究。这两项研究都表明，胸腔积液患者的基线运动能力受损，而穿刺引流对患者有不同程度的改善。Cartaxo 等对 25 例患者平均引流 1 564ml 胸液后，6min 步行距离从 432m 上升至 495m（$p < 0.001$），增加了 15%[17]。但是，Light 等曾对 15 例中到大量胸腔积液患者行胸液引流前后对比，平均每分钟最大氧耗量与肺功能 FEV_1、FVC 和心功能每搏携氧量相关，而与胸腔积液引流量无关[18]。这些结果的解释可能与患者引流后肺功能未能快速恢复有关，如能在积液完全吸收后的一定时间测定，运动耐量应该有所改善。

参 考 文 献

[1] Albertine K H, Wiener-Kronish J P, Staub N C. The structure of the parietal pleura and its relationship to pleural liquid dynamics in sheep, Anat Rec, 1984, 208（3）: 401-409.

[2] Richard W. Light, Pleural diseases. 6th ed. Philadelphia: Lippincott Williams & Wilkins, 2013.

[3] Agostoni E. Mechanics of the pleural space. Physiol Rev, 1972, 52: 57-128.

[4] Wang N S. Anatomy of the pleura. Clin Chest Med, 1998, 19: 229-240.

[5] Agostoni E, D'Angelo E. Thickness and pressure of the pleural liquid at various heights and with various hydrothoraces. Respir Physiol, 1969, 6: 330-342.

[6] Noppen M, De Waele M, Li R, et al. Volume and cellular content of normal pleural fluid in humans examined

by pleural lavage. Am J Respir Crit Care Med, 2000, 162: 1023-1026.

[7] Miserocchi G, Agostoni E. Contents of the pleural space. J Appl Physiol, 1971, 30(2): 208-213.

[8] Broaddus V C, Wiener-Kronish J P, Berthiaume Y, et al. Removal of pleural liquid and protein by lymphatics in awake sheep. J Appl Physiol, 1988, 64(1): 384-390.

[9] Miserocchi G. Physiology and pathophysiology of pleural fluid turnover. Eur Respir J, 1997, 10: 219-225.

[10] Andrew J L, George M M, David S. Brink. Respiratory. New York: Mcgraw Hill, 2012.

[11] Parameswaran S, Brown L V, Ibbott G S, et al. Hydraulic conductivity, albumin reflection and diffusion coefficients of pig mediastinal pleura, Microvasc Res, 1999, 58(2): 114-127.

[12] Broaddus V C, Wiener-Kronish J P, Staub N C. Clearance of lung edema into the pleural space of volume-loaded anesthetized sheep. J Appl Physiol, 1990, 68(6): 2623-2630.

[13] Prais D, Kuzmenko E, Amir J, Harel L. Association of hypoalbuminemia with the presence and size of pleural effusion in children with pneumonia. Pediatrics, 2008, 121: e533.

[14] Light R W, Jenkinson S G, Minh V D, et al. Observations on pleural fluid pressures as fluid is withdrawn during thoracentesis. Am Rev Respir Dis, 1980, 121(5): 799-804.

[15] Villena V, López-Encuentra A, Pozo F, et al. Measurement of pleural pressure during therapeutic thoracentesis. Am J Respir Crit Care Med, 2000, 162(4 Pt 1): 1534-1538.

[16] Light R W, Stanssbury D W, Brown S E. The relationship between pleural pressures and changes in pulmonary function after therapeutic thoracentesis. Am Rev Respir Dis, 1986, 133(4): 658-661.

[17] Cartaxo A M, Vargas F S, Salge J M, et al. Improvements in the 6-Min Walk Test and Spirometry Following Thoracentesis for Symptomatic Pleural Effusions. Chest, 2011, 139(6): 1424-1429.

[18] Estenne M, Yernault J C, De Troyer A. Mechanism of relief of dyspnea after thoracocentesis in patients with large pleural effusions. Am J Med, 1983, 74(5): 813-819.

[19] Krell W S, Rodarte J R. Effects of acute pleural effusion on respiratory system mechanics in dogs. J Appl Physiol, 1985, 59(5): 1458-1463.

[20] De T A, Leduc D, Cappello M, et al. Mechanics of the canine diaphragm in pleural effusion. Journal of Applied Physiology, 2012, 113(5): 785-790.

[21] Mulvey R B. The Effect of Pleural Fluid on the Diaphragm. Radiology, 1965, 84: 1080-1086.

[22] Altschule M D, Zamcheck N. The effects of pleural effusion on respiration and circulation in man. Journal of Clinical Investigation, 1944, 23(3): 325-331.

[23] Thomas R, Jenkins S, Eastwood P R, et al. Physiology of breathlessness associated with pleural effusions. Current Opinion in Pulmonary Medicine, 2015, 21(4): 338-345.

[24] Negus R A, Chachkes J S, Wrenn K. Tension hydrothorax and shock in a patient with a malignant pleural effusion. Am J Emerg Med, 1990, 8(3): 205-207.

[25] Kisanuki A, Shono H, Kiyonaga K, et al. Two-dimensional echocardiographic demonstration of left ventricular diastolic collapse due to compression by pleural effusion. Am Heart J, 1991, 122(4 Pt 1): 1173-1175.

[26] Kopterides P, Lignos M, Papanikolaou S, et al. Pleural effusion causing cardiac tamponade: report of two cases and review of the literature. Heart Lung, 2006, 35(1): 66-67.

[27] Goligher E C, Leis J A, Fowler R A, et al. Utility and safety of draining pleural effusions in mechanically ventilated patients: a systematic review and meta-analysis. Crit Care, 2011, 15(1): R46.

[28] Doelken P, Abreu R, Sahn S A, et al. Effect of thoracentesis on respiratory mechanics and gas exchange in the patient receiving mechanical ventilation. Chest, 2006, 130(5): 1354-1361.

第二节 胸腔积液性质的判别标准及其准确性评价

任何因素使胸膜腔内液体形成过快或吸收过缓，即产生胸腔积液（pleural effusion, PE）。早在1940年就有人提出PE的性质可以分为漏出液与渗出液两种[1]。而对于PE的评价，将其分为渗出液还是漏出液是诊断的第一步。渗出液的产生是由于胸膜炎症或其他病变所引起，例如结核、肺炎、恶性肿瘤、胰腺炎、肺梗死以及系统性红斑狼疮等。如果诊断为渗出液，还需进行进一步的检查，如细胞学、胸膜活检、胸腔镜，有时甚至需要进行开胸检查，以明确病因并进行针对性的治疗。漏出液形成的原因是影响胸膜液体产生和重吸收的物理因素发生了改变。血浆渗透压的降低、体循环或肺静水压的升高均可促成漏出液的产生[2]。一般认为胸膜表面并不参与 PE 形成的病理机制。如果 PE 明确诊断为漏出液，一般无需考虑针对胸膜的治疗，只需对原发病如充血性心衰、肾病变、肝硬化或低蛋白血症等进行处理。

过去，漏出液与渗出液的区分主要依靠比重、细胞计数、是否有凝块来确定。但很快便发现仅依赖这些指标经常很难鉴别所有的 PE。Paddock 在一篇涉及 863 例 PE 病例的回顾性综述中，没有关于诊断标准的记录，但记录的 350 例 PE 患者中有 10% 的充血性心衰、肝硬化、肾病变性 PE 的比重大于 1.016；同时，10% 的结核性 PE（TPE）及 40% 的恶性 PE（MPE）的比重小于 1.016[1]。Leuallen 等于 1955 年[3]报道 32 例 PE 病例中，28.1% 的充血性心衰性漏出液的比重大于或等于 1.016；而 137 例中有 27% 的 MPE 或 TPE 的比重小于 1.016。作者认为以 PE 蛋白含量来鉴别漏出液和渗出液可能更可靠。

在随后一项研究中，Carr 等又报道了充血性心衰性 PE 中只有 16% 的 PE 蛋白含量超过 30.0g/L，167 例 MPE 中只有 7.2% 的 PE 蛋白含量低于 30.0g/L，TPE 中没有 1 例 PE 蛋白含量低于 30.0g/L[4]。但以 PE 蛋白含量 30.0g/L 作为鉴别渗出液与漏出液的标准，分类错误率较高，会有 8% 的渗出液病例和 15% 的漏出液病例被错分[2]。Luetscher 认为仅仅以总蛋白含量作为单一指标区分漏出液与渗出液是不可能的，他认为用蛋白质 PE/血清比值（TPR）来鉴别比单纯应用蛋白含量效果更佳，但总体而言仍不甚理想[5]。选取 TPR 而不是总蛋白绝对值是考虑到 PE 总蛋白会受血清总蛋白浓度的影响，血清总蛋白浓度与 PE 总蛋白浓度显著相关也证实了这一观点。

后来 Chandrastekhara 等[6]建议使用 LDH 的绝对值作为鉴别渗出液与漏出液的标准，研究表明 PE-LDH（pLDH）的绝对值比蛋白含量准确度更高。渗出液患者胸腔内局部产生的 pLDH 较多，而漏出液局部产生的 pLDH 相对较少。文献报道在一些疾病如肺梗死、恶性肿瘤以及胸膜炎症时局部 LDH 浓度会升高[7,8]。另外，活化的、

受损的或死亡的间皮细胞以及炎症时移行至胸膜腔的其他炎症细胞均是 PE 中 LDH 的重要来源[9]。pLDH 浓度的增加是渗出过程中一个敏感的标志物。在漏出性 PE 中局部 LDH 升高未曾有过报道。另一方面，Joseph 等[10]的研究显示无论是在渗出性还是漏出性 PE 中，血浆 LDH（sLDH）浓度与 pLDH 浓度均无明显相关，有理由认为 sLDH 浓度并不影响 pLDH 浓度。因此，与 PE 总蛋白浓度会受血清总蛋白浓度影响可用 TPR 不同，鉴别诊断 PE 性质时使用 LDHR 没有理论基础。相反，由于 pLDH 浓度独立于 sLDH 浓度，所以 sLDH 浓度偏低时，将会导致 LDHR 偏高，从而导致漏出液误诊为渗出液。

1972 年，Light 等[11]为了比较 PE 蛋白含量、pLDH 含量以及细胞计数这三者对于渗出液与漏出液的鉴别价值，将 150 例各种原因引起的 PE 患者做了详细的前瞻性研究。研究结果表明，总体而言，虽然漏出液的蛋白含量低于渗出液，但两者仍存在较大的重叠。使用蛋白含量 30.0g/L 作为区分漏出液与渗出液的界值，导致了 4 例漏出液和 11 例渗出液被错误分类。另外，43 例 MPE 中有 8 例（19%）被错分到漏出液组中。虽然漏出液的蛋白质 PE/血清比值（TPR）比渗出液低，但两者仍出现了重叠。使用蛋白质 TPR = 0.5 作为区分漏出液与渗出液的界值，仅导致了 47 例漏出液中的 1 例被错分入渗出液组中。Light 等[11]的研究结果进一步显示，以 PE 蛋白含量 30.0g/L 来区别漏出液与渗出液的错误率，对于漏出液来说是 8%，对于渗出液来说是 11%。另外，还有 19% 的 MPE 会鉴别错误。若使用蛋白质 PE/血清比值 0.5 来鉴别则可以得到更好的结果，仅有 1 例漏出液被错误鉴别，但仍有 10% 的渗出液未能正确鉴别。由于比重的大小受蛋白含量决定，因此没有理由认为使用比重这一指标来鉴别能得到更好的结果。另外，由于比重的测量结果本身经常不可靠，因此更有理由认为与其用测量比重来鉴别 PE 不如用蛋白含量测定。

尽管渗出液的红细胞计数要比漏出液高，但只有在红细胞计数高达 10^{11}/L 以上时才能诊断其为渗出液，由于只有不到 20% 的渗出液红细胞计数达此数目，因此这一方法的应用价值十分有限。白细胞计数大于 10^{10}/L 的 PE 则一定是渗出

液。PE 的白细胞计数大于 2.5×10^9/L 提示为渗出液。尽管如此,仍有超过 40% 的渗出液白细胞计数少于 2.5×10^9/L,因此该方法的应用范围同样很有限。尽管有些渗出液也可为浆液性,但往往认为血性 PE 一定是渗出液。Light 等[11] 的研究证明该观点并不正确,因为有 15% 的漏出液红细胞计数超过 10^{10}/L。过去不同学者做的研究得到了类似的结果。当胸腔积液中红细胞计数达到 10^{10}/L 时便可呈现为血性,1 000ml 胸腔积液中滴入 2ml 血液即可得到类似的结果。总之,按总白细胞计数来鉴别渗出液与漏出液的方法仍比不上以蛋白质 PE/ 血清比值 0.5 为界值的鉴别方法。

关于 pLDH 水平,所有的漏出液 LDH 水平均未超过 200IU/L,大多数的渗出液(71%)都超过了这一数值。有 2% 的漏出液 LDHR 大于 0.6,有 86% 的渗出液 LDHR 大于 0.6。Wroblewski 等[12] 首先发现恶性肿瘤细胞在体外培养时可以释放 LDH 至培养液中。他们还发现含有癌细胞的胸腔积液其 pLDH 值要比同时采集的血清 LDH(sLDH)水平高。从那时起,很多研究都发现 MPE 中的 LDH 值可能比其他的渗出液都要高。另外,TPE 中也存在类似的情况;人胸膜间皮细胞和巨噬细胞的细胞化学 LDH 反应均呈强阳性。尽管红细胞富含 LDH,但 pLDH 含量与红细胞计数之间没有任何联系,因此似乎不能认为是溶血引起了渗出液中 LDH 的显著升高。

以上结果表明可用 3 项指标来区分 70% 以上的渗出液。这 3 项指标分别是:①蛋白质 PE/ 血清比值(TPR)大于 0.5;② pLDH 大于 200IU/L,或者大于血清正常值高限的 2/3;③ LDHR 大于 0.6。联合应用这些指标可以显著提高鉴别渗出液与漏出液的实际效果。

值得注意的是,按照上述标准归为"渗出液"的胸腔积液中尽管找到了癌细胞,但胸腔积液的成因明显是由于充血性心衰引起的。Meyer 发现有超过 40% 的肿瘤胸膜转移的患者在尸检时并没有发现胸腔积液[13]。在这些病例中从漏出液里发现癌细胞是完全有可能的。

Joseph 等[10] 应用受试者工作特征曲线(ROC)分别对已知病因但性质不同的 PE 病例进行总体分析。研究中共收集到 212 例胸腔积液患者的标本,其中有 8 例诊断不明,4 例可能由多种因素引起而被排除,剩下的 200 例(94%)纳入研究。这 200 例胸腔积液患者根据 Light 等建立的上述 3 项标准分为渗出液组和漏出液组。

为了对比 TPR、pLDH、LDHR 及 TPR 联合 pLDH 在渗出液和漏出液鉴别诊断中的作用,作者根据敏感度和特异度绘制每项标准的 ROC 曲线。根据 Hanley 和 McNeil 描述的方法计算出曲线下面积(AUC)及其 95% 置信区间。选择具有代表最高敏感度和特异度的点——即 ROC 曲线中左上角最顶点的值作为 pLDH、TPR、LDHR 及 pLDH 联合 TPR 的最佳截断值。为了获得诊断渗、漏出液联合标准,选取最佳 ROC 曲线获得的最佳截断值作为判定标准。此外,作者还计算 pLDH、TPR、LDHR 及 pLDH 联合 TPR 的最佳截断值的阳性似然比(PLR)。PLR 是指检测指标在该病患者中结果为阳性的可能性与未患该病患者中结果为阳性的可能性之比。

在所有的指标中,pLDH 比 TPR 和 LDHR 敏感度和特异度更高。pLDH、TPR、LDHR 的最佳截断值分别是 163IU/L、0.5 与 0.6,pLDH 联合 TPR 则为 163IU/L 和 0.4。尽管三项指标及 pLDH 联合 TPR 的 95% 置信区间有微小重叠,但 pLDH 仍是三项指标中的最佳指标。pLDH 联合 TPR 的 AUC 略优于单独 pLDH 的 AUC,但差别无统计学意义。检测了 LDHR 再测定 pLDH 联合 TPR 值不能提高准确度。

最佳截断值上 TPR 的假阴性与假阳性率高于 pLDH,分别为 TPR(19.8%,16.6%)和 pLDH(13.6%,11.3%)。在鉴别漏出液与渗出液时,pLDH 比 TPR 准确度更高,pLDH(84.5%),TPR(81.5%)。关于 4 项指标的 PLR,pLDH 联合 TPR 的 PLR 最高,随后是 pLDH 和 TPR,LDHR 最低。

与 Light 等[11] 的结果类似,Joseph 等[10] 的研究中 TPR 和 LDHR 的最佳截断值分别为 0.5 和 0.6。不同的是 Joseph 等[10] 研究中的 pLDH 的最佳截断值为 163IU/ml 而非 200IU/ml。Joseph 等因此建议无论用何种方法测定 pLDH,均应使用正常 sLDH 值上限的 82% 来鉴别诊断 PE 是漏出液还是渗出液。

总之,在鉴别胸腔积液是渗出液还是漏出液时,pLDH 是准确度最高的检测指标。pLDH 值会因测定方法不同而有些差异。无论用何种方法，pLDH 的最佳截断值应该使用正常 sLDH 值上限的 82%。TPR 联合 pLDH 可以提高诊断的准确度和似然比，因此也是有意义的。

上述研究以及专家的观点均推荐用单一截断值来区分渗出性和漏出性 PE。这种方法丢失了实验室检查中包含的许多具有连续性总体价值的诊断信息[14]。此外，联合应用多项指标鉴别胸腔积液的性质，在提高鉴别渗出液的敏感度的同时也降低了特异度。提高敏感度是为了避免渗出液的假阴性结果，因为渗出液比漏出液的诊断更重要。

尽管 Light 标准可以准确鉴别几乎所有的渗出液，但约 25% 漏出液被误诊为渗出液，尤其是充血性心力衰竭患者接受利尿治疗时[15, 16]。因此，血浆总蛋白水平 >31g/L 且高于胸腔积液的蛋白水平，或者血浆白蛋白水平 >12g/L 同时高于胸腔积液的白蛋白水平时，应判定为漏出液，而非渗出液。胸腔积液中的 N 端前脑钠肽（NT-proBNP）水平 >1 500pg/ml，可帮助判定胸腔积液是由于充血性心力衰竭引起的漏出液[17-18]。由于血浆的 NT-proBNP 水平与胸腔积液的几乎相等，目前推荐使用血浆的 NT-proBNP 水平来准确鉴别充血性心力衰竭并接受利尿治疗患者的胸腔积液性质。无法测量患者的血浆总蛋白和白蛋白水平时，如胸腔积液白蛋白水平 >30g/L，或者胆固醇含量 >0.45g/L，则可判定为渗出液，其准确性与 Light 标准一致[19-21]。

综上所述，呼吸医生诊治不明原因的胸腔积液患者时的首要任务就是以尽可能少的检查做出正确诊断。医生通常首先明确胸腔积液的性质究竟是漏出液还是渗出液，这将决定其后的诊治步骤。诸如胸腔积液蛋白或 LDHR 之类的简单标准已成为区分渗出液和漏出液很好的办法，其诊断精确度总的说来还足以说明问题。即使理论上存在更好的诊断标准，建立该标准也需要超过 Light 标准所需的 13 000 例患者进行研究才能得到证实。

目前已经开发出全基因图谱和蛋白组学等新技术通过识别"指纹图"达到提高 PE 诊断和鉴别诊断的效率。这些技术有助于鉴别渗出液的病因，具有很高的临床价值和广阔应用前景。今后应该不再一味寻求鉴别渗出性 PE 的新指标，而更应该探讨胸腔积液病因的特异性指标，改进胸腔积液的临床管理并改善患者的预后。

参 考 文 献

[1] Paddock F K. The diagnostic significance for serous fluids in disease. N Engl J Med, 1940, 223: 1010-1015.

[2] Agostoni E, Taglietti A, Setnikar I. Absorption force of the capillaries of the visceral pleura in determination of the intrapleural pressure. Am J Physiol, 1957, 191: 277-282.

[3] Leuallen E C, Carr D T. Pleural effusion. A ststistical study of 436 patients. N Engl J Med, 1955, 252: 79-83.

[4] Carr D T, Power M H. Clinical value of measure of concentration of protein in pleural fluid. N Engl J Med, 1958, 259: 926-927.

[5] Luetscher J A. Electrophoretic analysis of the protein of plasma and serous effusions. J Clin Invest, 1941, 20: 99-106.

[6] Chandrastekhar A J, Palatao A, Dubin A, et al. Pleural fluid lactic acid dedydroenase activity and protein content. Arch Intern Med, 1969, 123: 48-50.

[7] Whitaker D, Papadimitriou J M, Walters M N. The mesothelium: a histochemical study of resting mesothelial cells. J Pathol, 1980, 132: 273-284.

[8] Vergnon J M, Guidollet J, Gateau O, et al. Lactic dehydrogenase isoenzyme electrophoretic patterns in the diagnosis of pleural effusion. Cancer, 1984, 54: 507-511.

[9] Paavonen T, Liippo K, Aronen H, et al. Lactate dehydrogenase, creatine kinase, and their isoenzymes in pleural effusions. Clin Chem, 1991, 37: 1909-1912.

[10] Joseph J, Badrinath P, Basran G S, et al. Is the pleural fluid transudate or exudate? A revisit of the diagnostic criteria. Thorax, 2001, 56: 867-870.

[11] Light R W, Macgregor I, Luchsinger L, et al. Pleural effusion: The diagnostic separation of transudates and exudates. Ann Intern Med, 1972, 77: 507-513.

[12] Wroblewski F, Wroblewski R. The clinical significance of lactic dehydrogenase activity of serous effusions. Ann Intern Med, 1958, 48: 813-822.

[13] Meyer P. Metastatic carcinoma of the pleural. Thorax, 1966, 21: 437-443.

[14] Heffner J E. Evaluating diagnostic tests in the pleural space: differentiating transudates from exudates as a

model. Clin Chest Med，1998，19：277-293.

[15] Romero-Candeira S，Fernández C，Martín C，et al. Influence of diuretics on the concentration of proteins and other components of pleural transudates in patients with heart failure. Am J Med，2001，110：681-686.

[16] Romero-Candeira S，Hernández L，Romero-Brufao S，et al. Is it meaningful to use biochemical parameters to discriminate between transudative and exudative pleural effusions?. Chest，2002，122：1524-1529.

[17] Porcel J M，Vives M，Cao G，et al. Measurement of pro-brain natriuretic peptide in pleural fluid for the diagnosis of pleural effusions due to heart failure. Am J Med，2004，116：417-420.

[18] Kolditz M，Halank M，Schiemanck C S，et al. High diagnostic accuracy of NT-proBNP for cardiac origin of pleural effusions. Eur Respir J，2006，28：144-150.

[19] Carr D T，Power M H. Clinical value of measurements of concentration of protein in pleural fluid. N Engl J Med，1958，259：926-927.

[20] Costa M，Quiroga T，Cruz E. Measurement of pleural fluid cholesterol and lactate dehydrogenase：a simple and accurate set of indicators for separating exudates from transudates. Chest，1995，108：1260-1263.

[21] Porcel J M，Vives M，Vicente de Vera M C，et al. Useful tests on pleural fluid that distinguish transudates from exudates. Ann Clin Biochem，2001，38：671-675.

第三节　胸腔积液的诊断及特异性敏感指标的寻找

胸腔积液的性质分为漏出液与渗出液两种[1]，判断胸腔积液的性质是确定胸腔积液病因的基础。常规使用 Light 标准[2] 来评估胸水的性质，根据 Light 标准，当符合以下任何一项条件时，可认为是渗出性胸腔积液：胸水蛋白与血清蛋白之比高于 0.5，胸水乳酸脱氢酶（LDH）水平与血清 LDH 水平之比高于 0.6 分，胸腔积液 LDH 水平高于 200IU/L（或血清 LDH 水平正常范围上限的 2/3 以上）。漏出液的病因比较单纯，常见的病因为慢性充血性心力衰竭、肾病综合征以及肝硬化等，根据病史一般能够确定胸腔积液的病因，给予利尿剂及纠正低蛋白血症往往可以缓解病情。渗出液的病因较为复杂，包括细菌感染、恶性肿瘤、结缔组织病、肺栓塞、寄生虫感染等，鉴别诊断比较复杂，可能需要进行有创检查。Light 标准在诊断渗出液方面非常敏感，但约 25% 的漏出液被错误地诊断为渗出液，特别是在有潜在充血性心力衰竭和接受利尿剂治疗的患者[3]。

理想的生物标志物应当检测方便、敏感性和特异性高，协助临床做出病因诊断。下面介绍一些胸腔积液常见病因的生物标志物。

一、结核性胸膜炎的生物标志物

结核性胸膜炎可为近胸膜下肺内结核病灶直接蔓延、肺门纵隔淋巴结结核经淋巴管逆流侵犯和血行播散至胸膜。胸膜腔内结核分枝杆菌含量少，机体变态反应为结核性胸膜炎的主要发病机制。一项综合了 14 项研究累计 4 800 例结核性胸膜炎患者的研究显示[4]，痰标本分枝杆菌抗酸染色阳性率和固体或液体培养基培养阳性率分别为 11%、42%；而胸腔积液标本则分别为 4%、31%。微生物检测阳性率低，且培养阳性结果耗时（固体培养基 4~6 周，液体培养基 2 周），决定了结核性胸膜炎无法经传统的微生物检测及时作出诊断和治疗决策。

结核性胸膜炎是淋巴细胞介导的细胞免疫反应过程，结核分枝杆菌或其特异性抗原与致敏的 CD4[+]T 细胞相互作用，T 淋巴细胞活化后产生各种生物酶或细胞因子释放入胸膜腔，包括腺苷脱氨酶（adenosine deaminase，ADA）、前炎症因子（如 IFN-γ）、IL-6 和 IL-8 等。已有很多研究表明结核性胸膜炎中各种细胞因子及酶类测定有辅助诊断意义，但胸水 ADA 或 IFN-γ 对结核性胸膜炎的诊断价值最高。

1. 腺苷脱氨酶（ADA）　ADA 检测费用低，操作简便，在结核性胸膜炎的快速诊断中起关键作用。一项纳入了 16 项西班牙研究累计 4 147 例患者的 meta 分析[5] 表明，胸水 ADA 诊断结核性胸膜炎的敏感性为 93%，特异性为 92%。目前公认的结核性胸膜炎胸水 ADA 诊断界值为 35U/L。在细菌性胸膜感染（特别是复杂的肺炎旁积液和脓胸）[6, 7]和淋巴瘤[6]中则可能出现假性升高，此时可通过临床特点、胸水性状及其他受累部位等特征与结核性胸膜炎鉴别。胸水 ADA 极度升高时，考虑脓胸或淋巴瘤的可能性，而非结核性胸膜炎[6]。

与胸水中的 ADA 相比，ADA2（巨噬细胞受抗原刺激后释放的产物，ADA 同工酶之一）诊断结核性胸膜炎的特异性更高[8]。然而，ADA2 的使用并不广泛，因为目前可用的 ADA 2 检测方法仍没有被标准化[9]。

2. IFN-γ 结核分枝杆菌感染后，激活 CD4+T 淋巴细胞释放 IFN-γ 等细胞因子，可增强巨噬细胞的吞噬分枝杆菌作用。目前可通过酶联免疫吸附试验（ELISA）检测未被刺激的单核细胞释放的 IFN-γ 来诊断结核性胸膜炎，一项纳入 22 项研究累计 2 883 例患者的 meta 分析[10]表明，检测胸水中游离、未受刺激的 IFN-γ 诊断结核性胸膜炎的敏感性和特异性分别为 89% 和 97%。该检测的缺点是花费大，且缺乏确切的诊断界值。

另外也可通过检测在结核分枝杆菌特异性抗原刺激下由胸水中的单核细胞释放的 IFN-γ 水平（IFN-γ 释放试验，IGRA）来诊断结核性胸膜炎。一项纳入 14 项研究累计 932 例结核病患者的 meta 分析[11]显示，胸水 IGRA（T-SPOT.TB 或 Quantiferon）诊断结核性胸膜炎的敏感性和特异性分别为 72% 和 78%。由于 IGRA 检测方法复杂、价格昂贵，敏感性及特异性不高，假阳性率和假阴性率较高，诊断结核性胸膜炎价值不大，不作为常规检测方法。

3. 白介素 -27（IL-27） IL-27 是 IL-12 家族的一员，主要由激活的抗原呈递细胞产生，参与 Th 细胞介导的 1 型免疫反应，并介导 γ 干扰素的产生。3 项 Meta 分析报道了胸水 IL-27 对结核性胸膜炎的诊断价值[12-14]。其中一项研究总结了 7 项研究（大部分来自中国），共有 1 157 例胸腔积液患者[13]，其诊断结核性胸膜炎的敏感性 93.8%，特异性 91.7%。与 γ 干扰素检测类似，需要确定 IL-27 的最佳诊断界值。由于该检测昂贵，且缺乏足够的临床经验，目前更倾向于选择操作简单、廉价的 ADA 检测用于结核性胸膜炎的诊断。

结核病在不同地理区域的流行程度不一，但胸水低 ADA、IFN-γ 或 IL-27 水平足以排除结核性胸膜炎的诊断。相反，在结核病流行率较高的地区，这三种生物标志物中的任何一种超过诊断界值都可以作为结核性胸膜炎的诊断，从而避免了进一步的侵入性胸膜活检[15]。

二、恶性胸腔积液的生物标志物

恶性胸腔积液是引起渗出性胸腔积液的第二大原因。胸水中找到肿瘤细胞是诊断恶性胸腔积液最简单的方法。传统的细胞学检查阴性率高达 40%，在间皮瘤和鳞状细胞肺癌中的比例更高（70%～85%）[16, 17]。细胞学检查不仅受肿瘤类型的影响，还受检查者的经验、检测标本的数量、标本检测的方式以及胸水量的影响[18]。

由于细胞学检查的低敏感性、精确的细胞学形态学检测具有挑战性，以及精准治疗时代明确恶性胸腔积液的表型至关重要，恶性胸腔积液的生物标志物检测还是很有必要的。

1. 经典肿瘤标志物 癌胚抗原（CEA）是多种肿瘤的标志物，常见于肺腺癌和胃肠道腺癌胸膜转移。一项 meta 分析纳入了 45 项研究累计 2 834 名恶性胸腔积液和 3 251 名非恶性胸腔积液患者，结果发现胸水 CEA 在鉴定恶性胸腔积液的敏感度为 54%，特异度为 94%[19]。当 CEA > 20μg/L，胸腔积液与血清 CEA 之比 >1 时，鉴别恶性胸腔积液的敏感度和特异度分别为 91% 和 92%。肺腺癌出现弥漫性胸膜转移时，90% 的胸腔积液 CEA > 10μg/L。

另一项研究[20]对 CYFRA21-1、CEA、CA19-9、CA15-3 及 CA125 等肿瘤标志物进行了评价，并复习了过去 15 年的文献。研究发现 CEA 的准确率最高，达 85.3%，但敏感性（63.6%）较低，CA15-3、CYFRA21-1 和 CA19-9 准确率相当，分别是 71.5%、72.4% 和 71.5%。而 CA125 准确率是最低的，只有 40.5%。单因素分析发现联合 CEA、CA15-3 和 CYFRA 21-1 比单用 CEA 敏感性提高，但特异性降低。而多因素回归分析模型发现 CA15-3 和 CYFRA21-1 是有较大意义的预测指标。该研究中有 5 例细胞学阴性的标本 CEA 水平升高，最终均确诊是恶性肿瘤。此外有 21 例细胞学检查结果可疑，其中 13 例 CEA 水平升高，最终也均证实是恶性的。因而研究推荐 CEA 用于疑诊恶性胸腔积液的患者。而 CYFRA21-1 可用于诊断上皮肿瘤，特别是鳞癌。对乳腺癌而言，CA15-3 特异性高，但这个指标并没有像 CEA 那样得到广泛的评价。而对于指标的联合应用，作者发现 CA15-3 和 CYFRA21-1 与 CEA 联用能提高敏感性，但特异性和准确率低于 CEA 单用。

要使肿瘤标志物在诊断方面起作用，它们必须达到 100% 的特异性，也就是说，任何良性胸腔积液都不应超过诊断阈值，否则检测结果的诊断价值将降低。

一项研究检测了 416 名患者（166 名确诊恶性胸水，77 名疑诊恶性胸水，173 名良性胸水）胸水中 CEA、CA15-3、CA125 和 CYFRA21-1 的水平[21]，当诊断界值都设定在特异度 100% 水平时（即 CEA > 50ng/ml，CA15-3 > 75U/ml，CA125 > 2 800U/ml，CYFRA21-1 > 175ng/ml），可诊断出 54% 的恶性胸水。22 例淋巴瘤和 7 例肉瘤患者未超过设定的诊断阈值。11 例间皮瘤患者 CEA 水平也低于阈值，支持高水平胸水 CEA 有助于排除间皮瘤诊断的观点[21]。

2. 间皮瘤相关生物标志物 由于胸水细胞学检查的敏感性低，传统方法很难诊断间皮瘤，诊断率在 30% 左右[16, 22]，但是目前还没有成熟的生物标志物来鉴别这个原发性胸膜肿瘤，仍在研究阶段的生物标志物包括间皮素、骨桥蛋白和纤蛋白 -3（Fibulin-3）。

目前只有间皮素获得美国食品和药物管理局批准用于临床[23]。间皮素是一种膜结合蛋白，通过磷脂酰环己六醇附着于间皮细胞表面，是目前研究最多的标志物[24]。胸水间皮素诊断间皮瘤的敏感性高于血清（敏感性分别为 79% 和 61%，特异性分别为 85% 和 87%）[25]。

一般而言，胸水间皮素水平大于 20nmol/L 强烈提示间皮瘤。在一项纳入 105 例细胞学阴性胸水的研究中，15 名间皮瘤患者中有 9 名（60%）患者胸水间皮素水平超过这一阈值，而其余 90 名非间皮瘤患者中仅有 3 名（3%）患者胸水间皮素大于 20nmol/L[26]。尽管胸水间皮素作为生物标志物可能有助于间皮瘤的诊断，组织病理学仍然是诊断的"金标准"。

根据最近公布的英国胸科学会指南，间皮素不被推荐单独用于诊断间皮瘤。但由于其诊断间皮瘤的验前概率高，对于那些细胞学可疑间皮瘤但又不适合或拒绝进一步侵入性诊断程序的患者，其单独用于诊断间皮瘤的价值大[27]。

另外，meta 分析显示，血清骨桥蛋白诊断间皮瘤的敏感性为 57%，特异性为 81%[28]；腓

骨蛋白 -3 诊断间皮瘤的敏感性为 62%，特异性为 82%[29]；胸水纤蛋白 -3 诊断间皮瘤的敏感性为 73%，特异性为 80%[30]。提示骨桥蛋白和纤蛋白 -3 在间皮瘤诊断方面，价值不大。

3. 免疫细胞化学标志物 胸水细胞学检测，由于细胞形态特征重叠显著，反应性间皮细胞、恶性间皮瘤和转移性腺癌的细胞学差异常难以鉴别。通过不同的抗体组合，在制备的细胞块上进行免疫细胞化学染色（表 22-3-1）可协助对上述细胞进行鉴别[31]。虽然目前对于理想抗体组合尚无定论，但纳入抗体组的抗体敏感度都应约有 80%[32]。为确诊是上皮样间皮瘤而非腺癌，需要有两种间皮瘤标志物阳性，且有两种腺癌标志物阴性[33]。如结论仍不肯定，还可进一步扩大抗体组抗体数量。

表 22-3-1 鉴别良恶性胸水的免疫细胞化学简表 a

标志物	反应性间皮细胞	间皮瘤	腺癌
恶性肿瘤标志物			
EMA（克隆 E29）	-	+	+
GLUT-1	-	+	+
间皮瘤标志物			
肌间线蛋白	+	+	
钙网膜蛋白	+	+	
CK5/6	+	+	
WT-1	+	+	
间皮素	+	+	-b
HBME-1	+	+	
平足蛋白	+	+	
D2-40	+	+	
肿瘤标志物			
CEA	-	-	+
MOC-31	-	-	+
Ber-EP4	-	-	+
Leu-M1（CD15）	-	-	+
B72.3	-	-	+
BG8（Lewis）	-	-	+
TTF-1	-	-	+c
Napsin A	-	-	+d
雌激素受体（ER-1D5）	-	-	+e

注：a 此表为预期结果，个体之间可能存在差异；b 卵巢癌为阳性；c 只适用于非鳞状上皮细胞肺癌和甲状腺癌；d 出现于肺腺癌和肾细胞癌；e 只见于乳腺癌和女性生殖系统肿瘤。

对原发灶不明或多个原发灶的恶性胸水患者，胸水免疫细胞化学检测可确定其原发部位。

三、类肺炎性胸腔积液和脓胸的生物标志物

类肺炎性胸腔积液是指肺炎、肺脓肿和支气管扩张感染引起的胸腔积液，如积液呈脓性则称脓胸。患者多有发热、咳嗽、咳痰、胸痛、呼吸困难等肺炎症状，血白细胞升高，血清 C- 反应蛋白（C-reactive protein，CRP）、降钙素原（PCT）升高，胸部影像先显示肺部浸润影，或肺脓肿和支气管扩张的表现，然后出现胸腔积液。

类肺炎性胸腔积液和脓胸诊断上主要是明确病原学。一项包括了 430 例胸腔内感染患者的前瞻性研究（MIST 1 试验）[34] 表明，232 例胸水培养阳性患者中，最常见的病原体是米勒链球菌（29%），随后是葡萄球菌（21%）和肺炎链球菌（16%），15% 的患者分离出厌氧菌。结果提示胸腔内感染的病原体为革兰氏阳性球菌为主，兼有厌氧菌混合感染。虽然病原学的培养对于类肺炎性胸腔积液及脓胸的诊断及治疗有重要作用，但培养的阳性率并不高，Barnes 等人研究 [35] 发现仅 3.2% 的患者胸腔积液培养阳性。

因此，为了尽快明确类肺炎性胸腔积液和脓胸的病原学，亟需寻找合适的感染生物标志物指导临床。

1. 肺炎链球菌抗原检测　尿液肺炎链球菌抗原检测是一项快速简单的病原学检测方法，其应用于胸水检测时，可以协助获得类肺炎性胸腔积液和脓胸的病原学诊断。有研究在 140 例患者中对比胸水及尿肺炎链球菌抗原检测，结果发现 34 名肺炎球菌肺炎患者中 70.6% 患者胸水抗原阳性，89 名非肺炎球菌肺炎患者中阳性率为 7%，非肺炎患者中 93.3% 胸水抗原检测阴性，有 3 例患者胸水抗原检测阳性而尿抗原检测阴性 [36]。该研究提示胸水肺炎链球菌抗原检测可提高胸水病原学的诊断率。

2. 聚合酶链反应（PCR）检测　临床上应用 PCR 技术检测胸水病原学仍较少，但有研究报道其用于检测三种常见的病原体（肺炎链球菌、金黄色葡萄球菌及流感嗜血杆菌）的阳性率达 35.7%，而胸腔积液培养阳性率仅 7.1%，研究认为胸腔积液 PCR 检查有助提高类肺炎性胸腔积液的病原学诊断 [37]。

3. 其他病原体相关生物标志物　除病原学检查之外，近几年来也有研究观察反映全身细菌感染的指标如血清降钙素原（PCT）、可溶性髓样细胞触发性受体 -1（sTREM-1）在类肺炎性胸腔积液的诊断上的意义。

血清降钙素原是一种由 116 个氨基酸组成、相对分子质量约为 13 000 的糖蛋白。目前普遍认为它是反映细菌感染的指标。研究发现在细菌性类肺炎性胸腔积液患者中，胸水 PCT 水平明显升高，以胸腔积液 PCT 浓度 > 0.174ng/ml 为诊断切点，其敏感性达 80%，特异性 76%，曲线下面积 0.84[38]。

sTREM-1 也可有效鉴别细菌性胸腔积液。一项关于胸腔积液 sTREM-1 的 meta 分析 [39] 发现，其诊断细菌性胸腔积液的敏感性 78%，特异性 84%。而且由于胸腔积液中 sTREM-1 受内毒素刺激而升高，因此推断在脓胸的患者中，其 sTREM-1 水平应该更高。

4. 鉴别复杂性类肺炎性胸腔积液的生物标志物　复杂性类肺炎性胸腔积液通常需要胸腔引流，引流延迟，则有可能发展成脓胸，同时增加病死率。胸水 pH 值或葡萄糖水平是鉴别复杂性类肺炎性胸腔积液的关键 [40]。根据现有的指南，胸水 pH 值低于 7.20 或葡萄糖水平低于 60mg/dl（2.2mmol/L）是推荐进行胸腔闭式引流的阈值 [41]，但是否进行引流仍需参考个体情况。

四、心力衰竭相关胸腔积液的生物标志物

失代偿性心力衰竭患者胸腔积液的发生率高。一项对 3 245 例来自西班牙心力衰竭患者的回顾性分析 [42] 表明，46% 的患者可观察到胸腔积液，其中 58% 为双侧，27% 为孤立性右侧，14% 为孤立性左侧。充血性心力衰竭患者使用利尿剂治疗后胸水浓缩将导致胸腔积液总蛋白和 LDH 水平升高，按 Light 标准会将很大一部分漏出液判断为介于渗 - 漏之间，甚至错判为渗出液。

正确识别这些"心衰假性渗出液"需要心脏特异性的生物标志物。

钠尿肽（natriuretic peptides，NP）是心肌细胞

应答心室扩张和压力升高而分泌的神经激素。特别是 BNP 和 NT-proBNP，是目前可用于诊断心力衰竭的生物标志物。一项纳入 12 项研究包括 599 例心源性胸腔积液和 1 055 例非心源性胸腔积液的 meta 分析[43]表明，胸水 NT-proBNP（诊断阈值≥1 500pg/ml）诊断心源性胸腔积液的敏感性为 94%，特异性为 91%。

由于胸水 NT-proBNP 水平与血清水平之间存在较强的关联性，单独行血清 NT-proBNP 检测就已经足够诊断心力衰竭相关胸腔积液[44]。然而，如果计划行胸腔穿刺术拟排除非心脏病因或混合病因情况，则建议检测胸水 NT-proBNP。另外，大约 80% 按 Light 标准错误判断为渗出液的患者，其胸水 NT-proBNP 水平>1 500pg/ml[45]。

当无法获得胸水 NT-proBNP 检测时，可通过计算血清 - 胸水白蛋白梯度（血清白蛋白减去胸水白蛋白）或血清 - 胸水蛋白质梯度来重新判断心衰患者胸腔积液性质。血清 - 胸水总蛋白浓度差大于 3.1g/dl，或血清 - 胸水白蛋白梯度大于 1.2g/dl 可作为判断心衰相关胸腔积液为漏出液的标准[46, 47]。

根据目前证据，当心衰患者合并胸腔积液且性质未明确时，胸水 NT-proBNP 测定（替代血清）为首选的生物标志物。

胸腔积液为胸部或全身疾病的一部分，病因治疗尤为重要，而原因的正确诊断是一种挑战。理想的生物标志物应当对检测的疾病具有相当的敏感度和特异性，且检测简便。胸水 ADA 活性大于 35U/L 则强烈支持结核。胸水 CEA>20μg/L，胸水与血清 CEA 之比>1 时诊断胸膜转移性腺癌特异性高；胸水间皮素或纤蛋白 -3 水平升高强烈提示间皮瘤可能，但不能作为确诊依据。在类肺炎胸腔积液或脓胸病原体诊断方面，常规培养阳性率低；胸水 pH 值或葡萄糖水平是鉴别复杂性类肺炎性胸腔积液的关键，胸水 pH 值低于 7.20 或葡萄糖水平低于 60mg/dl（2.2mmol/L）是推荐进行胸腔闭式引流的阈值。胸水 NT-proBNP 水平高于 1 500pg/ml 是临床诊断心衰相关胸腔积液的指标。

（谢灿茂　郭禹标）

参 考 文 献

[1] Paddock F K. The diagnostic significance fo serous fluids in disease，N Engl J Med，1940，223：1010-1015.

[2] Light R W，Macgregor M I，Luchsinger P C，et al. Pleural effusions：the diagnostic separation of transudates and exudates. Ann Intern Med，1972，77：507-513.

[3] Bielsa S，Porcel J M，Castellote J，et al. Solving the Light's criteria misclassification rate of cardiac and hepatic transudates. Respirology，2012，17：721-726.

[4] José M. Porcel. Biomarkers in the diagnosis of pleural diseases：a 2018 update. Ther Adv Respir Dis，2018，12：1-11.

[5] Palma R，Bielsa S，Esquerda A，et al. Diagnostic accuracy of pleural fluid adenosine deaminase for diagnosing tuberculosis. Meta-analysis of Spanish studies. Arch Bronconeumol，2019，55（1）：23-30.

[6] Porcel J M，Esquerda A，Bielsa S. Diagnostic performance of adenosine deaminase activity in pleural fluid：a single-center experience with over 2100 consecutive patients. Eur J Intern Med，2010，21：419-423.

[7] Porcel J M. Tuberculous pleural effusion. Lung，2009，187：263-270.

[8] Bielsa S，Palma R，Pardina M，et al. Comparison of polymorphonuclear and lymphocyte-rich tuberculous pleural effusions. Int J Tuberc Lung Dis，2013，17：85-89.

[9] Porcel J M. Advances in the diagnosis of tuberculous pleuritis. Ann Transl Med，2016，4：282.

[10] Jiang J，Shi H Z，Liang Q L，et al. Diagnostic value of interferon-gamma in tuberculous pleurisy：a metaanalysis. Chest，2007，131：1133-1141.

[11] Aggarwal A N，Agarwal R，Gupta D，et al. Interferon gamma release assays for diagnosis of pleural tuberculosis：a systematic review and meta-analysis. J Clin Microbiol，2015，53：2451-2459.

[12] Li M，Zhu W，Khan R S U，et al. Accuracy of interleukin-27 assay for the diagnosis of tuberculous pleurisy：a PRISMA-compliant meta-analysis. Medicine（Baltimore），2017，96：e9205.

[13] Wang W, Zhou Q, Zhai K, et al. Diagnostic accuracy of interleukin 27 for tuberculous pleural effusion: two prospective studies and one meta-analysis. Thorax, 2018, 73: 240-247.

[14] Liu Q, Yu Y X, Wang X J, et al. Diagnostic accuracy of interleukin-27 between tuberculous pleural effusion and malignant pleural effusion: a meta-analysis. Respiration, 2018, 95: 469-477.

[15] Porcel J M. The case against performing pleural biopsies for the aetiological diagnosis of exudates. Rev Clin Esp, 2017, 217: 423-426.

[16] Porcel J M, Esquerda A, Vives M, et al. Etiology of pleural effusions: analysis of more than 3,000 consecutive thoracenteses. Arch Bronconeumol, 2014, 50: 161-165.

[17] Arnold DT, De Fonseca D, Perry S, et al. Investigating unilateral pleural effusions: the role of cytology. The European respiratory journal, 2018, 52(5): 1801254.

[18] Porcel J M, Light R W. Pleural effusions. Dis Mon, 2013, 59: 29-57.

[19] Hsi H Z, Liang Q L, Jiang J, et al. Diagnostic value of carcinoembryonic antigen in malignant pleural effusion: a meta-analysis. Respirology, 2008, 13: 518-527.

[20] Shitrit D, Zingerman B, Shitrit A B, et al. Diagnostic value of CYFRA 21-1, CEA, CA 19-9, CA 15-3, and CA 125 assays in pleural effusions: analysis of 116 cases and review of the literature. Oncologist, 2005, 10(7): 501-507.

[21] Porcel J M, Vives M, Esquerda A, et al. Use of a panel of tumor markers (carcinoembryonic antigen, cancer antigen 125, carbohydrate antigen 15-3, and cytokeratin 19 fragments) in pleural fluid for the differential diagnosis of benign and malignant effusions. Chest, 2004, 126: 1757-1763.

[22] Porcel J M. Pleural fluid biomarkers: beyond the Light criteria. Clin Chest Med, 2013, 34: 27-37.

[23] Creaney J, Robinson B W S. Malignant mesothelioma biomarkers: from discovery to use in clinical practice for diagnosis, monitoring, screening, and treatment. Chest, 2017, 152: 143-149.

[24] Tung A, Bilaceroglu S, Porcel J M, et al. Biomarkers in pleural diseases. US Respir Dis, 2011, 7: 26-31.

[25] Cui A, Jin X G, Zhai K, et al. Diagnostic values of soluble mesothelin-related peptides for malignant pleural mesothelioma: updated meta-analysis. BMJ Open, 2014, 4: e004145.

[26] Davies H E, Sadler R S, Bielsa S, et al. Clinical impact and reliability of pleural fluid mesothelin in undiagnosed pleural effusions. Am J Respir Crit Care Med, 2009, 180: 437-444.

[27] Woolhouse I, Bishop L, Darlison L, et al. British Thoracic Society Guideline for the investigation and management of malignant pleural mesothelioma. Thorax, 2018, 73(Suppl. 1): i1-30.

[28] Lin H, Shen Y C, Long H Y, et al. Performance of osteopontin in the diagnosis of malignant pleural mesothelioma: a meta-analysis. Int J Clin Exp Med, 2014, 7: 1289-1296.

[29] Pei D, Li Y, Liu X, et al. Diagnostic and prognostic utilities of humoral fibulin-3 in malignant pleural mesothelioma: evidence from a meta-analysis. Oncotarget, 2017, 8: 13030-13038.

[30] Ren R, Yin P, Zhang Y, et al. Diagnostic value of fibulin-3 for malignant pleural mesothelioma: a systematic review and meta-analysis. Oncotarget, 2016, 7: 84851-84859.

[31] Ganjei-Azar P, Jorda'M, Krishan A. Effusion cytology. A practical guide to cancer diagnosis. New York: Demos Medical, 2011.

[32] Zeren E H, Demirag F. Benign and malignant mesothelial proliferation. Surg Pathol, 2010, 3: 83-107.

[33] Scherpereel A, Astoul P, Baas P, et al. Guidelines of the European Respiratory Society and the European Society of Thoracic Surgeons for the management of malignant pleural mesothelioma. Eur Respir J, 2010, 35: 479-495.

[34] Maskell N A, Davies C W, Nunn A J, et al. U.K. Controlled trial of intrapleural streptokinase for pleural infection. N Engl J Med, 2005, 352: 865-874.

[35] Barnes T W, Olson E J, Morgenthaler T I, et al. Low yield of micro-biologic Studies on pleural fluid specimens. Chest, 2005, 127: 916-921.

[36] Porcel J M, Ruiz-González A, Falguera M, et al. Contribution of a pleural antigen assay (Binax NOW) to the diagnosis of pneumococcal pneumonia. Chest, 2007, 131: 1442-1447.

[37] Utine G E, Pinar A, Ozçelik U, et al. Pleural fluid PCR method for detection of Staphylococcus aureus, Streptococcus pneumoniae and Haemophilus influenzae in pediatric parapneumonic effusions. Respiration, 2008,

75（4）：437-442.

[38] Ko Y C，Wu W P，Hsu C S，et al. Serum and pleural fluid procalcitonin in predicting bacterial infection in patients with parapneumonic effusion. J Korean Med Sci, 2009, 24（3）：398-402.

[39] Summah H，Tao L L，Zhu Y G，et al. Pleural fluid soluble triggering receptor expressed on myeloid cells-1 as a marker of bacterial infection: a meta-analysis. BMC Infect Dis, 2011, 11: 280.

[40] Tobin C L，Porcel J M，Wrightson J M，et al. Diagnosis of pleural infection: state of the art. Curr Respir Care Rep, 2012, 1: 101-110.

[41] Davies H E，Davies R J O，Davies C W H. Management of pleural infection in adults: British Thoracic Society pleural disease guideline 2010.Thorax, 2010, 65（Suppl 2）: ii41-53.

[42] Morales-Rull J L，Bielsa S，Conde-Martel A，et al. Pleural effusions in acute decompensated heart failure: prevalence and prognostic implications. Eur J Intern Med, 2018, 52: 49-53.

[43] Han Z J，Wu X D，Cheng J J，et al. Diagnostic accuracy of natriuretic peptides for heart failure in patients with pleural effusion: a systematic review and updated meta-analysis. PLoS One, 2015, 10: e0134376.

[44] Porcel J M. Utilization of BNP and NT-proBNP in the diagnosis of pleural effusions due to heart failure. Curr Opin Pulm Med, 2011, 17: 215-219.

[45] Porcel J M. Identifying transudates misclassified by Light's criteria. Curr Opin Pulm Med, 2013, 19: 362-367.

[46] Romero-Candiera S，Fernandez C，Martin C，et al. Influence of diuretics on the concentration of proteins another components of pleural transudates in patients with heart failure. Am J Med, 2001, 110（9）: 681-686.

[47] Gotsman I，Fridlender Z，Meirovitz A，et al. The evaluation of pleural effusions in patients with heart failure. Am J Med, 2001, 111（5）: 375-378.

第三篇 呼吸疾病诊治与研究的技术方法

第二十三章　机械通气技术及其临床应用进展

第二十四章　无创机械通气

第二十五章　体外膜氧合器

第二十六章　肺移植

第二十七章　临床呼吸生理与肺功能检查

第二十八章　呼吸力学检测与临床应用

第二十九章　胸部CT检查与应用进展

第三十章　肺活检技术进展及其临床应用

第三十一章　介入呼吸病学

第三十二章　烟草病学——一门形成中的学科

第三十三章　吸烟对呼吸系统的影响及控制吸烟

第三十四章　呼吸系统疾病动物模型的制备与研究应用

第三十五章　呼吸系统疾病临床流行病学研究方法

第二十三章　机械通气技术及其临床应用进展

现代机械通气技术是救治急慢性呼吸功能不全的呼吸支持手段，回顾历史，机械通气技术的发展也是遵循人类对自身和疾病认知过程的不断深入而进步，更是与现代工程技术、电子技术、材料技术、人工智能技术等的发展密切相关，是人类对生命认知深入的体现。另外，机械通气临床应用不仅仅要求医务人员熟悉机械通气设备原理、各种参数、性能和操作方法，更要熟悉呼吸系统乃至全身各个脏器的生理和病理生理特点，在此基础上还要学习医学人文等相关知识。临床应用时要明确其适应证、禁忌证，注意尽量避免其并发症，制定个体化机械通气治疗方案，并结合患者病情变化及时处理。我们要清楚机械通气只是一种对症治疗手段，在一定时期内去改善患者的通气和部分换气功能，为对因治疗赢得宝贵时间，尽早撤机是每个医务人员每天必须考虑的问题。

第一节　机械通气技术的发展历史

一、人工呼吸的发展历史

人类在很早以前就认识到呼吸对于生命具有重要意义。《圣经》中曾就公元前 1300 年以利沙（Elisha）采用口对口人工呼吸的方法抢救书拉密（Shunammite）儿子的事件做了生动描述，这可能是人类关于人工呼吸的最早记录。

希波克拉底（Hippocrates）在公元前 400 年就曾指出，吸入气中确实存在某些成分，经心脏而扩散至全身。这一概念尽管模糊但却重要，因其提示空气中存在着某种身体所必需的物质，这一物质必须通过呼吸来摄入体内。罗马帝国以后，欧洲受封建宗教的统治，致使在长达 1 000 多年的漫长时期内，整个西方医学界，包括呼吸和机械通气领域的研究均无建树，然而，我国的医学家们在这一时期却对人工呼吸开始给以重视。公元 2 世纪前后，中医已将人工呼吸作为一种急救技术应用。《金匮要略》文载"救自缢死"者，方法为"……手按胸上数动之……，摩捋臂胫屈伸之……。如此一炊顷，气从口出，呼吸眼开……。"其后的《中藏经》记载："缢死方，……取葱根末吹入鼻，更令亲人吹气入口，喉喷出涎……。"这大概是我国最早关于口对口人工呼吸的记录。[1, 2]

二、近代机械通气的发展历史

公元 15 世纪，随着欧洲文艺复兴时代到来，文艺及自然科学均得以迅速发展，作为文艺复兴时代代表人物的达·芬奇（Leonardo da Vinci）认为：空气通过胸廓风箱式的作用而进入肺内，这对于以后的呼吸生理学及机械通气理论的发展具有重要的启蒙作用。1543 年人体解剖学创始人安德烈·维萨里（Andreas Vesalius）首次对猪进行气管切开置入气管内插管成功，开人工气道建立之先河，同时并证实通过气管内插管施以正压能够使动物的肺膨胀。他写道："动物的生命某种程度上可得以恢复，但这必须尝试在气管上开一口，将芦苇或竹管插入气管开口内，然后通过管道吹入气体，动物的肺可膨胀至整个胸腔的容积。" 1667 年，胡克（Hooke）在狗身上重复这一技术成功，并首次应用风箱技术成功地进行了正压通气，这一成果当时曾向英国皇家学会报告。1792 年，库里（Curry）首次在人体进行了气管内插管，用于人类疾病的抢救。

19 世纪初，在英国皇家慈善学会的赞助下，风箱技术在欧洲被急救人员用于溺水患者的复苏。但这一技术过于粗糙且经验不足，致使许多并发症发生，甚至死亡。因此，1827 年勒罗伊（Leroy）就此问题向法国科学院提出报告，使经气管切开和气管内插管进行简单手动人工通气用于复苏的势头得以限制。面对这种局面，关于机械通气的研究很自然沿着两个方向继续展开：①改进原来的原始而粗糙的人工气道技术使之能适用于人工正压通气的广泛应用。②寻找其他的人工通气方法，从根本上避免建立有创的人工气道。前者的探索与19世纪中叶麻醉学的发展密不可分，而后者则促进了体外负压通气技术的出现。

1846年10月16日莫顿（Morton）在马萨诸塞中心医院当众以乙醚麻醉示范演示成功，标志着现代麻醉学的开始。1858年斯诺（Snow）在伦敦首次应用气管内麻醉在兔的动物实验中获得成功，他将气管内导管与充以氯仿的气囊以一根管子相连，通过压缩气囊的方式进行麻醉。Snow的这一实验在麻醉学和机械通气领域具有两个重要意义：①这一技术标志着具有重要意义的气管内麻醉方法的建立，从而便于呼吸道管理，极大提高了麻醉的安全性。②连接于气管内导管的充满麻醉气体的气囊，实际上是现代正压通气气囊的最初形式。1869年，德国的外科学教授特伦德伦伯格（Trendelenburg）首次将气管内插管麻醉用于人，并对气管切开用的气管内导管加以改进，将一可扩张的气囊套于导管周围使导管与气管壁间密封，防止手术时血液吸入肺内。这一带有气囊的气管导管日后成为保证压力转换型正压机械通气得以顺利实施的前提条件。1880年英国的麦克尤恩（MacEwen）发明了一个可以通过口腔导入气管的金属导管，首次行经口气管插管。1887年，奥德怀尔（O'Dwyer）也发明了一类似导管，其前端稍膨大，可嵌楔入声门内用于白喉患者的治疗，但未能广泛推广。1893年，艾森曼格（Eisenmenger）对经口气管插管的材料加以改进，以较为柔软的材料代替金属。1895年柯尔斯坦（Kirstein）在柏林首次介绍直接喉镜的应用。1907年美国费城的杰克逊（Jackson）医师将其加以改进。此后，喉镜直视下气管插管方法便成为气管插管的标准技术方法。

由于人工气道技术的不断完善，借助于人工气道进行正压通气的方法经过半个多世纪的沉默后再次引起人们极大的兴趣。1893年美国纽约Niagara大学的生理学教授费尔（Fell）设计了一个由手动驱动的风箱，借一橡胶管与面罩或与人工气道相连接，进行人工通气。1907年德尔格（Drager）设计了一个自动供氧人工呼吸器（Pulmotor），用于心肺复苏。1912年又将其改进为完全空气驱动和压力限制，但可惜这一装置当时并未引起医学界的注意，只不过仅供警察和消防队员用于复苏的抢救。1909年詹韦（Janeway）发明了一个小型金属装置，可将患者的头部置于该装置内，颈周封以颈圈，通过对该装置内间歇施以正压而提供间歇正压通气。同时亦可用此装置吸入麻醉。也正是Janeway于1913年首次提出呼吸机可由患者自主呼吸触发吸气的假设，以后成为正压呼吸机辅助通气模式的必备条件。于同一时期，曾于1869年首次行气管内麻醉的Trendelenburg在施行开胸手术时，意识到患者常因通气不足而死亡。因此在他指导下，他的助手们设计了一个非线性活塞驱动通气机，此设计成为40年后Engström呼吸机的最初形式。

1914年第一次世界大战爆发，与其他许多学科一样，关于机械通气的大多数实验均被迫停止。但在此之前，关于人工气道建立和正压通气研究的发展基本是外科学和麻醉学界为能使手术顺利进行而不断探索的结果。战争中大量战伤患者的处理使这些技术得以广泛使用，从而为这些技术以后的发展与改进积累了经验。

另一方面，自19世纪中、下叶至20世纪初关于体外负压通气的研究也逐渐成为机械通气研究所关注的热点之一。早在1832年苏格兰的达尔齐尔（Dalziel）曾设计过一个密闭的风箱装置，通过箱内的压力变化进行通气，这是最早的体外负压通气装置（图23-1-1）。1885年Ketdrum将这一装置改建得更趋完善。患者可仰卧或坐于箱内，通过一条软管子使外界与患者的面罩连接。箱端的橡胶隔膜板推拉移动，使箱内发生压力变化，患者可通过管道进行呼吸。但这些体外箱式负压通气机均需人工提供动力，故难以形成规模应用。很明显，对于体外负压通气而言，电力缺乏成为当时制约其发展应用的主要原因。20世纪初随着电力的广泛应用，为进一步加快体外负压通气的研究提供了条件。

1926年，德林克（Drinker）受其生理学家弟弟和同事肖（Shaw）进行动物实验时所用的体积描记仪的启发，将一只注射箭毒的猫放于体描箱

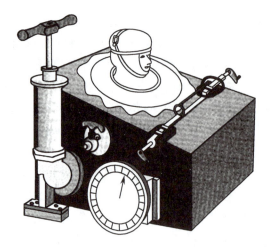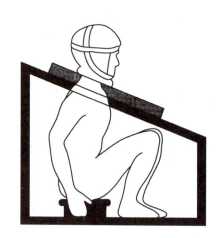

图 23-1-1 风箱式负压通气装置

内,发现呼吸肌麻痹的猫可通过体描仪内压力的变化而通气。于是德林克与肖制造了一个人体大小的箱式通气机,该通气机由金属制成。直径 0.56m,长 1.68m。患者卧于其内,头位于箱外,颈部以橡胶颈圈密封,箱底板由一电动泵驱动,随箱内压力变化而产生呼吸。德林克与肖同时也成为接受这一通气机治疗的首批实验者。1928 年 10 月 13 日下午 4 时,一个因脊髓灰质炎呼吸衰竭而昏迷的 8 岁女孩,首次接受箱式通气机的治疗,数分钟后患儿神志恢复,这使当时在场目睹这一奇迹的人激动得热泪盈眶。1929 年 5 月 18 日美国医学会杂志(*JAMA*)报道了这一成果,一位不知名的记者将这一装置形象地称为"铁肺"。很快,箱式体外负压通气机,便以"铁肺"的名字传遍了全世界(图 23-1-2)。

虽然在临床上负压通气治疗显示了较好的效果,但是由于正在接受外科手术的患者无法接受铁肺的机械通气治疗,且因其气道管理困难而

无法保证麻醉的安全性。故在 20 世纪 20~40 年代,基本上形成了麻醉学与外科学领域研究和应用正压通气,内科学与流行病学领域研究和应用负压通气技术的格局。20 世纪 30 年代以后,在麻醉期间通过手动间歇挤压麻醉气囊给手术患者施以正压间歇通气的方法渐得以推广。1940 年,克拉福德(Crafoord)设计了一气动、压力限制型吸入麻醉机(Spiropulsator)并首先用于胸外科手术患者。

随着第二次世界大战的爆发,怎样才能保证人们在潜水艇中长期安全地在海底活动、如何使飞行员的身体适应长时间的高空飞行以及大批战地伤员所产生的呼吸问题迫切需要解决,从而促进了呼吸生理学和医学机械工程技术的发展。布鲁尔(Brewer)等人首次应用便携式麻醉机对现代被称为急性呼吸窘迫综合征(ARDS)的"湿肺"患者成功的进行了机械通气治疗。1946 年班尼特(Bennett)研制成功最早的 Bennett 型间歇正压呼吸机,该呼吸机已初步具备了现代呼吸机的基本结构特征。

1948 年,美国发生脊髓灰质炎大流行,铁肺被大量用于并发呼吸肌麻痹患者的抢救。这使得体外负压通气的缺点得以充分暴露。首先,铁肺的疗效较低,使用铁肺治疗的呼吸衰竭患者的死亡率甚至高达 80%。其次,应用铁肺时气道管理困难。因呼吸肌麻痹而无法排出的气道分泌物难以由体外负压通气装置所清除。1949 年,Bennett 给铁肺增添了一个由马达驱动的风箱,这样铁肺与间歇正压通气同步,不仅可以通过使箱内产生

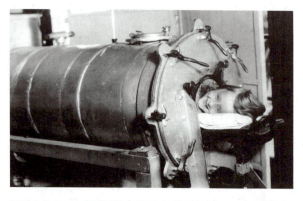

图 23-1-2 应用铁肺(负压通气装置)治疗脊髓灰质炎继发呼吸衰竭患儿

负压，而且也可同时通过气管切开施以正压通气，从而大大提高了机械通气的疗效，使死亡率降至12%。这一事实表明正压通气的疗效优于体外负压通气。1952年斯堪的那维亚半岛亦暴发脊髓灰质炎流行，该地区不像美国那样有大量铁肺以供抢救之用。如丹麦哥本哈根的Blegdam医院当时仅有一个铁肺和6个胸甲式通气机，且所接受其治疗的31例患者竟有27人死亡。这种极为严峻的局面使人们认识到必须寻找负压通气以外的高效机械通气方法。哥本哈根大学流行病学教授拉森（Lassen）和Blegdam医院的医生们与麻醉师伊布森（Ibsen）会诊，双方一致认为将麻醉中所应用的压缩气囊间歇正压通气的方法用于脊髓灰质炎呼吸衰竭患者的抢救是可行的。这种以手动加压麻醉气囊进行机械通气的方法需要大量人力，以至当地的医学院校不得不暂时停课，医学生们被动员到医院为患者施行机械通气。由于采取气管切开术及间歇正压通气，使脊髓灰质炎呼吸衰竭的死亡率由87%降至25%。

20世纪40年代末和50年代初脊髓灰质炎大流行实际上促进了机械通气技术整体上由负压通气完全向正压通气方式的过渡。此后，原本属于"手术室技术"的人工气道和正压通气方法，终于走出手术室成为临床医学中重要的治疗手段。在机械通气方式由负压通气向正压通气的过渡中，脊髓灰质炎流行危害最深的两个地区美国和斯堪的那维亚半岛分别成为研制新型正压通气设备的中心。继1946年Bennett生产出第一台初具近代呼吸机功能的定压型呼吸机后，压力切换型呼吸机一度成为正压通气的主流形式。然而，在临床实践中发现，压力转换型呼吸机常不能保证患者的有效通气量。1950年，在总结脊髓灰质炎流行期间机械通气治疗经验的基础上，Engström提出预设容量进行机械通气的新的设计思想，并研制出世界上第一台容量转换型呼吸机。使正压通气达到一个新的高度。[1, 2]

三、现代有创正压机械通气的发展历史

20世纪四五十年代有创正压通气开始应用于临床，即第一代有创呼吸机，当时的呼吸机是从手术室麻醉机衍生和发展出来的，体积比较庞大，患者不能对呼吸机进行有效触发，仅能够进行容量

控制通气，后加入了呼气末正压（PEEP）技术，对改善氧合起到了十分显著的作用（图23-1-3）。20世纪六七十年代是有创机械通气研究发展较快的时期，迅猛发展的电子技术被引进机械通气设备的设计，解决了患者吸气触发的技术，这是第二代呼吸机的标志性技术，容量控制前提下的同步间歇正压通气（SIMV），随后又发展了压力支持（PS）、压力控制（PC）技术、持续正压通气（CPAD）等技术，典型的代表是当时德国西门子的900系列呼吸机、美国Puritan Bennett MA-1呼吸机等（图23-1-4）。20世纪80年代发展起来的第三代有创呼吸机典型标志是配备了微处理器，主要目的是使机械通气技术更符合生理状态从而更加与接受机械通气治疗者同步，同时最大限度减少机械通气所带来的不良作用，如早期的Puritan Bennett 7200、Bear 1000、Servo 300等。机器能够感知患者的呼吸需求从而达到人机同步，呼吸机监测和报警更为完善，可以监测压力-时间、容积-时间、流量-时间、压力-容积等波形，通气模式更为全面，压力控制前提下的SIMV也成为标配，容积保障压力支持通气（volume assured pressure support ventilation，VAPSV）、压力扩增（pressure augmentation，PA）、压力调节容积控制（pressure regulated volume control，PRVC）以及气道压力释放通气（airway pressure release ventilation，APRV）等新模式也陆续研发成功（图23-1-5）。随着电子工程技术的进步和人类对呼吸系统认识的深入，20世纪90年代第四代呼吸机陆续开始推出，其标志性技术就是闭环技术（close-loop），目标是呼吸机能够更好地感知患者的病情变化和呼吸需求，如基于Otis呼吸模型开发的智能型自适应性通气（ASV）、智能型撤机模式Smart Care、

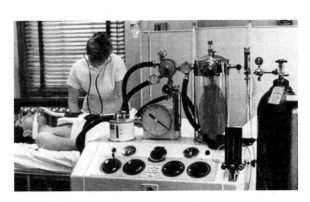

图23-1-3　第一代有创呼吸机（Emerson呼吸机）

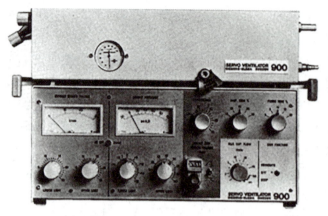
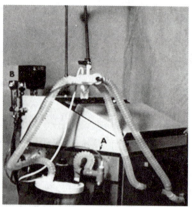

图 23-1-4　第二代有创呼吸机（西门子 900 呼吸机，PB MA-1 呼吸机）

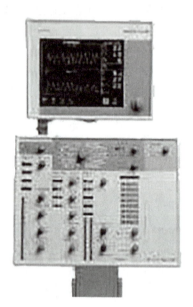
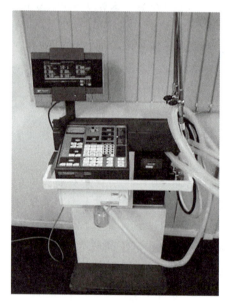

图 23-1-5　第三代有创呼吸机（Servo 300 呼吸机，PB 7200 呼吸机）

比例辅助通气（PAV）、跨肺压监测、智能肺复张等（图 23-1-6）。关于高频通气（high frequency ventilation，HFV），1967 年，瑞典的 Sjöstrand 首先提出低潮气量和高频率通气的高频通气模式，其目的在于减少正压通气对血流动力学的影响。尽管低于解剖无效腔的潮气量与高呼吸频率相结合可进行有效通气的确切机制至今未明，但 HFV 作为一种新的通气模式却很快被广泛用于临床。1972 年伦肯雷末（Lunkenleimer）首次应用高频振荡通气（HFOV）成功。1977 年克莱恩（Klain）和史密斯（Smith）提出高频喷射通气（HFJV），此后 HFJV 成为临床最常用的一种 HFV 形式。

除此之外，近年来其他具有代表性的机械通气技术还有：

（1）呼气触发技术（ETS）：既往固定的呼气触

发由呼吸机设定，不可调。当呼吸机送气流速降至流速峰值的 25% 时呼吸机停止送气开始呼气，即所谓呼气触发。固定的呼气触发与患者变化的肺部情况之间时常存在矛盾与不和谐，最为极端的例子是慢性阻塞性肺疾病（COPD）与 ARDS。前者气道气体流速慢，气流降至峰流速 25% 的时间延长，当患者开始呼气而呼吸机却因未达呼气触发阈值而仍送气导致人机对抗，此时需要上调呼气触发缩短吸气时间，使呼吸机及早停止送气便于患者呼气；ARDS 时则相反，需要延长吸气时间才得以使吸气充分，因而需下调呼气触发。可调节式呼气触发可结合患者时间常数对呼气的时间进行更精确调节。

（2）自动变流（autoflow）：由 Drager 呼吸机开发。其技术原理是呼吸机随患者呼吸力学特

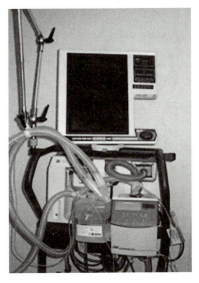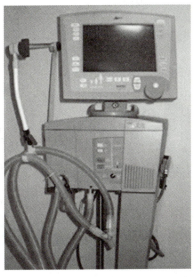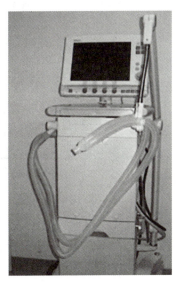

图 23-1-6　第四代有创呼吸机（PB 840 呼吸机，Carefusion AVEA 呼吸机，Marquet Servo I 呼吸机）

性变化自动调整吸气压和吸气流速，以保证患者每一次通气得到预设潮气量。呼吸机对每一次通气均进行负反馈控制。在容量控制通气模式增加 Autoflow，更增加患者的自主性，降低气道压，增加患者舒适度，克服了容量通气模式的缺点。

（3）自动导管补偿（ATC）：自动导管补偿是对建立人工气道导管不同口径流速产生的阻力压进行瞬间补偿。不同口径，不同流速其补偿阻力压亦不同，补偿范围从 0～100% 不同。通气机可以在曲线和波形上反映出来。ATC 的设定便于临床医生观察评价自主呼吸能力，在实施低辅助通气时容易实现脱机。[2, 3]

四、现代无创正压通气的发展历史

所谓无创正压通气（non-invasive positive pressure ventilation，NPPV）是指无气管插管或切开，通过非侵入性连接方式（鼻罩、鼻面罩、接口器等）连接患者与呼吸机的通气支持技术。自 1981 年使用鼻罩持续气道正压通气（continuous positive airway pressure，CPAP）治疗睡眠呼吸暂停综合征，1987 年夜间 NPPV 治疗慢性呼衰的临床应用报道，NPPV 得以迅速发展。1989 年梅杜里（Meduri）等报道采用 NPPV 治疗慢性阻塞性肺疾病急性加重（acute exacerbation of chronic obstructive pulmonary diseases，AECOPD）导致的急性呼吸衰竭，在 10 例达到传统气管插管标准的患者中，7 例避免了气管插管。随后，众多的研究探讨

NPPV 的临床应用和技术改进。从技术方法的角度来看，连接方式改良、漏气补偿技术不断进步、多种通气模式、触发灵敏度提高和人机同步技术改进等，使 NPPV 不断完善，临床应用得以快速拓展。近 20 年来，NPPV 技术进入快速发展和成熟阶段，因为 NPPV 是允许患者漏气，因此漏气补偿和患者呼吸触发自动跟踪和人机配合相关技术的发展至关重要，尤其是重症监护室（ICU）的 NPPV 呼吸机临床应用进一步拓展了 NPPV 的临床应用范围，已成为临床救治急慢性呼吸功能不全的主要手段。[4-11]

五、经鼻高流量湿化氧疗发展历史

经鼻高流量湿化氧疗（high flow nasal cannula oxygen therapy，HFNC）是指通过高流量鼻塞持续为患者提供可以调控并相对恒定吸氧浓度（21%～100%）、温度（31～37℃）和湿度的高流量（8～80L/min）吸入气体的治疗方式。该治疗设备主要包括空氧混合装置、湿化治疗仪、高流量鼻塞以及连接呼吸管路（图 23-1-7）。HFNC 的历史较短，1987 年美国研发了最高流量可达 20L/min 的氧疗加温湿化装置 MT-1000，应用于囊性肺纤维化等患者氧疗促进下呼吸道分泌物排出。1997 年，通过采用血液透析的膜滤过技术进行加温加湿氧疗，最高流量可达 40L/min。2005 年美国有关企业对高流量氧疗加温加湿进一步改进，相对湿度可达 95%～100%。近 10 年来 HFNC 进入快速发

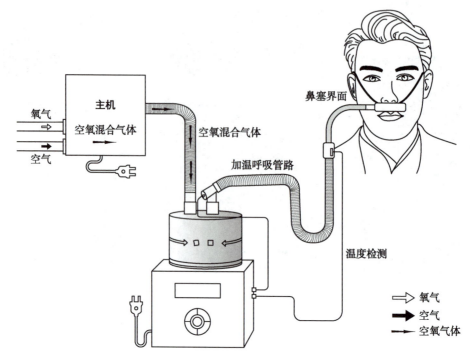

图 23-1-7　经鼻高流量湿化氧疗设备示意

展和临床广泛应用阶段，国际主流 HFNC 装置都是采用无创呼吸机的工作原理：用空氧混合器进行空氧混合，吸氧浓度：21%～100%，应用涡轮提供高流量的气体，采用呼吸机应用的加温加湿器和管路加热导丝对吸入气体进行全程加温加湿，并通过近患者端实时监测温度和氧浓度进行动态调控。另外部分呼吸机厂家在呼吸机上设置了 HFNC 功能，进一步拓展了呼吸机临床适用范围，这也是未来的发展方向。国内 HFNC 的历史只有 3 年左右，在前期对国外 HFNC 仿制的基础上进行创新，在很短的时间内形成自己的特色，如可直接接入医院墙壁高压氧进行空氧混合、自动调节和精确调控吸入氧浓度（21%～100%）、温度控制精度可达到 ±1℃，呼吸管路采用免消毒气路技术等等，国产 HFNC 设备发展令人欣喜。[12-16]

第二节　机械通气的目的、生理和临床目标以及临床应用原则

一、机械通气定义及分类

正常状态下人的呼吸生理学特点为负压通气，即自主通气时，膈肌下降，胸腔纵向面积增大，肺泡内的压力低于开放的气道压（即口和鼻），气体进入肺内。当呼吸器官不能维持正常的气体交换，发生或可能发生呼吸衰竭时，以机械装置代替或辅助呼吸肌的工作，称为机械通气。临床机械通气主要指的是正压机械通气，包括有创正压机械通气、无创正压机械通气；近些年来发展起来的 HFNC 工作原理类似于无创正压呼吸机，因此也可以划到机械通气部分。

二、机械通气的目的

1. 纠正急性呼吸性酸中毒　通过改善肺泡通气使动脉二氧化碳分压（$PaCO_2$）和 pH 得以改善。通常应使 $PaCO_2$ 和 pH 维持在正常水平。对于慢性呼吸衰竭急性加重者（如 AECOPD）达到缓解期水平即可。对于具有发生气压伤较高风险的患者，可适当降低通气水平。

2. 纠正低氧血症　通过改善肺泡通气、提高吸氧浓度、增加肺容积和减少呼吸功耗等手段以纠正低氧血症。动脉氧分压（PaO_2）>60mmHg 或动脉血氧饱和度（SaO_2）>90% 为机械通气改善氧合的基本目标。由于动脉氧含量（CaO_2）与 PaO_2 和血红蛋白（Hb）有关，而氧输送量（DO_2）不但与 CaO_2 有关，还与心输出量（CO）有关，因此为确

保不出现组织缺氧，应综合考虑上述因素对 DO_2 的影响。

3. 降低呼吸功耗，缓解呼吸肌疲劳　由于气道阻力增加、呼吸系统顺应性降低和内源性呼气末正压（PEEPi）的出现，呼吸功耗显著增加，严重者出现呼吸肌疲劳。对这类患者适时地使用机械通气可以大大减少呼吸肌做功，达到缓解呼吸肌疲劳的目的。

4. 防止肺不张　对于可能出现肺膨胀不全的患者（如术后胸腹活动受限、神经肌肉疾病等），机械通气可增加肺容积而防止肺不张。

5. 为使用镇静和肌松剂保驾　对于需要抑制或完全消除自主呼吸的患者，如接受手术或某些特殊操作者，呼吸机可为使用镇静和肌松剂提供安全保障。

6. 稳定胸壁　在某些情况下（如肺叶切除、连枷胸等），由于胸壁完整性受到破坏，通气功能严重受损，此时机械通气可通过机械性的扩张作用使胸壁稳定，并保证充分的通气。

三、机械通气的生理和临床目标

（一）生理目标

1. 支持或影响肺气体交换

肺泡通气——获得正常碳酸水平或允许性高碳酸血症（注：AECOPD、ARDS 患者有时需要使用允许性高碳酸血症，以避免过高的通气量和气道压力对肺的损伤）。

肺泡氧合——维持足够组织氧供（CaO_2 × 心排量）。

2. 增加肺容积　足够的吸气末肺膨胀和呼气末正压以防止肺不张；恢复并维持正常的功能残气量（FRC）。

3. 减少呼吸功

（二）临床目标

1. 治疗急慢性呼吸衰竭
2. 治疗睡眠呼吸暂停或低通气
3. 改善呼吸窘迫，缓解呼吸肌疲劳
4. 治疗呼吸肌无力
5. 预防或治疗肺不张并维持理想的功能残气量（FRC）
6. 降低全身或心肌氧耗
7. 尽可能降低相关并发症和病死率

四、机械通气的生理学特点

（一）对呼吸系统的影响

1. 气道阻力　患者建立人工气道后，部分气道半径减小，呼吸过程中，气道阻力增大，并且患者需要克服气体在呼吸机管路和人工气道中流动所做的功，可能会造成患者的呼吸做功（WOB）增加。

2. 压力及肺容积变化　正压通气时，患者的平均胸膜腔内压呈正压状态，肺内压增加，气道扩张，肺容积增加，呼吸机设置不当则会导致通气过度或通气不足。

3. 呼吸机相关性肺损伤（VALI）　由机械通气造成的肺损伤称为呼吸机相关性肺损伤，机械通气时气道压力过高使肺泡损伤和气体外漏，则会导致气压伤；肺泡容积过大使肺损伤，则会导致容积伤；如肺泡较长时间的过度增大和短时间内的快速扩张，则会产生扩张力损伤；肺泡加速度扩张和回缩、周期性开放和塌陷、顺应性不同的肺组织相对运动等产生高切变力则会导致剪切力伤（或萎陷伤）；机械或生物因素激活炎症反应导致的肺泡和毛细血管损伤则为生物伤。

4. 无效腔量　由于正压通气使通气性气道机械性扩张，增加了传导气道的容积，以及如使肺泡过度膨胀压迫肺血管，阻碍静脉回流，均会使无效腔通气量增加。

5. 肺内分流　正常肺血流倾向于流向肺的重力依赖区和中心、中央区域。在正压通气和 PEEP 的影响下，增加的潮气量会将血液挤出非重力依赖区，倾向于流向重力依赖区或疾病受累区，而这些区域在这种情况下通气量变低，这将导致分流量增加，降低氧合；相反，如果患者由于 FRC 下降和分流增加而导致的顽固性低氧血症，应用 PEEP 则可以降低肺内分流，改善通气血流比值，改善氧合。

6. 呼吸肌　机械通气过程中，随着机械通气时间的延长或镇静肌松药物的使用，患者对呼吸机的依赖增加，则会导致呼吸肌无力，发生呼吸肌易疲劳以及呼吸肌失用性萎缩等现象，导致困难撤机。

（二）对循环功能的影响

1. 颅内压和脑灌注　大脑供血量取决于脑

灌注压的大小，等于体循环平均动脉压（MABP）减颅内压（ICP）。患者颅内血流动力学稳定时，正压通气往往不会明显升高颅内压。但机械通气可以降低心排出量和 MABP，脑灌注压力也会随之降低；正压通气会导致静脉回流减少，中心静脉压增加，大脑静脉血回流减少，颅内压增加，因此脑灌注压降低。

2. **正压通气时的胸泵机制**　正压通气过程中，吸气时气道压力增加，胸膜腔压力随之增加，胸腔内血管受到挤压而导致中心静脉压（CVP）的升高，CVP 与右房的压力梯度减小，回心血量减少，右室前负荷降低，右心搏出量减少。平均气道压及胸膜腔内压增加可引起胸腔内血管压力的升高，PEEP 会进一步加重平均气道压，因此，回心血量及心排的降低会更明显。

3. **肺、胸廓顺应性及气道阻力对心血管的影响**　当患者的肺顺应性很差时，肺泡内压力很难传至胸膜腔内，则很少导致血流动力学的变化；当患者肺顺应性好同时胸廓顺应性差时，正压通气可显著升高患者的胸膜腔内压，产生更明显的心血管效应；当患者的气道阻力增加时，气道峰压高仅限于传导性气道内，不能传至胸膜腔及肺泡，因此对血流动力学无明显影响。

4. **正压通气对左右心室及心脏灌注的影响**　当潮气量较大或 PEEP 较高时，肺泡壁上的肺毛细血管牵张变窄，肺血管阻力（PVR）增加，右室后负荷增加，心室扩张，心排量减小；右室扩张可导致室间隔左移，当患者血容量大量丢失或平均气道压较高时，左室舒张末压力增加，充盈减少，心排量降低；潮气量过高引起的肺扩张会导致心脏挤压，也会降低左室心排量；正压通气时胸膜腔内压增加引起的冠脉血管受压均会导致心肌缺血，心肌功能紊乱，心排量减少。

5. **正压通气对左室功能障碍患者的益处**　对这类患者来说，正压通气可以减少静脉回心血量，降低左室前负荷，增加左室的搏出量；同时胸膜腔内压升高可以降低左室跨壁收缩压，降低左室后负荷；PEEP 可以改善动脉氧分压，增加心肌氧供，改善左心功能。

（三）对胸腔外脏器功能的影响

1. **肾脏**　正压通气可以降低心排出量，减少肾血流灌注及肾小球滤过率，减少尿液的生成。

另外正压通气可以使胸膜腔内压增大，颈动脉窦和主动脉弓的压力感受器可以感受压力的变化，增大血浆精氨酸加压素（ADH）的水平，促进水的重吸收，使尿量减少。此外，机械通气引起的血压降低也可以促进 ADH 的分泌，相反负压通气可以抑制 ADH 的分泌，产生利尿作用。正压通气和 PEEP 可以通过挤压心房或减少静脉回心血量来降低心房的充盈压力，这会导致心房钠尿肽分泌减少，机体出现水钠潴留；同时还会使交感神经张力增加，引起血浆肾素活性增强，激活肾素 - 血管紧张素 - 醛固酮系统，促进水钠的重吸收。

2. **肝脏**　机械通气纠正严重低氧血症和呼吸性酸中毒可改善肝功能；若机械通气不当导致胸膜腔内压升高，使肝静脉和门静脉回流障碍，则会出现肝淤血；心排量的下降又可导致肝缺血，加重肝功能障碍。

3. **胃肠道**　无创正压通气应用不当容易发生严重胃胀气，需行胃减压；人工气道机械通气初期，也可能发生胃胀气，可能与神经反射、胃肠道蠕动减弱有关。正压通气可增加内脏阻力，降低内脏的静脉血流出，增加胃肠道淤血、出血和胃溃疡的风险。

（四）其他

1. **营养**　呼吸机支持的患者不能经口进食以补充营养，部分患者还会出现严重的营养不良，而营养不足可引起呼吸肌失用性萎缩、呼吸机相关性肺炎（VAP）、肺水肿。

2. **睡眠**　机械通气、人机不协调会影响患者的睡眠，睡眠不足很容易引发谵妄。

3. **心理状态**　持续的长时间的机械通气可以引起失眠、焦虑、绝望、抑郁、恐惧等[12-15]。

五、临床应用原则

（一）无创正压通气的适应证及禁忌证

NPPV 是指不需要侵入性、有创性的气管插管或气管切开，只是通过鼻罩、口鼻罩、全面罩或头罩等方式将患者与呼吸机相连接进行正压辅助通气的技术。NPPV 减少了气管插管或气管切开的使用，从而减少人工气道的并发症。

（1）适应证：NPPV 主要适用于轻 - 中度呼吸衰竭的早期救治；也可用于有创 - 无创通气序贯治疗和辅助撤机。其参考指标如下：①神志清醒；

②能自主清除气道分泌物；③呼吸急促（呼吸频率 >25 次 /min），辅助呼吸肌参与呼吸运动。血气指标：海平面呼吸室内空气时，PaO_2<60mmHg（1mmHg=0.133kPa）伴或不伴 $PaCO_2$>45mmHg。

如果在应用 NPPV 两小时内观察到患者的状态有以下改变，提示 NPPV 治疗成功：① $PaCO_2$ 降低；② pH 增加；③ PaO_2 改善；④呼吸频率下降；⑤心率和血压恢复正常；⑥呼吸形态恢复正常。

如果以上所述没有出现甚至恶化，说明 NPPV 对患者治疗没有积极作用，应考虑必要时气管插管行有创正压通气。

（2）禁忌证

绝对禁忌证：心搏骤停或呼吸骤停（微弱），此时需要立即心肺复苏、气管插管等生命支持。

相对禁忌证：①意识障碍；②无法自主清除气道分泌物，有误吸的风险；③严重上消化道出血；④血流动力学不稳定；⑤上呼吸道梗阻；⑥未经引流的气胸或纵隔气肿；⑦无法佩戴面罩的情况，如面部创伤或畸形；⑧患者不配合。

相对禁忌证者应用 NPPV，需综合考虑患者情况，权衡利弊后再做决策，否则增加 NPPV 治疗失败或可能导致患者损伤的风险。

（二）有创正压通气的适应证

有创正压通气主要提供一定水平的分钟通气量（MV）以改善肺泡通气从而改善氧合，提供吸气末压（平台压）和呼气末正压（PEEP）以增加吸气末肺容积（EILV）和呼气末肺容积（EELV）；对气道阻力较高和肺顺应性较低者，机械通气可降低呼吸功消耗，缓解呼吸肌疲劳。因此符合下述任一条件均可实施有创机械通气：

1. 窒息或即将发生的呼吸心搏骤停。

2. AECOPD 伴有呼吸困难、呼吸急促和急性呼吸性酸中毒（高碳酸血症和动脉 pH 降低），另加下列至少一种情况：①急性心血管状态不稳定；②精神状态改变或持续不配合；③不能保护下呼吸道；④大量或异常黏稠的分泌物；⑤颜面或上呼吸道畸形不能进行有效的无创正压通气。

3. 神经肌肉疾病致急性通气功能不全伴有下列任一情况：①急性呼吸性酸中毒（高碳酸血症和动脉血 pH 降低）；②肺活量进行性下降至 10～15ml/kg 以下；③最大吸气压力（MIP）进行性下降到 −30～−20cmH_2O 以下。

4. 急性低氧性呼吸衰竭伴有呼吸急促、呼吸窘迫，给予 HFNC 和 NPPV 治疗不能改善的持续缺氧状态或出现下列任一情况：①急性心血管状态不稳定；②精神状态改变或持续不配合；③不能保护下呼吸道。

5. 需要气管内插管维持或保护气道，或引流分泌物[12-15]。

（三）有创正压通气的撤离标准

一般来说，当患者潜在的呼吸系统疾病开始稳定和好转时，应开始考虑撤离机械通气。撤离机械通气应由医师、呼吸治疗师、护士为基础进行多方面的评估，如：①导致呼吸衰竭的基础病好转，无新发疾病；②足够维持机体气体交换且足够低的 PEEP/ 吸氧分数（FiO_2）要求，即动脉氧分压（PaO_2）≥60mmHg，且 FiO_2≤0.4（PaO_2/ FiO_2≥150～200mmHg）；PEEP≤5～8cmH_2O；FiO_2≤0.4～0.5；pH≥7.25；③血流动力学稳定，即无临床重要性的低血压和不需或仅需低剂量的缩血管药物 [如多巴胺或多巴酚丁胺 <5μg/（kg·min）]；④患者有自主呼吸的能力。使用上述四条标准的决定必须个体化，某些患者可能不能达到所有标准（如慢性缺氧患者低于所提及的阈值）但可能已做好尝试脱机的准备。

正规的脱机评估应在自主呼吸时进行，而不是在患者接受高通气支持水平时。应开始短期的自主呼吸以评估患者自主呼吸试验（SBT）的能力。用于评估 SBT 耐受程度的标准为：Ⅰ呼吸形式；Ⅱ足够的气体交换；Ⅲ主观舒适度。患者若能耐受 SBT 30～120min 则应立即考虑撤离机械通气。SBT 的方法有多种，临床常用的主要有：T 管试验（将 T 管与气管插管或气管切开导管直接连接，吸入加温加湿气体，同时 FiO_2 不变）、CPAP（CPAP 5cmH_2O，维持 FiO_2 不变）、低水平 PSV 法（5～7cmH_2O 压力支持，维持 FiO_2 不变）。

至于 SBT 失败也有一定的标准，首先是临床评估：患者出现激动不安、焦虑、精神抑制、大汗、发绀、过度呼吸用力的表现（即辅助呼吸肌活动幅度增大、呼吸窘迫的面部体征、呼吸困难），均可作为 SBT 失败的临床评估标准。其次是一些客观标准：FiO_2≥0.5，PaO_2≤50～60mmHg 或 SaO_2<90%、$PaCO_2$>50mmHg 或增加 >8mmHg、pH<7.32 或 pH 降低 >0.07、浅快呼吸指数 f/VT>

105 次 /(min·L)、呼吸频率 RR > 35/min 或增加幅度≥50%、心律失常、HR > 140 次 /min 或增加幅度≥20%、收缩压 > 180mmHg 或增高幅度≥20%、舒张压 < 90mmHg 均可说明 SBT 失败。[13-15]

第三节 机械通气的新技术、新模式和新策略

一、机械通气新技术

当代的科学技术进步迅速，更多的新设备和新的通气模式和策略也随之发生着变化，这对呼吸机在硬件及软件上的更新换代也起到了促进的作用，同时对患者的治疗及预后产生了不同程度的积极影响。工程的技术革新在这个过程中起到了相关的作用，新一代呼吸机以高效能的涡轮及快速反应的门控系统联合了高端微处理器及高精度微传感器于一身，使得呼吸机在操控、运行、监测及安全性方面得到了质的飞跃。这种技术进步不仅在提高呼吸机的技术性能方面做出贡献，而且有助于更好地理解呼吸生理学和病理生理学，以及不同的通气策略如何与呼吸系统之间的相互融合。有创正压通气突出的代表是基于应力与应变理论指导的个体化机械通气策略，无创正压通气和经鼻高流量湿化氧疗的快速发展为机械通气临床应用开拓了更广阔的领域。

（一）机械通气时人 - 机协调技术上的进步

机械通气时患者的自主呼吸与呼吸机之间的协调不像心脏起搏器和心跳的同步那么容易，人 - 机不同步，甚至互相对抗的现象经常发生。为了解决人 - 机对抗，以前的呼吸机技术只能在吸气开始这一短暂时段，以吸气压力触发的方式来实施人 - 机同步，而新一代呼吸机则能在呼吸周期的每一步，如在吸气触发、吸气流量、吸 - 呼气切换和吸入气量等方面均达到高度的人 - 机协调。

1. 吸气触发功能的改进 既往的呼吸机采用压力触发，依靠患者用力吸气，使呼吸机管路内的压力达触发阈值，呼吸机才能打开吸气阀送气。这存在两个难以避免的问题：①为使管路内达到触发阈值（负压），呼气阀必须靠患者的吸气用力使其关闭；②从患者开始吸气至呼吸机将气送到患者体内，有一段较长的"延迟时间"，这必然增加患者的吸气功和不适感，并导致吸气初的人 - 机不协调。近年来用流量触发，并在管路内提供一持续流量，即"flow-by"（持续流量分"可调"和"不可调"两种）。其好处是：不必关闭呼气阀即可达触发阈值，可节约触发功，在患者刚开始吸气时，管路内的持续流量即可供患者吸气，明显减少吸气延迟时间。有的呼吸机还可同时启用"压力"和"流量"两种触发方式，呼吸机自动选择最敏感的触发方式。在新生儿，因吸气用力和潮气量小，常规方法触发困难，可用标准电极贴于胸壁，靠感知胸壁扩张时阻抗的改变，或靠贴于腹壁的压力传感器感知吸气运动来触发。

2. 调节吸气上升时间 定压型通气时的吸气上升时间通常是快速的，但流量的增加如果与患者的需要不相称，压力可以超过设置的水平（流量增加太快）或增加患者的吸气用力（流量增加太慢），导致人 - 机不协调。现在有许多新型呼吸机在定压通气时可让医生选择压力上升时间以适应患者的吸气需要，但要恰当地调整需根据患者的吸气流量需要和呼吸力学，因此是很难做到的，但已有呼吸机可自动调节吸气上升时间以适应患者的吸气流量需要。

3. 改变呼气触发敏感性（ETS） 在容量切换通气模式，吸气时间是预定的。而在压力支持通气（PSV）时，吸气与呼气的切换是与患者的吸气相关的。不同品牌呼吸机之间存在差异，如 ETS 定为峰流量的 25%（固定）或 5L/min。这种固定 ETS 可导致某些患者的呼气人 - 机不协调，如慢阻肺患者，因气道阻力和顺应性增加[慢时间常数（R·C）]，流量降至 ETS 水平的时间很长，导致机械吸气持续到患者的神经呼气。朱伯然（Jubran）等测定，慢阻肺患者 PSV 20cmH$_2$O，5 例呼吸机还在送气时，患者已出现呼气肌收缩，宛如反比通气。

现在有许多新型呼吸机已有 ETS 可调功能，选择 ETS 的原则为：患者的呼吸时间常数大（如慢阻肺），ETS 应选较高值；呼吸时间常数小（如 ARDS，间质性肺炎），ETS 应选择较低值。研究表明：PSV 时呼气的不协调受许多因素影响，如设置的 PSV 水平、设置的压力上升时间、患者用力的大小、患者的呼吸时间常数、患者的神经吸

气时间等。这些因素的任何一种改变均可引起呼吸气不协调，故有必要研究和发展自动调整 ETS 功能。研究显示：ETS 的自动调节确能改善人 - 机协调，降低患者呼吸功。

4. 不干扰自主呼吸的通气方式　患者的自主呼吸频率是随体内代谢率的增减和通气需要经常变化的，而呼吸机的通气频率则相对固定。在通气周期中，患者还可发生咳嗽等情况，从而导致人 - 机对抗。现代呼吸机研制了不干扰自主呼吸的通气方式，有两类：①定容型通气时加 autoflow。容量控制通气时，吸气流量是由潮气量和吸气时间决定的，不管患者的气道阻力和肺顺应性。Autoflow 的功能是自动调节吸气流量，这种自动调节是按照设置的潮气量和当时的肺顺应性来进行的。无论在吸气相或呼气相，患者均可无干扰地自主呼吸（开放活瓣）。Autoflow 可加用于各种定容型通气模式，降低气道压，也可用于反比通气时，降低人 - 机对抗时气压伤的危险。② CPAP，是在患者完全自主呼吸的基础上加一持续的正压。如果让自主呼吸在两个不同水平的气道压上进行，即为双相气道正压（BIPAP）或 APRV，无论在高压力或低压力水平，患者的自主呼吸是完全保留的。

5. 自动导管补偿（automatic tube compensation，ATC）　为克服气管插管的阻力，我们常加用低水平（5～8cmH$_2$O）的 PS 来代偿，但导管的阻力与其管径和流量相关。流量大时（如压力预置通气的吸气早期）阻力增加，5～8cmH$_2$O 的 PS 可能代偿不足，流量小时可能代偿过度。ATC 能根据流量和管径连续自动计算为克服导管阻力所需的压力，自动调整 PS 代偿水平。就呼吸功而论，患者宛如没有人工气道，故也称"电子拔管"。

（二）通气新模式

1. 双重控制模式（dual control modes）　如容积保障压力支持通气（VAPSV）压力调节容量控制通气（PRVCV）、容量支持通气（VSV）等，既具备定压型通气有较好的人 - 机协调和气体交换、便于控制过高气道压力的优点，又能如定容型通气那样保证潮气量。

2. 自动转换模式（automode）、窒息通气（apnea ventilation）　可在支持模式和控制模式之间互相转换，以尽量保留和扶持患者的自主呼

吸能力，并以控制模式作后盾来保证患者的通气安全。

3. 闭合环通气（closed loop ventilation，CLV）　模拟医生实施机械通气的全过程，获取患者的通气需要和各相关资料，自动监测各项指标，分析监测结果并及时自动地调整呼吸机参数，加快了机械通气的实施向全自动、智能化方向发展的进程。现已用于临床，具闭合环通气特征的通气模式有适应性肺通气（adaptive lung ventilation，ALV）、指令频率通气（mandatory rate ventilation，MRV）和可变吸气辅助通气（variable inspiratory aids ventilation，VAIV）等，这些通气模式均能保证每分通气量，并自动检测患者的呼吸力学，以最佳潮气量或最佳通气频率来保障有效分钟通气量。成比例辅助通气（proportional assist ventilation，PAV），又称成比例压力支持通气（proportional pressure support，PPS），可输送与患者吸气用力成比例的容量辅助和流量辅助，充分利用患者的自主呼吸能力，让患者自己支配呼吸方式和通气水平，呼吸机输送的压力支持完全与自主呼吸用力同步。

选择通气模式时应考虑以下 3 个问题：①为患者提供多大的呼吸功？是应用完全通气支持还是部分通气支持？②患者与呼吸机的协调性；③根据通气模式的不同特点和病情变化来选择。

1. 提供恰当的呼吸功——完全通气支持和部分通气支持　正压通气可提供肺泡通气量（V$_A$）的部分或全部，在供应 V$_A$ 的全部时，机械通气承担的是全部呼吸功，据此可让呼吸肌休息，这称之为完全通气支持。在应用镇静剂或肌松剂患者，当所用的机械通气是 VCV 或压力控制通气（PCV）模式时，呼吸机提供的是完全通气支持。当应用辅助 - 控制通气（A/CV）模式时，设置的后备频率和潮气量大于或等于患者的通气需要，并与患者的流速需要恰当协调，那么输送的也几乎是完全的通气支持。应用压力支持通气模式时，如果呼吸机的触发敏感性很高（如用流量触发和 flow-by），机器支持的水平对于每次呼吸功是适当的，那么输送的也几乎是完全通气支持。应用同步间歇指令通气（SIMV）时，如果指令通气的频率和潮气量能完全满足患者的通气需要，那么输送的也几乎是完全通气支持。

另一方面，如果只用正压通气供应 V_A 的一部分，则只提供部分呼吸功，另一部分呼吸功由患者自己承担，那么称之为部分通气支持。部分通气支持常用以下 3 种方式中的任何一种来提供：①应用辅助通气（AV）或辅助 - 控制通气（A/CV）时，吸气靠患者触发，因此消耗患者触发所需的功，而触发后的通气完全由呼吸机控制，不需患者做功，患者承担的触发功大小由触发敏感度（取决于呼吸机）和通气频率（取决于患者的通气需要）决定，不能由医生根据需要来调整，因此属不可调性部分通气支持。有学者测定，AV 或 A/CV 时患者所做的呼吸功约是完全自主呼吸时的 60%，这比预想的做功似乎要多。近年来有些呼吸机应用的流量触发，可能会减少触发功。但是否可因此明显降低 AV 或 A/CV 时的呼吸功，则尚待研究。②应用 SIMV、PSV 或 SIMV+PSV 时，属可调性部分通气支持，医生可根据患者自主呼吸能力的改变提供不同水平的通气功辅助，更具优越性。SIMV 期间，理论上说，可简单地以改变每分钟指令通气的频率来调整患者的呼吸功，但马里尼（Marini）等的研究表明，随着 SIMV 指令频率的增加，虽然患者的呼吸功趋于减少，但呼吸功的减少与 SIMV 的增加并不成比例，而且，在机械呼吸和自主呼吸时患者所做的呼吸功相似或仅有微小差别。艾森德（Imsand）等应用肌电图进一步检测 SIMV 期间吸气肌的肌电活动来反映患者的呼吸功，结果发现，当呼吸机提供中等水平的通气支持（呼吸机提供总呼吸功的 20%～50%）时，吸气肌的累计活动不变，只有当呼吸机提供较高水平的通气支持时，累计活动才减少至 <40%。这表明 SIMV 时，呼吸肌的休息程度是远低于人们所期待的水平的。研究表明，应用 PSV 时，提供的通气辅助功随吸气压力的增加而增加。因此 PSV 时所能达到的患者呼吸肌休息程度，比应用其他常用部分通气支持模式（如 AV、A/CV、SIMV）时要理想。③自动调节性部分通气支持。理论上说，一些智能化的呼吸机所提供的通气模式可根据患者的需要自动为患者提供通气辅助功，如每分钟气量通气（MMV）、成比例辅助通气（PAV）、PRVC、容量支持通气（VS）、VAPSV、自动转换模式（automode）、ASV 和适应性压力通气（APV）等。但这些通气新模式提供的辅助功大小是否刚好就是患者所需要的大小，还有待进一步研究。

在严重呼吸衰竭应用机械通气的初始阶段，呼吸肌疲劳或衰竭，或当患者的中枢通气驱动缺乏或不可靠时，通常应用完全通气支持为患者提供全部呼吸功以代替呼吸肌的工作是必要的。但在患者呼吸肌疲劳有了恢复，已具备部分自主呼吸能力时，就应及时改用部分通气支持。有些患者也许在开始建立机械通气时就可应用部分通气支持的方法。近年来，各国学者都十分强调部分通气支持的合理性，这不仅可避免患者的呼吸肌萎缩及因此导致的呼吸机依赖，也是防治机械通气并发症的良好方法。呼吸机易于和自主呼吸同步，正压通气的不良血流动力学影响，如心搏出量和心输出量降低、肝肾等重要脏器的血流灌注减少等，可因应用恰当的部分通气支持而减轻；并可适应患者通气能力的改变逐步调整通气水平，在患者具备完全自主呼吸能力时及时撤机。因此，选择部分或完全通气支持的主要依据，除了根据患者的呼吸能力和通气需要，究竟想为患者提供多少呼吸功以外，也要同时考虑到所采用的机械通气支持水平对其他生理学参数的影响。

部分通气支持也常应用于撤机过程。当患者基础疾病的病因已祛除，病情稳定，患者的通气能力已有一定的恢复以后，就可逐渐减低通气支持的水平，在患者具备完全自主呼吸能力时适时撤机。

在撤机过程，至少有以下几种方法来提供部分通气支持：①间歇应用自主呼吸和完全通气支持（T- 型管试验）；②应用 SIMV 通气模式；或 SIMV 和低水平的 PSV（5～10cmH_2O 的吸气压）模式；③应用 PSV 模式，逐渐降低压力支持水平；④应用伺服 - 控制的各种通气模式。在应用部分通气支持时应监测患者对所承担呼吸功的耐受性，观察指标见表 23-3-1。呼吸频率是特别有用的体征。心动过速也是呼吸肌过度负荷和疲劳的早期体征，是设置的部分通气支持水平是否恰当的良好指标。在撤机过程中监测动脉血气也是有用的，但值得注意的是，$PaCO_2$ 和 PaO_2 的改变可能要在呼吸肌开始疲劳以后很长时间才发生。患者是否耐受部分通气支持的间接指标，还包括血流动力学的稳定情况，感觉舒适程度和规律的呼吸方式。

表 23-3-1 监测患者对部分通气支持忍受性的指标

呼吸频率

动脉血气

呼吸功（正常 <5～10J/min）

压力 - 时间乘积（如果少于最大膈肌压的 15% 而没有疲劳）

对患者的舒适感、心动过速、血压稳定情况的评估

在评价通气模式的应用是否合适时，还有许多需要考虑的因素，首先通气模式应该是使患者舒适，触发所需的用力很小，呼吸机的流量应该与患者的需要相一致，所用模式应该是人 - 机协调较好的。随着患者的适应，逐渐降低通气支持的水平，每天降低的速度根据患者的情况掌握，一般每天降低 1～2 次，遵循循序渐进的原则，直至完全撤机[3,7]。

2. 机械通气时的人 - 机协调 在机械通气发展过程的很长一段时间里，人们认为机械通气的目的就是为了让患者达到正常的气体交换。那时的通气模式很少，对各种危重疾病和呼吸衰竭的病理生理学缺乏深入了解。因此，不得不以简单的通气模式和方法来千篇一律地处理复杂的病理生理学情况，结果人 - 机不协调的情况常常发生。为了使人 - 机"协调"，临床医生常用大量的镇静剂和肌松剂，抑制或废除患者的自主呼吸，以实现患者"安静"和动脉血气值[pH、$PaCO_2$、PaO_2、HCO_3^-、碱剩余（BE）等]正常的目标。

随着机械通气技术的进步、呼吸机的更新换代，通气模式不断增多，通气监测技术的完善，加上对引起呼吸衰竭不同疾病的呼吸生理和病理生理的研究深入，机械通气的策略和治疗观念已经改变。现代的观念认为：新的通气模式和通气策略的发展趋势，应致力于让呼吸机去更好地配合患者，而不是让患者去配合呼吸机。这意味着：①允许患者自主呼吸，以呼吸机辅助之通气模式将自主的和机械的呼吸有机结合，达到人 - 机协调，减少或完全避免应用镇静剂；②能以患者的病理学和病理生理学为基础，通过呼吸力学监测来管理通气，当通气需要和呼吸力学发生改变时，呼吸机迅速自动调节来适应患者呼吸能力的改变，一旦条件具备就自动平稳地过渡到撤机过程直至完全撤机，缩短撤机过程和住院时间；③不仅能满足患者对氧合和通气的需要，而且能满足患者心理上的需要，通气过程中患者应感觉舒适而不是呼吸窘迫、痛苦或强制性的。近年来，充分利用电子计算机技术所开发研制的各种通气新模式（伺服 - 控制模式）如 PRVC、VS、VAPSV、auto-mode、ASV 和 APV 较好地体现了"呼吸机不当患者老板而当患者助手"的现代通气观念。如应用 auto-mode 时，允许患者从控制模式自动切换到支持模式，增加自主呼吸，而患者呼吸疲劳，自己不能完成所需呼吸功时又自动转换回控制模式。又如 ASV，能广泛适应各种病理情况和患者的通气需要、通气能力的改变，让患者通气时感觉舒适，并缩短撤机过程。

3. 根据通气模式的不同特点和病情变化来选择 通气模式的选择常根据医院的习惯倾向，医生的熟悉程度，没有一个适用于所有患者和所有疾病的最好通气模式，机械通气开始时，最常应用 A/CV 或高频率 SIMV，以产生几乎完全的通气支持，让患者的呼吸肌休息。随着患者情况的改善，用一些让患者做部分通气功的模式，如 SIMV、PSV 或 PSV＋SIMV。

指令每分通气、压力调节容量控制、容量支持和压力扩增是闭合环通气形式。指令 MMV 允许患者自主呼吸，但它保证最低的通气水平。呼吸机监测每分呼出气量（V_E），如果 V_E 降低到低于医生预定的水平，呼吸机则增加指令呼吸频率或压力支持水平以增加 V_E。MMV 主要用于撤机期间。应用 PRVC 时，医生设置目标 V_T 和最大压力水平，呼吸机以最低的气道压来努力达到容量目标。VSV 是为了供自主呼吸患者应用的，是将容量目标通气和压力支持通气结合，容积保障压力支持通气（VAPSV）也称压力扩增（pressure augmentation），将压力和容量通气的优势结合以保证最小容量输送，并满足患者高流量的需要。用于这些闭合环通气的每种形式的演算规则系统，因不同品牌的呼吸机而异。[17-23]

（三）监测和报警技术的进步

1. 常规指标的监测 新一代呼吸机可在监测窗或屏幕上自动监测显示各呼吸力学指标，如气道压（峰压、平台压、平均压、PEEP 或 PEEPi）、容量（潮气量、每分通气量、有效潮气量、有效每分通气量）、流量、阻力、顺应性和呼吸功等的变

化,并可将一些参数自动描绘成曲线波形或环,或将监测所得参数自动存储、打印、绘成变化趋势图。监测过程是完全无创的,便于医生在床旁实时观察和判断通气模式和通气策略是否应用恰当,并指导呼吸机参数的选择和调整。例如以恒定低流速法绘出 ARDS 患者的压力 - 容量(P-V)曲线,根据曲线的低拐点和高拐点来设置通气时的 PEEP 和潮气量;根据自动监测的内源性 PEEP 来决定外加 PEEP 的水平和通气频率、吸呼时比的调整等均已在临床得到广泛的应用;有的呼吸机还提供气体交换和代谢监护指标,为医生进行恰当的营养治疗提供依据。

2. 无创性心功能和血流动力学监测 近年来,应用部分重复呼吸法和 Fick 原理,将 NICO 传感器插入呼吸机回路,通过对呼吸气体的分析,可测出心输出量、心指数、心搏出量和肺毛细血管血流量等重要血流动力学指标,研究已证明这种完全无创的方法与应用有创性 Swan-Ganz 导管监测的结果有很好的相关性。

3. 内源性 PEEP 的监测 PEEPi 代表气道不完全排空引起的额外压力。在阻塞性肺疾病中,PEEPi 是由于顺应性的增加(呼气时气道萎陷)和气道阻力的增加,导致呼气流量受限所致。在 ARDS 患者,PEEPi 更常由呼吸频率过快、呼气时间不足引起。呼吸系统的时间常数,是气道阻力和顺应性的乘积。研究表明,呼气时间必须达 3 倍时间常数,才有 95% 的潮气量被呼出,5 倍的时间常数,才有 99% 的潮气量被呼出。测定 PEEPi 的标准方法必须应用呼气末屏气的动作,而靠闭合环呼吸机应用 LSF 法不需呼气末屏气即可测算 PEEPi。埃伯哈德(Eberhard)等对 12 例 ARDS 患者应用 LSF 法测出的 PEEPi 值普遍低于标准方法测出值,两者差异随着呼气时间的缩短而增加。作者认为:以 LSF 法测出的 PEEPi 是动态 PEEPi,而标准法测出的 PEEPi 是静态 PEEPi。

产生 PEEPi 的决定因素是呼气时间过短,为减低 PEEPi,新一代闭合环呼吸机调整吸呼时比,以努力保持呼气时间大于 3 倍时间常数,以便 >95% 的潮气量可以排出[19-23]。

(四)无创正压通气(NPPV)

无创正压通气与有创正压通气最大的区别在于应用鼻面罩、鼻罩等装置进行机械通气,治疗期间允许患者有一定的漏气量,所以漏气补偿和人机同步对 NPPV 来说至关重要。无创正压通气和有创正压通气的区别见表 23-3-2。

NPPV 的通气模式主要包括双水平正压通气(bi-level positive airway pressure,BiPAP),其本质就是有创正压通气的 PSV,但是在漏气补偿和人机同步方面更为关注。其他通气模式还有 CPAP、PCV、PAV 等,原理基本和有创机械通气相同,近年来还发展出类似有创机械通气的容积目标压力支持通气模式,对稳定期的轻中度呼吸功能不全患者具有积极的治疗效果,不建议应用于急性加重期、尤其是 I 型呼吸衰竭患者。[12-14]

(五)经鼻高流量湿化氧疗(HFNC)

HFNC 核心设备和无创呼吸机相似,但其主要关注相对恒定吸氧浓度、恒定温度和恒定湿度的高流量氧疗,与 NPPV 比较其区别见表 23-3-3:

由于 HFNC 治疗经鼻塞开放气道进行高流量氧疗,治疗期间气道压力并不稳定,成人接受 HFNC 治疗流量 >20L/min 时即可产生低水平的呼气末正压,有利于改善氧合、促进肺泡复张[16]。

二、机械通气策略

临床医生在为患者进行机械通气时应从三个方面注意:缓解患者自身疾病导致的肺部和呼吸肌损伤,降低 VALI 的发生风险,预防机械通气时可能带来的肺部和呼吸肌的损伤。基于这些考虑,国内外学者提出了诸多不同的机械通气策略,紧随着对不同疾病和机械通气认知的深入,机械通气策略在逐渐发生着变化。

(一)个体化肺保护性通气策略

肺保护性通气策略(lung protective ventilation strategy,LPVS)主要是针对 ARDS 患者常存在顽固性低氧血症的症状,早期机械通气策略偏向于维持患者正常的通气和氧合。直到 2000 年有学者提出,与常规 8～12ml/kg 的潮气量和低 PEEP 的通气策略相比,使用 6ml/kg 的小潮气量通气能够降低 ARDS 患者的病死率。自此以后,ARDS 的肺保护性通气策略开始被国内外学者提出,即小潮气量通气,允许性高碳酸血症和合适的 PEEP 选择。

但由于不同患者的发病原因和病情发展情况

表 23-3-2　无创正压通气和有创正压通气的区别

	无创正压通气	有创正压通气
呼吸机区别	体积较小,面板简单 高流量低压力,漏气补偿较好 监测报警设置简单	体积较大,面板复杂 低流量高压力,漏气补偿较差 监测报警设置完善
呼吸机连接方式	经口鼻面罩、鼻罩、全面罩等方式连接	经口、鼻气管插管或气管切开方式连接
机械通气模式	较少,BiPAP(Bi-level, I/E)、CPAP 等	较多,VCV、PCV、SIMV、PSV 等
适用患者	轻中度呼吸衰竭患者	重度呼吸衰竭患者
应用范围	重症监护病房、普通病房、家庭	重症监护病房
优点	连接简便,携带方便 保留患者正常生理功能(说话、咳痰、进食等) 痛苦小、易耐受 避免有创机械通气的并发症 避免或减少镇静剂的应用 医疗费用相对较低	管路密闭性能好 人机配合较好 有空氧混合气、可以准确设置吸入氧浓度 气道管理容易保证 通气参数和报警设置完善,能够保证精确通气,并及时发现问题
缺点	气道密闭性差,容易漏气 监测报警设置简单 多没有空氧混合气,无法精确设置吸入氧浓度 不利于气道分泌物引流 气体加温加湿不充分 无效腔较大 容易导致腹胀 容易导致面部损伤	管路连接复杂,体积笨重 无法保留患者正常的生理功能 患者耐受性差,需经常应用镇静或肌松药物 机械通气相关并发症常见(口鼻黏膜和声带的损伤、呼吸机相关肺炎、呼吸机相关肺损伤等) 部分患者容易导致呼吸机依赖 医疗费用昂贵

表 23-3-3　HFNC 和 NPPV 的不同点

比较项目	HFNC	NPPV
连接方式	主要通过鼻塞进行氧疗	主要通过口鼻面罩、鼻罩、全脸罩等进行治疗
压力支持	通过高流量气体提供不稳定的气道正压,辅助通气效果有限	可以设置不同水平的通气支持和模式,如 BiPAP、PCV 及 CPAP 等,预设压力相对稳定
漏气	允许一定量漏气,漏气较多会影响治疗效果	允许一定量漏气,漏气较多会严重影响人机同步
人机配合	基本不需要人机配合,不需要吸呼切换	需要人机配合,重症患者对呼吸机的要求很高,呼吸之间人机同步直接决定治疗成败
舒适度	舒适感较好	舒适感较差,有幽闭感
气道保护	有利于患者咳痰和气道保护	重症患者要注意气道保护和湿化问题
治疗目标	主要关注恒温恒湿和提供相对精确的 FiO_2	主要关注改善患者通气与换气功能,解决低氧和高碳酸血症,缓解呼吸肌疲劳
适应证	主要适用于轻中度Ⅰ型呼吸衰竭患者,对Ⅱ型呼吸衰竭患者应用一定要慎重	可以广泛应用于Ⅱ型和Ⅰ型急慢性呼吸衰竭患者

注:HFNC. 经鼻高流量湿化氧疗;NPPV. 无创正压通气;CPAP. 持续气道正压通气;BiPAP. 双水平正压通气;PCV. 压力控制通气;FiO_2. 吸入氧浓度。

各有不同,单纯的 LPVS 不足以帮助临床医生为患者进行针对性的机械通气选择,个体化肺保护性通气策略应运而生。

个体化肺保护性通气策略更关注患者自身的病理生理学特点。

1. 跨肺压指导机械通气 跨肺压是肺内压与胸膜腔内压的差值,在静态条件下是真正作用于肺的驱动压。与以往的关注患者的呼吸系统力学的改变不同,通过监测患者的跨肺压变化可以帮助临床医生直接发现患者的肺部力学变化。研究表明,通过维持患者的吸气末跨肺压 $<25cmH_2O$ 和呼气末跨肺压大于 0 进行个体化机械通气时,能改善 ARDS 患者的氧合和顺应性,指导进一步的治疗。

2. 个体化 PEEP 滴定 在临床中,部分患者在开始进行机械通气前就已经存在呼吸肌和肺部的损伤了,此时在进行机械通气时应注意避免机械通气可能带来的进一步损伤。如 COPD 患者常存在自身呼气不完全,存在较高的内源性呼气末正压(auto-PEEP),此时进行机械通气时应注意患者自身的病理生理特点。

传统 PEEP 滴定是通过观察测定患者的指脉氧饱和度和呼吸系统力学的变化来选择合适的 PEEP 水平。但现在可以通过电阻抗成像(EIT)观察呼气末肺容积以及直接测定 FRC 这两种方式观察不同 PEEP 水平下患者呼气末肺内情况,进行个体化的 PEEP 选择,帮助临床医生进行快速便捷地床旁个体化机械通气调节。

3. 肺复张策略 对于 ARDS 患者,是否进行肺复张一直存在争议。通过跨肺压和 EIT 监测,可以帮助临床医生判断进行肺复张的效果。研究表明,对于跨肺压 $<25cmH_2O$ 的 ARDS 患者,使用肺复张可提高患者的氧合;反之则可以尝试使用 ECMO。

(二)无创机械通气策略

既往患者在拔除气管插管后,有时会选择使用无创机械通气进行有创 - 无创机械通气序贯治疗,但无创通气常存在一些问题,如患者不耐受、气体湿化不足等问题。同样,对于使用无创通气的患者,以前只能选择无创通气与低流量氧疗(鼻导管、储氧面罩等)交替使用,患者在进行低流量氧疗时,无法得到额外的呼吸支持。

第四节 机械通气的几大争论和研究进展

传统的正压机械通气因与吸气为负压、呼气为正压的生理情况相违背,尤其是气管插管有创机械通气,必然会产生不同程度的肺损伤,在大面积肺实变、肺气肿、肺大疱等病理情况下矛盾更为突出,因此在维持有效氧合和避免肺损伤这一矛盾中如何维持平衡,是传统正压机械通气面临的主要问题。

一、如何个体化监测肺动态变化

1. 肺应力与应变 同一机械通气策略对不同患者治疗反应存在明显差异的根本原因在于肺部病变的异质性、不均一性和多形性,正压通气对肺组织产生的压力及所带来的肺容积变化不尽相同。传统的基于气道压、顺应性等力学指标评价机械通气情况下肺的动态变化已经不能指导临床进行有效的个体化机械通气,需要建立新的呼吸力学监测体系。肺应力指肺组织单位面积上受到的压力,目前认为等同于跨肺压;肺应变为肺组织在外力作用下容积的相对改变,多以 FRC 基础上肺容积的改变(ΔV)表示。应力和应变在一定范围内呈线性相关,即:应力 = 肺弹性阻力 × 应变($\Delta V/FRC$)。而当应变 >1.5 时,应力显著提高,跨肺压 $>20cmH_2O$ 时,VILI 的风险就会增加,临床多以跨肺压 $<25cmH_2O$ 为红色警戒线(图 23-4-1)。因此应力和应变是真正反映肺组织承受张力及容积变化的力学指标。对 ARDS 患者实施正压机械通气治疗,目的是改善氧合,并尽量避免 VILI。正压机械通气在有效促进肺复张的同时也会产生不利影响,其作用于肺产生的跨肺压的非生理性变化,包括非生理性增高和降低均会导致 VILI,即"容积伤"应该归因于过度的应变,而"气压伤"则源于应力过大所致。当异常的应力和应变作用于肺泡细胞,使肺泡过度膨胀或发生潮汐式塌陷和复张,可破坏肺实质细胞尤其是肺泡上皮细胞的结构,导致细胞凋亡或坏死,促发免疫炎症反应,最终产生"生物伤"。所以做好个体化机械通气的第一步就是了解应力和应变,应依据患者肺应力与应变的具体指标进行

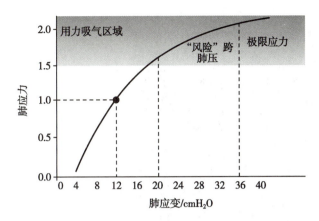

图 23-4-1　肺应力和肺应变示意图

个体化目标滴定才能做到在维持有效氧合的同时避免 VILI。

2. 驱动压指导个体化机械通气　驱动压是潮气量在通气过程中跨呼吸系统静态压力的增加程度（驱动压 = 潮气量 / 呼吸系统顺应性）；在容积通气情况下，驱动压 = 平台压 − PEEP（无自主呼吸）。驱动压与跨肺压有着良好的线性关系，研究表明，驱动压能很好地反映 ARDS 患者预后：驱动压减低，提示患者死亡风险降低；驱动压增加（尤其 > 15cmH$_2$O 时），提示患者死亡风险增加。临床上可以通过监测驱动压，维持驱动压在 15cmH$_2$O 以内来调整目标潮气量，并可通过监测驱动压的变化有效评价 ARDS 患者的预后。但需要注意的是，驱动压对患者的影响还需结合其他变量来综合判断，包括胸壁顺应性、肺容积、肺的均质性和气体流速等。

3. 跨肺压指导个体化机械通气　跨肺压是肺内压和胸膜腔内压之差，静态条件下作用于胸膜腔表面对抗肺组织回缩的力量，是真正作用于肺的驱动压，是扩张肺组织的压力。临床多通过监测食管压来间接反映胸膜腔内压，即将带有薄壁气囊的胃管留置至下胸部的食管，通过监测食管压的变化来间接地反映胸膜腔内压变化，这是由于食管除吞咽活动外，基本不产生自主运动，因此食管压相对稳定；而且食管主要是肌性结构顺应性较好，尤其是在食管中下 1/3 段，食管与胸腔仅相隔一层胸膜，食管压与相邻胸腔的压力具有很好的相关性。有创机械通气容积通气条件下，在患者没有自主呼吸的时候，平台压可以反映吸气过程中肺泡的压力，相关指南都强调将

ARDS 患者的平台压控制在 30cmH$_2$O 以下，以减少高平台压产生的气压伤。研究证明，引起气压伤的本质原因不是气道压力过高，而是过高的应力产生病理状态下肺的应变，这个应力其实就是跨肺压。跨肺压是肺内压与胸膜腔内压力差值，是肺膨胀最本质的压力，与肺和胸壁顺应性直接相关。临床研究证据表明，在整个呼吸周期内跨肺压应维持在 0～25cmH$_2$O，可在维持有效氧合的同时避免 VILI。临床上，肺部疾病如重症肺炎、吸入性肺损伤等导致的肺内源性 ARDS 主要表现为肺组织顺应性变差，肺弹性阻力明显增加，在维持理想潮气通气前提下可能导致吸气跨肺压高于 25cmH$_2$O 而发生 VILI，所以可能需要严格限制潮气量而应用超肺保护性通气策略（潮气量 < 4ml/kg）；而肺外疾病如重症胰腺炎、菌血症等继发肺外源性 ARDS 肺部病理生理改变若以渗出性病变为主，胸壁弹性阻力明显增加，潮气量的限制可能不需过于严格，在理想潮气通气下维持跨肺压 < 25cmH$_2$O。在指导呼气末正压（PEEP）压力滴定时，若监测呼气末跨肺压 < 0cmH$_2$O，可逐渐上调 PEEP 水平，维持呼气末跨肺压在 0～10cmH$_2$O。塔尔莫（Talmor）等对 61 例 ARDS 机械通气患者根据跨肺压进行 PEEP 滴定（与传统肺保护性通气策略比较，跨肺压组通过测量食管压指导个体化机械通气），通过食管压动态评估跨肺压，进而调整 PEEP，可明显改善氧合和顺应性（图 23-4-2、图 23-4-3）。2017 年发表的欧洲专家共识也提出要依据患者的气体交换、血流动力学、肺可复张性、跨肺压等指标个体化调整 PEEP，并强调了通过食管压测定动态监测跨肺压的重要性。

4. 电阻抗成像（electrical impedance tomography，EIT）　EIT 是通过绑缚在患者胸廓上的一条电极带连续发射微弱安全电流和测量表面电压，并利用相应的成像算法获得物体内部的电阻抗变化分布情况，并根据其在胸腔内穿透不同组织后的衰减程度、进而构建成图像的一项新技术，以此来反映患者肺部脏器的病理生理信息，具有无创、实时、可连续观测的特点，可对肺组织的不同区域分层或段进行观察，进而了解肺在不同状态下的通气变化，对个体化评估不同肺损伤和不同机械通气方式下肺不同区域的动态变化具

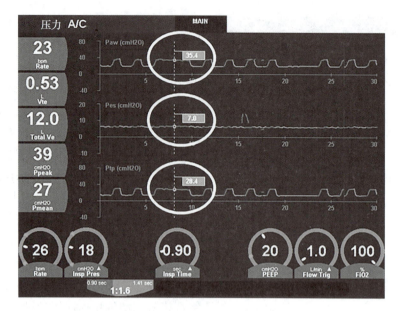

图 23-4-2　吸气末测定食管压、跨肺压、平台压

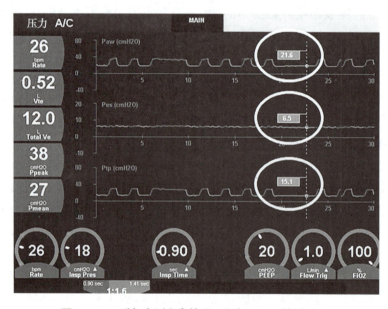

图 23-4-3　呼气末测定食管压、跨肺压、总呼气末正压

有重要的价值（图 23-4-4）。由于 EIT 技术是通过观察肺部不同区域电阻抗的变化来间接反映肺部通气情况，通过注射高渗盐水，会导致血液中盐浓度一过性升高，胸部总阻抗首先会下降，之后经过一段时间，高渗盐水在血液内的分布趋于均匀，且由于内环境的调节，胸部总阻抗会回升；在阻抗下降的这段时间内，灌注较差的区域（像素）血流量会比灌注正常的区域（像素）的血流量少，通过这一原理对进行 EIT 监测的患者注射少量高渗盐（10% 盐水 10ml）可以在一定程度上观察到患者肺的动态通气 / 血流灌注变化[23-28]。

二、保护性肺通气策略

ARDS 患者肺部的典型表现是肺部实变、渗出和正常肺并存，因残存的正常肺占肺组织比例较小，类似于婴儿肺，故称为"baby lung"。在有创正压机械通气过程中，机械通气策略目标是促进实变和部分萎陷的肺泡一定程度复张，避免参与的正常肺组织因较大的应力（stress）和应变（strain），因此提出了肺保护性通气策略，其核心是小潮气通气（4～6ml/kg）和一定水平 PEEP，气道平台压（P_{plat}）≤30cmH$_2$O，在维持患者有效氧合

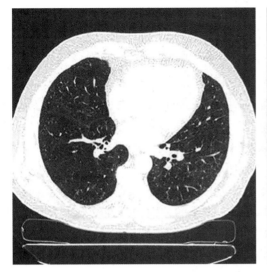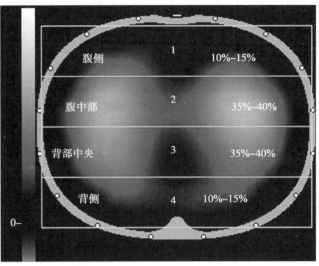

图 23-4-4　电阻抗成像观察肺部示意

（SpO_2：92%）的基础上避免因正压机械通气对残存正常肺组织产生进一步的损伤。部分重症患者因小潮气通气导致有效肺泡通气量不足致使二氧化碳分压升高，而一定水平的高碳酸血症对机体的损害有限，即所谓的允许性高碳酸血症通气策略。现实的情况是 ARDS 患者肺部病变异质性很强，小潮气并没有避免残存正常肺组织过度充气引起肺损伤，一定水平的 PEEP 也没有促进实变和萎陷肺组织复张。2007 年在 *AJRCCM* 发表的文章中指出，在同样的肺保护性通气策略情况下，肺保护差患者 37.6% 肺组织萎陷或实变，同时 23.3% 肺组织出现过度膨胀；即使肺保护效果较好的患者也有 28.8% 肺组织萎陷或实变。因此，肺保护性通气策略需要新的评价手段进行个体化设置。阿马托（Amato）等针对 ARDS 患者有创机械通气的临床研究中发现，驱动压（$\Delta P = VT/Crs$；无自主呼吸时 $\Delta P = P_{plat} - PEEP$）可以较好地反映患者预后，驱动压 <15cmH_2O，提示患者死亡风险降低。近些年来通过食管压动态监测跨肺压已成为个体化肺保护性通气的有效评价手段，在设置 PEEP 和其他参数时，容积通气条件下，维持整个呼吸周期内跨肺压为 0～25cmH_2O 是避免肺损伤的有效手段。另外 EIT 技术的临床应用为今后实施动态可视条件下评价不同肺区通气和血流灌注提供了更为有利的手段。[29-38]

三、PEEP 与肺复张

　　PEEP 作为改善换气功能的有效措施的地位早已确定，其通过维持呼气末肺泡一定水平的正压，促进功能残气量增加，有助于减少肺泡内渗出，提高肺泡氧分压（P_AO_2），改善肺泡气血弥散；另外通过提高呼气末肺内容积，促进萎陷的肺泡复张，增加气血交换面积，改善通气血流比例失调和肺内分流；以上因素共同促进氧合改善。对于合并有气道阻塞性疾病患者，如 COPD、重症支气管哮喘等，由于呼气末肺泡陷闭导致 PEEPi，患者吸气触发困难，应用一定水平的 PEEP（一般情况下为 PEEPi 的 70%～80%）会有助于吸气触发，缓解呼吸肌疲劳，增加肺泡有效通气，间接改善患者的气体交换。需要说明的是适当水平的 PEEP 对心血管功能的改善也有积极的作用，尤其是对左心舒张功能不全患者，可以稳定胸膜腔内压、降低心脏前后负荷、改善冠脉供血，在一定程度上可以增加心排量。因此合理的 PEEP 水平在正压机械通气中起着至关重要的作用。但是任何事情都有两面，PEEP 应用不当也会对患者产生不利的影响，甚至危及生命。高水平的 PEEP（PEEP > 10cmH_2O）会影响静脉血回流；而且由于肺内通气不均（如 ARDS、COPD），不合理的 PEEP 可能会导致肺内生理无效腔增加，反而会加重低氧血症，甚至会产生肺的气压伤。理论上只要 PEEP 压力增高，肺泡压就随之升高，PaO_2 也会升高。但是当过高水平的 PEEP 影响心输出量时，PaO_2 升高可能是假象，实际上动脉运输氧的能力下降，反而会导致组织缺氧加重。因此，对合并有低氧血症患者，PEEP 应用应遵循个体化策略，以最适氧合为目的，不建议过高水平氧合指标：ALI/ARDS 患者建议根据压力容积曲线的低位拐点（Pinf）+2cmH$_2$O 调整 PEEP，也可以依据动态观察平台压（P$_{plat}$）的变化选择最佳 PEEP，原则上 P$_{plat}$ 增加值 <PEEP 调节增加值即可进一步调节 PEEP 直至 P$_{plat}$ 增加值≥PEEP 调节增加值，然后降低 1~2cmH$_2$O 即可。ACPE 患者根据氧合水平调整 PEEP，一般情况下不建议 PEEP>12cmH$_2$O。对于 COPD 患者，其低氧血症的主要原因是有效肺泡通气量不足及合并有左室舒张功能不全继发肺水肿，部分严重低氧血症患者应注意合并有肺栓塞，建立人工气道、充分痰液引流后绝大多数患者氧合会明显改善，因此 COPD 患者应用 PEEP 主要有利于吸气触发和维持呼气末小气道开放，一般在 6cmH$_2$O 以下，不建议应用较高水平的 PEEP。

小潮气量和允许性高碳酸血症的提出对于 ARDS 的救治产生了积极作用，由此所致的机械通气肺损伤明显减少，但是随着该通气策略的临床推广，发现很多不良反应，如肺泡萎陷和不张、气道分泌物的引流障碍等。瑞迈斯伯格（Rimensberger）等人针对此问题提出肺复张手法（recruitment maneuver，RM）。RM 是指在机械通气过程中间断地给予高于常规平均气道压的压力并维持一定的时间，其作用一方面可使更多的萎陷肺泡复张，另一方面还可以防止小潮气量通气所带来的继发性肺不张。目前的动物实验和初步的临床应用经验表明，RM 能达到改善氧合、提高肺顺应性和减少肺损伤的目的。实施 RM 最简单的方法是采用大多数呼吸机所具有的"叹气（sigh）"功能，但其作用不持久。应用较多的方法是采用持续肺充气（sustained insufflation，SI）、PEEP 逐渐递增法和 PCV。有关 RM 的应用一直有很大的争论，支持者认为可以促进实变和萎陷的肺泡复张，改善氧合；反对者提出不当的肺复张反而可以增加肺气压伤等肺损伤的风险。2017 年在 *JAMA* 发表的 ARDS 患者 RM 的临床前瞻性研究结果显示肺复张和 PEEP 滴定反而增加 ARDS 患者 28d 全因病死率，肺气压伤风险也明显增高。因此，应根据患者疾病特点和病情发展情况慎重选择 RM，不建议对 ARDS 患者常规应用 RM。[32-37]

四、俯卧位通气

俯卧位通气的应用历史可追溯至 20 世纪 20 年代。1922 年比姆斯（Beams）等人就注意到在俯卧与仰卧位之间存在肺功能的差别。1976 年道格拉斯（Douglas）首次报告俯卧位通气可提高 ARDS 患者的氧合。随着对 ARDS 研究的深入，俯卧位通气引起人们重视，已成为救治重症 ARDS 患者的常规治疗手段。俯卧位通气时，不同区域肺泡大小的差别较仰卧位小，表现为一种相对均匀的分布。同时解除了心脏和纵隔对背侧肺区的压迫，使得原先萎陷的背侧肺区肺泡得以复张。而肺血流在俯卧位通气时背侧肺区的通气和灌注较仰卧位为好，分流减少，从而改善氧合。研究表明对于氧合指数 <100mmHg、PEEP>10cmH$_2$O 的重症 ARDS 患者，俯卧位通气会带来获益，建议每天俯卧位通气时间 >12h。

高频振荡通气（high frequency oscillatory ventilation，HFOV）的通气回路是高速持续气流（通过偏流完成）形成的持续气道正压系统，隔膜或活塞等装置产生的振荡波叠加于此持续气流之上，其振动频率可高达 300~3 600 次 /min（5~60Hz），潮气量 1~3ml/kg，采用了主动吸气和主动呼气的工作方式，通过正弦波振动形式向肺泡传递，吸气时气体被驱送入气道，而在呼气时，气体被主动吸出，从而避免了其他类型高频通气可能引起的气体滞留和 CO$_2$ 蓄积等不良反应，而侧支气流供应使气体能更加充分的湿化，因此 HFOV 是目前公认的最先进的高频通气技术。与 CMV 相比，HFOV 采用较高的平均气道压（MAP）以复张萎陷的肺泡，维持较高肺容积，使肺内气体分布最大限度地处于均匀状态，有利于氧合的改善。此外，HFOV 还可以降低 VILI 的概率。作为重症 ARDS 机械通气患者的挽救手段，HFOV 在改善患者氧合方面有一定的积极作用。

五、ECMO

ECMO 是应用膜性肺行较长时间体外循环治疗呼吸衰竭的总称，是一种持续体外生命支持的手段，理论上不是传统机械通气的治疗方式，但是在呼吸支持领域愈来愈引起关注和重视。ECMO 的本质是一种改良的人工心肺机，其最核心的部分是膜肺（氧合器）和血泵，分别起人工肺和人工心的作用，主要有静脉 - 动脉 ECMO（V-A 法）方式和静脉 - 静脉 ECMO（V-V 法）方式，适用于重度心脏或呼吸功能不全常规机械通气效果不佳、出现机械通气肺损伤（如气压伤）的危重症患者，但是合并有颅内出血、凝血机制障碍、重症休克的患者应禁忌使用，近些年国内外应用 ECMO 支持治疗 ARDS 已显示出令人鼓舞的临床应用前景。[27, 28]

第五节　机械通气的研究方向和发展趋势

机械通气技术经过近 30 年的快速发展，目前已进入相对稳定的平台期，革命性的机械通气技术或方式如呼气末正压、闭环式通气、无创正压通气、经鼻高流量湿化氧疗等对机械通气的发展起到了至关重要的作用。下一步的发展主要依赖于人工智能技术、电子工程技术、材料技术等相关领域的发展和对人体病理生理认识的不断深入，研发能够更好地实现人机同步、有效避免正压通气相关副作用的机械通气技术，研发有效动态评估肺不同区域病理生理改变的评测手段，研发能够有效减少继发感染的技术和材料。我们要清楚，机械通气技术只是一种对症支持手段，尽快明确病因并针对病因去有效治疗方是根本之道，一旦病情稳定尽早拔除气管插管、避免正压机械通气的副作用是每一名临床医生需要深刻认识的问题。我们有理由相信未来的机械通气技术会挽救更多为重症患者的生命，成为临床医生呵护生命的有力武器。

（解立新）

参 考 文 献

[1] Slutsky A S. History of Mechanical Ventilation. From Vesalius to Ventilator-induced Lung Injury[J]. Am J Respir Crit Care Med, 2015, 191（10）: 1106-1115.

[2] Hind M, Polkey M I, Simonds A K. AJRCCM: 100-Year Anniversary. Homeward Bound: A Centenary of Home Mechanical Ventilation[J]. Am J Respir Crit Care Med, 2017, 195（9）: 1140-1149.

[3] 解立新, 詹庆元. 成人经鼻高流量湿化氧疗临床规范应用专家共识[J]. 中华结核和呼吸杂志, 2019, 42（2）: 83-91.

[4] 解立新, 刘又宁. 正确评价有创和无创正压机械通气[J]. 军医进修学院学报, 2011, 32（3）201-202.

[5] 俞森洋. 机械通气临床实践[M]. 北京: 人民军医出版社, 2008.

[6] 解立新, 刘又宁. 不同原因所致呼吸衰竭的机械通气策略[J]. 中华结核和呼吸杂志, 2008, 31（10）: 795-797.

[7] 解立新, 刘又宁. 提倡个体化机械通气治疗[J]. 中华结核和呼吸杂志, 2010, 33（3）: 161-162.

[8] Spieth P M, Gama de Abreu M. Lung recruitment in ARDS: We are still confused, but on a higher PEEP level[J]. Crit Care, 2012, 16（1）: 108.

[9] Roche-Campo F, Aguirre-Bermeo H, Mancebo J. Prone positioning in acute respiratory distress syndrome（ARDS）: when and how?[J]. Presse Med, 2011, 40（12）: e585-e594.

[10] Brodie D, Bacchetta M. Extracorporeal membrane oxygenation for ARDS in adults[J]. N Engl J Med, 2011, 365（20）: 1905-1914.

[11] 詹庆元. 高频振荡通气在治疗急性呼吸窘迫综合征中的地位[J]. 中华结核和呼吸杂志, 2007, 30（10）: 740-741.

[12] Ip T, Mehta S. The role of high-frequency oscillatory ventilation in the treatment of acute respiratory failure in adults[J]. Curr Opin Crit Care, 2012, 18（1）: 70-79.

[13] 解立新, 王颖. 呼吸力学指导下的急性呼吸窘迫综合征个体化机械通气策略[J]. 中华医学杂志, 2018, 98（34）: 2703-2705.

[14] 谢菲, 温若譞. ARDS 个体化肺保护机械通气策略[J]. 国际呼吸杂志, 2018, 38（20）: 1535-1537.

[15] Chiumello D, Brochard L, Marini J J, et al. Respiratory support in patients with acute respiratory distress syndrome: an expert opinion[J]. Crit Care, 2017, 21（1）: 240.

[16] Terragni P P, Rosboch G, Tealdi A, et al. Tidal hyperinflation during low tidal volume ventilation in acute

respiratory distress syndrome[J]. Am J Respir Crit Care Med, 2007, 175(2): 160-166.

[17] Cavalcanti A B, Suzumura É A, Laranjeira L N, et al. Effect of Lung Recruitment and Titrated Positive End-Expiratory Pressure(PEEP)vs Low PEEP on Mortality in Patients With Acute Respiratory Distress Syndrome: A Randomized Clinical Trial[J]. JAMA, 2017, 318(14): 1335-1345.

[18] Gattinoni L, Marini J J, Collino F, et al. The future of mechanical ventilation: lessons from the present and the past[J]. Crit Care, 2017, 21(1): 183.

[19] Sulzer C F, Chiolero R, Cassot P G, et al. Adaptive support ventilation for fast tracheal extubation after cardiac surgery: a randomized, controlled study[J]. Anesthesiology, 2001, 95: 1339-1345.

[20] Schmidt M, Kindler F, Cecchini J, et al. Neurally adjusted ventilator assist and proportional assist ventilation both improve patient-ventilator interaction[J]. Crit Care, 2015, 19: 56.

[21] Rose L, Schultz M J, Cardwell C R, et al. Automated versus non-automated weaning for reducing the duration of mechanical ventilation for critically ill adults and children: a Cochrane systematic review and meta-analysis[J]. Crit Care, 2015, 19(1): 1.

[22] Dojat M, Harf A, Touchard D, et al. Clinical evaluation of a computer-controlled pressure support mode[J]. Am J Respir Crit Care Med, 2000, 161(4 Pt 1): 1161-1166.

[23] Bouadma L, Lellouche F, Cabello B, et al. Computer-driven management of prolonged mechanical ventilation and weaning: a pilot study[J]. Intensive Care Med, 2005, 31: 1446-1450.

[24] The Acute Respiratory Distress Syndrome Network, Brower R G, Matthay M A, et al. Ventilation with lower tidal volumes as compared with traditional tidal volumes for acute lung in jury and the acute respiratory distress syndrome[J]. N Engl J Med, 2000, 342(18): 1301-1308.

[25] Chiumello D, Brochard L, Marini J J, et al. Respiratory support in patients with acute respiratory distress syndrome: an expert opinion[J]. Crit Care, 2017, 21(1): 240.

[26] Grasso S, Terragni P, Birocco A, et al. ECMO criteria for influenza A(H1N1)-associated ARDS: role of transpulmonary pressure[J]. Intensive Care Med, 2012, 38(3): 395-403.

[27] Hill N S. Clinical applications of body ventilators[J]. Chest, 90: 897, 1986.

[28] Sauret J M. Intermittent short-term negative pressure ventilation and increased oxygenation in COPD patients with severe hypercapnic respiratory failure[J]. Chest, 100: 455, 1991.

[29] Corrado A. Long-term negative pressure pressure ventilation[J]. Respir Care Clin North Am, 2002, 8(4): 545-557.

[30] Crimi C, Noto A, Princi P, et al. A European survey of noninvasive ventilation practices[J]. Eur Respir J, 2010, 36(2): 362-369.

[31] Keenan S P, Sinuff T, Burns K E A, et al. Clinical practice guidelines for the use of noninvasive positive-pressure ventilation and noninvasive continuous positive airway pressure in the acute care setting[J]. CMAJ, 2011, 183(3): E195-214.

[32] Khalid I, Sherbini N, Qushmaq I, et al. Outcomes of patients treated with noninvasive ventilation by a medical emergency team on the wards[J]. Respir Care, 2014, 59(2): 186-192.

[33] Hess D R. Noninvasive ventilation for acute respiratory failure[J]. Respir Care, 2013, 58(6): 950-972.

[34] Peñuelas O, Frutos-Vivar F, Esteban A. Noninvasive positivepressure ventilation in acute respiratory failure[J]. CMAJ, 2007, 177(10): 1211-1218.

[35] Garpestad E, Brennan J, Hill N S. Noninvasive ventilation for critical care[J]. Chest, 2007, 132(2): 711-720.

[36] British Thoracic Society Standards of Care Committee. Non-invasive ventilation in acute respiratory failure[J]. Thorax, 2002, 57(3): 192211.

[37] Ozyilmaz E, Ugurlu A O, Nava S. Timing of noninvasive ventilation failure: causes, risk factors, and potential remedies[J]. BMC Pulm Med, 2014, 14: 19.

[38] Soroksky A, Klinowski E, Ilgyev E, et al. Noninvasive positive pressure ventilation in acute asthmatic attack[J]. Eur Respir Rev, 2010, 19(115): 39-45.

第二十四章　无创机械通气

无创机械通气（noninvasive ventilation，NIV）是相对于有创机械通气而言的，指无需建立人工气道（气管插管、气管切开），应用鼻罩、口鼻面罩、全面罩和通气头盔等装置对患者进行正压机械通气的技术。20 世纪 80 年代，沙利文教授首先将该项技术应用于阻塞型睡眠呼吸暂停综合征患者的治疗，获得成功。经过 30 余年的临床实践和研究，有资料显示，目前，临床上近 20% 的急性呼吸衰竭患者应用 NIV 治疗，而在一些特定的人群，如慢性阻塞性肺疾病（慢阻肺）急性加重合并呼吸衰竭患者，NIV 的应用比例达到 50%，甚至更高。虽然，与有创通气比较，NIV 在改善慢性阻塞性肺疾病、免疫抑制患者肺炎以及心源性肺水肿并发呼吸衰竭患者的病理生理指标、气管插管率甚至病死率方面优于有创通气，对于其他疾病导致的呼吸衰竭，NIV 的应用仍然存在争议。本文将就 NIV 技术的基本原理及硬件技术进展、适用范围和该技术面临的挑战和研究方向予以阐述。

第一节　无创呼吸机工作原理及硬件技术进展

一、工作原理

虽然绝大多数的无创呼吸机与有创呼吸机外观上相去甚远，但其基本工作原理大致相同，均为应用微电脑技术控制气体阀门，使高压的空气源和 / 或氧气源能按预设的流速和时间精确地输送到患者肺内，在患者吸气和 / 或呼气末提供一定的高于大气压力的正压，改善受损的通气和 / 或氧合功能，降低呼吸功耗。与传统意义上的有创呼吸机不同，家用的无创呼吸机使用自身内置的涡轮增压设备获得高压的空气源，氧气则直接利用床旁治疗带上的低压氧源，接入吸气管路中提供氧疗，因为最大氧流量有限，远低于呼吸管路中的气体流速，其吸入氧的浓度增加有限；大部分医用的无创呼吸机，需要使用高压氧气为氧源，气体在进入呼吸机前，先在空氧混合器中据预设的浓度按比例混匀，因此，能在正压通气的同时，提供高浓度甚至纯氧吸入，使得这类无创呼吸机能为严重呼吸衰竭患者提供更高力度的呼吸支持。因此，就工作原理而言，无创呼吸机除提供支持的力度较小外，与大型有创呼吸机并无本质不同，但因其与有创呼吸机的人机连接方式（interface）、呼吸力学监测能力等方面存在差异，使其临床应用人群有所不同。

二、硬件技术进展

与有创呼吸机设计理念不同，对于无创通气呼吸机来说最重要的是漏气补偿能力。无创呼吸机的漏气包括故意漏气及非故意漏气。故意漏气是指通过呼气阀的被动漏气，而非故意漏气是由于面罩与人体面部接触部分存在缝隙造成的漏气。无创通气时漏气几乎是无法避免的，因此，漏气补偿能力是衡量和评价无创呼吸机性能的重要标志。目前无创呼吸机的漏气补偿算法能在一个呼吸周期内计算出患者的漏气量，在下一个周期进行补偿，避免漏气补偿不足导致的人机不协调。无创呼吸机能够提供稳定的压力支持，同时在双水平压力之间快速切换，均取决于涡轮的性能。早期的无创呼吸机采用的是恒速涡轮提供气流，电磁阀控制通过气流的大小实现压力的转换；随着涡轮生产工艺的改进，恒速涡轮逐渐被变速涡轮所取代，变速涡轮可以不借助电磁阀来实现流速的快速切换。

由于无创呼吸机漏气补偿能力和涡轮性能的差异，临床医师必须了解所使用呼吸机的性能特点及使用方法,以提高无创通气成功率。

第二节　无创正压通气的适应证及应用范围界定

无创通气成功实施除了要求临床医生了解呼吸机外,还应正确理解和掌握 NIV 应用的指征。

一、适应证和禁忌证

目前 NIV 的应用指征尚无统一标准,与呼吸衰竭的严重程度、基础疾病、意识状态、感染的严重程度、是否存在多器官功能损害等因素相关,也与临床医生的经验和人力、设备条件有关。由于 NIV 无需建立有创人工气道,所以"上机"与"停机"相对灵活,其初始应用带有一定的尝试性,可以"早期"试验性应用 NIV,并对其疗效进行观察,以决定继续 NIV 或需要更高强度的支持而切换成有创通气。

不建立有创的人工气道是 NIV 与有创通气的最主要区别,但也正是因为此原因,NIV 无法对危重患者进行有效的气道管理(如经人工气道吸痰、防止反流造成误吸等),难以提供强度较大和较精确的通气支持。因此,一般而言,呼吸功能不全患者是否应用机械通气、选择何种通气方式,其临床决策包含 3 个层面:①无需正压通气;②可使用无创通气;③需行有创通气。NIV 因其"无创"性、可尝试性,当患者呼吸功能恶化、普通氧疗难以维持,尚未进展为严重呼吸衰竭之前,可尝试应用 NIV;与此相对应,当患者严重呼吸衰竭好转,但尚不能完全脱离正压通气时,可考虑拔除人工气道,停止有创通气,用 NIV 继续进行通气辅助,过渡至完全撤机。

鉴于以上特点,在 NIV 前甄别出不宜应用的患者,即 NIV 的禁忌证(表 24-2-1),对其应用得成功与否、避免延误病情至关重要 [1-2]。这些禁忌证包括病情危重、气道引流问题突出、缺乏气道保护能力以及因解剖结构或创伤等原因无法应用鼻 / 面罩等,当出现上述问题还需要正压通气支持时,应选择有创通气。需要指出的是,随着技术和材料进步,如全面罩、头盔(helmet)的应用,部分原先很难实施 NIV 的患者也可尝试应用,此禁忌证需适时、动态评估。

表 24-2-1　NIV 的禁忌证

心跳或呼吸停止
严重的非呼吸系统功能障碍
血流动力学不稳定
不稳定的心律失常
消化道大出血 / 穿孔
严重脑部疾病(如格拉斯哥昏迷评分 <10)
呼吸道保护能力差,误吸危险性高
不能有效清除口咽及上呼吸道分泌物
未引流的气胸
颈部 / 面部创伤、烧伤及畸形
近期面部、颈部、口腔、咽腔、食管及胃部手术
上呼吸道梗阻
严重肥胖
极度紧张,不能配合无创通气

二、应用范围界定

NIV 在多种疾病所致的急、慢性呼吸衰竭中均有应用,其中对慢阻肺急性加重的早期、序贯应用和急性心源性肺水肿的治疗最富有经验和临床证据。

(一)NIV 在慢阻肺急性加重合并呼吸衰竭的早期应用

慢阻肺急性加重患者往往存在动态肺过度充气,内源性呼气末正压(PEEPi)增高及呼吸肌疲劳,导致肺通气量下降;支气管 - 肺部感染造成痰液引流不畅,加剧了增高的呼吸系统阻力与不足的呼吸驱动力之间的矛盾,诱发Ⅱ型呼吸衰竭。NIV 一方面通过吸气相正压帮助患者克服气道阻力,另一方面通过提供外源性 PEEP 来对抗 PEEPi 而减少吸气做功,使通气量增加、呼吸肌疲劳缓解。

慢阻肺急性加重患者出现呼吸衰竭的早期,二氧化碳分压($PaCO_2$)轻度升高,pH 完全代偿于正常范围,痰液引流问题并不十分突出,而呼吸肌疲劳是导致呼吸衰竭的主要原因,此时予以 NIV 可获得良好疗效 [3-4]。既往由全国无创机械通气协作组完成的早期应用 NIV 治疗慢阻肺急性加重的多中心随机对照试验表明,在普通病房早期应用 NIV 治疗急性加重期慢阻肺是安全可行的,它能改善病理生理状况、降低气管插管率,提示对于慢阻肺急性加重患者可以早期应用 NIV 治疗 [5]。

（二）以"肺部感染控制窗"为切换点的有创 - 无创序贯通气

随着 NIV 临床应用的拓展，对于慢阻肺急性加重合并严重呼吸衰竭接受有创机械通气的患者，当呼吸衰竭得到一定程度的缓解，但尚未达到传统的撤机、拔管标准时予以早期拔管，代之以 NIV，直至完全脱离正压通气，称之为有创 - 无创序贯通气（invasive-noninvasive sequential ventilation）。序贯通气可以减少有创通气时间及相关并发症，并缩短住院时间[6]。

序贯通气成功的关键是把握有创通气转为 NIV 的切换点。我国学者提出以"肺部感染控制窗（pulmonary infection control window）"为切换点的序贯通气，其主要理论基础为支气管 - 肺部感染是我国慢阻肺急性加重的主要诱因，有创通气可以有效引流痰液，改善通气，有利于迅速控制感染和缓解呼吸衰竭；当出现以"支气管 - 肺部感染影像明显吸收，痰量减少、黏度下降，呼吸力学指标有所改善"为主要标志的"肺部感染控制窗"时，拔除气管插管，继续应用 NIV 辅助呼吸，缓解呼吸肌疲劳。我国全国无创机械通气协作组组织了全国范围的多中心随机对照试验，对以"肺部感染控制窗"为切换点的有创 - 无创序贯通气在慢阻肺急性加重所致严重呼吸衰竭中的应用进行了评估，再次证实这种撤离有创通气的方式显著减少了有创通气时间（由 11d 减少到 6d），降低了呼吸机相关性肺炎（VAP）的发生率和住院病死率。目前已经成为慢阻肺急性加重患者撤离有创通气的标准方法之一，大大拓展了 NIV 的应用范围[7]。

（三）NIV 在急性心源性肺水肿中的应用

急性心源性肺水肿合并呼吸衰竭患者对 NIV 有良好反应性，有助于心功能改善，可能的机制为：①NIV 的正压通气作用使胸膜腔内压升高，减少回心血量，减轻心脏前负荷；②正压通气作用减小心室跨壁压，减少左室收缩时需要对抗的胸膜腔内负压，并能反射性抑制交感神经兴奋性、降低外周血管阻力，减轻心脏后负荷；③NIV 有助于减轻肺泡水肿，使氧合改善、心肌供氧增加。

多个随机对照试验和荟萃分析均证实，与常规药物和氧气治疗相比，NIV 可以更快地改善患者的临床症状、改善心功能、降低气管插管率；但目前对于相对较轻的心源性肺水肿患者，多项较大规模的临床研究均没有发现 NIV 能降低该类患者的气管插管率和病死率[8-9]。因此，仍有必要选择合适的人群，对 NIV 治疗心源性肺水肿进行更为深入的研究、期望能将目前良好的病理生理学改变转化为更有意义的预后改善。在选择通气模式时，双水平气道正压通气（BiPAP）与持续气道正压通气（CPAP）疗效和副作用类似，只是在出现二氧化碳潴留时，推荐优先选择前者。

（四）NIV 在其他疾病所致急性呼吸衰竭中的应用

除了慢阻肺急性加重和急性心源性肺水肿，NIV 在其他多种疾病所致呼吸衰竭中亦较常用，但其效果大多尚未在严格的循证医学意义上得到证实。

目前认为，在无禁忌时，较适合应用 NIV 的疾病还有：严重支气管哮喘急性发作，撤离有创通气拔除气管插管后的呼吸衰竭[10]，胸部创伤（多发性肋骨骨折、肺挫伤），防治手术后呼吸衰竭（除了上呼吸道、消化道手术后），免疫功能受损合并呼吸衰竭，拒绝气管插管的呼吸衰竭患者，辅助支气管镜检查的操作过程。有资料显示，免疫功能障碍的患者出现严重呼吸衰竭时，气管插管出现 VAP 风险显著增加，病死率极高，NIV 能明显降低 VAP 的发生率和病死率，已经成为该类患者的首选呼吸支持方式之一。

上述疾病的临床特点是发生、发展快，一旦病情恶化，就需要通过有创通气来保证通气支持的有效性和精确性，NIV 的应用争议较大。应用 NIV 总的原则是早期有限使用，一旦疗效不佳应及时切换有创通气。

（五）NIV 在慢性呼吸衰竭中的应用

慢性支气管 - 肺部疾病（主要是慢阻肺）、慢性胸廓疾病（如漏斗胸、严重胸膜粘连）和神经肌肉疾病（如肌萎缩侧索硬化）是导致慢性呼吸衰竭的主要原因。NIV 具有"无创"、操作简单的特点，更利于长期、家庭应用，成为慢性呼吸衰竭治疗中最常用的机械通气方式。现今，家用无创呼吸机能够每天通过互联网上传支持压力、漏气量和使用时间等数据，医生可以远程监控患者无创呼吸机的使用情况，帮助患者优化呼吸机参数设置。但是此项技术是否能够降低医疗花费，减少住院频率，甚至改善预后还须进一步的研究证实[11]。

第三节　无创通气面临的挑战和研究方向

一、早期无创正压通气治疗轻度急性呼吸窘迫综合征

急性呼吸窘迫综合征（ARDS）是临床各科常见的呼吸危重症。由于本组疾病的病因和发病机制复杂，常规治疗除控制原发病外，传统的有创正压机械通气是最为重要的呼吸支持手段。但出于对有创机械通气并发症（气压伤、呼吸机相关肺炎等）的担心，临床医生多于病情非常严重时才考虑给予有创通气支持，而病情较轻的 ARDS 患者多采用鼻导管或普通面罩氧疗，难以得到正压呼吸支持，患者往往因严重缺氧、并发多器官功能衰竭，或因有创通气的诸多并发症而死亡。

基于以上理解，研究者设想在轻度 ARDS（200mmHg＜PaO$_2$/FiO$_2$≤300mmHg）时，早期给予患者 NIV，既能像传统有创正压通气一样改善病情、阻止病情加重，又能避免有创通气相关并发症，改善预后。以此为基础，我国全国无创通气协作组再次组织了全国范围的多中心随机对照试验，观察到在轻度的 ARDS 患者，与传统氧疗比较，NIV 能显著降低患者的气管插管率和多脏器功能不全的发生，并能观察到有改善病死率的趋势[12]。该研究是应用 NIV 治疗 ARDS 的第一项随机对照试验，虽然病例数较少，但是其结果仍具有极大的提示意义和鼓舞作用，进一步拓展了 NIV 的应用范围和指征。

二、无创正压通气尝试治疗中度急性呼吸窘迫综合征

前文提及的多中心随机对照试验由于样本量有限，未能观察到 NIV 对于 ARDS 患者预后的改善，并且纳入的患者 ARDS 诱因包括肺炎、急性胰腺炎、创伤和脓毒症等，诱因异质性较大。同时期国外一些非随机对照研究也未能提示对于 ARDS 患者，有创通气和无创通气孰优孰劣。为了进一步证实 NIV 治疗 ARDS 的价值，全国无创通气协作组同时开展了 2 项多中心随机对照研究（应用 NIV 治疗肺炎所致的轻/中度 ARDS 的多中心随机对照研究）。目前发现，NIV 治疗肺炎所致的肺损伤和中度 ARDS 是安全和有效的。对于轻度 ARDS，相比文丘里氧疗，NIV 不能降低插管率；对于中度 ARDS 患者，NIV 与有创通气有同等的疗效，无 NIV 治疗禁忌证的中度 ARDS 患者，NIV 可以考虑作为首选的措施。虽然上述结论未能证实 NIV 优于其他呼吸支持方式，但是进一步界定了 NIV 在 ARDS 中的应用范围。

三、经鼻高流量湿化氧疗带来的挑战

经鼻高流量湿化氧疗（HFNC）作为氧疗方式的后起之秀，是通过无需密封的鼻塞导管直接将空氧混合的高流量气体输送给患者的一种氧疗方式。与传统氧疗方式相比，经鼻高流量氧疗设定的吸入气体流量高于患者吸气峰流速，因此在吸气过程中不会吸入周围空气，故该类设备能够为患者提供稳定的吸入氧浓度。此外，由于较高的吸气流量，该技术还可冲刷鼻咽部无效腔、提供低水平的气道正压，在一定程度上具有开放肺泡、促进通气的效果。经鼻高流量氧疗设备具有加温、湿化和实时监测氧浓度的特点，在改善气道黏膜清除功能、提高舒适度及精确氧浓度方面也存在优势。HFNC 对于急性低氧性呼吸衰竭（AHRF）、慢性阻塞性肺疾病稳定期、不耐受无创通气的急性呼吸衰竭和有创通气拔管撤机后的患者，在改善氧合和稳定 CO$_2$ 等方面均有比较满意的临床体验。甚至有研究发现，HFNC 相比普通氧疗和 NIV 可显著降低 AHRF 的脱机时间和 90d 存活率[13]。

HFNC 最大的优势是舒适度，鼻塞导管的连接方式使得患者极少出现不耐受的情况，大大提高了依从性；但也正是因为鼻塞导管的开放性，HFNC 不能像 NIV 一样提供稳定的正压支持，对于压力需求较高的患者（中、重度 ARDS，慢阻肺急性加重合并严重 II 型呼吸衰竭和心源性肺水肿等）并不一定适用。合理规范应用 HFNC 具有潜在降低 NIV 及气管插管需求的益处，但对于病情较重的患者，如 HFNC 治疗后病情无明显改善，应尽早改为机械通气，避免延误。

四、连接方式对无创正压通气成败的影响

选择合适的连接方式可以增加患者依从性。

良好的耐受性对 NIV 至关重要，往往能够决定 NIV 的成败。NIV 常用的人机连接方式包括：鼻罩（nasal mask）和口/鼻面罩（oronasal mask），较少应用的还有鼻塞（pillow）、全面罩（full-face mask）和通气头盔（helmet）。一项 ARDS 患者 NIV 研究发现，使用通气头盔进行 NIV，其气管插管率和 90d 病死率显著低于使用口鼻面罩，这可能与通气头盔组较高的 PEEP 水平有关，高水平的 PEEP 能够保持肺泡开放，改善通气和氧合，降低气管插管的需求[14]。另外，随着连接方式在不断改进，即使同一连接方式也可能因为器材形状和材料性能等多种因素影响患者的耐受性和临床转归，尚需更多的临床数据和分析，进一步评估连接方式与无创正压通气成败的关系。

（孙　兵　王　辰）

参 考 文 献

[1] Rochwerg B，Brochard L，Elliott M W，et al. Official ERS/ATS clinical practice guidelines: noninvasive ventilation for acute respiratory failure. Eur Respir J，2017，50: 1602426.

[2] Berg K M，Clardy P，Donnino M W. Noninvasive ventilation for acute respiratory failure: a review of the literature and current guidelines. Intern Emerg Med，2012，7: 539-545.

[3] Brochard L，Mancebo J，Wysocki M，et al. Noninvasive ventilation for acute exacerbations of chronic obstructive pulmonary disease. N Engl J Med，1995，333: 817-822.

[4] Plant P K，Owen J L，Elliott M W. Early use of non-invasive ventilation for acute exacerbations of chronic obstructive pulmonary disease on general respiratory wards: a multicenter randomized controlled trial. Lancet，2000，355: 1931-1935.

[5] 全国无创机械通气协作组. 早期应用无创正压通气治疗急性加重期慢性阻塞性肺疾病的多中心前瞻性随机对照研究. 中华结核和呼吸杂志，2005，28: 680-684.

[6] 王辰，商鸣宇，黄克武，等. 有创与无创序贯性机械通气治疗慢性阻塞性肺疾病所致严重呼吸衰竭的研究. 中华结核和呼吸杂志，2000，23: 212-216.

[7] 有创-无创序贯机械通气多中心研究协作组. 以"肺部感染控制窗"为切换点行有创与无创序贯机械通气治疗慢性阻塞性肺疾病所致严重呼吸衰竭的随机对照研究. 中华结核和呼吸杂志，2006，29: 13-17.

[8] Gray A，Goodacre S，Newby D E，et al. Noninvasive ventilation in acute cardiogenic pulmonary edema. N Engl J Med，2008，359: 143-151.

[9] Collins S P，Mielniczuk L M，Whittingham H A，et al. The use of noninvasive ventilation in emergency department patients with acute cardiogenic pulmonary edema: a systematic review. Ann Emerg Med，2006，48: 260-269.

[10] Ferrer M，Valencia M，Nicolas J M，et al. Early noninvasive ventilation averts extubation failure in patients at risk: a randomized trial. Am J Respir Crit Care，2006，173: 164-170.

[11] Chatwin M，Hawkins G，Panicchia L，et al. Randomised crossover trial of telemonitoring in chronic respiratory patients（TeleCRAFT trial）. Thorax，2016，71: 305-311.

[12] Zhan Q，Sun B，Liang L，et al. Early use of noninvasive positive pressure ventilation for acute lung injury: a multicenter randomized controlled trial. Crit Care Med，2005，3: 2465-2470.

[13] Frat J P，Thille A W，Mercat A，et al. High-flow oxygen through nasal cannula in acute hypoxemic respiratory failure. N Engl J Med，2015，372: 2185-2196.

[14] Patel B K，Wolfe K S，Pohlman A S，et al. Effect of Noninvasive Ventilation Delivered by Helmet vs Face Mask on the Rate of Endotracheal Intubation in Patients With Acute Respiratory Distress Syndrome: A Randomized Clinical Trial. JAMA，2016，315: 2435-2441.

第二十五章　体外膜氧合器

体外膜氧合器（extracorporeal membrane oxygenation，ECMO）是体外生命支持（extracorporeal life support，ECLS）技术的一种，用于部分或完全替代患者的心肺功能，使其得以充分休息，从而为原发病的诊治争取时间[1]。

第一节　历　　史

1953年5月，体外氧合和灌注技术首次成功应用在体外循环心脏手术。1956年，气体交换膜的研发成功使得ECMO长时间氧合成为可能。1971年，世界上首次运用ECMO技术，成功抢救1例多发伤导致的急性呼吸窘迫综合征（acute respiratory distress syndrome，ARDS）的年轻患者。1975年，ECMO在治疗新生儿呼吸衰竭上获得成功。

早期ECMO的探索是成功和失败交织的。在最早由美国国家卫生研究院（NIH）资助的一项ECMO救治ARDS的随机对照研究中，将ECMO和传统治疗方法进行对比，发现存活率没有明显差异，病例完成不到计划的1/3就被提前终止。该项研究失败的原因可能包括：参与研究的医院缺乏ECMO经验，无法控制的出血，以及大部分受试者是流感导致的肺炎，技术上也需要改进。但是，人们对ECMO的探索并没有停止。1983年美国在弗吉尼亚（Virginia）医学院、密歇根（Michigan）大学和匹兹堡（Pittsburgh）大学分别建立了ECMO中心。1989年，体外生命支持组织（extracorporeal life support organization，ELSO）正式在美国成立，同时成为了目前国际上对ECMO相关数据进行汇总、分析、评价患者预后以及进行学术交流的主要学术平台。

随着ECMO技术水平的提高和心肺辅助装置的改进，2008年以来，特别是ECMO在甲型流感肺炎患者中的成功应用被广泛认识之后，全球ECMO数量呈现出快速增长的势头。两项随机研究[2-3]均发现，与传统治疗相比，ECMO在严重呼吸衰竭患者中，可以降低病死率，使患者获益。

截至2017年，在ELSO注册的ECMO中心共计305个，其中也包括我国北京、上海、广州、香港和台湾等多家大型医院。全球有86 287例患者得到ECLS支持，新生儿占44.8%、儿童24.1%、成人31.1%。ECLS的类型包括呼吸支持（58.4%），循环支持（31.9%）以及体外心肺复苏（extracorporeal cardiopulmonary resuscitation，ECPR，9.7%）。

第二节　工　作　原　理

ECMO通过泵（其作用类似人工心脏）将血液从体内引至体外，经膜式氧合器（其作用类似人工肺，简称膜肺）进行气体交换之后再将血回输入体内，完全或部分替代心和/或肺功能，并使心肺得以充分休息。按照治疗方式和目的，ECMO主要有静脉-静脉ECMO（VV-ECMO）和静脉-动脉ECMO（VA-ECMO）两种[1, 4, 5]。VV-ECMO适用于仅需要呼吸支持的患者，VA-ECMO可同时进行呼吸和循环支持。对于呼吸衰竭，VV方式的并发症和病死率略低于VA方式，故最为常用[6]。近年来，以清除CO_2为主要用途的低流量体外CO_2清除技术（low-flow extracorporeal CO_2 removal，$ECCO_2R$）得到了较快发展，但其提供的血流量较低（一般不超过1.5L/min），主要用于CO_2的清除，对氧合仅有轻度改善作用[7-9]。

1. VV-ECMO　ECMO引血端（多为股静脉）及回血端（多为颈内静脉）均位于腔静脉内，相当于人工膜肺与患者肺串联，从而使患者动脉血氧含量得以改善[1]，改善程度与以下因素相关：①ECMO血流量；②静脉回心血量；③再循环血流量：引血端及回血端之间距离过近造成的部分血流再循环至 ECMO 引血端，这种再循环血流会减少经膜肺充分氧合的血液进入肺循环，从而影响氧合；④混合静脉血氧饱合度；⑤患者残存肺功能[10]。尽管 VV-ECMO 不能提供循环支持，但由于其运行中所需正压通气支持压力的降低及冠状动脉氧供的增加，患者的心功能往往也能在一定程度上得以改善。

2. VA-ECMO　通过腔静脉（股静脉或颈内静脉）置管，人工泵将体循环血流引至体外，经膜肺氧合后再经颈动脉或股动脉导管回到体内，相当于膜肺与患者肺进行并联，这种方式与传统的体外循环（cardio pulmonary bypass, CPB）相同。运行过程中的 SaO_2 受到 ECMO 和患者自身心脏功能的共同影响：当左心室不具有射血功能时，患者 SaO_2 完全由 ECMO 回血端血氧饱合度决定；当左心室具有一定射血功能时，SaO_2 由来自 ECMO 和左心室的混合血流血氧含量共同决定。因此当肺功能严重障碍且 ECMO 回血端位于股动脉时，由于左心室射血血流的氧含量很低，因而存在上半身（冠状动脉、颅内血管及上肢血管供血区）缺氧的潜在危险。如果患者尚有部分残存肺功能，或者 ECMO 回血端位于主动脉近端，可规避以上风险[11]。

3. $ECCO_2R$　该技术是通过体外气体交换装置，将血液中的 CO_2 排出体外的一种生命支持方式，包括静脉 - 静脉（VV）和动脉 - 静脉（AV）两种模式[9]。生理状态下，血液中几乎所有的氧气均由血红蛋白携带，呈现"S"形血氧饱和曲线，而大部分的 CO_2 是以碳酸氢盐的形式溶于血液中，并且呈直线的动力学而无饱和现象。此外，CO_2 因为有更好的溶解性而比氧气更容易从膜肺中弥散出来。1L 血液中含有约 500ml 的 CO_2，人体 CO_2 的产生率为 200～250ml/min，理论上 0.5L/min 的血流量即可有效清除人体所产生的 CO_2。因此与传统的 ECMO 需要高血流量相比，目前临床上 $ECCO_2R$ 系统一般应用相对较低的血流量（300～1 500ml/min）。在 $ECCO_2R$ 系统中，高流量气体产生的弥散梯度成为 CO_2 能够清除的基础，气体流量越大，清除 CO_2 的能力越强。在实际应用过程中，CO_2 的清除还取决于血液 CO_2 的含量以及膜肺的交换功能。因为血流量的限制，对于改善患者氧合作用十分有限。

第三节　适应证及禁忌证

一、VV-ECMO 的适应证

VV-ECMO 的基本适应证为传统呼吸支持技术难以维持的可逆性呼吸衰竭（如 ARDS、重症肺炎、COPD 急性加重、持续性哮喘），包括所有年龄段患者。近年来也应用于终末期肺病等待手术肺移植供体的患者。

1. ARDS　挽救治疗参考标准：采用肺保护性通气（Vt 6ml/kg, PEEP≥10cmH$_2$O）并且联合肺复张、俯卧位通气和高频振荡通气等处理，在吸纯氧条件下，$PaO_2/FiO_2 < 100mmHg$，或肺泡 - 动脉氧分压差 $[P(A-a)O_2] > 600mmHg$；或通气频率 > 35 次 /min 时，pH < 7.2 且平台压 > 30cmH$_2$O；年龄 < 65 岁；机械通气时间 < 7d；无抗凝禁忌。最近发布的 EOLIA 研究采用如下标准：如果无禁忌证，且满足以下之一即可考虑应用 ECMO：$PaO_2/FiO_2 < 50mmHg$ 超过 3h；$PaO_2/FiO_2 < 80mmHg$ 超过 6h；或动脉血 pH < 7.25 并伴有 $PaCO_2 > 60mmHg$ 超过 6h[12]。

2. **肺移植**　在术前，ECMO 不但可以维持受体在等待肺源过程中的通气与氧合，还可应用清醒 ECMO 以避免气管插管所带来的肺部感染等相关并发症，保证术前康复锻炼，提高移植的成功率[13-15]。在术中，在行单肺通气不易维持通气和氧合，或阻断一侧肺动脉时肺动脉压力急剧升高致严重血流动力学障碍时，采用 ECMO 可保证手术顺利进行。在术后，因严重再灌注肺水肿、急性排斥、感染或手术并发症等导致的严重呼吸衰竭，也可采用 ECMO 进行支持[12]，而对于有严重肺动脉高压的患者术后应用 VA-ECMO 有利于左心功能的逐渐恢复。

3. **支气管哮喘**　哮喘患者的 ECMO 成功率高达 79.3%。对于平台压 > 35cmH$_2$O 同时伴有严重呼吸性酸中毒（pH < 7.1），或血流动力学难以维持者，若无 ECMO 禁忌，可积极行 ECMO 或 $ECCO_2R$。

4. **大气道阻塞或胸外科手术**　由于新生物或异物所致大气道阻塞往往需要气管切开或气管镜介入治疗，以 ECMO 支持可以保证上述操作安全进行，大部分报道均取得较好的疗效。

二、VA-ECMO 的适应证

VA-ECMO 可以部分或完全替代心脏泵血功能，因而目前用于急性可逆性循环功能衰竭的短时间辅助支持，并且扩展到辅助心脏移植或安装长期心室辅助装置患者的桥梁期。

1. 心源性休克 各种原因引起的心搏骤停或心源性休克，如急性心肌梗死、暴发性心肌炎、等待心脏移植、长期慢性充血性心力衰竭患者急性失代偿等[16]，经常规正性肌力药、缩血管药和IABP辅助均无法维持心排出量。VA-ECMO 的治疗指征：①心排指数 $< 2L/(m^2 \cdot min)$，持续 3h；②心脏手术纠正器质性病变后脱机困难患者。

2. 体外心肺复苏（ECPR） 适用于经传统心肺复苏（CPR）不能恢复自主心律或反复心搏骤停而不能维持自主心律的患者，其适应证包括：①心搏骤停到开始持续不间断高质量 CPR 时间 $\leq 15min$；②因可逆病因引起的心搏骤停（心源性、肺栓塞、药物中毒）；③ CPR 进行 20min 无法恢复自主循环（ROSC）或血流动力学不稳定者。

ECMO 可为高危冠心病患者 PCI 或 CABG 手术提供保障。

3. 肺动脉血栓栓塞 对于伴有严重血流动力学障碍而又不宜常规溶栓者，或者需要手术迅速解除梗阻者，行 VA-ECMO 可以迅速降低右心负荷，稳定血流动力学，并改善氧合[17]。

三、ECCO$_2$R

ECCO$_2$R 是在 ECMO 基础上发展起来的专门用于清除血液中 CO_2 的新型治疗技术，用于缓解患者对保护性肺通气策略（LPV）不耐受，预防呼吸机相关肺损伤及高碳酸血症。ECCO$_2$R 通过膜肺清除血液中的 CO_2，由于血液流速慢、导管管径小，因此具有并发症少、易于维护的优点，更加适用于辅助 LPV 的常规应用。此外，由于 ECCO$_2$R 系统简单便携，有利于患者自主活动，便于更积极的物理康复治疗，从而改善生活质量。

目前尚无指南或专家共识明确规定 ECCO$_2$R 的适应证。研究报道 ECCO$_2$R 可用于 ARDS、AECOPD、肺移植等待肺源患者及辅助胸外科手术。Ferguson 等[18]将 ECMO 视作严重 ARDS 的挽救性治疗手段，而 ECCO$_2$R 比 ECMO 更适合于辅助相对较轻的 ARDS 患者的肺保护性通气。而 ECCO$_2$R 理论上可辅助实现更高强度的肺保护性通气。有研究者提出，当患者在 $PEEP \geq 10cmH_2O$ 的条件下，氧合指数（PaO_2/FiO_2）波动于 $70 \sim 200mmHg$ 之间和 / 或 $pH < 7.2$ 可考虑 ECCO$_2$R。

四、ECMO 的禁忌证

以下因素应视为 VV-ECMO 相对禁忌证：导致呼吸衰竭的原发病不可逆，包括严重脑功能障碍；有应用肝素的禁忌，如严重凝血功能障碍，近期颅内出血，对肝素过敏，肝素诱导的血小板减少症（heparin-induced thrombocytopenia，HIT）等；高通气支持水平（气道平台压 $> 30cmH_2O$，$FiO_2 > 0.8$）应用大于 $7 \sim 10d$；血管病变限制通路的建立；高龄（> 80 岁）；$BMI > 45kg/m^2$；PRESERVE 评分 > 7，或 RESP 危险分层为 IV $\sim$ V 级。

VA-ECMO 相对禁忌证：①严重出血；②严重心功能不全的孕妇；③心脏术后仍然合并不能矫治的先天和后天疾病者；④ CPR 时间超过 30min 者；⑤不可恢复性心肺损伤[19]。

ECMO 没有绝对禁忌证，其应用需评估患者的收益 - 风险比，团队的经验及与患者家属的沟通有时候起决定性作用。

第四节 技术应用挑战与研究热点

一、ECMO 的抗凝优化策略

1. 抗凝策略 血液与人工材料构成的管路及膜肺接触时，会不可避免地激活凝血系统，导致血栓形成。目前较为公认的 ECMO 期间抗凝方案为全身肝素化结合肝素涂层体外管路，但仍无法完全避免缺血或出血事件。此外，ELSO 抗凝指南回顾尸检研究显示系统性微血栓在 ECMO 支持的患者中大量、普遍存在且难以评估。因此寻找替代肝素的抗凝药物成为新的研究主题，目前在研究中的替代方案包括阿加曲班、抗 X a 因子抗体等。

2. 凝血监测指标 ECMO 相关出血与缺血风险均较高，因此准确、实时监测指标十分重要。目前 ECMO 主要凝血监测指标包括部分凝血活酶时间（APTT）和活化凝血时间（ACT），APTT 与

ACT 相比，除外了血小板、血液稀释等因素的影响，因此 APTT 与肝素的相关性相对更好。但是，目前并没有公认的 APTT 目标值。此外，亦有探究血栓弹力图用于指导 ECMO 抗凝方案的研究。

3. 无肝素 ECMO　肺移植患者普遍高龄，凝血状况差，且手术创面大，出血风险高，ECMO 辅助过程中常规肝素抗凝会导致出血风险增加。围术期短期应用无肝素抗凝 ECMO 策略，虽存在凝血因子及血小板消耗，但撤离 ECMO 后可恢复，降低了围术期出血风险，且不增加围术期血栓形成风险。国内外尚无关于肺移植围手术期使用无肝素抗凝 ECMO 的报道。

二、院内感染的防控

ECMO 支持过程中合并院内感染将延长机械通气、ECMO 支持时间和住 ICU 时间，使病死率增加。感染部位以下呼吸道、导管、血流和泌尿系最常见[20]。

呼吸机相关肺炎（VAP）是 ECMO 相关院内感染中最常见的类型，发生率高达 35%，会显著延长机械通气、住 ICU 和住院时间，甚至会增加病死率。因此，预防 ECMO 患者发生 VAP 是目前的研究热点，严格执行 VAP 预防集束化治疗措施，如手卫生、气囊上分泌物引流、维持气囊内压力于 25～30cmH$_2$O、每日唤醒和尽早撤机等，可以显著降低 VAP 风险。

清醒 ECMO（AECMO）指 ECMO 在清醒、没有气管插管、能够自主呼吸患者中的应用。AECMO 具有明显的临床优势：降低 VAP 和呼吸机诱导肺损伤（VILI）的发生；减少了镇静和镇痛药物的使用，利于早期活动和康复；保留自主呼吸能够促进肺通气的均匀分布，亦减少呼吸机诱导膈肌功能障碍（VIDD）的发生等。虽然 AECMO 具有治疗重度 ARDS 的潜在临床应用价值，但尚需临床研究进一步证实，目前是否可将重度 ARDS 列入其适应证有待进一步研究。

气管切开可用于预防 VAP 的发生，但关于 ECMO 患者气管切开安全性评估的文献较少。回顾性研究认为气管切开并未增加出血风险，而且操作前血小板数量、是否停用肝素和气管切开前 ECMO 运行时间等因素均与气管切开后出血风险不相关[21]。

血流感染的预防：ECMO 支持患者建议在层流病房监护，并常规予广谱抗生素预防感染，定期消毒插管部位，尽量选用外周静脉间断推注药物和输血。在 ECMO 患者病情稳定后尽早拔除所有不必要的输液管路和血管内导管。ECMO 支持 1 周内的早期感染以革兰氏阳性球菌为主，而 2 周之后的晚期感染以革兰氏阴性杆菌为主要病原体。高龄、入院时即存在感染、ECMO 前接受肾替代治疗是多重耐药菌感染的高危因素。ECMO 期间的血流感染主要来自细菌定植于体外循环组件或患者自身。只有在除外导管外因素引起的血流感染之后，才能考虑更换整套体外循环设备[22]。

三、VV-ECMO 患者最佳通气策略

1. 肺休息通气与肺复张策略　机械通气是影响 ECMO 患者预后的重要因素，但理想的通气策略仍不明确[22]。目前认为 ECMO 患者机械通气管理的重点是，最大程度地避免或减少呼吸机诱导肺损伤（VILI）的发生（即"超保护性肺通气"策略或"肺休息通气"策略），同时促进萎陷肺泡的复张。

2. 俯卧位通气　俯卧位通气是降低重度 ARDS 患者病死率的有效手段之一[23]。小样本的临床研究显示，俯卧位通气能进一步改善 ECMO 患者的氧合功能，且未见相关并发症发生率的增加。但目前关于 ECMO 联合俯卧位通气治疗重度 ARDS 的疗效仍不明确。

四、药代动力学

使用 ECMO 的患者大多需要用抗生素和镇静镇痛药物，而药物的药代动力学（pharmacokinetic，PK）在这一过程中的变化并不清楚。ECMO 主要通过管路螯合，增加药物的表观分布容积（volume of distribution，Vd）、降低清除率（clearance，CL）改变药物的 PK。目前已明确，脂溶性高、蛋白结合力高的药物受影响最为明显。例如，万古霉素药物稳定，受管路螯合作用影响小。对于严重感染患者，替考拉宁标准给药方案（负荷剂量 400mg、每 12 小时 1 次，维持剂量 400mg、1 次/d），仅能使 3.16% 的患者达到有效血药浓度，若联合使用 CRRT，达标率更低。ECMO 患者常用的镇

痛及镇静类药物包括阿片类药物（如吗啡、芬太尼、瑞芬太尼）及苯二氮䓬类药物（如咪达唑仑）。这两类药物脂溶性高，受 ECMO 管路螯合作用明显。若欲达到有效的镇静镇痛作用，需要增加药物剂量（包括初始剂量及每日总量）[24]。

（詹庆元）

参 考 文 献

[1] Gattinoni L, Carlesso E. Langer T. Clinical review: Extra-corporeal membrane oxygenation. Crit Care, 2011, 15: 243.

[2] Combes A, Hajage D, Capellier G, et al. Extracorporeal Membrane Oxygenation for Severe Acute Respiratory Distress Syndrome. N Engl J Med, 2018, 378: 1965-1975.

[3] Peek G J, Mugford M, Tiruvoipati R, et al. Efficacy and economic assessment of conventional ventilatory support versus extracorporeal membrane oxygenation for severe adult respiratory failure（CESAR）: a multi-centre randomised controlled trial. The Lancet, 2009, 374: 1351-1363.

[4] 中华医学会呼吸病学分会危重症医学学组. 体外膜氧合治疗成人重症呼吸衰竭临床操作推荐意见. 中华结核和呼吸杂志, 2014, 37: 572-578.

[5] Sidebotham D, McGeorge A, McGuinness S, et al. Extracorporeal membrane oxygenation for treating severe cardiac and respiratory disease in adults: Part 1--overview of extracorporeal membrane oxygenation. J Cardiothorac Vasc Anesth, 2009, 23: 886-892.

[6] Brogan T V, Thiagarajan R R, Rycus P T, et al. Extra-corporeal membrane oxygenation in adults with severe respiratory failure: a multi-center database. Intensive Care Med, 2009, 35: 2105-2114.

[7] Terragni P, Maiolo G, Ranieri V M, Role and poten-tials of low-flow CO（2）removal system in mechanical ventilation. Curr Opin Crit Care, 2012, 18: 93-98.

[8] Florchinger B, Philipp A, Klose A, et al. Pumpless extracorporeal lung assist: a 10-year institutional expe-rience. Ann Thorac Surg, 2008, 86: 410-417; discus-sion 417.

[9] Morelli A, Del S L, Pesenti A, et al. Extracorporeal carbon dioxide removal（ECCO2R）in patients with acute respiratory failure. Intensive Care Med, 2017, 43: 519-530.

[10] Lamy M, Eberhart R C, Fallat R J, et al. Effects of extracorporeal membrane oxygenation（ECMO）on pulmonary hemodynamics, gas exchange and prognose. Trans Am Soc Artif Intern Organs, 1975, 21: 188-198.

[11] Sidebotham D, McGeorge A, McGuinness S, et al. Extracorporeal membrane oxygenation for treating severe cardiac and respiratory failure in adults: part 2-technical considerations. J Cardiothorac Vasc Anesth, 2010, 24: 164-172.

[12] Abrams D, Javidfar J, Farrand E, et al. Early mobiliza-tion of patients receiving extracorporeal membrane oxy-genation: a retrospective cohort study. Crit Care, 2014, 18: R38.

[13] Fuehner T, Kuehn C, Hadem J, et al. Extracorporeal membrane oxygenation in awake patients as bridge to lung transplantation. Am J Respir Crit Care Med, 2012, 185: 763-768.

[14] Nosotti M, Rosso L, Tosi D, et al. Extracorporeal membrane oxygenation with spontaneous breathing as a bridge to lung transplantation. Interact Cardiovasc Thorac Surg, 2013, 16: 55-59.

[15] Rehder K J, Turner D A, Hartwig M G, et al. Active rehabilitation during extracorporeal membrane oxygen-ation as a bridge to lung transplantation. Respir Care, 2013, 58: 1291-1298.

[16] 赵举, 龙村, 侯晓彤. ECMO 体外膜肺氧合. 第 2 版. 北京: 人民卫生出版社, 2016.

[17] Hsieh P C, Wang S S, Ko W J, et al. Successful resusci-tation of acute massive pulmonary embolism with extra-corporeal membrane oxygenation and open embolec-tomy. Ann Thorac Surg, 2001, 72: 266-267.

[18] Ferguson N D, Fan E, Camporota L, et al. The Berlin definition of ARDS: an expanded rationale, justifica-tion, and supplementary material. Intensive Care Med, 2012, 38: 1573-1582.

[19] 龙村. 体外膜肺氧合循环支持专家共识. 中国体外循环杂志, 2014, 12: 65-67.

[20] Grasselli G, Scaravilli V, Di Bella S, et al. Nosocomial

Infections During Extracorporeal Membrane Oxygenation: Incidence, Etiology, and Impact on Patients' Outcome. Crit Care Med, 2017, 45: 1726-1733.

[21] Kruit N, Valchanov K, Blaudszun G, et al. Bleeding Complications Associated With Percutaneous Tracheostomy Insertion in Patients Supported With Venovenous Extracorporeal Membrane Oxygen Support: A 10-Year Institutional Experience. J Cardiothorac Vasc Anesth, 2018, 32: 1162-1166.

[22] Gattinoni L, Tonetti T, Quintel M. How best to set the ventilator on extracorporeal membrane lung oxygenation. Curr Opin Crit Care, 2017, 23: 66-72.

[23] Gattinoni L, Busana M, Giosa L, et al. Prone Positioning in Acute Respiratory Distress Syndrome. Semin Respir Crit Care Med, 2019, 40: 94-100.

[24] Nasr V G, Meserve J, Pereira L M, et al. Sedative and Analgesic Drug Sequestration After a Single Bolus Injection in an Ex Vivo Extracorporeal Membrane Oxygenation Infant Circuit. Asaio J, 2019, 65: 187-191.

第二十六章　肺　移　植

随着肺移植技术的日臻成熟，肺移植已成为终末期肺疾病的主要治疗手段。在几代人的探索下，我国肺移植近些年取得了长足的进步，但依然面临严峻挑战。

第一节　肺移植的过去、现在和未来

一、肺移植的过去

1950 年，Henri Metras（马赛）在狗肺移植中使用了肺静脉吻合的新技术——肺静脉与左心房袖套吻合，证明了保留支气管动脉并将其与锁骨下动脉连接的可能性，同年 Vittorio Staudacher（米兰）对狗分别进行了同种异体移植和自体移植。A.A Juvenelle（布法罗大学）尝试对狗进行再移植（自体移植）以便进行生理学研究，这项研究于 1953 年由 W.B.Neptune（费城）继续进行，使用实验狗进行了支气管吻合术的相关研究，也证明使用促肾上腺皮质激素（adrenocorticotropic hormone，ACTH）可以提高受者的实际生存率。1954 年，Creighton A.Hardin 和 C.F.Kittle（堪萨斯州）建立了同种异体移植肺的肺功能评价标准（functional capacity of a lung allotransplant），发现使用可的松可以有效增加受者的存活时间。

1963 年 6 月 11 日，美国密西西比大学医学中心 James Hardy 等为一位 58 岁左侧肺门部鳞癌、对侧肺气肿的患者进行了首例人类肺移植，该患者术后第 18 天死于肾衰竭。1971 年比利时 Derome 为 23 岁的终末期矽肺患者做了右肺移植，术后出现支气管吻合口狭窄、慢性感染和排斥，住院 8 个月，出院后只活了很短时间，但此患者是 1963—1983 年间 40 多例肺移植受者中存活时间最长的一个，其余病例都于术后短时间内死于支气管吻合口瘘、排斥、感染、肺水肿等并发症。

Veith 等认识到支气管吻合口并发症是肺移植后死亡的主要原因，供肺支气管的长度与支气管吻合口并发症有直接关系，缩短供肺支气管长度可以减少并发症的发生。进而又证实套入式支气管吻合可以减少缺血性支气管并发症。同期斯坦福大学的 Reitz 等成功完成心肺移植术，大大促进了临床肺移植工作。此时新的抗排斥反应抑制剂环孢素（Cyclosporin A，CsA）也开始应用于临床。同时应用带蒂大网膜包绕支气管吻合口改善支气管血运供应，促进吻合口愈合。

1983 年 11 月 7 日，Cooper 为一位 58 岁男性终末期肺纤维化患者行右单肺移植，6 周后患者出院恢复全日工作，6 年半后死于肾衰竭。1983—1985 年，Cooper 领导的多伦多肺移植组共报告了 7 例单肺移植，5 例存活，更进一步促进了肺移植工作的开展。1988 年法国巴黎 BealIon 医院的 Mal 和 Andteassian 成功地为 2 例肺气肿患者做了单肺移植，术后患者恢复良好，通气血流 V/Q 比例无明显失调，患者术后基本恢复了正常生活。打破了慢性阻塞性肺疾病（COPD）不适合单肺移植的说法，他的文章报道后很短时间内 COPD 就成为单肺移植的适应证。

随着单肺移植经验的积累，1990 年开始双侧序贯式肺移植。通过横断胸骨的双侧开胸，相继切除和植入每一侧肺，将单肺移植技术分别用于每一侧肺移植，使双肺移植变得简单而安全。多数情况下不需要体外循环，需要体外循环时也只是短时间的部分转流，不需要心脏停搏。目前序贯式双肺移植技术已被普遍采用，在 2000 年后全世界单、双肺移植的数量已经持平，2012 年后双肺移植占了近 70%。

1981 年，Norman E.Shumway 成立了国际心肺移植协会（the international society of heart and lung transplantation，ISHLT），这是一个自愿注册

和数据共享组织,它的分类方法和指导方针至今仍在使用。2005 年,器官获取和移植网络(organ procurement and transplantation network,OPTN)创建了供肺分配评分(lung allocation score,LAS)[1]:根据等待名单上等待者的预期寿命(紧急标准)和移植后 1 年的预估存活率计算的评分决定等待者的优先权,该评分定期更新,美国、德国和荷兰仍在使用该分配系统,当配型不在捐赠者国家时,欧洲移植组织也可使用这一评分系统。

亚洲地区肺移植相对落后。1999 年 5 月在日本东京召开的亚洲肺移植研讨会上,日本、韩国、泰国、菲律宾及我国科学家都报道了肺移植手术病例。2003 年日本报道活体肺叶肺移植治疗小儿终末期肺病 10 余例。

我国大陆肺移植起步很早,1979 年北京结核病研究所辛育龄教授为 2 例肺结核患者行单肺移植术,因急性排斥及感染无法控制,分别于术后第 7 天和第 12 天将移植肺切除。经过长期停顿后,1995 年 2 月 23 日首都医科大学附属北京安贞医院陈玉平教授为一例终末期结节病肺纤维化患者行左侧单肺移植,术后存活 5 年 10 个月,成为我国首例成功的单肺移植。1998 年 1 月 20 日,北京安贞医院又为一名原发性肺动脉高压患者在体外循环下行双侧序贯式肺移植,术后存活 4 年 3 个月,成为我国首例成功的双肺移植。1994 年

1 月至 1998 年 1 月间,我国共进行了近 20 例肺移植,只有北京安贞医院的 2 例肺移植患者术后长期生存,其余患者均在术后短期内死亡,以后肺移植工作在我国停滞了近 5 年时间。

2002 年 9 月,无锡肺移植中心成功完成了国内首例单肺移植治疗肺气肿,使得停滞 5 年的临床肺移植工作在中国大陆再一次燃起生机,再次启动了我国的临床肺移植工作。目前,根据 2007 年 5 月起实施的《人体器官移植条例》和 2006 年 7 月起实施的《人体器官移植技术临床应用管理暂行规定》,全国共有 167 家医院通过原卫生部人体器官移植技术临床应用委员会审核,成为第一批获得施行人体器官移植资质的单位,但其中具有开展肺移植资质的医院仅有 20 多家。

二、肺移植的现状

肺移植已发展成为临床治疗终末期肺病的唯一方法,越来越多的终末期肺病患者获得了新生。肺移植在世界各地广泛开展,在欧美国家,肺移植已经相当成熟。目前,肺移植手术的适应证包括肺间质纤维化、肺气肿、支气管扩张、肺结核、肺动脉高压以及淋巴管平滑肌瘤病等,但主要以肺气肿和肺纤维化为主[2]。

截至 2017 年 6 月,全球已完成超过 60 000 例肺移植手术(图 26-1-1,见文末彩图),肺移植

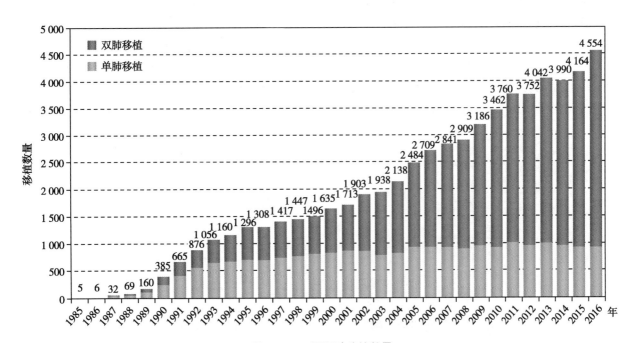

图 26-1-1　国际肺移植数量

术后 3 个月、1 年、3 年、5 年、10 年的生存率分别为 89%、80%、65%、54% 和 32%，肺移植患者的中位生存期为 6.5 年，存活满一年的肺移植患者的中位生存期为 8.7 年[3]。近年来，我国肺移植技术以及术前、术后管理水平均得到极大的改善和提高，肺移植稳步增长（图 26-1-2），在受者年龄偏大、身体条件较差的情况下，全国肺移植受者术后总体生存率接近国际先进水平。从 2015 年 1 月 1 日起，我国全面停止使用死囚器官作为移植供体来源，公民过世后自愿器官捐献成为器官移植使用的唯一渠道。在此大背景下，公民脑死亡和心脏死亡供体成为肺移植供肺的主要来源，但由于中国器官捐献相对于欧美国家，仍处于初级阶段，许多潜在供肺缺乏足够的维护，导致捐献失败，或供肺质量一般，获取后无法达到理想的供肺标准，作为边缘性供肺应用于临床，给临床移植带来了巨大的压力[4]。但随着移植团队技术的不断提高，应争取利用每一个可用的供肺为更多的终末期肺病患者进行移植，挽救更多人的生命，发展壮大中国的肺移植事业。

在全球新型冠状病毒流行的大背景下，部分患者新冠肺炎进展成为重症，表现为急性呼吸窘迫综合征，形成不可逆的终末期肺纤维化，许多患者最终因呼吸衰竭死亡，此时肺移植是最后的治疗希望，患者病原学检查新冠病毒检测由阳性转为阴性，可行肺移植挽救生命。2020 年 2 月至 3 月，陈静瑜领导的肺移植团队对 3 例新冠病毒感染致终末期肺纤维化患者进行了肺移植治疗，新冠病毒学检测均为阴性，2 例获得了成功[5]。中国肺移植治疗重症新冠肺炎引起的肺纤维化为世界提供了中国经验，在我国探索性的肺移植

基础上，欧美的肺移植中心也相继开展了此类手术。

三、肺移植的前景

（一）供肺的评估与处理

离体肺灌注技术（ex vivo lung perfusion, EVLP）可以在体外对符合移植条件的供肺进行灌注和通气，使供受者有足够的时间进行匹配。EVLP 可以对受损的肺源或边缘性供肺进行修复，从而达到移植条件，显著增加肺源的数量[6]。可能的机制包括逆转毛细血管的液体流失、减轻肺间质水肿、加入抗生素或加入抗炎细胞因子消除感染，监测灌注液反映器官功能的生物标志物，从而避免使用不符合移植条件的供肺。建立国际供肺 EVLP 中心，提供区域化的供肺修复服务。

（二）诱导同种异体移植物的免疫耐受

器官移植免疫耐受未来应用前景良好，研究发现分泌白介素 -17（interleukin -17, IL-17）的 Th17 淋巴细胞不仅与自身免疫性疾病的发病有关，可能在急慢性移植物排斥反应中也起着重要作用。目前已经确定了大量分泌 IL-17 的免疫细胞亚群，调节性淋巴细胞亚群（如 CD4[+]FoxP3[+] T 细胞和 B1 B 细胞）可以拮抗和抑制同种免疫和自身免疫排斥反应。随着对免疫耐受细胞机制的深入研究，通过调节免疫细胞抑制排斥反应和炎症反应，可能是未来肺移植受者免疫抑制药物管理的重要方向。

（三）移植肺微生物组的研究

不同疾病状态下的肺微生物组差异很大，构成肺部特定微生物组的细菌、真菌和病毒之间存在相互作用，可能在呼吸道疾病的发展、宿主防

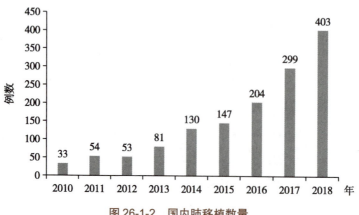

图 26-1-2　国内肺移植数量

御机制、免疫反应和调节过程中发挥着重要的作用。在肺移植受者中，口、鼻、近端和远端气管中的微生物组特征随着鼻微生物组特征的变化而变化，而鼻微生物组特征与近端和远端气管的特征非常相似。充分了解宿主微生物群的相互作用，及对同种免疫反应和同种异体移植物免疫耐受的影响，对进一步研究移植肺的损伤反应和间质重塑的机制起重要作用。

（四）使用干细胞预防和治疗肺损伤、炎症和排斥反应

供体来源的间充质干细胞（mesenchymal stem cell，MSC）被认为在闭塞性细支气管炎（bronchiolitis obliterans，BO）/慢性移植物功能障碍（chronic lung allograft dysfunction，CLAD）的细支气管纤维化中发挥重要作用。MSC 也可以抑制多种免疫细胞（T 细胞、B 细胞、NK 细胞、树突状细胞）的功能和细胞因子分泌。在许多动物模型中，干细胞已被证明可以减轻损伤和炎症反应，干细胞疗法可以减轻急性缺血再灌注损伤和肺损伤的纤维化反应，预防或改善肺原发性移植物失功。MSC 能够促进肺泡内积液的清除，使用同种异体骨髓来源的 MSC 治疗慢性移植物功能障碍 CLAD 的肺移植受者，可减慢受者一秒用力呼气容积（forced expiratory volume in one second，FEV_1）下降的速度。

（五）异种移植

跨物种的肺移植可能作为同种异体肺移植的替代或过渡方案，使人类供体 - 受体有足够的匹配时间，当人类匹配到符合条件的供肺后，再替换异种移植物。跨物种的肺移植会产生大量的炎症、免疫和凝血反应，这些问题都有待克服。基因工程把猪作为肺供体，通过基因重组防止异种移植模型（包括猪 - 灵长类异种移植）发生急性血栓形成和严重炎症反应。通过敲除异种抗原基因并结合药物治疗，来防止引发凝血和炎性级联反应、补体激活等的发生，最终可能实现将猪肺作为人类肺源的替代物。

（六）肺生物工程

目前已经开发出一种方法可以去除全肺的细胞组织，产生一个完整的细胞外基质（extracellular matrix，ECM），分离该基质，作为支架可被重新细胞化。这种生物支架成功地被干细胞或祖细胞重新细胞化形成人工肺，移植到动物模型中，能提供气体交换功能，但随后发生炎症反应和肺实变，最终导致移植物功能丧失。目前使用受体干细胞构建生物工程肺有许多障碍需要克服，但生物工程肺未来可能成为终末期肺疾病患者潜在的肺源，不需要进行免疫抑制治疗，也能降低受者感染的风险，这是当前的同种异体移植肺无法比拟的优势。

第二节　肺移植指征与受体评估

一、肺移植指征

（一）肺移植的适应证和手术时机

肺移植与其他实体器官移植一样，选择合适的肺移植受体是移植成功最重要的决定因素之一。当前国际上肺移植发展的主要障碍是可利用供体的短缺，受体常常因为等不到合适的供体病情加重而死亡。因此供体器官资源应最优化分配和使用，确保肺移植受体为终末期肺疾病，无其他可以替代措施时才能选入等候移植名单。为了帮助全世界的医师更好地选择具有潜力的肺移植受体，此领域具有卓著贡献的专家一致意见，并且基于一个中心、多个中心甚至是多国家移植中心的资料进行回顾性分析，1998 年在国际心肺移植协会支持下初步制定了肺移植指南，在此基础上 2006 年又重新修订了肺移植指南。当然要提高肺移植的手术成功率、肺移植术后近期和远期的生存率则需要术前对每一例肺移植受体进行严格的评估和内科治疗。

1. 适应证　慢性、终末期肺疾病，或其他的医疗手段医治无效的均为肺移植术的适应证。潜在的肺移植受者应当给予专业的保健咨询。根据国际心肺移植协会的最新统计，目前肺移植的主要适应证包括：慢性阻塞性肺疾病（34%），特发性肺纤维化（23%），囊性纤维化（17%），α1- 抗胰蛋白酶缺乏性肺气肿（6%），肺动脉高压（3.1%），支气管扩张（2.8%），肺结节病（2.5%）等。

肺移植的最根本的目标就是延长生存期限。一些研究表明肺移植可以达到这个目标，尤其是对于严重的囊性纤维化、特发性肺纤维化和原发性肺动脉高压患者。而关于肺气肿患者的报道比

较矛盾，两份研究结果表明包括艾森曼格综合征受者在内的肺移植术并未延长患者的生存时限。同时研究表明不同时间对存活率的评价可以得到不同的结果，随着时间推移存活率将升高。

如何评价存活率是否得到提高是一个值得探讨的问题。肺移植术对大多数患者来说都是相对的姑息治疗，但可以改善生活质量。当评价肺移植效果时，患者的生活质量也是其中重要的一项。但是由于供体器官的短缺，目前很难做到仅仅为了改善患者的生活质量而行肺移植术。不同疾病的肺移植指南如下：

（1）慢性阻塞性肺疾病：BODE 指数 7～10，或下列临床情况之一：①伴有急性高碳酸血症的病情恶化而住院（$PaCO_2 > 50mmHg$）；②氧疗难以纠正的肺动脉高压和 / 或肺心病；③ FEV_1 预计值 <20% 和 / 或一氧化碳弥散量（diffusion capacity for carbon monoxide of lung，DL_{CO}）<20% 预计值或均质性肺气肿。

（2）特发性肺纤维化：有明确的普通型间质性肺炎（usual interstitial pneumonia，UIP）组织学或影像学证据和以下之一：① DL_{CO} < 39% 预计值；②随访 6 个月，用力肺活量（forced vital capacity，FVC）减少 10% 以上；③ 3min、6min 步行试验（3，6 minute walking test，3、6MWT），SpO_2 < 88%；④高分辨率 CT（high resolution CT，HRCT）蜂窝肺（纤维化评分 >2）。

（3）特发性肺动脉高压：①经过最佳内科治疗，纽约心脏协会（New York heart association，NYHA）心功能 NYHA 功能分级持续Ⅲ级或Ⅳ级；② 6MWT 距离 <350m 或进行性下降；③静脉应用依前列醇或类似药物治疗无效；④心指数 <2L/（min·m^2）；⑤右心房压力 >15mmHg。

（4）结节病：NYHA 功能分级Ⅲ级或Ⅳ级和以下之一：①静息时低氧；②肺动脉高压；③右心房压力大于 15mmHg。

（5）肺淋巴管平滑肌瘤病：①严重肺功能障碍或运动能力下降（VO_2 max <50% 预计值）；②静息时低氧。

（6）肺朗格汉斯细胞组织细胞增生症：①严重肺功能障碍或运动能力下降；②静息时低氧。

2. **手术时机的选择** 一般来说，当患者 2～3 年的生存率为 50% 或按照 NYHA 心功能Ⅲ级

至Ⅳ级水平或两者皆有，可考虑进行肺移植评估。能否安全地度过等待供肺的时期取决于等待的时间，不同的疾病和供体器官分配方案。等待供体的时间并不确定，取决于多重因素，例如身高和血型。经验显示，身材矮小的妇女患者需要等待合适供体的时间较长，AB 血型的患者较易得到供体。特发性肺纤维化、囊性纤维化或原发性肺动脉高压患者相对于肺气肿或艾森曼格综合征患者来说能够耐受等待供体的时间更短。

尽早进行肺移植评估非常有价值，患者可以预先进入移植名单，并进入移植中心在专家的指导下进行配合的康复锻炼。无论最终患者是否需要移植，含多种学科的移植团队可以帮助患者全面改善身体状况。这将依赖于各种临床指标[如感染率，进入重症监护病房（intensive care unit，ICU）住院治疗，吸氧和减肥等等]，实验室检查（如氧分压，二氧化碳分压等）和功能检查（如肺功能测试，超声心动图，心功能等）。

（二）肺移植的禁忌证[7]

肺移植后的治疗非常复杂，包括术前和术后发病率和死亡率。因此全面考虑手术的禁忌证和并发症非常重要。

1. **肺移植绝对禁忌证** ①2 年内的恶性肿瘤，除外皮肤鳞癌和基底细胞癌；一般说来，恶性肿瘤 5 年内没有活动依据是必须的；对于局灶性的细支气管肺泡癌的肺移植手术还存在争议。②其他脏器重度功能障碍无法纠正（即心、肝、肾）；冠状动脉粥样硬化性心脏病未经介入或旁路移植，或者显著左心功能不全；部分患者可以选择性行心肺移植。③无法治愈的肺外慢性感染，如慢性活动性乙型肝炎、丙型肝炎和艾滋病。④严重的胸廓、脊柱畸形。⑤预计不能完成治疗或随访。⑥不能控制的精神心理疾病，不能合作或遵从药物治疗。⑦缺乏持续可靠的社会支持。⑧目前或 6 个月之内有药物成瘾（包括酒精、香烟、麻醉剂等）。

2. **肺移植相对禁忌证** ①年龄大于 65 岁。老年患者生存率降低，并发症发生率高；受体年龄是考虑选择移植候选人的一个因素；虽然目前还没有一个公认的年龄上限作为绝对禁忌证，但是如果同时存在几个相对禁忌证，联合作用会增加移植死亡风险。②严重或不稳定的临床状况

（如休克、机械通气、ECMO）。③严重功能受限状态，康复可能性较小。④存在高度耐药、高度致病性细菌、真菌、分枝杆菌定植。⑤严重肥胖，身体质量指数（body mass index，BMI）> 30kg/m²。⑥严重或有临床症状的骨质疏松症。⑦机械通气患者；对于部分经过谨慎选择的，没有急性或慢性器官功能不全，能够积极参与锻炼康复活动的患者也可能成功移植。⑧没有伴随终末期器官损伤的其他情况，包括糖尿病、高血压病、消化性溃疡；对于伴有严重胃食管反流，需要术前及时处理。冠心病患者可能需要术前介入治疗或者术中同期旁路移植。

二、肺移植受者评估

肺移植迄今仍是具有高风险的复杂手术，需要详细的术前评估。对于终末期肺病患者理想的移植评估时机选择不是基于某一个单独指标，因为没有单个简单的指标能够成功地早期预测死亡率，而是应该综合一系列临床（感染机会、ICU入住、氧需要、体重减轻等）、实验室（血气分析PaO₂和PaCO₂等）、功能状态（肺功能测定、超声心动图、运动能力等）。一般说来，目前的移植评估时机建议：患者预计 2～3 年生存率小于 50%，和/或 NYHA 评级心功能Ⅲ级或Ⅳ级[8]。

患者等待移植期间的生存机会决定于等待时间、潜在疾病、器官分配规则。等待时间取决于许多因素，比如身高、血型；一般相比于高个患者，或 AB 型患者，矮个子女患者等待时间更长；相比于肺气肿或艾森曼格综合征患者，特发性肺纤维化（idiopathic pulmonary fibrosis，IPF）、囊性肺纤维化（cystic fibrosis，CF）、特发性肺动脉高压（idiopathic pulmonary artery hypertension，IPAH）患者等待生存机会较低。因此，建议及早进行术前评估，使得患者在进一步列入移植名单前，能够有充足时间有条不紊地评估，处理一些术前情况，完成患者教育，康复锻炼。无论患者评估结果是否能够移植，一个经验丰富的多学科合作团队，致力于仔细挖掘潜在疾病和相关伴随疾病并能及时提前干预治疗，改善患者全身状况，延长患者等待肺移植时间，都能够大大提高患者的生存获益。

（一）肺移植受体的术前评估项目

1. 详细询问病史和体格检查。

2. 胸部摄片，心电图，常规血液生化检查。

3. ABO 血型，人类白细胞抗原（human leucocyte antigen，HLA）HLA 血型，群体反应性抗体。

4. 血清肝炎病毒 A、B、C 和人免疫缺陷病毒（human immunodeficiency virus，HIV），巨细胞病毒抗体检查。

5. **肺部检查** ①标准肺功能，血气分析；②核素定量通气/血流扫描；③心肺运动试验；④胸部 CT。

6. **心血管检查** ①放射性核素心室造影；②超声心动图；③右心导管血管造影；④食管超声心动图；⑤康复评估；⑥ 6min 步行试验；⑦心理测定；⑧营养评估。

（二）术前评估时需要考虑的一些特殊问题

1. **机械通气依赖** 由于供体短缺，在等待移植期间患者疾病进展到呼吸机依赖甚至死亡并不少见，国外患者在转来移植时已经呼吸机依赖时通常不考虑移植，然而对于列入等待名单后进展成呼吸机依赖并且病情稳定的患者仍旧考虑移植。

2. **术前类固醇皮质激素维持治疗** 正在接受高剂量类固醇皮质激素治疗的患者（泼尼松 > 40mg/d）通常认为不适合移植，已经有充分证据证明高剂量类固醇皮质激素治疗不利于支气管吻合口愈合；而低到中剂量的类固醇皮质激素治疗[泼尼松 < 0.2mg/（kg·d）]不是移植禁忌证。

3. **既往胸部手术史** 一般认为既往胸部手术或胸膜粘连术对于肺移植不是特殊的禁忌证；有些肺气肿患者在移植前做过肺减容手术；但是由于既往胸部手术操作引起胸膜粘连和肺部解剖结构的改变，常常使得移植手术变得更加复杂，因而在筹划手术时必须加以仔细考虑。

不同移植手术类型（单肺移植 vs 双肺移植）有显著不同的生存获益，双肺移植比单肺移植有更好的生存获益（中位生存时间 7.0 年 vs 4.5 年，p < 0.001），并且 1 年校正的生存获益仍然有统计学意义（中位生存时间 9.6 年 vs 6.5 年，p < 0.001）。不同性别和年龄间的生存获益存在明显差异，一般说来，女性优于男性，年轻者优于年老者；不同性别之间生存获益的细小差异在术后 1 个月内就开始显现；而不同年龄组之间远期生存获益差异更加显著，不同年龄组肺移植中位生存时间比较，18～34 岁组 vs 35～49 岁组 vs 50～59 岁

组 vs>60 岁组,分别为 7.3 年 vs 7.1 年 vs 5.6 年 vs 4.4 年。不同移植适应证生存获益不同,术后 3 个月死亡率比较:COPD(非 α_1-ATD)最低 9%,IPAH 最高为 22%,但不是所有的成对比较都有统计学意义。对于存活超过 1 年的患者,校正的中位生存时间比较:CF vs IPAH vs 结节病 vs COPD(α_1-ATD 组)vs COPD(非 α_1-ATD 组)vs 间质性肺病(ILD),分别 11.1 年 vs 10.1 年 vs 8.9 年 vs 8.7 年 vs 7.0 年 vs 7.0 年。不同肺移植术前供-受体巨细胞病毒(cytomegalovirus,CMV)血清学状况生存获益不同,CMV 阴性供体组比 CMV 阳性供体组生存率高。

肺移植术后 30 天内的主要死亡原因是移植物失功和非 CMV 感染,其他原因包括技术原因(手术操作相关)和心血管并发症;而在术后 30 天至术后 1 年内,非 CMV 感染是最突出的原因;肺移植手术 1 年之后,BO/ 慢性排异,移植物失功(可以表现为肺排异或 BOS)和非 CMV 感染是死亡的主要原因,同时恶性肿瘤也是 1 年内的重要死亡原因。术后第一年独立的死亡危险因素中直接风险因子(即死亡相关的独立危险因素)包括基础疾病、再移植、移植当时的疾病严重度(即需要重症监护、机械通气、血液透析)、供体的糖尿病史、供受体 CMV 血清学不匹配(D+/R-)、受体输血史;同死亡显著相关的连续危险因素包括移植中心规模过小、供受体高度差异(主要是受体高于供体)、移植当时受体年龄过高、术前高胆红素、高肌酐、静息时高氧气需求、低心输出量、低 FVC% 等。年龄大于 55 岁,1 年死亡风险开始增加,随后死亡风险以指数方式上升;当移植中心规模小于 30 例 / 年,1 年死亡风险增加明显。术后 5 年死亡危险因素与 1 年死亡风险因素不完全相同,直接危险因素亦包括受体基础疾病、再移植、移植当时的疾病的严重度(重症监护)、供体的糖尿病史、CMV 不相匹配(D+/R-)。连续风险因子包括移植中心规模过小、供受体高度差异(主要是受体高于供体)、移植当时受体年龄过高、静息时高氧气需求、低心输出量等。1 年校正的 5 年死亡率的危险因素中,BOS 受体或第 1 年内急排的受体有较高的 5 年死亡率。而连续风险因子包括移植中心规模较小、供受体体重指数差异大、移植时的极端年龄、术前受体静息时需要大

量吸氧、低的肺血管阻力、低心输出量等。术后 10 年死亡危险因素中包括了一些和 1 年、5 年和 5 年校正相同的因素。统计学意义的连续风险因子中移植中心规模较小、大的供体受体体重指数差异、术前高肌酐等。

肺移植供受体匹配一般是指对血型(相同或相容)、根据身高年龄预测的肺总量(predicted total lung capacity,pTLC)、CMV 血清学(±)、性别(男 / 女)、年龄及这些参数组合的错配对肺移植结果的影响。早先 Miyoshi S 等发现,左单肺移植术后肺活量(posttx VC_R)同供体预计肺活量(pred VC_D)密切相关($r=0.83$;$p<0.05$),而双肺移植 posttx VC_R 取决于受体的预计值肺活量(pred VC_R)。因而认为对于肺移植供受体尺寸匹配,若 pred VC_D>posttx VC_R,应该选择做左单肺移植;pred VC_D 接近 posttx VC_R,适合做双肺移植。而 Ouwens JP 及同事也报道,如果仅仅根据身高分配供肺会导致由于性别错配引起的实质上的 TLC 错配,实际工作中确实也可以观察到供受体身高的差异巨大却没有任何不良影响。Roberts DH 等发现,根据性别分配供体肺器官可能提高患者长期生存和改善移植效果。Allen JG 及同事进行了迄今关于不同种族供受体匹配的最大的一个队列研究,发现种族相配可以提高远期生存,这种影响在术后 2 年开始逐步表现。Eberlein M 等发现,供受体 pTLC 比例>1 可以提高双肺移植患者术后生存获益,pTLC 比例甚至可能比身高比更好地反映了移植物 - 胸腔不匹配,因为其也包含了性别差异对胸肺容积的影响。Eberlein M 及合作者等也发现供受体 pTLC(根据身高、年龄预测的肺总量)比例是肺移植术后第一年死亡的一个独立的预测因子,供受体 pTLC 比例合并入肺分配系统能够提高肺移植的效率。最近 Adalet Demir 及合作者等研究发现[9],供受体性别相反的受体生存率显著较低,10 年生存率:错配 39% vs 相配 51%,$p=0.04$;5 年生存率:最好的是 DF/RF(80%),最差的是 DF/RM(47%),中间的是 DM/RF(72%)和 DM/RM(63%),$p=0.0001$。D/R 性别错配使死亡风险增加 80%[HR(95% 置信区间):1.8(1.1~2.8);$p=0.01$]。因此认为 D/R 性别错配可能是影响长期生存的重要预测因子,性别组合 DF/RM 应该避免。

第三节　肺移植供体评估与维护

一、供肺选择标准

供体为心脑死亡者，其肺并不一定都能成为供肺移植。脑外伤是常见的脑死亡原因，可合并肺实质或支气管损伤，颅内压的升高也可引起神经源性肺水肿；在昏迷状态下，可能由于误吸胃内容物引起化学性肺损伤。另外，患者在重症监护室救治过程中，很容易发生院内获得性肺炎（hospital acquired pneumonia，HAP）及呼吸机相关肺炎（ventilation associated pneumonia，VAP），而且，随着有创机械通气时间延长，VAP及HAP的发生率也随之升高。这些均可导致供肺捐献失败。对于供肺选择，除大小、血型等相匹配外，早期国外许多中心依据理想供肺标准进行评估，但随着肺移植学科的发展，近年来边缘性供肺也被广泛应用于临床肺移植。

根据我国供肺特点，需要制定理想供肺标准及可接受供肺标准[10]。

1. 年龄　回顾性队列的数据分析显示，供者在18~64岁之间，术后1年内失败率无显著增加，因此目前倾向于捐赠者年龄在18~64岁之间。但对于不在此年龄段的供肺，仍应进行相应的评估。建议年龄在70岁以下。

2. 吸烟史　供肺者有吸烟史者，与不吸烟者相比，受体存活率略有降低。但是，轻度吸烟（吸烟指数<200年·支）供肺者，受者的存活率无显著影响。如果供者既往吸烟指数<400年·支，或死前已经戒烟10年及以上，既往吸烟史不是供肺的排除标准。

3. 气管镜检查及呼吸道微生物学　在确定为潜在供体后，常规行纤维支气管镜检查，及时有效地吸净供者气道分泌物，防止肺部感染或肺不张，并对痰液进行细菌培养，若细菌培养阳性，则进行药敏试验，选取敏感抗菌药物控制感染。细菌培养发现泛耐药或者全耐药的细菌，放弃使用。国外的供肺评估提示：使用恰当的抗铜绿假单胞菌和金黄色葡萄球菌的药物预防供肺感染，供体传播感染的风险可忽略不计。因此气管镜下可吸净的适量痰液和微生物培养阳性，不是拒绝供肺的标准。若纤维支气管镜检查发现有严重的气管支气管炎，特别是脓液被吸出后仍从段支气管的开口涌出，提示供肺感染严重，无法使用。

4. 胸部影像学　单独根据胸部影像学评估供体的研究较少，仍需综合评估，一般要求胸片肺野相对清晰，排除严重感染及误吸，排除严重胸部外伤及心肺大手术。胸部CT未见明显占位或严重感染。

5. 动脉血气分析　动脉血气基本能反映供肺氧合情况，导致该氧合下降的原因包括外伤、感染、肺水肿等。因此一般要求在FiO_2 1.0、PEEP $5cmH_2O$的呼吸机支持条件下约30min，外周动脉$PaO_2 > 300mmHg$，即氧合指数>300mmHg是基本要求。尤其注意，在取肺前每两个小时测定一次血气，如果动脉血气不达标，在宣布此肺不合格之前，应确保通气充足，气管内插管位置正确，潮气量足够。同时经气管镜检查排除大气道内分泌物阻塞。只有排除上述影响因素、充分通气、维持最佳体液平衡等措施后，氧合指数<250mmHg，才能做出供肺不适合移植的结论。

6. 供肺大小估计　肺是人体内唯一随着所在空间而塑形的器官。相对来说，肺纤维化受者的膈肌位置上提、胸廓内容积显著缩小，而肺气肿受者膈肌下移、肋间隙增宽、胸廓容积显著增加。因此，受者的选择需要综合考虑原发疾病的因素。尽管术后早期2周内受者的膈肌、胸壁会在一定范围内逐渐与新的移植肺达到一定程度的适应。但不建议超大容积的供体肺予以小胸腔受体患者。

7. 冷缺血时间　随着肺移植技术的发展，冷缺血时间一般在8小时内，少数供肺可延长至12小时。

（1）理想供肺标准：①ABO血型相容；②年龄<60岁；③吸烟史<400年·支。④持续机械通气<1周；⑤$PaO_2>300mmHg$[吸入氧浓度（fraction of inspiration O_2，FiO_2）=1.0，呼气末正压（positive end expiratory pressure，PEEP）=$5cmH_2O$]；⑥胸片显示肺野相对清晰；⑦支气管镜检查各气道腔内相对干净；⑧痰液病原学无特别致病菌；⑨没有胸部外伤。

（2）可接受供肺标准：①ABO血型相容；②年龄<70岁；③吸烟史<400年·支；④呼吸机时间

不作为硬性要求；⑤ $PaO_2 > 250mmHg$（$FiO_2 = 1.0$，$PEEP = 5cmH_2O$）；⑥胸片肺野内有少量到中等量的渗出影；⑦供受体大小匹配度可以根据具体情况进行供肺减容或肺叶移植；⑧如果肺功能满意，胸部外伤不作为排除标准；⑨如存在轻微的误吸或者脓毒症经治疗维护后改善不作为排除标准；⑩如气道内存在脓性分泌物经治疗维护后改善不作为排除标准；⑪供肺痰标本细菌培养排除泛耐药或者全耐药的细菌；⑫供者不能有基础肺疾病（比如：活动性肺结核、肺癌），但支气管哮喘是可以接受的；⑬多次维护评估后不合格的供肺获取后经离体肺灌注修复后达标；⑭冷缺血时间原则上不超过12h。

二、供肺维护策略

供肺的评估 - 维护 - 再评估是多学科协作的整体过程[10]，旨在发现适合移植的潜在供肺，提高捐献器官的使用率[11]；同时发现不适合作为潜在供肺的证据，避免盲目扩大边缘供肺影响移植的近期及远期效果，减少医疗资源浪费。供肺进入评估流程时，均接受气管插管机械通气。因此，重症监护病房医护和供肺获取专家，应尽可能提前供肺维护，使更多供肺最终进入可用之列。

（一）积极抗感染治疗

我国捐献供肺的主要来源是脑死亡，在脑死亡供肺中，神经源性肺水肿（neurogenic pulmonary edema，NPE）发生率高，出现NPE后极易发生肺部感染，同时肺水肿会引起肺泡弥散功能下降，导致低氧血症。另外，长期插管卧床，坠积性肺炎亦常发生。故早期、积极、预防性的抗感染治疗是必要的。

（二）加强气道管理

适量翻身、拍背，每日行纤维支气管镜检查及吸痰，清理气道，吸净支气管分泌物，确保肺良好地扩张，尤其是防止肺下叶不张，经常进行胸片和血气的检查。

（三）液体管理

对于重症监护医师来说，脑死亡捐献者的液体管理极具挑战性。不同器官获取小组对于供体的管理要求差异性大，例如肾脏组要求供体给予充足的液体，维持肾脏的血流灌注，而取肺组要求尽量限制液体入量，减少晶体量，提高胶体比例，循环稳定的情况下尽量负平衡，控制中心静脉压（central venous pressure，CVP）$< 10cmH_2O$，必要时行连续性肾脏替代治疗（continuous renal replacement therapy，CRRT），供体要做到血流动力学稳定，避免或减轻容量负荷过重和肺水肿。

（四）保护性通气

供体维护要注重呼吸机的有效管理，采用保护性肺通气策略。维持一定的潮气量、PEEP及间断肺复张（每天至少一次）可以防止肺不张及肺泡萎陷，这对于呼吸停止的患者尤为重要，另需定时监测PaO_2/FiO_2及肺顺应性以评估供肺状态。

（五）获取前激素的应用

脑死亡导致下丘脑 - 垂体轴功能障碍，抗利尿激素分泌不足，肾上腺功能不全和甲状腺功能减退，这些情况会加剧休克，应对症使用相应的激素维护供肺。

第四节　肺移植技术及进展

一、供肺获取流程

在取得家属肺脏捐献的同意签字、确定供肺能使用后，器官获取组织（organ procurement organizations，OPO）进行网络分配供肺，移植医院供肺获取小组在OPO协调员的帮助下，进行供肺的维护、评估，供肺维护后，如果符合获取标准，经过供肺所在医院的OPO协调，明确多脏器获取的时间各团队统一进行多脏器获取。主要技术操作如下：

1. **心肺原位灌注获取**　供者仰卧位，常规消毒铺巾，胸骨正中切口，逐层切开皮肤、皮下组织，分离剑突下，锯开胸骨进胸，剪开心包，肺动脉根部荷包缝合。充分打开心包，若心肺均拟获取采用，则游离上、下腔静脉上阻断带，游离升主动脉和肺动脉圆锥，牵开上腔静脉和主动脉，升主动脉插入常规心脏停搏灌注管。在主肺动脉根部插入肺灌注管，将500μg前列腺素 E_1（prostaglandin E_1，PGE_1）注入肺动脉。剪下下腔静脉、左心耳，夹闭升主动脉，行心脏、双侧肺灌注，同时胸腔放置冰生理盐水降温处理。心肺获取在剪开下腔静脉时，注意给腹部肝脏获取留下下腔静脉的空间，灌注时呼吸机持续通气（图26-4-1）。

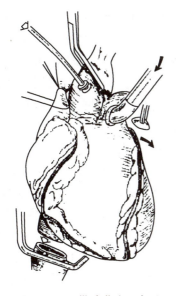

图 26-4-1　供肺灌注示意图

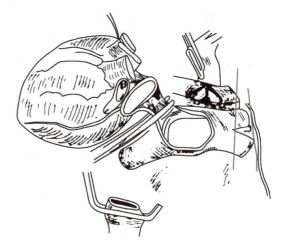

图 26-4-2　心肺分离时保留供肺心房袖

2. 顺行灌注　准备 4℃的灌注液，每升加入 PGE_1 125μg，每袋悬挂高于手术床 30cm 以保持一定的灌注压力。采用 4L 灌注液交替进行双侧肺灌注（50～60ml/kg）。灌注时机械通气维持 FiO_2 0.5，潮气量 10ml/kg，PEEP 5cmH₂O，同时用冰屑覆盖肺表面降温，灌至双肺完全发白。在主动脉钳闭处下方切断主动脉，在结扎处离断上腔静脉，关闭气管，整体取下心肺后体外分离心脏。若心脏不适于获取采用，也可肺动脉插管，阻断肺动脉近心端，剪开左心耳，然后顺行灌注，参数如前述。

3. 心肺分离技术　体内心肺整体获取后，将心肺整体转运至操作台上分离，在肺动脉圆锥水平肺动脉起始部切断肺动脉，将心脏轻轻提起偏向右肺一侧，暴露左侧的上下肺静脉，在左下肺静脉的下缘左心房侧剪一小口，然后沿左心房向上剪，注意留下一侧完整的左心房袖，心房修剪的最基本标准是左上下肺静脉要连在一起，且带上部分左房袖（图 26-4-2）。获取时避免将心脏牵拉太紧，沿肺静脉剪，会导致切断左下肺静脉，肺静脉回缩至肺实质内导致供肺无法完整吻合。也有部分中心心肺在供体原位灌注结束后在供者体内原位分离心肺，方法同上。

4. 逆行灌注　心肺分离后进行逆行灌注，即从左房袖或肺静脉灌注液体，从肺动脉中流出。在动物和人体模型中，逆行灌注后的供肺表现出更好的氧合作用与肺顺应性，较低的气道压力和

更有效的血栓清除效果。将 1L 灌注液连接一根带球囊的导尿管，球囊充盈 4～5ml，以确保能插入上、下肺静脉内阻塞管口，从一侧上下肺静脉内分别灌注，每支静脉大约使用灌注液 250ml，共需用灌注液 1L，逆行灌注时可以轻轻抚压肺组织，肺动脉仍可见到有少量微小血块灌洗出。直至肺动脉流出的灌注液清亮为止。最后使用 4 层塑料袋以保证安全和保持无菌，将肺浸在 3L 4℃灌注液中放入装有冰块的保温箱中运送。

5. 左右肺分离修整　左右单侧供肺如果在不同的移植中心使用，供肺可在获取现场立刻进行左右肺的分离，把供肺放入无菌袋中，浸泡在 0～4℃的灌注液中，无菌袋外层用无菌冰冷却。分别转运至受者医院，否则左右肺整体转运至移植医院再进行分离修整。

修整前处理：如果供肺在切除后灌注不充分，可再次用灌注液进行顺行灌注或者逆行灌注。

分离左肺、右肺：供肺表面用浸泡了灌注液的纱布覆盖，双肺按解剖位置放置，稍微向两侧分开。先剪开左房后的心包，然后在左房后壁中间位置剪开，把左心房分成右肺心房袖、左肺心房袖。然后向上从肺动脉分叉处分开右肺动脉、左肺动脉。解剖出左主支气管，靠近隆凸位置，用切割缝合器离断左主支气管，将双肺分成左肺、右肺，分别进行修整。

左肺、右肺分别进行修整：修整顺序按照肺动脉、肺静脉及左房袖、支气管的顺序来进行。分离肺动脉的鞘膜至肺动脉第一支，贴近肺静脉分离肺静脉与支气管之前的结缔组织，尽量保留

支气管周围的结缔组织，保证支气管的血供。修剪支气管周围过多的结缔组织，保留贴近支气管的结缔组织。然后用超声刀对肺门及下肺韧带部位进行止血。

二、肺移植技术

1. 受者准备　仰卧位，肢体固定，双手置于身体两侧。术前常规放置 Swan-Ganz 导管监测肺动脉压力，桡动脉或股动脉置管，留置尿管，气管内放置双腔导管或单腔双囊导管以便于单肺通气，手术期间完善气管镜检查，及时吸出分泌物、清理气道等。

循环支持设备常规备用。根据受者术前或术中情况决定是否行 ECMO 或体外循环转流。当受者因肺动脉高压预计或证实无法耐受手术，或单肺通气氧合功能差，或移植肺恢复灌注后氧合差，则需置入 ECMO。

2. 切口选择

（1）前外侧切口：经第 4 或第 5 肋间进胸，分离肋间肌肉，保留胸长神经。在切口内放置肋骨撑开器，打开胸腔暴露手术视野。根据手术操作可将手术床向左或右倾斜 30° 左右，利于解剖肺门、肺切除和肺移植吻合。胸腔镜辅助下双侧采用此切口可不横断胸骨、不翻身即完成序贯式双肺移植。

（2）后外侧切口：采用此切口亦不横断胸骨，手术视野暴露充分，但胸壁肌肉、神经离断较多。双肺移植时需要翻身再次消毒。

（3）蚌式切口：横断胸骨开胸使切口呈"蛤壳状"，能更好地暴露肺门结构、纵隔和双侧胸腔。撑开器于双侧胸壁撑开暴露手术视野。存在以下情况选择此切口更利于手术操作：①同时进行心脏手术，需体外循环辅助者；②严重肺动脉高压合并心脏异常扩大者；③对于限制性肺疾病和小胸腔者，采用双侧、前外侧切口开胸不能充分暴露手术视野时。

（4）胸骨正中切口：胸骨正中切口不离断胸壁肌肉，有利于保护呼吸肌功能，疼痛更为轻微，亦可同时处理双侧肺部病变。但此切口对肺门的显露及操作不及上述 3 种切口。

3. 受者病肺切除　为减少术中 ECMO 和体外循环转流的使用，通过术前肺功能评估，可先切除肺功能较差的一侧病肺。切除病肺前需完全分离胸腔粘连，仔细解剖肺门，鉴别并保护膈神经和迷走神经。根据供肺到达移植医院的时间安排受者病肺切除手术，以缩短供肺冷缺血时间。供肺修剪与病肺切除可同时进行，以尽量减少肺动脉阻断时间。

离断肺动、静脉时要保留足够长度。肺动脉干在第一分支远端离断，静脉于各主要分支离断，以备进一步修剪处理，保证受者心房袖口缝合的长度。离断左、右主支气管时需保留足够长度，以备后期修剪和缝合。气管缝合处周围组织需尽量保留，利于吻合口周围包埋缝合，维持血供。

4. 单肺移植　受者肺门修剪后，依次吻合支气管、肺动脉和左房袖口。支气管吻合时，可在支气管前壁中点缝牵引线，牵引支气管远离纵隔显露视野。供、受者支气管膜部多采用连续缝合，软骨部可连续缝合，也可间断缝合。缝线多采用可吸收线，也可采用非吸收线。支气管吻合完成后，支气管周围组织包埋吻合口。随后行肺动脉吻合，调整好供、受者肺动脉位置后，阻断受者肺动脉，注意避免误夹 Swan-Ganz 导管。修剪供、受者肺动脉至合适长度，多采用 5-0 或 4-0 Prolene 线连续缝合动脉。牵引上、下肺静脉干，钳夹受者左心房侧壁，阻断时应观察血流动力学变化和心律失常情况，必要时调整阻断位置。切断受者肺静脉干并分离两干之间的连接，形成房袖口。左房袖吻合多采用 4-0 或 3-0 Prolene 线连续单纯缝合或连续水平褥式缝合，前壁最后数针放松，肺部分膨胀，控制性开放肺动脉，冲洗移植肺内残留的灌注液并排气，松开左房阻断钳，收紧左房缝线打结后撤除左房阻断钳。恢复通气和灌注后，检查所有吻合口缝线处和心包切缘并止血。

一侧胸腔引流可留置 2 根胸管，一根直胸管留置于胸腔顶部，一根弯胸管置于肋膈角。常规关闭切口，使用无菌敷料覆盖。离开手术室前再次行纤维支气管镜检查，查看支气管吻合口并清除气道分泌物，手术室拔除气管插管的受者通常在经鼻或经口气管插管状态下返回 ICU 术后监护，进入 ICU 后立即行胸部 X 线检查和动脉血气分析，了解移植肺缺血再灌注损伤情况。

5. 双肺移植　非体外循环下序贯式双肺移

植，采用前外侧或后外侧切口完成一侧单肺移植后，需再次翻身行对侧肺移植；采用蚌式或胸骨正中切口者则不必再行翻身。

6. ECMO 的应用　根据受者具体情况决定是否行 ECMO 辅助[12-13]。根据置管位置不同可分为中心置管 ECMO 和外周置管 ECMO。根据转流方式不同可分为 V-V、V-A 和 V-A-V ECMO。若存在肺动脉高压，为减轻阻断肺动脉后的右心室负荷，多采用 V-A 或 V-A-V ECMO。V-A ECMO 适合于氧合较差且心功能欠佳、血流动力学不稳定的受者，对于仅氧合差而心功能良好、循环稳定的受者，可采用 V-V ECMO。术后 ECMO 撤除标准：达标受者及时撤除；若无法达到 ECMO 撤除标准，则带 ECMO 转入 ICU。

三、肺移植进展

（一）体外肺灌注

尽管肺移植技术已经在许多方面取得了巨大的进展，但仍受供体缺乏的限制。因此为了提高肺源的利用率，各医疗机构普遍采用扩大器官移植的标准以得到更多的肺源。

原发性移植物失功（primary graft dysfunction，PGD）是肺移植术后严重的早期并发症[14]。严重的 PGD 的死亡率可达 20%～30%，而且 PGD 还容易导致肺移植受者发生 CLAD，这是肺移植受者晚期死亡的主要原因。PGD 的发病机制是多因素的。缺血再灌注损伤是导致 PGD 发生的重要因素之一。缺血再灌注损伤主要通过激活炎症反应和产生活性氧（reactive oxygen species，ROS）而导致移植肺损伤。在某种程度上，使用扩大标准的供者可能会增加 PGD 的发病率。

EVLP 为我们提供了一个进一步评估供肺功能的机会，甚至可以在供肺移植到受体之前再对其进行一定的治疗[15]。这一技术为供肺提供了一个非伤害性的保存方法，并能够在体外对供肺进行通气和灌注。

为了能够在供肺取出后评估其肺功能，Steen 和他的同事开发了一种短期体外灌注系统。他们发现了一种具有理想胶体渗透压的缓冲细胞外溶液作为肺灌注液[16]。该技术被用于心脏死亡器官捐献（donation after cardiac death，DCD）后供肺的短期评估。Erasmus 和他的同事首先尝试将

EVLP 持续时间延长到 6h，但却引发了肺损伤，在 6h 时出现了肺血管阻力（pulmonary vascular resistance，PVR）和气道压力的增加[17]。

多伦多团队开发了一种 EVLP 系统，实现了长期可靠的体外肺灌注（12h），能够在体外进行供肺功能的详细评估甚至治疗[6]。多伦多团队的这项技术使用了非细胞灌注液。最大流量限制在心输出量的 40%，以减少灌注压力引起的压力性肺水肿。左房正压维持在 3～5mmHg，以保持肺泡内血管开放，防止吸气时塌陷。血液中的氧气被去除，二氧化碳通过膜式氧合器供给，以形成静脉混合血流入肺动脉。去除氧气可以让医务人员通过测量肺前后 PaO_2 的差异来评估肺功能，而添加二氧化碳有助于维持灌注液的 pH。采用这种 EVLP 方案对高危供体肺进行临床试验评估，否则供肺将不会被使用。表现出稳定或改善的肺顺应性和肺血管阻力，且 PaO_2/FiO_2 超过 350mmHg 的肺会被用于移植，移植的结果与对照组标准供体肺移植的结果相似。随着这种安全的、长期的体外肺灌注技术的发展，受损供体肺的修复潜力大大增加。

（二）便携式体外肺灌注

便携式体外肺灌注技术允许供肺早期连接到常温的 EVLP 系统，而不是使用传统的低温运输。Warnecke 和他的同事发表了第一份便携式 EVLP 系统使用报告，在该研究中，他们调查了标准器官供肺在便携式设备中常温保存和运输的效果。供肺被保存在便携式器官保护系统（organ care system，OCS）并进行常温灌注和通气[18]。结果表明，该装置是可以安全使用的。虽然该系统最初使用的目的是提供"无冷缺血"的保存办法，但研究人员发现，该系统会导致潜在的肺损伤风险增加，因此仍需要在 ELVP 前后各进行一段时间的低温保存。

在初步研究中使用的 OCS 技术是结合了 Lund 和 Toronto EVLP 技术的一些内容。细胞灌注液以"Steen Solution TM"为基础加入红细胞，灌注流速为 2.5L/min，结合开放 LA，类似于多伦多小组研究的保护方法。"Steen Solution TM"后来被葡萄糖低钾右旋糖酐溶液所取代。

目前一项前瞻性多中心随机试验研究（OCS™ Lung INSPIRE 试验）正在对 OCS 技术进行大规模

的临床评估,该试验比较了使用常温 EVLP 或单独使用低温方法保存运输标准供肺的移植结果[18]。一项国际性扩展的肺中心研究(International EXPAND Lung Pivotal Trial)作为临床先导试验评估 OCS 肺便携式系统是否能作为一种设备来评估供肺功能,决定其能否用于肺移植。随着人们对这一领域兴趣的不断扩大,一些公司正在开发自动体外肺灌注设备。需要注意的是,并非所有设备都具有相同的技术特性,它们需要被反复评估以确定是否最适合用于 EVLP。

第五节 肺移植的术后监测与治疗

一、术后早期管理

术后即刻,患者带气管插管持续监测下转送 ICU[19]。一旦病情稳定,逐步脱离呼吸机,一般在 48 小时内脱机。术后早期血气分析只要 $PaO_2 >$ 70mmHg 和 / 或 $SaO_2 > 90\%$,就逐渐降低吸氧浓度,及时监测动脉血气,减小氧中毒的风险。大多数没有再灌注肺水肿的患者,在移植后的第 1 个 24 小时内吸入氧浓度(FiO_2)可降低到 30% 甚至更低。术后经常运用肺灌注扫描的方法来评估移植肺的血流通畅程度。如果发现有一肺叶或更大灌注的缺损,就应当用导管或手术的方法来明确其原因。

单肺移植 COPD 的患者,运用 0 或最小 PEEP,适当延长呼气时间,以减少自体肺的气体潴留,可通过呼气暂停的方法来测定内源性 PEEP。限制液体以防止移植肺水肿是非常重要的,通常在 48 小时内要尽量负平衡。联合输血、胶体和利尿来维持适当的尿量。一般常应用利尿药,但应用小剂量多巴胺 2～3μg/(kg·min)仍有争议。过分积极地利尿可导致肾灌注不足,而术后高的环孢素浓度和他克莫司(免疫抑制性大环内酯类)浓度又可以损害肾功能,所以术后应立刻监测免疫抑制剂的浓度和肾功能。

拔管前,可用纤维支气管镜清除呼吸道内分泌物,拔管后,如果没有漏气,通常在术后 48 小时内就可拔除上胸管,由于术后肋胸膜反复有渗出,尤其是双肺移植者,所以下胸管要多放几天,通常 5～7 天拔除(引流量 <150ml/d)。

胸部的理疗、体位引流、吸入支气管扩张药和经常吸除呼吸道内分泌物非常重要。较早和坚持理疗、确保患者下床活动也非常重要,应尽早使用踏车和健身车,尽管此时患者可能还在行气管插管。早期移植肺失功的患者,气管插管时间将会延长。早期行气管切开有便于活动、患者舒适、口腔清洁、气道内分泌物易清除等优点。

适当的疼痛控制可以预防由于胸廓运动减小而引起的肺不张以及开胸术后由于伤口疼痛而导致的咳嗽抑制。硬膜外镇痛效果较好,且能减少全身反应。有一肺移植研究组认为硬膜外插管镇痛与静脉内吗啡镇痛相比,能更快地拔管和减少患者在 ICU 停留时间。

术后早期应每天监测肝肾功能、电解质、血常规、血气分析、胸片、心电图等,每周 2 次监测细菌、真菌培养(痰、咽拭子、中段尿),免疫抑制剂血药浓度等测定每周 2 次,直至药物浓度调整稳定。从供肺或移植受体痰及支气管分泌物进行细菌培养和药敏试验,术后使用广谱抗生素预防细菌感染,对囊性纤维化的患者,抗生素的抗菌谱需包括抗假单胞杆菌,更昔洛韦预防 CMV 感染,制霉菌素、氟康唑、伊曲康唑等防治真菌感染。

二、免疫抑制治疗

在免疫耐受尚未临床应用前,免疫抑制剂在器官移植排斥反应的防治中起到了关键作用[20],包括放射线照射、胸导管引流及脾脏切除等,由于效果不理想,有不良副作用,现已很少应用。

(一)常用的免疫抑制剂[20]

(1)肾上腺糖皮质激素:肾上腺糖皮质激素是临床上最常使用的免疫抑制剂,常用于肺移植的糖皮质激素主要包括甲泼尼龙、泼尼松。糖皮质激素通过在体内与糖皮质激素受体结合,产生强大的免疫抑制作用,具体表现为:①稳定细胞膜影响巨噬细胞吞噬和处理抗原的作用;②破坏参与免疫活动的淋巴细胞;③大剂量的糖皮质激素对免疫母细胞的分裂增殖,浆细胞合成抗体及致敏淋巴细胞都有抑制作用,主要是通过细胞因子发挥作用;④干扰补体参与免疫反应;⑤对免疫反应引起的炎性反应有较强的抑制作用。

(2)钙调神经磷酸酶抑制剂(calcineurin inhibitor, CNI）：包括环孢素、他克莫司。1976 年，Borel 等首次描述了环孢素的免疫抑制活性，作为一种亲脂性化合物，环孢素通过与 T 细胞胞内亲环素结合，形成复合物，降低 IL-2 的转录，进而干扰淋巴细胞的活性，防止免疫排异的发生。他克莫司于 1984 年由日本藤泽公司筛选出，免疫抑制强度为环孢素的 10～100 倍，其机制是与 T 细胞内的 FKBP12 结合，抑制细胞因子的转录，包括 IL-2。

（3）抗代谢药物：抗代谢药包括硫唑嘌呤、霉酚酸（mycophenolic acid，MPA）、mTOR 抑制剂。硫唑嘌呤通过阻断 DNA 复制和合成，而 MPA 可同时抑制肌苷 5′- 磷酸脱氢酶（Inosine 5′ monophosphate dehydrogenase，IMPDH）和 T、B 细胞的增生。mTOR 抑制剂包括西罗莫司、依维莫司，其主要药理作用是在 G_1 期调节细胞周期，抑制由细胞因子等第三信号引起的细胞分化和细胞增殖。

（4）抗淋巴细胞球蛋白：抗淋巴细胞球蛋白可分为两大类：即多克隆抗淋巴细胞球蛋白和单克隆抗淋巴细胞球蛋白。多克隆抗淋巴细胞球蛋白是针对人淋巴细胞表面不同抗原决定簇的多种抗体的混合物，根据致敏物和吸收物的不同又可以分为抗淋巴细胞球蛋白（antilymphocyte globulin，ALG）、抗胸腺细胞球蛋白（antithymocyte globulin，ATG）、抗 T 细胞球蛋白（anti-T cell globulin，ATG）和抗胸腺细胞血清（antithymocyte serum，ATS）。单克隆抗淋巴细胞球蛋白特异性作用于 T 细胞亚群上特定的抗原决定簇，其典型代表是针对 CD3 的 OKT3。目前最常用于肺移植的是 ATG。

（5）抗白细胞介素 -2 受体抗体：IL-2 在 T 淋巴细胞激活过程中起着极为重要的作用。自分泌和旁分泌的 IL-2 与 IL-2R 的结合可以促进淋巴细胞的增殖。因为只有激活的 T 淋巴细胞才表达 IL-2 受体，所以提示用单克隆抗体阻断该受体，可以比 OKT3 更有选择性地预防排异反应。用于肺移植中的 IL-2R 抗体有巴利昔单抗（Basiliximab，Simulect）和达克珠单抗（Daclizumab，Zenapax）。达克珠单抗于 2009 年已被 FDA 禁用，故而目前用于肺移植中最多的 IL-2R 抗体为巴利昔单抗。

（6）新型免疫抑制剂：包括阿奇霉素、他汀类药物、吡非尼酮等药物，有单中心实验证明这些药物可以调节免疫功能，降低肺移植术后慢性排

异的发生，但仍缺少多中心前瞻性研究的支持，临床上并未广泛应用。

（二）免疫抑制剂使用原则

一般采用的联合用药方法[21]，利用免疫抑制药之间的协同作用，增强免疫抑制效果，并因此减少各种药物的剂量，降低毒副作用。此外，要实施个体化的用药方案，即根据不同的个体、同一个体不同阶段以及患者对药物的敏感性和毒副作用调整用药种类和剂量。国人与西方人在用药方案，尤其是使用剂量上也有差别，一般比国外推荐剂量要小。

（三）基本方案

（1）联合用药：免疫抑制治疗的基本原则是联合用药。一般说来，对器官移植术后患者应有一组基础的免疫抑制药物，以后再酌情选择加用有效制剂，保持移植器官的良好功能及患者的长期存活。

（2）个体化用药方案：个体化的免疫抑制治疗方案的制定需依据供受者的配型、受者的免疫功能、年龄、种族、致敏状态、手术后不同时期，受者对药物的顺应性或耐受性，调整用药种类和配伍，根据血药浓度和相关指标调整用药剂量。

（3）注意点：免疫抑制剂均有各自的毒副作用，并影响移植物的存活和患者的生活质量；监测和预防药物的毒副作用，这些毒副作用可导致肝、肾、骨髓的毒性以及导致新生肿瘤、机会感染、肝炎病毒复发等以及高血压、高血脂、高血糖、骨质疏松、感染、心脑血管并发症和移植肾慢性失功、甚至危及患者生命。

（四）免疫抑制剂常用配伍方案

临床器官移植的免疫抑制剂的应用可分为预防和治疗排斥反应措施。当发生急性排斥反应或加速性排斥反应时，需加大免疫抑制剂用量或调整免疫抑制方案，以逆转排斥反应，为治疗排斥反应。预防排斥反应即应用免疫抑制剂有效预防排斥反应的发生。由于移植物血流开通后即开始了免疫应答过程，故术后早期免疫抑制剂用量较大，这一阶段称为诱导阶段。随后可逐渐减量，最终达到维持量以预防急性排斥反应的发生，为维持阶段，多数情况下免疫抑制需终身维持。

肺移植术后传统的免疫抑制维持方案包括 CNI、抗代谢药和糖皮质激素组成的三联方案，

CNI 有环孢素和他克莫司,抗代谢药包括硫唑嘌呤和吗替麦考酚酯[22]。肺移植术后免疫抑制剂的作用机制较复杂,激素主要通过阻断细胞因子基因转录及溶解 T 淋巴细胞起免疫抑制作用;环孢素通过阻断 IL-2 基因转录减少 IL-2 介导的 T 细胞增生,他克莫司可减少活化的 T 细胞增生降低免疫排斥发生;硫唑嘌呤通过阻断 DNA 复制和合成,而 MMF 可同时抑制肌苷 5′- 磷酸脱氢酶和 T、B 细胞的增生。三联免疫抑制方案的维持治疗能有效减少术后急慢性排斥反应的发生,近年来新颖的免疫措施包括生物制剂免疫诱导、mTOR 等在临床上有较好的效果。常用的免疫诱导剂包括多克隆抗体:抗胸腺细胞球蛋白(ATG)、抗淋巴细胞球蛋白(ALG),单克隆抗体:莫罗单抗 -CD3(OKT3)和阿仑珠单抗,IL-2 受体拮抗剂:达珠单抗和巴利昔单抗;mTOR 主要有西罗莫司和依维莫司。

1. 诱导期免疫抑制剂

(1)肾上腺皮质类固醇:术后早期使用激素仍有争议,大多数医疗中心选择中等剂量甲基泼尼松龙 0.5～1mg/(kg·d),逐渐过渡到口服泼尼松 0.15mg/(kg·d)。

(2)抗体诱导治疗:对于可能存在高危和高致敏因素的患者,排斥反应发生的概率就高,比如高 PRA 水平、再次移植、移植物功能延迟恢复等,常建议应用抗体诱导治疗,可以显著降低排斥反应的发生率,改善患者的预后。

常用于诱导治疗的抗体可分为清除性抗体和抑制性抗体。清除性抗体可以破坏并清除体内特异性的淋巴细胞亚群,从而阻断排斥反应。常用的清除性抗体包括多克隆抗体和单克隆抗体。多克隆抗体包括抗胸腺细胞球蛋白和多克隆抗淋巴细胞球蛋白等,单克隆抗体主要为 CD3 抗体(OKT3)。对于未致敏的患者,诱导治疗同样可以明显降低肺移植急性排斥反应的发生。目前因价格较高,应用抗体治疗可能会增加患者的治疗费用。不过由于降低了排斥反应的发生率,整体的治疗费用并不会显著的上升。

2. 维持期治疗 免疫抑制诱导期结束后,即进入维持期治疗。维持期治疗是在预防急性排斥反应、慢性排斥反应和防治药物副作用之间取得平衡的个体化治疗过程。维持期治疗的任何时间

均可以发生急性排斥反应,发生的急性排斥反应的强度和频度是影响移植肺长期存活的重要因素。未被发现和治疗的亚临床急性排斥反应同样是影响移植肺长期存活的重要因素。

维持期的治疗方案是关系到提高长期存活率和提高受者生活质量的重要措施:

(1)二联用药方案:以钙调素抑制剂(如 CsA 或他克莫司)作为免疫抑制的基本药物与抗代谢药物(如 Aza 或 MMF 或咪唑立宾)联合用药。

(2)三联用药方案:是目前最常用的方案,在 CNI(如 CsA 或他克莫司)与抗代谢药物(如 AZA 或 MMF 或咪唑立宾)二联用药方案的基础上增加皮质激素。经典的三联免疫抑制疗法:①环孢素 A(CsA)、硫唑嘌呤 + 皮质激素;②吗替麦考酚酯、他克莫司、皮质激素;③环孢素 A(CsA)、吗替麦考酚酯、皮质激素。

(五)免疫抑制方案的选择

根据国际心肺移植学会 ISHLT 统计,目前全世界大约 50% 的中心使用诱导免疫治疗。通常的方案都是采用 ATG 或 IL-2R 抗体诱导治疗。但是高强度的免疫抑制治疗必须与副作用相权衡,这些副作用包括感染、恶性肿瘤等,既往多个回顾性分析,得出的结论各有不同。需要多中心,大样本,前瞻性研究进一步研究诱导的适应证。

术后免疫抑制方案采用甲泼尼龙 0.5mg/(kg·d),连用 3 天,随后改泼尼松 0.5mg/(kg·d);环孢素 A 5mg/(kg·d),2 次 /d 或者他克莫司 0.1～0.3mg/(kg·d),2 次 /d;口服 MMF 0.5～1g,2 次 /d。硫唑嘌呤,术前静脉 2～3mg/kg,术后 1～2mg/(kg·d)维持,保持 WBC $> 3.5 \times 10^9$/L。根据 2012 ISHLT 数据,他克莫司是目前最常用的 CNI,术后一年患者有 83% 在使用他克莫司,术后五年患者依然有 77% 在使用他克莫司。

患者一旦出现急性排斥反应(acute rejection,AR),可用大剂量类固醇激素冲击治疗,甲泼尼龙 10mg/(kg·d),连用 3d,3d 后改口服泼尼松 0.5mg/(kg·d)或逐渐减量。对于难治性排斥,除上述措施外,可用溶细胞疗法包括给予 5～10d ATG 或 5d OKT3 治疗,或多克隆抗胸腺细胞制剂,亦可调整基本的免疫抑制方案,如 CNI 和抗代谢药物剂量,也可试行将 CsA 和他克莫司互换或转换使用雷帕霉素、加用 MMF 等。

西罗莫司在肺移植术后的应用主要在以下四个方面：①在肾功能不全的患者不能使用钙调神经磷酸酶抑制剂，或使用钙调神经磷酸酶抑制剂后出现肾功能不全的患者，可以使用 SLR＋MMF＋Pred 的三联用药方案；②与钙调神经磷酸酶抑制剂联合应用，可以减少激素或钙调神经磷酸酶抑制剂的用量；③作为 BOS 发生后的补救治疗；④在恶性肿瘤患者应用，可具有抗肿瘤作用。但需要强调的一点是西罗莫司的使用必须在吻合口愈合后使用。

三、长期随访

肺移植应该有严格的术后随访制度[23]，要求患者自觉遵守。所有移植单位都应建立供、受者患者档案，督促患者定期随访。并通过随访系统指导各种用药及生活、工作情况。开展肺移植的医疗机构需要从以下 5 点着手：

1. 建立完善的随访制度和计划。

2. 建立受者随访资料档案，有条件的单位应建立移植资料数据库，专人负责随访资料的登记、录入及保存。

3. 出院前应给肺移植受者予以术后康复、自我护理、合理用药、身体锻炼、饮食、生活习惯，以及相关移植科普知识和依从性教育，交代出院后注意事项和随访计划。

4. 加强移植受者教育，普及移植科普知识。

5. 切实落实、保证移植专科门诊，方便受者就医。

第六节 肺移植面临的挑战与对策

一、我国肺移植面临的挑战

（一）供体获取困难

2015 年中国肺移植供体获取和国际移植接轨，从器官获取组织（organ procurement organization，OPO）协调员进行供肺维护协调、作出评估，到肺源获取直至最后民航、高速、高铁转运到医院完成肺移植，每一环节都相当艰难。肺移植大多为急诊手术，移植团队时刻都处于应急状态，随时可能需要出发获取供肺行肺移植，这需要大量的人力、物力和社会资源支持。

在判定供者脑死亡后，移植医师才能进行供肺评估决定肺脏能否使用，即使在家属签字同意捐赠器官后，仍存在许多不确定因素导致取消捐赠；有时前期提供的胸片、血气等检查指标，提示供肺功能良好，但缺乏有效维护，供肺获取团队再次评估时发现供肺水肿氧合下降，此时如能配合维护好供体，例如通过血透、利尿、改善全身情况，经过一段时间治疗后供肺功能改善，还能用于肺移植，否则只能浪费供体。

（二）器官转运的规范流程有待完善

2015 年，我们进一步宣传及鼓励全社会支持我国器官捐献及移植事业，尤其是心肺移植的理想供体冷缺血时间较短，供肺取下后必须在 6～8h 内到达移植医院，期间必须得到民航、高速、高铁转运的大力支持，目前初步建立开通了的绿色通道，利于器官转运。我们期待通过整个移植界的努力，国家层面更加全面的器官转运规范流程能够及时更新，进行制度化，这对于中国器官移植的发展尤为重要。

（三）肺移植受者的来源及观念有待改变

国外大多数肺移植受者是为了获得更好的生活质量，国内肺移植受者则是为了挽救生命，在濒危状态下求助肺移植，这时往往等不到供肺，即使做了肺移植围术期病死率也很高，移植等待列表中的患者移植前病死率仍较高。在我国患者对肺移植认识不够是导致肺移植发展相对滞后的一个重要原因。在美国，因为供者缺乏，能得到供肺进行肺移植的患者控制在 65 岁以下，法律规定要将有限的肺源给相对年轻的患者，当患者的预计存活期为 2 年时就开始排队等待肺源行肺移植。尽管如此，每年仍有 28% 列入肺移植等候名单的患者因没有等到肺源而死亡。相比国外，我国的肺源浪费严重，对于终末期肺病患者，我们除了呼吸机支持外，没有其他有效办法。反观尿毒症患者，即使不做移植也能依靠血液透析长期生存。目前 ECMO 被用于等待肺移植的患者支持，但此技术最多也只能维持数周，长期维持会导致移植成功率低。因此，我们目前不缺肺源，缺的是观念。

目前大多数肺移植术前评估的患者，全身情况较差，甚至是高龄患者，不少经救护车转运至移植医院，等待供肺的过程中死亡率高。有些患者生命垂危濒临死亡时，才考虑紧急行肺移植术抢救治疗。在美国，呼吸机依赖患者接受肺移植者仅占 1.2%。我国目前接受肺移植的患者年龄偏大，基础条件差，高危因素多，很多患者直到呼吸机依赖才要求实施肺移植。

此外，还有部分医务人员对肺移植尚不理解，认为肺移植尚不成熟，不愿建议患者接受肺移植。1998 年美国和欧洲已经有了统一的"肺移植的选择标准"，如果按照此标准选择肺移植受者的话，在我国至少有数万人是肺移植的潜在受者。

（四）适当放开肺移植准入限制

目前全国能够独立自主完成肺移植的医院较少，我国肺移植的发展与肝肾移植的发展不同。肝肾移植是在全国非常普及的基础上（500 多家医院能开展此项手术），最后国家根据区域规划准入了 100 多家医院；而肺移植国家准入了 20 多家医院。在这些肺移植准入的医院中目前还有相当多的医院未开展此项工作，而未被准入却有肝肾移植资格的医院，如果他们有较强的意愿想开展心、肺移植，为了使捐献的器官不浪费，发展壮大国家的器官捐献事业，建议适当放开准入医院的数量。

二、发展对策

（一）加大宣传扩大受者来源，受者登记与供肺分配系统上线

对于肺移植来说，移植各个环节的实效性显得格外重要，肺移植受者评估的时机、手术时机是影响移植预后的重要因素，我国潜在移植受者众多，对于这部分患者来说肺移植是唯一有效的治疗方法，因此需要全国范围更大规模地宣传肺移植，才可能让这部分患者通过各种途径了解肺移植，与国际接轨，公众意识的提高才会让他们得到最大的益处。中国幅员辽阔，供体来源分布较散，供受体间往往相差数千公里，及时有效地获取肺源才是移植的保障。因此，通过国家供受体网络分配系统上线，才可能让广大移植医师了解供体的情况，才能更有效地利用供体。

（二）制定供肺标准、维护标准及转运流程

国外器官捐献一般均在 48 小时内完成，而我国一般均在 1 周左右完成捐献，许多情况下获取的肺源都是长期气管插管、呼吸机应用、合并肺部感染，我们常利用这类边缘性肺源去拯救濒危患者，术后围术期管理难度大，这对肺移植手术带来了巨大的挑战。也需要加强供肺维护人员的专业培训。

2015 年，我们团队受国家卫计委委托制定了适合国情的供肺标准、供肺维护方法及转运流程。2015 年全国有 2 700 多例患者进行了器官捐献，供肺利用率不到 6%，一名捐献者最多可以捐出 1 心 2 肺 1 肝 2 肾共 6 个器官，目前我国每例捐献患者平均仅利用了 2.6 个器官，与国外利用 3.5～4 个器官相比仍有很大的空间，需要 ICU 的医生维护好供肺，将供者的爱心扩大化。2018 年我国制定了《中国肺移植供体标准及获取转运指南》。此外，在国家层面，器官转运绿色通道的相关文件已出台，规范转运流程，让移植手术环环相扣，可进一步扩大供体的利用率。2016 年，国家卫生计生委、公安部、交通运输部、中国民用航空局、中国铁路总公司、中国红十字会总会联合印发《关于建立人体捐献器官转运绿色通道的通知》，建立人体捐献器官转运绿色通道。并明确在航班延误时，除天气因素等不可抗力外，由航空公司协调承运人体捐献器官的航班优先起飞。

（三）应用 EVLP 增加供肺来源

EVLP 修复边缘性供肺，可增加供肺来源，同时保证供肺的质量。EVLP 系统能给予机械通气并间断使用 PEEP，使萎陷的肺泡重新扩张；可进行定期的气道清理，模拟肺脏工作的生理状态；对肺动静脉提供高胶体渗透压的灌注，持续灌注可清除冷缺血后的炎症介质，使肺组织水肿减轻，达到修复的作用。我国供肺利用率低，肺移植总体例数较少，未来 EVLP 的应用可增加供肺来源，挽救更多终末期肺病患者的生命，有较好的应用前景。国外目前 EVLP 已经常规应用于临床，国内在尝试 EVLP 国产化，已经应用于临床前研究，也进行了少量的 EVLP 供肺修复后的肺移植。

（四）建议肺移植早日进入国家医保范畴

在美国做一例肺移植手术需要 30 万美元，是几种大器官移植中费用最高的，还不包括术后随访、长期应用免疫抑制剂的费用。目前我国的肺移植受者病情重，体质弱，术后恢复慢，费用至少需要 30 万～60 万元人民币。在我国，肝、肾移植

手术均已经列入国家医疗保险，而肺移植在我国大部分省市却没有列入医疗保险。目前，在江苏省肺移植已列入二类医疗保险报销范围，患者个人仅需支付 40% 的费用，而且术后免疫抑制剂的费用个人仅需支付 10%，其余列入医疗保险报销范围，由国家补贴，大大减轻了患者的负担。希望今后我国全国范围内能将肺移植列入医疗保险报销范围。

（五）加强团队建设，降低病死率

目前制约心肺移植发展的主要技术障碍是受者病死率高，术后早期移植肺无功能，慢性排斥反应导致受者长期存活率低等，这也是目前肺移植研究的重点。肺不同于肝、肾等实体器官，它是空腔脏器，安全的冷缺血保存时限 12 小时，易发生严重的缺血再灌注损伤，导致早期移植肺水肿和肺功能丧失。因此，移植过程中对供肺的获取、保存、植入、再灌注的要求较高。目前我国正在开展脑死亡 / 心死亡供者捐赠器官移植的工作，供肺来源均为公民死后捐献，我国肺移植与国际已经接轨。

由于肺是对外开放的器官，肺移植后的早期感染（包括细菌、病毒和真菌 3 大感染）极为常见，是导致受者死亡的主要原因之一。国内的肺移植受者术前身体条件普遍较差，多数曾大量使用过抗生素，耐药现象严重，这加大了肺移植后感染控制的难度。此外，急性排斥反应作为肺移植后的常见并发症，是影响肺移植成功的重要因素。尽管肺移植受者免疫抑制剂的用量和血药浓度水平均高于其他实体器官移植，但肺移植后的急性排斥反应要多于肝、肾移植。因此，肺移植受者的长期存活与拥有一个多学科合作团队，包括外科医师、呼吸内科医师、麻醉科医师、重症监护医师、物理治疗师和护士等的配合及围手术期管理是密切相关的。

（六）建立中国肺移植联盟，推动国内心肺移植团队间的交流合作

为了推动人体器官移植事业健康发展，目前已经成立中国肺移植联盟，规范肺移植的整体发展。国家要进一步加快心肺移植培训基地的确认和建设工作，规范移植医生的资格准入，国家要制定进一步加强器官移植的管理办法。大型的肺移植中心同时肩负全国范围内肺移植团队的培训工作，从移植术前评估、肺移植手术、ICU 围术期监护、术后管理到术后长期随访，通过周期培训，使医院初步具备开展肺移植的技术和能力。不同团队间相互协作，使受培训单位移植技术成熟，达到国家准入标准，能独立开展肺移植。

（陈静瑜 何建行）

参 考 文 献

[1] Egan T M, Murray S, Bustami R T, et al. Development of the new lung allocation system in the United States. Am J Transplant, 2006, 6 (5 Pt 2): 1212-1227.

[2] Don Hayes Jr, Michael O H, Wida S C, et al. The International Thoracic Organ Transplant Registry of the International Society for Heart and Lung Transplantation: Twenty-third pediatric lung transplantation report - 2020; focus on deceased donor characteristics. J Heart Lung Transplant, 2020, 39 (10): 1038-1049.

[3] Daniel C C, Wida S C, Samuel B G, et al. The International Thoracic Organ Transplant Registry of the International Society for Heart and Lung Transplantation: Thirty-fifth adult lung and heart-lung transplant report-2018; Focus theme: Multiorgan Transplantation. J Heart Lung Transplant, 2018, 37 (10): 1169-1183.

[4] 毛文君, 陈静瑜. 中国肺移植面临的困难及对策. 中华胸部外科电子杂志, 2016, 3 (1): 1-6.

[5] Jing-Yu C, Kun Q, Feng L, et al. Lung transplantation as therapeutic option in acute respiratory distress syndrome for coronavirus disease 2019-related pulmonary fibrosis. Chin Med J (Engl), 2020, 133 (12): 1390-1396.

[6] Marcelo C, Jonathan C Y, Mingyao L, et al. Normothermic ex vivo lung perfusion in clinical lung transplantation. N Engl J Med, 2011, 364 (15): 1431-1440.

[7] Alicia B M, Allan R G. Lung transplantation: a review of the optimal strategies for referral and patient selection. Ther Adv Respir Dis, 2019, 13: 1753466619880078.

[8] David W. Lung transplantation: indications and contraindications. J Thorac Dis, 2018, 10 (7): 4574-4587.

[9] Adalet D, Willy C, Herbert D, et al. Donor-recipient matching in lung transplantation: which variables are important?.Eur J Cardiothorac Surg, 2015, 47 (6): 974-983.

[10] 中华医学会器官移植学分会, 国家肺移植质量管理与控制中心. 中国肺移植供体标准及获取转运指南. 器官移植, 2018, 9 (5): 325-333.

[11] Gregory I S, Glen P W. Selection and management of the lung donor. Clin Chest Med, 2011, 32 (2): 223-232.

[12] Archer K M, Arun L J, Christoph G N, et al. Extracorporeal Membrane Oxygenation in Lung Transplantation: Analysis of Techniques and Outcomes. J Cardiothorac Vasc Anesth, 2021, 35 (2): 644-661.

[13] Nirmal S S, Mathew G H, Don H Jr. Extracorporeal membrane oxygenation in the pre and post lung transplant period. Ann Transl Med, 2017, 5 (4): 74.

[14] Joshua M D, James C L, Steven M K, et al. Clinical risk factors for primary graft dysfunction after lung transplantation. Am J Respir Crit Care Med, 2013, 187 (5): 527-534.

[15] Chandima D, Marcelo C, Tereza M, et al. Long-term Outcomes of Lung Transplant With Ex Vivo Lung Perfusion. JAMA Surg, 2019, 154 (12): 1143-1150.

[16] F Pagano, C Nocella, S Sciarretta, et al. Cytoprotective and Antioxidant Effects of Steen Solution on Human Lung Spheroids and Human Endothelial Cells. Am J Transplant, 2017, 17 (7): 1885-1894.

[17] Michiel E E, Meine H F, Jan M E, et al. Normothermic ex vivo lung perfusion of non-heart-beating donor lungs in pigs: from pretransplant function analysis towards a 6-h machine preservation. Transpl Int, 2006, 19 (7): 589-593.

[18] Gregor W, Dirk Van R, Michael A S, et al. Normothermic ex-vivo preservation with the portable Organ Care System Lung device for bilateral lung transplantation (INSPIRE): a randomised, open-label, non-inferiority, phase 3 study. Lancet Respir Med, 2018, 6 (5): 357-367.

[19] Thomas F, Christian K, Tobias W, et al. ICU Care Before and After Lung Transplantation. Chest, 2016, 150 (2): 442-450.

[20] Steven I, Glen W, Michael D, et al. The Evolution of Lung Transplant Immunosuppression. Drugs, 2018, 78 (10): 965-982.

[21] Knoop C, Haverich A, Fischer S. Immunosuppressive therapy after human lung transplantation. Eur Respir J, 2004, 23 (1): 159-171.

[22] Gregory I S, Glen P W, Miranda A P. Immunosuppression and allograft rejection following lung transplantation: evidence to date. Drugs, 2013, 73 (16): 1793-1813.

[23] Shahabeddin Parizi A, Krabbe P F M, Verschuuren E A M, et al. Patient-reported health outcomes in long-term lung transplantation survivors: A prospective cohort study. Am J Transplant, 2018, 18 (3): 684-695.

第二十七章　临床呼吸生理与肺功能检查

呼吸生理功能研究的迅速进展是近代医学科学的重要成就之一。疾病诊断从病理诊断、病因诊断进一步深入至机体器官、组织的功能诊断，因而更趋完善。胸部 X 线影像、电子计算机断层扫描（CT）、呼吸系统组织病理及免疫组化等检查反映的是静态的组织学改变，而呼吸生理却是研究活体动态的功能学改变。生理功能的维护与修复是疾病诊治的重要环节。

呼吸生理内容涉及众多方面，包括呼吸中枢及其传入神经、传出神经的电生理活动、颈动脉窦等化学感受器对血液气体成分变化的反应、呼吸神经 - 肌肉耦联反应、呼吸动力与阻力的平衡、气道的通畅性、肺组织与胸廓的顺应性、气体在肺组织的有效分布、肺循环血流动力学变化、通气与血流比值（通气 / 血流）、气体在肺组织的弥散能力、血红蛋白的氧合能力、心功能与体循环对呼吸功能的影响、运动 - 心 - 肺耦联以及组织的内呼吸能力等等。这些内容在生理学、呼吸生理学、病理生理学等均有详细介绍，本书的其他相关章节也有介绍，如呼吸肌功能检查、多导呼吸睡眠检查、危重症呼吸功能检测，而在临床中应用最为广泛的是肺功能检查。

肺功能检查是运用呼吸生理知识和现代检查技术来了解和探索人体呼吸系统功能状态的检查[1]，是临床上对胸肺疾病诊断、严重程度评估、治疗效果和预后评估的重要检查内容，肺功能检查与呼吸影像、病理检查、呼吸病原学检查等并列，是呼吸疾病临床诊治的关键性检查技术。目前已广泛应用于呼吸内科、外科、麻醉科、儿科、流行病学、潜水及航天医学等领域。

近年中华医学会呼吸病学分会发布的《慢性阻塞性肺疾病诊治指南》《中国支气管哮喘防治指南》《慢性咳嗽诊治指南》等疾病的诊治指南中，均将肺功能作为这些疾病的诊断和严重度分级的重要指标，甚至是"金标准"。目前肺功能检查已在我国大中型医院普遍开展，随着我国医疗卫生分级诊疗的推进，基层医疗服务机构对肺功能检查能力的需求也日益受到越来越多的重视，基层及社区医院的肺功能检查也必然开展得越来越广泛。

2015 年肺功能检查被国家卫计委列入呼吸内科诊治的关键技术，2016 年纳入呼吸疾病质量控制监测体系，2017 年 1 月国务院颁布的我国"十三五"卫生与健康规划将肺功能检查列入常规体检项目。2019 年 7 月又迎来一个重要的里程碑，《国务院关于实施健康中国行动的意见》（国发〔2019〕13 号文）在实施慢性呼吸系统疾病防治行动中，三次对肺功能检查提出明确要求，包括"首诊测量肺功能、体检检测肺功能，以及提高基层医疗卫生机构的肺功能检查能力"。可见国家对呼吸健康的关爱以及对肺功能检查的重视。因此，熟练掌握呼吸生理知识，加深对肺功能检查的认识，加强对检查技术的培训，积极推动肺功能检查的临床应用，对提高呼吸系统疾病的诊治水平意义重大。

由于肺功能检查的内容和方法众多，限于篇幅，本章重点介绍了肺功能研究和临床应用的发展进程、常用的检查项目和指标、肺功能的临床诊断思路、肺功能的临床和科研意义以及肺功能检查的注意事项，以期帮助读者加深对肺功能检查的认识，并在实际工作中更好地运用肺功能检查。

第一节　肺功能检查的研究进展

肺功能检查技术与临床应用已有数百年的历史。从最初的呼气容量检查逐渐发展至肺容量、呼吸流量检查、肺内气体交换检查、呼吸动力学检查、运动心肺功能检查等多种检查项目和方法，检查技术也不断推陈出新[2]。肺功能检查的发展，是肺功能检查指标、检查技术、检查方法的不断创新和完善的过程，是临床应用经验不断积累的结果，更是检查技术和临床应用结合越来越紧密的结果。了解肺功能检查技术的发展有助于肺功能检查更好地应用于临床和科研。

一、肺功能检查技术早期的发展

（一）肺活量和呼吸流量检查

已有的肺功能研究记录最早可追溯到 1679 年，Borelli 通过气囊集气法进行了呼出气容积的测量。1718 年 James Jurin 在堵塞鼻孔后向一囊内吹气，测得自己的肺活量为 3 610ml，潮气量为 650ml。此后，肺容积的测定在测试仪器的发明和改进方面得到较大的进展。1749 年 Daniel Bernonilli 描述了水置换的肺量计。1813 年 Edward Kentish 设计带刻度的钟形罐倒置在水浴器内，对健康人和患者进行了肺容量测定。1846 年 Hutchinson 在伦敦首次正式提出肺活量的概念，并运用水封式重量抵消的肺量计对 4 000 人进行详细测定，发现肺活量与身高相关，并可随着年龄增长、体重增加而改变，同时提出心肺部疾病如肺结核、心力衰竭等疾病可致肺活量下降。1904—1916 年 Tissot Bohr 与 Krogh 相继设计出更高级的备有图形记录装置的密闭式肺量仪，提高了测定的准确度和精密度，其中一些仪器一直沿用至今。

1919 年 Strold 首先注意到呼气容量与受试者呼气努力的程度有密切关系，提出了用力呼气肺活量（FVC）这一概念和测定方法。在此基础上，1947 年 Tiffaneace 首先提出第 1 秒用力呼气容积（FEV_1）这一指标，由于其测定简便、重复性好，对临床的指导意义重大，至今一直是肺功能检查最重要的指标之一。1951 年 Gaensler 报道了第一秒用力吸气容积。1966 年 Boren 等对站位、坐位、半卧位与仰卧位等不同体位与肺容量的关系进行了细致地测定。1979 年 Cotes 指出了性别对肺容量的影响。肺活量和呼吸流量检查是目前临床最常应用的肺功能检查指标。

（二）残气量测定

1680 年 Borelli 注意到最大呼气末仍有部分气体残余在肺内不能呼出的现象，提出了残气量（RV）的概念。1800 年 Davy 以氢气作为指示气体

通过密闭式气体稀释法进行残气量测定。1918 年 Lundsgarrd 提出氮气（N_2）冲洗法测定残气量，1940 年 Darling、Cournand 和 Richards 创造并完善了开放式稀释法测定残气量。1949 年 Menely 报道，将惰性气体——氦气（He）作为指示气体代替了氢气进行 RV 测定，消除了氢气易燃的危险性。1960 年 Meneely 发现测定过程中随着肺内氦气的吸入，氮气被置换、排出进入热导仪，氧（O_2）吸收，二氧化碳（CO_2）排出（呼吸商 <1.0），因而肺泡内 He 浓度稍高于肺量仪，加之极少量 He 被肺所吸收可造成功能残气量（FRC）测定值较实际值增加 100ml。此后随着热导式 He 分析仪的使用，密闭式氦稀释法逐渐广泛应用于临床与研究工作。Schilder 等于 1963 年首先报告了呼吸 He、O_2 混合气体描绘的用力呼气流量曲线（MEFV）。1956 年 DuBois 提出体积描记测定技术，并在 20 世纪 60 年代以后应用于残气量测定。此后体积描记技术迅速发展，目前已有压力型、流量型和容量型等体积描记仪测定方法，对慢性阻塞性肺疾病（COPD）而言，体积描记技术测定的残气量更能反映患者的实际肺容量情况。

（三）最大呼吸量和最大分钟通气量的测定

最大呼吸量（MBC）测定在 1932 年首先由 Jansen 等建立。1933 年 Hermannsen 直接测定了最大分钟通气量（MVV）。1945 年 Warring 对 MVV 测定进行了改良，将测定时间缩短为 30s。1968 年 Otis 等分析 MVV 检查中频率与容量的关系，认为呼吸频率宜为 120 次 /min，每次呼吸的容量为 30% 肺活量（VC）为最适宜。此后，Miller 又发现正常人呼吸频率 60～120 次 /min 之间所得测定值的差异甚少。1978 年 Ferris 报道了 FEV_1 与 MVV 的关系，提出 $MVV = FEV_{1.0} \times 35$ 这一广为人们所采用的函数关系。

（四）气道功能检查

1955 年 Leuallea 和 Fowler 提出最大呼气中期流量（MMEF）测定，1967 年 Gotd 证实支气管哮喘患者肺弹性回缩力减弱伴随着胸廓弹性回缩力的改变和气体滞留构成肺脏过度充气。此后 Gaensler 介绍了气速指数的概念。1967 年 Dollfuss 提出小气道疾病概念与小气道功能的特点。其后小气道功能的检查方法，如闭合气量（CV）、闭合总量（CC）、用力呼气流量曲线（MEFV）和

肺动态顺应性等测定方法亦相继问世。1972 年 Macklem 发现小气道功能在评估慢性气道阻塞性疾病中有重要意义，认为其早期病变位于小气道。20 世纪 50 年代，Tiffeneace 等提出气道高反应性检查可用于哮喘的诊断和严重程度的评价。

（五）气道阻力

1949 年 Buytendijk 研究并应用了食管气囊技术检查气道阻力，1964 年 Millic-Emili 进一步改进了食管气囊的规格。1956 年 Dubois 等人介绍了体积描记法和强迫震荡法（FOT）测定气道阻力的方法。体积描记技术可同时测定气道阻力及肺容量，是目前唯一可直接测量人体气道阻力的方法，临床应用最为广泛，且已建立相应的检查标准，并被广泛接纳为气道阻力检查的"金标准"。FOT 与体积描记测定技术在 20 世纪 50 年代同期开始应用，但由于 FOT 需要更精确地测定压力及流量信号，并且计算繁复，因而其临床应用受到限制。随着压力传感器技术及计算机技术的进步，逐步解决了信号的采集及计算问题，在 20 世纪 60 年代后期逐步发展了单频振荡、多频振荡、伪随机噪声振荡、随机噪声振荡及脉冲振荡（IOS）等技术。此外，口腔阻断法、呼吸机压力检查法等气道阻力测定方法亦相继应用于临床和科研。

（六）弥散功能检查

1915 年 Krogh 已尝试应用单次呼吸法检查肺弥散功能。至 20 世纪 50 年代，Forster 和 Olgilvie 对 Krogh 提出的弥散功能检查的方法进行了改进，后被广泛应用于临床检查。至今弥散功能检查已发展了一口气呼吸法肺弥散功能（DL_{co}-sb）、慢呼吸法、CO 吸入量法、恒定状态法、重复呼吸法以及膜弥散功能测定等多种方法。

（七）运动心肺功能

1973 年 Wasserman 等报道了气体代谢变化的参数，同年 Bruce 等报道了多级踏板运动试验，继而由 Stuart 和 Ellesed 继续研究，提出改良的 Bruce 踏板方案，并被临床广泛应用。1975 年 Jones 介绍了运动试验在呼吸系统疾病中的应用，1982 年 Weber 报道了数百例慢性心力衰竭患者运动试验的经验。

（八）分侧肺功能

1957 年 Bergan 用 Carlens 氏导管检测分侧肺功能，通过在气管插入双腔管道，分别插入至左主支气管和右主支气管，球囊注气后直接堵塞一侧主支气管，测定另一侧气道相应的肺功能。此种办法需要麻醉患者，不适用于广泛检查。而在此前的 1951 年 Ketty 首次提出利用放射性惰性气体作为示踪气体研究肺功能的理论。该理论随后得到较大发展，1955 年 Knipping 等和 1962 年 Ball 先后建立了应用放射性氙气（^{133}Xe）进行局部肺通气和肺血流测定的方法。Taplin 在 1963 年首次建立了肺灌注显像。同位素检查是目前分侧肺功能检查的最重要方法。

二、我国肺功能研究发展的概况

在我国，尽管肺功能检查的研究与应用相对较晚，但亦已有 70 多年历史。1939 年蔡翘等首先报告大学生及中学生肺活量的测定。1951 年吴锦秀测定 6 414 名健康学生的肺活量。1956 年吴绍青等发表了通气功能检查方法以及中国人通气功能的数据[3]。此后，吴绍青、张仲扬、汪士、高启文、何国钧、薛汉麟、王鸣歧、陈民孝等许多医学工作者对肺功能的研究和临床应用做了大量的工作，开展了时间肺活量测定、残气测定、最大通气量测定、分侧肺功能测定等项目。1979 年原卫生部在杭州举办了"全国肺功能学术讲座"，促进了肺功能检查的普及开展。此后，许多单位在肺功能检查方面做了许多工作。在 70 年代末，对小气道功能与检查方法方面进行了较深入的研究。到 20 世纪 80 年代初期，肺功能检查在临床中的应用逐渐普及，钟南山等建立了成人和儿童的最高呼气流量（PEF）正常值和简易支气管激发试验方法，穆魁津、刘世婉等领导的首次全国肺功能正常值调查[4]也于 1992 年发表。特别是当时医院建设步入分级管理，国家规定二等甲级以上的医院必须能开展肺功能检查项目，客观上促进了肺功能检查的临床应用。此后，为了配合临床研究的需要，逐渐开展了气道反应性、肺弥散功能、呼吸肌功能、运动心肺功能等检查项目。

我国学者也不断将临床研究和实践所得归纳整理，出版了多部有重要影响的学术专著和教材。如 1961 年吴绍青编著了我国第一部肺功能检查的专著《肺功能测验在临床上的应用》[5]，对我国的肺功能的研究、临床应用和推广起到了很好的促进作用。1992 年，穆魁津等编写了专著《肺功能检测原理与临床应用》[6]。2004 年朱蕾等编写了《临床肺功能》[7]，2007 年、2009 年及 2013 年郑劲平等分别编撰了《肺功能学 - 基础与临床》[2]《肺功能检查实用指南》[1]《肺功能检查》视听教材 [8]、2012 年周怡编写了《肺功能检查临床病例分析》[11]，等等。

2013 年，郑劲平等联合启动了中国肺功能联盟 [9]，旨在联合全国呼吸学界以及儿科、外科、麻醉科、体检中心、康复科等各相关学科同道、肺功能仪器生产厂家、医药企业、社会团体等形成广泛的同盟，共同推动我国肺功能事业的发展。联盟成立后，先后组织了多次全国肺功能学术会议，各地也相继组织开展了学习班、学术论坛、讲座、义诊等丰富多彩的肺功能检查推广活动。2014 年起我国肺功能检查系列指南陆续发布。2015 年 3 月在广州举行的第三届全国肺功能学术会议 [10] 上，钟南山院士向全国发出了"像量血压一样检查肺功能"的倡议，建议 40 岁以上人群应纳入常规体检项目，开展肺功能普查。同时，为提高肺功能检查的临床应用水平，规范检查的质量控制，启动了"肺功能检查规范化培训与质量控制万里行"活动。

经过许多人的共同努力，推动了我国肺功能检查的开展，促进了医疗科研水平的提高。

三、肺功能设备的发展

早期的肺功能检查设备非常简单，仅用气囊收集呼出气，然后计算呼出气量。此后，经过肺功能学者的不懈努力，相继开发了以测定呼吸容量为首要指标的容量型肺量计，如水置换的肺量计、重量平衡的水封式肺量计、带有图形记录装置的水封式肺量计等。20 世纪 60 年代以后，由于电子元件的不断发展，肺功能仪器也日趋精密和完善。水封式、风箱式、滚筒干封式肺功能仪等容量型肺量计不断更新。

随着生物工程学的发展和电子计算机的应用，呼吸流量的测定变得更为精确、简便和快捷，流量监测的方法得到较快的发展。流量传感器的类型也发展为多种多样，如从早期的转叶型、热敏电阻型和比托管型的流量计测定，逐渐发展为目前应用较为广泛的呼吸气体流量计（pneumot-achograph），其流量传感器（sensor）的类型主要有压差式（differential pressure）、热线式（hot wire）、涡轮转叶式（vortex）、超声式（ultrasonic）等。流量的时间积分即为呼吸容量，测定流量即可换算为呼吸容量，从而流量型肺量计替代了容量型肺量计，成为目前肺功能仪的主流。

肺功能仪中的气体分析设备，主要用于测定呼吸气体的成分（定性分析）和气体浓度或压力（定量分析）。早期主要是采用化学方法分析，而现代的气体分析仪已发展为多种多样，如顺磁式气体分析仪、电阻式分析仪、电化学分析仪、质谱仪、气相色谱仪、红外线气体分析仪、超声分析仪等。初期的气体分析主要采用集气法进行平衡气体分析，现代的肺功能仪则通过快速响应的气体分析器实时测定气体的浓度变化。

计算机的应用促使检查方法更为精确、简便、快捷。一些需要比较复杂计算的检查方法，如体积描记法（测定气道阻力和肺容量）和强迫振荡法（测定呼吸阻抗），呼出气体成分及浓度分析等，微芯片化的电子技术机等可实现实时数据处理和自动控制，亦得到较好的发展，极大地方便了临床诊断与分析。还发展了一些新的检查方法，如无创性心排出量测定、能量代谢、床边肺功能监测、呼出气体（如一氧化碳、二氧化碳、一氧化氮等）气体浓度及容积图等分析。对正常预计值及其异常阈值的计算变得完全自动化，还能按需要选择和编辑预计值的计算方程式。多数肺功能仪能提供结果的自动分析、判断和管理的软件，方便了临床的工作。

四、肺功能质控标准的发展

（一）国际上肺功能质控的发展

肺功能检查发展到 20 世纪 70 年代，其临床应用已日益广泛，但随之而来的检查质量参差不齐，结果相互之间的可比性较差等问题也日渐突出，检查方法的规范化成为了亟需解决的问题。在 1979 年美国胸科协会（ATS）召开了肺功能的专题讨论会，首次拟定了肺量计检查的操作规范。后来又分别于 1987 年、1995 年对该操作规范加以补充修正。在 1991 年提出了对如何选择肺功能正常值和解释肺功能结果的建议，对肺功能的损害性质和严重程度提出评估意见。1999 年提出了乙酰甲胆碱激发试验和运动激发试验的操作规范指南，2002年相继推出呼吸肌功能测试指南和6min步行测试指南，2003年ATS和美国胸科医师协会（ACCP）联合提出了运动心肺功能检查指南。2007年提出了学龄前儿童的通气功能检查的质控标准。

欧洲呼吸学会（ERS）对肺功能检查的质控也相当重视，于1983年和1993年也相继颁布了肺功能检查指南。2000年提出了间接性支气管激发试验的指南。2005年ATS和ERS专家委员会共同制定了最新的联合指南，以期统一肺功能的测定和判断标准。该联合指南共有5部分[11-15]，包括肺功能检查的一般问题、肺量计检查标准化、肺容量检查标准化、一口气法CO肺弥散功能检查标准化以及肺功能结果的解读策略等。

其他的一些国家和地区，如加拿大胸科学会（CTS）、澳大利亚和新西兰胸科协会（TSANZ）、香港肺科学会等也有各自的肺功能指南。国际呼吸论坛（FIRS）肺功能专责小组也针对第三世界的现状正在起草适合第三世界和贫困落后地区肺功能检查的指南。

（二）我国肺功能质控的发展

肺功能检查的质控也已引起我国肺功能研究人员的重视，如郑劲平[16]、何权瀛[17]等相继发表了加强肺功能质控的文章。尽管如此，高怡等在2012年对我国大型综合性医院肺量计检查报告质量的多中心调查显示只有7.2%的检验报告能全部符合质控标准，提示仍有极大的提升空间[18]。为了进一步引起大家对肺功能检查质量的关注，促使我国肺功能检查技术的规范化，中华医学会呼吸病学分会肺功能专业组、中国医师协会呼吸医师分会肺功能与临床呼吸生理工作委员会等参照ATS/ERS"肺功能检测标准"的有关内容，结合国内专家的意见，以目前我国最为常用的临床检查为重点，起草了系列"中国肺功能检查指南"，至今共发布了9部，包括：概述及一般注意事项[19]、肺量计检查[20]、支气管激发试验[21]、支气管舒张试验[22]、弥散功能检查[23]、肺容量检查[24]、体积描记法检查[25]、呼气峰值流量及其变异率检查[26]、肺功能检查报告规范[27]，阐述了各项肺功能检查常用的适应证、禁忌证、标准操作流程、结果判断标准、检查的临床意义和注意事项等。

五、肺功能正常值的建立与选取

判断肺功能结果是否正常，需与相同条件的正常人（如年龄、身高、体重、性别、种族、工作强度等相同）或所推导的正常预计（参考）值进行比较，超出95%正常值置信区间的结果可考虑有异常因素的存在。因此，肺功能正常值及正常范围的建立就显得尤为重要。

肺功能流行病学调查是建立肺功能正常值的必要方法[28]，通过对大量正常人群的问卷调查及肺功能测试，获取该人群的肺功能均值及标准差、中位数、95%置信区间等统计学数据，并建立影响肺功能值参数（如身高、体重、体表面积、性别、种族等）的回归方程。

目前已发表的肺功能参考方程众多，Stanojevic等人曾对此进行统计，文章发表速度大于15篇/3年。作者通过pubmed可检索到关于建立肺通气功能参考值的文献有188篇，其中以白种人为主，占54.8%。尽管发表的参考方程数目不断增加，但只有少数的方程被经常使用。目前较常用的方程主要有ATS推荐使用基于美国第三次全国健康和营养调查数据（NHANES Ⅲ）获得的参考方程[29]，欧洲煤炭和钢铁委员会（ECSC）方程[30]，全球肺创议组织（Global Lungs Initiative）在2012年建议采用新的统计分析方法如GAMLSS方法建立正常预计值[31]，该法建立的模型对不同性别分别计算，经年龄身高调整，提供中位数（median）、变异系数（coefficient of variation，CV）、偏度（skewness）等数据。中位数可作为个体预计值，变异系数和偏度用于计算Z值（z-score）及百分预计值。Z值尚可用于分析研究样本相对中位数的偏离度。该方程的优点是可包括各年龄段的人群，并易于进行不同实验室或不同种族等的比较。

国内外不少学者此前都已建立了不少的正常值方程式，但其应用情况值得商榷。分析2002年的全国肺功能临床应用调查结果[32]，郑劲平指出目前我国所使用的肺功能参考值繁杂不一，肺功能正常值方程式的参数、研究方法等有较大的差异，限制了我国各地肺功能值的比较。而引用国外预计值时则需注意种族差异引起的正常值差异。20世纪80年代我国各行政区制定的预计值与欧洲胸科协会选用的预计值比较，我国成人平均低 6%～8%[33]。因此，建立普适于国人的预计值更显重要。有必要统一我国的肺功能流行病学调查方法，建立我国统一的肺功能正常值。简文华、郑劲平等组织了我国 20 多家研究中心 7 000 多例 4～80 岁正常人调查，建立我国新的肺功能正常预计值[34]，该预计值的建立将对国人呼吸系统疾病的功能诊断有十分重要的参考作用。

六、今后肺功能研究的发展方向

虽然肺功能检查已有 300 多年的历史，在我国也有近 70 年的历史，自改革开放以来肺功能检查在我国大型教学医院已基本普及，但肺功能检查目前在我国的开展和临床应用仍有诸多问题有待解决，特别是肺功能检查方法的选取、肺功能检查的质量控制、肺功能的正常值选用、肺功能结果的解释、肺功能检查在基层医院、社区医院的开展等等。随着社会的进步和新技术、新方法的发展，肺功能检查的临床应用范围将更广泛，也将对临床有更好的指导价值。

（一）现有肺功能仪器的改进

目前的肺功能仪器有慢肺活量、残气量、弥散、气道阻力、能力代谢、运动心肺功能检查等多种测试用途，研究者根据其研究目的的不同而组合选择，由于从不同的侧面反映呼吸功能的改变，因而完善系列肺功能检查是今后肺功能研究的方向之一。

现有的大型肺功能仪只适用于受试者到肺功能室进行检查，不便于病床旁监测、患者家中或门诊医师办公室等场所的检查。因此，简单化、小型（甚至口袋型）的肺量计是今后应用的另一个方向，尤其是现在电话和电脑网络的普及，肺量计检查的结果可实时通过电话线甚至无线网络传送到医师办公室，有利于对病患者的及时监测和指导。

肺功能软件的改进同样重要，操作界面更为人性化，语言可多种选择，数据存储和检索功能强大，利用专家系统自动分析结果，自动进行质量控制，可进行远程会诊，可接入医院信息系统等等，都将促进肺功能检查的临床应用。

（二）无需受试者配合

现有的大多数肺功能检查均以受试者的呼吸作为信号源进行检查，因此不可避免地受到受试者的影响，尤其用力肺活量检查，受试者的配合是成功检查的最关键一环。但对于一些年老、年幼、体弱、意识障碍等患者，这些检查就无法进行。因此开发一些无需或尽量减少受试者配合的肺功能检查项目是今后发展的方向之一。

目前强迫振荡技术检查呼吸阻抗，除了以受试者呼吸作为信号源外，在其气道上增加了一个压力信号源，从而了解受试者平静呼吸中的呼吸阻抗的改变，对受试者配合的要求较少。

婴幼儿由于无法进行自主最大努力的呼吸，在其胸腹部穿上一个可充气的夹克背心，在人工充气后挤压胸腹部，模拟用力呼气动作，也可检查出类似用力呼吸的肺容量和流量改变。

（三）新理论新方法的探索

超声传感技术有了较大的发展，除能测定呼吸气流的大小和方向以外，根据不同气体分子对超声反射的差异，也能同时测量呼出气体的成分和浓度，应用同一传感技术将可用于通气、弥散、残气等多用途检查。

与传统的经口、鼻呼吸道连接直接测定呼吸流量容量的方法不同，通过在胸腹部体表置放标志物或传感器的方式来反映呼吸动度，进而测定呼吸容量改变的方法也在探索中。

如 OEP 呼吸生理记录系统，在受试者的胸、腹和背部放置数十个标志物，受试者在呼吸时胸腔容积的改变会使这些标志物发生位移，通过光电体描技术三维记录标志物的位移即可实时推断出胸廓及肺容积的改变。VRI 技术则根据呼吸气流通过支气管树时发出的振动信号，通过将 2 组传感器置于受试者的背部，将搜集到的信号经计算机处理后转化为动态信号，反映气道结构和功能的改变。上述两项技术由于是非侵入性的检查，无需受试者的配合，将可应用于危重症患者、老年患者及依从性较差的患者，并可作为连续监测使用。

（四）呼出气体成分测定

呼出气体的成分变化可反映肺和气道组织的病理和功能变化。如呼出气一氧化氮检查（F_ENO），其水平与哮喘等气道炎症性疾病的严重程度相关，水平的变化也与糖皮质激素等治疗的效果有密切关系。利用质谱技术分析呼出气以及呼出气冷凝液的收集及炎症指标（如前列腺素、白细胞三烯、白介素等）的微量分析等新技术的应用，进一步扩展了肺功能临床应用的范围。

（五）对已有肺功能指标的再认识

如小气道功能障碍的研究由来已久，早期常用的方法如闭合容积等由于检查的稳定性欠佳及需要特殊气体分析仪等，在临床上已逐渐淘汰，但随着对慢性气道疾病如哮喘、慢阻肺等早发现、早诊断需求的增加，吸入药物在外周气道的沉积分布等研究的深入，小气道功能检查重新引起了人们的关注，呼气流量指标如 FEV_3/FVC、MMEF、FEV_1/FEV_6 等的研究见诸众多报道。肺容量如肺活量、深吸气量等也有较多的研究，如简文华等发现慢阻肺患者吸入支气管舒张剂后其肺活量与呼吸流量对治疗的反应并不一致，程度越重的患者呼吸流量变化越小，但肺活量增加越明显[35]。

（六）全生命周期的肺功能轨迹变化

1977 年 Fletcher 在 BMJ[36] 描绘了慢阻肺在成人肺功能（以 FEV_1 为代表）的变化轨迹，随年龄的增长肺功能逐步下降，但吸烟敏感者肺功能下降的速度明显加快，更早出现呼吸困难等症状并导致残疾，寿命也更短；而戒烟能延缓其肺功能下降速度，改善其临床症状和预后。Vestbo J 及 Lange P 等在 2011 年及 2015 年分别在新英格兰医学杂志展现了慢阻肺患者的 FEV_1 的年下降率，其平均衰减值约为 40ml/ 年，远快于正常人（20～30ml/ 年），且部分患者进展迅速，衰减可达 180ml/ 年。而肺功能的下降速度依基线肺功能正常或异常也可有不同，轻症慢阻肺的肺功能衰减率高于肺功能明显减退者，提示对早期的患者疾病进展的预防更为重要。2019 年 Alvar A 等[37] 更进一步指出肺功能一生的轨迹存在 3 个阶段：即生长阶段（从出生到成年早期）、高原阶段（持续数年）和生理性肺老化导致的衰减阶段。肺的生长缺陷可因子宫内发育异常，婴儿期和青春期的肺功能生长受限，婴儿期、青春期和成年早期的过度肺功能下降所致。环境和遗传因素可以改变整个生命过程中正常的肺功能轨迹，而其中异常的肺功能轨迹与部分临床结果密切相关（如呼吸系统疾病的发展倾向）。如果能在生命早期进行肺功能评估，同时结合其异常的肺功能轨迹，发现致病根源，及时做出相应的干预措施，就可能为肺功能损害的预防和治疗提供一个机会。

（七）与临床研究的结合

将目前已有或正在开发的肺功能检查技术，应用于各种呼吸道疾病如支气管哮喘、慢阻肺、间质性肺疾病、肺部肿瘤、外科手术术前评价、临床新药开发、疾病筛查等临床工作当中，是肺功能研究的最终目的——加强肺功能研究与临床的密切结合。

（八）物联网肺功能及人工智能分析的发展

现代通信技术的迅猛发展为物联网肺功能技术提供了广阔的前景。肺功能仪器的电子化、小型化及便携式使其检查能普遍应用于病床旁、患者家里、乡村山间、小岛渔村等，检查的数据也能通过无线网络传输到云平台或肺功能数据中心。通过这些先进技术，除了方便疾病的筛查诊断外，也能进行检查的远程质量监控、诊治指导和仪器维护保养。

物联网肺功能还可与临床相关信息整合，如受试者的吸烟史、病史、用药史、问卷评分、急性加重或急性发作史等，极大地方便了对呼吸慢病的管理及指导呼吸康复。

物联网的大数据平台还有助于开发对肺功能检查的人工智能分析和精准判读。通过设定一定条件的判断阈值及诊断逻辑，针对大数据所产生的逻辑关系通过不断调整人工算法，可显著提升人工智能分析的准确性和实时性，特别对于基层肺功能检查的开展意义重大。

第二节　常用检测项目及指标

肺功能检查项目众多，包括肺容量检查、通气功能检查、弥散功能检查、气道反应性检查、气道阻力检查、运动心肺功能检查、影像肺功能检查、呼出气体成分分析等，当然，肺功能检查并不仅限于这些项目。每一检查项目也可有多种方法加以测定，并且测定的指标也非常多，反映的临床意义各不相同。这些检查从不同的角度去分析患者呼吸生理的改变以及疾病对呼吸功能的影响。目前临床常用的肺功能检查项目、方法和指标见表 27-2-1。

表 27-2-1　常用肺功能检查项目、方法及主要指标

项目	方法		主要指标
肺容量测定	慢肺活量		肺活量（VC）、深吸气量（IC）、补呼气容积（ERV）、潮气容积（VT）
	残气测定法 　体积描记法 　氮冲洗法 　氦稀释法		功能残气量（FRC）、胸腔气量（TGV）
	慢肺活量 + 残气测定		残气量（RV）、肺总量（TLC）、残总比（RV/TLC）
肺通气功能测定	静息通气量		分钟通气量（MV）、呼吸频率（RF）
	肺泡通气量		无效腔量（V_D）
	最大分钟通气量		最大分钟通气量（MVV）
	时间肺活量		用力肺活量（FVC）、第 1 秒用力呼气容积（FEV_1）、1 秒率（FEV_1/FVC）、最大呼气中期流量（$FEF_{25\%\sim75\%}$）、3 秒率（FEV_3/FVC）、FEV_1/FEV_6，等
	呼气流量		呼气峰值流量（PEF）、用力呼气 25%、50%、75% 肺活量位的瞬间流量（FEF25%、FEF50%、FEF75%）
肺换气功能测定	弥散功能	一口气法	一氧化碳弥散量（DL_{CO}）、比弥散量（DL_{CO}/V_A）、Krogh 常数、一氧化碳转移因子（T_{CO}）
		一氧化碳摄取量 重复呼吸法 慢呼气法	一氧化碳弥散量（DL_{CO}）
		膜弥散功能	肺泡毛细血管膜弥散量（D_M）
	动脉血气分析		血氧分压（PaO_2）、血二氧化碳分压（$PaCO_2$）、pH、血氧饱和度（SaO_2）
	血氧饱和度		动脉血氧饱和度（SaO_2）、体表血氧饱和度（SpO_2）
气道阻力测定	强迫振荡法		气道阻力（Raw）、呼吸阻抗（Impedance）、响应频率（Fres）、N 振荡频率下的气道阻力（R_N）、N 振荡频率下的弹性阻力和惯性阻力之和（X_N）
	口腔阻断法		气道阻力（Raw）
	体积描记法		气道阻力（Raw）、胸肺顺应性（C）
	机械通气阻断法		气道阻力（Raw）、胸肺顺应性（C）
支气管反应性测定	支气管激发试验		气道高反应性和分级[评估指标：FEV_1 下降率、使 FEV_1 下降 20% 的累积吸入激发物剂量（$PD_{20}FEV_1$）、使 FEV_1 下降 20% 的累积吸入激发物浓度（$PC_{20}FEV_1$）、激发阈值、激发时间等]
	支气管扩张试验		FEV_1 改善率、FEV_1 增加值
气体分布测定	闭合气量		闭合气量（CV）、闭合总量（CC）
	CT、核素肺通气功能		局部肺容积占全肺容积的百分比、局部肺组织放射性密度（通气量）、局部通气量占全肺通气量的百分比
	CT		局部肺容积占全肺容积的百分比、局部肺组织密度
运动心肺功能测定	平板运动 踏车运动 台阶运动 手臂运动		最大运动功率（W）、氧耗量（VO_2）、二氧化碳产生量（VCO_2）、公斤氧耗量（VO_2/kg）、氧脉搏（VO_2/HR）、无氧阈（AT）、氧当量（EqO_2）、二氧化碳当量（$EqCO_2$）、运动时间、呼吸困难指数、心功能储备等

续表

项目	方法	主要指标
呼吸肌功能	力量	最大吸气压（MIP）、最大呼气压（MEP）、最大跨膈压、膈神经刺激诱发跨膈压、平静吸气压等
	肌电耐力	肌电频谱图张力时间指数
	肌电	肌电图强度、肌电频谱图、膈神经传达时间
影像肺功能	CT	全肺体积、全肺重量、含气肺容积、平均肺体积、平均肺密度
	ECT	局部肺通气量占全肺通气量的百分比 局部肺灌注量占全肺灌注量的百分比
呼出气体分析	气体浓度与分压	CO_2 浓度和分压、NO 浓度、CO 浓度、N_2 浓度等
	冷凝液分析	白介素、白三烯、前列腺素、血栓素等
	质谱分析	白介素、白三烯、前列腺素、血栓素等

第三节　肺功能检查结果解读及报告

一、结果解读一般原则

（一）评价检查质量是否符合质控标准

肺功能诊断应首先回顾及评价检查质量。不太理想的实验结果仍可包含有用信息，评价者应当识别这些问题并了解存在的潜在错误及其程度。只依靠计算机自动评价虽然较为方便，但却容易忽略质量评估。单纯依靠数据结果做出临床决定是一个常见的错误。

（二）比较检查结果

确保检验质量后，下一步将进行一系列比较，如测量结果与正常人参考值的比较，与已知疾病或异常生理状态（如阻塞性或限制性）的比较，与自身既往相同检查的数据等进行比较以评价患者个体的变化等。肺功能报告的最后一步是回答做肺功能检查所要解决的临床问题。

肺功能结果是否正常，需与相同条件的正常人（如年龄、身高、体重、性别、种族、工作强度等相同）或所推导的正常预计（参考）值进行比较，超出 95% 正常值置信区间（包括超出正常低限或高限）的结果可考虑有异常因素的存在[16]。如有可能，所有参数均应尽量来源于同一参考值。

肺功能检查的结果判读，理论上最佳方法是参照正常预计值的 95% 置信区间，而在临床实践中，多习惯把与 95% 置信区间相接近的正常预计

值的百分比用于临床判读。例如，FEV_1 的 95% 置信区间与 ±20% 的正常预计值接近，用 ±20% 来判断肺功能结果是否正常。但这一简单方法对一些临界边缘状态的判断可能导致漏诊或过度诊断，特别是身高较高者或老年人。目前国际上推荐采用预计值的 95% 置信区间或 Z 值（实测值与预计值的差值除以该差值的标准差）。我国 2017 年发布了 4～80 岁年龄段的肺通气功能预计值正常预计值、预计值 95% 下限及 Z 值，可供参考。除将检测数值与正常预计值比较以外，相关指标的关系图（如 F-V 曲线、V-T 曲线等）亦是非常重要的检查结果，仅仅是指标数字的改变常常不够直观，一些重要的信息容易被忽视。

另外，需要切记的是不能脱离临床资料单独解释肺功能结果。完整临床资料有助于准确地解读肺功能结果，并对临床提出恰当的指导性建议。

二、常用检查方法结果的异常判断

（一）通气功能检查

用力依赖性肺功能检查是临床肺通气功能检查中最常用的一种，检查中的时间 - 容积曲线和流量 - 容积曲线及其相应的生理参数提供了非常丰富的信息，对临床诊断有十分重要的帮助[38]。

1. 通气功能障碍的类型　依通气功能损害的性质可分为阻塞性通气功能障碍、限制性通气功能障碍、混合性通气功能障碍及非特异性通气功能障碍（图 27-3-1）。

（1）阻塞性通气功能障碍：是指由于气流

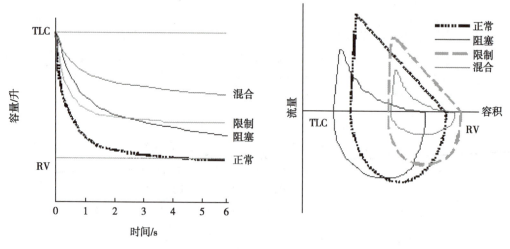

图 27-3-1 各种类型通气功能障碍的时间容量曲线和流量容积曲线特征

受限引起的通气障碍,主要表现为 FEV_1 及其与 FVC 的比值 $FEV_1/FVC\%$ 的显著下降。该比值与年龄有关,年纪越大比值越低。MVV、MMEF、$FEF_{50\%}$ 等指标也有显著下降,但 FVC 可在正常范围或仅轻度下降。流量 - 容积曲线的特征性改变为呼气相降支向容量轴的凹陷,凹陷愈明显者气流受限愈重。常见于气道阻塞性疾病。

阻塞性通气功能障碍的特殊类型包括有小气道病变、上气道阻塞、单侧主支气管不完全性阻塞和完全性阻塞等,在流量 - 容积曲线、时间 - 容积曲线及相应的指标上均有一定的特点,仔细地研读肺功能结果并结合临床资料有助于对这些特殊类型疾病的诊断。

(2)限制性通气功能障碍:是指肺容量减少,扩张受限引起的通气功能障碍。用力肺活量检查显示 FVC 明显下降。但由于在气流明显受限的患者 FVC 也可能有所下降,此时 FVC 的判断效能会受到影响。反映肺容量更为准确的指标如肺总量(TLC)、残气量(RV)及 RV/TLC 比值对限制性通气功能的判断更为精确。TLC 下降为主要指标,VC、RV 减少,RV/TLC% 可以正常、增加或减少。流量 - 容量曲线显示肺活量减少。常见于胸廓、胸膜病变、肺间质病变等。

(3)混合性通气功能障碍:兼有阻塞性及限制性 2 种表现,主要表现为 TLC、VC 及 $FEV_1/FVC\%$ 的下降,而 FEV_1 降低更明显。流量 - 容量曲线显示肺容量减少及呼气相降支向容量轴的凹陷。此时应与假性混合性通气功能障碍区别,后者的 VC 减少是由于肺内残气量增加所致,常见于慢性阻塞性肺疾病及哮喘患者,行肺残气量测定或支气管舒张试验可以鉴别。

(4)非特异性通气功能障碍:FEV_1 已下降低于正常范围,提示存在通气功能障碍,但 FVC 尚在正常范围未能确立限制性病变,FEV_1/FVC 也在正常范围也不能明确是阻塞性病变。非特异性通气功能障碍往往兼有两种通气功能障碍早期综合作用的结果,但随着疾病的进一步发展,在随访观察中常能最后明确以哪一种通气功能障碍为主。

各类型通气功能障碍的判断及鉴别见表 27-3-1。

2. 判断通气功能障碍的程度 不同的临床协会、研究组织和学者之间对肺功能损害的程度评估标准有所差异,如 ATS/ERS 的肺功能联合指南[15]与慢性阻塞性肺疾病全球创议(GOLD)指南[39]对气流受限的严重度划分就不一样。虽然有证据显示肺功能损害的程度可能与疾病的发作频度、严重程度、生活质量、病死率等因素有关,但不能仅依此判断疾病的严重程度。举一个简单的例子,一个肺功能正常的哮喘患者在接触某过敏原后可能会立即诱发严重的气道痉挛、窒息甚至死亡。

通气功能障碍程度的划分的主要目的是协助临床医师判断疾病的严重程度,对患者的疾病知识教育,协助用药选择和判断药物疗效。但应强调,肺功能损害程度的判断仍需结合临床资料进行具体分析、综合判断。

表27-3-1　各类型通气功能障碍的判断及鉴别

	阻塞性	限制性	混合性	非特异性
病因	阻塞性呼吸道疾病	肺间质纤维化	兼有阻塞限制2种因素	可能兼有阻塞和限制2种因素
疾病举例	慢阻肺、哮喘	肺肉芽肿病、肺水肿、胸腹腔积液、胸廓疾病		各种疾病早期表现
通气功能特征	呼气流量降低	肺总量降低、肺活量降低	呼气流量降低、肺总量及肺活量降低	第1秒用力呼气容积降低
FVC或VC%预计值	正常或↓	↓~↓↓	↓~↓↓	正常
FEV_1/FVC	↓~↓↓	正常或↑	↓~↓↓	正常
MMEF%预计值	↓~↓↓	正常或↓	↓~↓↓	↓
MVV%预计值	↓~↓↓	正常或↓	↓~↓↓	正常或↓
RV/TLC	↑↑	正常,↓或↑	↑~↑↑	正常,↓或↑
TLC%预计值	正常或↑	↓~↓↓	↓	正常,↓或↑
气促指数(AVI)	<1	>1	正常,>或<1	正常,>或<1

注:↓轻度降低,↓↓明显降低;↑轻度升高,↑↑明显升高。

我国肺功能检查指南建议[20]:不论阻塞性、限制性或混合性通气功能障碍,均可依照FEV_1占预计值的百分率对肺功能损害的程度做出判断(表27-3-2)。

表27-3-2　肺功能损害程度的分级判断

严重程度	FEV_1%预计值
轻度	≥70%,但<正常预计值下限或FEV_1/FVC比值<正常预计值下限
中度	60%~69%
中重度	50%~59%
重度	35%~49%
极重度	<35%

(二)弥散功能检查

弥散功能检查是反映肺气体交换能力的最常用检查项目。凡能影响肺泡毛细血管膜面积与弥散能力、肺泡毛细血管床容积以及一氧化碳与血红蛋白反应者,均能影响一氧化碳弥散量,使测定值降低或增高。应该指出,弥散功能障碍极少是唯一的生理异常。在疾病过程中,肺泡膜增厚或面积减少总是导致通气与毛细血管血流的不均。

弥散功能改变主要表现为弥散量的减少,且均为病理性的改变。通过肺容量来校正弥散量

(如DL_{CO}/V_A),还有助于判断弥散量的减少是由于有效弥散面积减少或弥散距离增加所导致。

弥散量异常的严重程度的判断见表27-3-3。

表27-3-3　弥散功能的异常分级

级别	占预计值的%
正常	80~120
轻度下降	60~79
中度下降	40~59
重度下降	20~39
极重度下降	<20

(三)支气管舒张试验

支气管对支气管舒张剂的反应性是气道上皮、神经、介质及支气管平滑肌的综合反映。因为个体对支气管舒张剂的反应性不同,故认为单纯的支气管舒张试验既可评价潜在的气道反应性,又可评价支气管舒张剂的治疗效果的假设过于简单。支气管舒张剂的反应可以在肺功能试验中的单剂量扩张剂后测试,也可通过2~8周的临床试验后测试。

常用的支气管反应性的描述方法是测量值与基础通气值的百分比、与正常预计值的百分比和绝对值的变化。使用FEV_1和/或FVC相对于正

常预计值的变化来评价支气管反应性比用测量值相对于基础值的变化更好。单次试验中 FEV_1 和 / 或 FVC 与基础值百分比变化同时分别超过 12% 和 200ml 提示支气管扩张试验阳性[22]。如果 FEV_1 的变化不显著，肺通气的降低亦可能提示支气管反应性有显著改善。

值得一提的是，在检验中对支气管舒张剂无反应并不能排除支气管舒张剂的临床治疗有效。

（四）其他肺功能检查

支气管激发试验、气道阻力检查、肺容量检查、运动心肺功能检查等肺功能检查结果的判断和研读，请参考相关的专著或论文。

第四节 肺功能检查方法选用及诊断思路

一、检查方法选用

尽管肺功能检查的方法众多，但由于它们反映的内容和侧重点不一样，因此在临床工作中，常根据检查方法的难易程度、疾病的病理生理特点以及检查对临床的指导意义等加以选择。

肺通气功能检查，特别是肺量计（spirometry）检查，既可反映肺容量的改变，也可反映气道通畅性以及气道反应性的改变，并且具有检测方法简单易行、重复性好、仪器便宜等众多优点，目前在临床上应用最为广泛。肺通气功能检查可占到所有肺功能检查的 80% 以上。一般而言，绝大多数其他方面的肺功能检查都是在完成肺量计检查后，依据检查的结果和疾病的特点再进一步地选择相应的肺功能检查。因此可以说，肺量计或肺通气功能检查是临床肺功能检查的基础，也是首要检查的方法。

二、诊断思路设计

由于检查的内容和临床意义不一，各种检查方法相对应的适应证可能有各自的特点，但总体而言，肺功能检查适用于需要了解呼吸功能状况、疾病的功能损害、疾病的严重程度判断，对疾病治疗效果以及疾病预后的评估等[1]。

进行肺通气功能检查，其检查结果可能有五种：①通气功能正常；②小气道病变；③非特异性通气功能障碍；④阻塞性通气功能障碍；⑤限制性通气功能障碍。

1. 如果通气功能检查正常，再结合受试者没有呼吸困难和低氧血症等症状体征，一般情况下该受试者的肺功能是良好的，可大致判断其肺功能正常，在除外以下的情况后，无需进一步进行其他肺功能检查。

（1）准备做胸外科手术者：可考虑加做肺弥散功能、最大分钟通气量或运动心肺功能检查，更加全面评估气体交换能力和通气代偿能力，对判断手术耐受力和术后并发症的发生有帮助。

（2）慢性反复咳嗽、胸闷、喘息发作的患者：这些患者可能存在气道高反应性或肺通气功能动态变化，即可能合并有哮喘（包括咳嗽变异性哮喘）。这些受试者往往在夜间受生物钟波动规律的影响而出现夜间发作和通气功能障碍，但在日间肺功能可表现正常。此外，这些受试者在受到外界因素的强烈刺激（如剧烈运动、吸入过敏原、吸入冷空气等）时可诱发其气道痉挛，但如果没有暴露于这些刺激因素也可表现正常。因此通气功能正常并不代表其肺功能没有问题。对这些患者，可考虑给予支气管激发试验。如激发试验阳性，提示气道反应性增高，结合其临床病史，可考虑支气管哮喘的诊断。

（3）呼吸困难，特别是运动后呼吸困难的患者：由于通气功能检查是反映静态的肺功能状态，即使其基础通气功能正常，也不能反映运动过程中的呼吸功能障碍，因此需要了解运动中的呼吸功能改变，特别是患者伴有冠心病、高血压、心律不齐等病史，此时更需要对呼吸困难是由于呼吸系统疾病还是心血管系统疾病所导致的进行鉴别。运动心肺功能检查，通过运动 - 心 - 肺耦联，可以检测出运动中出现的呼吸困难是由于运动系统、呼吸系统或心血管系统的原因所导致。如检查结果发现呼吸反应异常，如呼吸储备下降、呼吸频率反应异常等，提示运动受限是由于呼吸系统疾病所致；如检查提示心血管系统反应异常，如脉搏增加与氧耗量增加不匹配（提示心输出量不足，心率失代偿性增加）、心律失常、无效腔通气增加等，提示运动受限是由于心血管系统疾病所致；如心、肺反应均在正常范围，则运动后呼吸困难的出现可能是心、肺以外因素所引起，如异常的呼吸调节（高通气综合征）、贫血、血液系统疾病等，需进一步进行相应的检查。

（4）疑诊间质性肺疾病的患者：此类患者在疾病的早期肺容量及通气功能没有明显下降时，其弥散功能可能已经明显下降，反之，如进行有效治疗，则通气功能尚未出现明显改善时，弥散功能也可以显著增加。因而对疑有间质性肺病变的患者，也需同时进行弥散功能检查。

2. 如通气功能检查显示小气道病变，提示气道功能可能发生了早期的损害，出现呼气流量下降。呼吸气流除受到气道管径的影响外，还受到呼吸压力的影响，故气道阻力测定，同步检测呼气气流及与之相应的呼吸驱动压，可更敏感地反映气道的功能状态。如气道阻力增加，证实了气道功能受损，可考虑进行支气管舒张试验，进一步了解气道功能的可逆性和治疗的效果。

3. 如通气功能检查显示非特异性肺通气功能障碍，提示肺通气功能已有损害但可能还处于早期阶段，单纯以肺量计的指标难以判断其损害的类型。采用更加精确的判断指标（同种族同地区的正常参考值和正常值下限等）和增加更多的检查内容（如肺容量、弥散功能、呼吸肌功能、气道阻力等），以提高判读的准确性。

4. 如通气功能显示阻塞性通气功能障碍，首先需要判断是大气道阻塞还是中、小气道阻塞。流量-容积曲线的特征性图形对判断大气道（上气道）阻塞有非常重要的指导价值。如是呼气相流量受限呈平台样改变，提示胸内型上气道阻塞；如是吸气相流量受限呈平台样改变，提示胸外型上气道阻塞，如有呼、吸双相流量受限，提示固定型上气道阻塞。如流量-容积曲线显示流量受限在用力呼气中、后期尤为明显，提示是中、小气道阻塞，此时如前述可进一步检查做气道阻力测定。同时，为了解其气道阻塞是否可以得到改善，即了解其气道可逆性改变的情况，可申请做支气管舒张试验。如舒张试验阳性，特别是通气功能恢复正常，可考虑受试者患有哮喘。慢性阻塞性肺疾病（COPD）也可有舒张试验阳性，但即使肺功能有所改善，仍不能恢复至正常，是COPD与哮喘的主要鉴别点之一。对于通气功能检查提示气道阻塞者，还可结合胸部X线检查，

考虑进行肺容量检查，了解患者是否有肺过度充气。如肺容量检查显示残气量、功能残气量、肺总量增加、残总比增高，则提示有肺过度充气，此时需进行是否合并肺气肿的鉴别。弥散功能检查能了解肺泡气体的弥散能力，在肺泡结构受到破坏的肺气肿患者，其弥散功能降低，而仅有肺过度充气的患者弥散功能正常，可以鉴别。

5. 如通气功能显示 VC 或 FVC 下降，提示限制性通气功能障碍，此时需进一步做肺总量、残气量等容量检查，以确认肺容量确实受限。因为在肺过度充气时，主要表现为残气量的增加，可以使肺活量减少，但肺总量应没有减少，甚或增加，这在早期慢阻肺患者已经存在[39]。因此肺总量的检查可排除假性限制性通气功能障碍。如确有肺过度充气的表现，可做支气管舒张试验，了解支气管舒张剂吸入后肺过度充气是否可以恢复，进而做出是否哮喘的诊断。

如确认是肺总量减少、限制性病变，则需进行弥散功能检查，了解限制肺容量扩张的病变是由于肺内因素（如肺纤维化、肺泡填塞如肺泡蛋白沉着症、毁损肺等）还是肺外因素（如胸廓畸形、胸膜增厚粘连等）所引起。如弥散功能是正常的，则可能是肺外因素，反之则可能是肺内因素。如有弥散功能下降，还需进一步考虑是由于弥散距离增加（如肺纤维化、肺水肿等致肺泡膜增厚、贫血等），还是由于弥散面积减少（如肺气肿）所导致。弥散量与肺泡通气量的比值改变对诊断有帮助。部分间质性肺疾病患者，其弥散功能的改变常较肺容量的变化更为敏感，甚至在肺容量尚在正常范围时即出现弥散功能的障碍，弥散功能下降的幅度也较容量的改变更大，对有效治疗的反应也更敏感。

肺功能临床应用诊断思路汇总如图 27-4-1 所示，当然，除这些检查外，其他肺功能检查方法对临床诊断也有帮助。必须强调的是，所有肺功能检查的评估，不能脱离临床资料单独进行，这也是肺功能评估中常常遇到的问题。密切结合临床病史、体征、其他检查结果以及对治疗的反应等，是正确评估肺功能的基础，只看肺功能结果就轻易做出判断常会导致误诊。

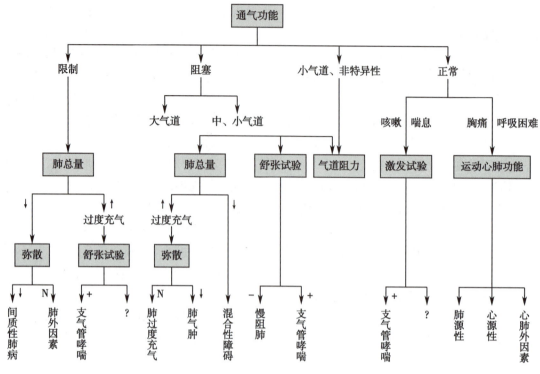

图 27-4-1 肺功能临床应用诊断思路

第五节 肺功能检查的临床和科研意义

肺功能检查是临床上胸肺疾病及呼吸生理的重要检查内容，在早期检出肺/气道病变、评估疾病的病情严重程度及预后、评定药物或其他治疗方法的疗效、鉴别呼吸困难的原因、诊断病变部位、评估肺功能对手术的耐受力或劳动强度耐受力及对危重患者的监护等方面都起着十分重要的作用。肺功能检查作为客观的检查指标，通过不同的检查方法，从不同的侧面全方位地分析相应的呼吸生理和病理改变，更是呼吸疾病诊治的科学研究中必不可少的内容。

一、对肺、气道疾病的早期诊断

人体的呼吸功能有巨大的代偿能力，在疾病的早期由于机体的代偿作用，往往没有显著的临床不适。同时，大多数疾病的发展是缓慢进行的，人体能够逐渐对此适应，也因此不易引起患者的重视。

如很多吸烟患者可能有数年甚至数十年慢性咳嗽、咳痰的症状，虽然他们会认识到这是吸烟引起的症状，但由于还没有影响到他们的生活质量，因而常常得不到重视。呼吸道疾病患者最为关注的临床症状主要是气促，或称呼吸困难。但是呼吸困难大多数是在呼吸功能损害到一定程度后才出现的。

如图 27-5-1 所示，肺功能损害早期，以气促指数为参数的呼吸困难评分并没有明显增加，但随着肺功能损害程度的日益加重，当损害达到一定的阈值时，患者才会感觉到呼吸困难。而这时肺功能的损害已经是旷日持久了，大部分患者的肺功能可能已经减损了 30%～50% 或更多。更

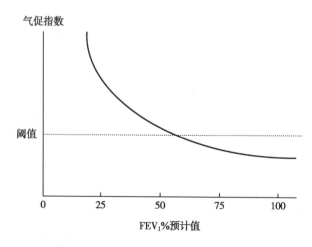

图 27-5-1 肺功能损害与呼吸困难的关系

为重要的是，一旦患者出现呼吸困难，肺功能只要轻微地继续下降，就会导致非常明显的气促加重，气促指数呈指数型上升。肺功能损害越重，则其呼吸困难越重、生活质量也越差，其恢复的可能性就越小。因此，应在疾病的早期，即在肺功能损害的早期，出现呼吸困难等症状以前及时地发现和治疗，预防疾病的不可逆进展。

又如支气管哮喘（包括咳嗽变异性哮喘），在疾病的早期，其喘息症状常常不甚明显，有些患者可能只是出现反复咳嗽，或有咳痰、胸闷，临床上这些患者也常常被误诊为支气管炎。但如及时地对这些患者进行支气管激发试验，了解其气道对刺激的反应性，如气道反应性明显增高，对支气管哮喘的诊断可能有决定性的意义。我国支气管哮喘防治指南中也特别指出对临床症状不典型的哮喘患者，可通过支气管激发试验进行鉴别。

"病从浅中医"，我们应该积极地倡导对呼吸系统疾病的早期诊断和早期治疗，而肺功能检查就是早期诊断的最重要的检查方法之一。

二、诊断病变部位

临床上对有咳嗽、气短、呼吸困难的患者，常常轻易地做出气管炎、哮喘等疾病的诊断，但实际病情却并不一定如此。确切的呼吸道病变部位可通过胸部 X 线检查、胸部 CT、纤维支气管镜、鼻咽镜检查等做出诊断，但胸部 X 线检查敏感性差、胸部 CT 检查费用较高，受试者一般不易接受，而纤维支气管镜、鼻咽镜等检查是侵入性检查，有一定的创伤性，也不易为患者所接受。肺功能检查作为筛查项目可弥补这些缺点。

通过流量 - 容积曲线检查，能够简便快速地对是否合并有气流受限以及气流受限发生的病变部位加以诊断，当流量 - 容积曲线的吸气相出现平台样改变，往往提示是胸外型的上气道阻塞，病变位于胸廓入口以上的气道到声门之间；而流量 - 容积曲线的呼气相出现平台样改变，则提示是胸内型的上气道阻塞，病变位于胸廓入口以下的气道至气管隆凸之间；流量 - 容积曲线显示吸气相和呼气相的后期均出现流量受限，呈双蝶形改变，则提示病变位于单侧主支气管，并导致该主支气管的不完全阻塞（阻塞程度已经超过该主支气管横截面的 1/2）。流量 - 容积曲线呈呼气相高位小平台样改变，但通气功能正常，则提示病变部位可能在上呼吸道（主要是指鼻咽部）。

当然，在肺功能检查提示有气道阻塞后，需要进一步的检查以明确诊断。

三、鉴别呼吸困难的原因

呼吸困难是一种症状，常常是胸肺疾病患者的一个主诉，但是引起呼吸困难的疾病却有很多。呼吸系统疾病是引起呼吸困难的主要疾病，但除此之外，心血管系统疾病、血液系统疾病、药物中毒以及精神情感性异常都会导致呼吸困难，特别是后者近年的发病率在不断增加，其鉴别必须排除患有呼吸功能障碍的疾病。因此，肺功能检查是鉴定呼吸困难是否因呼吸系统疾病所导致的重要检查方法。运动心肺功能检查则对鉴别那些可能同时合并有心血管系统疾病和呼吸系统疾病的患者的呼吸困难的主因有所帮助。心血管系统疾病主要表现为心血管反应异常，而呼吸反应异常则是呼吸系统疾病的主要表现。

四、评估疾病的病情严重程度及预后

肺功能检查除对呼吸系统疾病的功能状况进行定性分析（如阻塞性通气功能障碍、限制性通气功能障碍、弥散功能障碍等）外，尚可对疾病损害的程度进行判断。ATS/ERS 将肺通气功能的损害依 FEV_1 分级。全球慢性阻塞性肺疾病防治创议（GOLD）将慢阻肺气流受限分级，其主要依据也是肺通气功能的损害程度[40]。需要强调的是，疾病的严重程度判断常常并非取决于某一单独的指标，常需结合肺功能结果和临床情况进行综合评估[41]。

肺功能的损害程度与疾病的严重程度有明确的相关性，并且追踪肺功能的变化也能反映疾病严重程度的变化。如 Saetta 等发现吸烟者气道上皮杯状细胞的数目与 1 秒率呈显著负相关，即气道分泌黏液的细胞越多，气流受限越明显，这也从另一个角度说明为何痰液较多的患者往往症状也较重；他同时发现气道平滑肌增厚越明显者其 FEV_1 也越低，这说明了气道平滑肌增生对气道狭窄，气流受限加重所起的作用。Turato 等则发现重症 COPD 患者气道黏膜的 $CD45^+$ 细胞数 / mm^2 与肺过度充气的程度（残气量）显著相关；

Jones 等和 Dusser 等分别观察了 COPD 急性发作与肺功能的关系，发现 FEV_1 较低的 COPD 患者其急性发作的年均次数均较 FEV_1 较高者明显增加。Vestbo 则追踪报道了 FEV_1 年递减率在有大量黏痰排出的患者明显高于少许黏痰者以及正常人；Stanescu 等的研究结果显示吸烟者中 FEV_1 年递减率较高者其痰液中的中性粒细胞数目明显增加，说明这些患者的气道炎症也较重。

通气功能的监测对追踪疾病的发展或转归有很大的帮助。如 Seemungal 等对 COPD 急性发作后的肺功能进行追踪，结果显示 75% 的患者需要 5 周时间，其最高呼气流量（PEF）才能恢复到急性发作前的水平，7% 的患者在急性发作后 3 个月仍未恢复，有些患者可能永远不能恢复到发作前的水平。Dusser D 等观察 PEF 检测对 COPD 的作用，发现在急性发作前 3~4 天 PEF 就有快速的下降，这对急性发作的及时预防和诊治可能有所帮助。同样的，对哮喘患者进行峰流量监测也可能有助于预防哮喘的急性发作。因此，如给予积极的平喘抗炎治疗可能会预防哮喘急性发作的发生。Zhou Y 等进行的 TieCOPD 研究 [42] 显示早期慢阻肺经噻托溴铵规律治疗 2 年可改善肺功能，减缓肺功能下降速度，提高生活质量和减少急性加重。

五、评定药物或其他治疗方法的疗效

呼吸系统疾病的治疗效果，通过症状的减少、气促的改善、咳嗽的减轻、喘息的缓解等，可以做出评估。但这些指标有些是主观感觉、有些是定性指标，难以量化，因此，寻找一些更加客观、公正而准确的方法来评估治疗的效果，进而指导下一步的治疗尤为重要。肺功能检查就是一项客观、准确的评估方法。

如支气管舒张剂有 β_2 受体激动剂、M 受体拮抗剂、茶碱类药物等多种，但哪种药物的支气管舒张效能最强？一项研究采用随机交叉试验方式，以肺功能的改善为主要研究指标，比较了上述 3 种药物不同顺序叠加的支气管舒张效果，结果显示 β_2 受体激动剂的支气管舒张效果最强，M 受体拮抗剂的作用次之，而茶碱的支气管舒张作用最弱。因此，通过肺功能检查，可更好地指导对患者的治疗。

又如部分间质性肺疾病对大剂量糖皮质激素治疗的反应相当好，但另一部分却几乎没有作用。另一方面，大剂量糖皮质激素的应用也可能带来许多副作用，有些甚至是非常严重的。那么如何判断是否应该使用糖皮质激素治疗？肺功能检查，通过了解治疗前后肺容量的改变，特别是肺弥散功能的改变，能够敏感地反映治疗对肺间质炎症的抑制作用和治疗效果，可以起到很好的治疗指导作用。

目前开展的许多评估哮喘、慢性阻塞性肺疾病、间质性肺疾病等的临床试验，肺功能检查往往作为主要研究指标或重要指标加以考察 [43]，如早期哮喘患者规律吸入激素治疗研究（START）、获得哮喘最佳控制研究（GOAL）、迈向慢性阻塞性肺疾病健康的革命性治疗（TORCH）、噻托溴铵对慢性阻塞性肺疾病患者肺功能潜在长期影响等国际上著名的临床多中心研究。我国的慢阻肺药物临床试验规范 [44] 也将肺功能检查指标列为首项药物疗效的评价指标。

通过肺功能检查也可以明确戒烟对呼吸系统疾病的发生发展是否具有防治作用，慢性阻塞性肺疾病全球防治指南（GOLD）中提到，戒烟能降低 COPD 患者的肺功能年递减率，进而延缓呼吸困难等症状的发生、减少并发症，降低死亡率（图 27-5-2）。

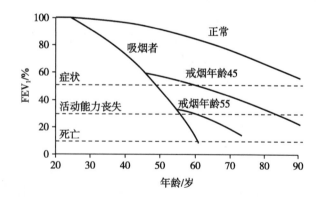

图 27-5-2 肺功能随年龄的改变及吸烟、戒烟对肺功能的影响

六、评估肺功能对胸腹部手术的耐受力

临床上，我们常常遇到一些难题困扰，如原有明显呼吸困难的 COPD 患者不幸又患上了肺部肿瘤，通过外科手术把肿瘤切除是治疗的首要

方法,但需要肺功能检查评估在原来呼吸困难较为明显的情况下,患者是否可以耐受肺叶切除手术,了解其肺功能的基础情况和代偿能力,对其对手术的耐受力和可能出现的术后并发症进行比较准确的评估。因此,肺功能检查目前已作为胸肺外科手术术前的必要检查项目,也是其他一些大型手术(如肾移植)等准入项目的必要检查。

术前肺功能检查对决定手术方式、手术切除范围、麻醉措施,提高术后生存质量及减少术后胸肺并发症和死亡率均有不可替代的重要作用,是判断手术可行性和决定手术范围的主要依据[45]。选取灵敏度及特异度都高的肺功能检查指标进行综合评估,将有利于国内外医学界胸、腹部外科手术的进一步发展,也是临床呼吸内外科今后工作的重点内容之一。

七、评估劳动强度及耐受力

对重体力劳动者的劳动强度、运动员的运动能力等进行评估,可通过静态的肺功能检查和动态的运动心肺功能检查综合判断。特别是对运动员的发展潜能有很好的预测作用,目前已作为科学选拔运动员的重要参考条件之一。

另外,近年来工业粉尘暴露者有所增加,矽肺等职业病的发病率在上升,而工人们维护自身权益的意识不断增强,要求做工伤和劳动能力鉴定的案例也在增加。伤残等级的判断其中重要的标准之一就是肺功能的损害程度,甚至可以说肺功能对职业病的诊断有举足轻重的作用。

八、对危重患者的监护

危重患者的监护包括许多方面,如心血管监护、血流动力学监护、肝功能监护、肾功能监护等,呼吸监护也是不可或缺的监护内容,甚至是呼吸系统疾病监护的主要内容。

呼吸监护包括呼吸频率、呼吸方式、呼吸节律、呼吸气量、呼吸阻力、胸肺顺应性、呼吸功、呼吸肌电、呼吸机送气压力、血气分析及气体交换能力等诸多内容。通过对这些肺功能参数的监测,可及时和准确地反映患者的呼吸功能状况,进而指导临床治疗方案的设定和调整,以及人工通气的建立或撤离等。

综上所述,肺功能检查在临床上的应用是多方面、多层次的。在呼吸系统疾病的诊断、分级和治疗及科学研究中都有十分重要的意义。

第六节　肺功能检查的注意事项

一、检查技术的质量控制

肺功能检查是医学计量测试,多种因素如检查仪器、检查环境、指导者素质、受试者的依从性及配合能力、检验结果的解读和分析等都可能对检查结果产生影响。因此,质量控制是避免检查结果误差、保证检查结果准确的必要措施。

(一)肺功能仪器的质量控制要求

1. 仪器要求　肺功能仪的各组成部分应符合其技术要求。对于肺功能仪器检测的流量、容量、时间、气体成分分析、压力、阻力等指标,可参考美国胸科协会(ATS)与欧洲呼吸学会(ERS)的要求,对有关指标的量程、精度、重复性、零位计算标准、误差允许范围等必须了解和掌握,并保证肺功能仪器的这些参数达到一定的技术质控标准。

2. 仪器校准　用于评估各类传感器的测定值与标准值之间误差,避免仪器出现过大的系统误差。仪器校准需使用特定仪器如校准定标筒或标准成分和浓度的气体。表 27-6-1 列举了肺量计质控的部分措施。

表 27-6-1　肺量计质量控制措施

实验	最小周期	措施
容量	每天	用 3L 定标筒校准
漏气	每天	持续给予 3cmH$_2$O 压力 1min
容量线性	每个季度	用定标筒以 1L 的增量测量整个容量范围
流速线性	每周	至少检查 3 种不同的流量范围
时间	每个季度	用秒表进行机械检查
软件	新版本	记录安装日及进行测试

(二)检查环境

肺功能的检查环境可对检查结果造成影响,有些影响甚至是巨大的,但却往往易被忽略。应注意以下各项因素:

1. 实验室应有良好的通风设备,场地不宜过于窄小　由于肺功能检查主要是让受试者反复做呼吸或是用力深呼深吸的动作,而呼吸道传染性疾病(如结核、流感、急性传染性非典型病原体肺炎等)可通过呼吸道传播。因此,室内通风良好、受试者与检查人员之间保持一定距离,可减少呼吸道疾病交叉感染的机会。另外,如果条件允许,不同的检查仪最好独室放置,以减少多个患者同时检查时相互的影响。

2. 室内的温度、湿度应当相对恒定　一方面,多数肺功能仪对检查的环境温度、湿度有一个可接受的范围,若超出此范围,仪器的误差则会增大甚至不能工作;另一方面,宜人的温度、湿度,将有利于受试者对检查的配合。因此,肺功能室最好有空调和湿度控制的设备,保证肺功能室的环境参数稳定,最理想的温度为18~24℃,湿度为50%~70%。

3. 肺功能室内环境宜安静　因检查人员需指导及不断提醒受试者测试的动作,嘈杂的环境不利于受试者的配合,易影响检查结果。

(三)技术员的素质要求

技术员应具备呼吸生理的基础理论知识,了解检查项目的临床意义,掌握各检查项目正确的操作步骤和质量要求,应有良好的服务态度,以取得受试者的信任与配合。技术员指导受试者检查时应适当运用动作、语音来提示、鼓励患者完成检查动作,对患者的努力程度及配合与否做出判断,以保证检查结果的准确性。最好在检查中能实时观察患者的流速或容量图形,检查后能迅速读取数据,并判断其变异,以了解实验的重复性,这一点对检查的质量很重要。

美国国家职业安全与健康协会(NIOSH)建立了一套用于审批肺功能培训课程的规范程序。经NIOSH批准开设的课程,必须包括肺功能检查的有关基础理论知识和实际操作能力两大方面的培训内容。基础理论知识除了肺功能的检查原理、常用技术、检查方法、仪器校准、卫生学、质量控制及其他有关方面的理论与应用知识以外,还应包括呼吸生理和病理的基础知识。实际操作能力应由经验丰富的指导老师进行培训,包括仪器校准、肺功能检查过程、分析结果、发现异常情况如何处理等。完成课程后,通过书面测试及实际操作能力考试,可获得肺功能检查的从业资格。

欧洲呼吸学会(ERS)呼吸专业联会第九分会(Assembly 9 for Allied Respiratory Professionals)也推出肺功能相关的继续教育课程。通过继续教育课程,使肺功能实验室人员了解肺功能检查标准的变化,并学习新的肺功能检查技能。

在我国,尽管已经开展了一些肺功能继续教育项目,但尚缺乏肺功能专业技术人员的资格认证系统,并且仍未建立肺功能实验室人员的准入制度。我国呼吸界已开始关注到这一问题[46],并组织了全国肺功能规范化培训[47-48]。中国医师协会呼吸医师分会临床呼吸生理与肺功能专业委员会已制定呼吸与危重监护学科(PCCM)肺功能专修和单修基地、人员准入制度和资格考核认证,今后会进一步完善。

(四)受试者的依从性

受试者的良好配合是完成肺功能检查的必要条件,如不能配合则大多数的肺功能检查都不能进行。因此,在检查前需耐心、仔细、全面地向受试者介绍试验的目的、方法、让受试者了解整个检测过程(步骤、方法、时间、注意事项等),使受试者最大程度地理解和配合试验。有时指导者需身体力行,通过演示、身体语言、声音指导等多种方法给予指导。测试前让受试者在旁观摩或观看肺功能检查视频录像[9]等有助于其了解和加快试验的进度,提高受试者配合的质量。

(五)实验室的工作规范

操作指南是质量控制程序中的一个重要部分。每个实验室均应根据各自的实际情况制定肺功能检查标准操作规程,包括仪器校准程序、肺功能检查标准、检查顺序、评价标准、参考值来源、如何处理异常数据及如何处理突发医疗事件等指南。

此外,每个实验室应设有专门的登记本记录仪器的日常使用情况、系统的异常问题、处理手段以及系统硬件和软件的升级情况。肺功能仪器每天的校准报告均应存档。

二、肺功能检查的安全性

(一)检查对受试者的直接影响

除食管球囊置入等少数检查外,肺功能检查大多数是非侵入性的检查,只要严格掌握肺功能检查的指征,实验技术人员经过良好的培训,使用药物方法恰当，以及对患者病情进行密切的观察，大多数肺功能检查都是非常安全的，也因此在临床和科研中被广泛应用。但是，部分肺功能检查由于需要受试者的努力呼吸配合、吸入支气管刺激剂、剧烈运动等，也可能诱发或加重呼吸系统疾病的发生发展，给受试者造成一定的不适，应引起医护人员的重视[49]。肺功能检查前需要了解和掌握相关检查的禁忌证，以避免或减少不良事件的发生。

1. **用力通气功能检查（如 FEV₁、MVV 等）** 用力通气功能检查（如 FEV_1、MVV 等）的禁忌证包括：近 4 周内有大咯血、近 4 周内有心绞痛或近 3 个月有心肌梗死、严重心功能紊乱或心律失常、近期脑血管意外、HR > 120 次/min、严重的未被控制的高血压（收缩压 > 200mmHg，舒张压 > 100mmHg）、合并有主动脉瘤、严重甲状腺功能亢进、肺大疱或易于发生气胸、癫痫需用药物治疗、近期呼吸道感染（< 4 周）。

2. **支气管激发试验** 支气管激发试验如是在通气功能检查的基础上进行，则通气功能检查的禁忌证均是支气管激发试验的禁忌证。此外，受试者对吸入诱发剂明确超敏、哮喘发作加重期、基础肺通气功能损害严重（FEV_1 < 50% 预计值或 < 1.0L）、患有不能解释的严重荨麻疹等也是禁忌证。基础肺功能呈中度阻塞（FEV_1 < 70% 预计值），如严格观察并做好充足的准备，则 FEV_1 > 60% 预计值者仍可考虑予以支气管激发试验。妊娠、哺乳妇女、正在使用胆碱酯酶抑制剂（治疗重症肌无力）的患者不宜做乙酰甲胆碱支气管激发试验，正在使用抗组织胺药物的患者不宜作组织胺支气管激发试验。

激发试验过程中可能诱发受试者的支气管痉挛，出现咳嗽、气喘等症状，部分也可出现声音嘶哑、脸色潮红等不适。激发刺激的强度应从低开始，逐渐增加。激发试验过程中除观察肺功能指标的改变外，还应密切观察受试者的反应，如有无出现呼吸困难、喘息以及其配合检查的程度等。应备有雾化吸入支气管舒张剂（如 β₂ 受体激动剂）和吸氧等药物和装置是提高支气管激发试验安全性的重要环节。

3. **运动心肺功能检查** 运动心肺功能检查由于需要受试者在提高运动负荷的情况下进行，

运动负荷的增加会使心血管和呼吸的反应增强，特别在极量运动下，心血管和呼吸的反应也达到最高值，但同时其潜在的危险性也有所增加。运动心肺检查可能出现的并发症可有严重疲劳、头晕、乏力、全身不适、身体疼痛和持续数日的疲乏等，严重者可出现心动过缓的心律失常、猝死（室性心动过速/心室颤动）、心肌梗死、充血性心力衰竭、低血压和休克、肌肉骨骼损伤。因此，运动心肺功能检查需在受过运动生理基础知识培训的医师指导下进行，并要求医务工作人员参加心血管急症处理培训学习，技师和医师熟悉运动过程中正常和异常反应并能够认识或预防发生或者将要发生的突然事件。

运动心肺功能检查的禁忌证包括：吸入室内空气情况下 PaO_2 < 45mmHg、$PaCO_2$ > 70mmHg、FEV_1 < 30% 预计值、近期心肌梗死、不稳定心绞痛、急性肺栓塞或者肺梗死、Ⅱ～Ⅲ度房室传导阻滞、快速室性/房性心律失常、严重身体畸形未纠正者、严重的主动脉狭窄、充血性心力衰竭、未控制的高血压、神经系统疾病所致的运动受限、室壁动脉瘤、严重的肺动脉高压等。

由于肺功能检查有一定的危险性，因此肺功能室最好设在易于抢救患者的地方（如靠近病房），并注意配备监护和抢救设备。

（二）肺功能检查中的交叉感染和污染

常规肺功能检查时，患者的呼吸道须与肺功能仪的呼吸测试管道相连接，并要求患者从这些复杂的呼吸回路与设备中进行最大努力地吸气与呼气。检查过程常常引起患者的咳嗽，故患者用力呼气或咳嗽时的唾液、痰、飞沫、口腔分泌物、食物残渣等极易喷洒、黏附及沉积在检查仪器的表面或呼吸回路中，造成仪器的污染。当患者用力吸气时，又有可能把沉积在仪器内部的病原微生物吸入呼吸道，这就可能会导致交叉感染的发生。交叉感染的主要传播途径有直接接触和间接接触，最有可能通过这两种途径污染的是接口器及最接近受检者的阀门或管道表面。肺功能室工作人员和受试者均是交叉感染的高危人群。

要注意区别对待呼吸道传染性疾病人群和易受感染人群，前者包括结核、严重急性呼吸综合征（SARS）、流行性感冒、肺部感染等，后者包括有肺功能低下或免疫抑制如肺囊性纤维化（CF）、

AIDS、化疗、器官移植或骨髓移植术后等。

　　肺功能实验室和感染控制部门应提高预防意识[50]，肺功能室应配备空气通风、过滤、消毒的设备。肺功能室要加强通风和空气过滤、工作人员注意勤洗手、定期清洗、消毒与晾干仪器、延长病者间的检查间隔时间以及使用一次性呼吸过滤器等，以上措施都可有效预防肺功能检查引起的交叉感染。在受检者与肺功能仪器之间放置有效的

呼吸过滤器，不仅可保护受检者，防止呼吸回路中沉积的微粒被吸入；同时也可保护整个肺功能仪器的呼吸回路，防止受检者呼出气中所含的微生物对仪器造成污染。尤其目前传感器安装的地方越来越接近患者，过滤器亦可为这些易损的部分提供保护，延长其使用寿命。卫生措施应成为肺功能实验室每天工作常规的一部分。

（郑劲平）

参 考 文 献

[1] 郑劲平，高怡. 肺功能检查实用指南. 北京：人民卫生出版社，2009.

[2] 郑劲平. 肺功能学 - 基础与临床. 广州：广东科技出版社，2007.

[3] 吴绍青，崔祥瑸，李华德. 肺功能测验：（1）通气功能. 中华结核病科杂志，1956，4（2）：85-93.

[4] 穆魁津，刘世婉. 全国肺功能正常值汇编. 北京：北京医科大学中国协和医科大学联合出版社，1990.

[5] 吴绍青. 肺功能测验在临床上的应用. 上海：上海科学技术出版社，1961.

[6] 穆魁津，林友华. 肺功能测定原理与临床应用. 北京：北京医科大学中国协和医科大学联合出版社，1992.

[7] 朱蕾，刘又宁，于润江. 临床肺功能. 北京：人民卫生出版社，2004.

[8] 郑劲平，谢燕清，高怡. 肺功能检查（卫生部医学视听教材）. 北京：人民卫生音像出版社，2014.

[9] 2013 年全国肺功能学术会议暨中国肺功能联盟成立大会. 中国实用内科杂志，2014.34（1）：21.

[10] 郑劲平，高怡. 2015 全国肺功能临床应用与规范化培训会议纪要. 中华结核和呼吸杂志，2015，38（7）：1.

[11] Miller M R, Crapo R, Hankinson J, et al. Series "ATS/ERS Task Force: Standardisation of lung function testing" #1: General considerations for lung function testing. Eur Respir J, 2005, 26: 153-161.

[12] Miller M R, Hankinson J, Brusasco V. Series "ATS/ERS Task Force: Standardisation of lung function testing" #2: Standardisation of spirometry. Eur Respir J, 2005, 26: 319-338.

[13] Wanger J, Clausen J L, Coates A, et al. Series "ATS/ERS Task Force: Standardisation of lung function testing" #3: Standardisation of the measurement of lung vol-

umes. Eur Respir J, 2005, 26: 511-522.

[14] MacIntyre N, Crapo R O, Viegi G, et al, Series "ATS/ERS Task Force: Standardisation of lung function testing" #4: Standardisation of the single-breath determination of carbon monoxide uptake in the lung. Eur Respir J, 2005, 26: 720-735.

[15] Pellegrino R, Viegi G, Brusasco V, Series "ATS/ERS Task Force: Standardisation of lung function testing". #5: Interpretative strategies for lung function tests. Eur Respir J, 2005, 26: 948-968.

[16] 郑劲平. 关于制定我国用力肺功能检测质量控制指引的建议. 中华结核和呼吸杂志，2004，27：716-717.

[17] 何权瀛. 规范肺功能检查技术提高肺功能检查水平. 中华结核和呼吸杂志，2006，29（12）：793-795.

[18] 高怡，郑劲平，安嘉颖，等. 中国大型综合性医院肺量计检查报告质量的多中心调查. 中华结核和呼吸杂志，2010，33（4）：247-250.

[19] 中华医学会呼吸病学分会肺功能专业组. 肺功能检查指南（第一部分）_ 概述及一般要求. 中华结核和呼吸杂志，2014，37（6）：402-405.

[20] 中华医学会呼吸病学分会肺功能专业组. 肺功能检查指南（第二部分）_ 肺量计检查. 中华结核和呼吸杂志，2014，37（7）：481-486.

[21] 中华医学会呼吸病学分会肺功能专业组. 肺功能检查指南（第三部分）_组织胺和乙酰甲胆碱支气管激发试验. 中华结核和呼吸杂志，2014，37（8）：566-571.

[22] 中华医学会呼吸病学分会肺功能专业组. 肺功能检查指南（第四部分）_支气管舒张试验. 中华结核和呼吸杂志，2014，37（9）：655-658.

[23] 中华医学会呼吸病学分会肺功能专业组. 肺功能检查指南——肺弥散功能检查. 中华结核和呼吸杂志，2015，38（3）：164-169.

[24] 中华医学会呼吸病学分会肺功能专业组. 肺功能检查指南——肺容量检查. 中华结核和呼吸杂志, 2015, 38(4): 255-260.

[25] 中华医学会呼吸病学分会肺功能专业组. 肺功能检查指南——体积描记法肺容量和气道阻力检查. 中华结核和呼吸杂志, 2015, 38(5): 342-347.

[26] 中华医学会呼吸病学分会肺功能专业组. 肺功能检查指南——呼气峰值流量及其变异率检查. 中华结核和呼吸杂志, 2017, 40(6): 426-430.

[27] 中国呼吸医师协会肺功能与临床呼吸生理工作委员会。中华医学会呼吸病学分会呼吸治疗学组. 肺功能检查报告规范——肺量计检查、支气管舒张试验、支气管激发试验. 中华医学杂志, 2019, 99(22): 1681-1691.

[28] 郑劲平. 肺功能检查流调相关问题浅析 // 呼吸与危重症医学, 王辰. 北京: 人民卫生出版社, 2011.

[29] Hankinson J L, Odencrantz J R, and Fedan K B, et al. Spirometric reference values from a sample of the general U.S. population. Am J Respir Crit Care Med, 1999, 159(1): 179-187.

[30] Quanjer P H. Lung volumes and forced ventilatory flows. Report Working Party Standardization of Lung Function Tests, European Community for Steel and Coal. Official Statement of the European Respiratory Society. Eur Respir J Suppl, 1993, 16: 5-40.

[31] Quanjer P H, Stanojevic S, Cole T J, et al. ERS Global Lung Function Initiative. Multi-ethnic reference values for spirometry for the 3-95-yr age range: the global lung function 2012 equations. Eur Respir J, 2012, 40(6): 1324-1343.

[32] 郑劲平. 我国肺功能应用现状调查和分析. 中华呼吸结核杂志, 2002, 25(2): 69-73.

[33] Zheng J P, Zhong N S. Normative values for pulmonary function testing in Chinese adults. Chin Med J, 2002, 115: 50-54.

[34] Jian W, Gao Y, Hao C, et al. Reference values for spirometry in Chinese aged 4-80 years. J Thorac Dis, 2017, 9(11): 4538-4549.

[35] Jian W, Zheng J, Hu Y, et al. What is the difference between FEV_1 change in percentage predicted value and change over baseline in the assessment of bronchodilator responsiveness in patients with COPD?. J Thorac Dis, 2013, 09: 393-399.

[36] Fletcher C, Peto R. The natural history of chronic airflow obstruction. Brit Med J, 1977, 1: 1645-1648.

[37] Alvar A, Rosa F. Lung function trajectories in heath and disease. Lancet Respir Med, 2019, 7(4): 358-364.

[38] 郑劲平. 肺通气功能检查图文报告解读. 中华结核和呼吸杂志, 2012, 35(5): 394-396.

[39] Chen C, Jian W. Early COPD patients with lung hyperinflation associated with poorer lung function but better bronchodilator responsiveness. Int J COPD, 2016, 11: 2519-2526,

[40] Singh D, Agusti A, Anzueto A, et al. Global strategy for the diagnosis management and prevention of chronic obstructive pulmonary disease(2019). 2019, 53(5): 1900164.

[41] 郑劲平. 肺通气功能障碍严重程度的分级. 中华结核和呼吸杂志, 2009, 32(4): 316-319.

[42] Zhou Y, Zhong N, Li X, et al. Tiotropium in Early-Stage Chronic Obstructive Pulmonary Disease. N Engl J Med, 2017, 377: 923-935.

[43] 郑劲平. 慢性阻塞性气道疾病的临床研究: 设计与实践. 内科理论与实践杂志, 2010, 5: 330-333.

[44] 国家呼吸系统疾病临床医学研究中心, 国家食品药品监督管理总局药品审评中心. 慢性阻塞性肺疾病药物临床试验规范. 中华医学杂志, 2018, 98(4): 248-259.

[45] 周明娟, 郑劲平. 胸部手术前肺功能评估. 中华结核和呼吸杂志, 2012, 35(6): 477-479.

[46] 高怡. 肺功能检查培训计划及内容. 中国实用内科杂志, 2012, 32(8), 594-596.

[47] 高怡, 郑劲平. 开展肺功能规范化培训, 助力慢性呼吸系统疾病综合防控. 中国实用内科杂志, 2019, 39(5): 481-484.

[48] 高怡, 郑劲平, 梁健玲, 等. 中国肺功能检查临床应用与质量控制规范化培训方案概述. 中国实用内科杂志, 2019, 39(8): 746-750.

[49] 高怡, 刘文婷, 郑劲平, 等. 用力肺功能检查的不良反应观察及安全性探讨. 国际呼吸杂志, 2012, 32(13), 992-996.

[50] 高怡, 郑劲平. 肺功能检查的感染预防与控制. 中华结核和呼吸杂志, 2005, 28: 486-488.

第二十八章　呼吸力学检测与临床应用

呼吸力学是研究呼吸运动过程中与呼吸运动有关的压力、容积和流速三要素及其相关的顺应性、阻力和呼吸做功等力学特性的一门学科[1-2]。呼吸运动是在中枢驱动、神经反射、体液因素（介质和炎症因子）等众多因素的调节下，与整个机体的运动和代谢相匹配的过程，是呼吸生理学的重要组成部分。其驱动动力来源于呼吸肌的活动或外来的力量（如呼吸机等），其阻力来源于胸廓和肺脏（包括气道）。呼吸系统的各种疾病，都将会对呼吸力学产生影响，最终导致临床症状。因此，呼吸力学对认识疾病的发病机制、指导诊断和治疗，尤其是呼吸机的合理应用，有重要的意义[1-4]。

第一节　呼吸力学检测方法及其进展

呼吸力学检测的参数包括有与呼吸相关的压力、容积、流量、顺应性、阻力和呼吸做功等[1-2]。呼吸力学指标是随着呼吸运动动态变化的，所以每一检测都需要特定的控制条件[3-4]。此外，结果的解读需要结合临床情况。

一、常用的直接检测的压力指标和相应的意义

最常用的直接检测的压力指标包括气道开口压（airway opening pressure，P_{ao}）、食管压（esophageal pressure，P_{eso}）和胃内压（gastric pressure，P_{ga}）。这些压力在不同状态下的组合，计算出其他呼吸相关的压力指标。

1. P_{ao}　是指气道开口处的压力，主要用于正压通气过程中的检测，一般在呼吸机管道近患者端或口腔处测定，传感器位置对检测结果有一定的影响。

2. P_{eso}　是指食管中下三分之一交界处附近的压力，常用食管囊管法检测，用于代替胸膜腔

压（pleural pressure，P_{pl}）。食管囊管的置入和定位方法如下：先把食管囊管经鼻孔置入胃内（仿照置入胃管的方法，平均置入深度 $60\sim65cm$）；在囊管接头开放的条件下，让受试者用力呼气排空囊管内气体后，关闭三通阀；连接注射器和打开三通阀，注入 2ml 气体后，再回抽 1.5ml 气体，然后连接压力传感器（不同的厂家生产的囊管保留气体量有差别，请参照其产品说明）。嘱受试者稍用力经鼻吸气，观察监视器显示的压力波形。吸气产生正压波形，代表囊管在胃内。然后缓慢拉出囊管的过程中嘱受试者间歇做经鼻吸气的动作，当监视器显示吸气产生负压波形时，提示囊管已进入食管贲门附近，再将囊管外拉 10cm 左右，即为常规的定位点。当压力的基线受心跳影响较明显时，可适当调整其位置。

3. P_{ga}　常用于代替腹腔内压。检测方法与 P_{eso} 类似，只是囊管保留在胃内和囊管内保留 $1.5\sim2ml$。

二、呼吸相关的压力指标与检测

呼吸运动过程中需要克服呼吸系统的弹性、黏性、惯性、变形等多项阻力，其中最主要的是与呼吸容积变化相关的弹性阻力和气流相关的黏性阻力（气流阻力）。压力变化是驱动气流和容量变化的动力。常用的压力检测指标包括跨肺压（transpulmonary pressure，P_L）、跨胸壁压（transthoracic wall pressure，P_W）、跨呼吸系统压（transrespiratory system pressure，P_{rs}）、P_{ao} 和内源性呼气末正压（intrinsic positive end-expiratory pressure，$PEEP_i$）等。这些压力的检测部位和相互关系示意见图 28-1-1[3-4]。

1. P_{ao}　P_{ao} 是机械通气过程中最常用的检测指标，其波形也是指导呼吸机应用的最常用工具。机械通气时经典的 P_{ao} 曲线如图 28-1-2 所示，需要在特定的条件（容积控制型通气、充分镇静或

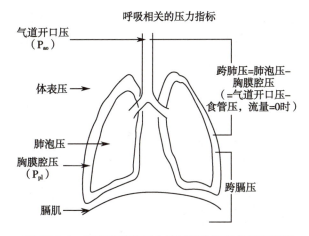

呼吸相关的压力指标

气道开口压（P_ao）

体表压

肺泡压

胸膜腔压（P_pl）

膈肌

跨肺压=肺泡压-胸膜腔压（=气道开口压-食管压，流量=0时）

跨膈压

图 28-1-1　呼吸相关的压力检测部位和相关关系示意

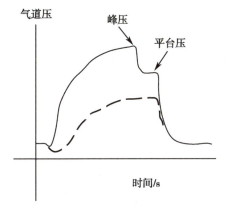

气道压

峰压

平台压

时间/s

图 28-1-2　容量控制性机械通气时气道压力变化曲线

容量÷（平台压-PEEP）=呼吸系统顺应性；（峰压-平台压）÷流量=气道阻力。虚线为患者吸气努力恢复后的曲线。虚线下的面积代表呼吸机的压力时间乘积；实线下的面积为总的压力时间乘积；两者的差值是患者吸气努力的压力时间乘积（可以用百分比表示）

肌肉松弛、恒定吸气流量、设置吸气末停顿时间）下获得。此曲线可以读取气道峰压（peak airway pressure，P_{peak}）、平台压（plateau pressure，P_{plat}）、平均气道压（MP_{ao}）和呼气末正压（PEEP）等。P_{plat}反映该肺容积位的呼吸系统弹性回缩力；P_{peak}与P_{plat}的差值除以吸气流量可以计算出气道阻力。

2. P_L　P_L是指肺泡内压（alveolar pressure，P_{al}）与P_{pl}之间的差值，即$P_L=P_{al}-P_{pl}$。由于P_{al}难以直接测定，而气流为零时，P_{al}与P_{ao}相等，所以P_L的常用计算公式为：$P_L=P_{ao}-P_{pl}$。P_L反映肺的弹性回缩力和肺容量的变化。换言之，当肺的顺应性曲线不变的前提下，P_L的变化伴随有肺容量的变化。在动态检测（存在呼吸气流）时，P_L曲线包括驱动气流的黏性阻力。根据此原理，P_L的动态曲线减除静态的曲线，可以计算出气道阻力

（airway resistance，R_{AW}）。

3. P_W　P_W是指P_{pl}与体表压力（body pressure，P_b）的差值，即$P_W=P_{pl}-P_b$，它反映产生相应的胸廓容积变化所需要的驱动压力。检测前提是所有呼吸肌处于松弛状态，因为呼吸肌直接附着并作用在胸壁上，呼吸肌的收缩将会改变胸部的力学特性。

常用的检测方法如下：呼吸肌完全放松，呼吸气流为零（气道阻断）或非常低（低流量缓慢排气）的条件检测P_{eso}（代表P_{pl}）。由于P_b为大气压（压力检测的参照零点），所以，在特点的条件下，$P_W=P_{pl}$。

4. P_{rs}　P_{rs}是指呼吸运动过程中所需要克服的整个呼吸系统的总体压力，为P_L和P_W的总和。

$$P_{rs}=P_L+P_W$$

呼吸运动过程中，这些压力随着肺容积和呼吸流量的改变而变化。驱动肺容量变化的动力（P_{rs}）来源于受试者肌肉收缩产生的压力（muscular pressure，P_{mus}）和/或呼吸机的外加压力（extra pressure，P_{ext}）。这些压力间的关系为：

$$P_{rs}=P_{mus}+P_{ext}$$

当患者完全放松时（$P_{mus}=0$），$P_{rs}=P_{ext}$，即呼吸机克服全部的呼吸系统阻力。相反，完全自主呼吸时，$P_{rs}=P_{mus}$，即呼吸肌克服全部的呼吸系统阻力。

在流量为零和呼吸肌松弛的条件下，P_L为P_{ao}与P_{pl}的差值，而P_W为P_{pl}与P_b的差值，P_{rs}的计算公式可以改写为：

$$P_{rs}=P_L+P_W=(P_{ao}-P_{pl})+(P_{pl}-P_b)=P_{ao}-P_b=P_{ao}$$

因此，在机械通气和呼吸肌完全放松的条件下，P_{ao}可以反映P_{rs}。气流为零（如吸气末停顿是检测到的P_{plat}）反映呼吸系统的弹性阻力，而P_{peak}与P_{plat}的差反映克服气道阻力所消耗的压力。以呼吸肌完全松弛的压力曲线为参考，恢复自主呼吸时的曲线的差别，可以用于评估呼吸肌的努力程度（图28-1-2）。

5. PEEP_i　在正常情况下，呼气末肺容积处于功能残气位时，肺脏和胸壁的弹性回缩力大小相等、方向相反，呼吸系统的静态弹性回缩压为0，肺泡压也为0；当呼气末肺容积位高于功能残气位，呼吸系统的静态弹性回缩压和肺泡压为正值，称作PEEP_i。由于肺内病变的不均一性，不同区域肺的PEEP_i存在不均一性。

PEEP_i根据测定的方法分为静态内源性呼气

末正压（static intrinsic positive end-expiratory pressure，$PEEP_{istat}$）和动态内源性呼气末正压（dynamic intrinsic positive end-expiratory pressure，$PEEP_{idyn}$）。$PEEP_{istat}$ 通常在充分镇静或肌松的前提下采用呼气末气道阻断法测定，代表 $PEEP_i$ 的平均水平（图 28-1-3）。$PEEP_{idyn}$ 检测采用食管囊管法测定吸气流量始动前吸气肌产生的食管负压的变化值，代表气体进入肺泡前所需克服的最低值 $PEEP_{istat}$（图 28-1-4）。通常 $PEEP_{idyn}$ 比 $PEEP_{istat}$ 低。需要注意的是，$PEEP_{idyn}$ 检测受到患者的呼气肌活动的影响。呼气肌的用力会导致呼气末食管压增高，放大了 $PEEP_{idyn}$。采用同步胃内压变化修正

的方法可在一定程度上减少呼气肌活动的影响。

其他间接推算 $PEEP_i$ 的方法包括始动吸气流量的气道压的变化值、延长呼气法呼气末肺容积的差值、呼气末肺容积开始增加的 PEEP 阈值水平等 [3-4]，不在本节中详述。

三、容积和流量的监测

（一）容积监测

常用的呼吸容积的参数包括吸气潮气量、呼气潮气量、呼气末肺容积、深吸气量和分钟通气量等。此外，在正压通气时，还应该注意呼吸机管路的压缩容积，与呼吸机管道的顺应性与吸

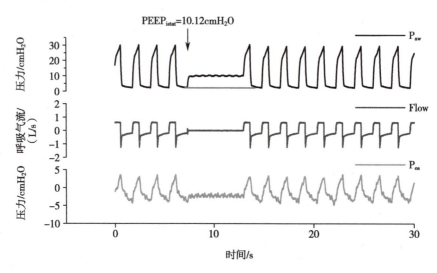

图 28-1-3　气道阻断法监测静态内源性呼气末正压（$PEEP_{istat}$）
P_{aw}：气道压；Flow：呼吸气流；P_{es}：食管压；箭头所指是气道阻断时间和 $PEEP_{istat}$

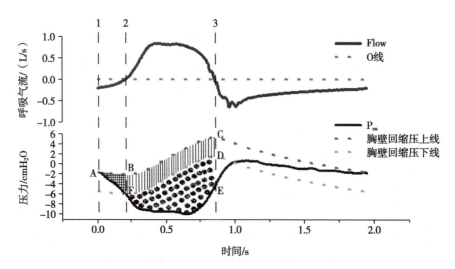

图 28-1-4　动态内源性呼气末正压（$PEEP_{idyn}$）的监测
上曲线是呼吸气流；下曲线是食管囊管检测的压力；A 点：食管压力开始下降，提示吸气努力的开始；B 点：吸气气流的出现时间；两点之间的压力差为 $PEEP_{idyn}$（注意：如果在呼气相存在明显的呼气肌收缩，有可能使 A 点抬高，影响此检测的准确性）

气 - 呼气压力差有关,是无效的通气量。压缩容积的检查方法如下:在呼吸机管道的 Y 接头处阻断条件下,观察呼吸机的吸入气量与管道压力,两者的比值就是呼吸机管道顺应性。部分呼吸机设计有这一检测功能。

容积检测因传感器安置的部位不同而有不同的内涵。在呼吸机送气端检测的容积代表进入患者肺部和呼吸管道压缩气体容积的总和;Y 型接口前检测的容积代表进入患者肺部的容积;呼吸机呼气端监测的容积代表患者呼出气量和呼吸机管道压缩气量的总和。

（二）流量 - 容积曲线监测

流量 - 容积曲线是反映呼吸功能的基本测定之一。通常采用呼吸流量测定的方法,通过流量的积分计算出容积。然后以容积变化为横坐标、流量变化为纵坐标来显示流量 - 容积曲线。曲线除了能够反映容积和流量相关的指标以外,其形态可以用于下列情况的判断:

1. 定性判断存在 $PEEP_i$ 呼气末持续存在呼气的流量(不能恢复到零流量基线),提示存在 $PEEP_i$。

2. 呼气流量受限 呼气相流量曲线表现为典型的衰减型,用力呼气或呼气相挤压胸廓不能增加呼气流量,提示呼气流量受限的存在。

3. 判断对治疗的反应 经过适当的药物治疗或呼吸机参数调节后,观察流量 - 容积曲线的变化,有利于观察对治疗的反应。

4. 特殊的曲线形态的意义 例如流量 - 容积曲线出现锯齿样改变,提示存在气道分泌物;容积环不闭合,提示存在漏气等。

四、顺应性

顺应性(compliance,C)是指单位压力改变(ΔP)所产生的容积变化(ΔV),是反映弹性回缩力的大小指标(弹性回缩力 = 1/C)。呼吸系统的顺应性(respiratory system compliance,C_{RS})包括肺的顺应性(lung compliance,C_L)和胸廓顺应性(chest wall compliance,C_W)。根据其检测方法又分为动态顺应性和静态顺应性。

（一）呼吸相关的顺应性指标

1. C_L

C_L = 肺容积改变(ΔV)/ 跨肺压(ΔP_L)

影响 C_L 的因素主要是肺的弹性。肺弹性的决定因素包括肺弹性组织、表面张力和肺容积等,其中主要是表面张力和肺弹性组织。

2. C_W

C_W = 肺容积改变(ΔV)/ 跨胸壁压(ΔP_W)

影响胸壁顺应性的因素包括胸壁呼吸肌张力和胸壁本身的弹性回缩压。

3. C_{RS} 由于肺与胸壁属于串联连接,呼吸系统的弹性回缩力是肺弹性回缩力和胸廓弹性回缩力的总和,C_{RS} 与 C_L 和 C_W 的关系可以通过下式表示:

$$1/C_{RS} = 1/C_L + 1/C_W$$

呼吸系统的压力 - 容积(P-V)曲线是 S 形(图 28-1-5)。在正常人,呼吸肌完全松弛的平衡容积位,即功能残气位(functional residual capacity,FRC),肺和胸廓的弹性回缩力刚好平衡。正常呼吸运动处于 P-V 曲线的中段,其顺应性最大,产生单位体积的容量变化需要克服弹性阻力所做的功最小。而在高肺容积区域,呼吸系统的顺应性降低,同样的通气量时相应的呼吸做功增加。

4. 静态顺应性(static compliance,C_{stat}) C_{stat} 是指在呼吸周期中,气道阻断使气流量为零时测得的顺应性。

5. 动态顺应性(dynamic compliance,C_{dyn}) C_{dyn} 是指在呼吸周期中,不阻断气流的条件下,通过寻找吸气末与呼气末的零流量点而测得的顺应性。在测定 C_{dyn} 时,由于没有足够的时间让呼吸系统内的压力达到平衡,其结果不仅与呼吸系统的弹性有关,而且受气道阻力的影响,使 $C_{dyn} < C_{stat}$。当气道阻塞严重(肺排空的时间常数延长)或呼吸频率增快(呼气时间缩短)时,这种影响尤为明显。

6. 频率依赖性顺应性 肺 C_{dyn} 受呼吸频率的影响,在潮气量相同的情况下分别测定 C_{dyn} 与 C_{stat},两者的比值(C_{dyn}/C_{stat})与呼吸频率的关系就是频率依赖性顺应性。正常人即使呼吸频率达 60 次 /min,C_{dyn}/C_{stat} 能保持在 0.8 以上。

7. 比顺应性 C_L 受肺容积的影响,为了比较在不同肺容积条件下测定的 C_L,采用肺容积对 C_L 进行标化(C_L/FRC),称作比顺应性。

8. 呼吸系统的有效静态顺应性(effective C_{RSstat}) effective C_{RSstat}(图 28-1-5)是机械通气过程中的监测指标,直接计算呼吸机给予的潮气量

（ΔV）与跨呼吸系统压变化（P_{Plat} 与 PEEP 的差值）的比值，即：

$$effective\ C_{RSstat} = ΔV/(P_{Plat} - PEEP)$$

9. 呼吸系统的有效动态顺应性（effective C_{RSdyn}） effective C_{RSdyn} 就是呼吸机给予的潮气量（ΔV）与 P_{peak} 与 PEEP 的差值的比值，即：

$$effective\ C_{RSdyn} = ΔV/(P_{peak} - PEEP)$$

由于 P_{peak} 包括克服气道阻力的压力，effective C_{RSdyn} 同时受到呼吸系统顺应性和气道阻力的影响。

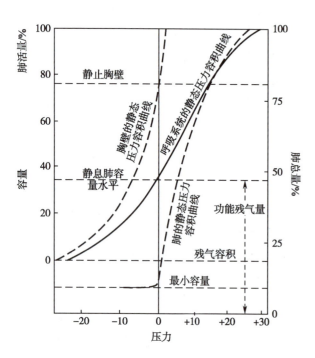

图 28-1-5 呼吸系统压力与容积关系曲线

（二）顺应性检测方法[4, 5]

总的来说，顺应性的测定需要评估容量变化与压力变化的关系。静态顺应性测定需要在没有气流和呼吸肌活动的前提下检测。

1. C_{stat}

（1）大注射器法：为了获得详细的 P-V 曲线，必须在镇静或麻醉，保证呼吸肌完全放松条件下检测。首先，通过几次呼吸机的大潮气量吸气使肺泡内有一定的氧储备。然后脱离呼吸机，在呼气末将大注射器（1.5～2.0L）连接气管导管。每次注气 50～200ml，暂停 2～3s 使气道压力平衡后，记录注气量、P_{ao} 和 P_{pl}，再重复注气，至总注气量为 1.5L 或接近肺总量位或气道压力达到 40～50cmH_2O。然后以同样的方法抽气，直到气道压

力为大气压。这个过程为 60～90s。恢复呼吸机通气一段时间，再重复检测三次，取平均值，数据用于计算气道压、跨肺压和跨胸壁压与容量之间的关系，其斜率就是相应的 C_{stat}。

（2）多次阻塞技术（multiple occlusion technique）：给予大小不同的潮气量，获得不同的平台压，描记多个相对应的潮气量和平台压而获得 P-V 曲线。为了使气体在肺内均匀分布，在每次注入气体后需要按住吸气屏气键 3～5s。这种方法不需要将患者与呼吸机断开，操作方便，但精度较差，费时较长，且只有能够设置吸气末停顿的呼吸机才可以进行此检测。

（3）低流速法（low flow method）：以恒定低流速（2～5L/min）持续肺充气。由于流速低，气道阻力的影响较小，描记的 P-V 曲线近似大注射器法描记的静态 P-V 曲线，有较好的一致性，并且重复性也很好，亦无需将患者与呼吸机断开，一次完成。

2. C_{Ldyn} 同时记录 P_{ao}、P_{eso}、潮气量和流量。在同一次呼吸周期中，吸气末和呼气末的流量均为零，分别确定吸气末和呼气末的跨肺压差值（$ΔP_L$）和肺容积变化（ΔV），计算其斜率就是 C_{Ldyn}。此法特别适合动态监测。

（三）顺应性检测临床应用

1. 协助判断病理生理的变化 肺 C_{stat} 的降低反映肺实质的病变；C_{dyn}/C_{stat} 比值的降低提示气道阻塞性病变或吸气流量过大。

2. 指导合理应用 PEEP 和潮气量 静态的 P-V 曲线通常呈 S 形。在低肺容积位，小气道和肺泡倾向于闭合，打开闭合的气道所需的压力较高，顺应性低。曲线的中段，已经开放的气道和肺泡的顺应性增加。高肺容积位，肺倾向于过度膨胀，顺应性下降。S 形的曲线特点形成上下两个拐点。按照一般原则，建议将 PEEP 水平设定在稍高于下拐点，而吸气末肺容积不应超过上拐点。

3. 判断病情和治疗的反应 顺应性的变化是判断病情严重程度的重要指标之一。合理的治疗和呼吸机设定后顺应性的改善也是判断疗效的重要指标之一。

4. 小气道阻塞的早期诊断 如果频率依赖性顺应性（C_{dyn}/C_{stat}）低于 0.8 提示小气道阻力的增加，是反映早期气道阻塞的敏感指标。

五、气道阻力

呼吸系统的总阻力分弹性和非弹性阻力。肺和胸壁的弹性阻力通过顺应性的检测来反映。非弹性阻力包括气道阻力（airway resistance，R_{AW}）、惯性阻力、重力和肺组织与胸廓的变形阻力。在多数情况下，R_{AW} 是非弹性阻力的最主要的组成部分[1-2]。

（一）定义

R_{AW} 是指气流通过气道进出肺泡所消耗的压力，用单位流量所需要的压力差来表示。即：

$$R_{AW} = (P_{ao} - P_{alv})/F$$

P_{ao} 为气道开口压，P_{alv} 为肺泡内压，F 为流量。

阻力常用的表示单位为每秒 1L 的气流所消耗的压力[$cmH_2O/(L·s)$]。R_{AW} 来源于气流与气道管壁之间相互摩擦所产生。R_{AW} 的大小受到气流形式的影响。

机械通气时的总气道阻力（total airway resistance，R_{tot}）是特指在机械通气过程中，人工气道的阻力（tube resistance，R_{tube}）与人体 R_{AW} 呈串联和相加的总和。

$$R_{tot} = R_{AW} + R_{tube}$$

（二）检测方法

检测气道阻力需要三个参数——F、P_{ao} 和 P_{alv}。由于 P_{ao} 和 F 的容易检测，P_{alv} 的测定方法是 R_{AW} 检测的关键。测定的方法有气道阻断法、跨肺压曲线描记法、吸气末停顿法、体积描记法和强迫振荡法。

1. 气道阻断法　在呼吸过程中，应用快速开闭的阀门，使气道突然关闭和开放。当气道阻断的瞬间，流量为零时，P_{alv} 与 P_{ao} 达到平衡，可以检测 P_{ao} 来代表 P_{alv}。测定关闭时瞬间（0.1s）的压力（反映 P_{alv}）与关闭前或刚开放瞬间（0.1s）的流量的比值计算出 R_{tot}（或 R_{AW}）。此检查方法虽然简便，但要求阻断阀门的反应足够快，阻断后的瞬间受试者的呼吸形式没有改变，否则结果会有明显的偏差。由于实际检查过程中难以保证阻断前后患者呼吸形式和呼吸肌用力程度保持一致，结果的重复性和可靠性较差。

2. 跨肺压曲线描记法　通过食管囊管法测定胸膜腔压（P_{pl} 或 P_{eso}）。跨肺压（P_L）= P_{ao} - P_{pl}（流量为零时）。当有呼吸气流时，P_L 包含肺的弹性回缩力和气道阻力。通过曲线描记，通过吸气开始和吸气末零流量点的连线，减去 P_L 中反映弹性回缩力部分，可以计算出用于克服气道阻力的压力消耗（图 28-1-6）。此法无需阻断气道的条件下检测气道阻力，但由于需要放置食管囊管，限制了临床的普及应用。

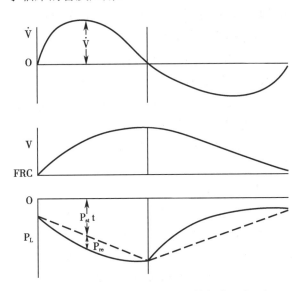

图 28-1-6　跨肺压曲线描记法计算气道阻力图解
$\dot{V}$：流量；V：容量；P_L：跨肺压；FRC：功能残气量；P_{st}：克服肺弹性阻力的压力；P_{re}：克服气道阻力的压力

3. 气道压力监测法（如上述）

4. 体积描记法　受试者在体积描记箱内进行呼吸，依据波尔定律，可以通过箱内压力变化推算出肺内压缩气量，从而推算出 P_{alv}（详细原理请参阅相关书籍）。通过 P_{alv} 与流量的关系计算出气道阻力。此法需要比较昂贵的设备，检查过程中需要受试者坐在密闭的箱内和做浅快的呼吸方式的配合，也受箱内温度变化的影响，所有只适合于肺功能室中可以配合的受试者应用。

5. 强迫振荡法　此法采用外加的振荡压力，检测气道压力变化与流量变化的时相关系，通过数学解析计算出气道阻力、呼吸阻抗等指标。此法要特殊检测设备，但可以在开放的气道中检测，无需患者配合，将来有可能发展用于危重症的监护。请参照肺功能检测的有关内容，不在本节中重复阐述。

六、呼吸肌功能检测

呼吸肌是呼吸运动的动力（呼吸泵），是呼吸运动过程中的重要环节。其上游受到呼吸中枢的调节，下游驱动呼吸运动过程。除了神经肌肉疾病可以导致呼吸肌无力或疲劳外，众多的呼吸系统疾病本身可以通过多种机制引起呼吸肌无力或疲劳，参与多种疾病的发病过程。对呼吸肌功能的检测是肺功能综合评价的重要组成部分，在查找呼吸困难原因、呼吸衰竭防治、疾病机制探讨、指导呼吸机的使用、评估呼吸机撤离和呼吸康复治疗等方面均具有重要的意义。

1988 年美国心肺和血液研究会对呼吸肌疲劳（fatigue）定义为[6-7]：肌肉在负荷下活动而导致其产生力量和 / 或速度的能力下降，这种能力的下降可通过休息而恢复。与之相比，呼吸肌无力（weakness）是指已充分休息的肌肉产生力量的能力下降。

呼吸肌功能检查大致可分为力量、耐力和疲劳检测，三者又相互联系和重叠。20 世纪 80 年代以来，对呼吸肌功能检查的方法进行了深入广泛地探讨，从肌力、肌电图谱、肌肉负荷试验、中枢驱动、膈神经电刺激或磁波刺激等角度，探索出许多方法。

多数呼吸肌的力量不能直接测定，可通常测定呼吸系统的压力变化来间接反映其力量。需要注意，测得的压力除与肌肉的收缩力有关外，还与肌肉的体积、初长、缩短的速度、兴奋或刺激的强度与频率及其肌肉纤维特性有关。因此，检测时需要保持这些因素相对恒定。通常在相同肺容量位（常用 FRC 位，反映肌肉初长）、气道阻断（最低缩短速度）和最大用力或超强神经刺激（最大中枢驱动）状态下测定相应的压力来反映呼吸肌力量。常用的测定包括：①最大吸气压（maximal inspiratory pressure，MIP）；②最大呼气压（maximal expiratory pressure，MEP）；③最大跨膈压；④膈神经刺激诱发跨膈压；⑤膈肌耐力试验；⑥膈肌肌电图（diaphragmatic electromyogram，EMGdi）等。

（一）MIP 和 MEP

MIP 是指在 FRC 位、气道阻断时，用最大努力吸气能产生的最大吸气口腔压。它反映吸气肌的综合吸气力量；MEP 是指在肺总量位、气道阻断时，用最大努力呼气能产生的最大口腔压，它反映呼气肌的综合呼气力量。

检查方法如图 28-1-7 所示。检测时需要注意在管壁上留有一个直径 0.6～1.5mm 的小孔与

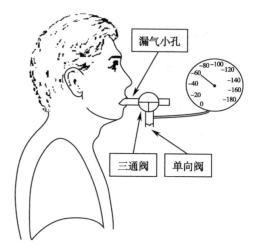

图 28-1-7 口腔压检测方法示意图

常用于检测最大吸气压（MIP）、最大呼气压（MEP）和口腔阻断压（P 0.1）

大气相通，有助于保证呼吸时声门开放和避免颊面肌肉收缩对 MIP 或 MEP 测定的影响。例如进行 MIP 测定时，若使用颊肌作吸吮动作，空气可通过小孔进入口腔，抵消了颊肌的作用，但又不致影响肺容积而降低 MIP 值。MIP 和 MEP 的正常值尚无统一的标准。Brushi C 等报道 625 例（男：266 例，女：358 例；18～70 岁）正常成人检查的正常预计值公式如下：

$$LnMIP = 3.89 - 0.22 \times 性别 - 0.004 \times 年龄（岁）$$
$$+ 0.52 \times 体表面积（m^2）$$
$$（SE = 0.337 \quad R^2 = 25\%）$$

$$LnMEP = 4.48 - 0.18 \times 性别 - 0.000\,4 \times 年龄（岁）$$
$$- 0.003 \times 性别 \times 年龄 + 0.25 \times 体表面积（m^2）$$
$$（SE = 0.213 \quad R^2 = 46\%）$$

注：Ln. 对数转换；MIP 在 FRC 位测定（取绝对值），MEP 在 TLC 位测定，单位：cmH_2O；性别：男 = 0，女 = 1。

MIP 和 MEP 正常值见表 28-1-1。

在临床上，MIP 测定主要用于呼吸困难和呼吸衰竭与呼吸肌功能关系的评估。在神经肌肉疾病或外伤中，当 MIP < 正常预计值 30% 时，提示吸气肌无力是导致呼吸衰竭的原因。当 MIP 值 > -20cmH_2O（即绝对值 < 20cmH_2O）提示脱机失败的可能性大。MEP 除了用于评价神经肌肉疾病患者的呼气肌功能外，也有用于咳嗽力量的评估。

（二）最大跨膈压与膈神经刺激诱发跨膈压

跨膈压（transdiaphragmatic pressure，P_{di}）为腹内压（abdominal pressure，P_{ab}）与胸膜腔内压

表 28-1-1　成人的 MIP 和 MEP 正常值

	MIP 平均值（标准差）/cmH₂O	MIP 正常下限 /cmH₂O	MEP 平均值（标准差）/cmH₂O	MEP 正常下限 /cmH₂O
男	118.41 ± 37.19	≥75	139.83 ± 30.16	≥100
女	84.45 ± 30.31	≥50	95.26 ± 20.08	≥80

注: MIP 在 FRC 位测定, MEP 在 TLC 位测定, MIP 为负压, 表中取绝对值。

(intrapleural pressure, P_{pl}) 的差值 ($P_{di}=P_{ab}-P_{pl}$)。常用胃内压 (gastric pressure, P_{ga}) 来代表 P_{ab}, 用 P_{eso} 来代表 P_{pl}, 所以 $P_{di}=P_{ga}-P_{eso}$。它反映膈肌收缩时产生的压力变化, 通常取其吸气末的最大值。在正常情况下, 吸气时 P_{eos} 为负值, 而 P_{ga} 为正值, P_{di} 实际是 P_{ga} 和 P_{eso} 两个绝对值之和。最大跨膈压 (P_{dimax}) 是指在功能残气位、气道阻断状态下, 以最大努力吸气时产生的 P_{di} 最大值。在临床上 P_{dimax} 是反映膈肌力量的常用指标。P_{dimax} 测定需要受试者最大吸气努力操作配合, 部分受试者无法配合, 可应用最大吸鼻法: 即在 FRC 位努力吸鼻时产生的 P_{di} 值 ($P_{di, sniff}$), 尽管 $P_{di, sniff}$ 稍低于 P_{dimax}, 但重复性好、易于检测。

P_{dimax} 的检查方法如图 28-1-8 所示。

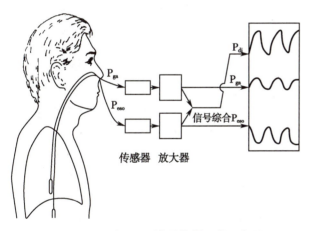

图 28-1-8　跨膈压测定及仪器组成示意图

P_{ga}: 胃内压; P_{eso}: 食管压; P_{di}: 跨膈压

P_{dimax} 正常预计值目前没有公认的公式。广州呼吸健康研究院对 6 例 40 岁以上的正常男性检查结果为 $13.2kPa\pm2.84kPa$ 或 $136cmH_2O\pm29cmH_2O$。

P_{dimax} 和 $P_{di, sniff}$ 都需要受试者的最大努力吸气, 用电或磁波刺激运动神经、肌肉本身、前角细胞或大脑皮质相应的运动中枢, 使肌肉收缩来测定肌肉力量, 可避免主观努力程度不足的影响, 也有助于鉴别外周性与中枢性疲劳。目前常用的方法是经皮无创性电或磁波刺激颈部膈神经, 测定

诱发的 P_{di}, 即 $P_{di(t)}$。其检测方法示意如图 28-1-9 所示。

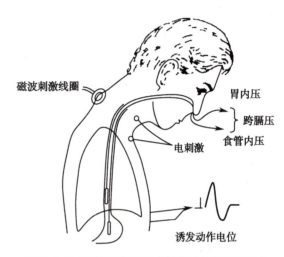

图 28-1-9　膈神经电和磁波刺激测定跨膈压示意

电刺激 $P_{di(t)}$ 为 P_{dimax} 的 17%～21%, 磁波刺激 $P_{di(t)}$ 为 P_{dimax} 的 24%±6.97%。此法的检测结果重复性较好, 无需受试者配合, 可以用于镇静麻醉的患者和膈神经传导功能评估。

（三）呼吸肌耐力试验

呼吸肌耐力通常用耐受时间 (the time limit of tolerance, T_{lim}) 来评价。T_{lim} 是指呼吸肌在特定强度的吸气阻力或特定的负荷下收缩所能维持而不发生疲劳的时间, 是反映耐力的常用指标。耐力检测相关的因素包括产生负荷的方法和负荷的个体化标化。

1. 产生吸气负荷的方法　常用吸气阻力法和吸气阈值负荷法。

（1）吸气阻力法: 通过三通阀在吸气端连接吸气阻力器, 呼气端不添加阻力。吸气阻力器通常是通过调节吸气孔径来增加吸气阻力。为了标化吸气的阻力, 常用的方法是设置吸气时间和呼吸频率 (常用 15 次 /min), 更加准确的方法是检测吸气的气道压力时间乘积 (需要有检测设备)。设置吸气时产生的气道内负压达到最大吸气负压 (MIP) 的 40%～60%, 观察 T_{lim}。

（2）吸气阈值负荷法（threshold loading）：通常用带重力的活塞、电磁阀或吸气相气道内负压等装置，产生吸气阈值负荷。受试者必须用力吸气达到阈值负压时才能把阀门打开产生吸气气流。所以整个吸气过程口腔压力相对恒定。通过调整吸气阈值负荷和呼吸的节律来调整吸气负荷，常用 MIP 的 40%～60% 负荷下测定 Tlim。

2. 耐力负荷的个体标化 耐力试验的重要因素是负荷的大小。对不同个体和采用不同的负荷进行评价时，需要采用标化的负荷指标，常用膈肌张力时间指数（tension-time index of diaphragm，TTdi）和口腔张力时间指数（tension-time index of mouth，TTI）。

（1）TTdi：是膈肌做功的个体化定量指标。膈肌收缩的负荷需要综合其收缩强度及持续时间。收缩强度用吸气相平均的 P_{di}（mP_{di}）与 P_{dimax} 的比值来量化，持续时间用吸气时间（inspiratory time，T_i）与呼吸周期时间（total breath cycle duration，T_{tot}）的比值来量化，两个比值的乘积即为 TTdi。

$$TTdi = mP_{di}/P_{dimax} \times T_i/T_{tot}$$

在安静自然呼吸（无外加阻力负荷），正常人的 TTdi 约为 0.02。在有吸气阻力负荷下，TTdi 可明显提高。关于 TTdi 超过多少（阈值）可以出现膈肌疲劳仍然存在分歧和争论，目前在正常志愿者中研究的数据显示为 TTdi≥0.15。换言之，TTdi≥0.15 时，膈肌就有可能在 45min 内发生疲劳；TTdi 越高，膈肌疲劳的发生就越快。在标化 TTdi 的前提下，检测 T_{lim} 是评估膈肌耐力的常用方法。

（2）TTI：与 TTdi 的原理类似，TTI 是量化吸气肌负荷的综合指标。用吸气平均口腔压（mPm）和 MIP 代替 mP_{di} 和 P_{dimax}，求得 $TTI = mPm/MIP \times T_i/T_{tot}$。$TTI > 0.15$ 为疲劳阈。同样道理，也可用食管压来求得 TTI，即 $TTI = mP_{eso}/P_{eso}\,max \times T_i/T_{tot}$。在标化 TTI 的前提下检测 T_{lim}。

（3）吸气努力商（inspiratory effort quotient，IEQ）：这是机械通气过程中量化吸气肌负荷的个体化指标。吸气所需的平均力量与潮气量（tidal volume，VT）和 C_{dyn} 有关。Milic-Emili 通过公式转换提出 IEQ 的概念：

$$IEQ = (k \times VT/C_{dyn}) \times (T_i/T_{tot})/MIP$$

上式中 k 为常数，与吸气压力波形有关，通常取平均值 0.75。IEQ 可用于人工通气的检测。

通过食管压（胸膜腔内压）检测求 C_{dyn}，算出 IEQ。当 IEQ 增大时，提出呼吸负荷重，脱机困难。

（4）可耐受吸气压：是一种简易的反映吸气肌耐力的方法。通过一个可调节的阈值负荷器，给予一定的负荷，观察可耐受 10min 的最大阈值负荷（以口腔压为准）。Nickerson 等测得 15 例正常人的可耐受吸气压为 60% MIP。

（四）EMGdi 检测

与其他骨骼肌一样，中枢驱动或神经刺激冲动传至呼吸肌时，其肌纤维膜出现去极化及复极过程产生肌电综合讯号，即为 EMGdi。EMGdi 的采集方法包括针状电极直接插入膈肌、食管电极法和体表电极法。针状电极有创伤，临床上基本不采用。食管电极法是目前临床上较多使用和比较可靠的方法，体表电极常用在膈神经刺激诱发膈肌肌电图时。EMGdi 检测可以量化呼吸中枢驱动水平、评估膈神经传导功能（神经刺激法），也有采用 EMGdi 频谱分析技术评估膈肌疲劳。近年来，随着 EMGdi 检测技术的不断完善，EMGdi 信号调控神经调控辅助通气（neurally adjusted ventilatory assist，NAVA）的机械通气模式——已经用于临床。其潜在的价值包括：①用 EMGdi 信号作为同步触发、吸气压力调控和吸气终止信号，达到更好的人机同步；②调控膈肌活动的强度，避免膈肌疲劳或失用性萎缩；③可以同时监控呼吸中枢驱动强度，评估呼吸的效能，指导撤机等。

（五）呼吸肌功能检测方法选择应用与展望

呼吸肌功能状态的检查主要用于呼吸困难评估和呼吸衰竭发生机制的探索。呼吸肌功能异常可以由原发性疾病引起，但多数是继发性改变（如慢性阻塞性肺疾病、重症监护患者等），可以简单的口腔压（MIP 和 MEP）测定作为初步评估方法。进一步评估膈肌功能可以考虑膈神经刺激法（可以同时评估膈肌力量和膈神经传导功能）。采用经皮无创膈神经刺激诱发的口腔压推算 Pdi 的无创膈肌功能检测方法，临床应用简单易行，但需要较专业的设备。EMGdi 检测技术的不断完善，大大加深了临床呼吸病理生理学的认识和检测能力。通过改良一体化的囊管（常规的胃管表面带有采集 EMGdi 的电极和检测压力的传感器）使得呼吸肌功能检测和呼吸力学监测在危重症监护患者中常态化应用，可更加客观和有效地指导呼吸衰竭的评估、呼吸机的合理应用和指导呼吸机撤离。

第二节　呼吸力学在疾病评估和研究中的应用

在众多的呼吸系统疾病中，包括气道阻塞性疾病（支气管哮喘、慢性阻塞性肺疾病等）和肺实质疾病（急性呼吸窘迫综合征、肺炎、肺间质纤维化等），均存在明显的呼吸力学的异常。然而，除了慢性阻塞性肺疾病和急性呼吸窘迫综合征以外的其他疾病中，呼吸力学异常与疾病诊治相关的临床研究较少。下面以慢性阻塞性肺疾病和急性呼吸窘迫综合征为例，介绍呼吸力学检测在疾病评估和研究中的应用。

一、慢性阻塞性肺疾病

慢性阻塞性肺疾病（简称慢阻肺）的肺部病理生理学改变以不完全可逆气流受限为特征[7]。相应的病理学变化包括不可逆因素（①气道纤维化；②肺泡破坏导致的弹性回缩力降低；③肺泡对小气道开放的支持力降低）和可逆因素［①小气道内炎症细胞、黏液和血浆渗出物的堆积；②中央和外周气道平滑肌收缩；③肺动态过度充气（尤其是运动过程中）］。此外，慢阻肺还伴随有吸气肌功能下降、呼吸做功增加、中枢驱动增加和全身肌肉萎缩等继发性的呼吸力学异常。

（一）慢阻肺的呼吸力学变化

1. 呼气流速受限　决定呼气流速受限的力学参数可以用肺排空时间常数（time constant, TC）来描述。TC 与 R_{aw}（气道阻力）和 C_L（肺顺应性）成正比，其相互关系可以用下列公式表示[2, 4-5]：

$$TC = R_{aw} \times C_L$$

2. 肺容积增加　肺容积的增加包括静态下（平静呼气末，功能残气量）的增加和呼吸增快时呼气末肺容积的进一步增加（肺动态过度充气）。其发生机制与呼气流速受限类同。肺容积增加的生理学作用包括两个方面：

（1）不利的影响：

1）降低吸气肌功能。

2）增加呼吸做功和氧耗量。

3）增加呼吸困难等。

（2）有利的作用：呼气流速受限和肺弹性回缩力是容积依赖的，肺容积的增加可以一定程度上增加肺的弹性回缩力和减轻呼气流速受限，对慢阻肺的气流受限有一定的代偿作用。

3. 膈肌功能下降和相关的机制　膈肌作为主要的吸气肌，受到慢阻肺直接的影响，也受到全身骨骼肌肉功能异常的影响，导致膈肌功能下降。相关的机制如下：初长和形状的改变；肌肉萎缩；能量、水电解质和酸碱平衡等全身性的因素；神经反射与行为调节；过度的负荷导致疲劳等。

4. 呼吸中枢驱动和通气 - 中枢耦联的变化　平静呼吸状态下，尽管慢阻肺患者的潮气量和分钟肺通气量与正常人类似，但维持此通气量所需要的中枢驱动却明显增加[8]。通气量 / 中枢驱动比值是反映通气 - 中枢耦联的主要指标，可以更加敏感地评估呼吸的效能和评估呼吸功能的综合变化。在慢阻肺中存在明显的通气量 / 中枢驱动比值降低。

（二）呼吸力学异常在慢阻肺评价和治疗中的意义

慢阻肺病情严重程度分级应该是综合的评估，反映肺通气功能的指标——FEV₁ 与慢阻肺的临床症状存在松散的关联度，显示慢阻肺的其他病理生理改变，例如：肺容量变化，呼吸肌功能异常等，参与慢阻肺的呼吸困难等的发病过程。呼吸困难是一项综合的指标，近年被纳入了慢阻肺严重程度的评估[8]。肺容积的改善对慢阻肺具有重要的意义（如上述），可以通过药物治疗、气道内介入和 / 或外科手术治疗（肺减容术）[9]。如何实现有效和低附加损害的肺减容术是令人关注的重要问题。这方面的临床应用研究有望阐明两方面的问题。其一，为慢阻肺提供新的治疗方法；其二，进一步阐明肺容量增加在慢阻肺呼吸困难中的作用。此外，通气 - 中枢耦联可能是一种更加敏感的综合指标，有待临床深入研究。随着诊断技术的不断完善，分别评估气道阻塞、肺泡破坏（肺气肿）的程度和呼吸力学的异常，有可能提高慢阻肺严重程度评估的准确性，有助于提供个体化的治疗策略。

重度慢阻肺是需要机械通气患者的常见病因之一。根据呼吸力学异常指导机械通气策略[10]

是临床上常见的问题。慢阻肺的病理生理学特点是呼气流速受限、肺容积增加和 $PEEP_i$，机械通气时，应该适当缩短吸气时间（增加吸气流速），延长呼气时间。给予合适水平的 PEEP 可以降低慢阻肺患者的气道与肺泡之间的压差，从而减少患者的吸气做功，降低呼吸能耗，改善人机协调性。如何合理地设定 PEEP 水平是值得深入探讨的问题。传统的观点认为 PEEP 一般不超过 $PEEP_i$ 的 80%，否则会加重动态肺过度充气。此方法存在的不足是，必须首先测定 $PEEP_i$，临床实施有一定的困难。而且，$PEEP_i$ 随着气道阻塞的严重程度、患者的呼吸频率、吸气潮气量等众多因素的变化而变化。在秦朝辉等[11]的研究中发现，有创通气的慢阻肺患者中，PEEP 水平与呼气末肺容积的变化呈"S"形的规律，而不是完全呈"瀑布效应"的规律。通过深吸气量（inspiratory capacity，IC）监测，控制 IC 下降量在 10% 的水平，可能是临床简易的 PEEP 设定方法。

如何调控呼吸中枢驱动水平和呼吸肌负荷水平是需要机械通气的慢阻肺患者治疗中需要把握平衡的重要问题。过高的中枢驱动和呼吸肌负荷将会导致患者的呼吸困难和肌肉疲劳，但过低将会导致呼吸肌失用性萎缩。目前已经有技术可以量化中枢驱动水平或肌肉负荷水平。也有文献报道采用中枢驱动水平调控或膈肌负荷调控的闭环通气方法[12-13]。在这些领域的深入研究，将会有助于进一步优化慢阻肺的机械通气策略。

总的来说，慢阻肺中存在明显的呼吸力学异常。对于重度慢阻肺患者，疾病严重程度评价和治疗效果的评价指标不能单纯依据肺通气功能（FEV_1）指标。肺容积变化和呼吸力学的异常可能是更加重要的指标。在评估和治疗中应该重视改善呼吸力学的问题。

二、急性呼吸窘迫综合征

急性呼吸窘迫综合征（acute respiratory distress syndrome，ARDS）指由于除心源性以外的肺外或肺内的严重疾病引起肺毛细血管和／或肺泡上皮炎症性损伤，导致的急性、进行性缺氧性呼吸衰竭。2012 年 ARDS 定义特别小组提出"柏林定义"[14]：①存在明确的危险因素，在一周内新出现呼吸系统症状或呼吸系统症状明显加重；②胸部影像（胸部 X 线检查或胸部 CT）显示用渗出、肺部结节、肺叶或肺段不张不能完全解释的双侧肺部浸润阴影；③不能用心力衰竭或液体超负荷来解释呼吸衰竭，或者使用超声心动图来等客观依据排除静水压增高引起的呼吸衰竭；④根据 PEEP≥5cmH2O 时的 PaO_2/FiO_2 将 ARDS 分为轻度、中度和重度三个严重程度级别，即轻度 ARDS：200mmHg＜PaO_2/FiO_2≤300mmHg，中度 ARDS：100mmHg＜PaO_2/FiO_2≤200mmHg，重度 ARDS：PaO_2/FiO_2≤100mmHg（PEEP≥5cmH2O）。ARDS 是较常见的急性呼吸衰竭的原因，通常需要机械通气治疗，其病死率介于 30%～60%。

（一）ARDS 的病理生理改变

ARDS 的主要病理改变是双侧肺间质和肺泡的水肿，导致了肺泡被压迫或被液体所充盈，形成肺泡不张（微肺不张），肺容积减少，从而引起肺内分流增加，气体交换功能受损，肺顺应性下降。这种改变并不是均匀一致的，重力依赖区域的肺部病变尤为显著。ARDS 肺的比重增加，重力的影响明显，低垂部位的肺更容易受到重力的影响和渗出液体的压迫，出现微肺不张。根据肺泡受累的严重程度，可将肺泡分为 3 类：①功能接近正常的肺泡，顺应性接近于正常，主要分布于非依赖区。②可复张的塌陷肺泡，主要分布于依赖区。③不可复张的塌陷肺泡。ARDS 的病理生理学异常也与基础疾病有关，肺部疾病导致的（肺源性）ARDS 的肺顺应性更低，而肺外疾病导致的（肺外源性）ARDS 的胸廓顺应性更低。

（二）ARDS 的呼吸力学特征

ARDS 的呼吸力学异常的主要特点是 FRC 和肺顺应性降低，与氧合功能异常和低氧血症密切相关。因此，在 ARDS 的机械通气中改善肺的氧合和避免呼吸机相关性肺损伤的通气策略中，必须重视调控肺容积和改善顺应性。近年来，对 ARDS 患者呼吸力学特征的研究主要集中在呼吸系统（或肺）的 P-V 曲线、肺容积的变化和肺内气体分布的问题。

1. P-V 曲线的特征及其病理生理学意义　ARDS 患者的呼吸系统 P-V 曲线如图 28-2-1 所示，呈"S"形。与正常健康者比较，整个曲线右移和更平坦，相对陡直段范围变窄。典型 ARDS 的 P-V 曲线可分成三段。第一段曲线平坦，顺应性差，此时大部分肺泡甚至外周小气道处于塌陷状态。随着吸气压力增加，曲线进入第二段，曲线斜率增加（相对陡直）。此时由于塌陷肺泡逐渐复张，顺应性改善。随着吸气压力进一步升高，曲线进入第三段，曲线又再平坦。此时，相对正常的肺泡已处于过度膨胀状态，顺应性下降。在连续的 P-V 曲线中，第一段与第二段的转折点称为低位拐点（lower inflection point，LIP），第二段与第三段的转折点称为高位拐点（upper inflection point，UIP）[15-16]。LIP 及 UIP 的测定方法包括有：①目测法；②双向直线回归法；③顺应性比值法。

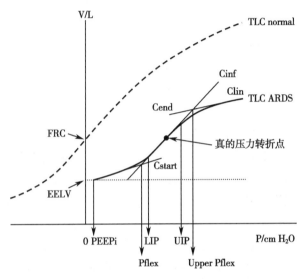

图 28-2-1 正常人和 ARDS 患者的 P-V 曲线
纵坐标为呼吸容积，横坐标为跨肺压。虚线为正常人 P-V 曲线，实线为 ARDS 的 P-V 曲线。吸气支分为低容积位低顺应性、较高容积位的高顺应性和高容积位的低顺应性等三部分。EELV. 呼气末肺容积，Cstart. 低容积位的低顺应性线，Cinf. 较高容积位的高顺应性线，Clin. 高容积位的低顺应性线，Pflex. 压力转折点，LIP. 低位拐点，UIP. 高位拐点

ARDS 的 P-V 曲线的另一特征是吸气与呼气的 P-V 曲线的滞后现象增加[15]。表现为吸气相的 P-V 曲线向右下移位，而呼气相的 P-V 曲线向左上移位。这一现象的机制与肺组织的黏性阻力、肺泡表面活性物质减少和表面张力与肺泡半径的关系（半径越小的肺泡的表面张力越大）等因素有关。把握 P-V 曲线滞后现象的特点，在临床上可以考虑使用肺开放操作手法，采用相对高的压力使肺泡开放，而用相对低的压力（PEEP 水平）维持肺泡的开放。依据这一理论，建议在重症 ARDS 患者机械通气过程中维持肺泡内的持

续正压，避免脱离呼吸机（压力降低到 0 点）进行任何操作（如：吸痰等）。否则，萎陷的肺泡又需要较高的压力才能再开放。临床上如果考虑肺泡萎陷导致肺氧合功能下降时，可以尝试进行肺开放操作手法治疗。

随着对 ARDS 患者 P-V 曲线研究的深入，对 LIP 和 UIP 的病理生理学意义提出了新的观点。传统观点认为，LIP 代表肺泡复张起点，而 UIP 代表肺泡的过度膨胀。因此，应设置 PEEP 高于 LIP，而平台压低于 UIP，在 P-V 曲线的最大顺应性部分给患者进行通气。新的观点认为，肺泡在整个 P-V 曲线的吸气相阶段复张，LIP 代表导致肺泡复张增加的气道压力水平。肺泡在 P-V 曲线的第二部分持续复张。UIP 有可能只是代表肺泡复张的终止，不一定代表肺过度膨胀[16]。对 ARDS 患者同步 CT 扫描的研究发现，需远大于 UIP 的平台压才能使肺底部区域的塌陷肺泡复张。基于上述理论，提出短时间内的高吸气压、大的潮气量进行肺复张，这是肺复张手法（recruitment maneuver，RM）治疗 ARDS 的基础[16]。然后，以合适的 PEEP 水平来维持肺泡的开放，控制吸气平台压来避免过高的吸气压力导致的呼吸机相关性肺损伤。临床研究的结果显示，这种肺保护性通气策略治疗 ARDS 可以降低病死率。然而，RM 本身是否能够降低病死率，仍然存在争论。

2. 肺容积分布的变化与相关的基础病理改变 肺容积降低是 ARDS 最重要的病理生理特征之一，表现为肺总量、肺活量和功能残气量显著下降。随着 ARDS 严重程度的进展，肺部实变范围增加，相对正常的肺泡减少，肺容积进一步下降。剩余的小部分相对正常的肺泡是主要参与通气和气体交换的肺组织，因此提出 ARDS 患者是"小肺"或"婴儿肺"的概念[14-16]。故在机械通气过程中，应用常规的潮气量也可引起功能接近正常的肺泡过度扩张而发生呼吸机相关的肺损伤。

ARDS 的肺容积变化的另一个特点是肺部气体分布的不均匀性，与肺部病变的不均一性有关。其结果是通气血流比例失调和通气过程中的剪切力增加。剪切力产生来源于小气道和肺泡管的反复开放与塌陷，也源于不同容积的肺泡之间的组织连接处在呼吸过程中的容量变化的差异，是呼吸机相关肺损伤的重要机制之一。如何通过

不同的通气模式或体位变化改善肺内气体分布、改善通气/血流比例失调，是近年 ARDS 临床研究的重要课题。其中，俯卧位通气通过改变胸膜腔内重力相关的压力梯度分布，使不同区域的肺泡所承受的跨肺压趋向较为均匀，使得原先萎陷的背侧肺区肺泡复张，改善肺内气体分布的不均一性和增加功能残气量[17]。

（三）呼吸力学指导 ARDS 的机械通气

对 ARDS 的病理生理学异常的认识提高，无疑对 ARDS 的治疗策略产生明显的影响，这是近年来 ARDS 病死率降低的重要因素之一，主要体现在下列几个方面：

1. 指导潮气量的选择　由于 ARDS 患者的"小肺"特征，以传统的容积控制通气[10~15ml/kg（理想体重）的潮气量和低 PEEP 水平]，可能导致吸气相损伤较轻的肺组织过度膨胀，呼气相肺泡再萎陷。从呼吸力学角度提出的肺保护通气策略，包括小潮气量（平均 6ml/kg）、限制气道平台压和适当提高 PEEP 水平，经过临床研究证实可以降低病死率，成为目前 ARDS 主要的机械通气策略[18]。

2. 指导 PEEP 的设置　如上所述，肺开放操作和吸气相气道内正压增加使部分萎陷的肺泡开放，需要在呼气相的气道内正压来维持肺泡的开放状态，否则塌陷肺泡和细支气管的周期性开放过程中，亦形成剪切力，导致肺气压伤。因此，合理应用 PEEP 是 ARDS 肺保护性通气策略的重要组成部分[19]。然而，过高的 PEEP 对潮气量设置和吸气末压力有影响，甚至可导致肺泡过度膨胀，加重肺损伤。因此，最佳 PEEP 应能防止呼气末肺泡萎陷，又能避免肺泡过度膨胀。最佳 PEEP 的选择方法仍然存在争论[20]，但依据静态 P-V 曲线 LIP 压力 + 2cmH₂O 的方法是临床可行的最佳 PEEP 选择方法之一，被多数学者认可。

3. 指导和评价 RM　在 ARDS 中存在一部分有可能被复张的闭陷的肺泡。通过给予"较高的气道压并维持一段时间"可以使部分实变的肺泡复张，这是 RM 的依据。RM 通常在实施肺保护性通气策略和合适的 PEEP 水平的基础上进行。文献报道的 RM 实施方法存在一定的差异，目前较多采用 PCV 或 CPAP 模式，将气道压升高至 30~45cmH₂O，持续 30~40s[19-20]。然后恢复到实施 RM 之前的压力水平。实施 RM 需要注意的问题：①在 ARDS 早期，肺水肿较明显，应用 RM 的效果较好。而在 ARDS 中晚期，或者 ARDS 的肺损伤原因直接来自肺部病变（如严重肺炎、肺挫伤等），RM 的效果有限。②胸壁顺应性较差（如肥胖、胸廓畸形、腹胀等）患者的 RM 效果不佳。③对 RM 采用的时限和压力水平，目前尚无统一意见，但起码应该达 40cmH₂O 或以上。④在使用 RM 后，适当增加 PEEP 水平可能有利于防止肺泡再萎陷。

4. 指导俯卧位通气的选择应用　体位改变重力对肺容积分布变化的影响是俯卧位通气的理论依据。结合 ARDS 的病理变化过程，一般病变早期俯卧位通气效果好，当病理改变进入显著纤维化则效果不明显。因此，临床上 ARDS 患者一旦需要较高吸入氧浓度和/或 PEEP 水平过高，或者传统的机械通气方法不能改善氧合时，应尽早考虑应用俯卧位通气。如果仅靠增加吸入氧浓度和 PEEP 水平来维持氧合，不但使呼吸机相关性肺伤损的风险明显增加，而且也将错失俯卧位通气治疗的时间窗。但并非所有患者俯卧位后都能改善氧合，少部分患者实施俯卧位后氧合功能反而恶化，其原因和机制仍不清楚。目前临床上尚没有任何指标能预示实施俯卧位的有效性，推荐在常规通气无效和无禁忌证的患者中试用俯卧位通气[17]。探索俯卧位过程呼吸力学的变化及其与疗效的关系，将会有可能提出俯卧位应用的生理学指标。

5. 呼吸系统驱动压与个体化的参数设置　机械通气时的呼吸系统驱动压（ΔP_{rs}）为给予设定潮气量所需要克服的呼吸系统弹性阻力（$\Delta P_{rs} = P_{plat} - PEEPtot$，充分镇静肌松状态下检测）[21]。$\Delta P_{rs}$ 的监测在临床上容易实施，近年来不少的研究显示控制 $\Delta P_{rs} \leq 14cmH_2O$ 可以降低 ARDS 的病死率。从呼吸力学的角度来分析，ΔP_{rs} 为潮气量与呼吸系统顺应性的比值（$\Delta P_{rs} = Vt/Crs$）。因此，可以把调控 ΔP_{rs} 的方法看作以呼吸系统顺应性为指导的个体化参数设置的方法。

（四）ARDS 患者呼吸力学与机械通气的研究进展

1. P-V 曲线形态分类与附加压、阈值开放压　最近有学者提出肺泡复张需要克服两方面压力[20, 22]：一是周围肺泡组织由于重力挤压因素而形成的附加压（superimposed pressure，SP）；二是使肺泡容积从塌陷开始张开的压力称为阈值开放压（threshold open pressure，TOP）。当 TOP 为零时，在克服最初的 SP 之后，总肺泡容积随着吸气压力的升高而增加，P-V 曲线呈直线性；当吸气压力上升到一定程度后，容积增加很少，顺应性下降，出现所谓的肺泡"过度膨胀"。总体上 P-V 曲线表现为向上凸的形态。在 TOP 存在时，扩张肺泡需克服 SP 和 TOP。最初随着气道吸气压力的升高，总肺泡容积增加很少，曲线低平，只有气道压超过 SP 与 TOP 总和时，肺泡容积才显著增加，曲线斜率增高，线总体表现出向下凹的形态。其临床意义在于：

（1）指导 PEEP 的设置：当 P-V 曲线呈凸形态时，提示不需应用较高的 PEEP。如有 LIP，设定 PEEP 大于 LIP，可避免呼气末肺泡塌陷。而当 P-V 曲线呈凹形态时，提示 TOP 存在，但 LIP+2cmH₂O 的方法不能有效指导最佳 PEEP 的设置。有学者提出最佳 PEEP 设置应该使 P-V 曲线由凹形态转变为凸形态或者应用应力系数（stess index）[23]。应力系数的计算是依据机械通气时气道压与时间的关系：$P_{ao} = a \times t^b + c$（需要在完全镇静肌松状态下检测。$P_{ao}$：气道压；a：曲线的斜率；c：吸气开始的气道压；b：反映曲线的形态变化）。应力系数 >1 代表曲线向下凹的形态，提示肺过度膨胀和潮气量过大。PEEP 的调节应该控制应力系数在 0.9～1.1 之间。

（2）指导 RM 实施的病例选择：当 P-V 曲线呈凸形态时，不推荐进行 RM。相反，当 P-V 曲线呈凹形态时，可能从 RM 中获益。因此有学者提出 P-V 曲线呈凹形态作为 RM 的适应证[22]。

2. ARDS 的肺影像学、血气与 P-V 曲线的综合研究　即结合肺影像学、P-V 曲线和不同水平 PEEP 时的氧合变化进行调节。根据胸部 X 线检查，ARDS 肺形态学可分为两大类：一类是渗出性病变以双下肺为主，上肺区肺泡相对正常，其 P-V 曲线的斜率较正常下降较少，LIP 位置较低或者不明显。对于这类患者，过高的 PEEP 很容易使上肺区正常肺泡过度扩张。对这类患者，可从 5cmH₂O 开始，结合血气逐渐上调 PEEP，需要的 PEEP 水平通常较低（约 10cmH₂O）。另一类

ARDS 肺的渗出性病变在双肺呈弥漫性、较均一分布，其 P-V 曲线的斜率较正常下降明显，LIP 和 UIP 均较明显。对于这类患者，即使给予较高水平的 PEEP，也不会使肺泡发生过度扩张，因而可以从较高 PEEP 起步（10cmH₂O），结合血气逐渐上调并使平台压不超过 30～35cmH₂O，采用低潮气量通气策略。

3. 呼吸肌活动对 ARDS 通气的影响　目前多数的呼吸力学在 ARDS 中的研究是在充分镇静肌松状态下进行的。尽管重度 ARDS 有创通气的早期需要充分镇静肌松的观点得到多数研究的支持，但呼吸肌活动对 ARDS 机械通气的影响的研究并不充分。当存在呼吸肌活动时，吸气的驱动力包括 P_{plat} 和吸气肌产生的 P_{mus}。此时，仍然按照充分镇静肌松状态下建议的 P_{plat} 设置，会导致实际的驱动压过高和肺过度牵张。PL 的监测可以直接检测驱动肺膨胀的动力，无论是否存在呼吸肌活动，都比 P_{plat} 可以更加准确地反映肺容量变化过程中的力学特点。近年来也有一些研究尝试应用 PL 作为 PEEP，潮气量或吸气压力调控的指标，但研究结果存在差异，估计与平卧位机械通气过程中 PL 的检测受到多种因素的影响、难以获得准确的数值有关。

关于呼吸肌活动对 ARDS 机械通气的影响，从呼吸力学的角度来看，吸气肌活动是肺膨胀的驱动力，而呼气肌活动是肺萎陷的驱动力，两者对 ARDS 的机械通气可能存在不同的影响。采用硬膜外麻醉的技术可以选择性麻痹腹部肌肉（主要的呼气肌），采用膈神经阻断可以选择性麻痹膈肌（主要的吸气肌）。在 ARDS 动物模型的研究中发现，保留膈肌活动对肺的氧合和肺损伤的病理改变有保护作用，而呼气肌活动则降低肺氧合功能和加重肺损伤的病理改变[24]。在 ARDS 的机械通气中，是否可以采用硬膜外麻醉呼气肌代替全身的肌松剂的使用，是值得深入探讨的问题。

总之，随着对肺 P-V 曲线、肺容积、气体分布和呼吸肌活动与呼吸机的相互作用等问题的深入认识，呼吸力学对临床和科研工作的指导日趋重要。近年来，大型多中心的临床研究报道增多，对依据呼吸力学特征的个体化机械通气策略的临床应用有推动作用。然而，不同的研究报道之间也出现不一致的结果，有可能与病例的选择、呼

吸力学检测条件的控制和检测指标的准确性等因素有关。采用跨肺压 P-V 曲线,修正自主呼吸努力对气道压力的影响,以及综合考虑肺的应变系数等综合因素,将有助于加深对 ARDS 的呼吸力学异常的理解,指导个体化的、更加合理地使用机械通气。

第三节 呼吸力学研究的热点问题和发展方向

呼吸力学作为一门比较成熟的学科,其研究的方法学、在常见呼吸系统疾病中的异常等问题的认识也相对比较明确[1-4]。因此,近年来呼吸力学的实验室研究的发展比较缓慢,结合临床的呼吸力学研究的结果比较缺乏。从总体来看,呼吸力学研究的热点和发展的方向是:①呼吸力学的临床应用研究[3-5];②呼吸力学与其他学科相结合的研究,包括呼吸肌功能异常的分子生物学机制、呼吸力学导向的新的通气模式或新型呼吸机的研究等。

一、呼吸力学临床应用研究

呼吸力学的重要发展方向之一是与临床疾病的研究相结合,作为疾病诊断、评价和疗效评价的重要指标。发展方便临床应用的检测方法是促进呼吸力学临床研究的重要措施。

(一)临床应用导向的研究方法学

传统的呼吸力学检测方法相对比较费时,不少的检查需要放置食管囊管等,具有侵入性;部分检测(如:EMGdi 等)容易受到干扰;不同时间检测的重复性受到影响等,均是呼吸力学临床应用研究中面临的问题。无创、简易和自动化分析的检测方法是临床应用研究所盼望解决的问题。近年来,应用电或磁波刺激膈神经诱发气道压或口腔压推算 Pdi[25]、体表 EMGdi 等的方法,可以无创评估膈肌功能和中枢驱动,但其临床应用的可靠性、与传统方法之间的异同等问题,尚有待临床中较大病例数的研究来论证。对于需要重症监护的患者,如何简易地检测呼吸力学指标是特别令人关注的问题。如果能够在常规进行管饲的胃管中同时安装压力传感器和电极,实现常规化的动态监测 P_{eso} 和 EMGdi 等指标,再结合气道开

口的压力、流量和容积的检测,许多在实验室检测的呼吸力学指标均可以实现床旁动态监测,将会大大推动呼吸力学检测的临床应用和提供呼吸机应用的水平。

目前,多数呼吸力学指标需要通过计算机辅助的半自动计算,需要花费研究人员的大量时间。发展自动化计算的软件也是令人关注的问题。尽管有一些自动化呼吸力学监测设备已在临床应用,但由于每一个呼吸力学指标的计算均有其特定的检测条件,如用气道压计算呼吸系统顺应性,需要在没有患者呼吸肌活动和流量为(或接近)零为前提;呼吸做功的计算需要准确的呼气末肺容积的定位等,在目前这些商业化的监测设备均没有能够较好地解决这些问题。建立呼吸力学检测的专家系统,对每一检测结果提出专家分析意见(包括多种可能的原因和相应的处理建议),有助于普及应用。

(二)在疾病的诊断、评估与治疗中的应用

呼吸力学在慢阻肺和 ARDS 中的应用问题见本章第二节。在众多的呼吸系统疾病中,呼吸力学检查的意义尚有待深入研究。目前,如何通过呼吸力学指标检测来指导呼吸机的合理应用和预测撤机成败是临床研究的热点问题。通过系统地检测呼吸系统的阻力、顺应性、容积变化、呼吸中枢驱动、呼吸做功、患者吸气努力、人机同步等指标,综合分析,给出机械通气模式选择和参数调节的建议;上述检测和呼吸肌功能的评价,是预测患者撤机成败的综合评估体系的组成部分。随着临床应用研究的进展,有望成为指导临床合理应用呼吸机的重要工具。

呼吸康复是临床上重要的问题[26]。呼吸力学在优化康复治疗的方法和评估疗效都有重要的作用。例如,在慢阻肺中导致呼吸困难和活动耐力下降的重要力学机制是呼气流量受限、肺动态过度充气与 $PEEP_i$ 和呼吸肌力量下降。针对这些机制进行呼吸康复治疗,有利于优化治疗方案[27-28]。

二、呼吸力学与其他学科相结合的研究

随着医学研究的发展,其分科也越来越细。然而,生物医学本身是一个整体,不同学科之间有必然的联系。属于生理学范畴的呼吸力学,是总体功能评价的重要手段,具有与其他学科相结

合发展的必然性。比如说，哮喘动物模型中研究哮喘发病机制和干预措施，通过动物实验专用的体积描记仪监测气道阻力的变化，为动物模型上研究哮喘的发病机制和探索新的治疗途径提供了研究的技术平台。近年来，呼吸力学导向的新型呼吸机（或通气模式）[29-30]和全身炎症导致肌肉功能异常的机制等问题，是呼吸力学与其他学科相结合发展中令人关注的研究方向。

（一）呼吸力学导向的呼吸机或通气模式的研发

近年来，不少学者试图探索通过动态检测呼吸力学来实现闭环通气和改善人机同步的通气模式和策略。

1. 比例辅助通气（proportional assist ventilation，PAV）　PAV 是通过动态监测气道压力、流量和容积，在结合预先测定或拟合计算的气道阻力和呼吸系统弹性阻力，应用呼吸运动方程估算吸气肌的用力（产生的吸气压力），然后按比例增加气道压力的一种通气模式，属于辅助通气模式[29]。PAV 的气道压力变化与患者吸气努力的关系如图 28-3-1 所示。与其他通气模式不同，呼吸机只是简单地放大患者的吸气努力，不以特定的通气压力或容积为目标。PAV 的重要特点是根据患者的吸气努力程度而按比例增加吸气相气道压力，期望使患者吸气努力与实际通气输出的比例改善（所谓改善人 - 机耦联）。已经有采用 PAV 用于无创正压通气和有创正压通气的报道，具有

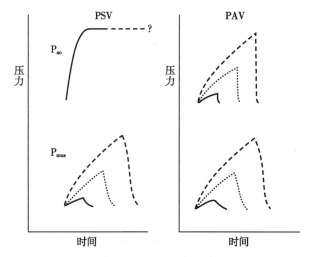

图 28-3-1　比例辅助通气（PAV）和压力支持通气（PSV）的吸气肌用力和气道压力变化的比较

P_{ao}：气道压力；P_{mus}：吸气肌用力产生的压力

PAV 模式的商业化的呼吸机也在增加。然而，在什么临床情况下特别适合采用 PAV，如何合理调节辅助比例等问题，仍然需要深入的临床研究。

2. EMGdi 与新型呼吸机的研制　随着 EMGdi 检测方法的进步，其采集信号的信噪比、稳定性和抗干扰的能力等均有显著改善。EMGdi 作为临床上可以应用的最高层面的中枢驱动评价方法，调控呼吸机的机制引起了学者的关注。从理论上讲，吸气过程首先有中枢驱动，通过传出神经兴奋吸气肌（肌电图），随后肌肉收缩，产生压力变化，引起流量和容积的变化。所以，EMGdi 应该先于吸气流量和容积的变化。因此，EMGdi 作为吸气同步信号和辅助强度调控指标通气模式称作 NAVA[12]。Spahija 等[13]报道应用 EMGdi 活动强度水平的监测，调控呼吸机的压力支持水平，实现膈肌肌电强度调控的闭环通气，其目的是保留一点强度的膈肌活动，避免失用性萎缩，同时避免过度活动而引起疲劳。然而，尽管 EMGdi 调控的通气模式已经可以用于临床，但其临床的适应证的选择，主要的获益和如何合理调节等问题，有待临床深入研究来阐明。

（二）呼吸肌功能异常的分子生物学机制

随着分子生物学研究技术的进步，近十多年来，分子生物学渗透到各个生物医学领域。从理论上说，任何的临床症状或病理生理学变化，都可能有其相应的分子生物学机制。比如说，发热、疲劳、厌食等，应该有其内在的炎症介质变化的基础。从呼吸力学的角度来说，近年来研究较多的问题是脓毒血症（sepsis）和慢阻肺的骨骼肌萎缩及功能下降的问题。

过去认为慢阻肺是主要局限于肺部的疾病，越来越多的研究结果显示，慢阻肺伴有持续的低水平的全身炎症反应，导致患者体重下降、骨骼肌萎缩和功能下降、其他系统（如：心脏疾病等）疾病的患病危险性增加等[8]。多种研究表明，细胞因子影响骨骼肌的生理功能和代谢，包括合成 / 分解代谢过程、细胞凋亡、收缩功能等，其不仅在骨骼肌代谢的动态平衡中起重要作用，而且参与了以蛋白质代谢紊乱为特征的相关发病过程。早已关注的因子有 TNF-α、IL-1、IFN、IL-6、IPS 等[30]，近年来新发现的细胞因子有纤毛状神经营养因子及生长分化因子等，它们的受体后信号通路参与了

不同途径的蛋白质溶解和合成抑制系统,尤其是慢性系统性炎症因子如 TNF-α、IL-6 等[31]。

危重症患者的肌肉萎缩和功能异常的问题得到越来越多的认识和关注[7]。已经证明,毒素血症和脓毒症可以引起骨骼肌肉(包括膈肌等呼吸肌)萎缩和功能异常,参与呼吸衰竭和撤机困难的发病过程。其相关机制复杂,可能与肌肉分解代谢增强、神经肌肉接头传递异常和肌肉细胞膜兴奋性降低有关。其相关的分子生物学机制目前尚未阐明,现有的研究结果提示与一氧化氮及其代谢产物、自由基和泛素蛋白酶系统活性增加有关。如果能够阐明 sepsis 过程中骨骼肌的降解和功能异常的机制,有可能通过特异性阻断的方法,防治 sepsis 导致的呼吸肌功能异常,对呼吸衰竭的防治具有重要的意义。此外,阐明调节肌肉细胞代谢和功能的分子生物学机制,也有利于更加科学地进行呼吸肌功能康复的治疗。

(陈荣昌)

参 考 文 献

[1] MACKLEM P T. The mechanics of breathing. Am J Respir Crit Care Med, 1998, 157: S88-94.

[2] Macklem PT. ACT OF BREATHING: DYNAMICS// Physiological basis of respiratory diseases. Hamid Q, Shannon J, Martin J. Hamilton: BC Decker Inc, 2005, 35-47.

[3] Mauri T, Lazzeri M, Bellani G, et al. Respiratory mechanics to understand ARDS and guide mechanical ventilation. Physiol Meas, 2017, 38(12): R280-H303.

[4] 陈荣昌. 机械通气时如何进行床旁呼吸监测. 中华结核和呼吸杂志, 2010, 33(3): 233-237.

[5] Lucangelo U, Bernabé F, Blanch L. Respiratory mechanics derived from signals in the ventilator circuit. Respir Care, 2005, 50(1): 55-65.

[6] American Thoracic Society/European Respiratory Society. ATS/ERS statement on respiratory muscle testing. Am J Respir Crit Care Med, 2002, 166(4): 518-624.

[7] Laghi F, Tobin M J. Disorders of the respiratory muscles. Am J Respir Crit Care Med, 2003, 168(1): 10-48.

[8] GOLD committee, GLOBAL STRATEGY FOR THE DIAGNOSIS, MANAGEMENT, AND PREVENTION OF CHRONIC OBSTRUCTIVE PULMONARY DISEASE(2019 report). Available from URL: http://www.goldcopd.org.

[9] O'Donnell D E, Banzett R B, Carrieri-Kohlman V, et al, Pathophysiology of dyspnea in chronic obstructive pulmonary disease: a roundtable. Proc Am Thorac Soc, 2007, 4(2): 145-168.

[10] 中华医学会重症医学分会. 慢性阻塞性肺疾病急性加重患者机械通气指南(2007). 中华急诊医学杂志, 2007, 19(9): 513-518.

[11] 秦朝辉, 陈荣昌, 钟南山, 慢性阻塞性肺疾病患者辅助机械通气时呼气末正压水平对呼气末肺容量的影响. 中国呼吸与危重监护杂志, 2007, 6(1): 23-26.

[12] Bertrand P M, Futier E, Coisel Y, et al. Neurally adjusted ventilatory assist vs pressure support ventilation for noninvasive ventilation during acute respiratory failure: a crossover physiologic study. CHEST, 2013, 143(1): 30-36.

[13] Spahija J, Beck J, de Marchie M D, et al. Closed-loop control of respiratory drive using pressure-support ventilation: target drive ventilation. Am J Respir Crit Care Med, 2005, 171(9): 1009-1014.

[14] ARDS Definition Task Force, Ranieri V M, Rubenfeld G D, et al. Acute respiratory distress syndrome: the Berlin definition. JAMA, 2012, 307(23): 2526-2533.

[15] Hickling K G. Reinterpreting the pressure volume curve in patients with acute respiratory distress syndrome. Curr Opin Crit Care, 2002, 8(1): 32-38.

[16] Hickling K G. The pressure-volume curve is greatly modified by recruitment. A mathematical model of ARDS lungs. Am J Respir Rrit Care Med, 1998, 158(1): 194-202.

[17] Scholten E L, Beitler J R, Prisk G K, et al. Treatment of ARDS with prone positioning. CHEST, 2017, 151(1): 215-224.

[18] Acute Respiratory Distress Syndrome Network, Brower R G, Matthay M A, et al. Ventilation with lower tidal volumes as compared with traditional tidal volumes for acute lung injury and the acute respiratory distress syndrome. N Engl J M ed, 2000, 342(18): 1301-1308.

[19] Medoff B D, Harris R S, Kesselman H, et al. Use of

recruitment maneuvers and high positive end expiratory pressure in a patient with acute respiratory distress syndrome. Crit Care Med, 2000, 28 (4): 1210-1216.

[20] Henderson W R, Chen L, Amato M B P, et al. Fifty years of research in ARDS. Respiratory mechanics in acute respiratory distress syndrome. Am J Respir Crit Care Med, 2017, 196 (7): 822-833.

[21] Amato M B P, Meade M O, Slutsky A S, et al. Driving pressure and survival in the acute respiratory distress syndrome. N Engl J Med, 2015, 372 (8): 747-755.

[22] Pestaña D, Hernández-Gancedo C, Royo C, et al. Pressure-volume curve variations after a recruitment manoeuvre in acute lung injury/ ARDS patients: implications for the understanding of the inflection points of the curve. Eur J Anaesthesiol, 2005, 22 (3): 175-180.

[23] Terragni P, Bussone G, Mascia L. Dynamic airway pressure-time curve profile (stress index): a systematic review. Minerva Anestesiol, 2016, 82 (1): 58-68.

[24] Zhang X, Du J, Wu W, et al. An experimental study on the impacts of inspiratory and expiratory muscles activities during mechanical ventilation in ARDS animal model. Sci Rep, 2017, 7: 42785.

[25] Hua D M, Liang Y H, Xie Y K, et al. Use of twitch mouth pressure to assess diaphragm strength in patients with chronic obstructive pulmonary disease. Respir

Physiol Neurobiol, 2013, 187 (3): 211-216.

[26] Spruit M A, Singh S J, Garvey C, et al. An official American Thoracic Society/European Respiratory Society statement: key concepts and advances in pulmonary rehabilitation. Am J Respir Crit Care Med, 2013, 188 (8): e13-e64.

[27] Chen R, Chen R, Chen X, et al. Effect of endurance training on expiratory flow limitation and dynamic hyperinflation in patients with stable chronic obstructive pulmonary disease. Intern Med J, 2014, 44 (8): 791-800.

[28] Wu W, Guan L, Zhang X, et al. Effects of two types of equal-intensity inspiratory muscle training in stable patients with chronic obstructive pulmonary disease: a randomised controlled trial. Respir Med, 2017, 132: 84-91.

[29] Kacmarek R M. Proportional assist ventilation and neurally adjusted ventilatory assist. Respir Care, 2011, 56 (2): 140-148.

[30] Zoico E, Roubenoff R. The role of cytokines in regulating protein metabolism and muscle function. Nutrition Reviews, 2002, 60 (2): 39-51.

[31] Karadag F, Karul A B, Cildag O, et al. Determinants of BMI in patients with COPD. Respirology, 2004, 9 (1): 70-75.

第二十九章　胸部CT检查与应用进展

本章主要介绍了胸部CT的检查应用指征、进展和胸部CT的分析方法。讨论了CT对间质性肺疾病的诊断和鉴别诊断价值，以表和图的方式对常见的间质性肺疾病的密度增加阴影如结节、线状、网状、磨玻璃样和实变；密度减低阴影基本征象进行了描述、分析和归纳。讨论了CTPA对肺栓塞的诊断价值，并介绍了肺栓塞的评分方法。

第一节　胸部影像学检查与应用

胸部影像学检查包括X线、CT、MRI和PET-CT等，以胸部X线和CT作为主要的检查手段。目前胸部容积扫描CT已被广泛应用于胸部疾病的诊断。1mm重建后的图像可以显示肺组织结构的细节，其分辨率可达3μm，能够发现肺内1mm左右的病变，敏感地显示肺小叶结构的细微异常、微结节和小结节、结节或者微小钙化、脂肪以及液化坏死等。

胸部容积CT扫描后，重建为1mm薄层的图像，根据身高不同，重建图像可以多达200~400幅，若加上冠状位和矢状位的重建图像，可能超过600幅图像，而这么多的图像是难以采用胶片打印出来。因此，对于胸部图像，建议通过院内影像归档和通信系统（PACS）采用软阅读（在计算机的显示屏上进行阅片，这种读片方式可以对图像进行放大、缩小、相关测量、再重建等，可以

更好地显示病变细节）的方式阅片并进行足量分析，而各种后处理重建方法的使用可以极大地提高诊断精度。既往拿着胶片在观片灯上的读片模式正在逐步被淘汰。

对于呼吸系统疾病而言，胸部X线和CT目前仍然是诊断胸部疾病的首选检查技术。注意合理选择影像学检查路径（图29-1-1）。

一、胸部CT主要应用

1. 肺部疾病

（1）X线检查不易显示的隐匿区域病变，如：肺尖、心影后、后肋膈角、与肺门重叠等不易观察的病变。

（2）X线检查诊断困难的肺内渗出性病变，需要进一步明确病变性质、受累范围的疾病。

（3）胸部损伤，包括：胸廓骨骨折，气胸、纵隔积气，肺内血肿、纵隔血肿，大气管断裂，皮下气肿，膈肌损伤等。

（4）肺内感染性疾病，包括：各种急慢性感染性疾病，如病毒性感染、细菌性感染、支原体感染、真菌感染等。

（5）各种良、恶性肿瘤和肿瘤样病变，包括：早期肺癌的筛查、各类肉芽肿病变等。

（6）弥漫性肺实质和间质性肺疾病，包括：多种原因所致的肺水肿，急性或者慢性过敏性肺炎，肺泡蛋白沉积症，尘肺，肺泡微石症，急性肺

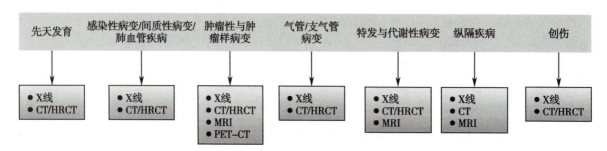

图29-1-1　呼吸系统疾病影像学检查路径

间质性肺炎，肺间质纤维化等；还包括多发薄壁囊性病变，如肺淋巴管肌瘤病、朗格汉斯细胞组织细胞增生症等。

（7）气道疾病，包括：先天发育和变异，如支气管闭锁、肺囊性纤维化、气管性支气管、哮喘、COPD、支气管扩张、气道肿瘤等。

（8）肺血管疾病，包括：急性或者慢性肺栓塞，肉芽肿性多血管炎，特发性含铁血黄素沉着症，显微镜下多血管炎，肺肾综合征，结缔组织相关性肺病的肺小血管炎等；先天性肺小血管疾病，包括：肺弥漫性动静脉瘘、遗传性出血性毛细血管扩张症、肺毛细血管丛状瘤、肺静脉闭塞症；肺血管性肿瘤，如肺上皮样血管内皮瘤等。

（9）已确诊为肺癌或者其他恶性肿瘤，需要明确肿瘤的分期，如胸内侵犯和／或转移的范围。

（10）为寻找肺门增大的原因，明确是血管性改变还是淋巴结肿大或其他肿块性病变。

（11）原发或转移性肺肿瘤治疗后的随访。

（12）CT引导穿刺肺活检和某些介入治疗。

2. 胸膜疾病

（1）各种原因所致的胸腔积液，判断胸腔积液的多少。

（2）各种原因所致的气胸。

（3）各种原因所致的胸膜增厚。

（4）胸膜肿瘤或者胸膜转移瘤。

（5）明确肿瘤与胸膜、纵隔之间的关系，包括肿瘤外侵的程度。

（6）因胸腔积液或胸膜肥厚影响肺部观察而又不能排除肺内病变者。

3. 纵隔疾病 纵隔内含有多种组织，结构较为复杂，胸部X线片对纵隔病变的诊断价值有限。CT检查是目前纵隔病变的首选检查技术。

（1）了解纵隔肿块部位、组织来源、囊性或实性、血管性或非血管性、良性或恶性以及肿瘤的侵犯范围与毗邻关系。

（2）评价纵隔增宽是生理性、解剖变异还是病理性。

（3）了解重症肌无力者有无胸腺瘤或胸腺增生。

（4）肺或其他部位有恶性肿瘤，需了解纵隔淋巴结转移情况。

（5）纵隔淋巴瘤或其他恶性肿瘤治疗后复查。

（6）了解胸椎旁线增宽是生理性变异还是病理性改变，以及病理改变的性质。

4. 胸壁疾病

（1）了解胸壁或者胸廓骨病变的性质。

（2）明确胸壁或者胸廓骨病变的累及范围。

5. 膈肌疾病

（1）相关膈肌肿瘤。

（2）相关膈上或者膈下疾病。

二、胸部疾病的影像学诊断分析方法

胸部CT的诊断分析方法概括起来应从以下五个方面分析。

1. 需要掌握胸部疾病各种基本征象的CT表现，仔细分析CT图像上所呈现的各种影像特点，并对CT表现特点与病理表现之间的联系清楚地理解和解释，或者CT表现与疾病的病理生理过程有清楚的了解和解释，以便合理解释CT图像上所包含的全部信息和微细差异，依此来抓住主要特点，避免以点推论全部。

2. 对CT表现进行鉴别诊断时，要认真分析每个征象产生的可能原因，诊断中应该遵循如下次序考虑该征象所代表的意义。

a. 常见疾病的典型征象。

b. 常见疾病的不典型征象。

c. 少见或罕见疾病的典型征象。

d. 少见或罕见疾病的不典型征象。

3. CT检查所见，仅仅是记载在疾病发生过程中几秒的情况，评估这些病变在此前、后的变化，只要有条件就需要尽可能与以前的照片进行对照和随诊，以便于做动态地观察与分析。在检查时注意检查方法，图像对比等前后的一致性。

4. 已获取的CT图像仅是胸部影像诊断中的一个部分，并不是全部资料，其他影像方法也各有所长。因此，要综合各种影像表现进行判断。不同影像技术除有不同表现外，其检查的时间也不同，这有利于全面和动态分析。对于诊断困难的肺内病变，应该尽早做CT或者超声引导下经皮肺穿刺活检以便于确定诊断。

5. 影像学诊断必须结合疾病的临床特点和实验室检查进行综合分析，以便得出尽可能准确的诊断。现有资料不足，难以做出准确诊断时，则需要提出下一步检查的方案，并和相关学科的临床医师一起探讨。除此之外，还应该熟悉非影像学科检查的方法，如：肺功能实验，相关的一般实验室检测指标，相关感染和肿瘤标志物的检测，痰菌或细胞学检查，结核相关检测，纤维支气管镜检查，胸腔镜、纵隔镜及剖胸探查术等的临床意义与价值。

第二节　呼吸系统疾病定量测量技术与应用

胸部定量影像学（quantitative imaging）近年来在呼吸系统疾病中的应用引起了广泛关注。胸部定量影像学，通过容积 CT 扫描 1mm 重建图像中提取可量化指标，采用生物信息学的手段，对这些可量化指标进行分析，从中获得疾病的诊断、分级、预测、评价。在这个过程中包含了数据阅读、图像分割、特征提取、统计分析、数据可视化等多个环节。

随着定量影像学在呼吸系统疾病中应用得不断深入和广泛，通过对胸部容积数据进行三维分割和定量显示，能够获得肺实质、肺间质、肺血管和支气管等多种定量参数，而这些参数对于描述

疾病的诊断、分型、进展、预测和转归，为呼吸系统疾病的评价系统提供了新的评价技术手段。目前应用领域包括：慢性阻塞性肺疾病、哮喘、肺栓塞、间质性肺疾病、肺感染性疾病、支气管异物和孤立性肺结节等的定量评价。

1. 慢性阻塞性肺疾病　慢性阻塞性肺疾病临床存在异质性，使用定量 CT 技术能够显示支气管及肺实质的结构差异，例如肺气肿定量测量、支气管测量、血管测量等。目前，CT 定量技术尚未常规用于临床流程中，但是定量影像学可以用于慢性阻塞性肺疾病、哮喘等疾病的亚型分型及治疗方案的制定。

（1）肺密度测量：通过对慢性阻塞性肺疾病患者吸气相和呼气相肺密度的测量，能够反映肺实质和小气道的病变，如肺气肿定量测量（图 29-2-1，见文末彩图，图 29-2-2）。吸气相扫描时，以 CT 值低于 −950HU 为界值定义密度减低区，此区域即为肺气肿的区域。利用这种密度阈值的检测方法，能够对慢性阻塞性肺疾病患者进行肺气肿的定量测量。

（2）双气相定量测量：这一种定量测量的方法被命名为 PRM（parametric response mapping），

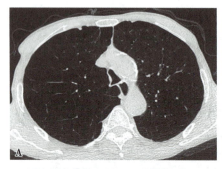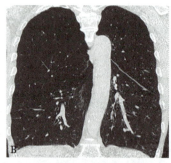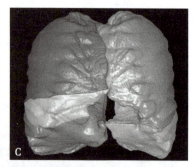

右肺、左肺容积肺气肿及密度量化结果

序号	容积/ml	LAA910/ml	LAA950/ml	LAA910/%	LAA950/%	平均密度/HU
右上肺叶	2 956.02	2 324.78	1 719.59	78.65	58.17	−936.82
右中肺叶	474.42	256.53	151.55	54.07	31.94	−881.07
右下肺叶	1 540.25	856.63	529.88	55.62	34.40	−882.60
左上肺叶	2 558.35	1 623.33	1 060.53	63.45	41.45	−905.31
左下肺叶	1 538.93	633.20	339.68	41.15	22.07	−853.92

图 29-2-1　男，71 岁，COPD GOLD 4 级
A、B. 基于计算机分割轴位及冠状位图像；C. "数字肺"分析平台对不同肺叶进行了分割，显示三维分割各肺叶肺体积图（粉色：左肺上叶；绿色：左肺下叶；紫色：右肺上叶；黄色：右肺中叶；蓝色：右肺下叶）；D. 各肺叶容积和平均肺密度的测量结果，对于这个患者来说，各个肺叶的肺容积增大，肺密度降低

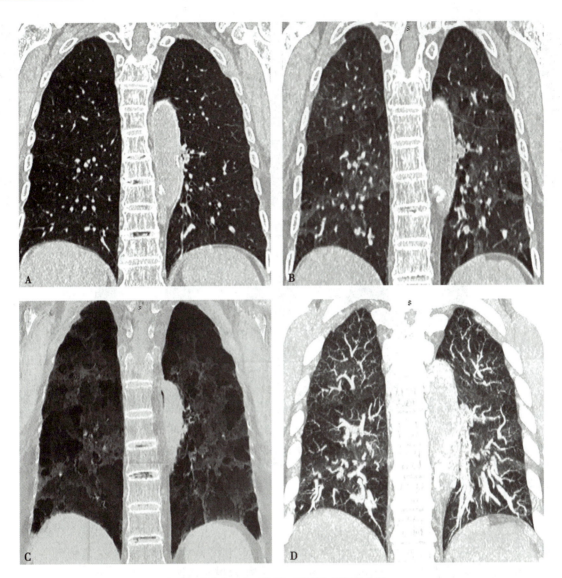

图 29-2-2 女,78 岁,COPD GOLD 1 级

A、B. 分别为吸气相、呼气相原始图,对比吸气相,呼气相图显示 COPD 患者肺内存在空气潴留;C. 呼气相最小 MIP 图 (MinMIP),对比呼气相原始图 B,可以清楚显示空气潴留在肺内分布部位、范围;D. 呼气相 MIP 图,显示肺内血管走行、分布,结合 MinMIP 图,显示在空气潴留区域中,肺血管变细,而且分布稀疏。提示对于小气道所致的空气潴留,呼气相则反映小气道的病变特点

利用肺密度的聚类分布图来区分正常肺组织、气体潴留区域和肺气肿。其实在无症状的青年人群中,存在着不同程度的空气潴留。PRM 法测定的空气潴留、肺气肿参数值与肺功能的相关性均高于常规阈值法。因此,可以将与 GOLD 分级一致的慢性阻塞性肺疾病患者,进一步分为①小气道病变为主;②肺气肿为主;③混合三种亚型(图 29-2-3,见文末彩图),这种分型为慢性阻塞性肺疾病诊断提供影像学表型依据,为临床诊疗提供辅助决策。

2. 气道测量 气道的定量测量对 5 级以上支气管的直接测量相对准确度高。直接测量包括管腔直径和面积、壁厚和管壁面积、管壁的相对面积(管壁的面积与管腔面积之比)和气道壁密度(图 29-2-4,见文末彩图)。而小的气道可以通过气道壁面积的平方根和气道内周之间的回归线间接地定量测量,即为 Pi10,它反映了内周长为 10mm 支气管的壁面积。在实际应用中,气道的参数还是会受到患者吸气呼气状态、肺容积、年龄、有无炎症反应等多因素的影响等。气道测量可以用于支气管扩张、小气道病变等,为临床提供更为客观的证据。

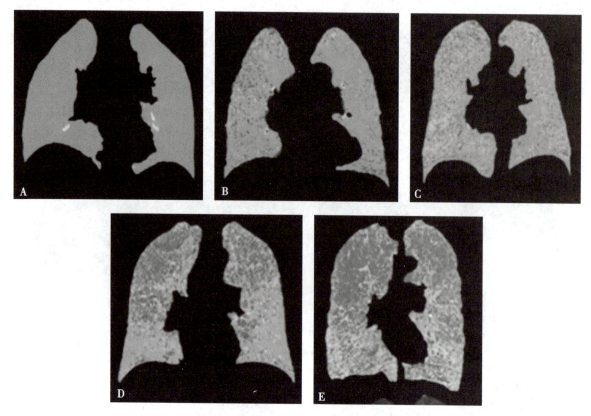

图 29-2-3 呼吸期双相配准模型伪彩图

在慢性阻塞性肺疾病分期中，不同的分期有不同的影像学表现。A. 慢性支气管炎患者；B~E. GOLD 1~4 级慢性阻塞性肺疾病患者，黄色区域代表空气潴留，红色区域代表肺气肿，绿色区域代表正常肺组织。随着疾病分期的增加，空气潴留范围逐渐增加，正常肺组织范围逐渐减少

　　3. 肺血管测量 对于肺血管体积的定量测量也有助于了解肺疾病形态和生理之间的关系。在非吸烟者和吸烟者的肺血管测量中发现吸烟者肺内血管体积较非吸烟者血管体积大，以双下肺为著（图 29-2-5，见文末彩图）。研究发现随着吸烟指数的增大，全肺及各肺叶肺内血管体积均有逐渐增大的趋势，肺内血管体积是对吸烟者肺血管评价的一个敏感指标，在吸烟指数达到 100 时肺内血管体积已显著增大，可以通过测量肺内血管体积来动态监测吸烟对肺血管的损伤，戒烟后肺内血管体积的变化趋于停滞，间接反映戒烟对肺血管的保护作用，但戒烟者肺内血管体积依然大于非吸烟者，并不能恢复至非吸烟时的水平。

　　肺栓塞是一种常见而威胁生命的疾病，其临床表现特异性差。所以对该病的诊断仍具有挑战性。随着 CT 技术的发展，多层螺旋 CT 已成为诊断肺栓塞的首选无创性方法。在影像科的实际工作中，一个患者单次扫描产生 400~800 张图像，在轴位观察的同时需辅以冠、矢状位，所观察图像数量巨大，容易产生视觉疲劳，在连续层面追踪观察时，容易在血管分叉处漏掉一些走行垂直于观察层面的血管分支；再加上不同年资医师诊断水平不一，初学者甚至可能会将低密度的肺静脉误认为肺动脉血栓，造成肺动脉栓塞的诊断延误。而影像学定量测量工具则为急性肺栓塞的检出提供了一个很好的工具。肺血栓定量检测，可以发现肺急性栓塞栓子的栓塞部位、多少、肺栓子的总体积，栓塞后肺体积的变化（图 29-2-6、图 29-2-7，见文末彩图），为治疗决策提供依据。

　　4. 间质性肺疾病 间质性肺疾病的 CT 表现征象多样，观察者主观性强，而定量影像学的使用恰恰能够弥补这样的缺陷。使得不同观察者或同一观察者的不同时期观察结果具有统一标准。甚至定量影像技术能够发现一些肉眼不能观测到的变化和征象。然而间质性肺疾病的检测难度在于病变多样、征象复杂、不像肺气肿那样依靠肺密度阈值进行简单地区分疾病区域和正常区域。

　　无论何种原因所导致的间质性肺疾病，发展

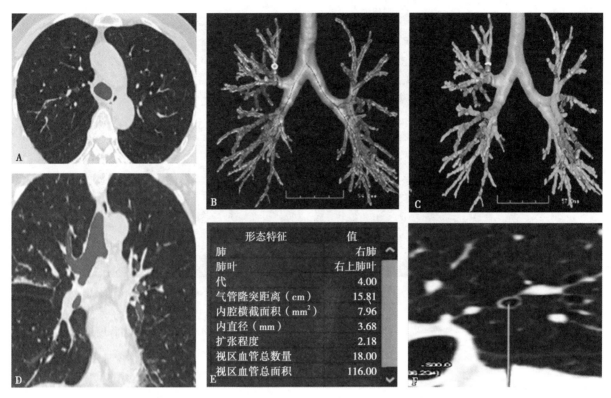

表格内容：

形态特征	值
肺	右肺
肺叶	右上肺叶
代	4.00
气管隆突距离（cm）	15.81
内腔横截面积（mm²）	7.96
内直径（mm）	3.68
扩张程度	2.18
视区血管总数量	18.00
视区血管总面积	116.00

图 29-2-4　支气管扩张

患者女性，66 岁，支气管扩张。在轴位（A）及冠状位（B）重建图上，支气管被标注为红色，提取三维分割支气管骨架（C），经过自动检测，自动标注支气管扩张部分（使用红色标注，D），显示右肺上叶尖段、右肺中叶内侧段、右肺下叶内基底段、左肺上叶尖后段及左肺舌叶多发支气管扩张，测量点的支气管测量结果（E）显示该点扩张的位置、程度等参数，测量点放大图（F）显示支气管壁增厚

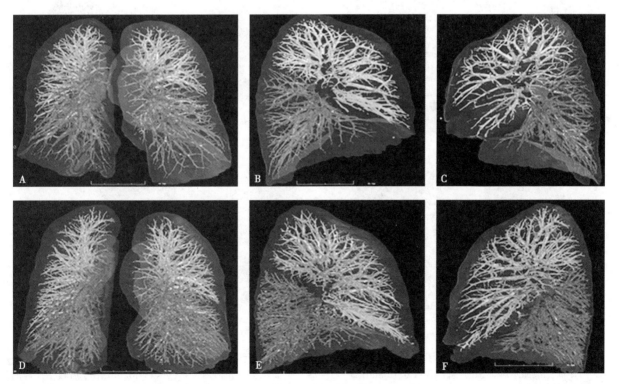

图 29-2-5　非吸烟男性与吸烟男性肺内血管体积比较

A～C. 非吸烟者血管三维图片；D～F. 吸烟者的血管三维图片，吸烟者肺内血管体积较非吸烟者血管体积大，以双下肺为著

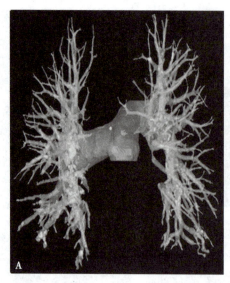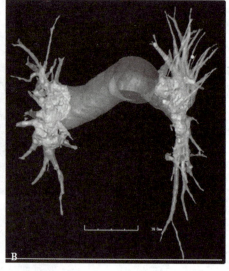

图 29-2-6　肺栓塞定量检测

A. 患者男性, 28 岁, 周围型栓塞, 栓子个数 33, 栓子总体积 3.05ml。实际栓塞程度轻, 肺动脉主干未见明显扩张, 远端分支未见明显减少; B. 患者男性, 64 岁, 中心型栓塞, 栓子个数 4, 栓子总体积 14.94ml, 实际栓塞程度重, 肺动脉主干及左右肺动脉干扩张, 远端分支减少

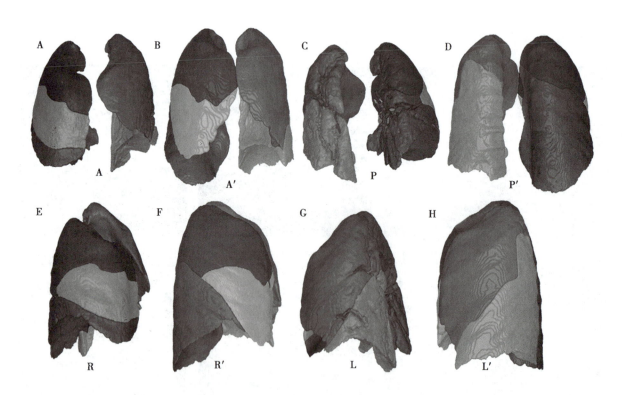

图 29-2-7　女, 54 岁, 肺栓塞治疗前后肺体积变化

A. 治疗前三维显示肺体积前后位(A) 1 681.68ml; B. 治疗后三维显示肺体积前后位(A′) 3 232.62ml, 治疗后较治疗前的肺总体积明显增加; C. 治疗前三维显示肺体积后前位(P); D. 治疗后三维显示肺体积后前位(P′); E. 治疗前三维显示肺体积右侧位(R); F. 治疗后三维显示肺体积右侧位(R′); G. 治疗前三维显示肺体积左侧位(L); H. 治疗后三维显示肺体积左侧位(L′)

到一定阶段均有肺体积与肺密度的改变。例如，纤维化病灶导致肺体积的缩小，肺密度的升高。因此，可以通过肺体积和肺密度的改变在一定程度上反映间质性肺疾病的进展（图 29-2-8，见文末彩图）。

5. 肺结节　目前，定量影像技术在肺结节诊断中应用广泛。以往对肺结节的评价主要依靠对形态学的描述，而定量影像学技术能够获得肺结节更多的定量信息，如：病变部位、诊断信度、体积大小、影像学特征等，通过综合分析，协助临床进行更为精准的诊断（图 29-2-9）。

虽然，定量影像学发展迅速，但仍存在很多亟待解决的问题。

（1）影像数据同质化问题：由于影像数据来自不同的扫描设备，其扫描参数、重建方式都存在一定的差异。目前所采用的各种迭代技术是否会影响定量测量结果？如何使不同数据来源、图像的标准化是需要关注的重点技术问题。

（2）数据来源多样，定量检测工具的训练样本不尽相同。由于用于训练的样本基本上依赖医师对其明确诊断。因此，医师的诊断水平在很大程度上影响了用于训练的样本。

（3）影像定量指标获得数据的临床应用问题：定量影像学能够获得大量数据，而如何解释和运用一个数据或者几个数据解释临床问题，评估亚型、严重程度、疾病风险预测和治疗方法指

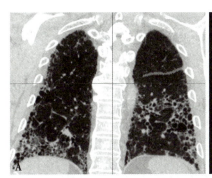
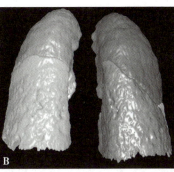

右肺、左肺容积密度量化结果		
序号	容积（ml）	平均密度（HU）
右上肺叶	835.89	−781.72
右中肺叶	310.12	−741.85
右下肺叶	542.97	−650.88
左上肺叶	784.19	−754.76
左下肺叶	661.47	−692.12

图 29-2-8　特发性肺纤维化

患者男性，77 岁，特发性肺纤维化。按照 Ashcroft 8 级及 Jacob 4 级评分法，病变肺间质结构严重破坏，有蜂窝肺形成，为重度肺间质性病变。A. 肺裂分割后冠状位图像；B. 显示三维分割后各肺叶体积图（粉色：左肺上叶；绿色：左肺下叶；紫色：右肺上叶；黄色：右肺中叶；蓝色：右肺下叶）；C. 各肺叶容积及肺密度测量结果：右上肺叶肺容积 835.89ml，肺密度 −781.72HU；右肺中叶肺容积 310.12ml，肺密度 −741.85HU；右肺下叶肺容积 542.97ml，肺密度 −650.88HU；左肺上叶肺容积 784.18ml，肺密度 −754.76HU；左肺下叶肺容积 661.47ml，肺密度 −692.12HU。双肺下叶体积缩小 30%～40%，全肺容积缩小约 30%，全肺密度升高，双肺下叶为著

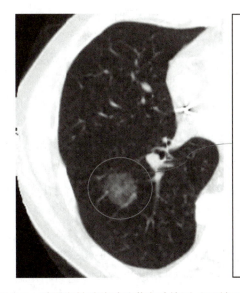

位置：右肺下叶
体积：5 642.5mm³
平均密度：−762HU
密度标准差：183.01
长径：23.5mm
短径：20.0mm
影像表征：磨玻璃阴影
钙化占比：0
实性占比：6%
恶性程度：91%
信度：98%
癌症分型：浸润腺癌

图 29-2-9　肺浸润性腺癌肺结节自动检测、识别与定量分析结果（患者男性，46 岁）

导等仍需要深入的探索和研究。

（4）基于人工智能技术的数据挖掘过程与医生诊断过程完全不同，这样的"黑匣子"并无助于医生的培养。最后用于训练样本数据来源的合法性也需要规范。

第三节 胸部HRCT对肺间质性病变的诊断价值

2013年美国胸科学会/欧洲呼吸病学会（ATS/ERS）组织了34名间质性肺疾病方面的专家组成国际多学科委员会，包括19名呼吸病学专家、4名放射学专家、5名病理学专家、2名循证医学专家以及4名分子生物学专家。他们对IIP做了多学科再分类，更新了2002年美国胸科学会/欧洲呼吸病学会（ATS/ERS）特发性间质性肺炎分类指南中的相关内容（表29-3-1）[1]。

表29-3-1　2013年ATS/ERS修订后的特发性间质性肺炎分类

1. 主要的特发间质性肺炎
   （1）特发性肺纤维化（idiopathic pulmonary fibrosis，IPF）
   （2）特发性非特异性间质性肺炎（idiopathic Nonspecific interstitial pneumonia，iNSIP）
   （3）呼吸性细支气管炎 - 间质性肺疾病（respiratory bronchiolitis-interstitial lung disease，RB-ILD）
   （4）脱屑性间质性肺炎（desquamative interstitial pneumonia，DIP）
   （5）隐源性机化性肺炎（cryptogenic organizing pneumonia，COP）
   （6）急性间质性肺炎（acute interstitial pneumonia，AIP）

2. 罕见的特发性间质性肺炎
   （1）特发性淋巴细胞性间质性肺炎（idiopathic lymphoid interstitial pneumonia，iLIP）
   （2）特发性胸膜肺实质弹力纤维增生（idiopathic pleuroparenchymal fibroelastosis，iPPFE）

3. 不能分类的特发性间质性肺炎

主要的特发性间质性肺炎又分为下列疾病：
（1）慢性致纤维化性间质性肺炎（包括IPF和NSIP）。
（2）吸烟相关性间质性肺炎包括：①呼吸性细支气管炎伴间质性肺疾病（RB-ILD）；②脱屑性间质性肺炎（DIP）。

（3）急性/亚急性间质性肺炎包括：①隐源性机化性肺炎（COP）；②急性间质性肺炎（AIP）（表29-3-2）。

同时强调临床医生、影像医生与病理医生之间的动态交流来得出最终诊断。尤其是，诊断流程是一个动态过程，因而在有新数据或相关信息时，有必要修改和重新作出诊断。

表29-3-2　主要的特发性间质性肺炎的分类

分类	临床-影像-病理诊断（CRP诊断类型）	相关的影像和病理组织类型
慢性致纤维化性IP	特发性肺纤维化（IPF）	寻常型间质性肺炎（UIP）
	特发性非特异性间质性肺炎（NSIP）	非特异性间质性肺炎（NSIP）
吸烟相关性IP	呼吸性细支气管炎-间质性肺疾病（RB-ILD）	呼吸性细支气管炎（RB）
	脱屑性间质性肺炎（DIP）	脱屑性间质性肺炎（DIP）
急性/亚急性IP	隐源性机化性肺炎（COP）	机化性肺炎（OP）
	急性间质性肺炎（AIP）	弥漫性肺泡损伤（DAP）

估计约有200种以上的疾病可以导致间质性肺病变，而在这些疾病中，仅仅有很少一部分疾病的诊断尚有规律可循[1]。

胸部HRCT扫描已成为对弥漫性肺疾病进行评估的有效方法，比胸部X线更为敏感和具有特异性。这种检查技术已被列入对一些弥漫性肺疾病的诊断原则中。此外，HRCT检查也成为对一些仅有普通临床症状，如慢性咳嗽、进行性气短或者呼吸困难等，患者的一线检查手段。容积CT扫描后的1mm薄层重建，能够满足在任意平面观察，可以为弥漫性肺疾病病灶在肺内的分布提供证据，若采用双气相扫描，还可以同时评估小气道的病变。

认真研究HRCT表现对于正确分析和诊断是至关重要的，一些情况下简单的图像观察可以提供正确的诊断，但在多数情况之下，对疾病病理学表现的理解，则有益于正确诊断。

HRCT所见大体上分为密度增高的病变和密度减低的病变（表29-3-3）。二者又被进一步分类，以帮助诊断和鉴别诊断。通常密度增高和密度减低病变会同时出现在一幅图像上，此时反映的是

表 29-3-3 肺部间质纤维化 HRCT 表现——肺部密度改变

HRCT 表现	病变分布	常见疾病
肺密度增加		
结节状	小叶中心、淋巴管分布	细支气管炎,肺结核,尘肺,结节病,肺转移瘤
	随机分布	结节病,尘肺,肺转移瘤
线状	小叶内间隔增厚,肺实质束,胸膜下线	肺水肿,肺癌性淋巴管炎,纤维化
网状	粗糙的或者清晰的网状	特发性肺纤维化,肺朗格汉斯细胞组织细胞增生症
	小叶内间质增厚	尘肺,COPD
磨玻璃样	必须基于临床病史和相关扫描所见	相关感染如:肺耶氏孢子虫感染、巨细胞病毒感染,各种原因所致的肺水肿,特发性间质性肺炎,肺泡蛋白沉积症
实变	必须基于临床病史和相关扫描所见	肺炎,隐源性机化性肺炎,肺出血
肺密度减低		
有壁的密度减低区（囊状或囊样）	囊样形态,分布,壁的厚度	肺朗格汉斯细胞组织细胞增生症
	有肺纤维化	淋巴管平滑肌瘤病,支气管扩张,间隔旁肺气肿,特发性间质性肺炎
无壁的密度减低区	肺气肿,局部过度通气	小叶中心或全小叶型肺气肿

存在两种或两种以上疾病;或者在某些情况下,一个病理过程同时存在浸润性和阻塞性病变[2, 3]。

(一)结节

肺结节被粗略的定义或者相对准确的定义为,散在分布的、大小在2~30mm范围的、肺内分布的圆形或者类圆形密度增高阴影,通常依据其大小、边缘特点、密度、数量和位置进一步分类。HRCT所见的"小结节",一般指小于3~5mm的结节[3]。

评估弥漫性结节疾病,HRCT的诊断价值在很大程度上依赖于结节的分布与次级肺小叶的关系。这种分布特征被认为是对应于相应的组织活检和病理标本,HRCT的表现能够推断其病理所见。在病理上,被公认的次级肺小叶内结节分布最少有4种:①气管中心分布的结节;②血管中心分布的结节;③淋巴管分布的结节;④随机分布的结节。其中,小叶中心肺动脉及支气管分布的结节在HRCT表现为小叶中心分布的结节（表29-3-4）。

1. 小叶中心分布的结节 小叶中心结节主要分布在肺小叶中心。依据疾病过程其大小可以从几个毫米到稍大于1cm,边界可以清楚或模糊不清。小叶中心结节的分布被认为是互不相邻,靠近但不接触脏层的胸膜表面。这些结节通常位于离脏胸膜表面5~10mm的地方（图29-3-1）。由于肺小叶中心的主要结构是小叶中心动脉和支

气管,所以影响这两个解剖结构的疾病,其病变演变过程一般在HRCT上都会表现为小叶中心结节（表29-3-4）。

依据小叶中心支气管的有无,小叶中心结节被进一步分类为有"树芽征"和无"树芽征"。树芽征反映被黏液、脓液、漏出液等阻塞的小叶中心支气管扩张,合并支气管旁炎症。扩张的、实变的支气管在HRCT图像上产生Y样或者V样的结构,类似于春天正在发芽的树枝,故称之为"树芽征"（图29-3-2）。

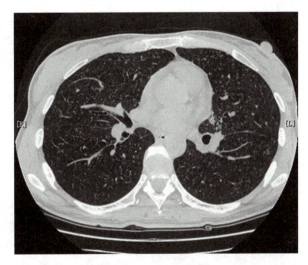

图 29-3-1 粟粒性肺结核 HRCT 表现

患者女性,38岁。HRCT显示两肺胸膜下多发小叶中心结节

表 29-3-4 肺小叶结节分布特点的诊断参考

结节分布	肺小叶解剖结构	常见疾病
小叶中心分布的结节	小叶中心动脉和支气管	感染性细支气管肺炎,肉芽肿性病变,弥漫性泛细支气管炎,过敏性肺炎,呼吸性细支气管炎,淋巴细胞性间质性肺炎,肺水肿,血管炎,转移瘤
淋巴管分布的结节	小叶间隔,胸膜下间质,小叶中心支气管血管束	肉芽肿性病变,淋巴管转移癌,淀粉样变性疾病
随机分布的结节	所有小叶结构	血源性播散的感染病变,或肺转移瘤

"树芽征"通常被视作肺部的感染的征象。尽管有小叶中心结节存在,在没有树芽征时,感染依然要考虑。鉴别诊断应扩大到包括一些非感染性疾病和血管性病变(表29-3-5)。

当小叶中心结节没有"树芽征"时,需要考虑很多不同的相关鉴别诊断问题,但结节本身的特征也可以提供有用的信息。如:散布在从肺尖到肺底分布的缺乏特征的小叶中心结节是急性过敏性肺炎的特点(图29-3-3);边界清楚的小叶中心结节在肺下叶背段,并伴有邻近胸膜区域的肺野的结节提示尘肺。另外,其他的发现也有助于作出准确鉴别诊断。比如:吸烟者边界清楚的小叶中心结节,伴有主要分布在两上肺不规则形态的囊肿是肺朗格汉斯细胞组织细胞增生症的特点。

2. 淋巴管分布的结节 淋巴管分布的结节首先考虑来自淋巴组织的疾病,如肺淋巴转移瘤、淋巴组织增生紊乱和淀粉样变性疾病等。肺淋巴通常在脏胸膜、小叶内间隔及伴行静脉和支气管束可见(表29-3-6),所以与此相关的疾病有可能

产生与此结构相关的结节。HRCT上淋巴管结节被认为是邻近胸廓和胸膜表面间隙的结节。因为肺淋巴管与支气管血管束伴行,小叶中心结节通常也在产生淋巴管结节的疾病中出现。这些结节

表 29-3-5 小叶中心结节有或无"树芽征"的诊断参考

有"树芽征"的疾病
典型或不典型的杆菌感染
变应性支气管肺曲霉病
肺囊状纤维化
弥漫性泛细支气管炎

无"树芽征"的疾病
所有小叶中心结节没有树芽征的病因
过敏性肺炎
呼吸性细支气管肺炎和间质性细支气管炎性疾病
隐匿性机化性肺炎
尘肺
肺朗格汉斯细胞组织细胞增生症
肺水肿
血管炎
肺动脉高压/肺毛细血管瘤样增生

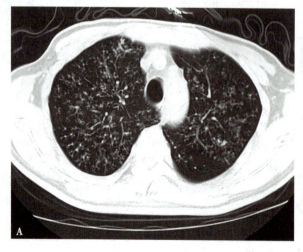
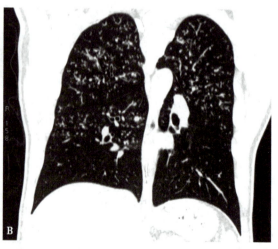

图 29-3-2 支气管播散性肺结核 HRCT 表现

患者女性,35岁。A. 横断面显示两肺有沿着支气管血管束分布的小结节,以肺中外带分布为主,在支气管血管束远侧胸膜下"树芽征";B. 冠状位显示特点如前所述

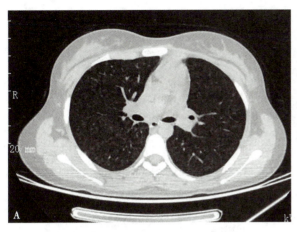
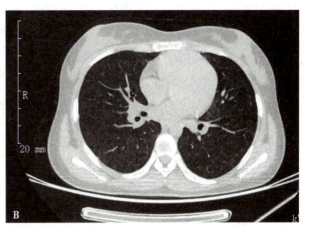

图 29-3-3　急性过敏性肺炎 CT 表现

患者男性,43 岁。两肺广泛分布的微结节,肺内密度增高

主要沿小叶内间隔和脏胸膜间分布(图 29-3-4),而不是小叶中心分布。

3. 随机分布的结节　随机分布的结节与肺小叶结构没有明显的关系。结节在小叶中心可见,同时又见于小叶内间隔和脏胸膜表面(图 29-3-5)。HRCT 上随机分布结节的鉴别诊断见表 29-3-7,随机分布的结节在两肺实质中呈较均匀地对称性分布[4]。

(二)肺间质线状异常阴影

在胸部 HRCT 上有很多线状阴影的表现是很常见的,包括小叶内间隔增厚、肺实质内线影、胸膜下线和不规则线状阴影等。而这些线状阴影中,

表 29-3-6　淋巴管分布结节的诊断参考

常见疾病
肉芽肿性病变
肺转移瘤
淋巴细胞性间质性肺炎
淋巴组织增生性疾病
结节病
尘肺
淀粉样变性

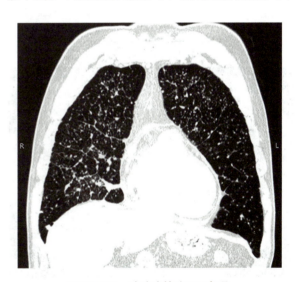

图 29-3-5　肺腺癌转移 CT 表现

患者男性,42 岁。两肺可见多发随机分布的微结节,肺小叶间隔增粗,肺内有串珠样结节

表 29-3-7　随机分布结节的诊断参考

常见疾病
肺转移瘤
粟粒状肺结核
粟粒状真菌感染
病毒感染
尘肺
肺朗格汉斯细胞组织细胞增生症

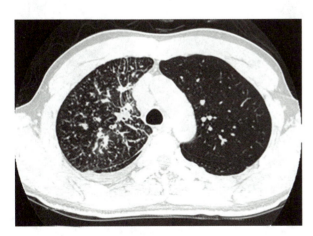

图 29-3-4　肺腺癌肺转移 CT 表现

患者男性,52 岁。右肺上叶胸膜下可见沿着斜裂和小叶间隔分布的小结节阴影,肺支气管血管束和小叶间隔增粗

小叶间隔增厚最具有诊断价值。正常的小叶间隔约厚0.1mm，正好是HRCT图像分辨的临界点[5-7]。

（1）小叶间隔增厚：正常情况下，少数小叶间隔可以清晰地看到，通常在前方或者沿着纵隔胸膜的表面。但是看到大量的间隔存在则提示有异常。小叶间隔增厚与肺静脉扩张、肺内淋巴管浸润有关，或者与肺间质内细胞和液体渗出及肺纤维化有关。增厚的胸膜可以表现为光滑的、结节状的或者不规则形的（表29-3-8）。光滑的小叶间隔增厚通常见于肺水肿（图29-3-6）、肺泡蛋白沉积症等。癌性淋巴管炎的特征性多表现为结节状的小叶间隔增厚。

表 29-3-8　光滑的小叶间隔增厚的诊断参考

常见疾病
肺水肿
肺泡蛋白沉积症
淋巴管癌
肺内出血
淋巴组织增生
感染
淀粉样变性病

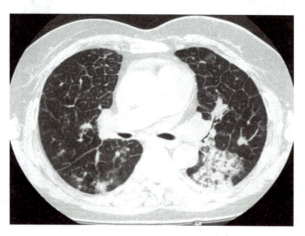

图 29-3-6　肺水肿 CT 表现

患者男性，55 岁。两肺可见肺小叶间隔增厚、光滑，合并两下肺渗出和实变阴影

结节状的小叶间隔增厚是淋巴管癌和肺肉芽肿性病变的典型表现。这两种疾病都可以产生外周淋巴管的增粗，其他包括肉芽肿性病变、淋巴细胞间质性肺炎、肺淀粉样变性和淋巴组织增生等（表29-3-9）。但是，肺肉芽肿性病变常常与肺小叶结构变形、肺纤维化有关，而癌性淋巴管炎没有肺纤维化过程，通常不产生结构的变形（图29-3-7）。

表 29-3-9　结节状小叶间隔增厚的诊断参考

常见疾病
癌性淋巴管炎
肉芽肿性病变
淋巴细胞性间质性肺炎
肺淀粉样变性
淋巴组织增生

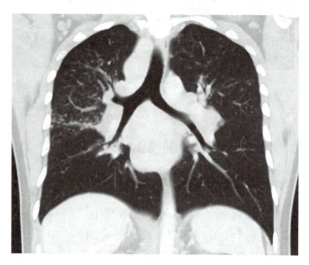

图 29-3-7　结节病 CT 表现

患者男性，28 岁。冠状位两肺上叶有串珠样结节分布

（2）肺实质线状异常阴影：肺实质线状异常阴影是指完整的直线网格状的高密度影，长度在2～5cm，通常垂直于胸膜表面或与胸膜表面关系密切（图29-3-8、图29-3-9）。肺实质有多种多样，厚约1mm至数毫米，通常见于肺膨胀不全或肺纤维化疾病。有时，肺实质线状异常阴影表现为几条邻近的小叶间隔。

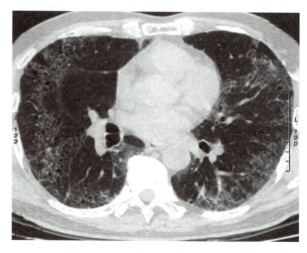

图 29-3-8　肺间质纤维化 CT 表现

患者男性，60 岁。两肺内异常线影增多，肺内有磨玻璃状阴影、小的蜂窝肺和细支气管扩张

（3）胸膜下曲线：胸膜下线呈曲线样高密度影，厚度小于10mm，与胸膜平行（图29-3-9）。胸膜下线是非特异性的，通常见于肺膨胀不全、肺纤维化或炎症。胸膜下线首先表现在石棉沉着病的患者，并且此征象比其他肺纤维化疾病更多见，但是它并不是石棉沉着病患者的特征性表现。

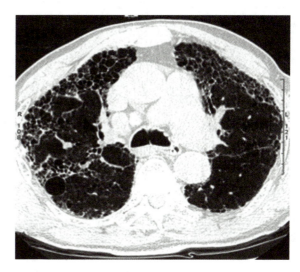

图 29-3-10　肺间质纤维化 CT 表现

患者男性，79 岁。两肺胸膜下有多发的细网格状阴影呈多层状排列，为蜂窝肺表现，右上肺尖后段胸膜下有肺大疱

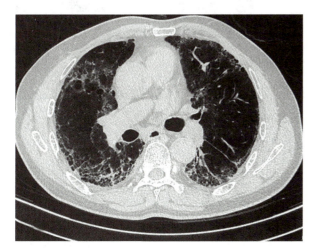

图 29-3-9　结缔组织相关肺病 CT 表现

患者男性，68 岁。肺内异常线影增多，两肺胸膜下有胸膜下曲线

（4）不规则线样高密度影：不规则线样高密度影是非特异性线样结构，不能像实质带、胸膜下线或小叶间隔那样分类。它厚度为1~3mm，与其他肺纤维化疾病一样，无特异性（图29-3-9）。

（5）网格状阴影与蜂窝影：网格状高密度影为多条细线样高密度影以不同角度相互交叉形成像网格样的图像。HRCT上网格状高密度影最重要的结构就是小叶间隔增厚。小叶间隔增厚反映小叶间隔周围有渗出、纤维化。当有潜在的肺纤维化存在时，网格显得很粗糙，并且同时伴有支气管扩张和肺结构的损害（图29-3-10）。

在间质性肺炎和先天性肺纤维化的患者中，小叶间隔增厚易见，后期则形成蜂窝状阴影（图29-3-10）。小叶间隔增厚在非特异性间质性肺炎和与胶原血管疾病相关的间质性肺疾病患者更容易见到。也可见于其他特发性间质性肺炎、肺内感染、肺水肿和癌性淋巴管炎[7-9]。

（三）磨玻璃样高密度阴影

磨玻璃样高密度阴影是指在该阴影之内可见分布的支气管血管束。磨玻璃样高密度阴影为非特异性表现。在 HRCT 上并不能完全解释单纯

的肺间质异常、肺泡异常，或者间质性肺疾病和肺泡性疾病的演变过程。但是通常认为在肺间质性病变中，有磨玻璃样阴影多提示病变处于活动中[10-14]。

磨玻璃样高密度阴影的重要意义取决于以下几个方面：①即患者的症状（急性与慢性，目前表现的症状）；②磨玻璃样高密度阴影在 HRCT 上的分布；③在 HRCT 上出现或不出现其他的征象等。在有急性病程和临床症状的患者中，提示为感染性病变。磨玻璃样高密度阴影反映了急性期病变或者感染，比如有毒气体的吸入（图29-3-11）。若临床上合并咯血或者红细胞降低，肺部有多灶性磨玻璃样高密度阴影则常常反映了肺出血（图29-3-12）。对于有抗原吸入的患者，多灶性磨玻璃样高密度影常常反映了形成不良的肉芽肿、细支气管炎或者由于过敏所导致的间质或肺泡渗出（图29-3-13）。

少数特发性间质性肺炎的患者磨玻璃样征象反映了急性期肺部感染和潜在的可逆性转归。磨玻璃高密度阴影可以解释为：当不伴有其他提示肺纤维化的表现（如细支气管扩张和蜂窝状改变）时，提示病变急性期存在着潜在的肺组织可逆性变化（图29-3-14）。可以直接在磨玻璃样阴影区域，或者在远离肺纤维化的区域进行活检。

（四）实变

实变通常是指肺内有密度增高的渗出性阴

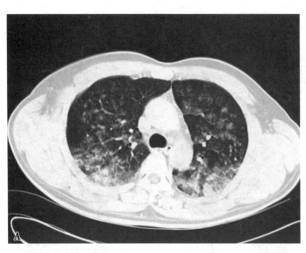
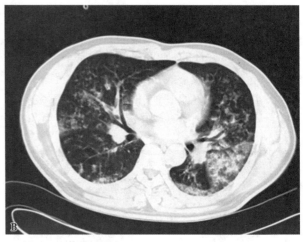

图 29-3-11　有毒气体吸入后肺泡损伤 CT 表现

患者男性，38 岁。A、B. 两肺多发磨玻璃样渗出和实变

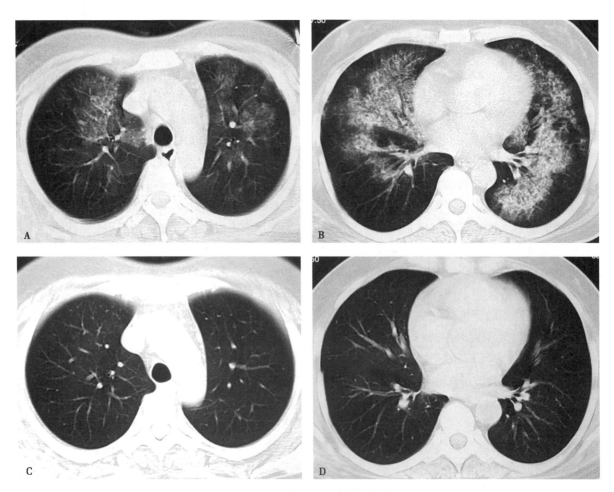

图 29-3-12　显微镜下多血管炎 CT 表现

患者女性，45 岁。A、B. 两肺中内带有大片对称性磨玻璃影和实变阴影，在影像上与急性肺水肿不易鉴别；C、D. 经治疗后两周复查，两肺阴影基本消失

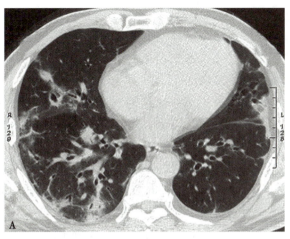
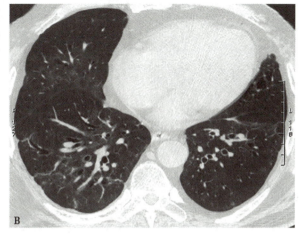

图 29-3-13　慢性嗜酸细胞性肺炎CT表现
患者男性，55岁。A. 肺内可见磨玻璃样渗出；B. 同一患者治疗后，肺内的磨玻璃样渗出性阴影有所吸收

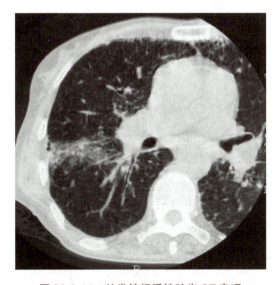

图 29-3-14　特发性间质性肺炎CT表现
患者女性，66岁。右肺水平叶裂内之外侧段、下叶前段有大片状磨玻璃样阴影；右肺中叶内侧段胸膜下可见肺小叶间隔增厚；下叶背段支气管管壁增厚

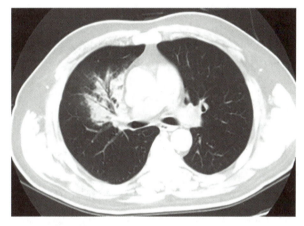

图 29-3-15　患者男性，55岁，右肺上叶实变，其内可见空气支气管征

鉴别诊断（表29-3-10）。实变的特定分布特点将对诊断很有帮助（图29-3-16）。

表 29-3-10　肺外带、胸膜下实变的诊断参考

常见疾病
急性肺栓塞 / 肺梗死
隐源性机化性肺炎
非典型性肺水肿
相关感染性病变
亚段肺不张
肺挫伤
肺梗死
肺肉瘤

影，有空气支气管征（图29-3-15）。实变出现提示肺泡被另外的物质代替，如血液、脓液、水肿或细胞[13-17]。当胸片上肺实变明显时，HRCT通常能提供更多有诊断价值的信息。HRCT比普通胸片显示肺实变要早，可以发现诊断上非常重要但是普通胸片不能显示的信息。

　　肺实变的鉴别诊断广泛，需要结合临床病史和其他相关的扫描所见来协助诊断。在评估肺实变分布的范围方面HRCT是很有价值的。尽管肺实变在HRCT图像上不能够确定病原学，但是外周实变或胸膜下分布的实变可以提示特异性的

（五）HRCT扫描明显所见的密度减低阴影

　　1. 支气管扩张　支气管扩张是指支气管树局限性不可逆性膨大。引起支气管扩张病因很多

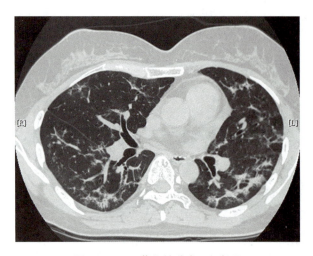

图 29-3-16　药物性肺炎 CT 表现

患者女性，31 岁。两肺外周有多发沿着支气管血管束分布的多发小斑片状实变和磨玻璃样阴影

壁结构的破坏[20]。肺气肿是由蛋白酶和抗蛋白酶之间的不平衡，以及由于吸烟或酶的缺乏所致的这种平衡向蛋白质水解酶的漂移，例如 α_1- 抗蛋白水解酶缺乏。

肺气肿用组织病理的方法和 HRCT 的方法分为小叶中心型、全小叶型，间隔旁性、肺大疱（表 29-3-12）。

（1）小叶中心型肺气肿：常见于肺上叶，多发低密度区，没有明显的空腔壁，在透亮区的中心可以看到中央小叶动脉（图 29-3-17）。

（2）全小叶型肺气肿：常见于肺上叶，可表现为很薄的壁。当全小叶肺气肿非常明显时，则被称为融合的全小叶型肺气肿。与小叶中心型肺气肿相比，组织病理学特征为整个肺小叶的完全破坏，表现为既不扩散、同时下叶也不是主要的发生部位。这种肺气肿的模式常表现在 α_1- 抗蛋白水解酶缺乏的患者。在 HRCT 上，全小叶型肺气肿表现为肺小叶范围内呈低密度区，囊腔壁菲薄（图 29-3-18），病变周围的肺血管分布稀疏。

（3）间隔旁的肺气肿：通常发生在吸烟的人群，主要分布在上叶。但是间隔旁肺气肿与其他类型的肺气肿甚至是不吸烟的人群也有关系[21]。由于这种类型的肺气肿首先损坏的是末梢肺泡的结构，所以 HRCT 表现的外周性分布具有其特征

（表 29-3-11）。支气管扩张的 HRCT 表现包括支气管与相伴随的肺动脉管径比值的增加、逐渐变细的正常气道远侧分布缺失、支气管管壁的不规则性增厚、黏液阻塞和肺泡的马赛克样灌注等[18,19]。支气管扩张的其他所见包括细支气管扩张的征象（黏液蛋白聚集和树芽征）、马赛克灌注、气道和支气管壁增厚等。

2. 肺气肿　肺气肿是指肺特征性的持久的末梢细支气管至肺泡的异常扩大，同时伴有肺泡

表 29-3-11　支气管扩张的原因和分布特征

病因	疾病分布特征	疾病特点
感染后（细菌或病毒）	上叶	—
AIDS- 相关的气道疾病	上叶	—
肺囊性纤维化	上叶	充填黏液
变应性支气管肺曲霉病	上叶，中央型	充满黏液（可见高密度影）
鸟型分枝杆菌感染	右肺中叶，舌叶	中老年女性
肺纤毛不动综合征	右肺中叶，舌叶，下叶	伴有卡塔格内综合征（Kartagener syndrome）
低丙种球蛋白血症	右肺中叶，舌叶	—
气道阻塞（肿瘤或狭窄）	阻塞的末梢，局灶	经常沿小叶分布

表 29-3-12　肺气肿 HRCT 分布特征

分类	分布	HRCT 表现	原因
小叶中心型	上叶	围绕小的或者无壁的低密度区可见小叶中心动脉	吸烟者
全小叶型	上叶	有菲薄的壁，可见小叶中心动脉	COPD，α_1- 抗蛋白水解酶缺乏，直到中度或严重时能鉴别
间隔旁型	上叶	上叶胸膜下薄壁肺透光度增强	吸烟者，其他形式的肺气肿。也可在不吸烟者看到
肺大疱	上叶常见	肺内有明显扩大的薄壁气腔	COPD，尘肺

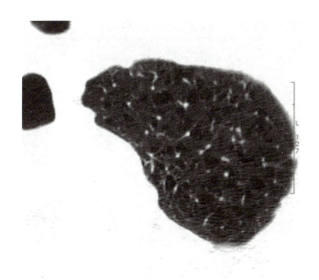

图 29-3-17 COPD CT 表现

患者男性，78 岁。左上肺多发境界清楚、无壁的低密度区为小叶中心型肺气肿

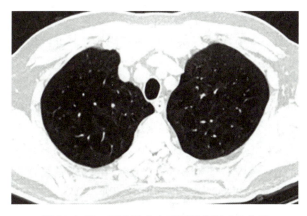

图 29-3-18 两上肺全小叶型肺气肿 CT 表现

患者男性，69 岁。两肺上叶肺内可见多发、边缘清楚的低密度区，病变周围的肺血管分布稀疏

性（图 29-3-19，见文末彩图）。间隔旁的肺气肿在 HRCT 扫描图像上呈多发的低密度区，分布于肺的胸膜下区，具有薄的、边界清楚和均匀的壁，形成单层结构。间隔旁的肺气肿可引起自发性气胸。

3. 蜂窝影 蜂窝影意味着终末期肺的出现，是肺组织广泛破坏的结果[4, 5]。病理上蜂窝影是由厚壁的含气空腔组成，与支气管上皮组织和纤维组织增生有关。HRCT 可以对蜂窝影的纤维化过程做出明确的诊断，并且可以根据蜂窝影的特殊分布，推测肺纤维化疾病的类型（表 29-3-13）。但是也有报道在 HRCT 上未发现明确蜂窝影的患者，通过肺活检在显微镜下可见到蜂窝影[10, 11, 22, 23]。

蜂窝样囊肿的 HRCT 表现是有清楚囊壁的囊性区域、大小不定、可以从几个毫米到几个厘米。蜂窝样囊肿在肺内胸膜下可以形成单层结构，但是随着疾病的进展，蜂窝样囊肿堆叠成好几层。这点很容易与间隔旁肺气肿的患者鉴别。蜂窝样囊肿可以共用一个壁并且通常也可看到相应的纤维化（结构破坏，粗网格状，小叶间隔增厚和柱状支气管扩张）。

特发性间质性肺炎的患者，HRCT 表现是否有蜂窝状结构很重要。肺下叶及胸膜下蜂窝状结构强烈提示普通型间质性肺炎（图 29-3-20），可以避免外科肺组织活检。而有一些在 HRCT 上肺内没有明显蜂窝状结构的患者，通过外科肺组织活检也可以确诊为普通型间质性肺炎。

4. "马赛克灌注"和不均匀性低密度阴影 肺组织的密度是由肺组织内的血容量所决定的。任

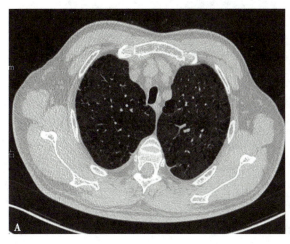

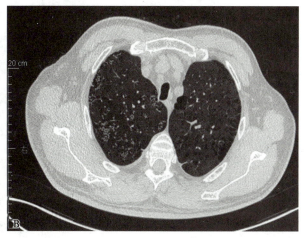

图 29-3-19 纵隔旁、胸膜下间隔旁型肺气肿 CT 表现

患者男性，67 岁。A. 未加伪彩图，两上肺多发低密度区；B. 加伪彩图后，绿色区域标识肺气肿，蓝色区域表示胸膜下间隔旁肺气肿

表 29-3-13 蜂窝影的诊断价值

疾病	分布	原因
普通型间质性肺炎（UIP）	下叶	包括特发性肺纤维化、石棉沉着病
非特异性间质性肺炎（NSIP）	下叶	包括纤维化型 NSIP，相邻的组织破坏
急性间质性肺炎（AIP）	不定	表现为散在的磨玻璃样高密度和实变阴影，迅速进展为呼吸衰竭
脱屑性间质性肺炎（DIP）	不定	可发生于吸烟者，表现为多灶或散在性的磨玻璃样高密度阴影
过敏性肺炎	中叶	与 UIP 不同
肉芽肿病变	上叶	可看到沿着淋巴管分布的结节
放射损害	不定	依赖于照射野，可见边界模糊和非解剖学分布
急性呼吸窘迫综合征（ARDS）（痊愈后）	前段	ARDS 患者中，肺后段膨胀不全可避免发生氧中毒

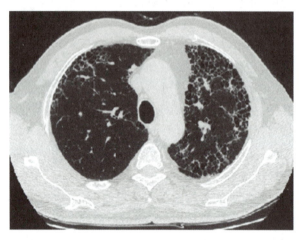

图 29-3-20 特发性间质性肺炎 CT 表现
患者男性，69 岁。右上和左上肺纵隔旁、胸膜下有多发的低密度区，肺组织结构破坏，低密度区相互叠加形成蜂窝肺

何破坏肺血流灌注的病理过程都能改变肺实质密度[2, 3, 10, 24, 25]。HRCT 图像上所见的肺实质密度减低既可以由肺实质渗出引起，也可以由肺血流灌注紊乱引起，从而形成"肺内不均匀性的高密度影"。当渗出的病理过程造成肺内不均匀的高密度影时，既可以是磨玻璃样阴影，也可以是实变阴影。

引起"马赛克灌注"异常有两种病理学分类，包括：气道阻塞和血管闭塞。阻塞性气道病变可产生马赛克灌注包括大气道疾病，例如支气管扩张、小气道病变（图 29-3-21）。血管闭塞通常是由于急、慢性肺血栓栓塞（图 29-3-22）或者其他原因所致的栓塞性疾病、肺血管性肿瘤等。

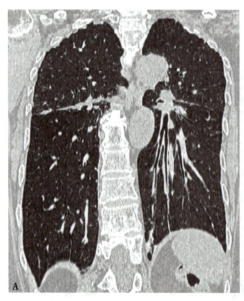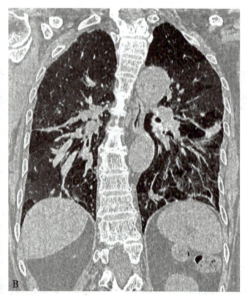

图 29-3-21 COPD CT 表现
患者女性，75 岁。双气相扫描，A. 吸气相，肺透光度增强；B. 呼气相，两肺可见广泛分布的低密度区，表现为"马赛克征"，提示有 COPD 所致的小气道病变

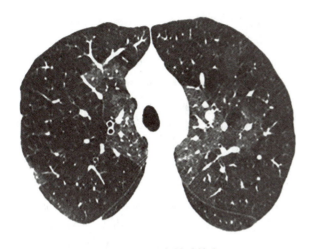

图 29-3-22　急性肺栓塞

肺血流灌注异常所致的两肺上叶内中带出现"马赛克征"

5. 囊性肺疾病　定义为囊性肺疾病的包括：肺朗格汉斯细胞组织细胞增生症（图 29-3-23）、肺淋巴管平滑肌瘤病（图 29-3-24）、淋巴细胞性间质性肺炎等[24, 25]。

目前在我国弥漫性肺疾病近年来有增多的趋势，需要做到早期诊断和早期治疗。肺弥漫性疾病引起的肺纤维化所导致的肺血管性病变，临床上也应该给予高度的关注，这对于预防肺动脉高压的发生有积极的意义。

总之，HRCT 是评估弥漫性肺疾病的一个有力的工具。HRCT 的诊断能力依赖于对肺脏结构和病理生理的理解，再结合临床，运用已获取的知识，综合分析影像学表现才能获得正确的诊断。

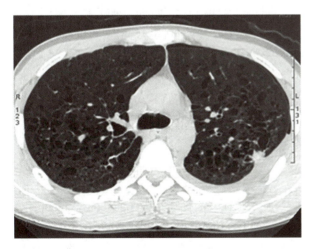

图 29-3-23　肺朗汉细胞组织细胞增生症

患者男性，23 岁。双肺可见多发形态不规则的低密度区，肺内有多发微结节，左侧胸膜下有小结节，局部胸膜有增厚

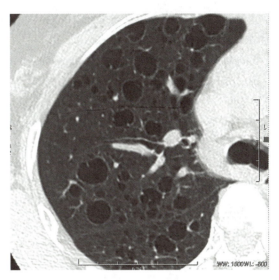

图 29-3-24　淋巴管平滑肌瘤病

患者女性，53 岁。肺内有多发薄壁的囊状阴影

（郭佑民）

参 考 文 献

[1] Travis WD，Costabel U，Hansell DM，et al. ATS/ERS Committee on Idiopathic Interstitial Pneumonias. An official American Thoracic Society/European Respiratory Society statement：Update of the international multidisciplinary classification of the idiopathic interstitial pneumonias[J]. Am J Respir Crit Care Med，2013，188（6）：733-748.

[2] 郭佑民，陈起航，王玮. 呼吸系统影像学 [M]. 2 版. 上海：上海科学技术出版社，2016.

[3] 刘士远，郭佑民. 中华影像医学·呼吸系统卷 [M]. 3 版. 北京：人民卫生出版社，2019.

[4] Lakhani P，Sundaram B. Deep Learning at Chest Radiography：Automated Classification of Pulmonary Tuberculosis by Using Convolutional Neural Networks[J]. Radiology，2017，284：574-582.

[5] 中华医学会呼吸病学分会间质性肺疾病学组. 特发性肺纤维化诊断和治疗中国专家共识 [J]. 中华结核与呼吸杂志，2016，39（6）：422-432.

[6] Salisbury M L，Lynch D A，Van Beek E J R，et al. Idiopathic Pulmonary Fibrosis：The Association between the Adaptive Multiple Features Method and Fibrosis Outcomes[J]. American Journal of Respiratory and Critical Care Medicine，2017，195：921-929.

[7] Raghu G，Remy-Jardin M，Myers J L，et al. Diagnosis of Idiopathic Pulmonary Fibrosis. An Official ATS/ERS/

JRS/ALAT Clinical Practice Guideline[J]. Am J Respir Crit Care Med，2018，198：e44-e68.

[8] Richeldi L，Collard H R，Jones M G. Idiopathic pulmonary fibrosis[J]. Lancet，2017，389：1941-1952.

[9] Raghu G，Wells A U，Nicholson A G，et al. Effect of Nintedanib in Subgroups of Idiopathic Pulmonary Fibrosis by Diagnostic Criteria[J]. American Journal of Respiratory and Critical Care Medicine，2017，195：78-85.

[10] Brownell R，Moua T，Henry T S，et al. The use of pre-test probability increases the value of high-resolution CT in diagnosing usual interstitial pneumonia[J]. Thorax，2017，72：424-429.

[11] Ash S Y，Harmouche R，Vallejo D L L，et al. Densito-metric and local histogram based analysis of computed tomography images in patients with idiopathic pulmo-nary fibrosis[J]. Respiratory Research，2017，18：45.

[12] Salisbury M L，Xia M，Murray S，et al. Predictors of idiopathic pulmonary fibrosis in absence of radiologic honeycombing：A cross sectional analysis in ILD patients undergoing lung tissue sampling[J]. Respiratory Medicine，2016，118：88-95.

[13] Piciucchi S，Tomassetti S，Ravaglia C，et al. From "traction bronchiectasis" to honeycombing in idiopathic pulmonary fibrosis：A spectrum of bronchiolar remod-eling also in radiology?[J]. Bmc Pulmonary Medicine，2016，16：87.

[14] Jacob J，Bartholmai B J，Rajagopalan S，et al. Evalua-tion of computer-based computer tomography stratifica-tion against outcome models in connective tissue dis-ease-related interstitial lung disease：a patient outcome study[J]. Bmc Medicine，2016，14：190.

[15] Jacob J，Bartholmai B J，Rajagopalan S，et al. Mortality prediction in idiopathic pulmonary fibrosis：evaluation of computer-based CT analysis with conventional sever-ity measures[J]. European Respiratory Journal，2017，49：1601011.

[16] Jacob J，Bartholmai B J，Rajagopalan S，et al. Auto-mated computer-based CT stratification as a predictor of outcome in hypersensitivity pneumonitis[J]. European Radiology，2017，27：3635-3646.

[17] Jacob J，Bartholmai B J，Rajagopalan S，et al. Unclas-sifiable-interstitial lung disease：Outcome prediction using CT and functional indices[J]. Respiratory Medi-cine，2017，130：43-51.

[18] Li Y，Dai Y L，Yu N，et al. Sex-related differences in bronchial parameters and pulmonary function test results in patients with chronic obstructive pulmonary disease based on three-dimensional quantitative computed tomography[J]. J Int Med Res，2018，46：135-142.

[19] 吴博云，李勃，任转琴，等. 基于三维支气管分割技术进行支气管扩张定量分析的临床意义 [J]. 临床放射学杂志，2017，36：972-975.

[20] Yu N，Wei X，Li Y，et al. Computed tomography quantification of pulmonary vessels in chronic obstruc-tive pulmonary disease as identified by 3D automated approach[J]. Medicine，2016，95：e5095.

[21] Ma J，Yu N，Shen C，et al. A three-dimensional approach for identifying small pulmonary vessels in smokers[J]. J Xray Sci Technol，2017，25：391-402.

[22] 李艳，马光明，于楠，等. 戒烟后 COPD 患者肺气肿 CT 定量指标变化的纵向研究 [J]. 西安交通大学学报，2018，39：893-896.

[23] Wang R，Yu N，Zhou S，et al. Limitations of an auto-mated embolism segmentation method in clinical practice[J]. J Xray Sci Technol，2018，26：667-680.

[24] Conti C，Montero-Fernandez A，Borg E，et al. Mucins MUC5B and MUC5AC in Distal Airways and Honey-comb Spaces：Comparison among Idiopathic Pulmonary Fibrosis/Usual Interstitial Pneumonia，Fibrotic Nonspe-cific Interstitial Pneumonitis，and Control Lungs[J]. Amer-ican Journal of Respiratory and Critical Care Medicine，2016，193：462-464.

[25] Kim H J，Brown M S，Chong D，et al. Comparison of the Quantitative CT Imaging Biomarkers of Idiopathic Pulmonary Fibrosis at Baseline and Early Change with an Interval of 7 Months[J]. Academic Radiology，2015，22：70-80.

第四节　CTPA 对肺动脉栓塞的诊断价值

一、肺动脉栓塞的概念

肺动脉栓塞简称肺栓塞（pulmonary embolism，PE），是以各种栓子阻塞肺动脉或其分支为其发病原因的一组疾病或临床综合征的总称，包括肺血栓栓塞症（pulmonary thromboembolism，PTE）、脂肪栓塞综合征、羊水栓塞、空气栓塞、肿瘤栓塞等，其中 PTE 为肺栓塞的最常见类型。引起 PTE 的血栓主要来源于下肢的深静脉血栓（deep venous thromboembolism，DVT）形成。PTE 和 DVT 合称为静脉血栓栓塞症（venous thromboembolism，VTE），两者具有相同易患因素，是 VTE 在不同部位、不同阶段的两种临床表现形式[1]。

根据发病时间肺栓塞分为急性肺栓塞和慢性肺栓塞，急性肺栓塞指发病时间少于 15 天、血栓突然阻塞肺动脉血流，引发肺组织急性缺血、坏死的状况。慢性肺动脉栓塞（chronic pulmonary thromboembolism，CPE），主要是肺血栓栓塞不完全溶解，或者是在深静脉血栓形成反复脱落的基础上继发反复多次栓塞肺动脉，栓子沿着血管壁机化或部分再通，肺动脉内膜出现慢性炎症并增厚，形成慢性肺动脉栓塞、肺血管重构致血管狭窄或闭塞，导致肺血管阻力增加，肺动脉压力进行性增高，最终可引起有心室肥厚和右心衰竭，称为慢性血栓栓塞性肺动脉高压（chronic thromboembolic pulmonary hypertension，CTEPH）[2]。

二、CT肺动脉造影对肺栓塞诊断的价值

随着多排螺旋 CT 的迅猛发展和广泛应用，CT 肺动脉造影检查（CT pulmonary angiography，CTPA）凭借其无创、扫描速度快、检查时间短、诊断结果准确，并能够与其他肺部疾病（肺炎、胸膜炎、动脉夹层、动脉瘤破裂等）相鉴别的优势，成为肺栓塞的首选检查方法。关于肺栓塞的多中心研究结果显示 CTPA 诊断肺栓塞的灵敏度为 83%～90%，特异度为 96%～100%，对低危人群的阴性预计值为 89%～99%，高危人群阳性预计值为 92%～96%[3-8]。CTPA 不仅是肺栓塞早期诊断的首选方法，而且在预后评估中也发挥重要作用。通过 CTPA，不仅可显示阻塞的肺动脉，还可发现有无心室增大、肥厚，肺动脉有无增宽等，并能进一步发现肺部有无梗死灶，用来鉴别其他肺部和心脏疾病。CTPA 能够检查出第 4 级，甚至第 6 级肺动脉内的栓子，血栓部位、大小、形态及栓子与肺动脉管壁的关系、管腔狭窄程度都被清楚地显示，可评估肺动脉的栓塞程度。利用图像后处理技术，包括最大密度投影、冠/矢状位重建、容积重现等，能够更加直观地显示肺动脉的充盈缺损情况，多角度、多方位对肺动脉栓塞

部位进行观察，有助于减少误诊和漏诊等情况发生，提高了肺栓塞的检出能力[9]。

通过 CTPA 获得的肺动脉栓塞指数可用于评价 APE 栓子负荷，用于评价治疗效果。肺动脉阻塞指数主要有 Qanadli 指数[10] 及 Mastora 指数[11] 等。Qanadli 栓塞指数主要考虑阻塞部位，Mastora 栓塞指数侧重于肺动脉的阻塞程度，不考虑栓子阻塞的部位。利用肺动脉阻塞指数评估 PE 预后的研究结果间有差异。荟萃分析结果显示急性肺栓塞患者，肺动脉栓塞指数与 RV/LV 值之间呈中度正相关性，说明栓子负荷越重、越易引起右心功能障碍。

1. Qanadli 栓塞指数计分方法[10]　双侧肺动脉树各归入 10 个肺段（上叶 3 个段，中叶和舌叶各 2 个段，下叶 5 个段）。肺段动脉内的栓子赋予分值 1 分，近端动脉内栓子赋予的分值为其所发出的远端肺段的数目。为了提供栓子远端肺的灌注信息，每一分值赋予一加权值：0 表示无灌注缺损，1 表示部分阻塞，2 表示完全阻塞。孤立的亚段栓子定义为部分阻塞的肺段动脉，赋予分值 1。每一栓塞动脉的分值为其所含的肺段动脉数乘以加权值。因此，上叶动脉的栓塞分值最大为 6（3×2），中叶或舌叶动脉的最大分值为 4（2×2），下叶动脉的最大分值为 10（5×2），中间段动脉的最大分值为 14（7×2），右肺动脉和左肺动脉的最大分值为 20（10×2）。因此肺栓塞患者最大的可能阻塞分值为 40。

2. Mastora 栓塞指数计分方法[11]　Mastora 栓塞指数：根据动脉位置分为 5 个纵隔动脉（肺动脉干，右肺动脉，左肺动脉，右侧叶间动脉，左侧叶间动脉），6 个肺叶动脉，20 个肺段动脉（上叶 3 个段，中叶或舌叶 2 个段，下叶 5 个段）。根据栓塞动脉的阻塞程度分为 5 级：1 分，阻塞程度 <25%；2 分，25%～49%；3 分，50%～74%；4 分，75%～99%；5 分，100%。栓塞指数的计算为各级动脉阻塞程度评分之和，因此，总的最大的可能阻塞分值为 155＝[（5×5）+（6×5）+（20×5）]。

右心功能是 PE 患者预后的主要决定因素，CTPA 可以评估右心功能。右心室（right ventricle，RV）与左心室（left ventricle，LV）横径比值（RV/LV）与 PE 的严重性和短期死亡率有关。RV/LV 值越大，提示右心功能障碍越严重。RV/LV>1 被认为

右心功能障碍，是 PE 早期死亡的主要危险因子。临床常在 CT 轴位（二尖瓣层面）、短轴位（CTPA 轴位图像室间隔与心室游离壁内面间的最大距离）或四腔心位（垂直于室间隔的室间隔与左心室心内膜间的最大距离）测量 RV 和 LV 直径。荟萃分析结果表明，右心室扩张与肺栓塞患者在 30 日内的病死率显著相关，轴位 RV/LV 值可作为评估肺栓塞患者病死率的指标之一[12, 13]。

在 CTPA 检查后，不需要再进行静脉穿刺和注入额外的造影剂，而是利用静脉内回流的造影剂，在 CTPA 检查结束 3～4min 后扫描腹部及以下区域，即可对下肢、腹盆腔静脉进行检查，以除外 DVT 的可能，即间接 CT 下肢静脉造影检查（indirect CT vengraphy，ICTV）。ICTV 可显示静脉内充盈缺损或呈完全充盈缺损。在 PIOPED Ⅱ 进行的前瞻性、多中心研究中，对比了单纯 CTPA 检查和联合应用 CTPA-ICTV 对肺栓塞的诊断价值，结果发现，单纯应用 CTPA 对肺栓塞的灵敏度为 83%，特异度为 96%，而联合应用 CTPA-ICTV 的诊断灵敏度为 90%，特异度为 95%。因此，研究者认为，联合应用 CTPA-ICTV 可以提高肺栓塞的诊断灵敏度[13]。

三、急性肺动脉血栓栓塞的 CTPA 直接征象

1. **肺动脉内充盈缺损** 为血栓未完全栓塞肺动脉分支时在血管内形成的低密度病变。栓子形态不一，可表现为不规则形、圆形、圆柱形、像飘带一样等。根据栓子的大小，可表现为中心的、偏心的或附壁的充盈缺损，造成管腔不同程度的狭窄[6, 9, 13, 14]。中心性充盈缺损位于管腔的中心部位[周围环绕造影剂，与扫描方向平行时称"轨道征"，与扫描方向垂直时称"环征"（图 29-4-1）]。偏心充盈缺损，栓子位于血管的一侧，而其对侧则充盈高密度造影剂。附壁型充盈缺损与管壁相连，与管壁呈锐角。较大的栓子可跨越肺动脉分叉部，形成骑跨型血栓（又称为鞍状血栓）（图 29-4-2）。

2. **肺动脉完全性梗阻** 血栓完全阻塞管腔，使血管截断，远端动脉分支内无造影剂。阻塞端可呈多种形态，如杯口状、不规则的圆柱状或斜坡状等，栓塞动脉的管径可增粗[6, 9, 13, 14]（图 29-4-1）。

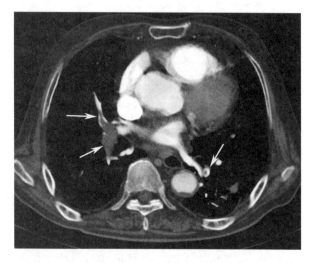

图 29-4-1 急性肺栓塞

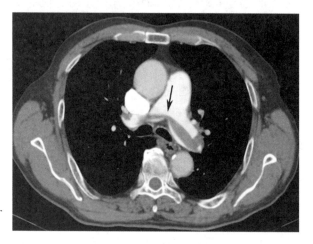

图 29-4-2 急性骑跨型肺栓塞

四、慢性肺动脉血栓栓塞的 CTPA 直接征象

1. **肺动脉征象**[9, 15, 16]

（1）完全阻塞：血管直径的突然减小和血管远端造影剂充盈缺损，分支肺动脉显示不清（图 29-4-3）。

（2）部分充盈缺损：机化的血栓可能导致血管收缩，血栓呈不规整、带状、网状或蹼样。与动脉壁垂直的栓塞再通产生网状或带状及伴有轻度狭窄后扩张的局限性狭窄。慢性血栓可表现为周边的新月形充盈缺损影，该充盈缺损影与血管壁形成钝角（图 29-4-4）。带状血栓是一个线状结构锚定在血管壁的两端，在血管的中间独立游离存在，它往往是沿血液流动方向，顺着血管的长轴（图 29-4-5）。网状血栓又称为蹼样血栓，是由多条复杂的带状分支组成的网状结构，带状和网状

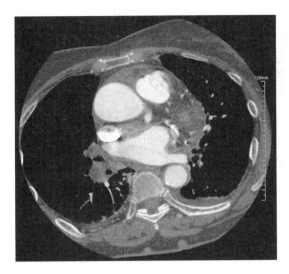

图 29-4-3　慢性肺栓塞

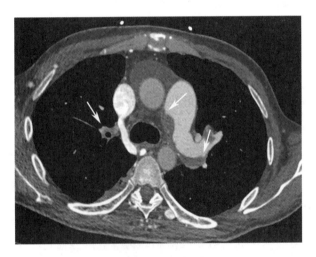

图 29-4-4　慢性肺栓塞

显示为细线样结构周围布满造影剂,常见于段和亚段肺动脉,很少见于主肺动脉(图 29-4-5)。

不完全再通的机化血栓附着于动脉管腔内膜,可表现为肺动脉壁增厚,有时内膜表面不规则(图 29-4-5)。

2. **肺动脉高压征象** [9, 15, 16]

(1)肺动脉的改变:梗阻的血管床增加了肺血管阻力导致中央肺动脉的扩张。肺动脉高压存在时可能主肺动脉扩张,其直径超过 29mm 即认为扩张,慢性血栓栓塞性肺动脉高压患者普遍存在主肺动脉增宽。当 CT 上测量的主肺动脉直径与主动脉直径的比例大于 1:1(图 29-4-6),肺动脉压升高与其密切相关,尤其是小于 50 岁的患者。此外肺动脉高压可出现肺动脉粥样硬化性钙化(图 29-4-6)。

(2)右心扩大:右心扩大继发于肺动脉高压,右心后负荷的增加导致了右心室扩大及右心肥大(右心室游离壁心肌厚度大于 4mm)。当右心室直径比左心室直径大于 1:1,并且室间隔凸向左心室,左心明显受压缩小,即认为右心室扩大,提示右心衰(图 29-4-7)。重度肺动脉高压患者出现心包积液,意味着预后更差。

3. **侧支循环系统开放** [9, 15, 16]　支气管动脉因慢性血栓栓塞性肺动脉高压患者的肺血管阻塞而扩张,并可导致经胸膜的侧支循环(如:肋间动脉)也进一步开放。一般情况下,支气管动脉只供应支气管营养而不参与气体交换。然而,在病理条件,降低肺动脉循环,通过支气管动脉的血流增

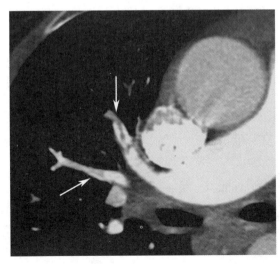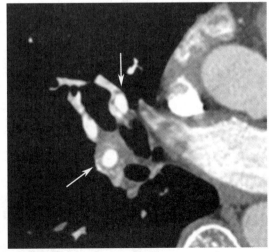

图 29-4-5　慢性肺栓塞

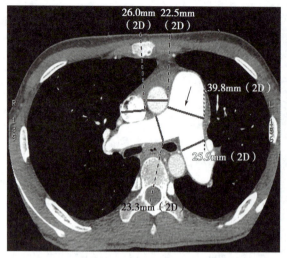
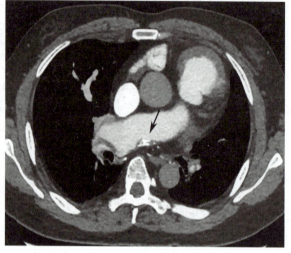

图 29-4-6　肺动脉高压征象

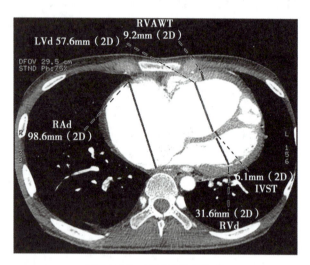

图 29-4-7　肺动脉高压征象

加并部分参与了氧气交换。正常支气管动脉血流是心输出量的 1%～2%。在慢性血栓栓塞性肺动脉高压患者，支气管血流是心输出量的 30%。为了弥补肺动脉下游血流缺失，体循环到肺循环吻合支开放程度超过了梗阻的水平。支气管动脉通常起源于降主动脉隆凸水平。异常扩张的支气管动脉（直径超过 2mm）和动脉迂曲是肺支气管动脉疾病的特征性 CT 表现。CTPA 检查时发现支气管动脉扩张有助于评价术后肺循环血流量增加的程度，这对慢性肺栓塞的诊断有定性价值。

五、CTPA 的缺点

CTPA 的主要局限性就是辐射剂量较高，对于亚段及亚段以下肺动脉血栓诊断的敏感性较差，还有潜在肾功能影响和过敏，接受该项检查的患者中有约 0.7% 对造影剂过敏，有 8.9%～12% 患者发生不同程度的造影剂肾损害，故对于存在肾功能损害的患者要权衡利弊再决定是否行此项检查。由于 CT 空间分辨率限制，对慢性肺动脉血栓栓塞远端闭塞分支评价受限，需要结合核素肺通气 / 灌注显像综合评价。随着 CT 技术的迅速发展以及专家的共同努力，CTPA 在保证图像质量满足临床诊断工作的前提下，可大幅度地减少受检者的辐射剂量以及造影剂用量。

（刘　敏）

参 考 文 献

[1] 中华医学会呼吸病学分会肺栓塞与肺血管病学组，中国医师协会呼吸医师分会肺栓塞与肺血管病工作委员会，全国肺栓塞与肺血管病防治协作组. 肺血栓栓塞症诊治与预防指南 [J]. 中华医学杂志，2018，98（14）：1060-1087.

[2] Mullin C J, Klinger J R. Chronic Thromboembolic Pulmonary Hypertension[J]. Heart Fail Clin，2018，14（3）：339-351.

[3] Srivastava S D, Eagleton M J, Greenfield L J. Diagnosis of pulmonary embolism　with various imaging

modalities[J]. Semin Vasc Surg, 2004, 17(2): 173-180.

[4] Remy-Jaldin M, Pistolesi M, Goodman L R, et al. Management of suspected acute pulmonary embolism in the era of CT angiography: A statement from the Fleischner Society[J]. Radiology, 2007, 245(2): 315-329.

[5] Bettmann M A, Bagnski S G, white R D, et al. ACR Appropriateness Criteria(R)acute chest pain-suspected pulmonary embolism[J]. J Thorac Imaging, 2012, 27(2): W28-W31.

[6] stein P D, Fowler S E, GooDdman L R, et al. Multidetector computed Tomography for Acute Pulmonary Embolism[J]. N Engl J Med, 2006, 354(22): 2317-2327.

[7] Quimz R, Kucher N, zou K H, et al. Clinical validity of a negative computed tomography scan in patients with suspected pulmonary embolism: A systematic review[J]. JAMA, 2005, 293(16): 2012. 2017.

[8] Ecattini C, Agnelli G, Germini F, et al. Computed tomography to assess risk of death in acute pulmonary embolism: a meta-analysis[J]. Eur Respir J, 2014, 43(6): 1678-1690.

[9] 戴汝平, 马展鸿. 肺血管病多排螺旋CT成像及诊断[M]. 北京: 科学出版社, 2014.

[10] Qanadli S D, EI Hajjam M, Vieillard-Baron A, et al. New CT index to quantify arterial obstruction in pulmonary embolism: comparison with angiographic index and echocardiography[J]. American Journal of Roentgenology, 2001, 176: 1415-1420.

[11] Mastora I, Remy-Jardin M, Masson P, et al. Severity of Acute Pulmonary Embolism: Evaluation of a New Spiral CT Angiographic Score in Correlation with Echo cardio-graphic Data[J]. Eur Radiol, 2007, 13(1): 29-35.

[12] Vedovati M C, Germini F, Agnelli G, et al. Progostic role of embolic burden assessedat computed tomography angiography in patients with acute pulmonary embolism: Syste matic reviem and meta-analysis[J]. Thromb Haemost, 2013, 11(12): 2092-2102.

[13] Konstantinides S V, Torbicki A, Agnelli G, et al. 2014 ESC guidelines on the diagnosis and management of acute pulmonaryembolism[J]. Eur Heart J, 2014, 35(43): 3033-3069, 3069a-3069k.

[14] 朱力, 王建国, 刘敏, 等. 急性肺栓塞患者的血栓特征分析. 中华结核和呼吸杂志, 2012, 35(11): 833-836.

[15] Wirth G, Brüggemann K, Bostel T, et al. Chronic thromboembolic pulmonary hypertension(CTEPH)-potential role of multidetector-row CT(MD-CT) and MR imaging in the diagnosis and differential diagnosis of the disease. Rofo, 2014, 186(8): 751-761.

[16] Kligerman S, Hsiao A. Optimizing the diagnosis and assessment of chronic thromboembolic pulmonary hypertension with advancing imaging modalities. Pulm Circ, 2021, 11(2): 20458940211007375.

第三十章　肺活检技术进展及其临床应用

近年来，介入呼吸病学特别是内镜介入新技术的普遍开展，给临床医师提供了多种肺活检方法以获取组织进行病原诊断、病理诊断及分子分型，推动了呼吸学科的发展。不同的肺活检技术具有各自的优缺点及相应的适应证，了解和熟悉这些技术的特点，有助于临床医师结合医院条件和自身能力开展相关工作。肺活检技术可分为：经胸壁穿刺肺活检术、经支气管活检术及胸腔镜术。

一、经胸壁穿刺肺活检术

经胸壁穿刺肺活检术（percutaneous transthoracic needle biopsy，PTNB）可在 X 线透视下、B 超或 CT 引导下定位，细针穿刺进入病灶，获取细胞或组织标本用于病理或病原诊断。PTNB 主要适用于肺实质性病变，尤其是周围型肺部病变。依据活检针类型不同，可分为细针抽吸活检（fine needle aspiration，FNA）和切割针活检（core needle biopsy，CNB）两大类。前者采用抽吸针，可获取高质量的细胞学标本用于诊断；后者采用切割针或同轴穿刺针，其直径一般大于抽吸针，用于获取组织学标本。共轴系统的穿刺针操作时仅需一次穿刺胸膜，穿刺针可经过外套管多次活检，减少穿刺胸膜的次数，易于定位，并防止空气进入胸膜腔。

对于恶性疾病的诊断，FNA 及 CNB 在诊断敏感性和并发症发生率方面均无明显差异；FNA 的诊断敏感性为 82%～99%，准确率为 64%～97%；CNB 的诊断敏感性为 95.3%，准确率为 92.9%[1-2]。与 FNA 相比，CNB 能获取更多的组织学标本，可用于基因和分子检测。对于良性疾病，利用 PTNB 标本进行 PCR 或测序对菌阴肺结核的诊断敏感性为 65%，特异性为 100%，明显高于 CNB 标本的抗酸染色或痰检的阳性率[3]。在肺部感染性疾病中，经皮穿刺活检的标本病原学敏感性高于血培养。

经皮活检的影像引导方式包括 X 线透视、锥形束 CT、CT、超声及 MRI。X 线透视对病灶周围血管解剖显示欠佳，已逐渐被 CT 引导所代替。锥形束 CT 也可用于经皮活检的影像引导，其优势在于辐射剂量低，可模拟实时引导，但其图像密度分辨率不如常规 CT。MRI 具有较高的组织分辨率和无辐射，在明确胸部血管和引导纵隔、肺门及胸壁肿物活检中有其独特优势，但术中相关耗材及设备需磁兼容处理，成本费用较高，操作耗时较长。

1. CT 引导下的 PTNB　胸部 CT 扫描可清晰显示病灶大小、深度，以及病灶与肋骨、纵隔、叶间裂和血管的关系，同时早期发现并发症，已成为 PTNB 优先选择和最常用的引导方式。增强 CT 检查有助于鉴别肿物内坏死与实性区域，明确病灶周围血供情况。CT 引导的 PTNB 对于肺部病灶的诊断准确性可高达 83%～97%[4, 5]。缺点是无法进行实时监测，可能需多次进针，并且射线暴露较多。

2. 超声引导下的 PTNB　超声可实时监控穿刺针进针过程、角度和深度，能准确定位针尖位置，可避开大血管和重要脏器，通常用于邻近胸壁的浅表病灶活检。超声引导 PTNB 可在床边操作，且能避免患者的射线暴露，因此可用于危重症患者、孕妇等特殊人群。但缺点是超声只能定位于贴近胸壁的病灶，较小的病灶可能定位不良，其对病灶及穿刺针位置的显示不如 CT 清晰。有资料显示，超声引导的 PTNB 对周围型肺部病变的总体诊断准确率为 81.8% 左右，但对 2cm 以下病灶的诊断准确率较低[6]。

3. 胸部电磁导航引导的 PTNB　近年来有研究者采用电磁导航（electromagnetic navigation）

引导的PTNB，无需CT引导定位而进行肺外周结节或病变活检，避免了射线暴露。电磁导航引导的PTNB诊断准确率约73.7%，如果结合常规支气管镜活检，总体诊断率可提高至81.1%[7]。缺点是不能及时发现穿刺的并发症如气胸等。

4. 机器人系统辅助的PTNB 基于一种CT影像引导医疗用机器人系统，医生在CT三维图像的帮助下对机器人进行快速运动路径规划编程，机器人按确定的穿刺路径运动，末端配有专门的穿刺进针结构，依据穿刺任务的需求完成手术。该系统能更有效地规划进针路径，医疗机器人定位准、手术微创、可靠性好，能够突破禁区，降低了医生的劳动强度、射线的暴露及对医生经验的依赖程度。但受设备要求的限制，目前尚未广泛应用。

5. 经胸壁穿刺肺活检术的并发症 最常见的并发症是气胸和出血[8]。①气胸：发生率为17%~26.6%。影响气胸发生的因素包括：病灶大小、距胸膜的距离、是否存在肺气肿、多次定位及反复穿刺、穿刺针与胸膜间的角度、穿刺针损伤叶间胸膜等。穿刺后多为少量气胸（小于30%），经卧床休息、吸氧或胸腔穿刺抽气治疗可痊愈。1.6%~14.2%的气胸患者需行胸腔闭式引流术。②出血：发生率为4%~27%，咯血发生率为1.25%~7%，多为自限性或经止血处理后好转，偶有大出血导致死亡的报道。③空气栓塞：罕见（0.061%），但致死率较高。操作时应注意防止穿入肺血管，每次穿刺后应立即以针芯堵住套管针，必要时应用止咳药物避免患者术中出现剧烈咳嗽引起肺内压增高，避免空气进入血管。④肿瘤针道转移：目前仍存在一定的争议。有研究显示肿瘤针道转移发生率为0.012%~0.061%。拔针时针芯应插入套管内作为保护，以免活检标本沿针道脱落。

二、经支气管活检术

1. 经支气管肺活检术

（1）常规支气管活检术：对于中央型病灶，特别是气道内的病灶，常规支气管镜活检是有效的活检方法。常规支气管镜活检技术包含直接镜下钳夹活检、经支气管肺活检术（TBLB）等方法。对管腔内可视病灶，进行3~4次活检可显著提高诊断阳性率（达70%~90%）[9]。对于周围型病

灶，特别是2cm以下的周围型病灶的诊断率仅有14%左右。

（2）超细支气管镜（ultrathin bronchoscopy，UTB）：外径<3mm的UTB于20世纪80年代问世，目前采用的UTB先端部外径多在2.8~3.0mm，可直视至8~10级支气管。其外径纤细，检查时患者的耐受性好。研究显示，UTB对外周病灶的诊断阳性率为40%~74%，对于常规支气管镜无法达到的病灶尤为适用。对于腔内可及的病灶，阳性率明显升高，对于恶性病灶的诊断阳性率最高可达到81%[10]。UTB缺点是易受患者咳嗽的影响而致气管镜偏移，少量出血及分泌物极易导致视野模糊，增加了操控难度，且工作通道较小，单次取材量较小。

（3）经支气管冷冻肺活检（transbronchial cryobiopsy，TBCB）：TBCB是将冷冻探头尖端送至远端支气管，通过制冷剂的快速释放使冷冻探头尖端迅速降温，将探头周围的组织冷冻凝固，通过黏附力将探头周围的肺组织撕裂获取靶组织。由于获取标本组织较大且质量较高，不影响病理分析，TBCB已经成为肺部弥漫性病变较好的活检方法。冷冻活检的组织标本体积可高达14~54mm³，显著高于常规钳夹活检（3~20mm³）[11]。TBCB对于肺部弥漫性病变的确诊阳性率达到51.3%~92%，明显优于常规钳夹活检（29.1%）。但近期也有研究显示TBCB的病理结果与外科开胸肺活检的病理结果一致性较差，因此尚需要更多的循证医学证据[12]。TBCB最常见的并发症是出血和气胸。气胸的发生率为5.3%~16.1%，经胸腔闭式引流后基本都可以治愈。中度以上出血的发生率为5.6%~42.8%，大出血发生率约0.5%。

2. 影像技术引导下的经支气管肺活检术 对于周围型病灶，特别是非腔内可视病灶，影像技术引导下的经支气管肺活检术，相比直接活检或刷检具有更高的成功率和阳性率。目前常用的影像引导技术包括X线透视、径向超声、虚拟导航、电磁导航等。

（1）X线透视（X-ray fluoroscopy）：X线透视的优势在于可实时定位引导，X线透视引导下肺活检术对周围型肺部病变诊断的总体敏感性约52.6%，但对于1cm以下的病灶定位较为困难[13]。X线透视与其他技术（如超声技术、导航技术等）

进行联合，可明显提高活检的阳性率和准确率。在适当的防护措施下患者的射线暴露风险较低（0.16～1.3mSv），而医师的射线暴露仅为0.2～0.4μSv。

（2）径向超声（radial probe endobronchial ultrasound, R-EBUS）：R-EBUS是将细径超声探头置于特殊鞘管内，再推送至靶病灶附近的细支气管内，对支气管腔进行360°扫描，从而获得气管支气管外周围组织结构的超声断层扫描图像。R-EBUS可与引导鞘管结合（EBUS-GS）在靶病灶重复取样。对恶性肿瘤诊断的敏感性为69%～73%，特异性可达100%，准确性达77%[14-15]，恶性疾病的诊断率高于良性疾病。影响诊断率的因素有病灶的大小、有无支气管充气征和探头是否位于病灶中央等。8%～20%的周围型病灶无法被R-EBUS探及，需要联合其他引导技术。R-EBUS不仅可对病灶进行定位，还可初步评估病变性质、支气管壁的层次等细节。图像为均质型表现的病灶92.0%为良性，点线状高回声或不均一回声的病灶99.0%为恶性。

（3）锥形束CT（cone-beam computed tomography, CBCT）：CBCT是一种新的锥形束投照计算机重组断层影像设备，该设备用三维锥形束X线扫描代替体层CT的二维扇形束扫描，只需旋转360°即可获取重建所需的全部原始数据，重建后直接得到三维图像。多项研究结果表明，CBCT引导的常规支气管镜技术对外周肺结节的总体诊断效率约70%[16]，其缺点是射线暴露较高。

（4）虚拟支气管镜导航（virtual bronchoscope navigation, VBN）：VBN是将重建的胸部CT数据以医学数字成像和通信数据格式输入导航系统，通过导航系统来分析处理CT数据，制定活检路径。操作者沿着事先规划好的VBN路径，将支气管镜送入所选支气管并到达目标病灶。VBN系统可以较好地显示三维支气管树结构，病灶与支气管树的位置关系，可明显提高病灶的定位精度（94% vs 43%）。虚拟导航与X线透视联合，对外周肺结节的诊断阳性率为62.5%～78.7%。虚拟导航与超细支气管镜联合，可将肺结节的阳性诊断率提升至65.4%～81.6%[17]。而虚拟导航联合径向超声则可将外周肺结节的阳性诊断率从67%提高至84.4%，并减少诊疗操作时间[18]。

Lungpoint是近年来兴起的一种新型VBN，利用患者CT数据，将靶病灶重叠于虚拟和真实的支气管镜视图中，并在操作过程中同步显示虚拟导航计划和实际支气管镜视频，用以确定位置和方向。Lungpoint技术对外周肺结节的总体检出率约80%，高于其他导航的平均诊断率70%[19]。

对于部分无气道相通的肺实质内结节，TBLB活检阳性率较低，可以采用支气管镜下经肺实质结节取样技术（bronchoscopic transparenchymal nodule access, BTPNA）。BTPNA技术是在Lungpro虚拟支气管镜导航系统的实时引导下，使支气管镜先到达病灶附近，在无血管的支气管壁用穿刺针穿透管壁，球囊扩张后置入鞘管建立直接隧道，联合X线对腔外病灶进行定位和活检。前期的小样本研究显示，其活检成功率可达到83%，但尚需更多的循证医学证据[20]。

（5）电磁导航支气管镜（electromagnetic navigation bronchoscopy, ENB）：ENB是根据仿真支气管镜原理设计，操作前通过获取CT数据形成支气管图像，然后让患者胸前贴传感器躺于电磁板上，再将传感器探头通过导管经支气管镜通道推送至患者支气管腔内进行校准，由软件自动生成到达靶病灶的导航线路，然后通过调节导管沿导航路径前进。ENB比VBN增加了实时定位功能，但也增加了操作难度及高额耗材。电磁导航的总体诊断阳性率为67%～80%，对恶性肿瘤的诊断敏感性为63%，特异性100%[21]。对于小于2cm的病灶，ENB更具有优势。虽然ENB对外周肺部病变的定位率有明显提高，但设备及耗材的昂贵也是限制ENB推广的重要因素之一。

（6）机器人辅助支气管镜系统：机器人辅助支气管镜系统可以克服传统支气管镜或导航支气管镜的部分缺点，但此类系统在临床应用尚不成熟。

（7）共聚焦激光显微内镜（confocal laser endomicroscopy, CLE）：共聚焦激光显微内镜是在内镜头端整合一个共聚焦激光探头，通过特殊的荧光剂，使用激光激发产生人体局部组织学图像的装置，可获得不同组织层面的光学横断面，被称为"光学活检"。CLE目前在消化道肿瘤性疾病中应用较广泛，而近年来也逐渐被应用于肺部肿瘤的诊断与分期。研究显示，CLE显像对肺癌和纵隔淋巴结转移的诊断准确率能达到 90%[22]。但是，关于 CLE 镜下肺癌或淋巴结转移的诊断标准、荧光剂潜在风险等问题，目前仍未解决。

3. 经支气管针吸活检术（transbronchial needle aspiration，TBNA） TBNA 是应用一种特制的带有可弯曲导管的穿刺针，通过支气管镜的活检通道送入气道内，然后穿透气道壁对管腔外病变或肿大的淋巴结等进行针吸活检。TBNA 技术于 1949 年首次被应用，并于 1978 年开始由 Johns Hopkins Hospital 的王国本教授及其同事广泛应用于紧贴气管、支气管周围病灶的定性诊断，以及纵隔淋巴结病变的诊断和分期[23]。TBNA 技术分为常规 TBNA（conventional TBNA，c-TBNA）和超声支气管镜引导下 TBNA（endobronchial ultrasound-guided TBNA，EBUS-TBNA）。超声支气管镜（EBUS）是一种在支气管镜前端安装超声探头设备，结合专用的吸引活检针，可在超声实时引导下行 TBNA，同时可帮助确认血管的位置，防止误穿血管。

c-TBNA 对于肺癌合并纵隔或肺门淋巴结肿大患者的诊断敏感度为 62%～79%，准确度为 72%～85%[24]。EBUS-TBNA 对纵隔及肺门淋巴结肿大的诊断具有较高的敏感性（89%～99%）、特异性（100%）和准确性（92%～99%），被认为可以替代传统纵隔镜技术进行肺癌分期[25]。TBNA 或 EBUS-TBNA 术中结合现场快速评价（rapid on-site evaluation，ROSE）技术，可以减少穿刺的次数，但并不能显著提高阳性诊断率。有关 c-TBNA 与 EBUS-TBNA 的优劣比较，目前意见并不完全统一。有研究显示，对于肺癌合并纵隔淋巴结肿大的患者，c-TBNA 与 EBUS-TBNA 的诊断效率基本相当（77.1% vs 74.7%）[26-27]，但也有研究显示两者差别较大。其原因可能与入组患者基本特点、操作者的熟练程度等有关。对于邻近大血管或主要脏器的病变，EBUS-TBNA 可有效避开血管或重要脏器，在穿刺的安全性上具有一定优势。

4. 光学相干断层成像（optical coherence tomography，OCT） OCT 是由眼科和血管外科发展起来的一种成像技术，基本原理是利用弱相干光干涉仪，根据不同深度的生物组织对 OCT 发出光波的后向反射的能力，通过测量光波反射回来时间间隔的差异，获取人体组织的二维或三维结构图像信息。OCT 具有无损伤、非介入、视野范围广、穿透力强（2～3mm）、图像分辨率高（2～16μm）和操作简单等特点，可通过黏膜的形态改变来确定病灶，并活检明确性质，适用于周围小气道病变、癌前病变等方面[28]。

三、胸腔镜术

自 1910 年首次在局麻下应用于肺结核患者的胸膜腔粘连，胸腔镜经历了从传统胸腔镜到电视辅助外科胸腔镜（video-assisted thoracic surgery，VATS）、3D 胸腔镜等发展历程。20 世纪 90 年代后，为内科医师设计的可弯曲内科胸腔镜应运而生。目前，VATS 已广泛应用于肺活检，特别是针对经其他方法仍不能明确病因的肺部病变，安全性较高，在 3 000 余例经 VATS 肺活检患者中，术后呼吸衰竭的发生率仅为 2.9%，30 天内死亡率 1.5%[29]。

内科胸腔镜的特点主要在于：①可在局麻下或在加用镇静麻醉下完成操作，无需全身麻醉和气管插管，花费更少；②只有 1 个小切口，创伤更小，主要用于诊断、粘连带松懈和胸膜固定。有学者将内科胸腔镜用于邻近胸膜的弥漫性肺部疾病的活检，但均为小规模的临床资料，尚未形成广泛共识或诊疗规范。并发症发生率为 3%～22.6%，主要是心律失常、低氧血症，较严重的有纵隔气肿、复张后肺水肿、胸腔内感染等，但相对少见[30]。

（黄建安）

参 考 文 献

[1] Santambrogio L，Nosotti M，Bellaviti N，et al. CT-guided fine-needle aspiration cytology of solitary pulmonary nodules: a prospective，randomized study of immediate cytologic evaluation [J]. Chest，1997，112（2）：423-425.

[2] Larscheid R C，Thorpe P E，Scott W J. Percutaneous

transthoracic needle aspiration biopsy: a comprehensive review of its current role in the diagnosis and treatment of lung tumors [J]. Chest, 1998, 114(3): 704-709.

[3] Kang E Y, Choi J A, Seo B K, et al. Utility of polymerase chain reaction for detecting Mycobacterium tuberculosis in specimens from percutaneous transthoracic needle aspiration. [J]. Radiology, 2002, 225(1): 205-209.

[4] Geraghty P R, Kee S T, McFarlane G, et al. CT-guided transthoracic needle aspiration biopsy of pulmonary nodules: needle size and pneumothorax rate [J]. Radiology, 2003, 229(2): 475-481.

[5] Poulou L S, Tsagouli P, Ziakas P D, et al. Computed tomography-guided needle aspiration and biopsy of pulmonary lesions: a single-center experience in 1000 patients [J]. Acta Radiol, 2013, 54(6): 640-645.

[6] Liao W Y, Chen M Z, Chang Y L, et al. US-guided transthoracic cutting biopsy for peripheral thoracic lesions less than 3 cm in diameter [J]. Radiology, 2000, 217(3): 685-691.

[7] Mallow C, Lee H, Oberg C, et al. Safety and diagnostic performance of pulmonologists performing electromagnetic guided percutaneous lung biopsy(SPiNperc)[J]. Respirology, 2019, 24(5): 453-458.

[8] Wu C C, Maher M M, Shepard J A. Complications of CT-guided percutaneous needle biopsy of the chest: prevention and management [J]. AJR Am J Roentgenol, 2011, 196(6): W678-W682.

[9] Baaklini W A, Reinoso M A, Gorin A B, et al. Diagnostic yield of fiberoptic bronchoscopy in evaluating solitary pulmonary nodules [J]. Chest, 2000, 117(4): 1049-1054.

[10] Oki M, Saka H, Ando M, et al. Ultrathin bronchoscopy with multimodal devices for peripheral pulmonary lesions. A randomized trial [J]. Am J Respir Crit Care Med, 2015, 192(4): 468-476.

[11] Ganganah O, Guo S L, Chiniah M, et al. Efficacy and safety of cryobiopsy versus forceps biopsy for interstitial lung diseases and lung tumors: A systematic review and meta-analysis [J]. Respirology, 2016, 21(5): 834-841.

[12] Romagnoli M, Colby TV, Berthet JP, et al. Poor concordance between sequential transbronchial lung cryobiopsy and surgical lung biopsy in the diagnosis of diffuse interstitial lung diseases [J]. Am J Respir Crit Care

Med, 2019, 199(10): 1249-1256.

[13] Tsushima K, Sone S, Hanaoka T, et al. Comparison of bronchoscopic diagnosis for peripheral pulmonary nodule under fluoroscopic guidance with CT guidance [J]. Respir Med, 2006, 100(4): 737-745.

[14] Herth F J, Ernst A, Becker H D. Endobronchial ultrasound-guided transbronchial lung biopsy in solitary pulmonary nodules and peripheral lesions [J]. Eur Respir J, 2002, 20(4): 972-974.

[15] Kurimoto N, Miyazawa T, Okimasa S, et al. Endobronchial ultrasonography using a guide sheath increases the ability to diagnose peripheral pulmonary lesions endoscopically [J]. Chest, 2004, 126(3): 959-965.

[16] Pritchett M A, Schampaert S, de Groot J A H, et al. Cone-Beam CT with augmented fluoroscopy combined with electromagnetic navigation bronchoscopyfor biopsy of pulmonary nodules [J]. J Bronchology Interv Pulmonol, 2018, 25(4): 274-282.

[17] Asano F, Shinagawa N, Ishida T, et al. Virtual bronchoscopic navigation combined with ultrathin bronchoscopy. A randomized clinical trial [J]. Am J Respir Crit Care Med, 2013, 188(3): 327-333.

[18] Ishida T, Asano F, Yamazaki K, et al. Virtual bronchoscopic navigation combined with endobronchial ultrasound to diagnose small peripheral pulmonary lesions: a randomised trial [J]. Thorax, 2011, 66(12): 1072-1077.

[19] Eberhardt R, Kahn N, Gompelmann D, et al. LungPoint--a new approach to peripheral lesions [J]. J Thorac Oncol, 2010, 5(10): 1559-1563.

[20] Herth F J, Eberhardt R, Sterman D, et al. Bronchoscopic transparenchymal nodule access(BTPNA): first in human trial of a novel procedure for sampling solitary pulmonary nodules [J]. Thorax, 2015, 70(4): 326-332.

[21] Folch E E, Pritchett M A, Nead M A, et al. Electromagnetic navigation bronchoscopy for peripheral pulmonary lesions: One-year results of the prospective, multicenter NAVIGATE study [J]. J Thorac Oncol, 2019, 14(3): 445-458.

[22] Wijmans L, Yared J, de Bruin D M, et al. Needle-based confocal laser endomicroscopy for real-time diagnosing and staging of lung cancer[J]. Eur Respir J, 2019, 53(6): 1801520.

[23] Wang K P, Terry P B. Transbronchial needle aspiration

in the diagnosis and staging of bronchogenic carcinoma [J]. Am Rev Respir Dis，1983，127：344-347.

[24] Patel N M，Pohlman A，Husain A，et al. Conventional transbronchial needle aspiration decreases the rate of surgical sampling of intrathoracic lymphadenopathy [J]. Chest，2007，131（3）：773-778.

[25] Wahidi M M，Herth F，Yasufuku K，et al. Technical aspects of endobronchial ultrasound-guided transbronchial needle aspiration：CHEST guideline and expert panel report [J]. Chest，2016，149（3）：816-835.

[26] Jiang J，Browning R，Lechtzin N，et al. TBNA with and without EBUS：a comparative efficacy study for the diagnosis and staging of lung cancer [J]. J Thorac Dis，2014，6（5）：416-420.

[27] Huang J A，Browning R，Wang K P. Counterpoint：Should endobronchial ultrasound guide every transbronchial needle aspiration of lymph nodes? No [J]. Chest，2013，144（3）：734-737.

[28] Michel R G，Kinasewitz G T，Fung K M，et al. Optical coherence tomography as an adjunct to flexible bronchoscopy in the diagnosis of lung cancer: a pilot study [J]. Chest，2010，138（4）：984-988.

[29] Durheim M T，Kim S，Gulack B C，et al. Mortality and respiratory failure after thoracoscopic lung biopsy for interstitial lung disease[J]. Ann Thorac Surg，2017，104（2）：465-470.

[30] Agarwal R，Aggarwal A N，Gupta D. Diagnostic accuracy and safety of semirigid thoracoscopy in exudative pleural effusions：a meta-analysis [J]. Chest，2013，144（6）：1857-1867.

第三十一章 介入呼吸病学

介入呼吸病学是一门涉及呼吸病侵入性诊断和治疗操作的医学科学和艺术。人们将其作为一门独立学科来进行定义和研究的历史不过 20 年左右的时间，但已取得了令人鼓舞的成绩。相信随着介入呼吸病学技术的不断创新和普及，将会极大地提升呼吸内科医师对各种呼吸系统疾病的诊疗能力和水平。

第一节 介入呼吸病学的发展历史

一、概述

自 20 世纪 90 年代，伴随着激光技术在气管、支气管腔内的应用以及气道内支架的出现，呼吸病学专家在解决气道疾病方面的能力明显提升，并引起了广泛关注。而真正将呼吸系统的介入诊断和治疗技术作为一门科学来加以定义和研究，其实不过 20 余年的时间。20 世纪 90 年代中期，国外学者逐渐在文章中开始使用"interventional pulmonology"一词。1999 年，由两位美国学者 Beamis JF 和 Mathur P 主编的 *Interventional Pulmonology* 一书，正式由 McGraw-Hill 出版公司出版并在世界各地发行，这对于推广和普及各种呼吸病介入诊断和治疗技术，起到了积极的推动作用。2001 年，美国著名的临床医学期刊 *The New England Journal of Medicine* 刊载文章就"介入呼吸病学"的概念、相关技术及其临床应用评价等进行了介绍[1]。此文发表后，很快引起了欧美等国的介入呼吸病学专家的广泛关注，之后欧洲呼吸病学会（European Respiratory Society，ERS）和美国胸科学会（American Thoracic Society，ATS）共同组织了欧洲和北美等国的专家，起草了一份关于介入呼吸病学方面的纲领性文件《ERS/ATS Statement on Interventional Pulmonology》，并发表在 2002 年 *Eur Respir J*（《欧洲呼吸病学杂志》）的第 19 卷上[2]。文中将"介入呼吸病学"定义为："是一门涉及呼吸病侵入性诊断和治疗操作的医学科学和艺术，掌握它除了需要接受标准的呼吸病学的专业训练之外，还必须接受更加专业的相关训练，并能作出更加专业的判断"。

介入呼吸病学的诊治范围侧重于：复杂气道病变的处理；良、恶性病变所致的中央气道的阻塞；胸部肿瘤的诊断与分期；胸膜疾病和肺血管性病变等的诊断和治疗。涉及的技术主要包括：硬质支气管镜检术、经支气管针吸活检术（transbronchial needle aspiration，TBNA）、自荧光支气管镜检术、支气管内超声、经皮针吸肺活检术、支气管镜介导下的激光、高频电灼、氩等离子体凝固（argon-plasma coagulation，APC）、冷冻、气道内支架植入、支气管内近距离后装放疗、光动力治疗、经皮扩张气管造口术（percutaneous dilational tracheotomy）、经气管氧气导管置入术、内科胸腔镜以及影像引导的胸腔介入诊疗。但文中特别强调，随着这门学科的发展，其诊治范围和相关技术将不仅仅限于此。像近年开展的支气管镜肺减容术治疗重度肺气肿、支气管腔内射频消融热成形术治疗支气管哮喘以及经皮胸腔穿刺治疗肺部原发及转移性肿瘤等技术和治疗方法的出现，充分显示出该学科的快速成长性。

二、支气管镜的发明及其演变

尽管作为一门相对独立的学科，介入呼吸病学的发展历程较短，但作为介入呼吸病学的重要组成部分，支气管镜及其相关技术的开展，却有着 100 多年的历史。现就支气管镜的发明及其演变简述如下：

（一）硬质支气管镜

公元前 5 世纪，希波克拉底曾尝试给窒息患者经喉插入导管以改善患者的通气。公元 1000 年左右，人们开始采用银制导管用于改善窒息患者的通气。18 世纪中叶，人们提出了经鼻气管插管治疗呼吸困难及气道异物的设想，此后的几十年间，人们设计了多种器械，经喉盲取异物获得成功。1894 年，德国的 Kirstein 医生采用食管镜对喉部进行检查时，偶然地将内镜插入了气管，由此他开始系统地对气管进行直接窥视研究。他的这一研究成果在 1895 年 6 月 4 日举行的第二届德国南部喉科医师大会上进行了专题报道。被后人称为"支气管镜之父"的德国弗莱堡大学医院的 Gustav Killian 医生在聆听了报告后立即意识到，Kirstein 的观察对于喉和气管疾病的诊断和治疗具有非常重要的意义。19 世纪末，电光源的发明、可卡因对气管进行局部麻醉方法的成熟以及各种内镜器械的不断完善，为支气管镜的问世奠定了基础。Killian 与他的同事们在相关技术进步发展的基础上开展了一系列的工作，开辟了支气管镜技术及其应用的新纪元。

1897 年，Killian 首次在一名志愿者身上进行试验，他采用经过改良的食管镜通过喉直接对气道进行观察，并且发现气管具有一定的弹性，调整好角度后内镜很容易进入两侧的主支气管，并能看到叶支气管水平——支气管镜从此诞生了。同年，Killian 应用这一硬质支气管镜经喉为气管异物的患者进行了异物摘除术。在以后的几年里，为了满足适应证不断扩大的需求，硬质支气管镜技术不断完善，为气道异物的治疗提供了极大的便利，从而解决了当时困扰医学界多年的难题。仅在 1911—1921 年的 10 年间，Killian 就为 703 例气道异物患者进行了手术，除 12 例患者手术失败外，其余的患者全部治愈，手术的成功率达到 98.3%。

继 Killian 之后，人们不断地对硬质支气管镜进行改进，较具代表性的人物是美国的 Chevalier Jackson 医生。1904 年，Jackson 医生制造了美国的第一台支气管镜，此后他又在其支气管镜的远端装上了一个小灯泡，同时还增加了一个吸引通道，此外他还设计出了一系列用于取异物的辅助器械。1907 年，他出版了第一部系统介绍气管食管病学的教科书，在书中详细阐述了支气管镜室的设计、设施和人员安排、支气管镜检查的操作规范、并发症的预防及处理等问题。Jackson 医生因此而被誉为"美国的气管食管病学之父"。Killian 和 Jackson 两人的研究，为现代硬质支气管镜的发展奠定了坚实的基础。

1962 年，日本学者 Shigeto Ikeda，也就是后来纤维支气管镜的发明人，将玻璃纤维导光照明方法引入到硬质支气管镜中。1963 年，Storz K 首次采用 Hopkins 的杆状透镜和纤维导光技术制成冷光源并应用于他发明的硬质支气管镜中，基本形成了现代硬质支气管镜。

从 20 世纪初开始，硬质支气管镜作为气道病变诊断与治疗唯一的手段，一直沿用了将近 70 年。直到 20 世纪 70 年代以后，纤维支气管镜以其具有的多项优点，很快在气道病变的诊断和治疗方面占据了优势。

（二）可弯曲支气管镜

19 世纪 70 年代，英国科学家 Tymdall 发现，经过高温加热以后的玻璃棒可以被迅速拉成直径仅为 10μm 的玻璃纤维，这种玻璃纤维保持着良好的透光特性，这一发现为光导纤维的兴起和发展奠定了基础。1930 年，德国学者 Lamm 提出了采用玻璃光导纤维制造可弯曲胃镜的设计思想。经过众多研究者 20 多年的不懈努力，到 20 世纪 50 年代，英国 Hapkins 和 Kapany 按光学原理将玻璃纤维有规则地排列成束，制造出了用于体腔观察的内镜，并称之为纤维镜（fibroscope）。1957 年，美国学者 Hirschowitz 等首创了用作检查胃肠道的胃十二指肠纤维镜（gastro-duodenal fibroscope）。但在当时，内镜的照明是靠安装在内镜顶端的小电灯泡来完成的，其缺陷是亮度有限，不能够有效地进行动态内镜图像的观察和记录。为了克服这一缺点，人们设想通过玻璃导光纤维将外部更亮光源的光线传送到内镜前端，从而取代安装于前端的小灯泡。1962 年，日本学者，即后来被人们誉为"可弯曲支气管镜之父"的 Shigeto Ikeda 将这一想法应用到食管镜的设计当中，并由日本的 Machida 内镜公司生产出了样品。它通过一根长的玻璃纤维束，将外置光源产生的强光传递至食管内，这样就可以清楚地看到食管内的动态图像。与此同时，他又按照相似的规格研制出一台外径更细的支气管镜原型。

Ikeda 在以上成功的基础上，于 1964 年初请

Machida 公司生产出了世界上第一台纤维支气管镜的原型。大约在 1965 年底，他又请 Olympus 光学公司为其生产了相同的纤维支气管镜。此后，Ikeda 在世界各地不断地介绍和推广纤维支气管镜及其临床应用，并于 1978 年倡议成立了世界支气管镜学会，为支气管镜的普及和推广作出了不朽的贡献。

20 世纪后叶，微电子技术突飞猛进地发展，为电子可弯曲支气管镜的问世奠定了基础。1983 年，美国的 Welch Allyn 公司的工程技术人员率先将电荷 - 耦合器件（charge-coupled device，CCD）作为"微型摄像装置"安装于内镜的前端，将探查到的图像以电信号方式通过内镜传到信息处理器上，信息处理器将传入的电子信号转变成图像信号展现在电视显示器上，解决了电子内镜的关键技术问题。其与纤维支气管镜的本质区别在于它采用 CCD 取代了传统纤维支气管镜的导像束，使图像更清晰、画面更逼真。

在此基础上，无论是内科和外科胸腔镜的诞生已无任何技术上的悬念。随着临床需求的提高，内、外科电子胸腔镜应运而生。

从硬质支气管镜到纤维支气管镜，人们用了半个多世纪的时间；而从纤维支气管镜到电子支气管镜的问世，人们仅用了 20 年的时间。相信随着医学影像技术及分子生物学技术的飞速发展，能够提供显微和三维画面以及生物学图像的新型支气管镜，亦会在不久的将来展现在我们的面前。与此同时，各种物理、化学以及生物治疗技术和方法的诞生和发展，将会给介入呼吸病学的发展提供强有力的支撑。

第二节　介入呼吸病学技术在呼吸疾病诊治中的应用

可弯曲支气管镜问世后，由于其所具有的各项优势，很快取代了在临床应用多年的硬质支气管镜，并在临床迅速普及。常规支气管镜下的检查及其活检和刷检术，为呼吸病的诊断和治疗提供了极为有效的手段，尤其是在支气管和肺部肿瘤性疾病以及肺部感染性疾病的诊断方面，可弯曲支气管镜更是发挥了重要的作用。除此之外，在常规支气管镜检及活检术的基础上形成的一些

新技术，大大地拓展了支气管镜对呼吸系统疾病诊治的应用范围，现对一些常用技术简述如下：

一、诊断性技术

（一）经支气管肺活检术

对肺外周部位病变，常规支气管镜检查不能窥见时，将活检钳通过病变部位相应的支气管达到远端病灶进行活检，即经支气管肺活检术（transbronchial lung biopsy，TBLB）。对局灶性病变，通常需要在 X 线透视或 CT 引导下施行，以达到准确取材、提高手术成功率的目的。如为弥漫性病变，则可通过支气管镜直接进行肺活检，无需 X 线或 CT 引导。

TBLB 的适应证：经各项非创伤性检查不能确诊的肺弥漫性病变和肺周围肿块、结节或浸润性病变，同时患者无出血倾向，心肺功能可以耐受该项检查。TBLB 的禁忌证：肺动脉高压和肺大疱患者。

对局灶性病变肺活检时，操作者在完成常规检查后，将支气管镜直接插入病变区的段支气管，在 X 线导向下将活检钳循所选择的亚段支气管插入，转动机位多轴透视，核对活检钳位置对准活检目标无误后，张开活检钳，向前推进少许，在患者呼气末关闭活检钳，并缓慢退出，如无明显出血，可同法钳取活组织 3～5 小块，置入 10% 甲醛溶液中，如为肺组织则呈绒毛状漂浮于固定液中。

对弥漫性病变肺活检者，活检部位应选择病变多的一侧肺下叶，如两侧病变大致相同，则选择右下叶。支气管镜送达下叶支气管后，经活检孔插入活检钳至事先选择的段支气管内，直至遇到阻力或感到微痛时，再将活检钳后退 1～2cm。此时嘱患者深呼吸，在深吸气末张开活检钳，并向前推进至遇阻力时，一般推进 1cm 左右，于呼气末关闭活检钳并缓慢撤出，术者此时可感到对肺组织的牵拉感。按同样操作在不同的段或亚段支气管取肺组织 3～5 小块，置入固定液中送检。

通过 TBLB 可以有效获取远端肺组织内的病灶标本，是诊断肺实质局灶性病变和弥漫性肺部病变的有效技术手段。文献报道，对表现为肺外周性结节的恶性病灶，在无透视引导下行 TBLB 检查的阳性率为 54.2%，其中腺癌为 50.9%，鳞癌为 61.5%，低分化癌为 72.7%，小细胞癌可达到

100%，值得注意的是肺内转移性肿瘤的阳性率只有12.5%。当采用透视或超声引导时，其整体阳性率可以达到80%以上。

（二）经支气管针吸活检术

经支气管针吸活检术（transbronchial needle aspiration，TBNA）是一种通过穿刺针吸取或切割，获得气道壁、肺实质以及气管、支气管相邻部位纵隔内病灶的细胞学、组织学或微生物学标本的技术。近年来，随着病灶定位方法和穿刺针的不断改进，已广泛应用于各种良、恶性肺及纵隔疾病的诊断，极大地提高了气管镜的诊断率，并拓宽了其临床应用范围[3]。由于该项技术可对纵隔淋巴结进行活检，确定肺癌患者纵隔肿大淋巴结的性质，使气管镜检查直接参与肺癌的临床分期和纵隔疾病的诊断，目前已将此技术列为呼吸专科医生必须掌握的技能。

TBNA最初是为纵隔病变的诊断而设计的，但随着技术的发展和经验的积累，其适应证范围已大大拓展。其主要适应证包括：①对纵隔和肺门淋巴结取样，以明确诊断，同时对支气管源性肿瘤进行分期；②对气管/支气管旁的肿块、黏膜下病变和肺外周结节进行取样；③适用于支气管内坏死和出血性病灶的病因诊断；④预测气管、支气管源性肿瘤外科手术的切除范围；⑤纵隔囊肿和脓肿的病因诊断及引流。

受操作者技术水平、穿刺针本身以及助手和病理医师配合等多方面因素的影响，各单位报告的TBNA阳性率差异较大。对于肺癌患者，影响TBNA阳性率的主要因素是纵隔淋巴结转移的发生率和操作者的熟练程度。应用TBNA对肺癌进行分期，其阳性率在30%～50%，但其特异性高达95%以上。在评价肺外周结节方面，TBNA技术可以将常规支气管镜下的刷检和活检的检出率提高20%～25%。在诊断结节病方面，Trisolini等报道，对于Ⅰ期结节病采用TBNA技术，诊断的阳性率可达到72%，如联合使用TBLB，可使诊断阳性率提高到87%。Morales等的研究表明，在原有方法上加用TBNA技术诊断结节病，可以使Ⅰ期患者的诊断率提高23%，Ⅱ期患者的诊断率提高7%。此外，TBNA技术还可以显著提高黏膜下病变、结核及淋巴瘤等纵隔淋巴结增大的病因检出率。

传统TBNA的操作者不能直接窥见病灶，要提高活检的阳性率，准确的病灶定位是关键。近年来问世的支气管腔内超声（endobronchial ultrasound，EBUS）引导下的TBNA（EBUS-TBNA）可在超声显示下对病灶或淋巴结实施实时穿刺，有效地克服了盲目TBNA定位难的问题，使TBNA的阳性率大幅度提高。研究表明，与传统TBNA相比，EBUS-TBNA可将对隆凸下淋巴结的穿刺阳性率由76%提高到84%；而对其他部位淋巴结的穿刺阳性率可由58%提高到84%以上；对于CT可见的肺门、纵隔淋巴结，其敏感性和特异性可分别达到95.7%和100%；诊断准确率高达97.5%。由此可见，EBUS-TBNA在对肺癌的淋巴结分期方面不仅优于传统TBNA，而且无论是在敏感性和准确性方面均优于纵隔镜检查，故有人预测EBUS-TBNA将取代纵隔镜成为肺癌分期的"金标准"。

（三）荧光支气管镜检查术

早期诊断是支气管肺癌治疗成功的关键。支气管肺癌的发生、发展，通常要经历不典型增生到原位癌的过程。在肺癌高危人群中，约有10%的人存在不典型增生或原位癌。据统计，不典型增生阶段可长达3～4年，原位癌的阶段也有6个月的时间，对于这一部分患者的及时检出和定期随访，为肺癌的早期根治提供了可能。除此之外，50%～60%的支气管肺癌（特别是鳞状细胞癌）的病变位于亚段以上支气管，这就为经支气管镜诊断早期支气管肺癌提供了时间和空间上的可能性。

自荧光支气管镜（autofluorescence bronchoscopy，AFB）是近年来研制出的主要用于肺癌早期筛查的内镜技术。文献报道，白光支气管镜检查（white light bronchoscopy，WLB）基础上加用AFB，可将支气管腔内型早期肺癌的诊断阳性率提高至78%。

"荧光"是一种特殊的物理现象，是指某些物体在特定波长光线的照射下，该物体受激发后，可辐射出波长比照射光线长的光，我们就称其为"荧光"。20世纪初，人们就发现人体组织存在荧光现象，并发现肿瘤组织和正常组织的荧光显像不同。人体内的荧光反应物质（荧光载体）有很多种类，包括：色氨酸、胶原、弹力蛋白、紫菜碱、磷酸吡哆醛等。人体组织辐射荧光的波长和强度决定于其中不同荧光载体的含量、入射光的最大吸收和反射值以及入射光源自身的特性。

当一束 442nm 的单色光照射在黏膜上时，上皮下的荧光载体被激发，辐射出波长较长的光线。这种荧光是混合光，由波长 520nm 的绿光和波长 630nm 的红光组成。其中，绿光较强、红光较弱，显示屏上看到的是绿色图像。在有组织增生和原位癌(carcinoma in situ, CIS)的部位，荧光辐射会减弱，并且以绿光减弱更明显，图像就会偏红色。引起荧光减弱的原因可能有：上皮增厚(吸收入射光增加)、组织充血(血红蛋白吸收绿光增加)、肿瘤基质中的还原性物质减低了荧光载体的含量等。利用肿瘤组织和正常组织荧光显像的不同，就能分辨普通光线下无法发现的早期肿瘤病灶。

与肉眼可以看见的普通光线不同，支气管黏膜的自发荧光非常微弱，不通过一定的辅助技术，肉眼是无法看到的。目前通常采用的技术分为两大类：①增强照射光的强度和纯度，采用特殊摄像机增加感受荧光的灵敏度；②应用能在肿瘤组织浓聚的光敏药物，增强肿瘤组织的荧光辐射。根据所用技术的不同，可将荧光支气管镜分为两大类：

1. 激光成像荧光支气管镜(laser imaging fluorescence endoscopy，LIFE) 此类荧光支气管镜通过外源性光源照射，激发组织的自发荧光，来分辨肿瘤组织，而不需使用光敏药物。LIFE 系统使用低能量氦-镉激光产生的 442nm 紫外光作为照射光。摄像系统采用两台高分辨率 CCD 荧光摄像机，灵敏度达到普通摄像机的 30 000 倍，分别单独感受绿光和红光，并将数字信号传送到主机进行合成。这样，在监视屏上就能看到支气管黏膜的实时荧光图像。在 LIFE 系统中，肉眼看不到入射的紫外光，正常黏膜为绿色，增生/CIS 黏膜为红色或棕色。

2. 自荧光成像支气管镜(autofluorescence imaging bronchoscopy，AFI) 此类荧光支气管镜工作时，入射光波长范围 380~460nm。观察时，为增加对荧光的分辨率，需要将大部分直接反射的蓝光屏蔽。同时，为了增强视野的总体光线强度，还要保留一小部分散射蓝光。这样，观察正常黏膜时，由于绿色荧光较强，掩盖了蓝光，显示绿色；增生或 CIS 黏膜的绿色荧光明显减弱，黏膜显像就呈蓝/红色或是两种颜色融合成的暗视野区，如图 31-2-1 所示。

AFB 在中央气道黏膜不典型增生、原位癌诊断中是一种有效的早期定性、定位诊断工具，通常需联合 WLB 开展工作。Moro-Sibilot 等联合检查 244 例肺癌高危人群(有症状的吸烟者及有肺癌手术史或头颈部肿瘤手术史者)，所有发现异常者都进行活检确认，共发现 92 处鳞状上皮化生、42 处中重度黏膜不典型增生和原位癌、39 处侵袭性肿瘤病灶。早期中央型肺癌诊断时，与单独 WLB 检查相比，WLB 联用 AFB 可将诊断的敏感性提高 10%~30%，但是特异性会降低 5%~10%，提示 WLB 联合 AFB 可作为癌前病变和早期肿瘤筛查和监测的重要手段。通过对痰检阳性而影像学阴性的肺癌患者的研究发现，AFB 可以观察到的病灶累及范围更接近于病理改变，故用于肺癌的分期更准确，而根据 AFB 检查的结果调整了分期和治疗原则以后，患者的预后获得了相应的改善，说明 AFB 在早期肿瘤的分期中同样具有很高的价值。

(四)支气管腔内超声技术

经支气管腔内超声技术是将微型超声探头经支气管镜送入气管支气管，通过对病变部位的超声扫描，获得管壁及管腔周围结构的超声图像，从而提高常规支气管镜诊断效率的一种方法。通过 EBUS，医务人员可以突破气道表面和管壁结构的限制，从而更准确地了解管壁、管周以及纵隔内病变的性质和范围，以帮助临床诊断。

1. 支气管腔内超声的工作原理 最早应用于临床的经支气管镜微型超声探头，又称为放射状(或径向)超声探头(图 31-2-2A)，其直径为 1.7~2.6mm，工作长度 2m 左右，该直径允许其通过支气管镜的工作通道进入气道腔内。

超声探头工作频率可选用 12~30MHz，通常采用 20MHz，其轴向分辨率为 0.1mm，组织穿透深度为 2~3cm。带囊型探头注入水后球囊外径为 15~20mm，可以与主气管及各级支气管内表面紧密接触，探头动力由专用外驱动马达提供动力旋转而产生 360°的超声图像。但在气管内采用这种超声探头进行工作时，当水囊注水后就会将气道完全阻塞，因此限制了其在气管内的使用。为了克服这一不足，又出现了可在气管内进行超声检查的扇形（或凸状）超声扫描探头，并将其固定于支气管镜的前端（图 31-2-2B），这样不仅可以在气管内实施超声检查，而且还可以在实时超声引导下进行 TBNA 操作，极大地拓展了 EBUS 的临床应用范围。

正常支气管壁结构在 EBUS 所得的图像，可将支气管壁结构清楚地显示为 7 层结构，从管腔

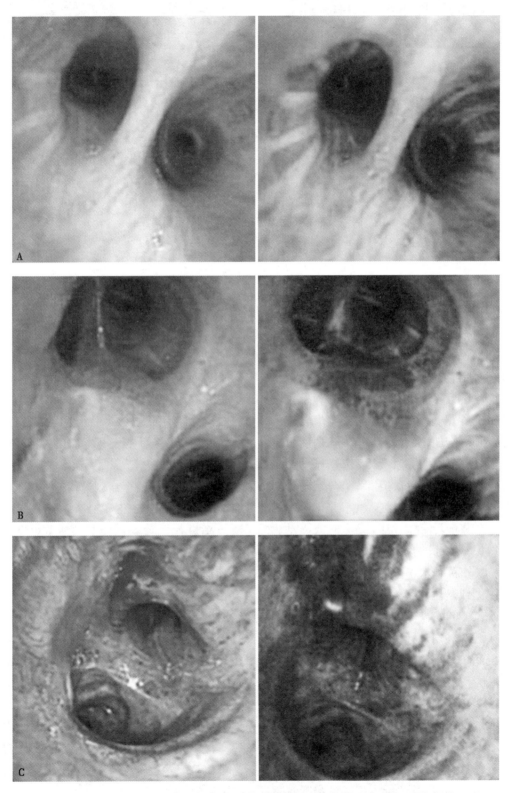

图 31-2-1 正常支气管黏膜、重度不典型增生和 CIS 在 WLB 和 AFB 下的表现
A. 正常黏膜；B. 重度不典型增生；C. CIS

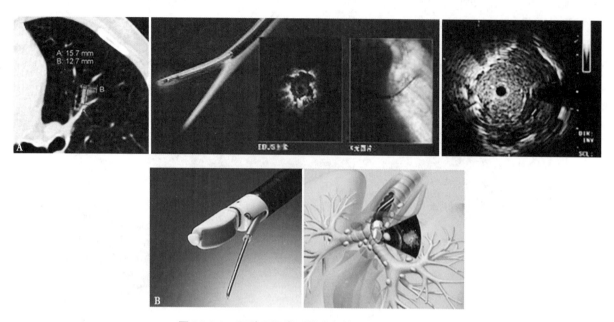

图31-2-2 两种不同类型的支气管腔内用超声探头
A. 放射状超声探头扫描病灶示意图;B. 扇形超声探头扫描实时引导淋巴结穿刺活检示意图

内面至外膜分别为黏膜(高回声)、黏膜下层(低回声)、软骨层内面(高回声)、软骨层(低回声)、软骨层外面(高回声)、结缔组织(低回声)、外膜(高回声)。

2. 支气管腔内超声的临床应用

(1)准确判断气管、支气管肿瘤的管壁侵犯程度:Takahashi 报道了 20 例局限于支气管壁的早期肺癌,在经过 EBUS 检测后,确认病变仅局限于黏膜层,且无软骨层累及后,选择光动力治疗后获得了 80% 的治愈率。因此,有学者认为对于 EBUS 确认病变仅累及支气管黏膜层的早期肺癌,可采用腔内介入治疗方法,如激光或光动力治疗而获得根治;倘若病变已累及支气管软骨层者,则应采取外科手术切除。此外,EBUS 在判断肿瘤是浸润或是压迫气管、支气管方面的准确性要优于胸部 CT 扫描。Herth 等人对 131 例大气道邻近区域的肿瘤进行 EBUS 检测,判断气道是被肿瘤浸润还是单纯压迫,并与术后病理进行对照,结果显示 EBUS 检查在区分肿瘤浸润 / 压迫方面,敏感性为 89%,特异性为 100%,准确率达 94%;而胸部 CT 的敏感性、特异性和准确率则仅为 75%、28% 和 51%。由此可见,EBUS 在判断肿瘤气道侵犯的范围和深度方面具有显著的优势,这对于指导气道肿瘤治疗方案的选择具有重要价值。

(2)显著提高 TBNA 的效率:如前文所述,TBNA 技术是一项非常实用的临床诊疗技术,但对于初学者来说,穿刺针的定位则是决定穿刺能否成功的关键。正是由于这一原因,各家报道的 TBNA 穿刺的准确性存在着很大差异,文献报道在 20%~89% 之间。随着 EBUS 的临床应用,EBUS 引导下的 TBNA,能够更加准确地实施对病灶的穿刺,从而显著提高 TBNA 的准确率。尤其是扇形超声支气管镜的问世,使操作者可以在实时监控下完成整个穿刺过程(图 31-2-3)。

Herth 等对 EBUS-TBNA 和传统 TBNA 的诊断效率进行比较。其结果表明,对隆凸下淋巴结,EBUS-TBNA 和传统 TBNA 的诊断率(获得特异诊断人数 + 淋巴细胞阳性而无特异诊断人数 / 所有检查人数)分别为 86%、74%,两者没有统计学差异,而对于其他部位的淋巴结(包括上气管旁、气管前后、下气管旁、主肺动脉窗淋巴结),EBUS-TBNA 的诊断率(84%)远高于传统 TBNA(58%)。Yasufuke 等利用凸状超声支气管镜进行 EBUS-TBNA,70 例入选患者中,68 例得到了足够的标本;EBUS-TBNA 诊断 45 例为恶性病变,25 例诊断为良性,同手术病理及随访结果比较,其诊断敏感性为 95.7%,特异性为 100%,准确率为 97%。

(3)在肺外周病变诊断中的价值:径向扫描

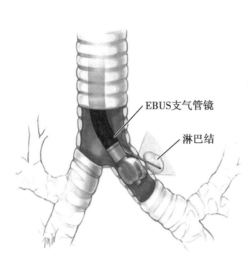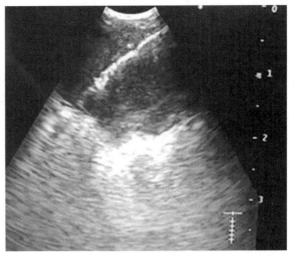

图 31-2-3　实时超声引导下 TBNA 示意图

超声探头（radial EBUS，r-EBUS）具有非常小的直径，可以进入亚段以远的支气管，在肺周边区域超声探头不需要水囊即可与支气管壁紧密接触，这些小气道周围的病变即可被超声探及。由于 20MHz 的超声具有 0.1mm 的分辨率，可以更精细地显示病变内部结构。支气管周围病变表现为低回声，肺实质富含气体表现为强回声，两者之间形成清晰的边界；邻近肿块的肺不张区域由于肺泡分泌物、肺实质、空气混合形成的多重界面，比肿瘤有更高的回声。

此外，EBUS 还可以显著提高 TBLB 的诊断效率，尤其是在小的肺周围型病灶中。Paone 等在一项前瞻性研究中比较了 EBUS-TBLB 和传统 TBLB 的诊断效率，其结果显示，在直径大于 3cm 的病变中，两者的诊断敏感性分别为 82.8%、77.3%，准确性分别为 88%、84%，两者之间的差别没有统计学意义；但在直径小于 3cm 的病变中，EBUS-TBLB 的敏感性、准确性仍可分别达到 75%、83%，而传统 TBLB 的敏感性、准确性分别为 53%、30.7%。

综上所述，EBUS 在判断气管、支气管肿瘤的病变范围、提高传统 TBNA 的诊断效率和准确性、改善肺外周结节病灶的诊断准确性等方面均具有重要的价值，同时 EBUS 也是一项安全性很高的诊断技术。在未来，EBUS 除了在肺癌的诊断和分期中继续发挥重要作用之外，还将会在早期肺癌的腔内介入治疗的导引、治疗方案的制定以及疗效判断中发挥出不可替代的作用。

（五）支气管镜导航技术

由于常规支气管镜检查在肺外周小结节获取组织活检的能力以及经皮肺穿刺针吸活检高并发症方面的局限性，使得导航支气管镜技术应运而生。导航支气管镜技术使用胸部 CT 扫描图像来重建气道和周围肺组织的 3D 地图。这就是"虚拟支气管镜检查"，规划从气管到目标病变的支气管镜视图和路径。目前常见的导航支气管镜技术包括：虚拟支气管镜导航系统、LungPoint 系统及电磁导航技术。在此主要讨论最常见的虚拟支气管镜导航系统、电磁导航技术。

1. 虚拟支气管镜导航技术　虚拟支气管镜导航（virtual bronchoscope navigation，VBN）是一种使用胸部 CT 图像来进行气道和肺部 3D 重建的技术。获得气道的虚拟支气管视图，创建从中央气道至肺周边所选定目标病变的虚拟路径。操作者以目标病变的虚拟路径为地图，引导支气管镜和活检器械通过较小的气道到达外周小结节。重建气道的准确性取决于 CT 图像的质量。因此，更薄的层厚和高容积 CT 数据可以获得更准确的虚拟图像。VBN 可与环扫超声支气管镜（radial EBUS，r-EBUS）和超细支气管镜联合使用，以提高外周肺小结节（peripheral pulmonary nodule，PPN）活检的诊断率。

研究表明，与传统 TBLB 相比，导航支气管镜技术通常可提高诊断率。基于多中心的临床研究数据表明在直径大于 3cm 的病灶中 VBN 引导的诊断率可达 80%。一项对 39 项研究的荟萃分析发现 VBN 的诊断率约为 72%，与其他导航技术相似。对于直径小于 2cm 的病灶，诊断率下降至 67.4%。与许多其他技术一样，VBN 的诊断效率取决于多种因素，包括病变大小、位置、操作者熟练程度及其他辅助技术的使用。

VBN 系统的最新进展是支气管镜下经肺实质肺外周结节取样（bronchoscopic transparenchymal nodule access，BTPNA）。由 VBN 导航到目标病变最邻近的气道，该软件创建隧道路径通过肺实质、并避开血管直接到达外周病变，然后对其进行取样和治疗。该系统在缺乏"支气管充气征"的病灶中特别有用。在纳入 12 例患者的临床试验中，这项技术成功应用于 10 名患者（2 名患者无法创建路径），BTPNA 的诊断阳性率为 100%。

2. 电磁导航支气管镜检查术 VBN 无法跟踪并引导活检器械进入肺外周结节，因此在 VBN 基础上研发出电磁导航（electromagnetic navigational bronchoscopy，ENB）支气管镜检查系统。ENB 系统的工作方式类似于车辆的全球定位系统（GPS），在虚拟支气管镜系统上增加电磁跟踪，能够提供实时位置引导和方向提示，使操作者按照虚拟路线图引导器械到达肺外周病灶处。该设备在胸腔周围产生电磁（EM）场，小型 EM 传感器用作该场内的位置定位器。与 VBN 一样，ENB 技术需要薄层 CT 来创建虚拟支气管树，该 CT 在手术之前完成，因此 ENB 不是"实时"技术。在轴向、矢状面和冠状面上找到病灶并标记为目标。使用虚拟气道设置并标记到达病灶的支气管内路径。将患者置于计算机产生的 EM 场中，该计算机内装载有规划路径，并且将传感器放置在患者的胸部以确定传感器在 EM 场中的位置并补偿呼吸运动。尖端安置 EM 传感器的插入部可以在气道的各个区段中前进，其使虚拟气道与真实解剖结构同步并匹配，该过程称为配准，当前系统可以执行自动配准。程序的成功与否取决于匹配的准确性。在成功配准之后，系统可准确感知导航传感器位置，定位传感器朝向病变转向，在计算机屏幕上描绘传感器与病变的相对位置关系及接近度，并可在有或没有透视检查的帮助下进行活检。

在决定选择 ENB 还是经 CT 引导穿刺活检时，需要考虑几个因素。患者个体因素如耐受镇静的能力、病变的位置、诊断成功的概率以及操作者掌握该技术的熟练程度起着关键作用。当经 CT 引导穿刺活检不能实施的情况下，可以选用 ENB 引导活检：解剖因素（如严重的肺气肿，病变靠近主要血管）或 TTNA 无法诊断时，需要进行支气管镜检查的其他适应证，如纵隔淋巴结分期、中央气道评估、处理肺部感染、需要对多个病灶进行取样、获得额外用于亚型或突变检测的组织、放置立体定向放疗或肺切除的标志物。

ENB 的许多研究是非随机单中心研究，诊断率在 63%～85% 之间。最近对 ENB 进行的一项荟萃分析显示，总的诊断敏感性为 82%。与较高灵敏度相关的显著因素是较大的结节直径、支气管充气征的存在、r-EBUS 的结节可视化、较低的配准误差和使用导管负压抽吸技术，而结节位于下叶与较低的诊断率相关。在一项前瞻性随机研究中，评估了 ENB、r-EBUS 和两者的联合诊断，在联合组中，r-EBUS 用于确认病灶位置，如果需要，在使用 ENB 导航后重新调整。与单用 r-EBUS 和 ENB（分别为 69% 和 59%，$p=0.02$）相比，联合模式具有更高诊断率，为 88%。根据这项研究的结果，国外支气管镜中心通常用 r-EBUS 确认 ENB 导航病灶。

（六）内科胸腔镜检查术

内科胸腔镜（medical thoracoscopy），又称胸膜腔镜（pleuroscopy），它有别于外科电视辅助胸腔镜。其操作通常是在患者清醒镇静加局麻下进行，一般在胸壁上仅行单点穿刺，整个操作可以在支气管镜室或诊所内进行。内科胸腔镜检查术主要用于诊断胸膜和部分肺部疾病诊断，并可实施胸膜固定术。

内科胸腔镜检查术的适应证包括：①不明原因的胸腔积液；②胸膜占位性病变；③气胸；④弥漫性肺病变及肺外周病变；⑤肺癌分期。

患者术前需建立人工气胸，可于局麻下以过滤空气 400～800ml 注入胸膜腔，对胸腔积液患者应在抽胸液后再注入空气，并行胸部 X 线透视或摄片确认。进镜切口的选择不宜离病灶太近，最好取病灶相对方向，以便于观察病灶；如为弥漫性病变，一般取侧卧位，切口定于腋中线或腋后线第 6～7 肋间，此处进镜便于观察整个胸膜腔。同时，切口的选择应避开胸膜粘连处，以免进镜时使粘连带撕裂出血,影响观察,干扰检查结果。为全面了解病变的范围,检查中必须养成良好的习惯,按顺序观察整个胸腔以免漏诊,然后再观察异常组织的大小、数目、侵及范围、硬度、有无搏动等情况。对每个病变部位需取活检2~4块,活检后应仔细观察,如有出血可用冰肾上腺素盐水局部灌注,仍不止血可用凝血酶或电凝止血。术毕,缓慢抽尽胸腔内气体,并留置胸腔引流管行闭式引流,持续引流残余气体或胸液,同时观察有无漏气、出血,必要时可向胸腔内注药或冲洗。

传统的内科胸腔镜多为硬质镜,而新近问世的"软硬镜"为一种改良型的胸腔镜,其镜身为硬质,远端则可弯曲,这样就大大地扩展了其视野。在我国有一些单位采用纤维支气管镜代替胸腔镜进行胸膜疾病的诊断,也取得了一定的效果,其不足就是在活检时,镜体不太容易固定,活检部位的准确性受到一些影响。另需注意的就是镜体的消毒必须彻底,以避免因此而导致的医源性感染。

因为癌性病灶在胸膜上往往呈点状分布;结核病灶多分布于胸膜基底部或膈胸膜,所以直接经胸壁进行胸膜穿刺活检的阳性率较低。而通过内科胸腔镜检查可以直接窥视整个胸膜腔,能发现微小病灶;在直视下进行活检,能避开大血管、清除病变表面糜烂坏死组织及覆盖物,活检标本质量大大提高;不仅能取脏胸膜、纵隔、膈面胸膜,也能取肋胸膜及肋膈窦处病变,对胸水病因诊断的阳性率明显提高。文献报道以内科胸腔镜检查结合胸水的肿瘤标志物及细胞学结果,对于癌性胸腔积液,其诊断的准确性可达90%以上;而对于结核性胸腔积液,其诊断的准确性可达93%以上。此外,对于一些孤立性胸膜转移[4]、结节病等,其诊断的准确性要显著高于常规胸腔穿刺和闭式胸膜活检。因此,在一些发达国家,传统的盲目胸膜活检术已基本被内科胸腔镜检术所替代。其并发症包括:活检部位的出血(绝大多数为自限性)、持续性气胸和肋间神经和血管的损伤。其操作的相关死亡率低,仅为0.01%~0.24%。

(七)经皮肺活检术

经皮肺活检术(transthoracic needle aspiration/biopsy,TTNA/B)是一种经皮穿刺获取包括胸壁、肺实质及纵隔在内的病变标本,从而进行细胞学、组织学及微生物学检查的技术。

1883年,Leyden成功地进行了第一例局灶性肺部疾病的经皮肺针吸活检,找到了致病的肺炎链球菌。3年后,Menetrier首次采用经皮肺穿刺诊断了一例肺癌患者。在20世纪上半叶,曾有不少学者尝试经皮针吸活检,但由于穿刺针和定位技术的限制,这一技术的应用未能得到推广。20世纪60年代后期,随着X线透视机的改进、穿刺针的改良及细胞学诊断技术的进步,经皮肺穿刺活检才得到了广泛应用。

经皮肺活检术的适应证包括:通过针刺抽吸或组织切割,诊断肺外周的结节或浸润性病变、胸膜肿块、部分空洞性病变、纵隔肿块以及其他通过经皮穿刺可及的胸部病变。禁忌证包括:①无法纠正的出凝血性疾病;②严重的低氧血症;③血流动力学不稳定;④肺动脉高压;⑤伴有肺大疱的肺气肿;⑥病变太靠近血管。相对禁忌证还包括既往有肺切除术或$FEV_1 < 1L$。除此之外还应强调,对于双肺均有病灶者,一般不宜同时对两肺进行穿刺。

X线电视透视和CT引导是经皮肺穿刺活检的常用导向方法。电视透视具有费用低、设备普及、可实时观察和调整穿刺方向和针尖位置等优点,适宜对较大病灶的定位。但对小病灶的定位不够准确,对靠近心脏、大血管部位的病灶穿刺危险性较大。CT对解剖结构显示清晰,可引导穿刺5mm以上的结节,对靠近重要部位的病灶也可以准确引导,根据增强CT还可以判断病灶内的坏死区域和周围的炎症或不张肺组织,使穿刺更准确。CT还可以显示叶间胸膜和肺大疱,有利于选择合适进针路线,减少气胸的发生。最新的CT透视技术还可以实时引导穿刺过程,提高了穿刺准确性,缩短了穿刺时间。这些优点使CT引导成为目前肺穿刺活检最常用的导向方法。除此之外,对于一些靠近胸壁的病灶,亦可在超声引导下进行实时穿刺。

TTNA/B可以比较准确地获得肺内结节病灶的组织标本,通过TTNA/B,许多患者可以避免不必要的开胸手术,并可以节约大量的医疗费用。TTNA/B总的诊断敏感性在68%~96%,其特异性可接近100%;对于所有大小的病灶来说,其诊断的准确性为 74%~96%，通常病灶越小，诊断的准确性越低。TTNA/B 最常见的并发症是气胸，大多文献报道气胸的发生率为 20%~40%，但是其中的大部分患者气胸量非常小，无需特殊处理，仅不足 10% 的患者需要胸腔闭式引流。此外，偶有咯血，多为自限性，大咯血非常少见。（参见第三十章）

二、治疗性技术

（一）经支气管镜介导腔内热烧灼治疗

目前用于支气管镜介导下的腔内治疗的各种方法中，以热烧灼方法最为常用。其中包括了微波、高频电凝、氩等离子体凝固（argon-plasma coagulation，APC）和激光。其原理均是通过将能量聚积到病变组织，使组织产热，进而使病变组织变性、凝固或是炭化和气化，以达到将病变组织去除，使气道重新恢复开放状态的目的。

气道内热烧灼治疗能够在治疗的当时即刻清除气道内病变组织，迅速获得疗效。所以对导致通气功能障碍，并产生明显症状的中央气道（即气管、主支气管、右中间段支气管和叶支气管）的腔内型病变，多数学者均首选上述方法对病灶实施清除，一般都能取得很好的即刻疗效。其适应证包括：①失去手术机会的气管、支气管腔内恶性肿瘤的姑息性治疗；②气管、支气管腔内各种良性肿瘤的根治；③各种炎性、手术、外伤及异物性肉芽肿的切除；④支气管镜可及范围内的气道组织的出血。但是，因为热烧灼治疗只能清除可见范围内的病变组织，不能解除根本的病因，尤其对于肿瘤组织不能有效抑制手术野以外肿瘤组织的生长。所以，单纯热烧灼治疗的疗效维持时间较短，有条件者需联合支架植入、放疗、化疗等综合治疗，以延长疗效维持的时间。需要注意的是气道外压性狭窄是热烧灼治疗的绝对禁忌，治疗前必须仔细鉴别，否则会造成气道穿孔。

因为以上方法的产热原理不尽相同，在临床应用时有其各自的特点。激光（常用的有 Nd-YAG 激光和 KTP 激光）的能量最高，对组织的切割效果好，组织穿透力最强、速度最快，但容易造成组织的穿孔和出血，掌握不好还会损坏支气管镜及其他硬件设备，而且价格昂贵；而微波所释放的能量低，对组织的凝固作用比较慢，不适

合治疗严重的气管阻塞，但同时也就相对比较安全，而且价格非常便宜；相对前两者，高频电凝及 APC 都是利用高频电放电的原理产生热量，能够较迅速地去除病变组织，同时治疗深度又不太深，便于操作者掌握，是目前较为理想的腔内治疗手段，除此之外，其价格比较适中，较为适合我国的国情。

文献报道以上各种气道内热烧灼治疗方法对于恶性疾病导致的气道阻塞，近期疗效均可达到 90% 左右；对于腔内型的良性肿瘤则可以完全治愈。其主要的并发症包括出血和局部组织的穿孔。对于严重的气管阻塞、心肺功能差或预计术中有可能出血的患者，操作最好能在全麻下进行，这样可将治疗的风险降至最低限度。

（二）气道内光动力治疗

气道内光动力治疗（photodynamic therapy，PDT）是先全身给予光敏剂，由于该类药物具有亲肿瘤特性而在瘤体内聚集，一定时间后通过支气管镜用特定波长的光照射肿瘤，激发光敏剂，使其将能量传递给氧原子而产生具有氧化作用的单线态氧（$^-O_2$），后者使肿瘤细胞坏死的治疗气道恶性肿瘤的方法。

PDT 技术自 20 世纪 80 年代应用于临床，先后被用于治疗皮肤、胃肠道、泌尿系统以及呼吸系统恶性肿瘤，均取得了满意的疗效。其中肺癌的治疗以日本开展较早，美国和欧洲也积累了一定数量的病例。资料显示，PDT 对早期中央型肺癌、支气管腔的癌性阻塞以及周围型肺癌均有较好的效果，远期有效率在 50%~70%。美国 FDA 分别于 1997 年和 1998 年批准 PDT 作为晚期食管癌、膀胱乳头状瘤、晚期非小细胞肺癌以及早期肺癌的治疗手段。我国几乎与国外同时开展 PDT 治疗，长海医院呼吸内科曾于 1984 年采用 PDT 对 10 例不能切除的支气管肺癌进行治疗，结果 6 例显效，4 例有效。但由于病例选择、光敏剂和激发光源使用等方面存在这样或那样一些问题，PDT 始终未能形成一种主流的治疗方法。近年来，随着半导体激光发生器以及稳定的新型光敏剂不断问世，国内外学者开始对 PDT 治疗肿瘤的效果寄予了新的希望。

气道内光动力治疗的适应证包括：①不能或不愿接受手术治疗的早期中央型肺癌的根治；

②中、晚期肿瘤患者的姑息治疗；③手术、放化疗后局部残留或复发的小肿瘤。

两项包括 16 个欧洲中心，20 个美国 / 加拿大中心的随机对比 PDT 和 YAG 激光对部分阻塞性肺癌疗效的前瞻性研究结果显示：治疗 1 周后肿瘤对两种方法的反应相似；但 1 个月后 PDT 组欧洲和美国 / 加拿大中心各有 61% 和 42% 的患者有效，而 YAG 激光组分别只有 36% 和 19% 的患者有效。结果显示 PDT 在缓解气急、咳嗽和咯血方面优于 YAG 激光，尤其在疗效维持时间上明显优于热烧灼治疗。其他研究也得出相同的结论，即在适应证范围内，PDT 缓解阻塞及其他症状的效果要好于 YAG 激光。

气道腔内光动力治疗的主要并发症是光过敏和咯血。因此，术前必须行过敏试验，术后 2 周内要注意避免强光照射和观察有无咯血症状。值得注意的是，由于 PDT 术后肿瘤组织会有明显水肿，如肿瘤已侵犯气管或同时侵犯两侧主支气管，术后可能发生严重气道阻塞，甚至出现呼吸衰竭。对于这样的患者，PDT 治疗应慎重采用，如必需使用，需备好气管插管等抢救措施，或于支架植入后进行。

（三）气道腔内近距离放射治疗

放射治疗是肺癌治疗的重要手段，其中外照射是标准的治疗方式。但因为正常组织对辐射耐受力有限，限制了对肿瘤组织放射的剂量，所以外照射的疗效受到很大的限制。气道腔内近距离放射治疗（endobronchial brachytherapy），是将放射源导入气道内贴近肿瘤组织进行照射。这样大大减少了对正常组织的辐射剂量，故能对肿瘤组织施以较高剂量的照射，可以尽快打通气道、清除腔内及其周围肿瘤组织，而且副作用小、安全性高，患者易于耐受。

放射性核素 ^{192} 铱以释放 β 射线为主，局部作用强，穿透力较弱，对正常组织损伤小，易于防护；并且其能量率高、可制成体积很小的放射源，进入人体的各个部位进行放疗，是目前最好，也是应用最广的腔内近距离放射源。1983 年，Mendiondo 首次报道通过纤维支气管镜插入装有 ^{192} 铱的聚乙烯管进行支气管腔内近距离放疗，其后气道腔内近距离放疗得到了迅速的推广。

腔内近距离放疗的主要适应证有：①中央型肺癌侵犯纵隔或大气道；②气管、支气管腔内恶性病变引起的呼吸困难、阻塞性肺炎、咯血或难治性咳嗽等症状；③肿瘤术后残端未尽或残端复发；④作为 Nd: YAG 激光治疗或其他腔内介入治疗的后续治疗。

Satio 报道，以外放疗联合近距离放疗治疗 64 例早期腔内型支气管鳞癌患者，结果 64 例患者的中位随访期为 44 个月，有 9 例复发，其中 5 例通过进一步手术治疗和外放疗再次缓解，4 例死亡，随访满 5 年的患者中无病生存率达 87.3%。对于中、晚期肺癌患者，以近距离放疗和外放疗联合或续贯治疗，缓解肿瘤腔内侵犯引起的呼吸困难、阻塞性肺炎、咯血或难治性咳嗽等症状，有效率达到 70% 左右，并且维持时间较长。对于大气道阻塞，已接受热烧灼、支架植入等治疗取得良好疗效的患者，也可以通过腔内近距离放疗进一步抑制周围肿瘤组织的生长，大大延长疗效维持时间。

腔内近距离放疗最主要的并发症是咯血和放疗后气道水肿。大咯血可能与累积剂量高有关，也可能是由于肺动脉与主支气管和上叶支气管非常靠近，放射后造成坏死出血。也有研究者发现鳞癌接受近距离放疗后较易发生大咯血。所以，当肿瘤是鳞癌、肿瘤位于主支气管或上叶支气管时，要考虑到大咯血的可能性较高。轻度气道水肿不需特殊处理，如果原有重度气道狭窄或肺功能严重减退，气道水肿可能引起致命性呼吸衰竭。对于这些患者除做好气道的前期准备（如用电刀或激光等将气道部分疏通后再行放疗）外，还可以在治疗前后给予皮质激素减轻水肿。

（四）气道内支架植入术

气道内支架的应用最早可追溯到 19 世纪 90 年代，但是直到 20 世纪 80 年代，随着材料科学的不断发展和可弯曲支气管镜在临床的普及，气道内支架植入才真正得以在临床被广泛应用。

气道内支架植入的适应证主要包括三个方面：①中央气道（包括气管和段以上的支气管）狭窄的管腔重建；②气管、支气管软化症管壁薄弱处的支撑；③气管、支气管瘘口或裂口的封堵。

支架主要分两种类型，即由硅酮或塑料制成的管状支架和由金属材料制成的可膨胀式金属网眼支架。相对于金属网眼支架而言，硅酮管状支架的价格便宜，调整位置及取出支架较方便，即便是在支架植入数年以后还能方便地调整位置。但是其贴壁性较差，影响黏液纤毛清除功能，比较容易发生支架移位，植入过程需通过硬质支气管镜进行，操作不便。而金属网眼支架的植入方便，大多数患者均可在局麻下采用可弯曲支气管镜进行置入，并且植入后移位的发生率较低，同时可在一定程度上保留气道的黏液清除功能。同样金属网眼支架也存在着不足，主要包括：价格较贵，植入后移出比较困难，无覆膜支架肿瘤或肉芽组织穿过网眼生长致支架腔内再狭窄的发生率较高等。

因此，对于恶性气道阻塞或仅仅需要暂时性支架植入的患者，有条件开展硬质支气管镜操作的单位可优先选择硅酮管状支架。然而金属网眼支架由于其置入相对比较方便等优点，已使其在临床的应用范围变得越来越广，涵盖了各种良、恶性气道病变。但需要强调的是，对于良性气道狭窄，特别是病变部位尚处于急性炎症期的患者，金属网眼支架植入应当慎重；如果一定要放置支架方可维持气道开放者，可首先考虑采用"暂时性金属支架植入"疗法，或采用硅酮支架，以避免支架植入后再狭窄的发生[5]。对血管外压性气道狭窄，多数学者认为金属支架一般不宜使用。

金属支架种类繁多，应用最多的是镍钛记忆合金支架。目前国内常用的镍钛记忆合金支架根据其编织方法的不同又可以分为 Ultraflex 支架和网状支架。Ultraflex 支架设计独特，允许金属丝做轴向及冠向运动，因此支架贴壁性好，与气道壁之间不易产生无效腔，适用于不规则或表面凸凹不平的气道病变。但正因为如此，支架局部应力不易向周围传递，如长期植入气管，在反复咳嗽动作的作用下容易产生金属疲劳，导致支架断裂。网状支架采用一根镍钛合金丝编织成网而成，结构简单。当支架受到环周或侧向压力时，应力可以向周围传递，支架仍保持圆筒状，同时支架长度变长。所以支架的贴壁效果较差，支架与气道壁之间的空隙容易导致分泌物潴留成为反复感染的源头。但也因为支架应力可以向周围传递，如长期植入气管，不易发生金属疲劳产生支架断裂。所以 Ultraflex 支架适合植入支气管或短期植入气管，而网状支架植入气管的长期安全性相对较好。

Dumon 等报道了他们采用硬质支气管镜放置 Dumon 硅酮支架的多中心研究结果：在 1 058 例患者中植入 Dumon 硅酮支架 1 574 枚；在良性病变中，支架放置的平均时间是 14 个月（最长 74 个月）；在恶性病变中放置的平均时间是 4 个月（最长 55 个月），术后所有患者的症状均显著改善。Miyazawa 等进行了一项前瞻性的多中心研究评价 Ultraflex 镍钛合金支架的疗效和安全性。分别在透视和支气管镜直视下将 54 枚 Ultraflex 支架植入 34 例恶性气道狭窄患者的气道内，支架植入后 82% 的患者呼吸困难立即缓解，呼吸困难指数较支架放置前有显著改善，随访过程中未发生支架移位。对于肿瘤向管腔内生长的患者同时接受了激光、电凝等联合治疗，结果支架植入后的中位生存期为 3 个月，1 年生存率为 25.2%。以上研究均提示支架植入是快速解除气道狭窄的有效方法，但其长期疗效还有赖于原发病的控制情况。

支架植入最常见的并发症是植入后的再狭窄，包括肿瘤性和炎性肉芽性再狭窄，处理包括采用 APC、高频电灼或冷冻将支架腔内的组织予以清除。对于恶性阻塞，还可选择腔内近距离后装放疗进行处理。除此之外，还有一些少见的并发症，如大咯血，多见于恶性气道狭窄；金属支架本身的疲劳性断裂，多见于良性狭窄金属支架植入后，近年来，我国学者提出并应用于临床的"暂时性金属支架植入"策略，可有效地减少此类并发症的发生。

（五）支气管镜肺减容术治疗重度肺气肿

1. 支气管腔内肺减容术治疗重度肺气肿的研究背景 自 1995 年，美国学者 Cooper 报道采用肺减容术（lung volume reduction surgery，LVRS）治疗有明确靶区的严重肺气肿患者[6]，并取得显著疗效以来，一系列的临床研究也证明了这种手术方法针对此类重度肺气肿患者的临床疗效。然而由于这一手术方法的术后并发症发生率 30%～60% 和病死率（术后 90d 内病死率 5.2% 左右）高等原因，在一定程度上限制了其在临床的应用[7]。因此，寻求一种手术创伤更小和更加安全的治疗方法即成为了该领域的当务之急，也正是在这一背景下，支气管镜下肺减容术（bronchoscopic lung volume reduction，BLVR）治疗重度肺气肿应运而生了。

所谓"支气管镜肺减容术"即采用支气管镜引导下，将专用的支气管封堵器或具有单向活瓣功能的封堵器置入到肺气肿明显的靶区引流支气管腔内，促使靶区肺组织萎陷从而获得与外科肺减容治疗肺气肿同样或类似的功效。

2. BLVR治疗重度肺气肿的临床应用现状

（1）BLVR的患者入选和剔除标准：随着BLVR临床研究的深入，在BLVR的适应证方面也逐渐取得了一些共识，目前在BLVR治疗重度肺气肿的临床研究中，较多采用了以下入选和剔除标准：

1）入选标准

①年龄50～80岁。

②经临床和影像学确诊的，有临床症状的肺气肿患者。

③采用规范化药物治疗后，日常活动仍有明显气促者。

④影像学提示存在有非均质性肺气肿。

2）剔除标准

①FEV_1<预计值的20%。

②$PaCO_2$>55mmHg。

③DL_{CO}<预计值的25%。

④有肺动脉高压。

⑤存在活动性肺部感染。

⑥患者不愿或不能接受随访研究。

（2）临床疗效及安全性：2006年，Innes等人首次报道了一组98例支气管镜肺减容治疗重度肺气肿的多中心临床研究。该研究所采用的患者入选和剔除标准，如前文所述。结果所有接受BLVR治疗的患者随访90d时，其FEV_1、FVC和DL_{CO}分别从基线水平提高了4.5%、4.0%和6.4%（$p<0.01$和$p<0.05$）；运动耐力由基线水平提高了10.4%（$p<0.001$）；而RV则由基线水平减少了3.2%（$p<0.05$）。98例患者90d内并发症的发生情况如下：严重并发症包括死亡1例（1%）；需要外科手术干预的气胸3例（3.1%）；气胸置管后漏气>7d者4例（4.1%）；无一例远端阻塞性肺炎发生。其他并发症还包括：气胸置管后漏气<7d者2例（2%）；COPD急性加重17例（17.3%）；胸腔积液1例（1%）；非阻塞部位的肺炎5例（5.1%）；其他5例（5.1%）。总体来看，其严重并发症的发生率要远低于外科手术肺减容的发生率。

2010年发表的一项国际多中心随机对照的VENT研究，评估了支气管腔内活瓣（EBV）在重度肺气肿治疗中的有效性及安全性。该研究共纳入321名经高分辨CT评估为非均质性肺气肿的患者，其中220名在最佳药物治疗的基础上接受EBV置入，另101名作为对照组，仅接受最佳药物治疗。随访6个月后，治疗组FEV_1较基线值有改善的为4.3%，较对照组的-2.5%高出6.8%。FEV_1绝对值较对照组提高了60ml。同样，6min步行距离改善率较对照组提高了5.8%。亚组分析显示，具有高度异质性肺气肿的患者，FEV_1改善率达到13.3%，而在具有完整叶间裂的患者中，FEV_1改善率更高达17.9%。主要的并发症包括COPD急性加重、咯血、肺炎等。未出现操作相关的死亡。这些结果提示，支气管腔内活瓣（EBV）可轻度改善肺气肿患者的肺功能及运动耐力。具有明显非均质性及完整叶间裂的重度肺气肿患者，能从该治疗中得到更大的临床获益，从而奠定了BLVR在治疗此类重度肺气肿患者中的地位。

2015年报道的随机、对照STELVIO研究，评估使用支气管腔内活瓣（EBV）治疗重度肺功能受损肺气肿患者的安全性和有效性，且入组前应用Chartis系统证实肺叶间无侧向通气[8]。研究表明支气管镜下腔内活瓣置入肺减容术，术后6个月评估，EBV置入可明显改善患者的肺功能（FEV_1、FVC）和活动耐量（6min步行距离）。此外，肺残气量（RV）、患者生活质量指标（SGRQ评分、CCQ评分）也得到一定程度的改善。气胸是EBV植入术后最常见以及最严重的并发症，因此术后需要密切观察。随后，为了进一步探讨EBV-BLVR在均质型肺气肿中的疗效，又开展了IMPACT研究[9]，这是一项多中心、随机、对照、单向交叉研究。将受试者分为两组：EBV联合标准治疗组和标准治疗组，给予EBV治疗，结果发现EBV-BLVR术后3个月时，可以明显改善均质型肺气肿患者的肺功能和活动耐量。长期的随访结果表明：腔内活瓣植入BLVR术可以改善肺气肿患者的远期预后。综上所述，采用单向活瓣的BLVR技术，对叶间裂完整的重度肺气肿患者来说，是一项安全有效的治疗方法，能够显著改善患者的肺功能，提高运动耐力，改善生活质量。

与此同时，新近又有肺减容线圈以及靶区引

流支气管腔内热蒸气消融等新方法用于重度肺气肿的肺减容治疗,总体疗效与单向活瓣 BLVR 相仿,但气胸等并发症的发生大幅度减少,其远期效果仍有待于进一步的随访观察。

(六)支气管热成形术治疗支气管哮喘

1. 支气管热成形术的研究背景 众所周知,支气管哮喘是一种慢性气道炎症性疾病,长期的慢性气道炎症可以导致以支气管平滑肌肥厚为特征的气道结构重塑。业已证明,哮喘的气道平滑肌增生和肥厚与哮喘的气道高反应性及急性发作密切相关。因此,人们假设,若能够采用一种有效的方法,将哮喘患者气道过度增生的平滑肌予以部分清除,势必能够降低气道高反应性,同时亦应该能够减轻哮喘的急性发作频率和程度。基于这样的考虑,支气管热成形术(bronchial thermoplasty,BT)治疗支气管哮喘的方法在科学家的脑海形成雏形。所谓"支气管热成形术"即是一种将射频能量传递至气道,通过射频消融减少传导性气道过度增殖的气道平滑肌的数量,以

达到削弱支气管平滑肌在受到刺激后的痉挛程度,从而缓解支气管哮喘的症状。目前临床采用的射频消融系统包含一个可通过支气管镜工作孔道的射频电极、一个射频发生器和一个电极板(图31-2-4)。

其工作原理为,射频发生器所发射的 460kHz 的低能量的单极射频能量,通过射频电极将射频能量送至直径 3～10mm 的传导气道,通过电极内设置的 4 根可膨胀式电极篮贴紧气道壁后,使用 65℃的温度,每次消融 10s(图31-2-5,见文末彩图)。

2. 支气管热成形的安全性和有效性评价 Danek 等通过动物实验进行 BT 安全性评价,使用三种不同温度的射频能量作用于气道壁,观察其短期和长期的反应。实验对象和方法:对 11 只健康狗进行常规体检及胸部 CT 扫描后,基线水平测定 Mch 激发值,24 小时后进行支气管镜下 BT 治疗,其中各 3 只狗分别接受 55℃、65℃、75℃ BT(发射 460kHz、低能量、单极射频能量)

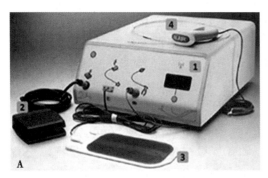
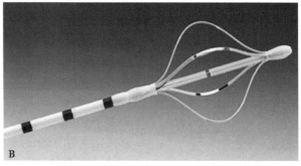

图 31-2-4 Alair 射频消融系统
A. 射频发生器和电极板;B. 射频消融电极

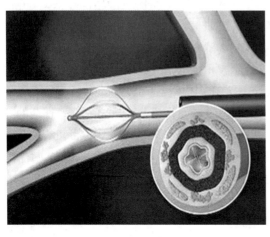
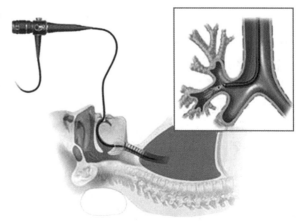

图 31-2-5 支气管热成形术的工作原理示意

治疗，剩余 2 只狗作为对照组。观察基线水平及治疗后 1 周、6 周、12 周、30 周、40 周、58 周、105 周、128 周和 157 周的支气管镜下表现、测量气道参数，测定 Mch 激发值观察气道反应性。2 只狗 1 周后处死，每 3 只狗在治疗后 6 周、12 周、157 周分别处死观察气道组织学变化。处死前重复行胸部 CT 扫描。各项结果显示：①测定气道高反应性：55℃治疗组较对照组异差无统计学意义，65℃、75℃治疗组气道反应性较对照组各个时间点均有显著降低（$p < 0.01$）。②组织学检查：65℃、75℃治疗组较对照组相比，气道平滑肌部分缺失或被梭状成纤维细胞代替，治疗后 1 周气道平滑肌发生变化，12 周后 ASM 由疏松结缔组织代替。气道反应性与发生变化的气道平滑肌数量呈负相关（$r = -0.54$，$p < 0.001$）。而 55℃治疗组未发现气道平滑肌发生变化。③狗的呼吸音、血氧饱和度及动脉血气的数据：BT 治疗后出现呼吸音增粗，1 周后可改善，血气检查仍维持在正常水平。结论：BT 治疗动物实验安全有效，可以降低气道反应性，维持时间可达 3 年，未见因治疗导致的气道狭窄、扩张及气道管腔扭曲变形等不良反应发生。该研究为进入治疗哮喘的Ⅰ、Ⅱ期临床试验打下基础。在此基础上，Cox 等人设计了一项 BT 治疗后患者气道平滑肌数量和功能以及耐受性方面的临床研究，入选的 9 例患者均为拟行外科手术治疗的肺癌患者，研究者于术前 1~3 周选择将要被手术切除的非手术区域的支气管进行射频消融治疗，试验所选温度为 65℃，治疗后所有患者均有良好的耐受性，除 2 例患者于术后 1~2 周内出现气道局部充血和黏膜肿胀外，无咯血、呼吸道感染及气道反应性增高等不良事件的发生。术后组织学观察发现，气道平滑肌层厚度削减约 50%；气道上皮出现不同程度的损伤，5~20 天基本修复至正常；此外，还观察到气道黏液腺管有不同程度的损伤，作者认为这一组织学改变可能会降低哮喘疾病状态下的黏液高分泌。因此得出结论，BT 治疗具有良好的安全性，且对哮喘患者可能具有潜在的治疗效果。

此后该研究小组即开始了 BT 治疗哮喘的临床研究。16 例轻至中度的哮喘患者，分别在接受 BT 治疗前和 12 周后测定肺功能、无症状天数、气道反应性和患者的耐受情况。结果显示：与基线水平相比，BT 治疗后患者的无症状天数、日间和夜间峰流速值均有明显增加；BT 治疗后 12 周、1 年、2 年患者的 PC20 分别增加了（2.37 ± 1.7）mg/ml、（2.77 ± 1.53）mg/ml 和（2.64 ± 1.52）mg/ml（$p < 0.001$，$p = 0.007$，$p < 0.001$），提示哮喘患者对 BT 治疗具有良好的耐受性，且具有明显的疗效，其降低哮喘气道高反应性的作用至少可维持 2 年。在获得了上述初步研究成果以后，为进一步验证 BT 治疗哮喘的疗效和安全性，研究人员进行了更大规模的多中心、随机对照研究[10]，试验选择了 112 例中至重度的哮喘患者，经过筛选以后随机分为 BT 治疗组和对照组，并观察 BT 治疗后 3 个月、6 个月和 12 个月，两组患者的哮喘发作频次、哮喘症状评分、无症状天数、PEF 组、气道反应性及哮喘生活质量量表等指标的变化。结果：与对照组相比，BT 治疗组患者在哮喘发作频次、晨起 PEF 值、哮喘症状评分及无症状天数等方面均有显著改善。在不良反应方面，BT 治疗后的 6 周内不良反应较多，主要表现为咳嗽和喘息等，6~12 周期间两组间无差异。在本研究中两组患者的 FEV_1 和气道反应性的改善差异无统计学意义。研究结论认为 BT 治疗可以改善中重度哮喘患者的症状。另一项关于支气管热成形治疗支气管哮喘的临床研究——RISA 研究，选择了 34 例重度哮喘患者（吸入 ICS 丙酸氟替卡松超过 $750\mu g/d$，吸入 LABA 沙美特罗至少 $100\mu g/d$），采用 BT 治疗后患者在急救药的使用、FEV_1 改善率、AQLQ 以及 AQLQ 评分方面较基线水平有明显的改善，FEV_1 改善率达到 16%，超过以往的 AIR 研究，操作相关的不良事件发生率与 AIR 研究接近。一项大规模的随机、双盲、对照研究——AIR2 研究，观察 Alair 系统在重症哮喘患者应用中的安全性和有效性，入组病例数达 288 例，AQLQ 作为研究终点，生活质量和哮喘症状的控制均有显著改善，79% 患者 AQLQ 评分改善 0.5 以上。BT 治疗组重度急性加重下降 32%，由于呼吸道症状至急诊就诊的风险下降 84%，BT 治疗组重度急性加重风险 1 年后降至 30.9%，2 年后降至 23%，同时由于哮喘发作导致误工、误学、限制活动的天数也下降 66%。与其他研究类似，呼吸系统相关不良事件的发生率，在治疗过程中，治疗组较对照组稍多（85%，1.0 相关事件 / 支气管镜；76%，0.7

相关事件/支气管镜）；治疗结束后，较对照组少（70%，80%）[11]。RISA 研究和 AIR2 研究证实了支气管热成形术对经药物治疗改善不佳的重度难治性哮喘有着一定的疗效。

此后的一系列研究均证实了支气管热成形术在治疗重度哮喘患者中的有效性和安全性。新近的研究还证实了热成形术后的哮喘患者除了气道平滑肌数量明显减少之外，其气道黏膜下的感觉神经纤维数量和气道黏膜中具有神经内分泌功能的细胞数量也明显减少，且与症状和生活质量改善显著相关，提示支气管热成形术疗效的发挥可能亦与此有关。

（七）肺部肿瘤的介入治疗

1. 支气管动脉灌注化疗与栓塞治疗 经支气管动脉灌注化疗（bronchial arterial infusion，BAI）和支气管动脉栓塞（bronchial artery embolization，BAE）治疗是支气管肺癌的主要介入治疗手段。与静脉化疗相比 BAI 的局部药物浓度高 2～6 倍，同时还可减少药物与血浆蛋白结合，降低药物的细胞毒性作用。

栓塞材料较多选用明胶海绵颗粒或超液态碘油（lipodol）。单纯应用明胶海绵颗粒，只能栓塞相应小动脉，侧支循环仍可建立，肿瘤不容易彻底坏死。超液态碘油能聚集在血管末梢，栓塞肿瘤毛细血管床，栓塞后侧支循环难以建立，肿瘤坏死比较彻底。碘油还可携带化疗药物选择性停滞于肿瘤血管内，具有导向化疗作用。同时，高密度碘油在原发病灶及转移淋巴结内的沉积显示非常清楚，有利于术后 CT 随访。

支气管动脉灌注化疗与栓塞的疗效与肺癌的组织学类型、分期、抗癌药物的种类和用量、支气管动脉供血情况、是否行 BAE 及其他综合治疗措施有关。因所选择的病例差异、药物种类、用药量及治疗次数不同，各家报道疗效有一定差异。但大部分研究认为除化疗反应较小外，疗效并不优于静脉化疗。目前认为影响疗效的因素有：①治疗次数少；②肿瘤对药物不敏感；③肿瘤血供不丰富；④支气管动脉因化疗药物刺激和栓塞致管腔狭窄、闭塞，侧支循环形成；⑤肿瘤有多支血供，尤其是侵犯胸壁、纵隔淋巴结及锁骨上淋巴结转移者，邻近体循环动脉往往增粗，供应肿瘤生长。

支气管动脉化疗和栓塞的并发症除肋间动脉栓塞、咯血、咳嗽等以外，最严重的并发症是脊髓动脉的栓塞所导致的脊髓损伤。虽然其发生率低，但后果严重，严重者可造成截瘫。故 BAE 时宜使用 3F 微导管超选择插管以避开脊髓前动脉和神经根滋养动脉，同时栓塞时应适可而止，切忌过分栓塞，以防反流。脊髓缺血损伤的临床表现为治疗后即感到四肢麻木，大小便障碍，双下肢活动不便等。一旦发现应尽早使用血管扩张剂如烟酰胺、低分子右旋糖酐、丹参等改善脊髓血液循环；并用地塞米松或甘露醇脱水治疗以减轻脊髓水肿以及其他相应对症处理。如治疗及时，大部分患者可以恢复神经功能。

2. 胸部肿瘤的经皮介入治疗 对于周围型肺癌需要接受介入治疗的患者，因为支气管镜不能到达病变部位，所以需要选择经皮穿刺的途径进行治疗。与气道腔内介入治疗相比，经皮穿刺介入治疗发展相对较晚，目前常用的治疗方法有冷（氩氦刀和液氮）和热（微波、射频及激光等）。其适应证为：不愿或无法接受手术治疗的早期周围型肺癌及中、晚期周围型肺癌，能耐受肺穿刺操作者。由于射频消融治疗临床应用相对广泛，而其他消融方法应用于肺部肿瘤的治疗文献有限，故在此重点介绍射频消融治疗。

（1）经皮胸腔穿刺射频消融治疗：采用射频消融（radiofrequency ablation，RFA）技术治疗恶性肿瘤是 20 世纪 90 年代初兴起的一项新技术。消融电极刺入肿瘤，组织中的导电离子和极化分子在射频发生器产生的射频交变电流作用下快速反复振动，但由于各种导电离子的体积、质量以及所带有的电荷量不同，它们的振动速度也就不同，因此会剧烈摩擦，产生大量热量。由于消融电极周围的电流密度极高，因此电极周围就会形成一个局部高温区。当温度达到 60℃ 以上时，组织中的蛋白质会变性，肿瘤细胞成不可逆转性坏死。同时，在凝固坏死区外，还有 43～60℃ 的热疗区，在此区域内的肿瘤细胞被杀灭，而正常细胞可恢复。

1990 年，McGahan 和 Rossi 等先后报道了用射频消融术治疗肝肿瘤，此后这一治疗方法在世界范围内得到广泛的应用。目前，射频消融更多用于肝脏恶性肿瘤的治疗，应用于肺癌治疗领域尚处于探索阶段。Dupuy 等报道 CT 引导下经皮穿刺射频消融治疗 126 例肺癌患者，共 163 个病灶，106 例达到局部控制，其中 24 例接受了 2 次以上治疗[12]。在局部控制的患者中，随访 21 个月，生存率达到 62%。该研究中，以射频消融联合放疗治疗 24 例 I 期非小细胞肺癌，2 年生存率和 5 年生存率分别达到 50% 和 39%，明显优于单独放疗。Fernando 等报道，以经皮射频消融治疗 11 例早期周围型肺癌，随访 18 个月未见肿瘤局部复发。提示射频消融在肺癌治疗领域有良好的应用前景。但相对于肝癌，肺癌治疗的病例数和经验还有待进一步积累。

作为一种局部治疗方法，射频消融与放疗相比最大的优势在于没有最大剂量的限制。因此，理论上讲只要消融区域能将肿瘤完全涵盖即可将所有肿瘤细胞完全清除从而达到根治。且如果患者全身情况允许还可以进行反复治疗，或与其他方法联合治疗，有利于达到最佳的疗效。但是，因为电极周围温度梯度的存在，对于直径超过 3cm 的结节就很难将肿瘤完全杀灭。Nguyen 等治疗 8 例能接受手术的肺癌患者，治疗后切除病灶，病理研究发现其中 3 例肿瘤组织完全灭活者，其瘤体直径均 <2cm。所以，射频消融治疗对于肿瘤直径较小者优势更明显，如何提高对体积较大结节的疗效将是下一步研究的重点。

（2）经皮胸腔穿刺放射性粒子植入近距离放射治疗：肿瘤生长过程中，在增殖周期内 DNA 合成后期及有丝分裂期对射线最敏感，而静止期的细胞对射线不敏感。体外放疗分次短时间照射只能对肿瘤繁殖周期中的一小部分时相的细胞起治疗作用，必然影响疗效。经皮放射性粒子植入治疗是在 CT 或 B 超的引导下，根据三维立体治疗计划系统的测量后将微型放射性粒子源植入肿瘤内或受肿瘤浸润侵犯的组织中，持续放出的低能量的 X 射线及 γ 射线，在一段时间内连续不间断地作用于肿瘤组织，使得任何进入活跃期的肿瘤细胞都被射线抑制和杀灭，经过足够的剂量和半衰期，即可使局部肿瘤得到最为有效的控制，而正常组织则不受损伤或仅受到微小损伤。

20 世纪 80 年代后期，^{125}I 等低能量放射性粒子研制成功，同时影像设备和计算机技术快速发展，使放射性粒子植入治疗肿瘤得以迅速推广。目前，在前列腺癌、鼻咽癌和术中残余肿瘤组织等情况中植入放射性粒子治疗已获得广泛的认可。已经有许多学者开展了经皮放射性粒子植入治疗肺癌的研究工作，但文献报道的病例还比较少。Heelan RT 等以经皮放射性粒子植入治疗 6 例周围型肺癌，其中 4 例肿块完全消失。Lee W 等报道对 33 例不能进行根治切除的早期肺癌患者，采用部分切除加放射性粒子植入治疗，5 年生存率 I a 期达到 67%，I b 期达到 39%，疗效达到了根治性手术切除的水平。近年来，国内学者将经皮治疗的方法应用于早期周围型肺癌的根治，均取得了良好的治疗效果。但遗憾的是，大多数的数据均来自单中心的经验。因此，亟需组织开展多中心的临床研究以确立该方法在早期肺癌根治中的地位。

第三节　介入呼吸病学的新进展

伴随现代科学技术的快速发展，各种新材料、新技术和新方法也陆续地应用于介入呼吸病学领域，从而派生出一系列新的诊疗设备和诊疗方法。

一、光学相干断层成像技术

光学相干断层成像技术（optical coherence tomography，OCT）是近年来发展起来的一种高分辨率光学成像技术，该技术采用了对组织无损伤的低能量近红外线作为光源，通过光学干涉原理，检测生物组织的微小结构。其图像分辨率高达微米级，且可在人体内动态实时成像，故被称为"活体显微镜"。

1. OCT 成像特点及图像分析　OCT 系统可提供 15 帧/s 的扫描速度。OCT 的能量束在血管腔内进行 360° 径向扫描，轴向分辨率高达 10～20μm，因此能够清晰显示血管腔内形态及血管壁各层横断面结构。成像速度达 15 帧/s，为实时动态观察血管病变提供基础。OCT 最早用于骨科和眼科的检查中，自 2001 年开始，在冠心病介入领域中应用逐渐增多，OCT 成像能识别血管壁和管腔的形态学改变，包括管腔大小、斑块情况、血管夹层、血栓、组织裂片、支架几何形状、支架贴壁情况和支架扩张后对称性等方面，增强对斑块特征的认识，有利于早期识别高危破裂斑块，指导临床治疗。

OCT 检查结束后即可阅读储存的图像资料，利用 OCT 机自带的分析软件进行分析，内容包括无病变处血管直径、（管壁结构）各层膜厚度、有病变血管各层膜厚度、病变处狭窄程度（最小管腔直径/参照管腔直径）、病变斑块大小、纤维帽的厚度、是否有斑块破裂（或充盈缺损）、是否有血栓形成及是否为钙化病变，判定是否为易损斑块；介入治疗闭塞血管开放后内膜及病变内膜的上述表现情况；肺动脉支架植入后支架与血管内膜贴壁情况，随访病例的支架内皮覆盖情况等。

2. OCT 在肺动脉栓塞诊断中的应用　肺动脉有着和冠状动脉一样的解剖结构，管壁结构较为典型而清楚，分为内膜、中膜和外膜三层。但由于肺循环具有高流量、低压力和低阻力的特点，故肺动脉有着宽径和薄壁的特点。正常的肺血管在 OCT 下可见血管内壁光滑无附着物，管壁厚度均匀，内膜、中层及外膜结构清晰，能很好地区分，血管腔最内的一层为血管内膜，表现为高信号，其外一层信号明显减弱，形成一个暗淡的圆，为中膜层。中膜层外信号明显增强，明亮的一圈为外弹力层，它与其外层中等信号区共同构成外膜层。

肺血栓栓塞症主要特征为：血栓（新鲜的、正在机化或已机化），偏心性或向心性非层状内膜增厚，不同程度的中层肥厚。在肺动脉栓塞患者中，肺动脉造影仅能提供整体宏观的影像资料，缺乏评价肺血管病变的微观影像学方法。肺动脉螺旋 CT 增强扫描对段以下肺动脉的结构显示并不清晰。

有研究发现，采用 OCT 对肺动脉栓塞症的肺动脉进行扫描成像可见：血栓可呈条索状附于肺动脉内膜造成管腔不同程度的狭窄或闭塞。这种病理变化可使得肺动脉血管阻力增加，肺动脉高压，与该疾病的病理改变相吻合。肺动脉闭塞和/或狭窄经介入治疗，血管重建后 OCT 表现：内膜不完整；附壁血栓（机化或未机化），部分与内膜融合形成局部内膜增厚；管腔内网格状结构改变，为血栓栓塞后血栓部分自溶后遗留。部分患者见内膜下脂质斑块，其中有多处病变伴有斑块破裂，局部形成夹层，有内膜碎片、红、白血栓。相比较而言，OCT 的自身优势使得其在肺血管中具有巨大的应用潜力，它可以从接近病理学的角度来观察肺血管的结构，观察微小血栓，评估病情和预后，进而指导治疗。

3. OCT 在慢性气道疾病的诊治中的应用　近年来，国内外学者还将 OCT 成像导丝通过支气管镜介导，将其应用于慢阻肺的气道结构的研究，结果发现在慢阻肺的早期阶段，即存在着气道结构的重塑。通过 OCT 图像分析可获得气道结构变化的规律。且发现这一结构的改变与肺功能的变化存在着一定的相关性。与此同时，国外有学者还将 OCT 技术应用于哮喘患者在接受了支气管热成形术以后的疗效观察和随访当中。结果发现 OCT 图像可以清晰地显示在热成形术治疗后的气道平滑肌层削减，且这一结构改变可维持 2~3 年以上。

二、共聚焦激光显微内镜技术

1. 共聚焦激光显微内镜技术的工作原理　共聚焦激光显微内镜技术（confocal laser endomicroscopy，CLE）实现了在传统支气管镜引导下直接观察病变组织的细胞学形态，进行实时病理学诊断。激光技术的进展促进了显微内镜装置的发展，该装置能够使用共聚焦荧光显微镜原理在细胞水平上提供体内成像，其分辨率要比 OCT 更高。

CLE 技术可实时进行体内组织学检测，放大倍数最高可达 1 000 倍，分辨率为 0.7μm，获得组织和细胞层面的视野，无需活检，被称为"光学活检"。CLE 的光源发出 488nm 波长的激光，激发出组织中的荧光并聚焦在观察平面，其反射光聚焦于观察孔，最终通过特定的算法整合成完整焦平面的共聚焦图像，可观察到黏膜下 250μm 的深度范围，因此能够显示出固有层血管和细胞、基底膜、结缔组织和炎性细胞的组织学特征，进行细胞水平的组织学成像。

基于支气管镜活检通道放置的探头式 CLE（pCLE），可以在纤维支气管镜的引导下，进入细支气管进行实时非侵入性组织成像。半柔性探头通过支气管镜工作孔道引导至远端气道，该探头使用指向肺泡腔的激光以每秒 12 幅的帧速和 50μm 的焦深生成 600μm 光学区域的实时图像，可将其视为三维内窥显微镜，采集气管支气管中存在的弹性纤维的自发荧光来进行显影。

2. CLE 在呼吸病诊断中的应用　近年来，

随着成人肺部孤立性结节发病率的升高，使得其影像学诊断颇具有挑战性，因为良恶性的判别，将直接影响到患者是否需要接受外科手术的切除。因此，人们即尝试借助电磁导航到达病灶部位，通过超声内镜（EBUS）发现结节，经导管鞘引入 pCLE 探头，扫描完成后，经同一引导鞘获得活检组织，并且进行图像分析以确认诊断。2015 年 Wellikoff 等报道，对非小细胞肺癌患者（NSCLC）癌变组织病理学图像与从相同区域获得的 pCLE 图像进行比较，结果显示弹性蛋白成分在不同程度上与肿瘤分化有关，观察到的 pCLE 形态组织学变化包括弹性蛋白分布紊乱，隔膜破坏及脆性增加，具有低荧光摄取的多个无组织和碎片组织似乎与恶性肿瘤相关。

除此之外，人们还将 pCLE 技术应用于肺泡蛋白沉积症、支气管哮喘以及肺移植术后急性移植物排斥反应的监测等方面。一项对 16 名支气管哮喘患者进行的横断面研究显示 pCLE 能够观察到呼吸道弹性纤维的模式，通过比较 pCLE 形态和病理学结果，发现气道壁的细胞外基质与肺功能之间存在结构功能的对应关系。pCLE 的另一种潜在用途是手术后肺组织的定性评估，肺移植术后肺腺泡的实时成像可用于发现急性移植物排斥反应。研究者对接受肺移植术后的 105 名患者进行了支气管镜检查，使用 pCLE 评估并活检，在 73% 发生急性排斥的患者中发现了自发荧光细胞，而对照组仅为 42%。

由此可见，随着研究的深入，pCLE 技术有可能会成为呼吸系统疾病气管、支气管及肺组织超微结构变化、动态实时监测的有力手段，并据此指导临床诊疗方案的制定和调整。

三、气管镜机器人

近年来随着外科手术机器人技术的快速发展，加之人工智能技术的日益成熟，应用于临床的内镜机器人也应运而生。2016 年 5 月，美国的 Auris Health 公司研发的 ARES（auris robotic endoscopy system）获得美国 FDA 批准用于临床。这是一款专门用于肺部疾病诊疗的内镜机器人[13]。在此基础上，该公司又进一步开发了 Monarch 机器人内镜平台（图 31-3-1），并于 2018 年 3 月通过了 FDA 的批准。该平台的最初目标是治疗肺癌，而 FDA 批准的适应证是用于支气管镜诊断和治疗性手术，说明该平台的设计已经超越了单一的临床适应证。

Monarch 平台采用熟悉的类似控制器的界面，医生可以使用这种界面将灵活的机器人内镜导航到肺部周围，同时改善伸展范围、视力和控制。Monarch 平台通过基于患者自身肺部解剖结构的三维模型的计算机辅助导航将传统的内镜视图结合到肺部，为整个手术过程中的医生提供连续的支气管镜视觉。在操作上，允许通过一个类似游戏手柄的工具，进行更加人性化的控制。除此之外，Monarch 平台还有其他有别于传统内镜

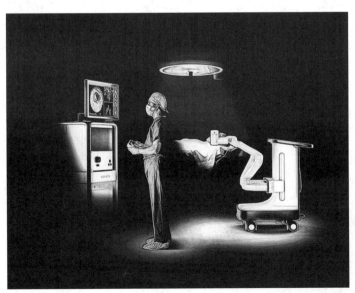
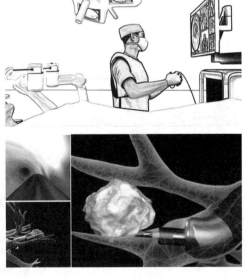

图 31-3-1 Monarch 机器人系统

的部分,其中包括一个可伸缩的嵌套式内镜,可以更轻松地通过 S 形弯曲的解剖结构进行导航。

位于加利福尼亚州山景城的 EI Camino 医院的介入呼吸病学团队已经使用 Monarch 平台进行了创新的机器人支气管镜检查并取得组织样本。这意味着,美国第一个支气管镜机器人系统成功实现临床应用。随着 Monarch 系统的使用,医生现已开始模式化诊断肺部可疑结节。由于机器人支气管镜能够更深入地进入肺部,并精确地将活检器械引导至最困难的结节,因此该技术提供了在较早阶段诊断肺癌的能力。

四、靶向肺去神经支配术

靶向肺去神经支配术(targeted lung denervation, TLD)是近期开发的新型 COPD 治疗方法。从技术上讲,它不是肺减容手术,目的是消融支配基底肺的副交感神经和减轻支气管收缩程度,其作用类似于抗胆碱药。TLD 通过双冷却射频导管,以 $15\sim20W$ 的功率作用于肺部 8 个目标靶点。冷却器主要用于防止产生的热量灼伤气道内表面。Slebos 等报道 2015 年进行的一项临床研究,结果表明 20W 功率的效果优于 15W,接受 20W 功率 TLD 治疗的患者 FEV_1 增加 11.6%,次最大循环耐力增加 6.8min,SGRQ 评分减少到 11.1 分。1 年随访周期中最常见的不良事件是 COPD 急性加重(59%),其他不良事件为胃炎(18%)、呼吸道感染(18%)和过敏反应(5%)。支气管穿孔、溃疡和狭窄等非严重并发症发生率较低,主要取决于手术的操作熟练程度。另一项研究报道了 TLD 的抗炎作用,并且需要进一步的验证。

目前 TLD 治疗的主要入选标准:

(1) 年龄≥40 岁。

(2) COPD 患者肺功能 $FEV_1/FVC<70\%$,FEV_1 占预计值 30%~60% 之间。

(3) 吸入异丙托溴铵后 FEV_1 改善率 >15%。

(4) 戒烟≥6 个月。

(5) 吸烟史少于 200 年·支。

(6) 血气分析 $PaCO_2<60mmHg$, $PaO_2>55mmHg$, $PAP<25mmHg$。

肺去神经支配术的第一项前瞻性、随机、对照临床试验项目 AIRFLOW-1 的研究结果观察到:未发生需要入院的严重不良事件的手术完成率为 96.7%。操作功率在 32W 时需要干预的 TLD 相关不良事件发生率为 20%,功率为 29W 时该发生率为 6.7%($p=0.6$)。与两种剂量的基线值相比,观察到肺功能和生活质量的改善,但没有统计学差异。结果表明 TLD 治疗 COPD 患者具有良好的安全性和可行性,熟练的操作可以减少不良事件发生率。

五、肺外周结节的诊断与治疗进展

随着低剂量计算机断层扫描(CT)筛查肺癌的普及,越来越多的 PPN 需要临床医生鉴别性质并治疗。与支气管内病变不同,支气管镜检查很难实现 PPN 的直接可视化,常规支气管镜检查和经支气管活检对于诊断结节恶性病变的敏感性较低(14%~63%),对于直径小于 2cm 的 PPN,诊断率只有 30%。大规模的肺癌筛查临床研究证实至少有 39% 的受试者可筛查到肺结节,其中 72% 需要进一步鉴别其性质,直径大于 2cm 的 PPN 的恶性风险在 64%~82% 之间。尽管可以采用多种形式进行 PPN 活检,但每种方法都有其优缺点。例如,与支气管镜技术相比,CT 引导的经皮穿刺活检对恶性病变具有更高的敏感性(可达 90%),但并发症发生率也更高(在一些研究中为 24%)。

1. **PPN 的支气管镜诊断**　对于 PPN 的微创诊断和治疗方式逐渐取代了传统的手术方法。目前肺癌的诊断和分期通常在门诊利用支气管镜和超声支气管镜(EBUS)就能够完成。纵隔和肺门淋巴结 EBUS-TBNA 能够获取足够诊断信息和活检组织,无需对原发部位进行活检。如纵隔淋巴结活检为阴性,则应对原发部位进行活检。对于肺外周结节,支气管镜检查方法已成为诊断必须的标准操作。

外周肺结节通路的技术和设备发展日新月异,该领域的创新出现了径向 EBUS(r-EBUS)、虚拟支气管镜(VB)、电磁导航(EMN)、基于 X 线透视的导航、支气管镜下经肺实质肺外周结节取样(BTPNA)、超细支气管镜、锥形束计算机断层扫描(CBCT)和支气管镜机器人等先进的技术,这些技术通常相互结合使用,使得支气管镜或活检通道能够到达周边病灶。与经胸腔穿刺活检术(TTNA)相比,支气管镜检查方法具有良好的安全性,减少了气胸的风险。

对于中度风险 PPN 或不能耐受手术的患者,

优选非手术活检以确定病变的良恶性。可以选择一种或多种技术方法从 PPN 获取组织进行活检。通常使用导航支气管镜到达病灶部位，通过 r-EBUS 对病灶进行实时确认，并使用快速现场细胞学评估。对于导航支气管镜无法到达的病变，利用较新的 Veran 导航系统，在模拟图像引导下经皮穿刺活检。当然，模拟图像导航经皮穿刺活检并不是实时的，在误差方面与 EMN 存在相同的缺陷。另一方面，对于邻近胸壁的 PPN 仍然可以采用 TTNA 技术获得标本，同时降低气胸风险。

2. 支气管镜下 PPN 的消融治疗　不断改进的导航技术让呼吸介入医师几乎能够到达肺的任何部位，准确地将可弯式导管引导至外周病灶，使得利用支气管镜消融治疗早期外周肺肿瘤成为可能。该领域的初步工作于 2010 年由一个日本小组开展，报道了采用 CT 引导射频消融导管系统治疗 2 名无法手术的周围型肺癌患者。其中 1 名患者 4 年后原位复发，使用该系统再次治疗，在 12 个月的随访中保持稳定。另 1 名患者随访 40 个月保持稳定。2015 年，该研究组采用 CT 引导下支气管镜联合冷却式射频消融（RFA）导管，对 20 例早期非小细胞肺癌患者的 23 个周围型肺部病变进行了治疗并评估疗效。82.6% 患者实现了局部疾病控制，中位无进展生存期为 35 个月，无严重不良事件报告[14]。

Xie 等研究者报道三名患者使用可弯式 RFA 导管，借助导航支气管镜进行治疗[15]。共纳入 3 名受试者，其中 2 名为不能手术的 I A 期肺癌的患者，1 名为伴有肺转移的患者，使用导航支气管镜引导 RFA 系统进行治疗。结果表明 2 名患者达到 PR，1 名患者达到 CR。其中 1 名 PR 的患者在随访 6 个月时出现疾病进展，另外 2 名患者随访 1 年达到 PFS，无严重的不良事件报告。由此可见，导航支气管镜引导的 RFA 对于 IA 期肺癌或低转移性疾病是安全可行的。

利用 BTPNA 的导航平台和锥体束 CT（CBCT）系统达到对病灶的实时可视化，进一步精确调整导管位置和消融覆盖区域。最近，英国圣巴塞洛缪医院开展了联合可弯式微波导管，Medtronic Emprint™ 消融导管和 thermosphere™ 技术，用于治疗子宫内膜癌的单发肺转移患者，最终成功将病灶消融，且患者耐受性良好。

第四节　介入呼吸病学的今后发展方向及展望

随着现代科学技术的发展，介入呼吸病学也已进入一个快速发展阶段。回顾介入心脏病学的发展历程，我们不难发现，其真正的快速发展是在将冠心病列为其主攻方向以后。因此，介入呼吸病学的发展方向，同样应该是立足呼吸系统疾病中的常见病和多发病上，其中尤其是支气管肺癌的诊断和治疗。通过与基础医学、医学工程技术专家的共同努力，力争获得对疾病的长期控制乃至根治的效果。但要达到这一目标，我们还将面临诸多挑战。第一，在我国目前介入呼吸病学专业人才的培养和训练的教育和资格认证体系，尚不够健全和规范；第二，尚缺少相对独立的专门学术机构来组织和开展介入呼吸病学的相关科学研究和学术交流；第三，介入呼吸病学的从业人员与基础医学和医学工程技术人员的科研合作和协作，尚有待于进一步加强；第四，与心脏介入诊疗技术相比，介入呼吸病学相关技术操作的收费标准明显偏低，未能将手术操作的风险及所付出的人力因素考虑在内。如此种种的问题，都需要我们介入呼吸病学的从业人员，会同相关专业的科技人员以及卫生行政部门通过共同的、长期不懈的努力来解决，只有这样介入呼吸病学才能够步入健康、快速的发展轨道。

（李　强）

参 考 文 献

[1] Seijo L M, Sterman D H. Interventional pulmonology [J]. The New England journal of medicine, 2001, 344（10）: 740-749.

[2] Bolliger C T, Mathur P N, Beamis J F, et al. ERS/ATS statement on interventional pulmonology. European Respiratory Society/American Thoracic Society [J]. The

European respiratory journal，2002，19（2）：356-373.

[3] Wang K P，Brower R，Haponik E F，et al. Flexible transbronchial needle aspiration for staging of bronchogenic carcinoma [J]. Chest，1983，84（5）：571-576.

[4] 冉燕，张建勇，赵建军. 内科胸腔镜胸膜活检联合 GeneXpert MTB/RIF 对结核性胸膜炎的诊断价值研究 [J]. 中国呼吸与危重监护杂志，2020，19（01）：12-15.

[5] 李强. 气管及支气管支架的临床应用 [J]. 中华结核和呼吸杂志，2003，26（7）：393.

[6] Cooper J D，Trulock E P，Triantafillou A N，et al. Bilateral pneumectomy（volume reduction）for chronic obstructive pulmonary disease [J]. The Journal of thoracic and cardiovascular surgery，1995，109（1）：106-116；discussion 116-109.

[7] Fishman A，Martinez F，Naunheim K，et al. A randomized trial comparing lung-volume-reduction surgery with medical therapy for severe emphysema [J]. The New England journal of medicine，2003，348（21）：2059-2073.

[8] Klooster K，ten Hacken N H，Hartman J E，et al. Endobronchial Valves for Emphysema without Interlobar Collateral Ventilation [J]. The New England journal of medicine，2015，373（24）：2325-2335.

[9] Valipour A，Slebos D-J，Herth F，et al. Endo bronchial Valve Therapy in Patients with Homogeneous Emphysema. Results from the IMPACT Study[J]. Am J Respir Crit Care Med，2016，194（9）：1073-1082.

[10] Cox G，Thomson N C，Rubin A S，et al. Asthma control during the year after bronchial thermoplasty [J]. The New England journal of medicine，2007，356（13）：1327-1337.

[11] Castro M，Rubin A S，Laviolette M，et al. Effectiveness and safety of bronchial thermoplasty in the treatment of severe asthma: a multicenter, randomized, double-blind, sham-controlled clinical trial [J]. American journal of respiratory and critical care medicine，2010，181（2）：116-124.

[12] Dupuy D E，DiPetrillo T，Gandhi S，et al Radiofrequency ablation followed by conventional radiotherapy for medically inoperable stage I non-small cell lung cancer [J]. Chest，2006，129（3）：738-745.

[13] Fielding D，Bashirzadeh F，Son J H，et al. First human use of a new robotic-assisted navigation system for small peripheral pulmonary nodules demonstrates good safety profile and high diagnostic yield[J]. Chest，2017，152（04）：A858.

[14] Koizumi T，Tsushima K，Tanabe T，et al. Bronchoscopy-Guided Cooled Radiofrequency Ablation as a Novel Intervention Therapy for Peripheral Lung Cancer [J]. Respiration; international review of thoracic diseases，2015，90（1）：47-55.

[15] Xie F，Zheng X，Xiao B，et al. Navigation Bronchoscopy-Guided Radiofrequency Ablation for Nonsurgical Peripheral Pulmonary Tumors [J]. Respiration; international review of thoracic diseases，2017，94（3）：293-298.

第三十二章 烟草病学——一门形成中的学科

吸烟是当今世界上最严重的公共卫生与医疗保健问题之一。烟草病学（tobacco medicine）是一门研究烟草使用对健康影响的医学学科。吸烟危害健康已是 20 世纪不争的医学结论。进入 21 世纪，关于吸烟危害健康的新科学证据仍不断地被揭示出来。控制吸烟，包括防止吸烟和促使吸烟者戒烟，已经成为人群疾病预防和个体保健的重要和可行措施。如同在对感染性疾病和职业性疾病的防治中产生了感染病学与职业病学一样，在对吸烟危害健康的研究与防治实践中，已逐步形成烟草病学这样一个专门的医学体系，其学科框架主要包括烟草及吸烟行为、烟草依赖、吸烟及二手烟暴露的流行状况、吸烟对健康的危害、二手烟暴露对健康的危害、戒烟的健康益处、戒烟及烟草依赖的治疗等内容[1]。

一、烟草及吸烟行为

烟草种植、贸易与吸烟是一种全球性的不良生产、经营与生活行为，对人类的健康和社会发展造成了严重的损害。世界上有多种烟草制品，其中大部分为可燃吸烟草制品，即以点燃后吸入烟草燃烧所产生的烟雾为吸食方式的烟草制品，卷烟是其最常见的形式。

烟草燃烧后产生的气体混合物称为烟草烟雾。吸烟者除了自己吸入烟草烟雾外，还会将烟雾向空气中播散，形成二手烟。吸入或接触二手烟称为二手烟暴露。烟草烟雾的化学成分复杂，已发现含有 7 000 余种化学成分，其中数百种物质可对健康造成危害。有害物质中至少包括 69 种已知的致癌物（如苯并芘等稠环芳香烃类、N-亚硝基胺类、芳香胺类、甲醛、1, 3- 丁二烯等），可对呼吸系统造成危害的有害气体（如一氧化碳、一氧化氮、硫化氢及氨等）以及具有很强成瘾性的尼古丁。"烟焦油"是燃吸烟草过程中，有机质在缺氧条件下不完全燃烧的产物，为众多烃类及烃的氧化物、硫化物及氮化物的复杂混合物。烟草公司推出"低焦油卷烟"和"中草药卷烟"以促进消费，但研究证实，这些烟草产品并不能降低吸烟对健康的危害，反而容易诱导吸烟，影响吸烟者戒烟。

二、烟草依赖

吸烟可以成瘾，称为烟草依赖，是造成吸烟者持久吸烟并难以戒烟的重要原因。烟草中导致成瘾的物质是尼古丁，其药理学及行为学过程与其他成瘾性物质（如海洛因和可卡因等）类似，故烟草依赖又称尼古丁依赖。烟草依赖是一种致命的慢性高复发性疾病[国际疾病分类（ICD-10）编码为 F17.2]。

根据《中国临床戒烟指南（2015 年版）》[2]，烟草依赖的诊断标准如下：

在过去 1 年内体验过或表现出下列 6 项中的至少 3 项，可以做出诊断。

（1）强烈渴求吸烟。

（2）难以控制吸烟行为。

（3）当停止吸烟或减少吸烟量后，出现戒断症状。

（4）出现烟草耐受表现，即需要增加吸烟量才能获得过去吸较少量烟即可获得的吸烟感受。

（5）为吸烟而放弃或减少其他活动及喜好。

（6）不顾吸烟的危害而坚持吸烟。

烟草依赖的临床表现分为躯体依赖和心理依赖两方面。躯体依赖表现为吸烟者在停止吸烟或减少吸烟量后，出现一系列难以忍受的戒断症状，包括吸烟渴求、焦虑、抑郁、不安、头痛、唾液腺分泌增加、注意力不集中、睡眠障碍等。一般情况下，戒断症状可在停止吸烟后数小时开始出现，在戒烟最初 14 天内表现最强烈，之后逐渐减轻，直至消失。大多数戒断症状持续时间为 1 个月左右，但部分患者对吸烟的渴求会持续 1 年以上。心理依赖又称精神依赖，俗称"心瘾"，表现为主观上强烈渴求吸烟。烟草依赖者出现戒断症状后若再吸烟，会减轻或消除戒断症状，破坏戒烟进程[2]。

对于烟草依赖的患者，可根据法氏烟草依赖评估量表（Fagerström test for nicotine dependence，FTND）和吸烟严重度指数（heaviness of smoking index，HSI）评估严重程度（表 32-0-1、表 32-0-2）。两个量表的累计分值越高，说明吸烟者的烟草依赖程度越严重，吸烟者从强化戒烟干预，特别是戒烟药物治疗中获益的可能性越大。

三、吸烟及二手烟暴露的流行状况

世界卫生组织（WHO）的统计数字显示，全世界每年因吸烟死亡的人数高达 800 万，现在吸烟者中将会有一半因吸烟提早死亡；因二手烟暴露所造成的非吸烟者年死亡人数约为 120 万。由于认识到吸烟的危害，近几十年来，发达国家卷烟产销量增长缓慢，世界上多个国家的吸烟流行状况逐渐得到控制。目前，我国在烟草问题上居三个"世界之最"：最大的烟草生产国，卷烟产销量约占全球的 40%；最大的烟草消费国，吸烟人群逾 3 亿，15 岁以上人群吸烟率为 26.6%，成年男性吸烟率高达 50.5%[3]；最大的烟草受害国，每年因吸烟相关疾病所致的死亡人数超过 100 万，

如对吸烟流行状况不加以控制，至 2050 年将突破 300 万。

四、吸烟对健康的危害

烟草烟雾中所含有的数百种有害物质有些是以其原型损害人体，有些则是在体内外与其他物质发生化学反应，衍化出新的有害物质后损伤人体。吸烟与二手烟暴露有时作为主要因素致病（如已知的 69 种致癌物质可以直接导致癌症），有时则与其他因素复合致病或通过增加吸烟者对某些疾病的易感性致病（如吸烟增加呼吸道感染的风险即是通过降低呼吸道的抗病能力，使病原微生物易于侵入和感染而发病），有时则兼以上述多种方式致病。

由于吸烟对人体的危害是一个长期、慢性的过程，且常常作为多病因之一复合致病，同时与人体的易感性密切相关，因此，研究吸烟与二手烟暴露对人体危害的最科学、最有效、最主要的方法是基于人群的流行病学研究，包括系统评价、Meta 分析、队列研究、横断面研究和病例对照研究等。鉴于人群调查是揭示人类病因的最高等级证据来源，医学上确凿证明吸烟危害健康所采用的科学证据即主要为基于人群调查的研究数据。

1964 年《美国卫生总监报告》首次对吸烟危害健康进行了明确阐述，此后以系列报告的形式动态发布吸烟危害健康的新科学结论[4]。2012年卫生部发布的《中国吸烟危害健康报告》是我

表 32-0-1　法氏烟草依赖评估量表（FTND）

评估内容	0分	1分	2分	3分
您早晨醒来后多长时间吸第一支烟？	>60min	31～60min	6～30min	≤5min
您是否在许多禁烟场所很难控制吸烟？	否	是		
您认为哪一支烟最不愿意放弃？	其他时间	晨起第一支		
您每天吸多少支卷烟？	≤10支	11～20支	21～30支	>30支
您早晨醒来后第 1 个小时是否比其他时间吸烟多？	否	是		
您患病在床时仍旧吸烟吗？	否	是		

注：0～3 分——轻度烟草依赖；4～6 分——中度烟草依赖；≥7 分——重度烟草依赖。

表 32-0-2　吸烟严重度指数（HSI）

评估内容	0分	1分	2分	3分
您早晨醒来后多长时间吸第一支烟？	>60min	31～60min	6～30min	小于5min
您每天吸多少支卷烟？	≤10支	11～20支	21～30支	>30支

注：≥4 分为重度烟草依赖。

国第一部针对吸烟及二手烟暴露对健康所造成危害的国家报告。该报告对大量国内外研究文献，特别是注重对华人与亚裔人群研究进行收集、整理，在科学、系统的证据评估与评价基础上撰写完成。在此基础上，2021年，基于最新科学研究证据，国家卫生健康委员会发布了《中国吸烟危害健康报告2020》[5]。以下即主要基于这三部报告内容以及近些年具有代表性的烟草病学研究成果，对吸烟的健康危害进行结论性概要阐述。

（一）吸烟与呼吸系统疾病

吸烟对呼吸道免疫功能、肺部结构和肺功能均会产生影响，引起多种呼吸系统疾病。如有充分证据说明吸烟可以导致慢性阻塞性肺疾病（慢阻肺），且吸烟量越大、吸烟年限越长、开始吸烟年龄越小，慢阻肺发病风险越高；戒烟是唯一能减缓慢阻肺患者肺功能下降的干预措施，同时降低发病风险、改善疾病预后。此外，吸烟亦可以导致哮喘，增加肺结核和其他呼吸道感染的发病风险。

（二）吸烟与恶性肿瘤

烟草烟雾中含有69种已知的致癌物，这些致癌物会引发机体内关键基因突变，正常生长控制机制失调，最终导致细胞癌变和恶性肿瘤的发生。有充分证据说明吸烟可以导致肺癌、口腔和口咽部恶性肿瘤、喉癌、食管癌、胃癌、肝癌、胰腺癌、肾癌、膀胱癌和宫颈癌等，而戒烟可以明显降低这些癌症的发病风险。此外，有证据提示吸烟还可以导致结肠直肠癌、乳腺癌和急性白血病。

（三）吸烟与心脑血管疾病

吸烟会损伤血管内皮功能，可以导致动脉粥样硬化的发生，使动脉血管腔变窄，动脉血流受阻，引发多种心脑血管疾病。有充分证据说明吸烟可以导致动脉粥样硬化、冠心病、脑卒中和外周动脉疾病，而戒烟可以显著降低这些疾病的发病和死亡风险。

（四）吸烟与生殖和发育异常

烟草烟雾中含有多种可以影响人体生殖及发育功能的有害物质。吸烟会损伤遗传物质，对内分泌系统、输卵管功能、胎盘功能、免疫功能、孕妇及胎儿心血管系统及胎儿组织器官发育造成不良影响。有充分证据说明女性吸烟可以降低受孕概率，导致前置胎盘、胎盘早剥、胎儿生长受限、新生儿低出生体重以及婴儿猝死综合征。此外，有证据提示吸烟还可以导致勃起功能障碍、异位妊娠和自然流产。

（五）吸烟与糖尿病

有充分证据说明，吸烟可以导致2型糖尿病，并且可以增加糖尿病患者发生大血管和微血管并发症的风险，影响疾病预后。

（六）吸烟与其他健康问题

有充分证据说明吸烟可以导致髋部骨折、牙周炎、白内障、手术伤口愈合不良及手术后呼吸系统并发症、皮肤老化、缺勤和医疗费用增加，幽门螺杆菌感染者吸烟可以导致消化道溃疡。此外，有证据提示吸烟还可以导致痴呆。

五、二手烟暴露对健康的危害

二手烟中含有大量有害物质及致癌物，不吸烟者暴露于二手烟同样会增加多种吸烟相关疾病的发病风险。有充分的证据说明二手烟暴露可以导致肺癌、烟味反感、鼻部刺激症状和冠心病。此外，有证据提示二手烟暴露还可以导致乳腺癌、鼻窦癌、成人呼吸道症状、肺功能下降、支气管哮喘、慢性阻塞性肺疾病、脑卒中和动脉粥样硬化。二手烟暴露对孕妇及儿童健康造成的危害尤为严重。有充分证据说明孕妇暴露于二手烟可以导致婴儿猝死综合征和胎儿出生体重降低。此外，有证据提示孕妇暴露于二手烟还可以导致早产、新生儿神经管畸形和唇腭裂。有充分的证据说明儿童暴露于二手烟会导致呼吸道感染、支气管哮喘、肺功能下降、急性中耳炎、复发性中耳炎及慢性中耳积液等疾病。此外，有证据提示儿童暴露于二手烟还会导致多种儿童癌症，加重哮喘患儿的病情，影响哮喘的治疗效果，而母亲戒烟可以降低儿童发生呼吸道疾病的风险。

六、戒烟的健康益处

吸烟会对人体健康造成严重危害，控烟是疾病预防最佳策略，戒烟是已被证实减轻吸烟危害的唯一方法。吸烟者戒烟后可获得巨大的健康益处，包括延长寿命、降低吸烟相关疾病的发病及死亡风险、改善多种吸烟相关疾病的预后等。吸烟者减少吸烟量并不能降低其发病和死亡风险。任何年龄戒烟均可获益。早戒比晚戒好，戒比不戒好。与持续吸烟者相比，戒烟者的生存时间更长。

七、戒烟及烟草依赖的治疗

在充分认识到吸烟对健康的危害及戒烟的健康获益后，许多吸烟者都会产生戒烟的意愿。对于没有成瘾或烟草依赖程度较低的吸烟者，可以凭毅力戒烟，但经常需要给予强烈的戒烟建议，激发戒烟动机；对于烟草依赖程度较高者，往往需要给予更强的戒烟干预才能最终成功戒烟。

研究证明可有效提高长期戒烟率的方法包括：戒烟劝诫、戒烟咨询、戒烟热线（全国专业戒烟热线 400 808 5531）以及戒烟药物治疗。目前采用的一线戒烟药物包括尼古丁替代制剂、盐酸安非他酮和酒石酸伐尼克兰。戒烟门诊是对烟草依赖者进行强化治疗的有效方式。医务人员应将戒烟干预整合到日常临床工作中，使每位吸烟者都能够在就诊时获得有效的戒烟帮助。

（王　辰）

参 考 文 献

[1] 中华人民共和国卫生部. 中国吸烟危害健康报告. 北京：人民卫生出版社，2012.

[2] 中华人民共和国国家卫生和计划生育委员会. 中国临床戒烟指南（2015 年版）. 北京：人民卫生出版社，2015.

[3] 中国疾病预防控制中心. 2018 中国成人烟草调查报告执行摘要，2018.

[4] U.S. Department of Health and Human Service. How Tobacco Smoke Causes Disease: The Biology and Behavioral Basis for Smoking-Attributable Disease: A Report of the Surgeon General. Washington DC: Superintendent of Document，U.S. Government Printing Office，2010.

[5] 中华人民共和国国家卫生健康委员会. 中国吸烟危害健康报告 2020. 北京：人民卫生出版社，2021.

第三十三章　吸烟对呼吸系统的影响及控制吸烟

吸烟是当今世界范围内最大的公共卫生问题之一，全球每年因吸烟导致的死亡人数高达 800 万，超过因艾滋病、结核、疟疾导致的死亡人数之和。我国是世界上最大的烟草生产国和消费国，吸烟对人民群众健康的影响尤为严重，已成为人民群众生命健康与社会经济发展不堪承受之重。

第一节　吸烟的流行情况

一、全球吸烟流行情况

据世界卫生组织统计，目前全球约有 13.37 亿吸烟者。近几十年来多数发达国家均采取了有效的控烟措施，使吸烟率呈明显下降趋势：在西欧和北欧，虽然女性吸烟率略有升高，但男性吸烟率不断降低，因此人群总的吸烟率呈下降趋势；在美国，自 20 世纪 70 年代以来，成人吸烟率一直呈下降趋势；在澳大利亚、新西兰和新加坡，吸烟率下降趋势明显，15 岁及以上的成人吸烟率均已低于 20%。

在亚洲各国，虽然不同人群的吸烟率差别很大，但男性吸烟率明显高于女性，女性吸烟率均很低。自 20 世纪 70 年代以来，由于跨国烟草公司向发展中国家倾销卷烟，以及社会经济的发展和快速城市化，使得发展中国家的总体吸烟率，特别是青少年吸烟率迅速升高。

二、我国吸烟流行情况

我国是世界上最大的烟草生产和消费国。我国分别于 1984 年、1996 年、2002 年、2010 年、2015 年和 2018 年开展全国吸烟流行病学调查，探寻中国人群吸烟流行的特点与趋势（表 33-1-1）。目前我国 15 岁及以上人群吸烟率为 26.6%[1]，据此估测吸烟者人数逾 3 亿；男性吸烟率居高不下，女性吸烟率维持在较低水平；农村地区吸烟率略高于城市地区；受教育程度低的人群吸烟率持续在高水平；不同职业人群中，医务人员的吸烟率虽呈持续降低趋势，但仍处于较高水平。每年有约 100 多万人死于烟草相关的疾病，超过因艾滋病、结核、交通事故以及自杀死亡人数的总和。

由于吸烟的危害具有滞后性，可以预期，他们未来将承受的吸烟危害将会远远超出现在的中老年人。在现阶段，虽然吸烟对中国人群整体危害尚处于早期，但由于吸烟人数众多，人群各类疾病本底死亡率高，中国每年有 100 多万人死于烟草相关疾病。据估算，如目前的吸烟状况不改变，预计到 21 世纪中叶，中国每年因吸烟而死亡的人数将突破 300 万，其中绝大多数为男性。

三、二手烟暴露的流行情况及对健康的危害

世界卫生组织将二手烟雾定义为"燃烧卷烟、水烟等烟草制品时弥漫在餐馆、办公室或其他封闭空间内的烟雾"。在烟草烟雾中约有 7 000 多种化学物质，其中至少 250 种已知有害，至少 69 种已知可致癌。2018 年调查显示，我国非吸烟者的二手烟暴露率为 68.1%，其中几乎每天都暴露于

表 33-1-1　全国吸烟流行病学调查结果

年份	1984	1996	2002	2010	2015	2018
总吸烟率 /%	33.9	33.7	28.5	28.1	27.7	26.6
男性吸烟率 /%（未标化）	61.0	63.0	57.4	52.9	52.1	50.5
女性吸烟率 /%（未标化）	7.0	3.8	2.6	2.4	2.7	2.1

二手烟的比例为 35.5%[1]。

据估计,二手烟雾每年导致全球大约 120 万人过早死亡[2]。每年有 6.5 万名儿童死于二手烟雾引起的疾病。二手烟暴露没有安全接触标准。对于成人,二手烟暴露可引起严重的心血管病和呼吸道疾病,包括冠心病和肺癌。对于婴儿,二手烟暴露会增加婴儿猝死的风险。对于孕妇,二手烟雾可导致妊娠并发症和低出生体重。

第二节　吸烟与呼吸疾病发病关系密切

一、肺癌

肺癌是人类最常见的恶性肿瘤之一,吸烟是肺癌发生的首要危险因素。据 2018 年全球癌症调查数据显示,肺癌新发病例 209 万,占全部恶性肿瘤的 11.6%[3]。中国人群 2015 年肺癌的发病例数达 78.7 万,死亡例数达 63.1 万,肺癌的发病率和死亡率居恶性肿瘤之首[4]。

中国人群中肺癌的死亡率呈明显上升趋势,男性和女性的肺癌死亡率分别由 1975 年的 9.28/10 万和 4.79/10 万上升至 2005 年的 41.34/10 万和 19.84/10 万,其死亡率在男性和女性中均居各类癌症之首[5]。

(一)有充分证据说明吸烟可以导致肺癌

吸烟者的吸烟量越大、吸烟年限越长、开始吸烟年龄越小,肺癌的发病风险越高。

早在 20 世纪 50 年代,国际上就开展了关于吸烟与肺癌因果关系的研究,其中最著名的是英国学者 Doll 针对 34 439 名英国男医生开展的长达 50 年的前瞻性队列研究,研究结果充分表明吸烟与肺癌发生关系密切,吸烟量愈大、吸入肺部愈深,患肺癌的风险愈大,而戒烟可以有效降低肺癌的发病风险[6]。美国疾病预防与控制中心(CDC)从 1964 年开始发布的关于烟草问题的《美国卫生总监报告》(*Surgeon General's Report*)广泛收集了世界开展的流行病学研究和实验研究数据,以大量的科学证据详细阐述了吸烟与肺癌的因果关系及其发病机制。2004 年发布的报告指出:每日吸烟量越多,吸烟年限越长,患肺癌的风险越高。

国外在不同时期开展的大量流行病学研究也均证实吸烟与肺癌存在因果关系。①吸烟会显著增加肺癌的发病风险。Gandini 等对 1961—2003 年发表的关于吸烟与癌症关系的研究进行 meta 分析结果显示,吸烟者患肺癌的风险是不吸烟者的 8.96 倍(RR 8.96,95% 置信区间 6.73～12.11)[7]。Wakai 等对以日本人群为研究对象开展的 8 项队列研究和 14 项病例对照研究进行了 meta 分析,结果显示现在吸烟的男性患肺癌的风险是从不吸烟男性的 4.39 倍(RR 4.39,95% 置信区间 3.92～4.92),现在吸烟女性患肺癌的风险是从不吸烟女性的 2.79 倍(RR 2.79,95% 置信区间 2.44～3.20)[8]。②吸烟与肺癌的剂量反应关系也已被流行病学研究所证实。Nordlund 等在瑞典 15 881 名男性及 25 829 名女性中进行的前瞻性队列研究(随访 26 年)结果显示,现在吸烟的男性患肺癌的风险是从不吸烟男性的 8.4 倍(RR 8.4,95% 置信区间 5.5～12.9),现在吸烟的女性患肺癌的风险是从不吸烟女性的 4.7 倍(RR 4.7,95% 置信区间 3.3～6.8)。吸烟者吸烟量越大,患肺癌的风险越高,吸烟包年数(每日吸烟包数 × 吸烟年数)≤5、6～15、16～25 及 ≥26 的男性患肺癌的风险分别是从不吸烟男性的 1.6 倍(RR 1.6,95% 置信区间 0.6～4.3)、4.4 倍(RR 4.4,95% 置信区间 2.5～7.7)、14.2 倍(RR 14.2,95% 置信区间 8.3～24.3)及 17.9 倍(RR 17.9,95% 置信区间 11.1～28.8),吸烟包年数 ≤5、6～15、16～25 及 ≥26 的女性患肺癌的风险分别是从不吸烟女性的 2.1 倍(RR 2.1,95% 置信区间 1.2～3.8)、6.3 倍(RR 6.3,95% 置信区间 4.0～10.0)、10.3 倍(RR 10.3,95% 置信区间 5.3～19.8)及 16.5 倍(RR 16.5,95% 置信区间 7.0～38.5)[9]。

中国在 20 世纪 80 年代开始开展吸烟与肺癌关系的研究。刘伯齐等在 20 世纪 80 年代对中国城乡地区 100 万人进行的死因调查被认为是在发展中国家进行的第一项针对吸烟危害的全国性调查。调查结果显示,中国人群中 52.3% 的肺癌死亡应归因于吸烟[10]。另一项纳入中国在 1981—1990 年发表的 15 项吸烟和肺癌的病例对照研究的 meta 分析结果表明,吸烟者患肺癌的风险是不吸烟者的 2.19 倍(合并 OR 2.19,95% 置信区间 2.03～2.37),吸烟者每日吸烟量越多、吸烟年限越长、开始吸烟年龄越早，患肺癌的风险越高。每日吸烟1～10支、10～20支、20支以上者，OR值分别为1.24（95%置信区间0.87～1.75）、2.19（95%置信区间1.43～2.79）和4.47（95%置信区间2.79～7.17）（趋势$\chi^2 = 223.13$，$p < 0.01$）；吸烟年限<30年者和≥30年者患肺癌的风险分别为不吸烟者的1.10倍（OR 1.10，95%置信区间0.62～2.16）和2.49倍（OR 2.49，95%置信区间1.73～3.57）（$p < 0.01$）；开始吸烟年龄≥30、20～29岁和<20岁者，患肺癌的风险逐渐升高，OR分别为1.31（95%置信区间0.88～1.93）、2.42（95%置信区间1.93～3.06）和3.29（95%置信区间2.36～4.57）（$p < 0.01$）[11]。么鸿雁等对1990—2001年发表的关于中国人群肺癌发病危险因素的41项流行病学研究进行的meta分析结果显示，在中国人群中吸烟者患肺癌的风险是不吸烟者的3.04倍（OR 3.04，95%置信区间2.22～4.18）[12]。王文雷等对国内1995—2007年公开发表的有关肺癌危险因素的12项研究进行的meta分析结果显示，中国人群中吸烟者患肺癌的风险是不吸烟者的2.78倍（OR 2.78，95%置信区间2.34～3.30）[13]。

（二）改吸"低焦油卷烟"不能降低肺癌风险

无论是高焦油卷烟还是低焦油卷烟，在燃吸过程中都会产生至少69种致癌物质，其中与肺癌关系密切的有多环芳烃类化合物、苯、砷、丙烯等。这些致癌物质可通过不同机制导致支气管上皮细胞受损，并且可激活癌基因，引起抑癌基因的突变和失活，最终导致癌变。

Harris等在90多万名30岁以上、无癌症病史（非黑色素瘤皮肤癌除外）、未吸食过雪茄、未使用过烟斗和咀嚼烟草者中开展了一项前瞻性队列研究（平均随访6年），结果发现，无论吸任何品牌、何种焦油含量的卷烟，吸烟者死于肺癌的风险均高于不吸烟者和戒烟者，吸极低焦油含量（≤7mg）、低焦油含量（8～14mg）卷烟的吸烟者死于肺癌的风险与吸中等焦油含量（15～21mg）卷烟的吸烟者无显著差异[14]。

（三）戒烟可以降低肺癌的发病风险。戒烟时间越长，肺癌的发病风险降低越多

Nakamura等对77项以亚洲人群为研究对象的关于吸烟与肺癌发生关系的研究进行了meta分析：其中，以中国人群为对象的研究结果显示，

现在吸烟者肺癌的发病和死亡风险是不吸烟者的2.78倍（RR 2.78，95%置信区间1.63～4.75），而戒烟者肺癌的发病和死亡风险为不吸烟者的1.96倍（RR 1.96，95%置信区间1.38～2.79），较现在吸烟者风险降低；以韩国和日本人群为对象的研究也得出了一致的结论[15]。Wong等以45 900名45～74岁的健康中国人为研究对象，开展了一项基于人群的队列研究，结果显示，调整性别、方言、纳入研究时年龄、随访年限、基线时体重指数、受教育程度、饮酒等因素后，与现在吸烟者相比，从基线时（1993—1998年）开始戒烟者，在随访结束时（2007年12月）的肺癌发病风险有所降低（HR 0.72，95%置信区间0.53～0.98）；而在基线时已戒烟并一直持续至随访结束者患肺癌的风险降低更多（HR 0.42，95%置信区间0.32～0.56）[16]。Khuder等对1970—1999年发表的27项相关研究进行的meta分析结果还表明，戒烟有助于降低肺癌的发病风险，戒烟时间越长，风险降低越多。以肺鳞癌为例，与现在吸烟者相比，戒烟时间为1～4年、5～9年和≥10年者发生肺癌的风险逐渐降低，OR值分别为0.84（95%置信区间0.78～0.90）、0.61（95%置信区间0.49～0.75）和0.41（95%置信区间0.28～0.60），$p_{trend} = 0.001$[17]。

二、慢性阻塞性肺疾病

慢性阻塞性肺疾病（chronic obstructive pulmonary disease，COPD），简称慢阻肺，是一种以气流不完全可逆受限为特点的呼吸系统常见疾病，病情常呈进行性发展。慢阻肺患者因肺功能进行性减退，严重影响劳动和生活质量。

在中国，20岁以上人群慢阻肺的患病率为8.6%（95%置信区间7.5%～9.9%），患病人数为9 990万；40岁以上人群中慢阻肺的患病率增加至13.7%（95%置信区间12.1%～15.5%）[18]。

有研究显示，至少25%的持续吸烟者发展成为慢阻肺患者。刘伯齐等在100万中国人中开展的前瞻性队列研究发现，因吸烟导致的死亡中，45%归因于慢阻肺[10]。

（一）生物学机制

系统研究结果表明，吸烟和α_1-抗胰蛋白酶缺乏是导致慢阻肺发病的直接原因。烟草烟雾中的多种成分可能通过各种方式损伤肺脏。

1. 影响呼吸系统防御功能 呼吸系统防御机制包括呼吸道黏膜、黏液纤毛运载系统、上皮细胞屏障和免疫细胞。吸入的烟草烟雾一方面干扰了黏液纤毛运载系统，降低了气道对黏液的清除能力，导致管腔黏液增多，另一方面破坏了上皮细胞屏障，增加了感染的可能性，从而促进局部的炎症反应。此外，吸烟还可导致一氧化氮合成酶（NOS）与谷胱甘肽-S-转移酶（GSTs）活性下降，血栓素 B_2（TXB_2）表达升高和 6-酮前列腺素水平明显降低，导致肺保护功能降低，肺损伤加重。吸烟者肺组织中气道平滑肌细胞保护性蛋白 Hsp70 明显降低，树突状细胞明显增加。

2. 氧化应激 氧化应激在烟草烟雾造成的肺损伤中发挥核心作用。呼吸道直接与外环境接触，经常受到外源性氧化应激的损伤，与此同时机体也形成了一种高效的抗氧化系统以防止呼吸道和肺泡受到外源性和内源性氧化应激的损伤。如果氧化剂和抗氧化剂之间因为氧化剂过量或抗氧化剂耗竭失去平衡，就会发生氧化应激。氧化应激不仅会对肺部产生直接的损害作用，而且还会激活启动肺部炎症的分子机制。

烟草烟雾中含有大量的自由基。一般每日吸烟一包者每天将吸入大量的自由基，导致自由基日剂量持续处于高水平。实验证明烟草烟雾含有大量的活性氧（ROS），可损伤呼吸道和肺泡上皮细胞。氧化应激通过多种方式造成蛋白酶-抗蛋白酶比例失衡，从而在吸烟导致慢阻肺发病中起重要作用。

3. 蛋白酶-抗蛋白酶失衡 肺气肿是慢阻肺常见的临床类型。蛋白酶-抗蛋白酶失衡与疾病关系的研究证实：①抗胰蛋白酶缺乏的个体患肺气肿的风险增高；②在实验条件下，使用蛋白水解酶可以导致肺气肿的发生；③吸烟可以造成蛋白酶-抗蛋白酶失衡，使肺脏弹力蛋白降解增加，导致肺结构破坏和肺气肿的形成。

4. 对烟草烟雾的遗传易感性 不是所有吸烟者都会发展为慢阻肺，遗传因素可影响烟草烟雾对肺部的损伤作用。

5. 其他 动物实验和人群研究发现，DNA 加合物二氢二醇环氧苯并[a]芘（BPDE）通过影响 DNA 而参与慢阻肺的发生。

（二）吸烟对慢性阻塞性肺疾病发生发展的影响

1. 有充分证据说明吸烟可以导致慢性阻塞性肺疾病 慢阻肺的危险因素包括环境因素（外因）和个体因素（内因）。环境因素包括吸烟、职业暴露（接触煤尘、棉尘、蔗尘等）、空气污染（包括二氧化硫、二氧化氮、臭氧等）和感染（细菌和病毒等）等，个体因素包括 α_1 抗胰蛋白酶缺乏、气道高反应性等。尽管到目前为止慢阻肺的发病机制尚未完全明晰，但吸烟是国际公认的最主要的慢阻肺环境危险因素。

2004 年《美国卫生总监报告》认为吸烟是导致慢阻肺的主要原因，吸烟对慢阻肺患病率和病死率的影响远远超过其他因素。Forey 等对 2007 年以前发表的 133 项研究进行 meta 分析后发现，吸烟与慢阻肺的发病密切相关，吸烟者中慢阻肺的患病率明显高于不吸烟者，现在吸烟者患慢阻肺的风险是不吸烟者 3.51 倍（OR 3.51，95% 置信区间 3.08～3.99），而戒烟者患慢阻肺的风险明显低于现在吸烟者，为不吸烟者的 2.35 倍（OR 2.35，95% 置信区间 2.11～2.63）[19]。

中国自 20 世纪 90 年代起共开展了两次全国性的慢阻肺流行病学调查。1992 年开展的对北京、湖北和辽宁部分地区≥15 岁的 6 536 名居民的调查研究显示，该人群中慢阻肺的总患病率为 3.0%，单纯吸烟者中约 24.6% 会发生慢阻肺，并且慢阻肺患病率随吸烟指数（每日吸烟支数×吸烟年数）的增加而升高[20]；2002—2004 年对北京、上海、广东、辽宁、天津、重庆和陕西 7 个地区的 20 245 名 40 岁以上居民进行的流行病学调查发现，接近 2/3（61.4%）的慢阻肺患者为吸烟者；吸烟者中有 13.2% 患有慢阻肺，而不吸烟者中仅为 5.4%（$p < 0.001$）。吸烟者的吸烟包年数越大，慢阻肺患病率越高（$p_{trend} < 0.001$）[21]。

2. 吸烟者的吸烟量越大、吸烟年限越长、开始吸烟年龄越小，慢性阻塞性肺疾病的发病风险越高 国内外多项研究表明，吸烟与慢阻肺之间存在剂量反应关系。Forey 等对 133 项研究进行 meta 分析后发现，吸烟包年数为 5 包·年以下、6～20 包·年、21～45 包·年者患慢阻肺的风险分别是不吸烟者的 1.13 倍（RR 1.13，95% 置信区间 1.06～1.20）、1.68 倍（RR 1.68，95% 置信区间

1.58～1.79)和 3.14 倍(RR 3.14,95% 置信区间 2.97～3.32);开始吸烟年龄在 14 岁以前、14～18 岁者患慢阻肺的风险分别为不吸烟者的 3.12 倍(RR 3.12,95% 置信区间 2.07～4.70)和 2.11 倍(RR 2.11,95% 置信区间 1.08～4.11)[19],提示吸烟者的吸烟量越大、开始吸烟年龄越早,患慢阻肺的风险越高。

中国关于吸烟与慢阻肺关系的研究结果与国外研究一致。在中国西安 1 268 名≥60 岁的军队退休干部中进行的前瞻性队列研究发现,慢阻肺的死亡风险随着吸烟量及吸烟年限的增加而升高($p_{trend}=0.003$,$p_{trend}=0.005$)[22]。

徐昕在沈阳地区 435 例慢阻肺患者和 435 例对照中开展的病例对照研究表明,吸烟者患慢阻肺的风险是不吸烟者的 2.857 倍(OR 2.857,95% 置信区间 2.145～3.807),日吸烟量 >10 支者患慢阻肺的风险是日吸烟量≤10 支者的 2.250 倍(OR 2.250,95% 置信区间 1.601～3.161),开始吸烟年龄≤20 岁者患慢阻肺的风险是 >20 岁者的 1.909 倍(OR 1.909,95% 置信区间 1.140～3.198),吸烟年限 >10 年者患慢阻肺的风险是吸烟年限≤10 年者的 2.719 倍(OR 2.719,95% 置信区间 2.041～3.621)[23]。

3. 女性吸烟者患慢性阻塞性肺疾病的风险高于男性 Prescott 等在丹麦开展的一项队列研究(共纳入 13 897 人,随访 7～16 年)表明,与男性相比,女性更易患慢阻肺。吸烟包年数为 1～20 包·年、20～40 包·年和 >40 包·年的男性患慢阻肺的风险分别是不吸烟者的 3.2 倍(RR 3.2,95% 置信区间 1.1～9.1)、5.7 倍(RR 5.7,95% 置信区间 2.2～14.3)和 8.4 倍(RR 8.4,95% 置信区间 3.3～21.6);而女性患慢阻肺的风险高于男性,分别是不吸烟者的 7.0 倍(RR 7.0,95% 置信区间 3.5～14.1)、9.8 倍(RR 9.8,95% 置信区间 4.9～19.6)和 23.3 倍(RR 23.3,95% 置信区间 10.7～50.9)[24]。

徐斐在沈阳地区 1 743 对慢阻肺患者和对照者中开展的吸烟与慢阻肺关系的病例对照研究表明,吸烟年限 >10 年、每日吸烟 >10 支的女性患慢阻肺的风险较男性更大(男性:OR 2.980,95% 置信区间 1.679～5.291;女性:OR 3.298,95% 置信区间 2.120～5.133)[25]。

4. 戒烟可以改变慢性阻塞性肺疾病的自然进程,延缓病变进展 戒烟已经被证明可以减慢慢阻肺患者肺功能下降的速率,延缓病变进展,从根本上改变慢阻肺的自然病程。戒烟后肺功能(FEV_1)下降速度减慢,并且可恢复至从不吸烟者的水平,如果伴肺功能下降的中年吸烟者能戒烟的话,就可能避免严重或致死性慢阻肺的发生。还有研究发现,与现在吸烟者相比,戒烟者报告下呼吸道疾病症状更少,如咳嗽、咳黏痰、喘息和气短等。此外,戒烟的慢阻肺患者出现因慢阻肺发作住院治疗的情况也更少,即使有长期吸烟史、较差的基础肺功能、高龄或气道高反应性,戒烟也可使其获益。

大量研究还发现,与现在吸烟者相比,戒烟者的慢阻肺死亡风险下降 32%～84%,并且下降程度取决于吸烟年限及吸烟量。Lam 等在香港老年人中进行的一项前瞻性队列研究(随访 3.2～5.0 年)也发现,在男性中,戒烟者的死亡风险较现在吸烟者降低[26]。

《慢性阻塞性肺疾病全球倡议》(global initiative for chronic obstructive lung disease,GOLD)强调指出,吸烟是慢阻肺最常见的危险因素,戒烟是预防慢阻肺发生的关键措施和重要干预手段。

三、支气管哮喘

支气管哮喘(简称哮喘)是气道的一种慢性变态反应性炎症性疾病。这种慢性炎症导致气道高反应性,通常出现广泛多变的可逆性气流受限,并引起反复发作性的喘息、气促、胸闷或咳嗽等症状。

随着经济发展、工业化进程以及人们生活方式的改变,哮喘的患病率呈现快速上升趋势,目前全球至少有 3 亿哮喘患者,仅中国就有患者约 4 750 万[27]。吸烟作为哮喘急性发作、发展为固定性气流受限的危险因素,对哮喘的发病、临床特征、病情控制等多方面有明显的影响。

哮喘是遗传和环境共同作用引起的复杂疾病,其发病与过敏原、非特异性刺激物质、气候、精神因素、遗传因素、药物、运动等多种因素有关。已有充分证据表明,吸烟是哮喘的主要环境危险因素之一。

1. 有证据提示,吸烟可以导致哮喘 Toren

K 等在瑞典对 21～51 岁成年人开展病例对照研究,纳入 235 名哮喘患者及 2 044 名对照,发现吸烟者患哮喘的风险是不吸烟者的 1.5 倍(OR 1.5,95% 置信区间 1.1～2.1)[28]。Polosa R 等在意大利对 18～40 岁成年人进行队列研究,基线纳入过敏性鼻炎患者并前瞻性随访 10 年发现,在调整混杂因素后,吸烟可增加哮喘的发病风险(OR 2.98,95% 置信区间 1.81～4.92,$p < 0.000\ 1$),且存在明显的剂量反应关系,吸烟指数为 1～10 包·年、11～20 包·年、≥21 包·年的吸烟者患哮喘风险分别是不吸烟者 2.05 倍(OR 2.05,95% 置信区间 0.99～4.27)、3.71 倍(OR 3.71,95% 置信区间 1.77～7.78)和 5.05 倍(OR 5.05,95% 置信区间 1.93～13.20)($p = 0.000\ 2$)[29]。中国的研究同样提示吸烟与哮喘发病相关。Huang K 等基于 2012—2015 年开展的"中国成人肺部健康研究"数据进行分析发现,吸烟者比不吸烟者患哮喘的风险增加(OR 1.89,95% 置信区间 1.26～2.84,$p = 0.004$)[30]。

2. **吸烟可以导致哮喘病情控制不佳** Siroux 等在法国进行的一项纳入 200 名成年哮喘患者、586 名哮喘患者亲属(其中哮喘患者 147 名)和 265 名非哮喘对照的病例对照研究发现,与不吸烟者和戒烟者相比,现在吸烟者会出现更多的哮喘症状,哮喘频繁发作(≥1 次/d)的情况增加(OR 2.39,95% 置信区间 1.06～5.36),且其哮喘严重程度评分更高(经年龄、性别和教育调整水平后 $p = 0.01$)[31]。

杨玎瑜等对上海地区 226 名 16～84 岁的哮喘门诊患者的吸烟情况进行问卷调查发现,与不吸烟者相比,吸烟者的哮喘控制测试评分(ACT 评分)降低,1 年内急性发作次数增多,平均吸入性糖皮质激素的使用量增加($p < 0.05$)[32]。

3. **戒烟可以降低哮喘的发病风险** Godtfredsen 等在 10 200 名丹麦人中进行的一项前瞻性队列研究发现,戒烟可降低哮喘的发病风险。在调整性别、年龄、慢性支气管炎病史、第一秒末用力呼气量(FEV_1)和吸烟包年等因素后,与不吸烟者相比,戒烟 1～5 年和 5～10 年者发生哮喘的风险分别是不吸烟者的 3.9 倍(OR 3.9,95% 置信区间 1.8～8.2)和 3.1 倍(OR 3.1,95% 置信区间 1.9～5.1)[33]。Broekema 等发现,吸烟的哮喘患者支气管上皮细胞的改变与哮喘症状有关,

而戒烟后支气管上皮细胞的特点与不吸烟者大致相同,这说明戒烟可逆转吸烟诱导的气道炎症性改变[34]。

四、呼吸系统感染

呼吸系统感染包括呼吸道感染及肺炎。多种病原体可导致呼吸系统感染,包括细菌、病毒、支原体、衣原体等。吸烟可通过降低吸烟者呼吸道的抗病能力,使病原微生物易于侵入和感染,增加呼吸系统感染的风险。

1. **有充分证据说明吸烟可以增加呼吸系统感染的发病风险** 吸烟会增加上呼吸道感染的发病风险。Blake 等对 1 230 名士兵开展的前瞻性队列研究表明,吸烟者发生上呼吸道感染的风险是不吸烟者的 1.46 倍(RR 1.46,95% 置信区间 1.1～1.8)[35]。An 等对 6 492 名大学本科生开展的横断面研究显示,与调查前 30 天内没有吸烟的人相比,调查前 30 天内吸烟天数为 1～4 天、5～10 天、11～20 天和 21～30 天的吸烟者出现咳嗽或咽喉疼痛等上呼吸道症状的比例分别增加 5.8%、9.5%、8.9% 和 11.2%[36]。

研究发现,在健康成年人中,吸烟者患流行性感冒(流感)的风险高于不吸烟者。Kark 等对 176 名以色列女兵开展的问卷调查研究显示,吸烟者患流感的风险是不吸烟者的 1.44 倍(RR 1.44,95% 置信区间 1.03～2.01,发病率分别为 60.0% 和 41.6%)[37]。

研究发现,吸烟者患军团菌肺炎(legionaires disease)的风险高于不吸烟者。Straus 等开展的一项基于医院人群的病例对照研究的结果显示,现在吸烟者患军团菌肺炎的风险是不吸烟者的 3.75 倍(OR 3.75,95% 置信区间 2.27～6.17),且每日吸烟量越大,患军团菌肺炎的风险越高[38]。

吸烟者患侵袭性肺炎链球菌感染症的风险更高。Nuorti 等开展的病例对照研究(病例组 228 人,对照组 301 人)显示,调整年龄、性别、慢性疾病、受教育程度等因素后,吸烟者发生侵袭性肺炎链球菌感染症的风险是不吸烟者的 4.1 倍(OR 4.1,95% 置信区间 2.4～7.3),51% 的侵袭性肺炎链球菌感染症的发生可归因于吸烟。研究还发现,吸烟与侵袭性肺炎链球菌感染症的发病存在剂量反应关系,每日吸烟 1～14 支、15～24 支和

≥25 支的吸烟者患侵袭性肺炎链球菌感染症的风险分别为不吸烟者的 2.3 倍(OR 2.3,95% 置信区间 1.3~4.3)、3.7 倍(OR 3.7,95% 置信区间 1.8~7.8)和 5.5 倍(OR 5.5,95% 置信区间 2.5~12.9)[39]。

吸烟还会增加肺结核的发病风险。相关研究证据见本节第四部分。

2. 吸烟可以增加社区获得性肺炎的发病风险 吸烟者的吸烟量越大,社区获得性肺炎的发病风险越高。戒烟可以降低患病风险。

社区获得性肺炎(community-acquired pneumonia,CAP)是一种常见的肺部感染。国内外学者对吸烟与 CAP 的关系进行了一系列研究,结果表明,吸烟会增加 CAP 的发病风险。

Baik 等在 26 429 名 44~79 岁的男性及 78 062 名 27~44 岁的女性中进行的前瞻性队列研究发现,调整年龄、体重指数、磷代谢量、每周运动量及酒精摄入量因素后,现在吸烟的男性患 CAP 的风险是从不吸烟男性的 1.46 倍(RR 1.46,95% 置信区间 1.00~2.14),现在吸烟女性患 CAP 的风险是从不吸烟女性的 1.55 倍(RR 1.55,95% 置信区间 1.15~2.10)[40]。Almirall 等在西班牙人群中开展的一项病例对照研究结果显示,每日吸烟超过 20 支的现在吸烟者患 CAP 的风险是不吸烟者的 3.89 倍(OR 3.89,95% 置信区间 1.75~8.64)[41]。Tas 等在 58 例 CAP 患者和 580 例健康对照中进行的一项病例对照研究也发现,现在吸烟者患 CAP 的风险是从不吸烟者的 2.19 倍(OR 2.19,95% 置信区间 1.13~4.23)[42]。

亓玉心等对莱芜人民医院的 210 例老年肺炎患者(年龄≥65 岁)和 210 名同期住院的非肺炎患者开展的病例对照研究发现,吸烟可增加老年人发生 CAP 的风险(RR 1.7,95% 置信区间 1.3~13,$p=0.019$)[43]。白庆瑞等对 128 例 CAP 老年患者和 306 例对照(年龄≥65 岁)开展的病例对照研究表明,与不吸烟者相比,吸烟的老年人患 CAP 的风险明显增高(OR 2.317,95% 置信区间 1.224~4.386)[44]。

Baik 的研究结果显示,每日吸烟<25 支的男性吸烟者患 CAP 的风险与不吸烟者相比无显著性差异(RR 1.42,95% 置信区间 0.85~2.35),而每日吸烟量≥25 支的男性吸烟者患 CAP 的风险则增加至不吸烟者的 2.54 倍(RR 2.54,95% 置信

区间 1.40~4.59)[40]。Almirall 的研究也显示,与从不吸烟者相比,每日吸烟 1~9 支、10~20 支和 20 支以上的吸烟者患 CAP 的风险分别为不吸烟者的 1.12 倍(OR 1.12,95% 置信区间 0.47~2.67)、1.68 倍(OR 1.68,95% 置信区间 0.90~3.14)和 3.89 倍(OR 3.89,95% 置信区间 1.75~8.64)($p_{trend}=0.004$)[41]。Tas 等开展的研究则将吸烟者分为低尼古丁依赖组和高尼古丁依赖组,分析结果显示,低尼古丁依赖的吸烟者患 CAP 的风险与从不吸烟者相比无显著性差异(OR 1.91,95% 置信区间 0.95~3.83),而高尼古丁依赖的吸烟者患 CAP 的风险则高达不吸烟者的 2.93 倍(OR 2.93,95% 置信区间 1.34~6.36)[42]。该研究在一定程度上也支持了吸烟者患 CAP 的风险随吸烟量的增加而升高的结论。

Baik 等开展的研究发现,已戒烟者患 CAP 的风险低于现在吸烟者,且戒烟时间越长,发病风险越低。与从不吸烟男性相比,戒烟时间<10 年的已戒烟男性患 CAP 的风险为不吸烟者的 1.52 倍(OR 1.52,95% 置信区间 1.01~2.28),而戒烟时间≥10 年者患 CAP 的风险则与不吸烟者相比无显著性差异(OR 1.23,95% 置信区间 0.93~1.62)[40]。Almirall 的研究也得出了相似结论,与戒烟不到 1 年的戒烟者相比,戒烟 4 年以上者患 CAP 的风险明显降低(OR 0.39,95% 置信区间 0.17~0.89)[41]。

五、肺结核

结核病是由结核分枝杆菌引起的严重危害人类健康的慢性传染病。全身各脏器均可罹患结核病,但 80% 以上为肺结核。

经过全球各国对结核病实施各种防治措施后,肺结核的发病率及病死率呈现明显的下降趋势。然而据 WHO 估计,2017 年全球有 1 000 万新发肺结核患者和 140 万因肺结核死亡的患者,结核病仍然是全球十大死亡原因之一。我国是世界上仅次于印度的结核病高负担国家之一,每年新发结核患者约 130 万,占全球新发结核病例数的 14.3%,每年因结核病死亡 5.4 万人。

研究表明,烟草中的苯并芘可导致免疫细胞发生基因突变和细胞凋亡,从而抑制细胞免疫功能,使人体对结核分枝杆菌的易感性增加。支气

管内膜对结核分枝杆菌的防御力主要来自肥大细胞，而烟草烟雾能使支气管内膜肥大细胞内的铁过量集聚，使其合成肿瘤坏死因子以及合成和释放一氧化氮（NO）的功能受到损伤，从而降低肥大细胞抑制结核分枝杆菌在支气管内膜生长的能力。烟草烟雾还能影响支气管上皮细胞的黏液分泌功能，降低其清除吸入颗粒的能力。同时，吸烟使体内 NO 的合成和释放减少，造成体内氧化与抗氧化功能失衡。NO 在人体内起着重要的免疫调节作用，NO 的减少会降低吞噬细胞的活性，从而使机体细胞免疫功能下降。

1. 有充分证据说明吸烟可以增加感染结核分枝杆菌的风险 早在 1918 年，就有学者开展了吸烟与肺结核关系的研究，1956 年发表了第一篇关于吸烟与结核的病例对照研究，1989 年及以后出版的关于烟草问题的《美国卫生总监报告》指出，吸烟者发生结核病的风险是不吸烟者的 1.27～5.00 倍。

多项研究证实，吸烟与结核分枝杆菌感染的风险增加相关。den Boon 等人在南非 1 832 例 ≥15 岁的结核菌素皮试阳性者中进行的横断面研究发现，现在吸烟者和戒烟者的结核菌素皮试阳性率显著高于从不吸烟者（OR 1.99，95% 置信区间 1.62～2.45）。经调整吸烟量、年龄、性别后，吸烟超过 15 包·年者感染结核分枝杆菌的风险最高（OR 1.90，95% 置信区间 1.28～2.81）[45]。Plant 等在 1 395 例 15 岁以上越南移民中进行的横断面研究发现，吸烟者的吸烟量和吸烟年限与结核菌素皮试反应强度相关，每天吸烟超过 6 支的吸烟者出现 5mm 结核菌素皮试反应硬结的风险为不吸烟者的 4.62 倍（OR 4.62，95% 置信区间 2.28～9.34，$p < 0.001$）。研究还发现，戒烟 10 年以上者出现结核菌素皮试反应≥10mm 的风险显著降低（OR 0.24，95% 置信区间 0.06～0.93）[46]。

2. 有充分证据说明吸烟可以增加患肺结核的风险 多项研究发现，不论是主动吸烟还是被动吸烟都会增加患结核病的风险。WHO 报告指出，吸烟是结核病发病的独立危险因素，吸烟可使患结核病的风险增加 2.5 倍以上，全球范围内 20% 以上的结核病可能归因于吸烟。

Bates 等对 1953—2005 年发表的 24 项吸烟与肺结核关系的研究进行了 meta 分析，结果表明

吸烟者发生结核病的风险是不吸烟者的 2.33 倍（RR 2.33，95% 置信区间 1.97～2.75）至 2.66 倍（RR 2.66，95% 置信区间 2.15～3.28）[47]。

Kolappan 等在印度进行的一项病例对照研究发现，吸烟者出现痰涂片或痰培养结核分枝杆菌阳性的风险较不吸烟者增加（OR 2.24，95% 置信区间 1.27～3.94）。调整年龄后，吸烟者发生肺结核病的风险随着吸烟量的增加和吸烟年限的延长而增高[50]。Yu 等在 30 289 名上海环卫工人（其中包括 202 名结核病患者）中进行了一项病例对照研究，发现男性和年长的工人患结核病的风险较高，这可能归因于吸烟，重度吸烟者（> 400 支·年）患结核病的风险是不吸烟者的 2.17 倍（OR 2.17，95% 置信区间 1.29～3.63）[48]。

Lin 等在中国台湾进行了一项纳入 17 699 人（≥12 周岁）的关于吸烟与活动性肺结核的前瞻性队列研究，经过 3.3 年（2001—2004 年）随访发现，吸烟者患活动性肺结核的风险是不吸烟者的 1.94 倍（OR 1.94，95% 置信区间 1.01～3.73）。该研究还发现，吸烟与肺结核之间存在明显的剂量反应关系，即每日吸烟量越大，吸烟持续时间越长，患肺结核的风险越高（每日吸烟量 $p_{trend} = 0.003\ 6$，吸烟年限 $p_{trend} = 0.023$，吸烟包年数 $p_{trend} = 0.023$）[49]。

一项多因素模型研究分析了吸烟和固体燃料的应用对中国人慢性阻塞性肺疾病、肺癌和结核病的影响，结果预测出在直接督导短程化疗（directly observed treatment of short course，DOTS）覆盖率维持在 80% 的情况下，结核病患者如果完全戒烟并停止使用固体燃料，预计到 2033 年就可以将中国结核病年发病率降低到目前发病率的 14%～52%，DOTS 覆盖率为 50% 的情况下可降低到 27%～62%，DOTS 覆盖率仅为 20% 的情况下可降低到 33%～71%[50]。

3. 有充分证据说明吸烟可以增加肺结核的死亡风险 多项大型研究均证实，吸烟可增加因结核病死亡的风险。Gajalakshmi 等在印度进行的回顾性病例对照研究（共纳入 27 000 名城镇和 16 000 名农村男性死亡病例以及 20 000 名城镇和 15 000 名农村男性对照）发现，有吸烟史者因结核病死亡的风险为不吸烟者的 4.5 倍（25～69 岁标准化 RR 4.5，95% 置信区间 4.0～5.0，吸烟的归因比为 61%），并推算吸烟会导致一半男性结核

病患者死亡[51]。Sitas 等在南非进行的一项病例对照研究也发现，吸烟者因结核病死亡的风险为不吸烟的 1.61 倍（OR 1.61，95% 置信区间 1.23～2.11）[52]。Lin 等对 33 项研究进行 meta 分析，发现与不吸烟者相比，吸烟者发生结核菌素皮肤试验阳性、活动性结核病以及死于结核病的风险均高于不吸烟者[53]。Basu 等根据目前的吸烟趋势和结核病流行趋势，利用数学模型的方法预测出：从 2010—2050 年，吸烟将导致全球新增结核病例 1 800 万，4 000 万人将因结核病死亡[54]。

4. 有证据提示吸烟可以对肺结核的预后产生不利影响　Abal 等人在科威特 339 例痰涂片阳性的肺结核患者中进行的研究发现，在痰涂片结果为 3+ 以上的患者以及胸部 X 线检查显示肺部存在进展性病变的患者中，吸烟者在治疗第 2 个月时痰菌阴转率较不吸烟者显著降低（$p = 0.011$，$p < 0.038$）[55]，说明吸烟能延长肺结核患者痰菌阴转的时间，不利于肺结核的治疗。谭守勇等在广州 261 例痰菌阳性的肺结核患者（吸烟者 121 例，不吸烟者 140 例）中进行的研究发现，经过 2 个月强化抗结核治疗后，吸烟患者的痰菌阴转率较不吸烟者明显下降（$p = 0.001$），并且治疗前吸烟年支量越多，吸烟者的痰菌转阴率越低（$p = 0.000$）。这可能是由于吸烟造成肺部损伤及抑制肺巨噬细胞的吞噬和杀菌功能，使机体细胞免疫功能下降，容易患肺结核以及使抗结核药物在体内的效能下降；另一方面，吸烟肺结核患者的血清白蛋白含量较低，使机体没有足够蛋白质供应治疗过程中的病灶修复所需，造成痰菌阴转缓慢[56]。

六、其他呼吸系统疾病

目前有证据显示，吸烟与肺血栓栓塞症、阻塞型睡眠呼吸暂停、间质性肺疾病和肺尘埃沉着病（尘肺）等呼吸系统疾病相关。吸烟者的发病风险显著高于非吸烟者，且吸烟支数越多，烟龄越长，患病风险越高。

第三节　控制吸烟的策略

2008 年 2 月，世界卫生组织发布了《2008 年全球烟草流行报告》，该报告总结了当时 179 个成员国控烟的现状和经验，首次提出控制烟草流行的

MPOWER 综合战略。该综合战略包括：M（monitor），即监测烟草使用与预防政策；P（protect），即保护人们免受烟草烟雾危害；O（offer），即提供戒烟帮助；W（warn），即警告烟草危害；E（enforce），即确保禁止广告、促销和赞助；R（raise），即提高烟税。自发布以来，该综合战略在世界多个国家被推广，经有效实施获得显著成效。

一、监控烟草使用与预防政策

监控烟草使用与预防政策是《烟草控制框架公约》第 20 条的内容，对应 MPOWER 战略中的字母 M。公约要求各缔约方应酌情制定烟草消费和接触烟草烟雾的流行规模、模式、影响因素和后果的国家、区域和全球的监测规划。为此，缔约方应将烟草监测规划纳入国家、区域和全球健康监测规划，使数据具有可比性，并在适当时间在区域和国际层面进行分析。

二、保护人们免受烟草烟雾危害

保护人们免受烟草烟雾危害是《烟草控制框架公约》第 8 条的内容，对应 MPOWER 战略中的字母 P。该条第一款指出科学证实接触烟草烟雾会造成疾病、功能丧失和死亡；第二款要求各缔约方应采取和实行有效的立法、实施、行政和 / 或其他措施，以防止在室内工作场所、公共交通工具、室内公共场所，适当时，包括其他室外（准室外）公共场所接触烟草烟雾。

2007 年 7 月，第二次缔约方大会通过了《烟草控制框架公约》第 8 条的履约准则——《防止接触烟草烟雾履约准则》。其主要内容可以概括为 3 个原则：第一，普遍保护原则，要求确保在所有室内公共场所、室内工作场所、公共交通工具和其可能的（室外或准室外）公共场所免于接触二手烟草烟雾；第二，100% 室内无烟原则，要求上述场所应该完全禁止吸烟，不存在符合安全标准的二手烟雾；第三，尽快的原则，要求每一缔约方都应在《烟草控制框架公约》对其生效之后 5 年内提供普遍保护。

国外控烟成功经验显示，立法是实现室内环境无烟化的关键措施。全面无烟立法能够改善卫生状况，减少烟草消费，受到非吸烟者和吸烟者的普遍欢迎，且对服务行业无负面经济影响。公

共场所禁止吸烟体现了社会对不吸烟人群的尊重与保护，是政府保障公民健康权、社会文明进步的表现。

三、提供戒烟帮助

与烟草依赖和戒烟有关的降低烟草需求的措施是《烟草控制框架公约》第14条的内容，对应MPOWER战略中的字母O。公约要求每一缔约方应考虑到国家现状和重点，制定和传播以科学证据和最佳实践为基础的适宜、综合和配套的指南，并应采取有效措施以促进戒烟和对烟草依赖的适当治疗。并要求将其纳入国家卫生和教育规划、计划和战略。

四、警告烟草危害

警告烟草危害是《烟草控制框架公约》第11条的内容，对应MPOWER战略中字母W，其中对烟草制品的包装和标签的要求最为重要。本条内容要求每一缔约方应在《烟草控制框架公约》生效后3年内不得使用产生虚假印象的任何词语、描述、商标、图形和/或任何其他标志，如"低焦油""淡味""超淡味""柔和"等词语；要求烟草制品外包装上健康警语最好占主要可见部分的50%或以上，但不应少于30%。

国外研究证明，内容全面、图文并茂的大幅彩色警告对传播吸烟的健康风险最有效。烟盒上显眼的健康警告增加吸烟者对风险的意识以及戒烟的意愿，对青少年也有效。

五、禁止烟草广告、促销和赞助

禁止烟草广告、促销和赞助是《烟草控制框架公约》第13条内容，对应MPOWER战略中的字母E。该条第一款要求每一缔约方应根据其宪法或宪法原则广泛禁止所有的烟草广告、促销和赞助；第二款要求五年之内在广播、电视、印刷媒介和酌情在其他媒体上广泛禁止烟草广告、促销和赞助；第三款要求禁止对国际事件、活动和/或其参加者的烟草赞助。

禁止烟草广告能有效控制烟草流行，阻止青少年接近烟草，有利于全社会控烟氛围的形成。研究表明，烟草广告会鼓励人们吸烟，从而增加吸烟人数和烟草消费量。102个国家烟草广告与烟草消费趋势之间的关系研究表明，在那些全面禁止烟草广告的国家，烟草消费呈现出急剧下降趋势[2]。花样翻新的烟草广告使青少年高估了其同伴和成人的吸烟率；而且，烟草广告将烟草与运动、成功、独立、性感等联系起来使青少年低估了吸烟的危险。以烟草企业或企业集团冠名的间接烟草广告宣传效果非常明显，对青少年的影响是对成年人影响的3倍。

六、提高烟税

提高烟税是《烟草控制框架公约》第6条规定的内容，对应MPOWER战略中的字母R，要求各缔约方在制定税收政策时考虑有关烟草控制的公共卫生目标；建议缔约方对烟草制品实施税收政策和价格政策，以减少烟草消费；并要求向缔约方会议提供烟草制品税率及对烟草消费影响的详细情况，逐步限制免税销售烟草制品等。

价格和税收措施是国际公认的单项最有效控烟措施，低收入国家比高收入国家对烟税增加更敏感。确定每个国家的理想税收水平十分困难，建议对采用综合控烟措施的国家，税收应该占其零售总成本的67%～80%之间。

目前，国际上控烟较好的国家，均采取了强有力的价格和税收政策，如新加坡政府取消了卷烟的免税许可；英国政府注重利用税收杠杆控制烟草，在提高烟草价格的同时，通过打击烟草走私保证烟草税收的平稳增长。

《"健康中国2030"规划纲要》中明确要求"全面推进控烟履约，加大控烟力度，运用价格、税收、法律等手段提高控烟成效。深入开展控烟宣传教育。积极推进无烟环境建设，强化公共场所控烟监督执法。推进公共场所禁烟工作，逐步实现室内公共场所全面禁烟。领导干部要带头在公共场所禁烟，把党政机关建成无烟机关。强化戒烟服务。到2030年，15岁以上人群吸烟率降低到20%"。《健康中国行动（2019—2030年）》亦指出到全面无烟法规保护的人口比例要从目前的10%左右提高到2030年的不低于80%。功在当代、利在千秋。控烟履约，人人有责，我们医疗卫生系统更是责无旁贷，更应成为表率。

第四节　戒烟的方法

降低吸烟对健康危害的唯一手段就是戒烟或避免二手烟暴露。目前戒烟干预的方法主要依据《中国临床戒烟指南（2015版）》[57]，注重心理劝诫和药物治疗，向患者讲解吸烟的害处，做患者戒烟的心理辅导，宣导戒断综合征的防治方法，科学引导患者安全戒烟。

一、戒烟的不同阶段及行为特点

不同阶段的吸烟者对戒烟的看法不同，宜应采取不同的干预措施。处于尚未准备戒烟期的吸烟者不想戒烟；随着对吸烟危害认识的增加，吸烟者会进入思考期，开始考虑戒烟，并且能够接受医生关于吸烟危害和戒烟益处的建议。这一阶段的吸烟者往往处于进退两难的境地，一方面认识到应该戒烟，另一方面仍对烟难以割舍。经过一段时间的思考，吸烟者将进入准备期。处于准备阶段的吸烟者开始计划戒烟。接着他们把戒烟付诸实施，即进入行动期。紧随行动期的是维持期，在这一阶段戒烟成果得到巩固。如果戒烟成果不能维持下去，吸烟者将进入复吸期，再次回到思考期或思考前期。对吸烟者来说，很少有人能在最开始的戒烟尝试中成功通过所有阶段。在最终戒烟成功前，可能要反复几次。表33-4-1列出了戒烟意愿改变模型。

表 33-4-1　戒烟意愿改变模型

阶段期	行为表现
尚未准备戒烟	未来六个月内未打算戒烟
戒烟思考期	打算在未来六个月内戒烟
戒烟准备期	打算在未来一个月内戒烟
戒烟行动期	已戒烟，但时间少于六个月
戒烟维持期	保持戒烟六个月以上
复吸期	戒烟一段时间后重新规律吸烟

二、戒烟劝诫

对于有戒烟意愿的吸烟者，应提供戒烟帮助；对于尚无戒烟意愿的吸烟者，应激发戒烟动机，并鼓励他们尝试戒烟（图33-4-1）。目前常以"5R"方案增强吸烟者的戒烟动机，"5A"方案帮助吸烟者戒烟。

"5R"法：①相关（relevance）——使吸烟者认识到戒烟与他们密切相关，可从吸烟者的疾病状态、家中有小孩、对健康的忧虑等方面进行引导；②危害（risk）——使吸烟者认识到吸烟的潜在健康危害，同时医生应强调使用低焦油/低尼古丁卷烟或其他形式的烟草制品不会降低吸烟对健康的危害；③益处（rewards）——使吸烟者认识到戒烟的益处；④障碍（roadblocks）——使吸烟者认识到在戒烟过程中可能会遇到的障碍，并让他们了解现有的戒烟治疗方法；⑤反复（repetition）——反复对吸烟者进行动机干预。

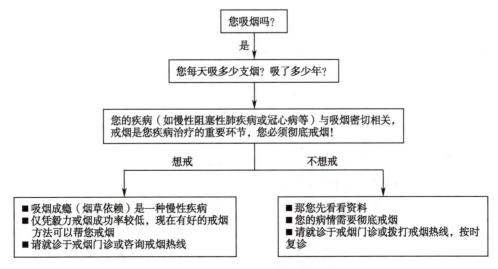

图 33-4-1　简短戒烟干预流程

"5A"方案：包括询问（ask）吸烟情况，建议（advise）戒烟，评估（assess）戒烟意愿，提供戒烟帮助（assist）和安排（arrange）随访。

三、戒烟热线

戒烟热线具有易获得、服务对象广泛、更符合成本-效益的优势。1985 年澳大利亚的维多利亚州开通了全球第一条提供戒烟服务的热线。随后英国和美国的加利福尼亚州分别于 1988 年和 1992 年开通了本国的第一条戒烟热线。21 世纪初，戒烟热线开始迅速发展，世界多个国家纷纷设立，如美国、加拿大、澳大利亚、大多数欧洲国家。香港地区于 2000 年开通了我国第一条戒烟热线。2004 年世界卫生组织烟草或健康合作中心在北京开通了我国内地首条戒烟热线——8610-65089393，2009 年此热线升级为全国专业戒烟热线——400 808 5531。

戒烟热线根据咨询次数，可分为一次性戒烟热线咨询和多次戒烟热线咨询。一次性戒烟热线咨询指在戒烟前为吸烟者提供一次电话咨询。多次戒烟热线咨询除了在戒烟前为吸烟者提供的一次电话咨询外，还包括戒烟后的多次电话随访。一项随机试验[58]结果显示，自助戒烟、一次性戒烟热线咨询和多次戒烟热线咨询获得的一年持续戒烟率分别为 14.7%、19.8% 和 26.7%。Stead 等对 14 项关于戒烟热线效果的研究进行的 meta 分析显示[59]，接受电话咨询者的戒烟率比单纯接受邮寄戒烟材料者的戒烟率更高，而接受多次电话咨询者的戒烟率高于只接受过一次电话咨询的吸烟者，并且吸烟者接受电话咨询的次数越多，吸烟者的戒烟率越高；吸烟者接受的电话咨询次数越多，他们对戒烟热线服务的满意度也越高。此外，戒烟热线还可以与其他途径相结合，比如通过传真将卫生保健机构与戒烟热线连接起来，为吸烟者提供更好的戒烟服务。

四、药物治疗

2015 年《中国临床戒烟指南》推荐 3 类能够有效增加长期戒烟效果的一线临床戒烟用药，包括尼古丁替代疗法（nicotine replacement therapy，NRT）药物、盐酸安非他酮缓释片和酒石酸伐尼克兰。

1. NRT 药物 NRT 药物通过向人体提供尼古丁以代替或部分代替从烟草中获得的尼古丁，从而减轻戒断症状。NRT 药物辅助戒烟安全有效，可使长期戒烟成功率增加 1 倍；虽然不能完全消除戒断症状，但可以不同程度地减轻戒烟过程中的不适。

目前，NRT 药物包括贴片、咀嚼胶、喷剂、含片和吸入剂 5 种剂型。贴片释放尼古丁的速度最慢，可使体内的尼古丁含量保持在较稳定的水平，使用频率较低（每 24 小时或 16 小时使用一次）；咀嚼胶、喷剂、含片和吸入剂释放尼古丁的速度较快，每天用药次数较多（每 1～2 小时或更短时间使用一次）。

2. 盐酸安非他酮缓释片 盐酸安非他酮是一种有效的非尼古丁类戒烟药物，作用机制可能包括抑制多巴胺及去甲肾上腺素的重摄取以及阻断尼古丁乙酰胆碱受体等。盐酸安非他酮缓释片可使长期（> 6 个月）戒烟率增加 1 倍。对于重度烟草依赖者，联合应用盐酸安非他酮缓释片和 NRT 药物，戒烟效果更佳。盐酸安非他酮缓释片为处方药，吸烟者使用前应咨询专业医生，并在医生指导下用药。

3. 酒石酸伐尼克兰 酒石酸伐尼克兰是一种新型戒烟药物，为 $\alpha_4\beta_2$ 尼古丁乙酰胆碱受体的部分激动剂，同时具有激动及拮抗的双重调节作用。酒石酸伐尼克兰与尼古丁乙酰胆碱受体结合后，一方面发挥激动剂的作用，刺激脑内释放多巴胺，可缓解戒烟后的戒断症状；另一方面，它的拮抗特性可以阻止尼古丁与尼古丁乙酰胆碱受体结合，减少吸烟的欣快感。meta 分析结果显示，与安慰剂组相比，伐尼克兰组的长期戒烟率可提高 2 倍以上。在亚洲人群中开展的多中心临床研究显示，伐尼克兰的戒烟疗效显著优于安慰剂，伐尼克兰组经呼出气一氧化碳检测验证的 4 周持续戒烟率显著高于安慰剂组（50.3% vs 31.6%）。

2009 年美国 FDA 在酒石酸伐尼克兰产品标签中增添黑框警告，强调该药的严重神经精神事件风险。2016 年 12 月，FDA 批准更新酒石酸伐尼克兰的药品标签，移除黑框警告。此决定是基于一项随机、双盲、安慰剂对照、关于戒烟药物治疗的安全性及有效性的研究结果（Evaluating Adverse Events in a Global Smoking Cessation Study，

EAGLES)[60]。EAGLES 研究在全球 16 个国家 140 个中心招募 8 144 例患者，随机分为酒石酸伐尼克兰组、盐酸安非他酮组、NRT 组和安慰剂组，每组约 2 000 例，包含约 1 000 名精神疾病受试者和 1 000 名非精神疾病受试者。结果发现，与安慰剂相比，受试者使用酒石酸伐尼克兰后，在焦虑、抑郁等复合终点上，未见有显著差异。NRT 类药物、盐酸安非他酮和酒石酸伐尼克兰用于戒烟安全、有效。

4. 联合用药　联合使用一线药物已被证实是一种有效的戒烟治疗方法。有效的联合药物治疗包括：①长疗程尼古丁贴片治疗（＞14 周）＋其他 NRT 药物（如咀嚼胶）；②尼古丁贴片＋盐酸安非他酮缓释片。

戒烟药物配合戒烟咨询等综合干预可进一步提高戒烟成功率。需要注意的是，目前开展的戒烟药物临床试验多针对的是每日吸烟≥10 支的吸烟者，尚未在少量吸烟者（每日吸烟＜10 支）中评价戒烟药物的治疗效果。2008 美国临床戒烟指南推荐，在临床实践中，对于有戒烟意愿的少量吸烟者也可使用戒烟药物。临床医生在为该类人群使用 NRT 药物时，可以考虑减少药物剂量，使用盐酸安非他酮缓释片和伐尼克兰时不需减量。

（肖　丹　王　辰）

参 考 文 献

[1] 中国疾病预防控制中心. 2018 中国成人烟草调查报告执行摘要, 2018.

[2] 世界卫生组织. 烟草—重要事实. https://www.who.int/zh/news-room/fact-sheets/detail/tobacco.

[3] Torre L A, Bray F, Siegel R L, et al. Global cancer statistics, 2012. CA Cancer J Clin, 2015, 65(2): 87-108.

[4] Chen W, Zheng R, Baade P D, et al. Cancer statistics in China, 2015. CA Cancer J Clin, 2016, 66(2): 115-132.

[5] 中华人民共和国卫生部. 2010 中国卫生统计年鉴. 北京: 中国协和医科大学出版社, 2010.

[6] Doll R, Peto R, Boreham J, et al. Mortality in relation to smoking: 50 years' observations on male British doctors. BMJ, 2004, 328(7455): 1519.

[7] Gandini S, Botteri E, Iodice S, et al. Tobacco smoking and cancer: a meta-analysis. Int J Cancer, 2008, 122(1): 155-164.

[8] Wakai K, Inoue M, Mizoue T, et al. Tobacco smoking and lung cancer risk: an evaluation based on a systematic review of epidemiological evidence among the Japanese population. Jpn J Clin Oncol, 2006, 36(5): 309-324.

[9] Nordlund L A, Carstensen J M, Pershagen G. Are male and female smokers at equal risk of smoking-related cancer: Evidence from a Swedish prospective study. Scand J public Health, 1999, 27(1): 56-62.

[10] Liu B Q, Peto R, Chen Z M, et al. Emerging tobacco hazards in China: Retrospective proportional mortality study of one million deaths. BMJ, 1998, 317(7170): 1411-1422.

[11] Yu S Z, Zhao N. Combined analysis of case-control studies of smoking and lung cancer in China. Lung Cancer, 1996, 14(Suppl 1): S161-170.

[12] 么鸿雁, 施侣元. 中国人群肺癌发病危险因素的 Meta 分析. 中华流行病学杂志, 2003, 24(1): 45-49.

[13] 王文雷, 付莉, 崔亚玲, 等. 中国人群肺癌发病危险因素的 Meta 分析. 现代预防医学, 2008, 35(22): 4336-4338.

[14] Harris J E, Thun M J, Mondul A M, et al. Cigarette tar yields in relation to mortality from lung cancer in the cancer prevention study II prospective cohort, 1982-8. BMJ, 2004, 328(7431): 72.

[15] Nakamura K, Huxley R, Ansary-Moghaddam A, et al. The hazards and benefits associated with smoking and smoking cessation in Asia: a meta-analysis of prospective studies. Tob Control, 2009, 18(5): 345-353.

[16] Wong K Y, Seow A, Koh W P, et al. Smoking cessation and lung cancer risk in an Asian population: Findings from the Singapore Chinese Health Study. Br J Cancer, 2010, 103(7): 1093-1096.

[17] Khuder S A, Mutgi A B. Effect of Smoking Cessation on Major Histologic Types of Lung Cancer. Chest, 2001, 120(5): 1577-1583.

[18] Wang C, Xu J, Yang L, et al. Prevalence and risk factors of chronic obstructive pulmonary disease in China (the China Pulmonary Health [CPH] study): a national cross-sectional study. The Lancet, 2018, 391(10131): 1706-1717.

[19] Forey B A, Thornton A J, Lee P N. Systematic review with meta-analysis of the epidemiological evidence relating smoking to COPD, chronic bronchitis and emphysema. BMC Pulm Med, 2011, 11: 36.

[20] 程显声, 李景周, 张珍祥, 等. 慢性阻塞性肺疾病、肺心病人群防治的研究基线资料分析. 中华结核和呼吸杂志, 1998, 21 (12): 749-752.

[21] Zhong N, Wang C, Yao W, et al. Prevalence of chronic obstructive pulmonary disease in china a large population-based survey. Am J Respir Crit Care Med, 2007, 176 (8): 753-760.

[22] Lam T H, He Y, Shi Q L, et al. Smoking, quitting, and mortality in a Chinese cohort of retired men. Ann Epidemiol, 2002, 12 (5): 316-320.

[23] 徐昕. 慢性阻塞性肺疾病危险因素的病例对照研究. 中国医科大学, 2009.

[24] Prescott E, Bjerg A M, Andersen P K, et al. Gender difference in smoking effects on lung function and risk for hospitalizaiton for COPD: results from a Danish longitudinal population study. Eur Repir J, 1997, 10 (4): 822-827.

[25] 徐斐. 慢性阻塞性肺疾病的流行病学研究. 南京医科大学, 2008.

[26] Lam T H, Li ZB, Ho S Y, et al. Smoking, quitting and mortality in an elderly cohort of 56,000 Hong Kong Chinese. Tob Control, 2007, 16 (3): 182-189.

[27] Huang K, Yang T, Xu J, et al. Prevalence, risk factors, and management of asthma in China: a national cross-sectional study. Lancet, 2019, 394 (10196): 407-418.

[28] TORÉN K, OLIN A C, HELLGREN J, et al. Rhinitis increase the risk for adult-onset asthma--a Swedish population-based case-control study (MAP-study). Respir Med, 2002, 96 (8): 635-641.

[29] POLOSA R, KNOKE J D, RUSSO C, et al. Cigarette smoking is associated with a greater risk of incident asthma in allergic rhinitis. J Allergy Clin Immunol, 2008, 121: 1428-1434.

[30] HUANG K, YANG T, XU J, et al. Prevalence, risk factors, and management of asthma in China: a national cross-sectional study. Lancet, 2019, 394 (10196): 407-418.

[31] Siroux V, Pin I, Oryszczyn M P, et al. Relationships of active smoking to asthma and asthma severity in the EGEA study. Eur Respir J, 2000, 15 (3): 470-477.

[32] 杨琤瑜, 金美玲, 叶茂松, 等. 226 例成人哮喘患者吸烟状况调查. 临床内科杂志, 2010, 27 (8): 549-551.

[33] Godtfredsen N S, Lange P, Prescott E, et al. Changes in smoking habits and risk of asthma: a longitudinal population based study. Eur Respir J, 2001, 18 (3): 549-554.

[34] Broekema M, ten Hacken N H, Volbeda F, et al. Airway epithelial changes in smokers but not in ex-smokers with asthma. Am J Respir Crit Care Med, 2009, 180 (12): 1170-1178.

[35] Blake G H, Abell T D, Stanley W G. Cigarette smoking and upper respiratory infection among recruits in basic combat training. Ann Intern Med, 1988, 109 (3): 198-202.

[36] An L C, Berg C J, Klatt C M, et al. Symptoms of cough and shortness of breath among occasional young adult smokers. Nicotine Tob Res, 2009, 11 (2): 126-133.

[37] Kark J D, Lebiush M. Smoking and epidemic influenza-like illness in female military recruits: a brief survey. Am J Public Health, 1981, 71 (5): 530-532.

[38] Straus W L, Plouffe J F, File T M Jr, et al. Risk factors for domestic acquisition of legionnaires disease. Ohio legionnaires Disease Group. Arch Intern Med, 1996, 156 (15): 1685-1692.

[39] Nuorti J P, Butler J C, Farley M M, et al. Cigarette smoking and invasive pneumococcal disease. Active Bacterial Core Surveillance Team. N Engl J Med, 2000, 342 (10): 681-689.

[40] Baik I, Curhan G C, Rimm E B, et al. A prospective study of age and lifestyle factors in relation to community-acquired pneumonia in US men and women. Arch Intern Med, 2000, 160 (20): 3082-3088.

[41] Almirall J, Bolíbar I, Balanzó X, et al. Risk factors for community-acquired pneumonia in adults: a population-based case-control study. Eur Respir J, 1999, 13 (2): 349-355.

[42] Tas D, Sevketbeyoglu H, Aydin A F, et al. The relationship between nicotine dependence level and community-acquired pneumonia in young soldiers: a case control study. Intern Med, 2008, 47 (24): 2117-2120.

[43] 亓玉心, 赵永红. 老年人社区获得性肺炎危险因素临床分析. 中国现代医药杂志, 2011, 13 (2): 72-73.

[44] 白庆瑞, 徐飚, 孙铁英, 等. 上海市老年人社区获得性肺炎危险因素的病例对照研究. 卫生研究, 2007, 36 (5): 587-590.

[45] den Boon S, van Lill S W, Borgdorff M W, et al. The association between smoking and tuberculosis infection: a population survey in a high tuberculosis inci-

dence area. Thorax，2005，60（7）：555-557.

[46] Plant A J，Watkins R E，Gushulak B，et al. Predictors of tuberculin reactivity among prospective Vietnamese migrants：the effect of smoking. Epidemiol Infect，2002，128（1）：37-45.

[47] Bates M N，Khalakdina A，Pai M，et al. Risk of tuberculosis from exposure to tobacco smoke：a systematic review and meta-analysis. Arch Intern Med，2007，167（4）：335-342.

[48] Kolappan C，Gopi PG. Tobacco smoking and pulmonary tuberculosis. Thorax，2002，57（11）：964-966.

[49] Lin H H，Ezzati M，Chang H Y，et al. Association between tobacco smoking and active tuberculosis in Taiwan：prospective cohort study. Am J Respir Crit Care Med，2009，180（5）：475-480.

[50] Lin H H，Murray M，Cohen T，et al. Effects of smoking and solid-fuel use on COPD，lung cancer，and tuberculosis in China：a time-based，multiple risk factor，modeling study. Lancet，2008，372（9648）：1473-1483.

[51] Gajalakshmi V，Peto R，Kanaka T S，et al. Smoking and mortality from tuberculosis and other diseases in India：retrospective study of 43000 adult male deaths and 35000 controls. Lancet，2003，362（9383）：507-515.

[52] Sitas F，Urban M，Bradshaw D，et al. Tobacco attributable deaths in South Africa. Tob Control，2004，13（4）：396-399.

[53] Lin H H，Ezzati M，Murray M. Tobacco smoke，indoor air pollution and tuberculosis：a systematic review and meta-analysis. PLoS Med，2007，4（1）：e20.

[54] Basu S，Stuckler D，Bitton A，et al. Projected effects of tobacco smoking on worldwide tuberculosis control：mathematical modeling analysis. BMJ，2011，343：d5506.

[55] Abal A T，Jayakrishnan B，Parwer S，et al. Effect of cigarette smoking on sputum smear conversion in adults with active pulmonary tuberculosis. Respir Med，2005，99（4）：415-420.

[56] 谭守勇，梁敏青，林兆源，等. 吸烟对肺结核的疗效影响. 实用医学杂志，2005，21（21）：2368-2370.

[57] 中华人民共和国国家卫生和计划生育委员会. 中国临床戒烟指南（2015 年版）. 北京：人民卫生出版社，2015.

[58] Abdullah A S，Lam T H，Chan S S，et al. Which smokers use the smoking cessation Quitline in Hong Kong，and how effective is the Quitline?. Tob Control，2004，13：415-421.

[59] Stead L F，Perera R，Lancaster T. A systematic review of interventions for smokers who contact quitlines. Tob Control，2007，16 Suppl 1：i3-i8.

[60] Anthenelli R M，Benowitz N L，West R，et al. Neuropsychiatric safety and efficacy of varenicline，bupropion，and nicotine patch in smokers with and without psychiatric disorders（EAGLES）：a double-blind，randomised，placebo-controlled clinical trial. Lancet，2016，387（10037）：2507-2520.

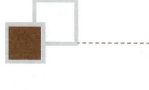

第三十四章 呼吸系统疾病动物模型的制备与研究应用

疾病动物模型是研究疾病的发生发展、发病机制及药物开发的重要工具，但如何跨越比较生物学鸿沟仍是挑战，因此，发展具有呼吸系统疾病代表性的动物模型对于进行呼吸系统疾病机制研究和药物开发具有重要意义。

第一节 呼吸系统比较医学基础

一、呼吸系统比较生理学

比较生理学（comparative physiology）是阐明异种生物之间或异种器官之间的生理功能的相似和不同，并研究它们系统关系的生理学的一个分支学科，是比较医学的重要组成部分。一般来说，实验动物进化程度越高，其结构、代谢、功能越复杂，整体反应程度就越接近人类。猕猴、猩猩等非人灵长类动物是在遗传上最近似于人类的动物。非人灵长类动物在生物学特性、生理特点等方面与人也具有不同程度的基因、表型、甚至生物标志物的相似性，因此，常用于遗传、代谢、进化、免疫等方面研究。但同时，由于高等动物过于复杂，给系统分析带来困难，有时又不得不利用简单生物。如线虫，由于细胞数量少，可实现全程示踪，在解析细胞凋亡发生发展相关基因和作用机制方面发挥了重要作用。又如，流感病毒是造成呼吸道疾病的重要病原，从禽类、哺乳类到人类不同动物存在不同亚型。小鼠作为代表性啮齿类动物对流感病毒普遍易感，但缺乏人类下呼吸道感染症状。研究流感病毒在人群间传播的问题时，雪貂被认为是最理想的动物模型，因为雪貂有与人类一样的细胞受体和相似的呼吸系统分布。流感病毒是通过这些细胞受体感染雪貂和人类，并且引起相似的症状的。因而，不难理解动物之间、动物与人之间的比较医学涉及分子、细胞、组织、器官和整体的不同层面。下面介绍人和一些常用实验动物的基础知识比较。

（一）呼吸系统生理功能

1. 人 正常成年人在平静时的呼吸频率为 12～18 次/min，女性较男性稍快 2～3 次。潮气量 400～600ml，耗氧量 250ml/min。新生儿呼吸频率最快，为 40～44 次/min，1 岁时为 30 次/min，4～7 岁为 22 次/min。肺活量正常成年男性平均约为 3 500ml，女性为 2 500ml。人体活动加强，呼吸频率和深度都相应增加，最大通气量一般可达 $(7～12)×10^4$ml。

2. 小鼠 成年小鼠呼吸频率为 140～210 次/min，平均 163 次/min，通气量为 11～36ml/min。肺泡氧分压较高（P_AO_2），气道较其他动物短，呼吸频率高。在静止状态下，小鼠的基础代谢率高，耗氧量大，每小时每克体重 3.5ml。为了满足机体对氧气的需要，小鼠还具备以下特点：①较高的肺泡氧分压；②快速的呼吸频率和较短的气道，支气管分级比大动物少；③红细胞含量较高，红细胞内血红蛋白和碳酸酐酶浓度较高，血液氧容量较大；④氧离曲线稍右偏移，使组织毛细血管中二氧化碳分压高时能解离更多的氧，血红蛋白对氧的亲和力受 pH 变化的影响更为显著（Bohr 效应）；⑤小鼠主支气管下的各级支气管几乎没有平滑肌，和大动物相比，这部分支气管就不会产生因各种理化或变态反应的因素引起平滑肌痉挛，推测有利于通气。

3. 大鼠 大鼠呼吸频率为 85.5（66～114）次/min，通气量 7.3（5～10.1）ml/min，潮气量 0.86（0.6～1.25）ml，耗氧量 2 000mm³/g 体重。大鼠嗅觉发达，味觉差，对营养缺乏非常敏感，特别是维生素 A 和氨基酸供应不足时，可发生典型的缺乏症状。大鼠的支气管平滑肌没有肾上腺素能神经分布，支气管收缩是由迷走神经紧张度调节的。

大鼠肺内组织胺浓度低，对饲养环境中的粉尘、氨气和硫化氢等极为敏感，如果饲养室内空气卫生条件较差，在长期慢性刺激下，可引起肺部大面积的炎症。

4. 豚鼠　豚鼠呼吸频率为 90（69～104）次/min，呼吸量（1.0～3.9）ml/次，潮气量 1.8（1.0～3.9）ml，通气量 16（10～28）ml/min，耗氧量 816mm³/g 体重。耐低氧、抗缺氧的能力比小鼠强 4 倍，比大鼠强 2 倍。豚鼠对许多病原微生物都十分敏感，如结核分枝杆菌、布氏杆菌、白喉棒状杆菌、鼠疫耶尔森菌、Q 热病毒等。对结核分枝杆菌高度敏感，是结核分枝杆菌分离、鉴定、疾病诊断和病理机制研究首选动物。豚鼠肺内组织胺浓度较高，易引起变态反应。豚鼠哮喘模型气道反应症状比小鼠更强烈，严重者可窒息死亡。豚鼠被切断颈部两侧迷走神经后可以引起肺水肿，症状比其他动物明显。

5. 地鼠　金黄地鼠呼吸频率为 73.6（33～127）次/min，呼吸量 60（33.3～82.8）ml/min，每小时每克体重要消耗氧 2.3ml。对多种细菌、病毒和寄生虫高度敏感，对白喉棒状杆菌、结核分枝杆菌敏感性比豚鼠和小鼠更高，其睾丸是此类病原菌很好的接种器官。

6. 兔　兔呼吸频率为 51（38～60）次/min，潮气量 21.0（19.3～24.6）ml，通气量 1 070（800～

1 140）ml/min，耗氧量 640～850mm³/g 体重。兔对许多病毒和致病菌很敏感，有特殊的血清型。颈部神经血管和胸腔结构特殊，适合用于急性心血管实验和肺心病研究。

7. 犬　犬呼吸频率为 18（15～30）次/min，潮气量 320（251～432）ml，通气量 5 210（3 300～7 400）ml/min，耗氧量 580mm³/g 体重，72ml/min（10kg）。犬的内脏跟人类相似，比例也接近。适合实验外科、传染性疾病、药理毒理学实验等方面研究。

8. 猴　猴呼吸频率为 40（31～52）次/min，潮气量 21.0（9.8～29.0）ml。通气量 860（310～1 410）ml/min。猴是实验动物中和人类最为接近的动物，很多人类疾病都可以在猴身上复制。

9. 雪貂　呼吸频率 33～36 次/min。雪貂的气管长，软骨环不完整。喉部解剖使得气管插管困难，这让雪貂成为新生儿和婴儿插管的最佳练习对象。雪貂很容易受到许多人类呼吸道病毒（包括甲型和乙型流感病毒）的影响，并且通常会出现与人类相似的临床症状。

表 34-1-1～表 34-1-3 分别列出了各种动物与呼吸有关的生理学数据。

（二）肺脏比较生理学

不同动物的呼吸系统都是为适应自身体积变化及代谢率需要而进化的。不同的动物，肺脏

表 34-1-1　各种动物与呼吸有关的生理学数据

项目	单位	数量与性别	人	小鼠	大鼠	地鼠	豚鼠	兔	犬
		性别		5♂5♀	5♂5♀	5♂5♀	5♂5♀	4♂5♀	6♂6♀
		周龄		12～16	12～16	12～16	12～16	12～16	48～56
体重	kg		60	0.024～0.055	0.383±0.100	0.110±0.011	0.512±0.099	3.0±0.2	9.0±1.7
呼吸频率	次/min		17.5（15～20）	163（84～230）	102±22.0	76±5.0	94±9.3	146±4.6	19±5.0
呼吸量	ml（BTPS）		500	0.09～0.23	2.1±0.4	0.66±0.2	1.8±0.8	8.3±0.9	182±63
分时量（A）	ml（BTPS）/min		8 750	11～36	215±31	50±14	171±87	1 240±130	3 300±1 000
O₂ 消耗量（B）	ml（STPD）/min		250	2.3	8.5±0.8	2.3±0.5	6.0±2.6	28±3	102±32
CO₂ 排除（C）	ml（STPD）/min		200	2.1	6.8±0.9	2.1±0.6	5.0±2.3	25±2	95±300
呼吸比（B/C）			0.80	0.91	0.82±0.09	0.89±0.06	0.84±0.03	0.91±0.03	0.93±0.12
换气价（A/B）			35	16.3	25±2.6	22±2.2	29±2.7	44±4.6	33±5.4

注：平均值 ± SD；BTPS：体温与压力饱和度（body temperature and pressure, saturated）；STPD：饱和体温和压力干燥度（saturated temperature and pressure, dry）。

表 34-1-2 成年实验动物静止状态下呼吸频率、潮气量、通气量、耗氧量

种类	体重 /kg	呼吸频率 /（次 /min）	潮气量 /ml	通气量 /（L/min）	耗氧量
人	60	17.5（15～20）	500	6～8	250ml/min
小鼠	0.020（0.012～0.026）	163（84～230）	0.15（0.09～0.23）	0.024（0.011～0.036）	1 530mm³/g 体重
大鼠	0.113（0.063～0.152）	85.5（66～114）	0.86（0.60～1.25）	0.073（0.05～0.101）	2 000mm³/g 体重
豚鼠	0.466（0.274～0.941）	90（69～104）	1.8（1.0～3.9）	0.16（0.10～0.38）	816mm³/g 体重
金黄地鼠	0.092（0.065～0.134）	74（33～127）	0.8（0.42～1.2）	0.06（0.033～0.083）	2 900mm³/g 体重
兔	♂2.775±0.198 ♀2.541±0.235	51（38～60）	21.0（19.3～24.6）	1.07（0.80～1.14）	640～850mm³/g 体重
犬	16.4～30.5	18（11～37）	320（251～432）	5.21（3.3～7.4）	580mm³/g 体重 72ml/min（10kg）
猴	2.68（2.05～3.08）	40（31～52）	21.0（9.8～29.0）	0.86（0.31～1.41）	—

占体重的比例是一个较为固定的数值，约为 1%。图 34-1-1 是不同实验动物肺脏静态力学性能比较。尽管动物的体积差异很大，但它们的肺脏压力 - 容积曲线（P-V 曲线）非常相似。体现肺脏硬度（rigidity）的指标——P-V 通缩常数（cmH₂O⁻¹）跟动物体重没有关系。猫的相对高，表明猫肺硬度较大。

不同哺乳动物肺脏的内部结构基本相似，肺脏气体交换面积（表面积）跟动物体重比例相对固定（图 34-1-2，x、y 轴都是对数轴）。小动物肺泡虽小但数量多，也存在较大的气体交换面积。

不同成年动物的肺顺应性（compliance of the respiratory system，Crs）和气道阻力（resistance of respiratory system，Rrs）与动物体重都呈线性比例。但是随着动物体重的增加，Crs 成比例增加，而 Rrs 降低较慢，并不是成比例降低。正常成年人平静呼

表 34-1-3 雪貂的生理学数值

雪貂	单位	范围
脉搏	次 /min	200～387
呼吸频率	次 /min	33～36
体温	℃	37.8～40
寿命	年	6～13
繁殖寿命	年	2～5

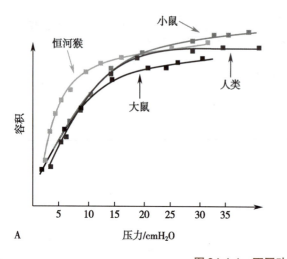
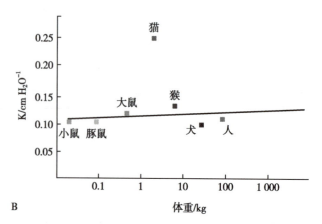

图 34-1-1 不同动物肺脏静态力学性能比较

A. 肺脏压力容积（P-V）曲线比较；B. 肺脏硬度比较

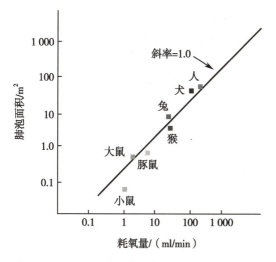

图 34-1-2　不同动物肺泡表面积跟耗氧量比值

吸时，总气道阻力为 $(0.001\sim0.003)\,cmH_2O/(ml\cdot s)$，全肺平均肺顺应性为 $200ml/cmH_2O$（图 34-1-3）。

不同动物氧饱和度和氧分压比例曲线基本相似，但小动物代谢需求较大，血红蛋白跟氧气亲和力降低，以向组织释放更多的氧气（图 34-1-4）。

不同动物动脉血氧分压跟体重成正比，其代谢差异跟血红蛋白和氧气的亲和力有关。碳酸酐酶在氧合过程中起重要作用，小动物红细胞碳酸酐酶的活性比大动物高[图 34-1-5，体重（x 轴）是对数]。这样进一步降低了血红蛋白氧亲和力，以便于氧气的释放。

Hering-Breüer 吸气反射是外界对肺脏刺激、肺适应过程的反射指标。该指标在小动物较高，如小鼠、大鼠、豚鼠和兔，而在猫、犬、人等大动物则较弱（图 34-1-6）。因为单位体重的潮气量和

胸腔压力比例在不同动物之间是相似的，Hering-Breüer 吸气反射增强可以在早期影响吸气活动，可能导致这些小动物的呼吸频率增高。

二、呼吸系统比较解剖学(comparative anatomy)

1. 鼻　鼻既是呼吸器官，又是嗅觉器官。哺乳动物的鼻腔可分为上端的嗅觉部分和下端的呼吸通气部分。鼻腔的上端有发达的鼻甲，其黏膜内有嗅细胞。还有伸入到头骨骨腔内的鼻旁窦，增强了鼻腔对空气的温暖、湿润和过滤作用。同时它也是发声的共鸣器。鼻腔嗅觉部分黏膜颜色随物种类不同而异，如猪呈棕色、山羊呈黑色、绵羊呈黄色。

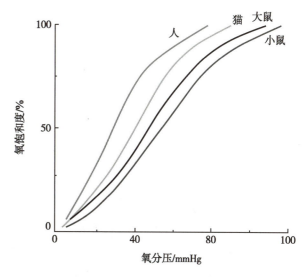

图 34-1-4　不同动物氧分压 - 饱和度关系（血氧亲和曲线）

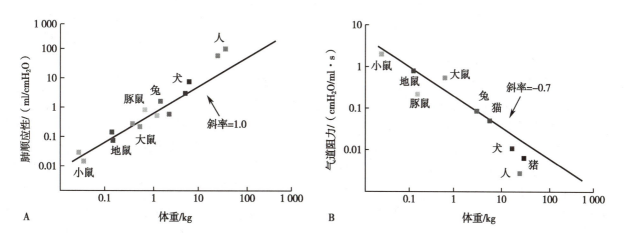

图 34-1-3　不同成年动物呼吸系统顺应性和气道阻力的比较
A. 肺顺应性（Crs）与体重呈线性比例；B. 气道阻力（Rrs）与体重呈线性比例

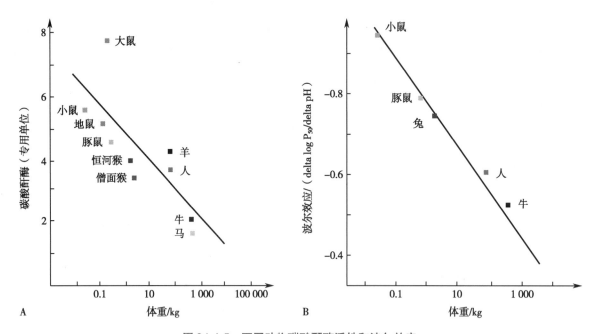

图 34-1-5　不同动物碳酸酐酶活性和波尔效应
A. 单位体重的碳酸酐酶活性；B. 单位体重的波尔效应比较

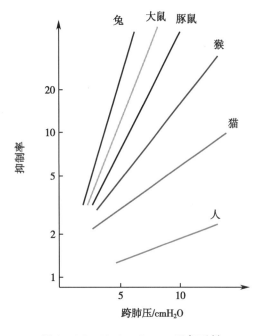

图 34-1-6　Hering-Breüer 吸气反射

2. 喉　喉既是呼吸器官，又是发音器官。哺乳动物喉的构造完善，由软骨、韧带、肌肉及黏膜构成。平时喉口开启，是空气进出气管的门户，吞咽时喉壁腹前缘的会厌软骨可遮盖喉口，可防止食物和水误入气管。喉腔由甲状软骨和环状软骨构成，在中部的侧壁上有黏膜褶所形成的声带，此为发声器官。

（1）人：人类的喉上通咽腔，下接气管。喉的后方是咽的喉咽部，前方有舌骨下肌群覆盖，两侧有颈部的血管神经和甲状腺侧叶。喉由软骨作为支架，软骨间借关节、韧带连结；并有肌肉附着，使关节运动，喉内面衬以黏膜，形成喉腔。

（2）大鼠：喉位于气管和咽之间，具有不对称的甲状软骨、会厌软骨、环状软骨和成对杓状软骨。甲状软骨像盾甲一样在喉的外侧和腹面包围着其他的喉软骨。

（3）犬：犬的喉头比较短，甲状软骨的软骨板高而短，其腹侧缘连接成软骨体，后角强大，有一个圆形关节面与环状软骨相关节。杓状软骨较小，在左右软骨之间还有一个杓间软骨。

3. 气管和支气管　气管位于食管的腹面，始于喉的环状软骨下缘，通过胸腔入口进入上纵隔，分为左、右主支气管。左、右主支气管经二级和三级支气管分别到肺。

（1）人：12～20 个不完整的气管软骨环构成部分气管壁并维持气管腔的管径。成年人气管的长度为 10～12cm，左右径 2～2.5cm，前后径 1.5～2cm。主要特点是：管壁由许多背面不相衔接的软骨环支持，从而保证了空气进出的畅通。气管黏膜具纤毛上皮和黏液腺，可过滤空气，黏液腺分泌的黏液能粘住吸入的空气中的尘粒，在纤毛的推动下尘粒移至喉口，经鼻或口排出。

（2）大鼠：气管位于食管的腹侧，一般由 24

个背面不相衔接的 U 形软骨环构成。气管软骨环的缺口处被气管横肌连接起来。气管的横切面呈扁平椭圆状，水平径约 3.5mm，垂直径约 2mm，壁厚 0.5～1.0mm。上皮下淋巴小结和腺体稀少，气管分支处或支气管与血管之间有大量的淋巴组织。

（3）豚鼠：气管全长由 35～40 个不完全的软骨环以及背侧的环状韧带和弹性纤维带连接而成。气管起于第 2 颈椎，延伸到第 3 肋骨，走行在颈部正中，分为左右两个主支气管。豚鼠的右主支气管比左主支气管短而粗。

（4）兔：喉门以后即为气管，它是由一系列单个气管环组成。兔的气管环有 48～50 个，呈椭圆形，它们是有缺口的环状软骨，使气管腔保持开放状态。右支气管口较左支气管稍大。

（5）犬：气管的前端呈圆形，中央段的背侧稍扁平。气管的全长由 40～50 个气管软骨环组成。气管分叉部位与第 5 肋骨相对，支气管干为钝角分出，在入肺之前，每个支气管干分成两支。

（6）雪貂：雪貂的解剖结构是上下呼吸道长，上下腔分界明显。气管从喉延伸到支气管的分叉处。它由"C"形透明气管软骨组成。它长约 9.0cm，直径约 0.5cm，有 60～70 个环。透明软骨背缘之间的间隙由光滑的气管肌肉填充。

4. 肺　　肺是进行气体交换的场所，肺脏位于胸腔，呈圆锥形，右肺较左肺略大。脏胸膜的斜裂深入组织，将肺脏分为上叶与下叶，右肺另有水平裂使之分为上、中、下 3 叶。两肺各有肺尖、肺底和两个侧面。肺底与膈肌上部的膈膜相接，肺内侧的肺门与纵隔相依附。肺门是支气管、肺动脉、肺静脉、神经和淋巴管进出的通道。表 34-1-4 为不同动物的肺脏分叶情况。

表 34-1-4　肺脏分叶数

动物种类	总肺叶数	右肺叶数	左肺叶数
人	5	3	2
小鼠	5～6	4	1～2[#]
大鼠	5	4	1
豚鼠	7	4	3
兔	6	4	2
犬	7	4	3
猴	6～7	4	2～3
雪貂	6	4	2

注：[#] 有一条不太深的沟，分成 2 叶。

哺乳动物肺的结构最复杂，是由复杂的"支气管树"所构成，支气管分支的盲端即为肺泡。肺泡数量巨大，因而大大增加了呼吸表面积，如羊的肺泡总面积可达 50～90m²，马的肺泡达 500m²，人的肺泡为 70m²，相当于体表面积的 40 倍，明显地提高了气体交换的效果（表 34-1-5）。肺泡之间分布有弹性纤维，在呼吸的配合下可使肺被动地回缩。

下呼吸道从气管起，支气管经逐级分支到达肺泡。终末细支气管及以上为传导部分，呼吸细支气管及以下为换气部分。临床上，通常把管径 <2mm 的部分小支气管和细支气管，称为小气道。传导性气道管壁覆盖纤毛柱状上皮，肺泡则由肺泡上皮覆盖。Ⅰ型肺泡细胞胞质扁阔，覆盖 90% 以上的肺泡面积，与毛细血管内皮细胞及其基膜组成的肺泡毛细血管膜构成气血屏障，是气血交换的场所。Ⅱ型肺泡细胞为数较少，呈立方形，镶嵌在Ⅰ型上皮细胞之间，能分泌肺表面活性物质。（图 34-1-7、图 34-1-8）

（1）人：肺位于胸腔，呈圆锥形，右肺较左肺

表 34-1-5　实验动物呼吸器官形态特点及外在气体代谢

指标	单位	种类						
		人	小鼠	大鼠	豚鼠	兔	犬	猴
肺泡大小	μm	200	30	50	—	—	—	—
	m²	70（50～100）	0.12	0.56	1.47	5.21	6.80	—
肺表面积	m²/kg	—	5.40	3.30	3.20	2.50	2.30	—
潮气量	ml	(4～5)×10³	0.154	0.865	1.75	—	320	21
肺通气量	ml/min	7 000	25	73	155	600	5 210	0.86
呼吸系数	—	—	2.0		0.82		0.83	

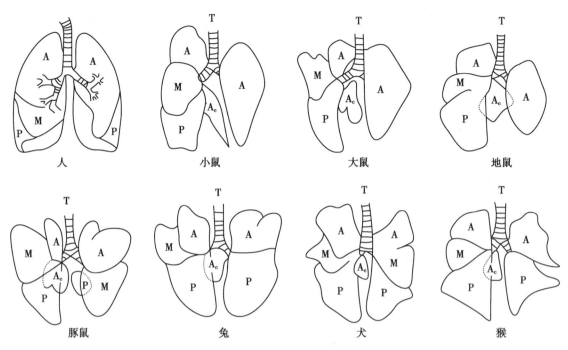

图 34-1-7　不同动物肺脏结构示意图比较

A 指尖（上）叶，M 为心（中）叶，P 为膈（下）叶，A_c 为中间叶

略大。右肺 3 叶，左肺 2 叶。脏胸膜的斜裂深入组织将肺分为上叶与下叶，右肺另有水平裂使之分为上、中、下 3 叶。两肺各有肺尖、肺底和两个侧面。肺底与膈肌上部的膈膜相接。肺内侧的肺门与纵隔相依附。肺门是支气管、肺动脉、肺静脉、神经和淋巴管进出的通道。

（2）小鼠：小鼠呼吸道主要有三部分，分别是呼吸道前部包括鼻孔、鼻腔和鼻咽孔；中间部包括喉、气管和支气管，以上均有软骨支持；后部为

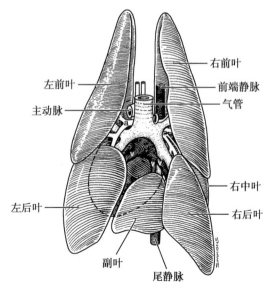

图 34-1-8　肺叶背视图

肺脏。呼吸道下部分为肺脏，左肺是单叶，右肺分为四叶，即上叶、中间叶、下叶和腔后叶。

（3）大鼠：肺分左右两个，左肺 1 叶，右肺 4 叶。大鼠的肺静脉壁内有横纹肌纤维，与心肌纤维相似。

（4）地鼠：地鼠的肺脏解剖跟大鼠类似，也是左肺 1 叶，右肺 4 叶。

（5）豚鼠：分为左肺和右肺，右肺 4 叶，左肺 3 叶，右肺比左肺大，由尖叶、中间叶、附叶和后叶组成，左肺由尖叶、中间叶和后叶组成。豚鼠肺有 3 个面，肋面、纵隔面和膈面。肺门相当于第 4～5 胸椎的水平或第 3 肋间隙的位置。

（6）兔：新鲜的肺呈淡粉红色，具有小叶状构造，左右肺之间有纵隔分开。左肺较小，分前、后 2 叶。右肺较大，由前叶、中叶、后叶和中间叶组成，充满空气的两瓣膨胀后呈圆锥形。尖叶不发达，位于前方，其狭窄的部位与半个胸腔前端有容积相适应。心叶也不够发达，位于心脏的后侧。膈叶比上述两叶体积大，占据整个肺的后部。左右两肺的膈叶占全肺的 61%，占据胸腔的后半部。

（7）犬：肺分叶明显，左肺分 3 叶，即尖叶、心叶、膈叶。尖叶的尖端小而钝，位于胸骨柄的上面，心叶上有心压迹线。右肺比左肺大 1/4，分为

4 叶，即尖叶、心叶、膈叶和中间叶。尖叶位于心包的前方，并越过体正中线至左侧，中间叶呈不规则的三面圆锥体形，其基底接膈的胸腔面，外侧面有一深沟，容纳后腔静脉和右膈神经，右肺的心迹较左肺深。

（8）猴：肺为不成对的肺叶，一般右肺 3～4 叶（最多 4 叶），左肺 2～3 叶，宽度大于长度。

（9）雪貂：雪貂肺的底部略凹，靠近横膈膜，顶部位于胸腔入口。右肺和左肺尖在同一水平。左肺由前叶和后叶组成，前叶横向受压，三分之一的远端紧挨心脏。其中间边界与胸腺、食管和气管相接。前叶和后叶通过一条斜缝彼此分开。后叶有点类似金字塔形。右肺由前叶、中叶、后叶和副叶组成，由裂隙分隔。右前叶与左前叶相似，但稍小。它的腹侧边界是凹的，与中叶相连，形成一个心脏凹陷。右前叶背侧缘与前腔静脉、奇静脉和气管相接。中叶位于前叶和心脏之间，呈金字塔形。右尾叶与左尾叶相似，只是小一些。尾端靠近横膈膜和肺副叶。中部与腔静脉相接。副叶形状最不规则。

5. 胸腔　胸腔是容纳肺的体腔，为哺乳动物所特有。由脊柱、肋骨、胸骨和肋间肌等构成，胸廓后壁由膈肌封闭。当呼吸活动进行时，肺的弹性回位，使胸腔呈负压状态，从而使胸膜的壁层和脏层紧贴在一起。此外，哺乳动物所特有的将胸腔与腹腔分开的横膈膜，在运动时可改变胸腔容积，再加上肋骨的升降来扩大或缩小胸腔的容积，使哺乳动物的肺被动地扩张和回缩，以完成呼气和吸气运动。

三、呼吸系统比较病理学

比较病理学（comparative pathology）是病理学的一个分支学科，是阐明不同动物之间各种疾病病理学改变的异同，并研究其系统关系的一门学科，是实验病理学和医学病理学的桥梁学科。随着实验医学的深入发展，呼吸系统疾病研究中动物模型的应用越来越多，如弥漫性肺间质纤维化、支气管哮喘、急性呼吸窘迫综合征（ARDS）和急性肺损伤（ALI）等，在比较病理学研究方面也取得了许多进展。实验动物有许多自发或诱发性疾病能局部或全部地反映与人类类似的疾病过程及特点，可用于研究相关的人类疾病。

1. 人　呼吸系统与外界相通，肺又是体内唯一接受全部心输出血量的器官，血流量多，环境中的有害气体、粉尘、病原微生物及某些致敏原和血流中的致病因子易侵入肺内引起疾病。呼吸系统疾病中以感染性疾病居多，尤其是细菌性肺炎、肺结核病较常见。随着抗生素的普遍应用，感染性疾病基本上能得到有效控制。由于大气污染、吸烟和某些其他因素，慢性阻塞性肺疾病、肺癌、职业性肺疾病、慢性肺源性心脏病等的发病率和病死率则日趋增多，应引起足够重视。

2. 小鼠　可做慢性支气管炎、肺纤维化等疾病模型。小鼠对多种病毒、细菌等病原体敏感，如小鼠肺炎病毒、仙台病毒、肺炎克雷伯菌等，产生肺炎等呼吸系统疾病。小鼠的原发性呼吸道肿瘤的发生率较高，而且大部分起源于肺泡。据估计，95% 以上的小鼠肺肿瘤为来自 II 型上皮细胞或 Clara 细胞的肺腺癌。恶性肺泡源性癌不常发生，主要由腺癌和鳞癌组成。自发性呼吸道肿瘤的发生随小鼠品系不同差异较大。小鼠自发性肺肿瘤主要见于 18 个月龄以上的 A 系、SWR 系小鼠其肺自发瘤发生率分别达 90% 和 80%。经产 PRA 小鼠发生率也很高（77%）。多种致癌剂均可诱发肺脏肿瘤。老龄小鼠易发生肺泡或支气管上皮增生，需要与肺部肿瘤相鉴别。由于小鼠遗传背景较为明确，品系多，基因及功能研究比较全面，所以较多地用于制备基因工程动物模型[7]。

3. 大鼠　大鼠用量仅次于小鼠，体型比小鼠大，已育成近交系和封闭群。大鼠可作为龋齿、慢性支气管炎等疾病的实验模型。大鼠对链球菌、假结核分枝杆菌、巴氏杆菌、小鼠肺炎病毒、仙台病毒、大鼠冠状病毒等病原体敏感，并产生相应疾病。肺的原发性肿瘤在大鼠很少见，最常报道的是支气管癌、肉瘤和腺瘤。

4. 地鼠　叙利亚地鼠最适合于诱发肺肿瘤，它无原发性肺肿瘤，对诱发支气管性肺癌较敏感；其肺的抗感染力比大鼠和豚鼠都强。叙利亚地鼠的传导性气管腺体含量有限，主要集中在气管上部，该特征使它可用于研究慢性支气管炎。产生的肺损害跟人类的小叶中心型肺气肿相似。自发性肿瘤少见。与其他啮齿类动物类似，叙利亚地鼠的呼吸道对于局部使用致癌物质不如皮肤敏感。对肺部感染有抗性并且可以分解烟碱。对链球菌、巴氏杆菌、仙台病毒等病原体敏感。

5. 豚鼠　豚鼠常用于感染和变态反应试验。豚鼠可进行多种传染病实验,如布鲁氏杆菌、结核分枝杆菌、支气管腐败杆菌、假结核分枝杆菌、鼠疫耶尔森菌实验等。对肺炎链球菌、支气管败血性博氏杆菌等病原体敏感。切断豚鼠颈部迷走神经可以制备典型的肺水肿模型,而且血管反应敏感,适合观察出血和血管通透性变化。肺部肿瘤多为实体肿瘤,可有许多腺瘤样增生,为对异物、白喉棒状杆菌等刺激而形成。

6. 兔　兔口喉细小,难以做气管插管。吸入麻醉剂或气管插管时,易出现反射性喉痉挛。当兔子上呼吸道有炎症现象时,更会加重非气管内插管麻醉时的死亡。兔与小鼠、大鼠、地鼠一样,气管支气管树的杯状细胞比人、犬、豚鼠少。兔和大鼠气管纤毛的摆动速度为人的两倍。与人类不同的是,啮齿类和兔的肺容量随着年龄增加而增大,因此余气量与肺活量之比不变。可用于制备慢性支气管肺炎、肺气肿、肺纤维化、肺水肿和矽肺模型。

7. 犬　犬对犬瘟热病毒、腺病毒和支气管败血性博氏杆菌敏感。犬主要应用于实验外科学研究,临床医学在研究探索新的手术或麻醉方法时,如心血管外科、胸外科、器官移植,等等。

8. 猴　恒河猴是非人灵长类动物中最常用于动物实验的实验动物。呼吸系统感染性疾病是非人灵长类动物死亡的第二位常见原因,主要是肺炎、结核病等传染性疾病。肺部肿瘤性疾病在灵长类动物中相对少见。

9. 雪貂　对大多数流感病毒敏感,往往不需要建立适应株。雪貂气管中少数杯状细胞既表达 α-2,3- 唾液酸受体同时也表达 α-2,6- 唾液酸受体,其上下呼吸道受体分布与人极为相似。感染流感病毒后,发病过程和机体反应与人感染流感后相似,表现为非致死性感染。

第二节　呼吸系统疾病动物模型的制备要点

人类疾病动物模型(animal models of human diseases)是指为阐明人类疾病的发生机制及建立预防、诊断和治疗方法而制备的具有模拟人类疾病表现的实验动物。制备疾病动物模型,是用人为的方法,使动物在一定的致病因素(物理的、化学的、生物的)作用下,造成动物组织、器官或全身一定损害,出现某些类似人类疾病的功能、代谢、形态结构方面的变化或各种疾病,通过这种手段来研究人类疾病的发生、发展规律,为研究人类疾病的预防、治疗以及药物疫苗评价等提供理论依据。所以制备疾病动物模型,在医学科学研究中占有十分重要的地位。理想的动物模型应该是依据致病机制制备,但由于不是所有人类疾病的病因和发病机制(例如一些非感染性疾病等)都清楚,因此所制备的动物模型存在一定的限制性。

一、动物模型的分类

按产生原因可以分为以下几类:

1. 自发性动物模型(naturally occuring or spontaneous animal model)　是取自动物自然发生的疾病,或由于基因突变的异常表现通过定向培育而保留下来的疾病模型动物。突变系的遗传性疾病很多,可分为代谢性疾病、分子性疾病、特种蛋白合成异常性疾病等[1]。这类疾病模型优点在于一定程度上减少了人为因素,更接近于人类疾病的发生发展。缺点在于种类有限,疾病动物饲养条件要求高,发病率低,发病时间长。

2. 诱发性动物模型(experimental artificial or induced animal model)　诱发性动物模型是通过物理、生物、化学、遗传学等致病因素的作用,人为诱发的具有类似人类疾病特征的动物模型[1]。诱发性动物模型制备方法规范,实验条件容易控制,重复性好,在短时间内可诱导出大量疾病模型,广泛用于药物筛选、毒理、传染病、肿瘤、病理机制的研究。但诱发性动物模型是通过人为限定方式而产生的,多数情况下与临床所见自然发生的疾病可能有一定差异。

3. 生物医学动物模型(biomedical animal model)　是指利用健康、正常的动物生物学特征来提供人类疾病相似表现的疾病模型。如沙鼠缺乏完整的脑基底 Willis 动脉环,动脉环后交通支,可用来结扎一侧颈动脉制备脑梗死、脑缺血模型。

4. 阴性对照动物模型(negative animal model)　是指特定的疾病不会在某种动物身上

发生。因此可借以探讨为何该种动物对该疾病有天然的抵抗力。如哺乳类动物均感染血吸虫病，而洞庭湖流域的东方地鼠却不能复制血吸虫病，故可用于血吸虫抗病的研究。

二、动物模型制备原则与注意事项

理想的动物模型应是规范化的、模仿人类同种疾病的病因和发病机制、能够准确地重复再现。为此，应严格控制影响因素，力求稳定性和一致性[2]。可参考《实验动物 动物实验报告指南》(T/CALAS 5-2017，ARRIVE 指南)、《实验动物 动物实验偏倚风险评估指南》(T/CALAS 6-2017)、《实验动物 动物实验生物安全通用要求》(T/CALAS 7-2017)和《实验动物 人类感染性疾病动物模型评价指南》(T/CALAS 30-2017)等相关标准。

1. 基本原则 在制备呼吸系统疾病动物模型时要注意以下几项基本原则：

(1)相似性：复制的动物模型应尽可能近似人类各种呼吸系统疾病，最好能找到与人类疾病相同的自发性疾病。为了尽量做到与人类疾病相似，首先要注意动物的选择。其次，为了尽可能做到模型与人类疾病相似，还要在实践中对方法不断加以改进。

(2)可重复性：理想的动物模型应该是可重复的，甚至是可以标准化的，不能重复的动物模型是无法进行应用研究的。为了增强动物模型制备时的可重复性，必须在以下方面保持一致：动物品系(种)、年龄、性别、体重、健康；实验及环境条件；实验方法步骤；药品生产厂家、批号、纯度规格、给药剂型、剂量、途径、方法；麻醉、镇静、镇痛等用药情况；仪器型号、灵敏度、精确度；实验者操作技术熟练程度等，因为一致性是可重复性的可靠保证。

(3)可靠性：制备的动物模型应该力求可靠地反映人类疾病，即可特异地、可靠地反映某种疾病或某种功能、代谢、结构变化，应具备该种疾病的主要症状和体征，有明确的检测指标证实。

(4)适用性：供医学实验研究用的动物模型，在制备时，应尽量考虑到临床应用和便于控制其疾病的发展，以利于研究的开展。动物背景资料要完整，生命史能满足实验需要。

(5)易行性：小动物如小鼠、大鼠、地鼠、豚鼠等也可以制备出十分近似的人类疾病模型。它们容易做到遗传背景明确，体内微生物可加控制，模型性显著且稳定，年龄、性别、体重等可任意选择，而且价廉易得、便于饲养管理，因此可采用。除非不得已或一些特殊疾病(如痢疾、脊髓灰质炎等)研究需要外，尽量不用非人灵长类动物。除了在动物选择上要考虑易行性原则外，在模型制备的方法上、指标的观察上也都要注意这一原则。

(6)经济性：在选择实验动物时，要考虑节约成本，在保证结果的前提下，优先选择廉价的动物。

(7)可控性：制备动物模型时要考虑实验条件可以控制，以保证可重复性。

(8)安全性：感染性病原动物模型制备应严格控制在不同等级生物安全实验室中进行，不对其实验人员和环境造成伤害、污染。

(9)3R 原则：实验设计中实验动物的选择首先要考虑动物福利问题，要符合国际遵循的 3R 原则。3R 是指 reduction(减少)、replacement(替代)和 refinement(优化)。"减少"是指减少试验用的动物和试验的次数；"替代"是指尽可能采用可以替代实验动物的替代物，如用细胞组织培养方法，或用物理、化学方法代替实验动物的使用或者用低等实验动物代替高等实验动物。"优化"是指对待实验动物和动物实验工作应做到完善。动物处死应以安乐死为原则，采用针对不同动物的安乐死术。

2. 影响因素 影响模型制备的因素可分为两大类：动物因素和环境因素。动物因素包括遗传因素、性别、年龄、疾病因素。环境因素包括营养、气候、理化、居住因素。

(1)动物因素

1)实验动物等级要求：从微生物学和寄生虫学标准去选择实验动物，最好选择 SPF 级动物，可有效排除微生物和寄生虫对实验的影响。

2)实验动物品种、品系要求：遗传基因不同，影响着它们的行为、生理生化、寿命、疾病、解剖、药物反应、免疫、对病原体的易感性和生殖等各个方面。要根据实验需要，选择不同品系的实验动物。动物品系不同，基因型不同，表型也不同，实验效果也不相同。

3)种属差异：不同种属的动物，在解剖、生理特征和对各种因素的反应上各有个性，在不同种属动物身上做的实验结果有较大差异。不同种属动物的药物代谢动力学不同，对药物反应性也不同，所以药效就不同。不同种属动物的基础代谢率相差也很大。

4）年龄和体重：年龄是一个重要的生物量，动物的解剖生理特征和反应性随年龄而有明显的变化。一般情况幼年动物比成年动物更为敏感。老年动物的代谢、功能低下，反应不灵敏，不是特别需要一般不选用。动物比较生理和生化学的研究表明，动物的一系列功能指标的参数与体重有显著相关。

5）性别：动物不同性别对同一药物的敏感性差异较大，对各种刺激的反应也不尽一致，雌性动物性周期不同阶段和怀孕、授乳时的机体反应性有较大的改变。因此，科研工作中一般优先选雄性动物或雌雄各半做实验。动物性别对动物实验结果不受影响的实验或一定要选用雌性动物的实验例外。

6）生理状态：动物在处于不同时期时，生理状态有所不同，对外界的反应也不同。如怀孕、授乳时，其对外界环境因素作用的反应性常较非孕、授乳动物有较大差异。动物在体温升高的情况下对解热药比较敏感，而体温不高时对解热药就不敏感。在实验设计时要考虑这些因素。

（2）环境因素

1）湿度：不同的动物对湿度要求不同，要根据不同动物生物学特点，选择合适的湿度。湿度过高，微生物易于繁殖，过低易致灰尘飞扬，对动物的健康不利。一般动物在高温高湿情况下，易发生某些传染性和非传染性疾病。

2）温度：当温度在一定范围内缓慢变动时，机体可以本能地进行调节与之适应；但变化过大或过急，机体将产生行为和生理等不良影响，影响实验结果。各种动物，甚至同种动物不同品系间，其最适宜温度都有差别。室温应保持在各种动物最适宜温度 ±3℃范围内。

3）气流及洁净度：实验动物单位体重的体表面积一般均比人大，因此气流对实验动物的影响也较大。污浊的空气易造成呼吸道传染病的传播。空气中氨含量增多可刺激动物黏膜而引起流泪、咳嗽等，严重者可引起黏膜发炎、肺水肿和肺炎。

4）光照：光照与动物的性周期有密切关系，光照过强，对动物有害，易引起某些雌性动物的吃仔现象和哺育不良。

5）噪声：噪声可引起动物紧张，并使动物受到刺激。即使是短暂的噪声也能引起动物在行为上和生理上的反应，如豚鼠特别怕噪声，可导致不安和骚动，因而可引起孕鼠的流产或母鼠放弃哺育幼仔。

6）饲养密度：动物饲养密度应符合国家标准，有一定的活动面积，不能过分拥挤，不然也会影响动物的健康，对实验结果产生直接影响。各种动物所需笼具的面积和体积因饲养目的而异，哺乳期所需面积较大。

7）动物营养：保证动物足够量的营养供给是维持动物健康和保证动物实验结果的重要因素。动物营养对实验结果有较大影响，有些动物天生缺乏某些营养素如维生素 C，如果饲料中不及时添加，可以产生败血症等疾病。

3. 注意事项

（1）选用合适的动物品种、品系：不同的动物品系生物学特性差别较大，在制备动物模型中的应用也不同。尽量选用对建模因素敏感、解剖生理学特点符合实验目的要求的品系，并且尽量选用不同种系实验动物特有的特殊反应。

（2）选用标准化实验动物：标准化的实验动物是指遗传背景明确，经过微生物、寄生虫、营养、环境等因素控制，排除干扰实验结果因素的实验动物。应尽量选择标准化的，与人类呼吸系统结构、功能、代谢及疾病特征等方面相似的实验动物。

（3）建立规范化判定指标：要明确作为一个成功的疾病动物模型要达到哪几项基本指标。对于人类疾病的科学研究和临床工作，可以制定出一个统一规范的诊断和治疗指南。在目前缺乏对模型规范化的标准要求的情形之下，各个实验室要在目前国内外文献报道的基础上，从自己具体的条件和研究需要出发，反复试验比较，从动物的症状表现、反应性及病理学改变等三个方面来验证并确立动物模型[3]。

（4）模型对技术依赖性高：如果要研究某一遗传因子在疾病发病机制中的作用，最为理想的选择是应用该因子转基因或者基因敲除动物制备模型，并与其同窝野生型动物作对照研究。我们基因工程技术方法发展迅速，可充分利用以制备更精准模型。分子成像技术、免疫病理技术、组学技术等均可从不同层面增加模型指标分析，使模型更精准。

（5）尽可能再现所研究疾病：复制模型时必须强调从研究目的出发，熟悉诱发条件、宿主特征、疾病表现和发病机制，即充分了解所需动物模型的全部信息，分析是否能得到预期的结果。要避免选用与人类对应器官相似性很小的动物作为模型材料。

（6）注意动物实用价值：模型应适用性强，实验中便于操作和采集各种标本。尤其对慢性疾病模型来说，动物须有一定的生存期，便于长期观察使用，以免模型完成时动物已濒于死亡于并发症。要充分了解动物模型的生物学特性，根据要求分析问题，选择切实可行的实验动物。

（7）注意各种影响因素：要注意动物的品系、等级、性别、年龄等因素对实验结果的影响。复制模型的成败往往与环境的改变有密切关系。拥挤、饮食改变、过度光照、噪声、屏障系统的破坏等，任何一项被忽视都可能给模型动物带来严重影响。此外，复制过程中固定、出血、麻醉、手术、药物和并发症等处理不当，同样会产生不同程度的影响。

（8）正确地评估动物模型：应该说没有一种动物模型能完全模拟人类疾病真实情况。动物模型只是一种间接性研究，只可能在一个局部或几个方面与人类疾病相似。因此，模型实验结论的正确性只是相对的，最终还要在人体身上得到验证。

（9）重视福利要求：动物福利是让动物在康乐的状态下生存，要求实验动物与它的环境相协调一致的精神和生理完全健康的状态。实验人员要爱护动物、不得虐待、伤害动物。在符合科学原则的情况下，开展动物替代方法研究。在不影响实验结果的情况下，采取有效措施避免给动物造成不必要的不安、痛苦和伤害。

4. 实验动物的选择举例

（1）镇咳药：首选动物是豚鼠，豚鼠对化学刺激或机械刺激都很敏感。犬也是咳嗽的良好动物模型，犬的咳嗽在反复刺激时变异小，故特别适合

观察镇咳作用持续时间。一般不用大小鼠，因为它们喷嚏和咳嗽动作很难区别，也很少使用兔[5]。

（2）支气管哮喘：最常用的是小鼠、大鼠、豚鼠、兔、犬等。豚鼠的支气管平滑肌对致痉剂和药物反应敏感。

（3）祛痰药研究选用雄性小鼠、兔或猫。

（4）大鼠可以用作实验性肺纤维化、矽肺、肺水肿研究。

（5）豚鼠可用作结核分枝杆菌、白喉棒状杆菌研究。

三、学术发表（期刊）对动物相关研究的要求

使用实验动物进行科学研究的前提是该动物能够解决科学问题，动物使用不当、科学意义不明确、福利伦理不到位等因素都会影响结果。目前，遗传及微生物质量都得到良好控制，但由于福利伦理不当影响学术发表的情况时有发生。善待动物不仅是伦理上的需求，也是科学实验的需要。

1. 一般要求　国际上对动物实验的要求原则上应遵循 3R 要求。如动物居住的空间应符合标准，注意日常饲育管理，不使动物陷入饥饿、缺水和疾病状态；尽可能地采用替代法，最少地使用和牺牲动物；在必须使用犬、猫和猴等动物的时候，应充分做好福利保障工作，减少动物的恐惧和不安。

为了保证实验结果的准确性和可重复性，以及符合一定的社会伦理原则，科学刊物在接受和发表涉及实验动物的文章时，都要求动物的来源、饲养和操作等遵循相应的法律、法规或条例，并由所在单位的实验动物管理和使用委员会（Institutional Animal Care and Use Committee，IACUC）或福利伦理委员会批准，或者至少在"材料与方法"部分中有负责任的、明确的文字表述。比如提到动物的被处死要用"安乐死"这样的描述，证实实验中是否有滥用、虐待动物的情况等。

近年来，随着科研工作的开展，参加国际学术交流和在国外学术期刊上发表学术论文日益频繁。比如需要在动物身上进行大量的药物实验研究工作，但却因此遭遇了"门槛"：一些国际著名学术刊物均要求作者提供所在单位 IACUC 的伦

理审查意见，否则不予受理，这也已成为一种国际惯例。国内已有很多论文因缺乏相关审查意见而被拒绝发表。

2. 国内外期刊要求　著名学术刊物一般由发达国家的学术团体主办，这些发达国家的法律比较健全，涉及实验动物的规章制度较多，为了避免科学与伦理的冲突，保证刊物的权威性，绝大多数刊物都对实验动物的应用作了严格的要求。例如：以动物为对象的实验报告，应说明是否遵循所在地或审查委员会有关实验动物保护与使用的准则，包括有关国家法律。举例如下：

（1）《科学》（Science）：明确要求人体实验研究要有知情同意，向参加者解释研究内容和可能后果。涉及动物实验时的要求比较笼统，要求符合相关的法律、规章和要求。

（2）《细胞》（Cell）：投稿规定"所有牵涉活的脊椎动物或高级非脊椎动物的实验，都要符合相关机构和国家法律规定。在稿件中，实验方法部分要声明得到 IACUC 批准，并明确所有实验内容应符合相关规章标准。编辑有权对有争议问题接收读者评论或要求作者提供附加信息"。

（3）《自然》（Nature）：对作者要求"实验内容涉及脊椎动物和／或更高级脊椎动物，通信作者都要声明所有实验都符合相关规范和指导原则。文章必须在附加信息（实验方法）部分（或者，如果简短的话，可以放在文章中合适位置）包含一个声明，声明研究所和／或审查委员会批准了该实验，包括详细信息。"据悉，《自然医学》（Nature Medicine）杂志上超过 50% 的文章牵涉到动物实验问题。

（4）《动物模型与实验医学（英文）》（Animal Models and Experimental Medicine，AMEM）：是由中国实验动物学会、中国医学科学院医学实验动物研究所共同主办的 OA 期刊。该刊是一本注重学科交叉、成果转化、引领学科发展的英文专业期刊。涉及动物实验的文章，必须在文章的"方法"部分中包含一份声明，表明所采用的方案和程序经过伦理审查和批准，以及获得批准的机构名称。鼓励作者遵守动物研究报告标准，例如 ARRIVE 指南等。作者还应说明动物实验是否按照相关机构和国家实验动物管理和使用指南进行。

（5）《中国实验动物学报》（Acta Laboratorium Animalis Scientia Sinica）：《中国实验动物学报》是中国实验动物学会、中国医学科学院医学实验动物研究所主办的全国性学术刊物（双月刊）。使用实验动物的文章要求提供实验动物生产许可证、实验动物管理和使用委员会（IACUC）的批准文件。征稿范围是与实验动物和动物实验相关的生命科学各分支学科，栏目设置包括研究论著、研究快报和综述等。

（6）《中国比较医学杂志》（Chinese Journal of Comparative Medicine）：《中国比较医学杂志》是中国实验动物学会主办的全国性学术刊物（月刊），征稿范围是与人类生命与健康密切相关的实验动物和动物实验等生命科学各分支学科，重点刊载比较医学成果和进展。使用实验动物的文章要求提供实验动物生产许可证、实验动物管理和使用委员会（IACUC）的批准文件。开设研究报告、综述与专论、研究快报、技术方法、经验交流、管理科学、国外研究进展、学术信息、简讯等栏目。

第三节　几种常见疾病动物模型的制备与研究应用

呼吸系统疾病复杂，既有非感染性疾病，也有病原明确的感染性疾病。常见呼吸系统疾病包括慢性阻塞性肺疾病、肺气肿、慢性支气管炎、支气管痉挛、哮喘、烈性病原感染、矽肺、急性肺损伤、肺癌以及肺纤维化等。

一、慢性阻塞性肺疾病

慢性阻塞性肺疾病（chronic obstructive pulmonary disease，COPD）的主要特征是渐进性通气障碍，伴随肺脏炎症、水肿和黏膜过分泌。常见原因为慢性支气管炎和／或肺气肿。COPD 伴随气道结构和功能变化，如引起气道阻力增加、黏液腺体肥大增生、恶病质、黏液堆积、末梢支气管远端增大和肺实质破坏。

COPD 模型制备大致可以分为三类：吸入有害气体、气管滴注组织分解酶导致肺气肿以及使用基因工程技术产生 COPD 样表型，这三种方法也可以同时使用。其中吸入有害气体最常用，如烟雾（cigeratte smoke，CS）、二氧化氮（NO_2）、二氧化硫（SO_2）。利用基因敲除技术可制备伴有肺气肿的 COPD 样病变小鼠模型。

制备方法举例：SO_2 熏吸法制备大鼠慢性阻塞性肺疾病模型[1]

（1）选体重 100～200g 雄性 Wistar 大鼠暴露于 $250×10^{-6}$ SO_2 气体，5h/d，5d/周，共 7 天。

（2）肺功能测定：参照 Takehana 等测定气道阻力的方法加以改良。腹腔注射 20% 乌拉坦（1 000mg/kg）使大鼠麻醉，气管切开插入 Y 形气管插管。Y 形管两端分别与流速、压力传感器连接，流速传感器的对应端与动物呼吸器相连接。将压力、流速传感器分别与 Matlab 数据记录分析系统连接。

（3）将大鼠安乐死，开胸分离肺脏，取左肺用福尔马林固定、HE 染色。参考 Cosio 等提出的 8 项指标判分法，分别对支气管、细支气管等指标进行病理学观察。

（4）评价：COPD 的特征是存在气流阻塞，测定的肺功能指标中，吸气峰流速（PIF）反映呼吸肌功能与上气道阻塞的程度；PEF 表示动物呼气过程中的最大流速；气道内压（IP）与 IP Slope 表示气道压力的大小，因而可以反映动物模型的气流阻塞情况。模型应在测定反映气流阻塞的指标后方能确定。

近年来，基因工程动物模型呈上升趋势，有人制备了 $α_1$- 抗胰蛋白酶（$α_1$-antitrypsin，*AAT*）、转化生长因子 -β（*TGF-β*）、人趋化因子受体 6（*CCR6*）和肺表面活性物质 D（*SP-D*）基因敲除小鼠模型。*SP-D* 缺陷小鼠表现出过度的肺气肿和泡沫巨噬细胞积聚。豚鼠、兔、犬、小鼠、大鼠等都曾经用于制备 COPD 动物模型，其中豚鼠对吸烟比较敏感。一般用卵清蛋白（OVA）致敏豚鼠，蛔虫（ascaris）致敏山羊引起气道高反应性（airway hyperresponsiveness，AHR）制备 COPD 模型。动物暴露烟雾几个月后，普遍可产生 COPD 样病变、症状。相对而言，大鼠不易产生肺气肿病变。而小鼠品系之间敏感性差别很大。

COPD 没有自发疾病模型。制备 COPD 动物模型更倾向于模拟不可逆转的气流阻塞，伴随咳嗽和黏液分泌，并增加其敏感性。目前 COPD 的诊断指标主要以肺功能评价为主，所以动物模型的判定指标也应该是肺功能检查。表 34-3-1 列出了 COPD 在人类和动物模型中的指标比较。

表 34-3-1　COPD 在人类和动物模型中的指标比较

指标	人类疾病	动物模型
暴露史	吸烟史，职业粉尘和化学物质，室内外空气污染	按照实验设计吸入危害因子
通气不畅	FEV_1 降低	肺功能试验
高分泌性	气管长时间产生黏痰	分泌过度功能和形态学评价
咳嗽	慢性间歇性或持续的咳嗽	咳嗽评价
呼吸困难	进展性/持续性/活动后恶化/呼吸道感染后恶化	缺氧程度评价
肺气肿	进行性肺功能损伤	肺泡腔扩大的形态学分析

二、肺气肿动物模型

肺气肿（pulmonary emphysema）是一种临床上表现为进行性发展的不可逆气流受限，病理学上表现为肺部终末细支气管远端气腔出现异常持久的扩张，伴有肺泡壁和细支气管的破坏而无明显纤维化的疾病。肺气肿也作为慢性阻塞性肺疾病的主要病理改变之一，模型制备方法也跟其多有重合。

根据不同实验目的的需要，小鼠、地鼠、大鼠、豚鼠、兔和猴都曾用于肺气肿模型的研究。根据诱发肺气肿模型的机制不同，可以分为蛋白水解酶、化学因素、饥饿、吸烟、基因工程等几种类型。

1. 蛋白酶动物模型　给兔等动物气管内或静脉内注射一定量的木瓜蛋白酶（Papain）、菠萝蛋白酶（Bromelain）、败血酶（Alcalas）、胰蛋白酶（Trypsin）、致热溶解酶（Thermolysin），以及由脓性痰和白细胞分离出来的蛋白溶解酶（Fibrinolysin）等，可复制成实验性肺气肿。以木瓜蛋白酶形成的实验性肺气肿病变明显、典型，或在木瓜蛋白酶基础上，再加用气管狭窄方法复制成肺气肿和肺心病模型，其优点是病因病变更接近于患者。这类动物模型大多是一次性造成肺泡的急性损伤，形成全小叶型肺气肿，与人类常见的由长期吸烟等慢性刺激引起的小叶中央型肺气肿的病理变化不完全一致。

2. 烟雾动物模型　动物每天吸入一定深度的 SO_2 和烟雾，一年后，可出现不同程度的肺气肿。这种模型比较符合人的临床发病规律，有利于进行肺气肿的病理生理及药物治疗研究。

制备方法举例：烟雾和弹性蛋白酶诱导大鼠肺气肿模型[3] 同时给予大鼠烟雾和弹性蛋白酶，可以复制出功能学和病理学均较理想的 COPD 模型。

（1）模型制备：雄性 SD 大鼠，体重 280～343g。吸烟组置于有机玻璃箱内被动吸烟，每次点燃香烟 15 支，1 次 /d，持续 30min，每周 5 次，连续 7 周。第 4 周时吸烟组气管内注入生理盐水 1ml，复合组气管内注入猪胰弹性蛋白酶溶液 1ml（50U/100g）。注酶组正常喂养 7 周，第 4 周时气管内注入猪胰弹性蛋白酶溶液 1ml（50U/100g）。对照组正常喂养 7 周，第 4 周时气管内注入生理盐水 1ml。

（2）血气分析与肺功能测定：7 周后，肌内注射盐酸赛拉嗪（0.04ml/100g）全麻大鼠，颈动脉采血 1ml，血气分析。气管切开插管，应用动物肺功能分析系统测定潮气量（VT）、最大分钟通气量（MVV）、0.3s 用力呼气容积（$FEV_{0.3}$）、$FEV_{0.3}$/FVC（用力肺活量）和功能残气量（FRC）。其中 $FEV_{0.3}$ 和 FVC 的测定采用外加压力法迫使大鼠深呼气和深吸气。

（3）病理标本制备及形态定量分析：大鼠安乐死，完整取出肺脏，肉眼观察肺部改变。经气管用 4% 多聚甲醛溶液灌注固定，保持 $20cmH_2O$ 压力 30min，所灌注的液体量为肺总容积（TLC）。4% 多聚甲醛溶液固定肺脏 24h 以上，矢状面取材 4 块，脱水、HE 染色和 Weigert 弹力纤维染色，光学显微镜下观察。每张切片均随机选取上、中、下、左和右 5 个视野，用多功能真彩色病理图文分析系统对标本（10×10）进行每视野的平均肺泡数（Na）、肺泡直径（Da）、肺泡表面积（Sa）和肺泡隔密度（Ds）测定与计算。

（4）评价：烟雾主要诱导小气道炎症（慢性支气管炎）且所需时间较长，而单纯给予蛋白酶主要破坏肺泡壁（肺气肿），而无明显的气道阻塞性改变，若要复制严重肺气肿而给予大剂量蛋白酶易致动物的高病死率。

三、慢性支气管炎模型

慢性支气管炎（chronic bronchitis）是指气管、支气管黏膜及其周围肺组织的慢性非特异性炎症。临床上以长期咳嗽、咳痰或伴有喘息及反复发作为特征。常选用大鼠、大鼠、豚鼠或猴吸入刺激性气体（如二氧化硫、氯、氨水、烟雾等）制备模型。猪黏膜下腺体与人类相似，且经常发生气管炎及肺炎，是制备人类慢性气管炎较合适的动物。

1. 小鼠

模型制备：NIH 18～25g 小鼠，雌雄不限。被动吸烟 20 天（用 10 000ml 下口瓶，瓶盖上留直径 1.5cm 的通气孔，下口与三通开关相连，三通的另两个口分别连接 50ml 注射器和点燃的去除过滤嘴的香烟。将小鼠置于下口瓶中，通过注射器连续吸注香烟烟雾）[4]。

结果和判定：模型小鼠的气管、支气管黏膜上皮部分细胞脱落，纤毛粘连、倒伏、脱落，可见局灶性上皮细胞出芽状增生、黏膜下充血、淋巴细胞等炎性细胞浸润，腺体分泌亢进，局灶性平滑肌细胞增生等慢性支气管炎病理学改变。

评价：较长时间被动吸烟可制备小鼠慢性支气管炎模型，基本符合患者疾病过程。

2. 大鼠

模型制备：鼠龄 12 周，体重 190～250g 雄性 SD 大鼠气管内注入 LPS（200μg）和尾静脉注射 BCG（5mg）联合应用，饲养 3～4 周。取大鼠支气管肺泡灌洗液瑞氏染色后测定中性粒细胞百分数，观察大鼠支气管肺组织病理形态学变化。

结果判定：气管及支气管上皮脱落、杯状细胞增生、黏液腺增生肥大、管壁增厚，可见慢性炎细胞浸润，管腔充满黏液及大量以中性粒细胞为主的炎细胞，支气管平滑肌增生肥厚等慢性支气管炎的典型病理形态学改变。

评价：利用尾静脉注射 BCG 结合气管内注入 LPS 的方法制备大鼠慢支模型是用于研究慢性支气管炎发生及发展机制的简便可靠的模型。LPS 可刺激单核细胞、内皮细胞及中性粒细胞等合成释放一系列炎性介质，介导多种组织、细胞的损伤。气管内注入 LPS（200μg/200μl）可诱发气管支气管炎症和损伤，可以用于建立大鼠慢性支气管炎模型。气管内注入高浓度 LPS（500μg/200μl）也可制备大鼠急性肺损伤（ALI）或成人型呼吸窘迫综合征（ARDS）的模型。这一制备方法较简便，省时省力，费用较低廉，更适于慢性支气管炎的实验研究。

四、支气管痉挛、哮喘动物模型

支气管痉挛（bronchial convulsion）、哮喘（bronchial asthma）是一种慢性气道炎症，反复发作使气道壁结构发生变化、气道平滑肌增厚、细胞外基质沉积、基底膜增厚、炎症细胞浸润和腺体增生肥大，导致急剧变化的气流阻塞以及持续非特异性的气道高反应性。

1. 常用制备方法　常选用豚鼠制备急性过敏性支气管痉挛和哮喘模型。用卵白蛋白（OVA）致敏豚鼠，再用低浓度 OVA 雾化少量多次连续吸入激发制备哮喘模型。参考方法：用生理盐水配成 1:10 卵白蛋白（OVA）溶液作致敏抗原，给豚鼠（250g 体重）腹腔内注射 0.5ml，致敏注射后 1 周，动物对抗原的敏感性逐渐升高，至 3～4 周时最高。此时再用 1:3 OVA 2ml 加弗氏完全佐剂雾化（在雾化室内），致敏动物在十几秒钟到数分钟内，出现不安，呼吸加紧加快，然后逐渐减慢变弱，甚至出现周期性呼吸暂停，部分动物出现呼吸停止而死亡。如果动物致敏程度较轻或诱发时 OVA 喷雾的浓度低，则只发生一过性的支气管痉挛，并不会出现死亡。如改用组织胺喷雾，则不必预先致敏，即能引起豚鼠支气管痉挛。

2. 常用实验动物

（1）豚鼠：易被致敏，反应程度强，能产生 I 型变态反应，激发后能产生速发相与迟发相哮喘反应，因而一直是应用最多的过敏性哮喘实验动物。豚鼠的变态反应多由 IgG 而非 IgE 介导，这点与人类哮喘不同。这些因素在一定程度上限制了豚鼠在哮喘动物实验中的应用。

（2）小鼠：C57BL/6 和 BALB/c 等品系小鼠是常用的候选动物，可用于制备过敏性、感染性及基因修饰哮喘动物模型。C57BL/6 则不易出现 AHR，但用 HDM（屋尘螨）易致敏，可用于制备由 HDM 诱发的过敏性哮喘模型。BALB/c 较易产生 AHR，用 OVA 易致敏，并可产生高滴度 IgE。小鼠哮喘模型也有许多局限性：①没有出现人类哮喘特征性的黏膜炎症及上皮层嗜酸性细胞浸润；②大多数模型制备时间短，一般不超过 2 周，因而不会出现人类哮喘典型的慢性气道炎症和上皮变化；③大多数模型出现过敏性肺泡炎和超敏性肺炎，而掩盖了气道的炎症损害。

（3）大鼠：大鼠体积较大，来源及相关试剂较多，标本采集容易，可在清醒状态下制备模型。大鼠与豚鼠相比不易在哮喘发作中死亡，与小鼠相比气道平滑肌丰富，更容易出现喘息症状，更利于进行喘息的研究。近交系挪威褐鼠（Brown Norway，BN）是哮喘研究中常用的大鼠品系，挪威褐鼠与人类在哮喘发作时具有很多类似的特点，如对乙酰胆碱非特异激发的反应、IgE 的产生和炎症细胞浸润等方面能出现与人类哮喘类似的早发相和迟发相反应，也更容易诱发出哮喘症状以及明显气道炎症和气道高反应性。

（4）其他动物：兔、猫、犬、羊及灵长类等也可用于制备哮喘模型。灵长类及绵羊被认为是制备哮喘模型的可靠动物，可预测人类对哮喘治疗药物的反应。制备犬哮喘模型通常每周两次用犬弓蛔虫、猪蛔虫或混合草籽浸出物气溶胶激发哮喘。

3. 哮喘动物模型判定参考指标　表 34-3-2 比较了各种哮喘动物模型的优缺点。哮喘动物模型判定指标如下：气道的高反应性（AHR），IgE 或其他过敏性抗体水平升高，肺部嗜伊红细胞增多，黏膜或支气管肺泡分泌物增多，横膈收缩，动物肺脏苍白或萎缩，肺阻力增大，微血管蛋白漏，发热，IL-4/γ 干扰素比例升高，气道抵抗力增加，气管弹性降低，异常气流，气管黏液，气管平滑肌肥大，支气管出现肥大细胞和 / 或嗜伊红细胞衍生物。

五、SARS 动物模型

严重急性呼吸综合征（severe acute respiratory syndrome，SARS）是一种急性呼吸系统传染病，临床主要表现为急性肺炎、肺衰竭。已经报道的几种 SARS-CoV 感染动物模型包括小鼠（BALB/c、C57BL/6、ICR、129）、*ACE2* 基因敲除鼠、豚鼠、金黄地鼠、雪貂、家猫、地鼠、果子狸、非人灵长类动物（恒河猴、食蟹猴、绒猴、非洲绿猴）等。

1. 啮齿类动物模型　包括小鼠、大鼠、豚鼠、地鼠和田鼠在内的多种啮齿类动物都作为候选动物模型进行过 SARS-CoV 攻毒试验，BALB/c、C57BL/6、ICR 等品系的小鼠均出现了 SARS 病毒在动物体内的复制，但缺乏临床症状。小鼠病理表现很轻，主要以间质性肺炎为主。*ACE-2* 转基

表 34-3-2 各种哮喘动物模型的优点缺点比较

动物品种	小鼠 (mouse)	大鼠 (rat)	豚鼠 (guinea-pig)	兔 (rabbit)	犬 (dog)	羊 (sheep)	非人灵长类 (non-human primate)
优点	①小、价廉;②有多种近交系;③对特定物质反应良好;④IgE 是主要过敏原抗体;⑤对碳酰胆碱敏感	①小、价廉;②IgE 是主要过敏原抗体;③对特定物质反应明显;④气管高反应态能持续几天;⑤对甲基苯丙胺(Methacholine)和色甘酸(Cromolyn)敏感	①小、温顺、相对价廉;②容易致敏;③主要累及肺脏;④气管对组织胺敏感;⑤有早晚期气管反应;⑥晚期肺脏有中性粒细胞出现;⑦晚期主要是嗜伊红细胞炎;⑧有气管高反应性;⑨支气管平滑肌对组织胺敏感	①肺脏是主要过敏器官;②IgE 是主要过敏原抗体;③有早晚期气管反应	①IgE 是主要过敏原抗体;②对蛔虫天生过敏;③有气管高反应性	①对 A. suum 天生敏感;②有早晚期气管反应;③对碳酰胆碱敏感	①对抗原持续反应;②对 A. suum 天生敏感;③过敏反应可持续数年;④IgE 是主要过敏原抗体
缺点	①脉管系统是主要过敏位点;②气管平滑肌发育不好;③对组织胺不敏感	①注射抗原前需要先致敏;②致敏需要佐剂(铝、百日咳杆菌);③对组织胺敏感性差;④气管平滑肌对白三烯反应差	①近交系较少;②特定致敏原少;③IgG1 是主要过敏原抗体;④对色甘酸不敏感	晚期气管反应需要再次免疫	①对 A. suum 个体差异较大;②没有晚期气管反应	大型动物、价格昂贵	价格昂贵
常用品系	C57BL/6; BALB/c; C3H; CBA/J; Nrf2-deficient CD1; ICR mice	Brown-Norway (BN)	Hartley	新西兰兔 (New Zealand)	巴辛吉小猎犬 (Basenji greyhound dog)		恒河猴 (rhesus monkey);松鼠猴 (squirrel monkey)
致敏原	卵白蛋白 (OVA) 屋尘螨 (HDM)	卵白蛋白 (OVA)	卵白蛋白 (OVA)	卵白蛋白 (OVA)	蛔虫 (ascaris)	蛔虫 (ascaris) 屋尘螨 (HDM)	卵白蛋白 (OVA)
造模方法	腹腔注射致敏+肺吸入激发	腹腔注射致敏+肺吸入激发	腹腔注射致敏+肺吸入激发	皮下注射致敏+肺吸入激发	皮下注射致敏+肺吸入激发	皮下注射致敏+肺吸入激发	皮下注射致敏+肺吸入激发

注：气管高反应性（airway hyperresponsiveness, AHR）；早期气管反应（early airway response, EAR）；晚期气管反应（late airway response, LAR）。

因和基因敲除小鼠病毒复制明确,出现拟人SARS病理改变和临床表现等。

2. 非人灵长类动物模型 2003年Fourchier RAM等人报道了SARS-CoV感染食蟹猴的试验数据,并以此作为鉴定SARS-CoV为SARS病原的实验依据。2004年McAuliffe J等人报道了非洲绿猴、恒河猴和食蟹猴的感染结果,动物出现了病毒的复制和高水平的中和抗体,肺部有感染性肺炎表现,并在攻毒4天后消失。中国学者报道了系统的SARS-CoV感染恒河猴模型,该SARS模型由于指标规范,在全球范围内最先用于筛选药物和评价疫苗,包括用于灭活疫苗、siRNA、疫苗、抗SARS病毒血清、干扰素等生物制品的安全有效性评价研究。制备方法如下:

(1)SARS-CoV: SARS冠状病毒(SARS-CoV P9)分离自中国SARS患者,在Vero-E6细胞上培养传代,经RT-PCR和电镜形态观察确定为SARS冠状病毒,病毒$TCID_{50}$为$10^6 PFU/ml$。

(2)动物及感染方法:选用3岁恒河猴,接种前按国家标准微生物SPF级进行复检,检查显示SARS病毒抗体为阴性。经气管和鼻腔接种$10^5 TCID_{50}$(1ml体积);所有动物实验均在ABSL-3动物实验室中进行。

(3)病毒分离:在SARS-CoV接种恒河猴1天后,每天收集咽拭子,进行病毒分离。

(4)检测SARS-CoV RNA:在SARS-CoV接种恒河猴1天后,每天收集咽拭子,提取病毒RNA。

(5)病理学研究:在动物接受病毒接种的第5天开始对动物进行安乐死,取肺等组织,10%甲醛固定,石蜡包埋,常规病理组织切片处理后,H-E、Gomori's银染和ABC免疫组化方法染色、镜检。

(6)SARS-CoV抗体检测:在SARS-CoV接种后第5、9、13、17和20天,经静脉采血1ml分离血清,$-80℃$下保存备用。检测血清SARS-CoV特异性抗体(IgG)。

(7)血清测试:对存活10天以上的动物血清检测中和抗体。

(8)病毒分离:在SARS-CoV接种恒河猴1天后,每天收集咽拭子标本,进行病毒分离。(与3重复)每日观察细胞病变,至少持续三代,观察10天,或用IFA方法确认。

六、禽流感动物模型

禽流感(avian influenza, AI)是由A型禽类流感病毒引起人呼吸系统严重感染。禽流感动物模型有小鼠(BALB/c、ICR、NIH)、雪貂、鸡、鸭、猫、地鼠、猴、水貂和小型猪等。

制备方法举例: H5N1感染雪貂动物模型

(1)病毒: H5N1禽流感病毒(HK/486、HK/483)和人H3N2(Sydney/97)、(Panama/99)病毒。H5N1病毒株在MDCK细胞中培养一次(HK/483)或两次(HK/486),然后在10日龄鸡胚中37℃下传4代24~28小时。H5N1病毒所有操作在ABSL-3实验室完成。

(2)感染雪貂及检测: 8~10月龄成年雄性或雌性雪貂。试验前4天用血凝抑制试验(HI)检测血清人流感A或B病毒、禽流感病毒阴性。感染前,检测基础体温,每天2次,至少3天。雪貂用克他命(25mg/kg)、二甲苯胺噻嗪(2mg/kg)和阿托品(0.05mg/kg)肌肉麻醉,鼻腔滴注(i.n.)1ml $10^7 EID_{50}$病毒/ml PBS液,两个H5N1病毒株,剂量等同10^5 50%雪貂感染剂量(FID_{50})。对照组动物感染等倍稀释(1:30)的无病毒液体。用直肠体温计或皮下植入式体温计每天两次监测体温。计算感染前每只雪貂的基础体温平均值作为参考。计算不同时间点每只雪貂的体温值。每天观察雪貂是否出现临床症状,如鼻涕、不安、腹泻和其活动情况。用Reuman等人描述的计分方法评价动物活动等级:0,机警活泼多动;1,机警但不活泼,刺激后活动;2,机警,但刺激后也不活动;3,不机警刺激后也不活动。基于每只动物每天的分数,计算分值,绘制相关曲线 $\{\Sigma(\text{day 1 to day 7})[\text{score}+1]n/\Sigma(\text{day 1 to day 7})n\}$, n等于观察总数。不同天数观察的动物数目:第0、1天,9只;第3天,7只;第5天,5只;第7、9天,3只。

每种病毒滴度感染雪貂,检测其FID_{50},剂量分别是10^4、10^3和$10^2 EID_{50}$。感染后第3天采取鼻腔冲洗液样本,接种到鸡卵内检测感染病毒。鼻腔冲洗液病毒滴度$\geq 10^2 EID_{50}/ml$时判定为阳性。FID_{50}值使用"Reed and Muench"方法计算。

采集鼻咽拭子、血、组织样本:感染后第4~

6 小时，以及在第 1、3、5、7、9、11 天采取鼻咽拭子。雪貂使用克他命（25mg/kg）麻醉，0.5ml PBS 液，包含 1% 胎牛血清和盘尼西林（100U/ml）、硫酸链霉素（100μg/ml）和庆大霉素（50μg/ml），鼻腔注射，流出液接种细菌培养皿，加冷无菌 PBS 抗体到 1ml。麻醉后测量雪貂体重，在感染后第 1、3、5、7、9、11、14 天从前腔静脉取血 1ml 放入去肝素化试管。各组所有动物的血液成分计数。采取粪便拭子放入 1ml 冷无菌 PBS 含抗体培养液（如上所述）。所有组织样本、鼻咽拭子、粪便拭子迅速放入干冰中，储藏在 −70℃ 冰箱中以便进一步分析用。

在感染后第 1、3、5、7、14 天，雪貂被安乐死，方法是心脏注射安乐死 V 溶液（1ml/kg 体重）。取鼻甲和所有主要器官组织，包括脑，分别放入干冰冷冻做病毒分离和福尔马林做病理学分析。

病毒滴度：冻存的雪貂组织解冻，称重，使用玛瑙白和杵匀浆，无菌玻璃棒（直径 2mm）取少许，加入冷 PBS 液体以促进混合。用离心机将固体碎片粉碎成颗粒，接种到鸡胚中检测病毒感染性。固体组织的病毒滴度用 EID_{50}/g 表示，鼻腔冲洗液和鼻甲用 EID_{50}/ml 表示。鼻腔冲洗液和鼻甲的病毒检测限度是 101.0EID_{50}/ml，固体组织是 101.0EID_{50}/g。

组织病理学和免疫组织化学分析：2 或 3 只雪貂在感染后第 1、3、5、14 天安乐死，取组织样本用福尔马林固定。常规程序处理，石蜡包埋。常规 HE 染色切片。抗原染色，切片用两步法生物素 - 链亲和素方法进行免疫组织化学处理，A 型流感病毒核蛋白单克隆抗体作为一抗。

七、呼吸道合胞病毒动物模型

呼吸道合胞病毒（respiratory syncytial virus, RSV）是世界婴幼儿下呼吸道感染的首位病毒病原体，免疫缺陷个体容易发生严重感染。目前已经有人用如下实验动物建立了动物模型。

1. 小鼠　用 BALB/c 小鼠鼻腔接种 RSV。鉴定方法及结果：小鼠感染 10^6PFU 后，随着时间推移，肺内病毒量降低，感染第 6 天的肺组织已无空斑形成。病理显示 RSV 感染第 3 天肺组织炎症性变化最明显，感染第 7 天肺部炎症细胞减少，但出现了部分肺泡壁断裂融合，肺泡腔扩大。原位杂交证实 RSV 主要侵袭支气管、细支气管上皮细胞及肺泡上皮细胞[8]。

评价：经鼻内滴入 RSV 可建立小鼠感染模型，可用于抗 RSV 药物的药效评价。

2. 裸鼠　使用细胞免疫缺陷裸鼠，鼻腔接种 RSV。鉴定方法及结果：裸鼠感染 RSV 后肺组织分离到病毒，直接免疫荧光检测到支气管肺泡灌洗液 RSV 抗原阳性，空斑形成。实验检测肺组织病毒滴度在感染后第 3 天达高峰，并持续到第 9 天仍能检测到病毒。免疫组化检测 RSV 抗原主要分布在细支气管、毛细支气管和肺泡上皮细胞质内。肺组织病理学显示 RSV 感染导致裸鼠出现淋巴细胞浸润为主的肺间质性炎症，电镜分析超微结构可见到细胞内病毒颗粒和气血屏障的破坏。支气管肺泡灌洗液白细胞计数显示裸鼠 RSV 感染炎症高峰在感染后第 9 天[9]。

评价：裸鼠 RSV 感染的病毒复制和病理改变特点与人相似，病毒持续高水平复制，是客观而实用的评价抗 RSV 制剂效果的小鼠模型。

3. 豚鼠　豚鼠鼻腔接种 RSV。1 月龄的豚鼠，分为病毒接种组和对照组，病毒接种组豚鼠鼻腔接种 RSV 病毒悬液，对照组接种 PBS 液，分别于接种后 6、14 天取肺组织进行光镜与电镜检查，并用组织培养法分离病毒，阳性结果通过免疫荧光法鉴定。鉴定方法及结果：病毒接种组豚鼠肺组织均出现细支气管炎、肺炎的病理改变，接种后 6 天达高峰，14 天基本恢复正常。接种后 6 天肺组织病毒分离全部为阳性，接种后 14 天有 3 例为阳性[10]。

评价：豚鼠鼻腔接种 RSV 可以建立细支气管炎、肺炎的动物模型，研究其发病机制及 RSV 感染在气道高反应性产生中的作用。

八、实验性矽肺模型

矽肺是一种严重危害人类身体健康的职业病。实验性矽肺是一种肉芽肿性肺疾病模型，有胶原的产生增加。常选用小鼠、大鼠、家兔或犬、猴来制备模型。

1. 小鼠

（1）模型制备：KM 小鼠（体重 20~25g）腹腔注射戊巴比妥钠 2mg 麻醉，75% 酒精消毒小鼠颈部皮肤，眼科剪沿中线剪开 1~2cm 长切口，暴露气管。吸取 0.11ml 二氧化硅悬液（5g/L，95% 直径 5μm 以下，经 200℃灭活内毒素），经软骨间隙注射到气管内。肌肉及其他组织复位，缝合皮肤。收集不同染尘时间的小鼠支气管肺泡灌洗液（BALF），用 MTT 法检测灌洗液对成纤维细胞的促增殖作用以及抗 bFGF 抗体对这种作用的抑制[11]。

（2）鉴定方法及结果：在染尘后 28 天，小鼠肺组织可见散在的针头大小的灰色结节，不同程度的水肿及炎症反应。矽肺小鼠 BALF 具有明显的促进成纤维细胞增殖作用，且抗 bFGF 抗体可抑制这种作用，显示染尘小鼠 BALF 中有 bFGF 的释放，并参与矽肺纤维化进程。

2. 大鼠

（1）模型制备：取一定量含游离 SiO_2 99% 以上的 DQ-12 型石英粉，经酸化处理后，选取尘粒 95% 在 5μm 以下的混悬液，烤干后准确称取需用量加生理盐水制成混悬液（灭菌），大鼠用 50mg/ml，每只 Wistar 大鼠（体重 180～220g）在暴露气管后注入 1ml。

（2）鉴定方法及结果：染尘结束后 1 周，主要病变为肺泡炎，病灶多围绕呼吸性细支气管，病变较弥漫；随后部分肺泡炎性渗出物逐渐吸收；第 4 周开始出现细胞结节，随病程进展逐渐增多，并转变为细胞 - 纤维结节、纤维结节（矽结节），间质出现纤维结缔组织增生[12]。12 周以后，肺泡炎基本消失。

（3）评价：大鼠是实验性矽肺动物模型常用动物，其体积较大，获取方便，便于操作。肥大细胞，特别是结缔组织中的肥大细胞，在矽肺的发生发展中可能具有一定作用。

九、急性肺损伤动物模型

急性肺损伤（acute lung injury，ALI）是一种常见而严重的呼吸急症，是急性呼吸窘迫综合征（acute respiratory distress syndrome，ARDS）的早期阶段。

1. 油酸制备模型　犬（18～23kg）、兔（2.5kg）、大鼠（250g）经颈静脉（或兔耳缘静脉）注射油酸，犬（0.03～0.06）ml/kg、兔 0.08ml/kg、大鼠 0.1ml/kg，一般不超过 0.15ml/kg。油酸可激活补体，产生 C5a，趋化中性粒细胞在肺内积聚激活，释放自由基，损伤毛细血管内皮细胞。激活凝血系统，导致血栓形成，引起血管痉挛缺血而形成 ALI。

2. 评价　油酸静脉注射制备 ALI 动物模型，成本低廉，方法简单，与人类临床表现相似，是经典 ALI 模型，但与人类 ALI 病因相差甚远。

十、肺癌动物模型

肺癌是目前死亡率最高的人类疾病。国内外学者通过不同方法建立了多种肺癌的动物模型。实验性肺癌模型常用的动物有小鼠、大鼠、地鼠、犬、羊，其中鼠的自发性肺肿瘤在形态学、组织学及分子特征上均与人腺癌相似，是最常被选用的动物模型。动物模型是肺癌诊疗研究的手段之一，但肺癌动物模型与临床结果一直存在差距，以晚期模型更为明显。

1. 自发肿瘤模型　常见的自发肿瘤模型是近交鼠系的自发性肿瘤模型，A/J 和 SWR 是敏感性最高的品系。在高度易感的 A/J 系，肺部肿瘤多在 3～4 个月发生，在 18～24 个月时发生率为 100%。在易感性中等的品系（Swiss、CD21、BALB/c），其发生率为 15%～50% 不等。自发性肿瘤在年长的 129 及 FVB/N 系鼠中是常见的（接近 40%）。

2. 移植肿瘤模型　人类肿瘤（异种移植）或动物肿瘤同位或异位移植入宿主动物使宿主肿瘤形成。其宿主要求免疫抑制以防排斥反应，裸鼠、严重免疫缺陷鼠（SCID）均是常见的宿主动物，如将传代培养的 Lewis 肺癌细胞接种于 C57BL/6 小鼠腋部皮下，制备肺癌模型。最佳接种剂量为 $1×10^6$ 个细胞，成瘤率 80%。PDX 模型技术使得在临床放化疗方面有精准指导意义，而备受关注，也是发展趋势。

3. 诱发肿瘤模型　易感自发性肺肿瘤的鼠系对化学诱导的增殖性损伤也敏感。多采用煤焦沥青支气管灌注的方法，诱发大鼠肺癌动物模型。

4. 基因工程动物模型　利用转基因技术将人肺癌基因（如 K-ras、c-myc、mdm-2、erb-B2 等基因）导入动物 ES 细胞或肺组织，或者运用基因敲除技术将抑癌基因（如 P53、MTS1、RB 基因）敲除来制造肺癌模型。这种模型的缺点是其缺少进展期肿瘤的特征，如间质沉积、局部浸润及转移的潜能等，其原因可能是进展期肿瘤的进展需要联合基因改变。在人类肺腺癌中 *K-ras* 突变常见，有人运用腺病毒表达 Cre 重组酶（Adeno Cre）诱导 K-ras G12D 在肺的表达，从而控制了肿瘤发生的时间性和多样性，使肿瘤能同步发生，这样就能更好地研究肿瘤发展的阶段。随着基因组学、蛋白组学以及小动物影像设备等新技术的发展，将来能建立更好的、与人类肿瘤更接近的动物模型。

十一、肺纤维化动物模型

肺纤维化是指以肺间质纤维化为特征的一系列疾病。肺纤维化动物模型可选用小鼠、大鼠、地鼠和兔，也可选用体型较大的犬、猪、羊等，模型选用的动物种类应根据研究目的和造模方法不同而定。小鼠、大鼠因体型小、体重轻、价格便宜、操作简便，既可局部给药又可全身给药，成为被选用最多的实验动物。但其体型太小不适合用作放射影像学的研究，体型较大的犬、猪等动物适用于放射影像学的研究。

用于模型制备的诱导剂很多，如博来霉素（BLM）、胺碘酮（AD）、百草枯、高浓度氧、石棉以及放射线等均可以引起肺损伤，最终导致肺纤维化，其中以 BLM 最为常用。BLM 是一种多肽类抗肿瘤药，具有明显的肺纤维化副作用。

给药途径因致纤维化因子不同而异：如百草枯、高浓度氧、石棉和粉尘只能气管雾化吸入，放射线和微波热只能由体外局部照射，油酸可由静脉注入，而 BLM 既可气管内局部雾化吸入，也可用静脉及腹腔内注射等方法。

模型建立最主要的评价标准是对肺组织进行病理组织学评价，还有肺系数、肺干湿重比、胶原蛋白及纤维蛋白的代谢产物含量的测定等。有研究发现肺纤维化相关基因变化有近百种，包括炎性因子、趋化因子、白细胞介素等相关基因，但作为模型特异性指标尚不明确。

人类肺纤维化以原因不明的特发性肺纤维化最为常见（65%），所以目前的动物模型不论发病机制还是疗效评价，都有一定的局限性，还不能全面、充分地反映出临床上错综复杂的情况。

十二、雾霾毒理学动物模型

PM2.5 被认为是对人体健康危害最大且代表性最强的大气污染物之一。PM2.5 的比表面积大，在环境中滞空长，吸附的有害物质多，更容易进入人体支气管和肺泡区，参与人体血液循环。暴露于高浓度 PM2.5 会引发肺功能下降、咳嗽、哮喘、呼吸困难等症状，导致上呼吸道感染、支气管炎、肺炎、肺气肿等各种呼吸道疾病；心慌气短，心律失常，引发心脏病、脑卒中等心血管疾病；降低免疫功能，增加重病及慢性病患者的死亡率，使患癌率增加等。

1. 大鼠气管滴注造模示例

（1）模型制备：利用大流量采样器采集空气中的 PM2.5 到玻璃纤维滤膜上，然后将吸附有 PM2.5 的纤维滤纸剪短，对折后浸入到超纯水中，低温超声振荡 30min，在 4℃下过滤洗脱液，在 10 000rpm 离心机内离心 20min，留沉淀，上清液重复两次离心过程，弃上清液后合并沉淀，对沉淀进行称重。以生理盐水为溶剂，配制成不同浓度的 PM2.5 悬液，振荡 30min 充分混匀，在冰箱 4℃保存用于染毒。染毒过程：1% 戊巴比妥（5ml/kg）腹腔注射麻醉，经咽喉部气管滴注法染毒 30mg/kg PM2.5。48h 后处死，1% 戊巴比妥（5ml/kg）腹腔注射大鼠，股动脉放血处死大鼠，剪开颈部缝线即暴露胸腔和气管，剥离气管和肺脏，取一侧肺组织用 4%、pH 7.4 多聚甲醛缓冲液固定，48h 后石蜡包埋，其余收集肺脏和气管组织 -80℃冻存备用。

（2）方法及指标：30mg/kg PM2.5 刺激组可见明显间质水肿，毛细血管管壁扩张，伴大量单核细胞、淋巴细胞和中性粒细胞浸润，肺泡腔内可见明显出血。PM2.5 刺激组的大鼠气道上皮细胞中可见大量蓝染的黏液物质，大鼠肺组织 TNF-α 和 IL-1β 显著上升，大鼠肺组织 JNK、ERK1/2 和 P38 磷酸化水平显著上升。

2. PM2.5 富集暴露造模示例

（1）模型制备：大鼠分为实验组和对照组，实验组利用 PM2.5 采集富集器及全身暴露染毒系统进行暴露，对照组采用相同条件饲养于独立通气笼 IVC 中，饲养环境 PM2.5 浓度小于 35μg/m³。染毒动物每日染毒 4h，一周染毒 5 次，染毒时间 9 个月。实验结束后，取大鼠静脉血 0.5ml。肺灌洗液收集：将肺完整剥离时带 2~3cm 气管，置于冰上的无菌玻璃皿中，注射器抽取 5ml 0.9% 氯化钠溶液，将针头插入气管中，用手术线系紧后将0.9% 氯化钠溶液灌入肺中，反复抽吸 3 次，将抽出灌洗液装入无菌 EP 管中，−20℃保存备用。肺组织进行固定切片 HE 染色观察。

（2）方法及指标：BALF 中细胞总数、淋巴细胞数、中性粒细胞数增多，淋巴细胞比例、中性粒细胞比例增高。病理检测可见肺泡腔扩大、部分肺泡间隔断裂，肺泡融合形成肺气肿，气道上皮细胞排列紊乱，部分气道上皮细胞增生，出现炎性细胞浸润，并且伴有平滑肌的增生。较长时间高浓度 $500\mu g/m^3$ 暴露（9 个月）导致肺组织纤维化、肺实变严重、肺泡充血，见大量炎性增生，肺组织中可见大量颗粒性沉着及吞噬了颗粒性物质的巨噬细胞，支气管中的纤毛柱状细胞破坏、管壁纤维化增厚。

评价：现在用于研究 PM2.5 毒理作用的动物主要为小鼠和大鼠。采用的暴露方式有鼻腔滴注和气管滴注法：利用过滤膜收集颗粒物，通过超声将膜上物质溶入溶剂后配制成混悬液，按剂量一次性给予动物，然后进行研究。优点是操作简易，缺点是混悬液并非雾霾颗粒的原始状态，其组成与实际环境差异非常大，处理过程有急性损伤效应。PM2.5 浓缩富集暴露法通过直接富集空气中的 PM2.5 颗粒直接进行动物的暴露，过程更符合实际雾霾暴露效应，更能反映机体对颗粒物的损伤应答，也更符合疾病的发展过程。缺点：造模时间较长（大于 4 个月）。

第四节　基因工程动物在呼吸疾病中的应用

基因工程动物（genetic engineering animal）来源于正常动物胚胎，使用基因工程技术方法，改变动物的遗传基因，培育一个相似的动物品系。基因与疾病关系密切，基因工程动物在呼吸疾病研究中也有广泛应用。哮喘、慢性阻塞性肺疾病（COPD）、传染病、肿瘤是呼吸系统几种最重要的病变，利用基因工程动物模型，往往可以阐明分子机制和机体免疫信号通路等问题。本节以这些疾病为例，阐述基因工程动物在呼吸疾病研究中的应用。

一、基因工程动物的发展历程

20 世纪 60 年代末和 70 年代初就有研究者向蛙卵和小鼠胚胎注射 mRNA。1974 年 Jaenisch 和 Mintz 首次报道用显微注射法获得 SV40 DNA 转基因小鼠。1982 年 Palmiter 获得含金属巯基（MTI）基因启动子与鼠生长基因融合基因的转基因小鼠。1982 年以后，以转基因技术为代表的基因工程技术得到了大力的推广和研究，至今已制备出小鼠、大鼠、鸡、兔、猪、羊、鱼等基因工程动物品系。

基因工程技术不断发展，科学家们建立了基因打靶技术（2007 年诺贝尔生理学或医学奖）、基因沉默技术（2006 年诺贝尔生理学或医学奖）和基因捕获技术等。美、欧、日等国利用这些技术建立了大量的基因工程动物模型资源。正是这些基因工程动物资源的开发和利用，对发育生物学、免疫学、肿瘤、呼吸系统疾病、神经生物学和遗传育种等诸多学科产生深远的影响。

人类基因组计划和主要的实验动物小鼠、大鼠等模式动物基因组计划相继完成，基因打靶技术的日益成熟和多样化，实验动物，尤其是小鼠成为基因功能研究的主要载体。利用这类模型进行的基因功能研究、人类疾病和比较医学研究成为热点领域。

二、主要基因工程技术

1. **转基因**（transgenic）　通过基因导入技术将外源基因随机整合到动物的基因组内，并能遗传给后代。转基因技术是基因工程动物制备最常用的技术，小鼠则是最常用的转基因动物，主要用于生命科学和医学研究。自从转基因小鼠在 20 世纪 80 年代初产生后，其应用已成指数增长，制备了数万种转基因动物，并且转基因的研究已被广泛认为是研究基因功能最有实效的方法。

转基因动物模型的制备需要通过显微注射技术，将外源基因或 DNA 片段插入到动物基因组中，获得携带外源 DNA 的转基因动物模型（图 34-4-1）。转基因技术使动物可以携带人的某个或部分基因，导致了人源化动物模型的出现，为药物靶点研究、人源化动物模型建立和人源化生物治疗制品的出现提供了基础。

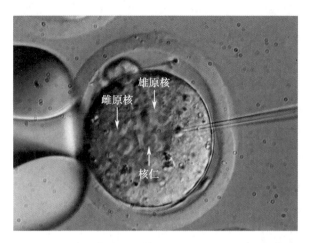

图 34-4-1　在显微注射仪的 40 倍物镜下，可以看到受精卵的 2 个细胞核，其中雄原核较大，易于显微注射
（资料来源：中国医学科学院医学实验动物研究所比较医学研究中心）

2. 基因打靶（gene targeting）　是利用细胞染色体 DNA 可与外源性 DNA 同源序列发生同源重组的性质，以定向修饰改造染色体上某一基因的技术。包括基因敲除和基因敲入两种方法。

（1）基因敲除（gene knock-out）：是通过同源重组使特定靶基因失活，以研究该基因的功能，是基因打靶最常用的一种策略。

（2）基因敲入（gene knock-in）：是通过同源重组用一种基因替换另一种基因，以便在体内测定它们是否具有相同的功能，或将正常基因引入基因组中置换突变基因以达到靶向基因治疗的目的。

利用基因打靶技术产生基因工程动物的一般程序如图 34-4-2 所示。经过 20 多年的发展，基因打靶技术的基本原则未变，但是操作对象和方法都"丰富"了许多。对象除应用最多的小鼠外，还有大鼠、果蝇、细菌、猪和羊等。除最经典的基因敲除外，还包括基因敲入、点突变、缺失突变、染色体组大片段删除等技术方法。

基因打靶技术最明显的优点就是其"精确性"，它使得科学家可以根据实验要求来决定改造基因组的哪个基因或片段，并决定用何种方式来改变，包括基因敲除和基因敲入，还可以通过修饰某个基因的 DNA 来改造其编码蛋白的功能。所以，基因打靶技术不但提高了实验的准确性，还为人们提供了按照实验要求选择改造方式的可能性。

3. 基因沉默（gene silencing）　是利用 RNA 干扰技术（RNAi，2006 年诺贝尔获生理学或医学奖）结合转基因技术，在动物体内，由少量的双链 RNA 就能阻断基因的表达，得到和基因敲除相似的效果，越来越多的基因敲除采用了基因沉默这种更为简洁的方法。

基因沉默的主要优点为：①比用同源重组法更加简便，周期大大缩短；②对于哺乳动物，如对于一些敲除后小鼠在胚胎时就会死亡的基因，可以在体外培养的细胞中利用 RNAi 技术研究其功能；③由于 RNAi 能高效特异地阻断基因的表达，是研究信号转导通路的良好工具；④ RNAi 还被用来研究在发育过程中起作用的基因；⑤由该技术产生的动物模型、疾病模型，应用广泛。

4. 基因捕获（gene trapping）　是一种使小鼠中大量的基因被灭活，以确定它们的功能与表型的关系的方法。根据报告基因在载体中的位置及报告基因激活表达的方式，基因捕获分为几种类型：增强子捕获、基因捕获、启动子捕获和 Poly A 捕获，其中基因捕获和启动子捕获受位置限制。

基因捕获的真正突破是在小鼠胚胎干细胞中的大规模应用。在全能细胞中，用基因捕获的方法产生的突变往往可以使基因完全失活，并且通过胚胎技术产生突变小鼠，在小鼠体内研究基因功能。用这种方法产生的突变小鼠和基因敲除方法产生的突变小鼠具有相似的效果，但是要方便快速的多。

我国已经建立转基因、基因打靶、大片段转基因、ZFN、TALEN、转座子、CRISPR/Case9 等基因工程技术平台，可以对小鼠、大鼠、斑马鱼、鸡、猪、马、牛、羊等进行基因修饰。基于基因工程技术建立的动物模型，在人类遗传性疾病的研究和治疗中发挥着不可估量的巨大作用。表 34-4-1 列出了用于呼吸疾病的部分基因工程动物模型。基因工程技术必将成为 21 世纪人类医学史上的一次技术革命。

三、基因工程动物的研究应用

基因工程动物模型的应用包括以下四个方面：

1. 基因功能的研究　获得特定异源基因导入或特定基因修饰的个体，可以在生命体整体水平上研究特定基因的功能。

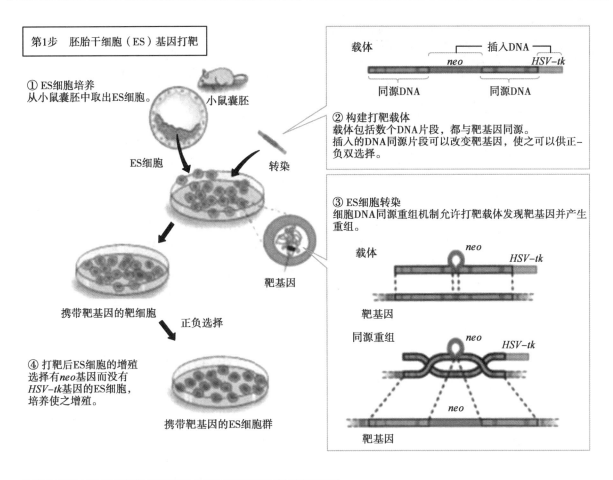

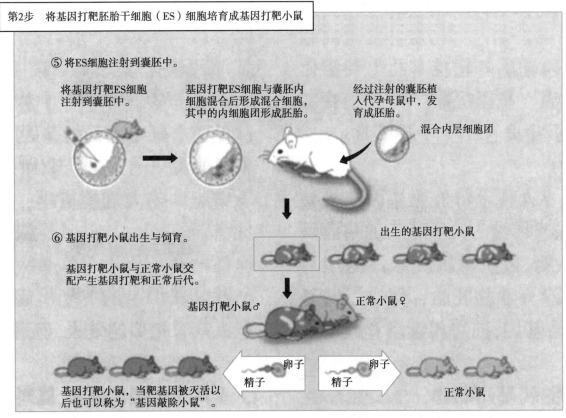

图 34-4-2　小鼠基因打靶操作流程

表 34-4-1　用于呼吸疾病的部分基因工程动物模型（举例）

品系名称	主要表型
Gata1	基因敲除小鼠，哮喘和肺功能异常
C3ar1tml	基因敲除，IgG2a、IgG3 和 IgA 分泌增高，哮喘、皮肤过敏等疾病相关
Adatml	Adatm1 敲除小鼠，有肝细胞退行性死亡、免疫缺陷、人类哮喘类似的肺嗜酸性粒细胞增多症
Tbx21	*Tbx21* 基因敲除小鼠，支气管肺泡灌洗液 TNF（TNF-alpha）、IL4 和 IL13 等炎症因子表达增多，具有和哮喘类似的气道高反应性和气道重塑
Prkcqtml	调节性 T 细胞减少，适合研究 T 细胞相关的哮喘和糖尿病

2. **建立研究人类疾病的动物模型**　通过引入致病基因，或对特定基因进行易致病性的突变，可以建立基因工程动物的人类疾病模型，从而弥补自发或诱变模型漫长的制备时间的缺点。

3. **用于疾病的基因治疗**　通过对异常基因的取代或缺陷基因的精确修正，使得修复后的个体可以表达正常的蛋白，从而达到治疗的目的。

4. **用于改造动物和培育新的动物品种**　基因工程技术使得转基因动物和生物反应器的制备更为精确。通过改造基因功能，可以使动物获得优良性状，应用于畜牧业生产。

此外，随着人类基因组计划的结束，关于人类基因的研究进入后基因组时代，后基因组时代的研究需要系统、全面的基因工程动物模型作为研究资源，基因工程技术的发展为这一研究提供了基础。

四、基因工程动物模型在哮喘中的应用

过敏性哮喘或变应性哮喘是世界范围内的重要疾病之一，发病率高，涉及不同年龄或不同经济状况的人群。动物模型在本病研究过程中具有非常重要的作用。

1. **基本情况**　过敏性哮喘的病因和发病机制相对清楚，即外部抗原（也称过敏原或变应原）进入机体后引起的 I 型变态反应。根据外来抗原进入机体导致 I 型变态反应这个基本原理而制备的动物模型可能更贴近人类过敏性哮喘，也就更有可能去深入认识该病发病机制。

过敏性哮喘是 I 型变态反应，是树突状细胞（dendritic cell）介导的 II 型辅助性 T 细胞（Th2）密切相关的慢性气道炎症性疾病。Th2 通过分泌 IL-4、IL-5、IL-6、IL-10 以及 IL-13 等细胞因子促进 B 淋巴细胞增殖分泌免疫球蛋白（如 IgE），还通过促进肥大细胞的生长、嗜酸性粒细胞的分化和激活参与变态反应。Th2 介导的 I 型变态反应（体液免疫）是由转录因子 GATA-3 调控的。

IL-4/IL-3/STAT-6 通路在哮喘的发病中起很关键的作用。Th1 介导的是细胞免疫例如 IV 型变态反应。主要是通过分泌 IL-2、IFN-γ、TNF 等来辅助细胞毒性 T 细胞分化，介导细胞免疫应答，参与 IV 型变态反应等。还有一些因素也在哮喘的发病中扮演重要角色，如 NF-κB（核转录因子），参与炎症、免疫反应等病理过程。

机体这种调控状态是整体性的、严密有序的。某个环节的异常就会出现免疫调控网络的失衡，表现为多种炎症性疾病如过敏、自身免疫等。哮喘的发生可能在内外因的作用下，只是调控失衡后机体数种病症的表现形式之一。

2. **研究应用**　为研究哮喘发病机制，科学家们制作了多种以小鼠为主的基因工程动物模型，例如利用反义寡核苷酸（antisense oligonucleotide）、RNA 干扰（RNA interference，RNAi）、转基因（transgene）和基因敲除（gene knock-out）等新方法，通过封闭、导入或去除哮喘发病过程中某种因素如抗体、免疫细胞、细胞因子、免疫分子等制作动物模型，以观察发病机制和探索可能的治疗方法。

（1）反义寡核苷酸是指将一段和特定的靶碱基 RNA 顺序互补的短链核酸进行化学修饰，这样再进入细胞后可按照碱基互补配对的原则与靶标序列形成双链结构进而干扰靶基因的表达。反义寡核苷酸类似于模拟了药物的作用，可以为治疗研究提供有用的信息。

（2）RNA 干扰是由双链 RNA 诱发的、同源 mRNA 高效特异性降解，也称转录后基因沉默（post-transcriptional gene silencing，PTGS）。RNA 干扰技术可以特异性剔除或关闭特定基因的表达，起到和上述反义寡核苷酸技术类似的效果。

（3）基因敲除也是一个较好的方法，它从基因水平上进行修饰，从而造成可能参与过敏性哮喘发病的基因表达缺失或关闭，比用抗体封闭的方法效果更确切。基因敲除小鼠模型已经在哮喘研究领域开始和正在发挥独特的优势，对理解哮喘发病机制提供了很多其他研究途径，例如人类患者的研究中得不到或很难得到的数据。

五、基因工程动物在慢性阻塞性肺疾病中的应用

1. 基本情况　COPD 病理生理表现为阻塞性肺通气障碍并呈进行性加剧，肺气肿、黏液高分泌和纤毛功能失调、气体交换异常、肺动脉高压和肺心病以及由此引发的全身症状。

COPD 的发病机制还不是十分明确。一般认为 COPD 以支气管、肺实质和肺血管的慢性炎症为特征，肺泡巨噬细胞、T 淋巴细胞和中性粒细胞增加，部分患者有嗜酸性粒细胞增多。激活的炎症细胞释放多种介质（白三烯、1L-8、TNF-α 等），这些介质能破坏肺的结构并促进炎症反应。吸入的烟雾、颗粒可产生氧自由基，对肺组织产生不利影响，例如激活炎症基因、使抗蛋白酶失活、刺激黏液高分泌等。随着转基因技术的建立，已经发现一些候选基因参与慢性阻塞性肺疾病、肺气肿的发生。

2. 研究应用　基因工程技术也在 COPD 动物模型的研究中发挥了重要作用。有人通过气管滴注猪胰弹性蛋白酶制备小鼠肺气肿的模型实验发现，给敲除胎盘生长因子（placenta growth factor）基因的小鼠再行气管滴注猪胰弹性蛋白酶，肺气肿的发生受到了抑制。如果给予外源性胎盘生长因子，则胰弹性蛋白酶导致的相关的肺气肿则会再次发生。这个基因敲除动物模型的研究提示了胰弹性蛋白酶导致的肺气肿发病可能和胎盘生长因子有关。此外，抗体封闭、反义寡核苷酸、RNA 干扰等基因工程动物也开始用于 COPD 动物模型。

六、IL-33 转基因动物在哮喘研究中的应用

1. 基本情况　IL-33 是白介素家族成员，其受体为 Homolog of sulfotransferase（ST2）。ST2

在结构上和其他的 IL-1 类受体相似，具有 Toll 受体样结构域，被归为 IL-1 受体家族。ST2 和自身免疫病、变态反应性疾病以及心肺疾病等一些疾病相关。

2. 研究应用　IL-33 系统表达转基因小鼠（CMV-IL-33）研究显示，IL-33 可以通过由位于细胞膜表面的 ST2 及相关信号转导蛋白 Acp 受体复合物，将活化信号传递到胞内，经过一系列的信号传递，激活 NF-κB 和 MAPK 等，诱导效应因子如 IL-5 等的释放，起到调节免疫应答等功能。IL33 在呼吸道、消化道等与外界接触的黏膜系统具有更高表达水平。

哮喘患者的血清 IL-33 表达升高，ST2 基因敲除的小鼠在哮喘模型中呼吸道的炎症反应和 IL-5 的表达都有下降。IL-33 在肺脏和真皮纤维细胞经 TNF-α 和 IL-1β 刺激后可诱导表达。Schmitz 等发现小鼠注射 IL-33 后发生脾大，嗜酸性粒细胞、单核细胞、浆细胞增加，血清中的 IgE、IgA、IL-5 及 IL-13 也升高。

七、ACE2 转基因小鼠在 SARS 中的应用

ACE2 在生理状态及高血压、慢性心力衰竭、糖尿病等病理生理过程中与 ACE 互相拮抗，其作用主要是通过 ACE2 的催化产物 Ang（1-7）实现的。ACE2 又是 SARS-CoV 的功能性受体。

1. 基本情况　严重急性呼吸综合征（severe acute respiratory syndrome，SARS）是由一种新的冠状病毒（SARS-associated coronavirus，SARS-CoV）引起的非典型性肺炎，2003 年在中国暴发流行。科学家们制备了在不同水平表达人 ACE2 的转基因和基因敲除小鼠，其中 AC70 转基因鼠系在鼻腔感染 SARS-CoV 后表现了体重减轻等临床症状，8d 内病死率达 100%，但动物未出现弥散性的肺泡损伤。这种高病死率的模型可用于研究 SARS 的发病机制，但是不适宜药物评价。

2. 研究应用　系统表达 ACE2 基因的转基因小鼠不仅可以用于血压调控的研究也可作为 SARS 动物模型，可用于 SARS 发病机制、药物评价等方面研究。转基因小鼠在肺、心、肾和小肠组织中均有人类 ACE2 基因表达，在转基因小鼠的肺脏血管内皮细胞出现棕黄色的阳性信号。在

呼吸道等上皮细胞表达 ACE2 转基因小鼠在感染
SARS-CoV 后肺内出现肥大细胞、淋巴细胞浸润，

前炎症细胞因子增高以及动物死亡，但肺脏损伤
并不严重（图 34-4-3）。

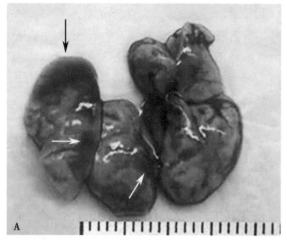
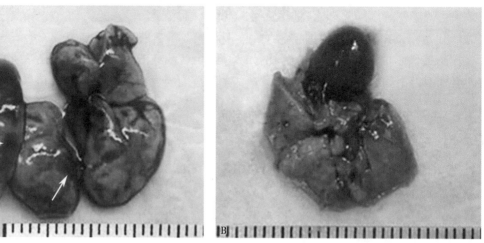

图 34-4-3　ACE2 转基因鼠感染 SARS-CoV 肺脏病变
A. 感染后 3 天；B. 感染后 7 天

（秦　川）

推 荐 阅 读

[1] 秦川. 医学实验动物学 [M]. 北京：人民卫生出版社，
2008

[2] 张连峰，秦川. 小鼠基因工程与医学应用 [M]. 北京：
中国协和医科大学出版社. 2010

[3] Slauson D O，Hahn F F. Criteria for development of

animal models of diseases of the respiratory system：
the comparative approach in respiratory disease model
development. Am J Pathol，1980，101（3 Suppl）：S103-
122.

参 考 文 献

[1] 卢耀增. 实验动物学. 北京：北京医科大学中国协和
医科大学联合出版社，1995.

[2] Gomes R F M，Shen X，Ramchandani R，et al. Com-
parative respiratory system mechanics in rodents. J Appl
Physiol，2000，89（3）：908-916.

[3] Reid L M. Needs for animal models of human diseases
of the respiratory system. Am J Pathol，1980，101（3
Suppl）：S89-101.

[4] 许建英，赵鸣武，廖松林，等. SO₂ 熏吸法制备大鼠慢
性阻塞性肺疾病模型及其病理改变的研究. 中华结
核和呼吸感染，1999，22（7）：425.

[5] Dawkins P A，Stockley R A. Animal models of chronic
obstructive pulmonary disease. Thorax，2001，56（12）：
972 - 977.

[6] David A Groneberg，K Fan Chung. Models of chronic
obstructive pulmonary disease. Respir Res，2004，5（1）：
18.

[7] Nikula K J，Green F H. Animal models of chronic bron-
chitis and their relevance to studies of particle-induced
disease. Inhal Toxicol，2000，12 Suppl 4：123-153.

[8] Qin C，Wang J，Wei Q，et al. An animal model of SARS
produced by infection of Macaca mulatta with SARS
coronavirus. J Pathol，2005，206（3）：251-259.

[9] Zitzow L A，Rowe T，Morken T，et al. Pathogenesis of
avian influenza A（H5N1）viruses in ferrets. J Virol，
2002，76（9）：4420-4429.

[10] Colasurdo G N，Fullmer J J，Elidemir O，et al. Res-
piratory syncytial virus infection in a murine model of

cystic fibrosis. J Med Virol，2006，78（5）：651-658.

[11] 刘崇海，杨锡强，李瑗. 树鼩呼吸道合胞病毒感染动物模型的建立. 病毒学报，2006，22（05）：345-349.

[12] 向军俭，孙佳寅，邓宁，等. 小鼠矽肺模型的建立及bFGF参与矽肺形成的研究. 中国病理生理杂志，2004，20（4）：647-650.

第三十五章　呼吸系统疾病临床流行病学研究方法

流行病学（epidemiology）是研究特定人群中疾病或健康状况的分布及其决定因素，并研究防治疾病及促进健康的策略和措施的科学。它是通过研究疾病的分布规律及其影响因素，借以探讨病因，阐明流行规律，制订预防、控制和消灭疾病的对策和措施的科学。在临床工作和药效评价方面也常采用流行病学研究方法探讨和解决临床实际问题，指导临床决策。流行病学是医学研究领域的一门应用学科，在临床实践和研究中流行病学应用的范围越来越广。目前，了解和运用流行病学研究方法已经成为临床医生的广泛需求。

流行病学研究方法可以分为以下两大类：

1. 现场观察方法　横断面研究，病例对照研究和队列研究。

2. 现场实验方法　社区干预试验和临床试验。

第一节　横断面研究

一、概念

横断面研究（cross-sectional study）是指在特定的时间内，在特定范围人群中，对某种（些）疾病或健康状况以及相关因素进行调查的方法。描述所研究疾病或健康状况以及相关因素在该人群中的分布，比较不同暴露状态下疾病或健康状况的差别，探讨疾病与暴露因素之间可能的关联，为病因研究提供线索。因横断面研究是调查现在的健康或疾病状况，所以也称现况研究。横断面研究只能获得疾病的患病率或描述健康/疾病变量在调查时点的状况，而不能获得发病率资料，因此又称患病率研究（prevalence study）。

二、主要用途和方法

描述疾病或健康状况的三间分布是现况研究

最常见的应用，常用的调查方法是抽样调查。例如，为了解北京市15～69岁人群吸烟状况，我们可采用随机抽样方法，从北京市15～69岁的人群中随机抽取足够样本，通过问卷调查获得其吸烟状况及可能的影响因素，为评估吸烟导致的人群健康危害和制定控制烟草的有效措施提供科学建议。美国国家健康统计中心先后组织了"美国全国卫生及营养状况调查"等一系列的抽样调查，用以评估全美的营养及健康状况动态变化。我国近年来也先后开展了一系列全国范围的专病调查，如"2007—2008年全国糖尿病流行病学调查""2012—2015年全国慢性阻塞性肺疾病流行病学调查"等，分别报告了全国最新的糖尿病和慢性阻塞性肺疾病患病率及估计的全国患病人数。

抽样调查分为概率抽样和非概率抽样。概率抽样是按一定的概率以随机原则抽取样本，即保证总体中的每一个个体都有已知的、非零的概率被抽中，以保证样本的代表性。同时由于每个研究对象被抽中的概率已知，因此可以根据该样本被抽中的概率将抽样研究结果推论到总体。常用的概率抽样方法包括单纯随机抽样、系统抽样、分层抽样、整群抽样和多阶段抽样。非概率抽样方法有方便抽样和目的抽样等，它不是按照随机原则，而是根据研究者的主观判断有目的、有意识地进行的抽样，因此从样本外推到总体或进行统计推断的能力明显弱于概率抽样。

三、资料分析

（一）描述疾病或健康状况分布

常用指标包括患病率和暴露率等。如果收集的数据为计量资料，可以计算均数、标准差、标准误和95%置信区间等。

（二）分析暴露因素与疾病的关联

1. 定性分析　采用卡方检验比较不同暴露

组的患病率是否有显著性差别。

2. 定量分析 估计现患比（prevalence ratio，PR）或暴露比。

现患比是不同暴露组的患病率之比，代表暴露组患有某种疾病的风险是非暴露组的多少倍。如果 PR 大于 1，表示暴露因素可能为疾病的危险因素，相反则代表暴露因素可能为疾病的保护因素。现况研究资料整理见表 35-1-1。

表 35-1-1 现况研究资料整理

疾病状态	暴露	未暴露	合计
现患患者	a	c	a+c
非患者	b	d	b+d
合计	a+b	c+d	a+b+c+d

暴露组的患病率为 $a/(a+b)$，非暴露组的患病率为 $c/(c+d)$，则现患比 PR 等于：

$$PR = \frac{a/(a+b)}{c/(c+d)}$$

分析时也可以用患者和非患者的暴露比值比即患病率比值比（prevalence odds ratio，POR）来估计暴露与疾病之间的关联。患者的暴露比值为 a/c，非患者的暴露比值为 b/d，则暴露比值比等于：

$$POR = \frac{a/c}{b/d}$$

当现患率较低时，POR 近似等于 PR。

资料分析时还需要控制混杂因素的影响。例如，我们想要比较不同地区的患病率，但是这些地区中一些影响患病率的因素如年龄的构成不同，则在比较时需要对各地区的患病率进行年龄标化，计算年龄标化患病率，然后用各地区的年龄标化患病率进行比较。

四、横断面研究的局限性

暴露和疾病或健康状况均在同一时点收集，因此不能确定暴露和疾病出现的时间顺序，也就不能进行因果推论。

1. 不适用于研究那些暴露频率或强度随时间变动大的因素。调查结果只能描述因素与疾病在某一时点的关联强度，因此分析结果不能反映两者关联的全貌。

2. 不宜用于病程较短，以及在短时间内重复发病的疾病患病率调查。

3. 不适用于患病率很低疾病的研究，因为研究所需要样本量过大，花费的调查费用多，时间太长。

第二节 病例对照研究

病例对照研究（case-control study）是一种由果推因的回顾性研究，是先按疾病状态确定调查对象，分为病例和对照两组，然后利用已有的记录或调查方法，分析比较病例组和对照组既往（发病前）的暴露情况及其差异，评估疾病与暴露之间的关联。自 Doll 和 Hill（1948—1952 年）开展了著名的吸烟与肺癌关系的病例对照研究以来，这种实用的研究方法得到了快速的应用和发展。相对于其他研究方法，病例对照研究简便易行，需要的样本量较少，临床医生可以花费较少的经费，或不需要花费即可在医院内很快完成，并可以在短时间内得到初步的研究结果。

一、病例和对照的选择

在研究设计时，首先要明确规定所研究疾病的诊断标准，以便确定和分配病例组和对照组。

（一）病例的选择

1. 以医院为基础选择病例 病例来自选定的医院，可以选择某一段时间内符合入选标准的全部病例，也可随机抽取部分病例样本。在确定病例组时，应选择在病因学意义或疾病类型上同质的病例，所选病例应能代表人群中所有患该病的病例。例如在进行肺癌的病例对照研究中，选择肺癌病例也应考虑以哪种临床类型的肺癌病例作为研究对象，而不宜将几种不同型别的肺癌病例混在一起作为病例组，以便更好地保证研究对象的同质性。

2. 以社区为基础选择病例 原则上以一定地区某段时间内的全部病例作为研究对象，但实际中很难包括全部病例，所以多数情况下是以横断面抽样调查中发现的某种疾病患者作为病例组。优点是选择对照比较简便，可以更有效地控制选择偏倚。

（二）对照的选择

要注意对照对人群的代表性及与研究病例的可比性。

1. 医院患者作对照　对照最好是与病例来自同一医院，但不患有与所研究疾病有共同已知病因的疾病，由尽可能多的病种的患者组成，避免过多地代表某一类患者。选择新发患者和未同时患有多种疾病者作对照更好。来源于医院的对照易于获得，依从性好，也与选择的研究病例有较好的可比性。但是，该种对照难以代表未患病人群的暴露情况，因而代表性可能较差。

2. 一般人群对照　以人群为基础的病例对照研究，选择的对照是目标人群中未患病者的一个随机样本，因而它的代表性就好。其缺点是来自于人群的对照在回忆暴露情况时，其认真程度和依从性可能低于来自医院的对照，同时也因为拒绝参加的比例较高，从而影响对暴露的代表性。

在一般人群中选择对照从理论上似乎解决了代表性问题，但随之而来的就是对照与病例的可比性问题，就是对照的外部特征与病例是否相同或相近。所以在病例对照研究中，很难使得选择的对照既具有良好的代表性，又有很好的可比性。因此，在病例对照研究中往往更强调病例与对照的可比性。为了尽量避免选择对照时造成的偏倚，最好的办法就是选择多组对照。例如同时选择一组来自医院的患者作对照，另外选择一组来自一般人群作对照。若应用两组对照所获得的关联分析结果一致，则会增强结论的判断依据。

二、匹配

匹配是一种采用部分限制条件选择对照的方法，以便尽可能使对照中混杂因素的分布与病例组保持均衡，其目的是控制已知的混杂因素。最常见的匹配因素是年龄和性别，但个体的其他特征，如血型、就诊医院、居住地、职业、生育状况和家族疾病史等都可以作为匹配的条件。如果病例组和对照组在所匹配的因素上具有可比性，那么两组之间患病的差异可能归因于被匹配因素以外的其他因素，而被匹配因素的作用将在关联分析中被掩盖。

匹配的注意事项：

1. 罕见疾病因病例数目较少，如果对照来源较多，可适当多匹配 1～2 个对照。

2. 如果具有自然匹配的条件如同卵双生则更佳。

3. 对常见病，一个病例一般只匹配一个对照，检验效率已达到 0.90，如再增加对照数量，其检验效率也不会再明显提高。

4. 某些复合因素作为匹配条件：例如，居住地或血缘关系，它们分别代表着由若干因素组成的复合因素。用复合因素作为匹配条件的目的是消除组成该复合因素各种成分的难以预见的混杂效应。

5. 年龄、性别是最常见的混杂因素，它们与许多疾病和危险因素都有联系，是最常见的匹配因素。

6. 匹配过度（over matching）是将不起混杂作用的因素也作为匹配因素进行了匹配。如选用的匹配因素可能是潜在的危险因素，或是暴露于疾病因果链中的一部分，这些因素一旦作为匹配条件进行了匹配，它们与疾病之间的真正联系将会被掩盖。

三、结果分析

成组病例对照研究资料整理见表 35-2-1。

表 35-2-1　成组病例对照研究资料整理表

	暴露	非暴露	合计	比值（odds）
病例	a	c	n_1	a/c
对照	b	d	n_0	b/d
合计	m_1	m_0	n	

比值（odds）是指某事物发生的可能性与不发生的可能性之比。

病例对照研究中表示疾病与暴露之间联系强度的指标为比值比（odds ratio，OR）。比值比是病例组的暴露比值与对照组的暴露比值之比，其含义为暴露者发生疾病的风险是未暴露者的多少倍。

$$OR = \frac{病例组的暴露比值}{对照组的暴露比值} = \frac{a/c}{b/d} = \frac{ad}{bc}$$

上述计算的 OR 值只是一个点估计值，为了估计 OR 值随机变异的影响，还须计算 OR 值的 95% 置信区间，用以反映点估计值的稳定性。OR 值如果等于 1，说明暴露与疾病无关联；大于 1，说明是疾病的危险因素；小于 1，说明是疾病的保护因素。

第三节　队　列　研　究

队列研究的设计思路是将研究开始时未患研究疾病的研究对象，按照是否暴露于所研究的因素，分为暴露组与非暴露组，或根据暴露程度不同，分为不同水平的暴露组，然后追踪观察一定时间，比较暴露组与非暴露组（或不同水平暴露组）间结局事件发生的差异，进而判断暴露与研究疾病之间是否存在关联。如果暴露组与非暴露组的发病率或死亡率存在显著性差异，则说明暴露因素与研究的疾病之间存在统计学联系，需要进一步估计暴露与疾病的关联强度，并判断是否可能存在因果联系。队列研究的特点是在疾病发生之前开始研究，这一点与病例对照研究和横断面研究有明显区别，其因果关系的论证强度较高。

一、队列研究的种类

（一）前瞻性队列研究

研究开始时，根据对研究因素的暴露情况将研究人群分为暴露组和非暴露组，然后进行追踪观察，分析比较各组间研究疾病的发病率或死亡率。前瞻性队列研究中，研究者可以控制对暴露和疾病的测量，得到的资料较准确，但组织工作较复杂。一般观察时间较长，某些对慢性病的研究长达几十年，对资源的耗费较大，需要充足的经费保障。

（二）回顾性（历史性）队列研究

在研究开始时已经知道疾病的结局，暴露因素信息是从历史资料中获得的，所以回顾性队列研究的前提是拥有客观和翔实的历史数据可供使用。虽然暴露与疾病结局的时间跨度较大，但资料收集和分析却可以在较短时间内完成。

（三）双向性队列研究

也称混合型队列研究，即在回顾性队列研究基础上，继续前瞻性观察随访一定时间。它是将前瞻性和回顾性队列研究结合起来的一种设计模式，兼顾了上述两种研究设计的优点。

二、研究对象选择

（一）一般人群

可以是一个地区的全体人口，也可以是某些有组织的团体，如学校或机关等单位。在确定队列时，首先应进行基线调查，获取该地区或该人群中研究因素的分布情况。根据暴露测量的结果将研究对象分为暴露组和非暴露组，以这种方式选择的对照称为"内对照"。Doll 和 Hill 对吸烟和肺癌关系的研究即是选择开业医生作为研究对象，因为这一人群数量有限且便于随访。美国著名的心血管病队列研究选择了弗明汉（Framingham）镇的居民作为研究对象，也是因为该镇居民人口数量有限、流动少，便于随访。

以一般人群作为研究对象时，理想的人群应该有以下几个特点：

1. 乐于参加。
2. 能够提供足够的观察个体。
3. 人口稳定，不易失访。
4. 人群应具有研究所需的各种特征，且观察方便。
5. 当地政府部门支持，有愿意合作的医疗卫生机构积极配合。

（二）特殊人群

某些危险因素在一般人群中较少见，主要存在于一些特殊职业人群或只在一些意外事故（如核泄漏）时才会存在，暴露人群多集中在一个较小的范围内。如研究放射线对人体健康的危害，可以选择放射科医生作为暴露组；如果研究核辐射的危害，可以将发生核泄漏地区的居民作为暴露组。此时，非暴露组则需从另外一个人群中选择，称为"外对照"。如研究放射线的危害，可选择接受放射线较少的耳鼻喉科医生作为非暴露组。以特殊人群作暴露组，有时也可用一个国家或地区的总人群作对照。

三、观察期限与随访间隔

队列研究的观察期限视研究目的和内容而定。原则上，整个研究结束时，应该有能够满足统计学要求的病例数出现，这与暴露产生效应的时间和样本量等因素有关。随访间隔则视具体情况而定，如果观察期限短，在观察终止时进行一次随访即可。如果观察期限较长，可根据情况进行多次随访。如果暴露产生效应的诱导期较长，每次随访的时间间隔可以相对较长。当接近观察终点时，可适当缩短随访间隔。

四、资料的整理和分析

队列研究资料整理见表 35-3-1。

表 35-3-1 队列研究资料整理

	发病数	未发病数	总计	发病率
暴露组	a	b	$a+b=n_1$	a/n_1
非暴露组	c	d	$c+d=n_0$	c/n_0
总计	$a+c=m_1$	$b+d=m_0$	$a+b+c+d$	

1. 相对危险度（RR） 它是反映暴露和疾病关联强度的指标，其含义是暴露组发病率或死亡率是非暴露组发病率或死亡率的倍数。

若暴露组发病率 $I_e=a/n_1$，非暴露组发病率 $I_0=c/n_0$

则

$$RR=\frac{I_e}{I_0}=\frac{a/n_1}{c/n_0}$$

2. 归因危险度（AR） 又称特异危险度或率差，为暴露组发病率与非暴露组发病率之差，即暴露组中因为暴露于研究因素引起的发病率。计算公式为：

$$AR=I_e-I_0=\frac{a}{n_1}-\frac{c}{n_0} \quad 或 \quad AR=I_0(RR-1)$$

RR 与 AR 均为表示关联强度的指标，但它们的意义有所不同。AR 表示如果从暴露人群中去除暴露因素以后，可以减少的发病率或死亡率。

从表 35-3-2 中的数据可以看出，与非吸烟人群相比，吸烟人群死于肺癌的风险远大于死于心血管疾病的风险。但是如果吸烟人群起初不吸烟，这个人群心血管疾病死亡减少的绝对量要比肺癌死亡的减少量大得多。RR 是无量纲比值，提示了病因学关联，而 AR 是有单位的"绝对值"，可以比较直观地反映人群因暴露导致疾病的危害，提示人群预防的公共卫生学意义。

在实际工作中，应根据研究目的合理选择队列研究方法。（表 35-3-3）

第四节 随机对照临床试验

随机对照临床试验（randomized control trial，RCT）是通过随机化分组，将试验对象分为试验组和对照组，使非试验因素在两组间的分布尽可能均衡，用以客观评价某种治疗效果的试验。随机对照研究的前提是应用的药物或疗法必须具有充分的实验室和动物实验证据，确保对人体无害。

一、研究对象选择

（一）病例的选择

以门诊患者为研究对象的特点是病例人数较多，尤其是轻、中度病情的病例较多，所以可在短时间内获得足够的病例样本。但是门诊病例的

表 35-3-2 吸烟者与非吸烟者死于不同疾病时 RR 和 AR 意义的区别

疾病	吸烟者年死亡率（1/10 万人）	非吸烟者年死亡率（1/10 万人）	RR	AR/[1/10（万人·年）]
肺癌	50.12	4.69	10.7	45.43
心血管病	296.75	170.32	1.7	126.43

表 35-3-3 横断面研究、病例对照研究和队列研究比较

	横断面研究	病例对照研究	队列研究
研究对象	一般人群	病例和对照	未患病人群
分组标准	暴露或患病情况	患病情况	暴露情况
时间指向性	现况	回顾性	前瞻性
比较内容	患病率或暴露率	暴露率	发病率或死亡率
关联强度指标	PR、POR	OR	RR、AR、PAR
主要作用	患病及其影响因素	广泛探讨病因	病因推断
研究因素	多因素	多因素	单因素或多因素
研究疾病	不适用于罕见病	可用于罕见病	不适用于罕见病
因果论证强度	弱	弱	较强

依从性差,失访率高。若有足够数量的住院患者时,应尽可能选择住院患者作为研究对象。选择住院患者的优点是依从性好,外来干扰因素少,失访率低。如果在多家医院即多中心选择研究对象则会明显提高研究对象的代表性。从多家医院收集的患者,除了在病情、经济状况和教育程度等方面具有较好的代表性外,还可以在相对短时期内获得足够数量的研究样本。但多中心临床研究需要严密的组织和周密的计划,必须统一诊断标准、统一疗效测量方法和疗效判定标准,以确保设计的科学性和结果的可靠性。

(二)对照的选择

对照是临床试验中最重要的原则,通过对照组可排除受试因素以外的其他因素的影响。某些疾病有自然好转的趋势,许多急性自限性疾病,如上呼吸道感染、甲型肝炎或急性单纯性胃肠炎等,患者往往在症状最严重的时候求医,在诊治后可能即开始恢复。然而,这仅仅是疾病的自然发展过程,而与医生给予的治疗药物或方法可能关系不大。若试验中不设对照组,则很难区分这是自然恢复的结果、还是治疗的效果。对照组是与试验组处于相同条件下的一组受试者。对照的种类包括安慰剂对照、阳性药物对照、空白对照、历史对照和自身对照等。

(三)明确入选和排除标准

在制定病例入选和排除标准时,需要明确规定疾病分期、病情程度和急慢性界限,也可有体征、化验及其他检查结果等客观指标作依据。当已知某因素影响疗效时,应先规定该因素的允许范围。例如,各年龄组急性肝炎治愈率不同,选择受试对象时要限定年龄范围。一般来说,研究对象不宜合并有其他严重疾病。

二、随机分组

随机化是将临床试验的受试对象随机地分配到治疗组和对照组中。在随机分组时,每一受试对象均有完全相等的机会被分配到治疗组或对照组。随机化分组可使所研究疾病的临床特征及可能影响疗效的因素在治疗组和对照组病例中分布均衡,即具有较好的可比性。正确的分组应遵循随机化的原则,其方法包括简单随机化、分层随机化和区组随机化等。在受试对象数量较大的

临床试验中,简单随机化即足以使各因素在治疗组和对照组中的分布均衡,不需要进行分层随机化。但是,一般的临床试验研究中的样本量都不会很大,所以,分层随机化常常是必要的。

区组随机化的突出特点是通过随机区组设计保证两组试验对象的人数永远相等。区组随机化最常见的操作方法是将每个区组分配4个研究对象,按照AB字母的不同排列共产生六种不同的组合方式,即AABB、ABAB、ABBA、BBAA、BABA和BAAB。在分组时对陆续入组的研究对象赋以不同的字母标识,使之被随机分配到不同的试验组中。当此六种组合的排列字母顺序用完后,可以再依次轮流地循环使用。

三、盲法

在进行治疗试验时,医生一般都对试验结果有一种预期,所以,对试验组患者的治疗和检查可能会好于其他患者。另一方面,若患者感受到医生的特殊关照,也可能自觉疾病的症状好转。设立盲法的目的是消除研究对象、研究者和资料分析者的主观影响。

1. 单盲(single blind)　只有研究者了解试验的分组情况,而研究对象不知道自己被分配到试验组还是对照组。

2. 双盲(double blind)　研究对象和研究者均不知道研究对象的分组情况,而是由研究设计者来安排和控制全部试验。

3. 三盲(triple blind)　研究对象、研究者及负责资料收集和分析者均不知道研究对象的分组情况,只有研究者委托的人员掌握密码编号,并直到试验结束后结果统计分析完毕,以及报告撰写的初稿完成后才可揭盲。虽然三盲法是一种客观、合理和严谨的临床试验观察方法,但是,由于其优点和效率与双盲试验基本相同,而且实施的难度更大,所以,在临床试验中很少应用。

四、结果分析

在对临床疗效分析结果进行评价时,须注意应用的统计学分析方法是否恰当,实际纳入的样本含量是否足够。值得注意的是,在样本含量足够大的情况下,若两组疗效的统计学差异和临床效果差异均不显著,则可认为治疗结果差异无显

著意义；当样本含量无限增加时，较小的疗效差异也可能具有统计学差异的显著性意义，但并不一定具有临床实际意义。因此，在评价疗效时，应同时考虑统计学意义和临床实际意义。无论样本含量大小，只有统计学意义，而无临床意义的试验结果，可以反映所评价的治疗方法没有实用价值。但对样本含量小，有临床意义而无统计学意义的试验，应继续扩大样本再行试验，以进一步验证疗效。

在临床试验报告中，研究者应全面和真实地同时报告有效和无效的结果，绝不能只报告阳性结果，而故意回避和掩盖阴性结果和出现的不良反应。治疗试验报告最常出现的问题是只报告试验中资料齐全的病例，而未报告中途退出试验的病例。在结果分析时首先要考虑哪些患者应该包括在内，哪些患者不应包括在内，这就是"分析集"（analysis set）问题。分析集可分为以下三种：

（一）全分析集

临床治疗的实际情况错综复杂，在任何一项临床试验中，入组病例对治疗的依从性和实施率很难达到100%。在疗效分析时有一个相对简单但非常重要的原则，即意向性治疗分析（intention-to-treat analysis，ITT），它是不按病例在研究过程中实际接受的治疗分组，而是按病例入组时的组别进行分析。

因为随机分配的原则是确保组间的可比性，如果排除退出和失访病例，只对所谓"资料完整"的病例进行分析，则会破坏组间均衡性。按意向性治疗原则以最少的和合理的方法剔除受试者后，可以最大限度地保留受试者，由此所建立的数据库称为全分析集（full analysis set，FAS）。观察性研究结果显示，退出试验病例的疗效一般普遍比完成治疗病例的疗效要差，因此排除了这部分病例将会夸大试验治疗的效果。意向性治疗分析的目的主要是减少偏倚带来的影响，可能使疗效的估计偏低，即趋于保守，但是更符合临床实际，因为在临床治疗实践中也会经常发生患者随时退出治疗或更换疗法的情况。

在选择全分析集进行分析时，对主要指标缺失值的估计，可以采用最近的一次观测值进行代替。

（二）符合方案集

符合方案集（per protocol set，PPS）是由全分析集中那些符合方案的病例构成的数据集，即由完成了最小治疗量，主要变量可以测定，并且没有严重违反试验方案的病例构成的。由于排除了一部分中途退出或失访的病例，所以可能会使疗效结果偏好。

（三）安全集

只要应用过一次药物（或疗法）的病例都应纳入安全性分析，由这些病例构成的数据集称为安全集（safety set，SS）。

疗效分析采用哪个数据集要根据研究目的和用途确定，并应事先写入研究设计中的统计学分析方案中，或至少在揭盲之前讨论确定，切忌根据分析结果来调整数据集。在疗效分析时，通常可以同时对全分析集和符合方案集的数据进行分析，以便根据两种分析结果的一致情况对疗效进行综合的判断。

第五节 临床注册研究

一、概述

因为临床试验对入选的研究对象要求严格，如对性别、年龄和病情等均作了一定的限定，而且样本及其来源的医院数量有限，所以试验结果的代表性和结果的外推均有限。例如，若高血压治疗试验选择的是轻度和中度患者，则疗效评估的结果就不完全适用于重度高血压患者，只可为评估重度高血压患者的治疗效果提供参考。

临床注册研究（registry study）是近年来国内外医药界和政府部门都日益重视的一种新的临床研究形式。临床注册研究是有组织有计划地应用观察性研究方法收集统一的临床数据，用以评估疾病治疗效果的研究。科学设计和质量保障的临床注册研究可以提供有关临床实践、患者使用药物的近期和远期疗效、安全性，以及成本效益在真实世界的情况。

临床注册研究通常是以电子信息系统和网络数据库为基础的多中心研究。各中心使用统一的标准化数据定义，汇交详细的临床资料，最后进行整合分析。其明显的优势是可以在较短时间内，将与某个疾病治疗相关的海量数据整合起来。从收集全面和有代表性的病例角度看，注册研究更适用于病例数量相对较少的病种，如在一些疑难重症和少见病范围内选择合适的单病种为佳。

临床注册研究属于观察性研究方法，主要用于在常规的临床诊断和治疗环境下对疗效的客观观察和评价，允许参与研究医院的医生应用平时临床诊治的方法，而不像临床试验那样事先要对治疗方法规定统一的执行标准。在注册研究中，对入选的病例和病情等没有严格的限制，样本量需要依据不同组间主要疗效观察指标差异的分析方法进行计算。基于这种对疗效相对全面和客观的认识所做出的结论更接近实际，所以更容易指导临床实践。与临床试验研究相比，注册研究不仅在研究规模或病例数量上具有明显优势，参与研究的医生、患者以及病情的呈现等方面更具代表性，而且收集的临床资料范围更广，它包括临床就诊记录、治疗、短期和长期预后资料等。

二、临床注册研究的应用

1. 了解疾病临床特征全貌（年龄、病情、临床分型）。

2. 观察和追踪患者的短期和长期治疗效果，比较不同治疗方法的效果。

3. 确定影响预后的因素（痊愈、复发、恶化、死亡）。

4. 全面评估治疗的有效性和安全性。

5. 发现常见的和罕见的副作用等安全性问题。

6. 了解疾病管理的现状和问题（诊疗现状和问题）。

三、临床注册研究方案的主要内容

1. 确定入选和排除标准

2. 明确诊断标准和治疗方案

3. 估计样本量

4. 建立注册随访数据库（电子在线填报）

5. 确定数据采集的内容，以及填报和汇交方法

6. 制定质量控制措施

7. 制定随访方案和内容

8. 制定数据管理和统计分析计划

四、临床试验与临床注册研究特征比较

临床试验与临床注册研究特征比较见表35-5-1。

表35-5-1　临床试验与临床注册研究特征比较

比较特征	临床试验	临床注册研究
研究类型	干预性研究	观察性研究
研究目标	效力研究	效果研究
干预措施	单一、组分清楚、强调统一	复合、组分不清晰、强调真实治疗环境
观察结局	明确、易重复	多元、模糊、个性化
入选患者	样本小、同质性好	样本较大、显著的异质性
对照组	单一（同期平行对照）、事先明确	多层次、事先不易确定
入排标准	严格	限制较少
参与医院	少，集中	多、各级医院、分散
研究周期	短、事先明确限制	较长、不确定、纵向、连续
研究者	由接受过培训的医生完成、方法统一、不了解干预分组	各级医院医生完成、方法不一、了解干预措施、经验性操作
伦理学问题	较大	较小、在随机对照临床试验不能通过伦理审查时，成为可以应用的唯一方法

第六节　常见偏倚及其控制方法

一、概念

偏倚是指在流行病学调查或推论过程中由于某些因素的影响，使所研究的结果或推论与真实情况之间产生的系统差别。偏倚可产生于调查的设计、实施、资料收集和结果分析等任何一个环节，是可以设法避免的。许多偏倚在研究中一旦产生就很难纠正和去除，因此在开始一项研究前，必须对研究过程中可能产生的偏倚有足够的认识，以便在研究中防患于未然。

二、分类

（一）选择偏倚

因选择的研究对象与所研究的总体人群在某些特征方面存在系统差别所致的偏倚称为选择偏倚。一般情况下，国内患者对就诊的医院是有一定选择倾向的，所以选择不同级别医院就诊的患者在经济条件、教育程度和病情等方面可能存在

明显差别。在病例对照研究中，如果不考虑病例和对照所来源医院的级别和数量，将很容易产生选择偏倚，影响研究对象的代表性。

选择偏倚常会发生在以下情况：没有或者拒绝参加研究的人在某些影响研究结局的因素上与参加研究的人不同；研究对象由志愿者组成时，他们或是较健康的，或是具有某种特殊倾向或习惯；研究开始时，未能发现处于疾病早期或潜隐期的患者，而被纳入研究样本中，此种情况又称为错误分类偏倚（错分偏倚，misclassification bias）。

常见选择偏倚如下：

1. **现患-新发病例偏倚**（incidence-prevalence bias） 在横断面研究和病例对照研究中，如果选择现患病例，且暴露与疾病的预后有关时，可发生此偏倚。一方面现患病例都是过去新发病例中的幸存者，其暴露特征可能各异。另一方面，有些疾病病例在诊断后可能会改变原有的暴露，如被诊断为肺癌的人可能立即戒烟，在肺癌影响因素分析时，应该注意将这部分戒烟患者按吸烟的暴露分组进行分析，否则会低估吸烟与肺癌的关联强度。

2. **检出征候偏倚**（detection signal bias） 所谓检出征候，指在疾病和暴露之外存在一个征候因子，即一种临床症状或体征。这种症状或体征不是疾病的危险因子，但人们因具有这种征候去就诊，从而提高了早期病例的检出率，致使过高地估计了暴露程度，因而发生了系统误差。例如，子宫内膜癌有早、中、晚期之分，通常情况下早期患者无明显的临床症状，所以因怀疑本病而去就诊检查的机会不多。但早期患者中口服雌激素的人可能会因服用激素导致阴道出血就医，这时被发现有子宫内膜癌的机会增多。因此，在病例对照研究中，若仅选择早期患者做病例，实际上是在暴露者中选取的，而对于那些既无症状又不服用雌激素的早期病例，则未被包括在病例之内，所得结论可能会夸大雌激素与子宫内膜癌的关联。

3. **时间效应偏倚**（time effect bias） 对于肿瘤、冠心病等慢性病，从开始暴露于来自内、外环境的危险因子到出现病变常要经历一段较长的时间过程。其中有些病变产生于持续暴露后的基因突变，有些为持续暴露后的病因的积累作用，自病变发生发展到可检测阶段，再到出现临床症状，都需要时间。例如，早在第二次世界大战之后西方妇女吸烟的人数便迅速增加，但直到70年代以后才表现妇女肺癌发生率的明显上升，原因在于开始暴露至发病的时间很长。因此，如在病例对照研究中，那些暴露后即将发生病变的人，已发生早期病变但尚未被检出的人，或在调查中已经发生病变但因缺乏早期检测手段而被错误地认为是非病例的人，都可能被选入对照组，从而削弱了暴露与疾病的关联强度。

4. **无应答偏倚** 在调查过程中常会出现调查对象因各种原因不能或不愿意参加调查，即不应答。如果不应答者在某些与疾病相关的特征方面与应答者有显著性差别，研究样本将不能很好地代表总体，由此产生的偏倚为无应答偏倚。

（二）信息偏倚

信息偏倚（information bias）是指在资料收集过程中由于测量暴露或疾病结局过程中收集资料的方法不当，使被观察对象的某些特征被错误分类而导致的误差。如在病例对照研究中，由于从病例和对照者中获得信息的准确程度不对称，从而影响研究结果的真实性，较常见的是回忆偏倚。例如，在研究先天畸形与出生前感染关系的病例对照研究中，先天畸形孩子的母亲因为很想知道孩子异常的原因，所以这些母亲甚至可以回忆起孕期的一个很轻的呼吸道感染史，而一个正常孩子的母亲通常不会注意这类事情。

无论是回忆偏倚还是观察偏倚所致的信息偏倚，其本质均为错误分类偏倚（错分偏倚）。错分偏倚主要包括暴露错分和疾病错分，主要原因是使用的仪器不准确，检验技术不熟练，诊断标准定义不明确或掌握不当，或者诊断方法的灵敏度和特异度不高、问卷调查技巧欠佳造成结果不真实等。调查员在调查过程中，对与自己研究内容有关的问题和研究对象询问十分详细和认真，而对不关心的问题潦草应付，有时为了获得自己需要的内容或答案，进行诱导的询问等都可导致调查结果偏倚。

（三）混杂偏倚

当研究暴露因素与疾病关联时，由于某个既与疾病有制约关系，又与所研究的暴露因素有联系的外来因素的影响,掩盖或夸大了该暴露因素与疾病的关联,这种现象叫混杂。由此带来的偏倚称为混杂偏倚(confounding bias),此外来因素称混杂因素。混杂是暴露因素与疾病之间的一种非因果性的联系,这种联系是因为引起混杂的因素在暴露组和非暴露组中的分布不均所致。上述混杂作用是一种人为造成的偏倚,是在研究的设计阶段未对混杂因子加以控制或资料分析时未能进行正确校正所致,因而是研究中完全可以避免和控制的一种误差。混杂偏倚仅见于多病因疾病的研究中,而不会发生于单病因疾病的研究。

混杂因素的基本特点:

1. 必须是所研究疾病的独立危险(或保护)因素。

2. 与所研究的暴露因素有关,但不是暴露因素作用的结果。

3. 不应是疾病因果链中的中间变量。

4. 混杂因素在人群中的分布与所研究的暴露因素的分布相关。

三、偏倚的控制

(一)研究设计阶段

严格按照随机化原则,按照制定好的抽样方案选择调查对象,保证研究对象的代表性和可比性。

(二)实施阶段

在调查开始前和调查过程中做好宣传员工作,尽量取得研究对象的配合,提高应答率。严格培训调查员,提高调查技能,在调查时必须使用统一的调查程序和方法。在病例对照研究中,对病例和对照的观察、调查应一视同仁,尽可能采用盲法询问。

(三)分析阶段

1. **分层分析(stratification analysis)** 分层是最常用的检出和控制混杂偏倚的方法之一,也是分析阶段控制偏倚的常用手段,特别适用于在设计阶段考虑不周或实施阶段执行不力,疑有混杂因素存在,即可做分层分析。常用 Mantel-Haenszel 分层分析方法,获得调整了混杂因素后的效应估计值。

2. **标准化(standardization)** 标准化的方法可以看成是对分层分析方法的补充。当两个(或多个)样本(或总体)的指标进行比较时,用以排

除由于内部构成不同对组间比较结果的干扰。

3. **多因素分析法(multivariate analysis)** 当分析的因素较多时,分层分析常不适用,可考虑应用多因素分析的方法。在多因素分析时,研究因素和混杂因素均被等同地放在模型中进行分析。常用的多元分析法有:多元协方差分析,logistic 回归模型和 Cox 比例风险模型等。

第七节 数据分析中缺失值的处理

在临床研究中,由于各种原因导致受试者信息缺失或收集的数据不全的现象是经常发生的,在大样本研究或随访研究中更突出。如果这种情况的发生是随机的,即缺失数据在两组间的分布是均衡的,那么在结果分析时可能不会发生明显的偏倚。在临床研究中由于患者依从性的原因和研究方法等限制,使缺失值的出现几乎是不可避免的。在数据分析时,如果不对缺失值进行适当的处理,则会因其在比较组间分布不均导致疗效结果失真,更严重的是误导临床实践。目前,对缺失值的处理并没有统一的标准或方法,缺失值处理可以依据结局观察指标不同而选择适当方法。即使对于同一个观察指标,其缺失值处理也会因研究人群或分析侧重点不同而使用不同的方法。例如对于血压缺失值的处理有几种方法可供选择。一是可以用研究对象的血压平均值代替缺失值;二是用相同性别的血压平均值代替缺失值;三是用相同性别和年龄组的血压平均值代替缺失值。在数据分析时采用哪种处理方法主要取决于研究者的需要,在上述三种血压缺失值的处理方法中,当然以最接近研究对象特征的血压值来代替缺失值会达到最好的替代效果。

在疗效分析中,一种简单易行的缺失值处理方法是"末次观测值结转法",是以患者最后一次测量值替补随后该变量出现的所有缺失值。其他比较复杂的方法是"多重插补法",该方法通过回归模型预测类似患者缺失变量的均值及其变异程度,然后再从该分布中随机选择一个值进行替补。因为该法计算过程复杂,所以需要借助专门的统计软件实现。

在实际应用中,研究者也可以根据本领域专家对缺失值替代的建议或同行共识原则选择处理

的方法。例如，在评价肺动脉高压治疗效果时应用 6min 步行距离作为疗效判断指标，对于该指标的缺失值进行处理的方法包括：对于非临床恶化和死亡病例，缺失值用随访中的最后一次观察值代替；对于死亡病例，缺失值以 0 代替；对于临床恶化病例，缺失值以本研究的全部研究对象中"疗效最差值"进行代替。疗效最差值即是本研究中所观察到的最大恶化百分比与该恶化病例的基线观察值的乘积，而其恶化百分比是用恶化病例基线时的 6min 步行距离与治疗恶化后的 6min 步行距离之差除以其基线时的 6min 步行距离。

目前，在标准临床研究报告中均需要对缺失值处理的方法进行说明。研究者不应回避这个现实问题，也不应因为有了缺失值处理方法而放松对研究过程的质量控制。缺失值处理只是减少数据缺失对结果影响的一个手段。即使可以选择不同方法替代缺失值，显然其作用也是有限的，因为它毕竟不是真值。

第八节 呼吸系统疾病多中心随机双盲安慰剂对照临床研究实例

本节以阿托伐他汀治疗肺动脉高压多中心、随机、双盲、安慰剂对照临床研究为例进行介绍。

已有多个动物实验结果证实他汀类药物治疗肺动脉高压有效，并且小规模的非随机对照临床试验结果也支持他汀类药物治疗肺动脉高压可能有效的说法。目前国内市场上对肺动脉高压治疗有显著效果的药物价格昂贵，多数患者因为无法支付高昂的治疗费用而延误治疗，因此寻找治疗肺动脉高压有效且价廉的药物具有十分重要的意义。他汀类药物价格较目前治疗肺动脉高压的其他药物低廉，但是目前尚缺乏对该药确切疗效和安全性的临床证据。鉴于上述情况，拟在国内开展多中心临床研究，用以评价阿托伐他汀治疗肺动脉高压的有效性和安全性。研究前获得相关伦理委员会批准。研究方案如下：

（一）研究设计
前瞻性、多中心、随机、双盲、安慰剂对照研究

（二）研究目的
评价阿托伐他汀治疗肺动脉高压患者的有效性和安全性

（三）疾病类型
考虑到短期内能够入组足够数量病例，所以选择的肺动脉高压疾病类型较广，包括特发性或者家族性肺动脉高压；先天性心脏病相关的肺动脉高压（无介入 / 手术指征或者介入 / 手术后至少五年）；结缔组织病相关的肺动脉高压（包括系统性硬化、系统性红斑狼疮、混合型结缔组织病、肺血管炎等）；慢性血栓栓塞性肺动脉高压。

（四）样本量
应用差异性检验，两组病例数相等，单侧检验的样本量计算公式：

$$n = \frac{(Z_{1-\alpha} + Z_{1-\beta})^2 \times (\sigma_1^2 + \sigma_2^2)}{\delta^2}$$

σ_1 代表第一组标准差；σ_2 代表第二组标准差；δ 代表具有临床意义的两组差值；$Z_{1-\alpha}$ 和 $Z_{1-\beta}$ 查阅 Z 值表，单侧检验，显著性水平为 0.01，把握度为 95%。估计服用阿托伐他汀和安慰剂后 6min 步行距离的标准差均为 50m；假设试验组比安慰剂组的 6min 步行距离平均增加 30m 具有临床意义。计算得到每组样本至少需要 88 人。考虑 20% 失访，扩大样本为每组 110 人，两组共计 220 人。

（五）随机双盲
随机分组采用区组随机化方法（见本章第四节）。每个参加该项研究的医院作为一个中心。在操作时各中心按患者就诊先后顺序给每个患者赋一个自然流水号，然后将随机区组分配的 A 或 B 字母分配给每个患者，最后随机分配 A 或 B 组患者到试验组或安慰剂组。上述随机和编盲过程均由研究者指定的独立机构完成。

（六）研究对象
1. 入组标准
（1）签署知情同意书。
（2）年龄 18～65 岁。
（3）NYHA 心功能或 WHO 肺动脉高压功能分级为 Ⅱ、Ⅲ 级，急性血管反应试验阴性，且未接受前列环素类药物、内皮素受体拮抗剂、磷酸二酯酶 -5 抑制剂治疗。
（4）基线 6min 步行距离 100～450m。

2. 排除标准（共七项，举例只列其中三项）
（1）合并严重阻塞性肺部疾病：$FEV_1/FVC < 0.5$
（2）肺总量 < 正常预计值的 60%
（3）低密度脂蛋白 - 胆固醇（LDL-C）< 70mg/dl

（七）治疗方案

试验组：阿托伐他汀 10mg，每晚 1 次加常规治疗，严禁联合用药。

安慰剂组：安慰剂加常规治疗，严禁联合用药。

（八）临床检查项目

病例报告表和体格检查；WHO 肺动脉高压功能和 NYHA 心功能分级；Borg 呼吸困难评分；6min 步行距离测试；血生化指标；心电图；X 线胸片；超声心动图；肺功能检查等。

（九）随访的规定

随访期限：所有患者至少治疗观察 6 个月。

随访次数除了基线资料，对所有患者在治疗期间至少进行 4 次随访评估。

（1）在治疗的第 1 个月和第 2 个月，需要随访血生化指标。

（2）在治疗的第 3 个月随访记录的资料包括：6min 步行距离、体格检查、心电图和血生化指标。

（3）在治疗的第 6 个月随访记录的资料包括：6min 步行距离、WHO 和 NYHA 心功能分级、Borg

呼吸困难指数、血流动力学指标、体格检查、心电图和血生化指标。

（十）观察指标

1. 主要观察指标　6min 步行距离、NYHA 和 WHO 功能分级改变。

2. 次要观察指标　平均肺动脉压、心指数、心率、血压和 Borg 呼吸困难指数等。

（十一）疗效评价

治疗 6 个月后，两组分别与治疗前基线值比较，指标包括 6min 步行距离、WHO 功能分级和 Borg 呼吸困难指数等。

治疗 6 个月后，他汀组与安慰剂组比较，指标包括 6min 步行距离、WHO 功能分级和 Borg 呼吸困难指数等。

治疗 6 个月后，比较两组患者从入选到临床恶化的时间。

分析集和缺失值处理方法分别见本章第四节和第七节。

（单广良）

推 荐 阅 读

[1] Kenneth J. Rothman. Epidemiology An Introduction. 2nd ed. New York: Oxford，2012.

[2] Leon Gordis. Epidemiology，4th ed. Philadelphia，PA:

Saunders Elsevier. 2009.

[3] 詹思延. 流行病学. 第 8 版. 北京：人民卫生出版社，2018.

中英文名词对照索引

C 反应蛋白	C-reactive protein，CRP	88
C 纤维	C-fiber	310
IPF 急性加重	acute exacerbations of IPF	236
N- 末端脑钠肽前体	N-terminal portion of proBNP，NT-proBNP	210
P 物质	substance P，SP	311
γ 干扰素	interferon-γ，IFN-γ	327

A

安全集	safety set，SS	550

B

靶向肺去神经支配术	targeted lung denervation，TLD	494
白光支气管镜检查	white light bronchoscopy，WLB	477
比较病理学	comparative pathology	523
比较生理学	comparative physiology	516
比例辅助通气	proportional assist ventilation，PAV	439
闭合环通气	closed loop ventilation，CLV	361
变应性咳嗽	atopic cough，AC	309

C

长期氧疗	long-term oxygen therapy，LTOT	49
超进展	hyperprogression，HP	293
程序性死亡因子 -1	programmed death-1，PD-1	290
迟发型变态反应	delay type hyperensitivity，DTH	119

D

单盲	single blind	549

单耐药结核病	mono-resistant tuberculosis, MR-TB	127
低流速法	low flow method	428
第1秒用力肺活量	forced expiratory volume in one second, FEV$_1$	196
电磁导航支气管镜	electromagnetic navigation bronchoscopy, ENB	470
电阻抗成像	electrical impedance tomography, EIT	269
定植压力	colonization pressure	87
动态顺应性	dynamic compliance, C$_{dyn}$	427
多次阻塞技术	multiple occlusion technique	428
多耐药结核病	poly-resistant tuberculosis, PR-TB	127
多重耐药菌	multiple drug resistance organism, MDRO	86

E

| 二氧化碳通气量 | ventilation/carbon dioxide output, VE/VCO$_2$ | 197 |

F

防耐药突变浓度	mutant prevention concentration, MPC	104
防污染样本毛刷	protected specimen brush, PSB	86
非结核分枝杆菌	nontuberculous mycobacteria, NTM	75, 133
肺保护性通气策略	lung protective ventilation strategy, LPVS	364
肺的顺应性	lung compliance, C$_L$	427
肺动脉高压	pulmonary hypertension, PH	194
肺动脉平均压	mean pulmonary artery pressure, mPAP	194
肺复张手法	recruitment maneuver, RM	370
肺减容术	lung volume reduction surgery, LVRS	486
肺结核	pulmonary tuberculosis	118
肺栓塞	pulmonary embolism, PE	462
肺血管阻力	pulmonary vascular resistance, PVR	195
肺血栓栓塞症	pulmonary thromboembolism, PTE	207, 462
肺总量	total lung capacity, TLC	196
峰值氧摄取量	peak oxygen uptake, PeakVO$_2$	197
符合方案集	per protocol set, PPS	550

G

肝素诱导的血小板减少症	heparin-induced thrombocytopenia, HIT	215
高频通气	high frequency ventilation, HFV	354
高效微粒捕获滤器	high efficiency particulate arrestant filter	167
功能残气位	functional residual capacity, FRC	427
共聚焦激光显微内镜	confocal laser endomicroscopy, CLE	470

谷胱甘肽磺酰胺	glutathione sulfonamide，GSA	88
光学相干断层成像	optical coherence tomography，OCT	471
广泛耐药结核病	extensively drug-resistant tuberculosis，XDR-TB	127

H

呼出气组学	breathomics	276
呼气流量峰值	peak expiratory flow，PEF	320
缓激肽	bradykinin，BK	311
混合静脉血氧饱和度	mixed venous oxygen saturation，SvO_2	198

J

肌钙蛋白 I	cardiac troponin I，cTNI	210
肌钙蛋白 T	cardiac troponin T，cTNT	210
基因捕获	gene trapping	538
基因沉默	gene silencing	538
基因打靶	gene targeting	538
基因工程动物	genetic engineering animal	537
激光成像荧光支气管镜	laser imaging fluorescence endoscopy，LIFE	478
急性呼吸窘迫综合征	acute respiratory distress syndrome，ARDS	262
急性间质性肺炎	acute interstitial pneumonia，AIP	229
急性排斥反应	acute rejection，AR	398
间质性肺疾病	interstitial lung disease，ILD	229
检出征候偏倚	detection signal bias	552
降钙素基因相关肽	calcitonin gene-related peptide，CGRP	311
降钙素原	procalcitonin，PCT	88
降阶梯治疗策略	de-escalation therapy	100
结节病	sarcoidosis	244
结节病集合征	sarcoid cluster sign	252
结节病星系征	sarcoid galaxy sign	252
经鼻高流量湿化氧疗	high flow nasal cannula oxygen therapy，HFNC	355
经皮肺活检术	transthoracic needle aspiration/biopsy，TTNA/B	483
经胸壁穿刺肺活检术	percutaneous transthoracic needle biopsy，PTNB	468
经支气管肺活检术	transbronchial lung biopsy，TBLB	476
经支气管针吸活检术	transbronchial needle aspiration，TBNA	471
径向超声	radial probe endobronchial ultrasound，R-EBUS	470
静脉血栓栓塞症	venous thromboembolism，VTE	207，463
静态顺应性	static compliance，C_{stat}	427

K

抗 T 细胞球蛋白	anti-T cell globulin, ATG	397
抗淋巴细胞球蛋白	antilymphocyte globulin, ALG	397
抗生素后效应	post-antibiotic effect, PAE	104
抗胸腺细胞球蛋白	antithymocyte globulin, ATG	397
抗胸腺细胞血清	antithymocyte serum, ATS	397
咳嗽变异性哮喘	cough variant asthma, CVA	309
咳嗽反射的敏感性	cough reflex sensitivity, CRS	314
咳嗽高敏综合征	cough hypersensitivity syndrome, CHS	318, 327
咳嗽生活质量问卷表	cough specific quality of life questionnaire, CQLQ	313
咳嗽症状积分	cough score	313
可变吸气辅助通气	variable inspiratory aids ventilation, VAIV	361
可溶性鸟苷酸环化酶	soluble guanylate cyclase, sGC	201
可溶性髓样细胞触发受体 -1	soluble triggering receptor expressed on myeloid cell-1, sTREM-1	88
快适应感受器	rapidly adapting receptor, RAR	310

L

辣椒素	capsaicin	315
莱切斯特咳嗽问卷	Leicester cough questionnaire, LCQ	313
离体肺灌注技术	ex vivo lung perfusion, EVLP	386
利福平耐药结核病	rifampicin-resistant tuberculosis, RR-TB	127
连续性肾脏替代治疗	continuous renal replacement therapy, CRRT	392

M

慢性肺动脉栓塞	chronic pulmonary thromboembolism, CPE	463
慢性气流受限	chronic airflow limitation	32
慢性气流阻塞	chronic airflow obstruction	32
慢性血栓栓塞性肺动脉高压	chronic thromboembolic pulmonary hypertension, CTEPH	207, 463
慢性阻塞性肺疾病	chronic obstructive pulmonary disease, COPD	30, 309
慢阻肺急性加重	acute exacerbation of chronic obstructive pulmonary disease, AECOPD	45

N

| 耐多药结核病 | multidrug-resistant tuberculosis, MDR-TB | 127 |
| 耐受时间 | the time limit of tolerance, T_{lim} | 431 |

耐药突变选择窗	mutant selection window，MSW	104
脑钠肽	brain natriuretic peptide，BNP	210
脑源神经营养因子	brain-derived neurotrophic factor，BDNF	311
内皮素受体拮抗剂	endothelin receptor antagonist，ERA	200

P

匹配过度	over matching	546

Q

气道高反应性	airway hyper reactivity，AHR	320
气道开口压	airway opening pressure，P_{ao}	424
气道内光动力治疗	photodynamic therapy，PDT	484
气道平滑肌	airway smooth muscle，ASM	60
器官获取组织	organ procurement organizations，OPO	392
前列腺素类物质	prostaglandins，PGs	310
切割针活检	core needle biopsy，CNB	468

R

人类疾病动物模型	animal models of human diseases	524
容积保障压力支持通气	volume assured pressure support ventilation，VAPSV	353

S

三盲	triple blind	549
上气道咳嗽综合征	upper airway cough syndrome，UACS	309，320，324
射频消融	radiofrequency ablation，RFA	490
深静脉血栓	deep venous thromboembolism，DVT	463
深吸气量	inspiratory capacity，IC	434
神经生长因子	nerve growth factor，NGF	311
神经调控辅助通气	neurally adjusted ventilatory assist，NAVA	432
神经源性肺水肿	neurogenic pulmonary edema，NPE	392
生物医学动物模型	biomedical animal model	524
时间效应偏倚	time effect bias	552
食管压	esophageal pressure，P_{eso}	424
视觉模拟评分	visual analogue scale，VAS	313
适应性肺通气	adaptive lung ventilation，ALV	361
嗜酸性粒细胞性支气管炎	eosinophilic bronchitis，EB	309
双盲	double blind	549

睡眠呼吸疾病	sleep related breathing disorders，SRBD	298
速激肽	tachykinin	311

T

特发性间质性肺炎	idiopathic interstitial pneumonias，IIP	229

W

外泌体	exosome	282
外周肺小结节	peripheral pulmonary nodule，PPN	481
危重症医学	critical care medicine	16
微量中和试验	micro-neutralization，MN	185
胃内压	gastric pressure，P_{ga}	424
胃食管反流性咳嗽	gastroesophageal reflux cough，GERC	309
无创机械通气	noninvasive ventilation，NIV	373
无创正压通气	non-invasive positive pressure ventilation，NPPV	355
无症状感染	asymptomatic infections	173

X

吸气努力商	inspiratory effort quotient，IEQ	432
细胞毒 T 淋巴细胞抗原 -4	cytotoxic T lymphocyte associated protein-4，CTLA-4	290
细胞免疫	cell mediated immunity，CMI	119
细针抽吸活检	fine needle aspiration，FNA	468
下肢深静脉血栓形成	deep venous thrombosis，DVT	207
纤溶酶原激活物抑制剂 -1	plasminogen activator inhibitor-1，PLA-1	88
现患比	prevalence ratio，PR	545
现患 - 新发病例偏倚	incidence-prevalence bias	552
限定日剂量	defined daily dose，DDD	101
腺苷脱氨酶	adenosine deaminase，ADA	341
心脏死亡器官捐献	donation after cardiac death，DCD	395
心脏型脂肪酸结合蛋白	heart-type fatty acid-binding protein，H-FABP	214
信息偏倚	information bias	552
胸廓顺应性	chest wall compliance，C_W	427
胸腔积液	pleural effusion，PE	337
虚拟支气管镜导航	virtual bronchoscope navigation，VBN	470，481
血凝抑制	hemagglutination inhibition，HI	185
血氧水平依赖性功能磁共振成像	blood oxygenation level dependent functional magnetic resonance imaging，BOLD fMRI	312

| 循环肿瘤 DNA | circulating tumor DNA，ctDNA | 282 |
| 循环肿瘤细胞 | circulating tumor cell，CTC | 282 |

Y

压力扩增	pressure augmentation，PA	353
压力调节容积控制	pressure regulated volume control，PRVC	353
氩等离子体凝固	argon-plasma coagulation，APC	484
烟草病学	tobacco medicine	497
药物敏感试验	drug susceptibility test，DST	120
一氧化碳弥散量	carbon monoxide diffusing capacity，DL_{CO}	196
意向性治疗分析	intention-to-treat analysis，ITT	550
阴性对照动物模型	negative animal model	524
隐源性机化性肺炎	cryptogenic organizing pneumonia，COP	240
用力肺活量	forced vital capacity，FVC	196
诱发性动物模型	experimental artificial or induced animal model	524
诱发最大咳嗽反射浓度的一半	ED_{50}	316
预测性生物标志物	predictive biomarker	292
预后性生物标志物	prognostic biomarker	292
原发性移植物失功	primary graft dysfunction，PGD	395

Z

症状相关概率	symptom association probability，SAP	316
支气管肺泡灌洗	bronchoalveolar lavage，BAL	61
支气管肺泡灌洗液	bronchoalveolar lavage fluid，BALF	86，321
支气管镜下经肺实质结节取样技术	bronchoscopic transparenchymal nodule access，BTPNA	470
支气管热成形术	bronchial thermoplasty，BT	488
直接口服抗凝药物	direct oral anticoagulants，DOACs	216
指令频率通气	mandatory rate ventilation，MRV	361
治疗药物监测	therapeutic drug monitoring，TDM	101
致纤维化性肺泡炎	fibrosing alveolitis	229
中心静脉压	central venous pressure，CVP	392
中心性支气管扩张症	central bronchiectasis，CB	83
中性粒细胞碱性磷酸酶	neutrophil alkaline phosphatase，NAP	88
肿瘤教育血小板	tumor educated platelets，TEP	282
肿瘤浸润淋巴细胞	tumor infiltrating lymphocyte，TIL	292
肿瘤突变负荷	tumor mutation burden，TMB	292
肿瘤微环境	tumor microenvironment，TME	292

肿瘤相关抗原	tumor associated antigen，TAA	276
转基因	transgenic	537
准广泛耐药结核病	pre-extensively drug-resistant tuberculosis Pre-XDR	127
自发性动物模型	naturally occuring or spontaneous animal model	524
自荧光成像支气管镜	autofluorescence imaging bronchoscopy，AFI	478
自荧光支气管镜	autofluorescence bronchoscopy，AFB	477
阻塞型睡眠呼吸暂停	obstructive sleep apnea，OSA	327
组胺	histamine	311
最大摄氧量	maximal oxygen uptake，VO_2max	197
最低杀菌浓度	minimum bactericidal concentration，MBC	104
最低抑菌浓度	minimum inhibitory concentration，MIC	104

登录中华临床影像库步骤

公众号登录 >>

扫描二维码
关注"临床影像库"公众号

点击"影像库"菜单
进入中华临床影像库首页

临床影像库
中华临床影像库内容涵盖国内近百家大
型三甲医院临床影像诊断中所能见... ∨

7位朋友关注

关注公众号

影像库

网站登录 >>

输入网址 medbooks.ipmph.com/yx
进入中华临床影像库首页

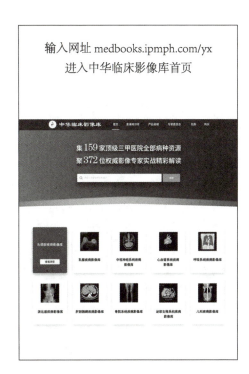

进入中华临床影像库首页

注册或登录

PC 端点击首页"兑换"按钮
移动端在首页菜单中选择"兑换"按钮

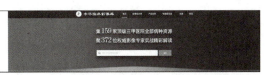

输入兑换码,点击"激活"按钮
开通中华临床影像库的使用权限

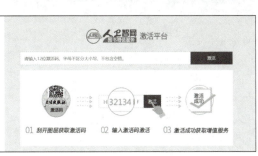

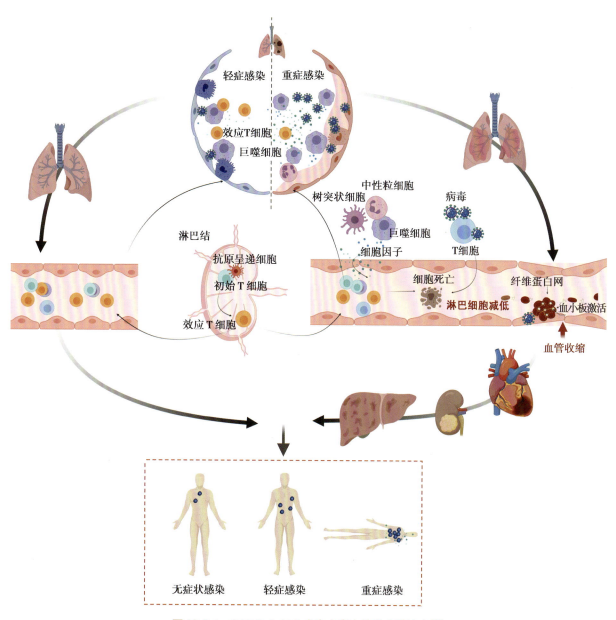

图 12-2-1 SARS-CoV-2 感染中毒症的发生及演变 [27]

在轻症或无症状 SARS-CoV-2 感染者中，肺部的巨噬细胞能够激活炎症反应并清除病毒，固有免疫和适应性免疫应答可有效抑制病毒的复制，患者可以很快康复。在重症或危重症 COVID-19 患者中，肺泡毛细血管膜（气血屏障）的完整性会被严重破坏。SARS-CoV-2 病毒大量复制，不仅会攻击肺泡上皮细胞，也会攻击肺毛细血管内皮细胞，导致大量浆液性成分漏出进入肺泡腔。肺泡巨噬细胞和上皮细胞会释放大量促炎细胞因子和趋化因子；单核细胞和中性粒细胞会被募集到感染部位并清除含有病毒颗粒和感染细胞的渗出液，导致炎症反应失控。在这个过程中，由于显著的淋巴细胞数量减少和功能失调，适应性免疫难以有效启动。失控的病毒感染会导致严重的炎症细胞浸润，进一步加重肺损伤。同时，播散的 SARS-CoV-2 病毒也可直接攻击其他器官，免疫反应可导致系统性的炎症风暴，合并微循环障碍，这些因素一起作用最终引发病毒性脓毒症。

（资料来源：Li H，Liu L，Zhang D，et al. SARS-CoV-2 and viral sepsis: observations and hypotheses. Lancet，2020，395（10235）：1517-1520）

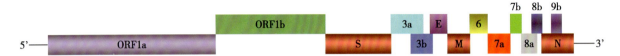

图 12-1-1　SARS-CoV 基因组上 14 个 ORF 的排列情况

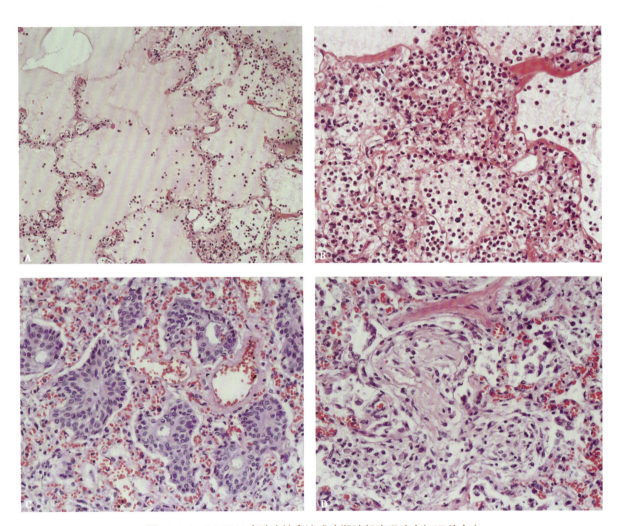

图 12-3-1　A/H5N1 高致病性禽流感晚期肺部病理改变（HE 染色）

A. 部分肺泡腔内见大量浆液性渗出物，部分肺泡间隔内毛细血管见微血栓形成（×100）；B. 部分肺泡腔内渗出物呈丝网状改变，伴单个核细胞和中性粒细胞浸润，肺透明膜形成（×200）；C. 部分肺泡腔内可见肺泡上皮增生伴鳞状上皮化生（×200）；D. 肺泡腔内渗出物与肺泡间隔纤维化，残留肺透明膜，肺淤血（×200）

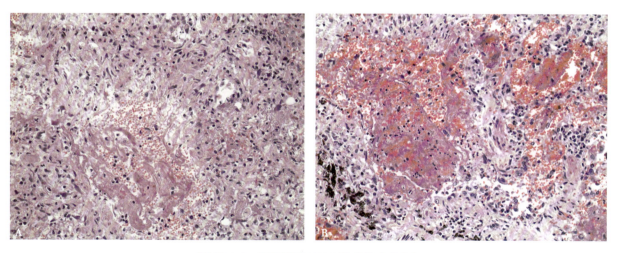

图 12-3-2　A/H5N1 高致病性禽流感脾脏的噬血现象（HE 染色）

A. 脾小结缩小，其内淋巴细胞显著减少，组织细胞增生并有一定的异型性（×100）；B. 淋巴结内淋巴细胞显著减少，有活跃的噬血细胞现象（×400）

图 12-4-1　新型甲型 H1N1 流感的病理改变

A、B. 新型甲型 H1N1 流感死亡患者尸体解剖病理（HE 染色，×400）：显示弥漫性肺泡损伤、透明膜形成、肺泡出血、肺泡间隔增厚、炎症细胞浸润和纤维素样渗出

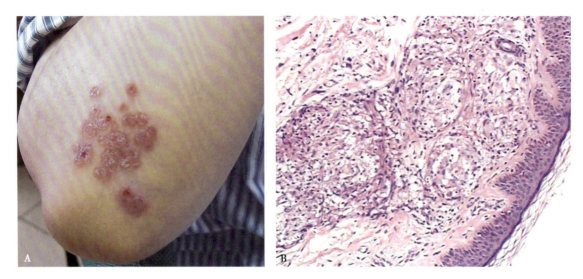

图 17-3-1　结节病的皮肤病变
A. 皮肤结节；B. 皮肤活检病理显示非干酪样坏死的类上皮细胞性肉芽肿（HE×200）

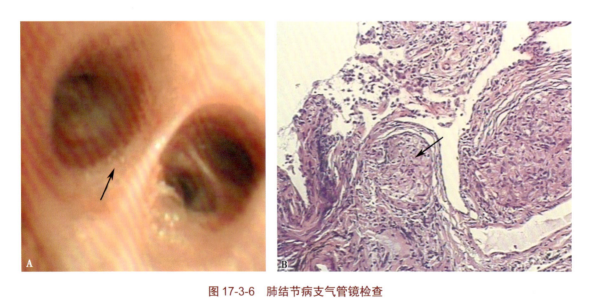

图 17-3-6　肺结节病支气管镜检查
A. 纤维支气管镜检查显示支气管黏膜结节（箭）；B. TBLB 显示类上皮细胞组成的肉芽肿（箭），无干酪样坏死（HE×200）

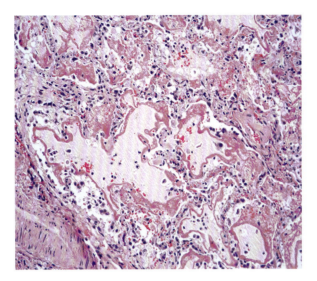

图 18-3-1 典型的 ARDS 病理

可见肺泡腔内透明膜，肺泡水肿，间质增厚，炎症细胞浸润，肺血管充血和出血

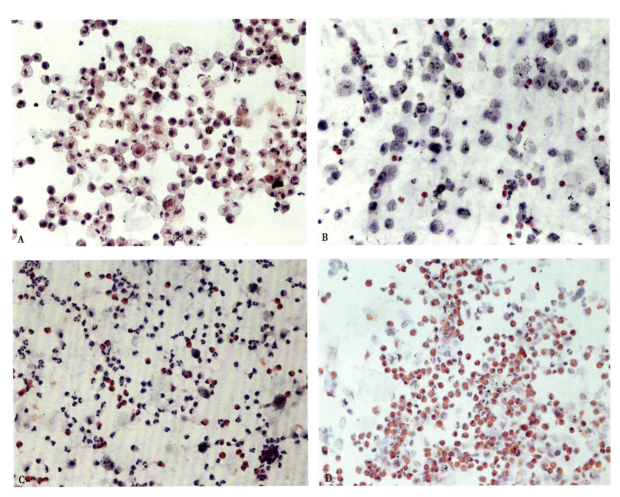

图 21-4-1 痰细胞涂片

A. 正常人；B. EB 患者；C. CVA 患者；D. 典型哮喘患者

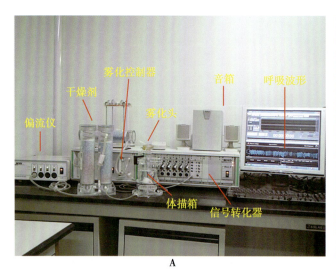
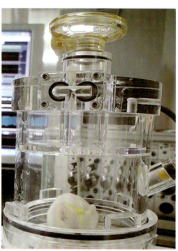
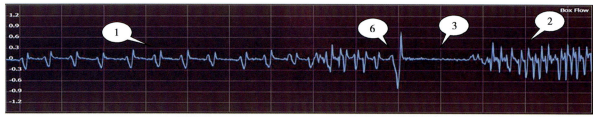
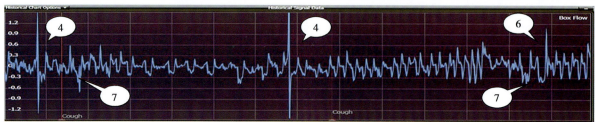
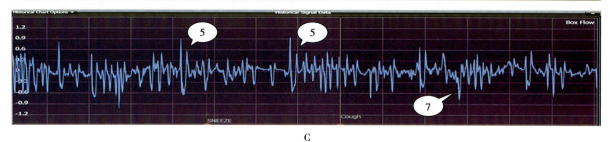

图 21-5-2　小鼠咳嗽检测仪器

A. 小鼠咳嗽检测仪器；B、C. 通过 Fionepoint 软件自动声音监测及呼吸波形分析结合人工质控方式，分辨出 7 种小鼠呼吸波形：1. 平静呼吸；2. 急促呼吸；3. 屏气；4. 典型咳嗽；5. 不典型咳嗽；6. 深吸气；7. 甩头。根据波形的不同，由软件自动计数小鼠咳嗽次数

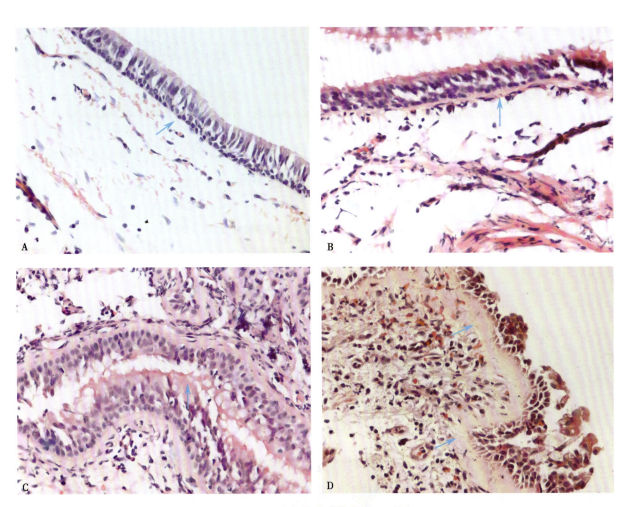

图 21-6-1　支气管黏膜基底膜 HE 染色

A. 正常人；B. EB 患者；C. CVA 患者；D. 典型哮喘患者

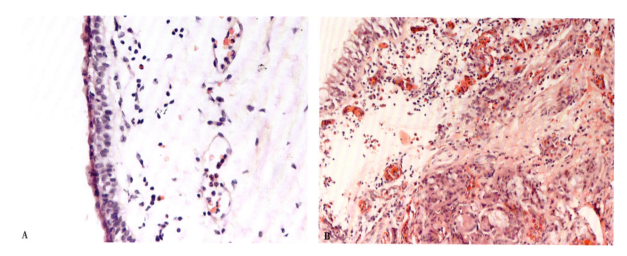

图 21-6-2 EB（A）和 CVA（B）患者支气管黏膜固有层嗜酸粒细胞浸润情况（HE 染色）

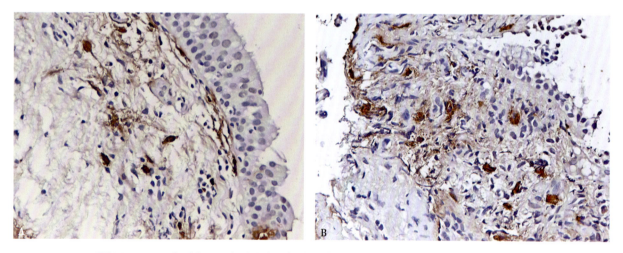

图 21-6-3 EB（A）和 CVA（B）患者支气管黏膜固有层肥大细胞浸润情况（DAB 染色）

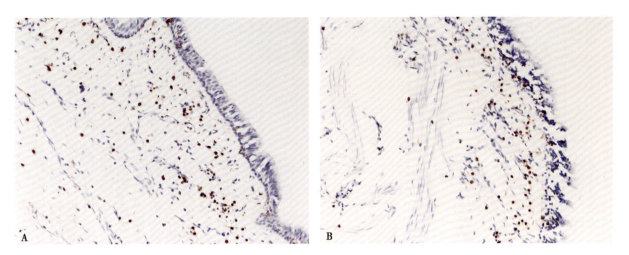

图 21-6-4　EB(A)和 CVA(B)患者支气管黏膜固有层淋巴细胞浸润情况(DAB 染色)

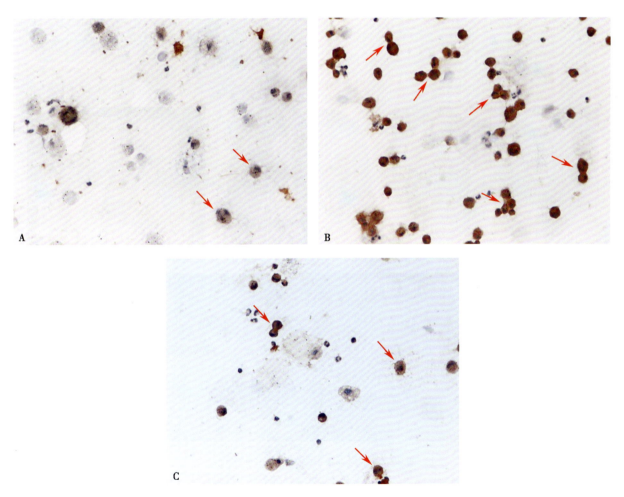

图 21-6-5　痰细胞 SP 表达水平(DAB 染色)
A. 正常人；B. GERC 患者；C. GERD 患者

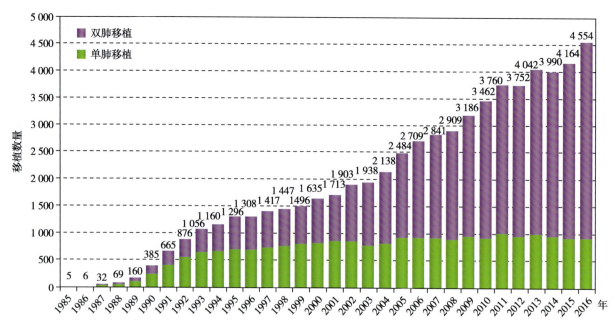

图 26-1-1 国际肺移植数量

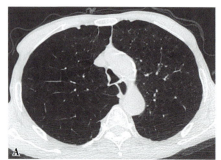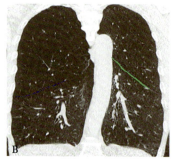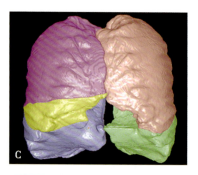

右肺、左肺容积肺气肿及密度量化结果

序号	容积/ml	LAA910/ml	LAA950/ml	LAA910/%	LAA950/%	平均密度/HU
右上肺叶	2 956.02	2 324.78	1 719.59	78.65	58.17	−936.82
右中肺叶	474.42	256.53	151.55	54.07	31.94	−881.07
右下肺叶	1 540.25	856.63	529.88	55.62	34.40	−882.60
左上肺叶	2 558.35	1 623.33	1 060.53	63.45	41.45	−905.31
左下肺叶	1 538.93	633.20	339.68	41.15	22.07	−853.92

图 29-2-1 男,71岁,COPD GOLD 4 级

A、B. 基于计算机分割轴位及冠状位图像;C. "数字肺"分析平台对不同肺叶进行了分割,显示三维分割各肺叶肺体积图(粉色:左肺上叶;绿色:左肺下叶;紫色:右肺上叶;黄色:右肺中叶;蓝色:右肺下叶);D. 各肺叶容积和平均肺密度的测量结果,对于这个患者来说,各个肺叶的肺容积增大,肺密度降低

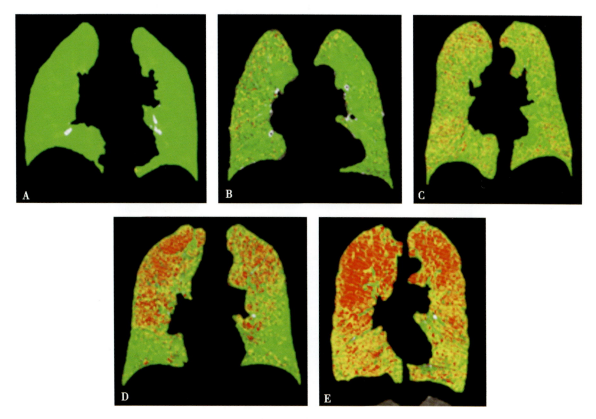

图 29-2-3 呼吸期双相配准模型伪彩图

在慢性阻塞性肺疾病分期中,不同的分期有不同的影像学表现。A. 慢性支气管炎患者;B～E. GOLD 1～4 级慢性阻塞性肺疾病患者,黄色区域代表空气潴留,红色区域代表肺气肿,绿色区域代表正常肺组织。随着疾病分期的增加,空气潴留范围逐渐增加,正常肺组织范围逐渐减少

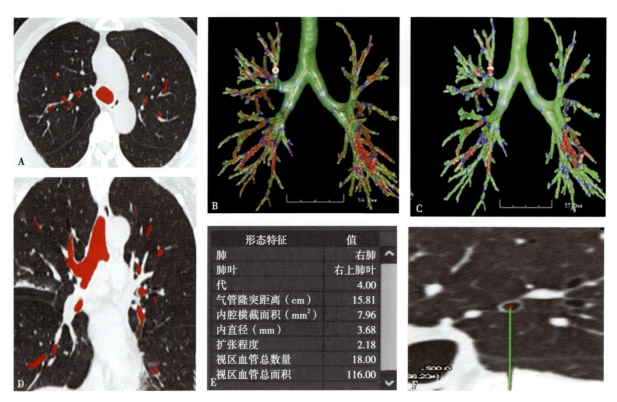

形态特征	值
肺	右肺
肺叶	右上肺叶
代	4.00
气管隆突距离（cm）	15.81
内腔横截面积（mm²）	7.96
内直径（mm）	3.68
扩张程度	2.18
视区血管总数量	18.00
视区血管总面积	116.00

图 29-2-4　支气管扩张

患者女性，66岁，支气管扩张。在轴位（A）及冠状位（B）重建图上，支气管被标注为红色，提取三维分割支气管骨架（C），经过自动检测，自动标注支气管扩张部分（使用红色标注，D），显示右肺上叶尖段、右肺中叶内侧段、右肺下叶内基底段、左肺上叶尖后段及左肺舌叶多发支气管扩张，测量点的支气管测量结果（E）显示该点扩张的位置、程度等参数，测量点放大图（F）显示支气管壁增厚

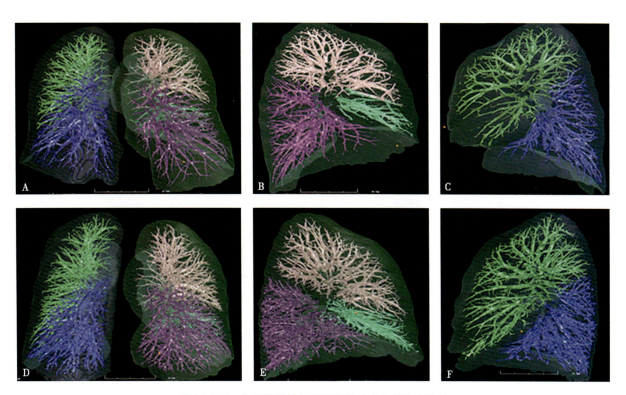

图 29-2-5　非吸烟男性与吸烟男性肺内血管体积比较

A～C. 非吸烟者血管三维图片；D～F. 吸烟者的血管三维图片，吸烟者肺内血管体积较非吸烟者血管体积大，以双下肺为著

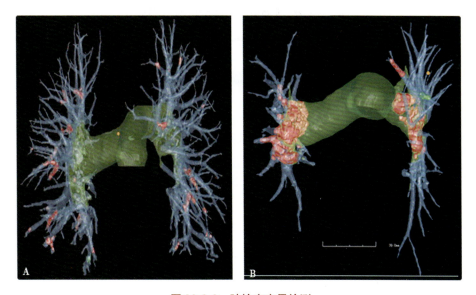

图 29-2-6　肺栓塞定量检测

A. 患者男性，28 岁，周围型栓塞，栓子个数 33，栓子总体积 3.05ml。实际栓塞程度轻，肺动脉主干未见明显扩张，远端分支未见明显减少；B. 患者男性，64 岁，中心型栓塞，栓子个数 4，栓子总体积 14.94ml，实际栓塞程度重，肺动脉主干及左右肺动脉干扩张，远端分支减少

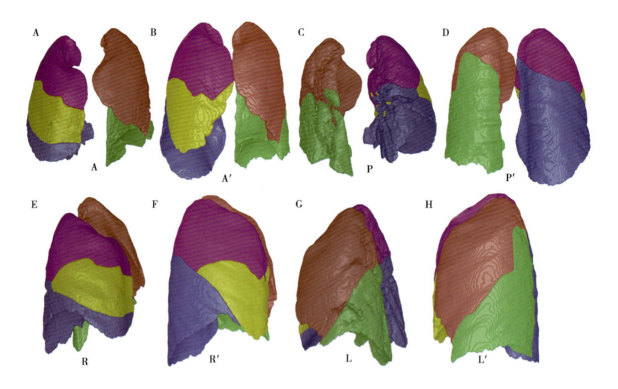

图 29-2-7　女,54 岁,肺栓塞治疗前后肺体积变化

A. 治疗前三维显示肺体积前后位(A)1 681.68ml;B. 治疗后三维显示肺体积前后位(A′)3 232.62ml,治疗后较治疗前的肺总体积明显增加;C. 治疗前三维显示肺体积后前位(P);D. 治疗后三维显示肺体积后前位(P′);E. 治疗前三维显示肺体积右侧位(R);F. 治疗后三维显示肺体积右侧位(R′);G. 治疗前三维显示肺体积左侧位(L);H. 治疗后三维显示肺体积左侧位(L′)

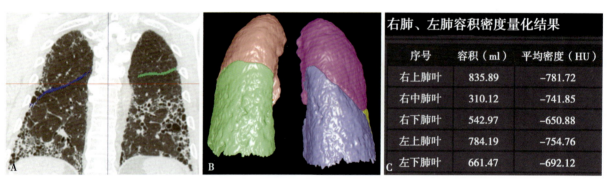

右肺、左肺容积密度量化结果		
序号	容积(ml)	平均密度(HU)
右上肺叶	835.89	−781.72
右中肺叶	310.12	−741.85
右下肺叶	542.97	−650.88
左上肺叶	784.19	−754.76
左下肺叶	661.47	−692.12

图 29-2-8　特发性肺纤维化

患者男性,77 岁,特发性肺纤维化。按照 Ashcroft 8 级及 Jacob 4 级评分法,病变肺间质结构严重破坏,有蜂窝肺形成,为重度肺间质性病变。A. 肺裂分割后冠状位图像;B. 显示三维分割后各肺叶肺体积图(粉色:左肺上叶;绿色:左肺下叶;紫色:右肺上叶;黄色:右肺中叶;蓝色:右肺下叶);C. 各肺叶容积及肺密度测量结果:右上肺叶肺容积 835.89ml,肺密度 −781.72HU;右肺中叶肺容积 310.12ml,肺密度 −741.85HU;右肺下叶肺容积 542.97ml,肺密度 −650.88HU;左肺上叶肺容积 784.18ml,肺密度 −754.76HU;左肺下叶肺容积 661.47ml,肺密度 −692.12HU。双肺下叶体积缩小 30%~40%,全肺容积缩小约 30%,全肺密度升高,双肺下叶为著

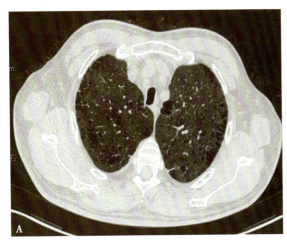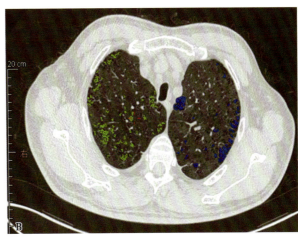

图 29-3-19　纵隔旁、胸膜下间隔旁型肺气肿 CT 表现

患者男性,67 岁。A. 未加伪彩图,两上肺多发低密度区;B. 加伪彩图后,绿色区域标识肺气肿,蓝色区域表示胸膜下间隔旁肺气肿

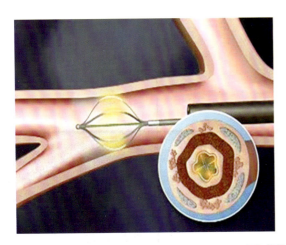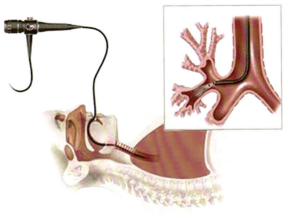

图 31-2-5　支气管热成形术的工作原理示意